高级卫生专业技术资格考试用书

全科医学

高级医师进阶

（副主任医师/主任医师）

（第2版）

主　编　王承明

副主编　沈　会　朱炜楷　刘玉洁　赵妍妍　崔晓雯　解　海

编　者（以姓氏笔画为序）：

于　涛　于建文　王红微　王宝骏　王承明　王琳琳　朱炜楷　刘　森　刘玉洁　刘艳君　刘海岩　刘颖慧　齐丽娜　孙石春　孙丽娜　李　东　李　瑞　李思慧　李祥芹　李乾华　杨英瑞　何雨潞　狄金玉　沈　会　宋　涛　张靖源　张　彤　张　楠　张金超　张晓瑜　张静云　张黎黎　罗伟胤　郑靖怡　郝长浩　赵文琦　赵延龙　赵妍妍　胡婉如　姜万凤　骆禹池　秦高伟　贾宏亮　夏　洁　徐绍雪　高鹤凌　唐文凯　常相婧　常剑蕊　崔晓雯　梁会军　董　慧　董克瑞　解　海　翟成磊

中国协和医科大学出版社

北　京

图书在版编目（CIP）数据

全科医学：高级医师进阶 / 王承明主编. —2版. —北京：中国协和医科大学出版社，2020.1（2025. 4重印）.

高级卫生专业技术资格考试用书

ISBN 978-7-5679-1451-3

Ⅰ. ①全…　Ⅱ. ①王…　Ⅲ. ①家庭医学-资格考试-习题集　Ⅳ. ①R499-44

中国版本图书馆CIP数据核字（2019）第265565号

主　　编　王承明
责任编辑　沈紫薇
封面设计　邱晓俐
责任校对　张　麓
责任印制　黄艳霞
出版发行　中国协和医科大学出版社
（北京市东城区东单三条9号　邮编100730　电话010-65260431）
网　　址　www.pumcp.com
印　　刷　三河市龙大印装有限公司
开　　本　787mm×1092mm　1/16
印　　张　48
字　　数　1110千字
版　　次　2020年1月第2版
印　　次　2025年4月第3次印刷
定　　价　186.00元

前 言

近年来，医学科学飞速发展，临床上新理论、新技术和新方法不断出现。同时，高级技术资格考试制度逐渐完善，但考试用书却较匮乏。为了加强临床医务人员对学科知识的系统了解和掌握，提高医疗质量，同时也为了满足考生需要，我们组织了从事临床工作多年，在本学科领域内具有较高知名度的副主任医师职称以上的专家及教授，共同编写了此书。

全科医学是一门整合临床医学、预防医学、康复医学以及与社会行为科学相关内容集于一体的综合性临床二级学科，其范围涵盖了不同性别和不同年龄的各种健康问题，其宗旨是强调以人为本、以健康为中心、以家庭为单位、以社区为基础的长期负责式照顾。本书内容紧扣高级卫生专业技术资格考试要求，根据大纲对专业知识“熟悉”“掌握”“熟练掌握”的不同层次要求，详略得当，重点突出。全书共分3篇31章，具体内容包括全科医学基础知识、全科医学诊治技术及全科专业疾病。其中，第一篇“全科医学基础知识”内容包括全科医学概论、基本卫生保健概论、流行病学、卫生统计、健康教育与健康促进、妇女保健、儿童保健、老年保健、其他相关学科简介。第二篇“全科医学诊治技术”内容包括社区用药、社区康复医学、常用临床检验、影像诊断学、常见症状鉴别诊断、常见急症与急救。第三篇“全科专业疾病”内容包括脑血管疾病、心血管疾病、呼吸系统疾病、消化系统疾病、泌尿系统疾病、血液系统疾病、内分泌代谢疾病、风湿性疾病、传染病、外科疾病、妇科疾病、儿科疾病、眼耳鼻喉口腔等科疾病、皮肤与性传播疾病、神经精神疾病、急性中毒。全书内容具有实用性、权威性和先进性，是拟晋升副高级和正高级职称考试人员的复习指导用书，同时也可供高年资医务人员参考，以提高主治医师以上职称医务人员临床诊治、临床会诊、综合分析疑难病例以及开展医疗先进技术的能力。

由于编者经验水平有限，书中难免存在错误与疏漏之处，敬请读者批评指正。

编 者

目 录

第一篇 全科医学基础知识

第一章 全科医学概论

第一节 全 科 医 学

知识点1：全科医学产生的基础　　　　副高：掌握　正高：熟练掌握

（1）人口迅速增长与老龄化：随着各国的社会经济条件普遍改变，加之公共卫生事业迅速发展，促进了人类的长寿和人口数量的激增。许多国家65岁及以上人口所占的比例日趋增大，在发达国家和部分发展中国家超过了7%，进入了老龄化社会。我国在2000年已正式宣告进入老龄化社会。

人口老龄化给社会造成了巨大压力。一方面社会劳动人口比例下降，老年人赡养系数明显增大，使社会的经济负担加重；另一方面进入老年后，其生理功能衰退，慢性退行性疾病多发，行为能力减退，社会地位和家庭结构以及心理、精神方面的变化，使老年人的生活质量全面下降，“长寿”和“健康”成为两个相互矛盾的目标。而高度专科化的生物医学模式因其医疗服务的狭窄性、阶段性和费用昂贵，加剧了这一矛盾。如何帮助老年人全面提高生活质量，使其安度晚年，成为自20世纪60年代以来各国公众和医学界共同关注的热门话题。

（2）疾病谱与死因谱的变化：20世纪40年代，由于抗生素的成功研制，拯救了许多严重感染的患者，给人类带来了巨大希望。由此开始，千百年来影响人类健康的传染病得到控制。传染病和营养不良症在疾病谱与死因谱上的顺位逐渐下降，而慢性退行性病、与生活方式及行为有关的疾病等却逐渐成为影响人类健康的主要因素。与20世纪80年代的死因谱对照，心脑血管病、恶性肿瘤和意外死亡已成为世界各国共同的前几位死因。疾病谱的变化向现代医学及医疗服务系统提出了新的要求。这些要求包括：服务时间要求长期而连续；服务内容要求生物、心理、社会、环境全方位；服务地点要求以家庭和社区为主；服务类型要求综合性的照顾（包括医疗、预防、康复、保健、教育、咨询等干预）重于单独医疗干预；服务方式要求医患双方共同参与，强调患者的主动性和自觉性，而不仅仅是被动地遵从医嘱。

（3）医学模式的转变：医学模式是指医学整体上的思维方式或方法，即以何种方式解释和处理医学问题。医学模式受到不同历史时期的科学、技术、哲学和生产方式等方面的影响，人类历史上经历了多种不同的医学模式，如古代的神灵主义医学模式、近代的机械论医学模式以及现代的生物医学模式、生物－心理－社会医学模式。

（4）医疗费用的快速上涨：20世纪60年代，各国都面临医疗费用的快速增长问题，其主要原因为高技术医学的发展和人口老龄化。高技术医学的发展使医疗投入急剧增长，而对改善人类总体健康状况却收效甚微，即成本的投入与其实际效果/效益相距甚远。有资料表明，85%以上的卫生资源消耗在15%的危重患者治疗上，而仅有15%的资源用于大多数人的基本医疗和公共卫生服务。这种资源的不合理使用，不仅使政府不堪重负，也使公众十分不满。因此，人们迫切要求改变现行医疗服务模式，合理利用有限的医疗卫生资源，使其得到及时、方便、价廉的基本医疗卫生服务。

知识点2：全科医学的概念　副高：掌握　正高：熟练掌握

全科医学又称家庭医学，产生于20世纪60年代的美国，并于20世纪80年代后期传入中国内地，是一门面向个体、家庭与社区，整合了临床医学、预防医学、康复医学以及医学心理学、人文社会学科相关内容于一体的综合性的医学专业学科，是一门临床二级学科；其专业领域涉及不同年龄、性别、各个器官系统以及各类疾病。其主旨强调以人为中心、以家庭为单位、以整体健康的维护与促进为方向的长期负责式照顾，并将个体与群体健康照顾融为一体。

全科医学具有独特的医学观和方法论以及系统的学科理论，其技术方法更适合于基层医疗卫生服务。全科医学以“生物－心理－社会医学”模式为理论基础，秉承整体观和系统论的医学思维，建立了一系列独特的基本原则，以此来指导全科医师利用社区内外有限的卫生资源，为社区中的个体及其家庭提供连续性、综合性、协调性、个体化的医疗保健服务，并最大限度地满足社区居民追求健康生活的需求。

知识点3：全科医学的研究对象　副高：掌握　正高：熟练掌握

全科医学的研究对象主要如下。

（1）面向社区各类居民：凡是社区居民，均可为其提供适宜的卫生服务，着重于常见健康问题的医疗、康复和预防。

（2）完整的人及其健康问题：以人为本，以健康为中心，从生物、心理、社会等多层面全面了解患者作为一个完整的人的特征和需要。

（3）家庭的健康问题：以家庭为单位，了解家庭与个人之间的关系和家庭对健康的影响，沿着家庭周期各个阶段有针对性地为家庭成员提供相应服务。

知识点4：全科医学的主要特征　　副高：掌握　正高：熟练掌握

全科医学的主要特征总结为以下五个方面。

（1）整体医学观：用系统论和整体论的方法来理解与解决人群和个人的健康问题，把医学看成一个整体，把患者及其健康看成一个整体，依靠服务团队为患者、家庭和社区提供协调性、整体性服务。

（2）现代服务模式：充分考虑患者的需求，采取以人为本、以健康为中心、以家庭为单位、以社区为基础、以预防为导向的服务模式，注重患者及其健康问题的背景和关系，按照生物－心理－社会医学模式的要求提供全面服务。

（3）独特的方法与技术：以患者主诉和健康问题为导向的临床诊疗方法，基于门诊的综合性服务技能，强调团队合作和人际交流等方面的技术。

（4）突出的服务优势：能够主动地为社区居民提供连续性、综合性、个体化的医疗卫生服务，能够获得良好的成本效益和成本效果。

（5）高度重视服务艺术：全科医学不仅强调医学科学，还十分注重服务的艺术性，表现为：注重人胜于疾病，注重伦理胜于病理，注重满足患者的需要胜于疾病的诊疗。

第二节　全科医疗

知识点1：全科医疗的概念　　副高：掌握　正高：熟练掌握

全科医疗是将全科/家庭医学理论应用于患者、家庭和社区照顾的一种基层医疗专业服务，是社区卫生服务中的主要医疗服务形式。它是一种集合了其他许多学科领域内容的一体化的临床专业；除了利用其他医学专业的内容外，还强调运用家庭动力学、人际关系、咨询以及心理治疗等方面的知识技能提供服务。

美国家庭医师学会（AAFP）对家庭医疗（即全科医疗）的定义是："家庭医疗是一个对个人和家庭提供连续性与综合性卫生保健的医学专业。它是一个整合了生物医学、临床医学与行为科学的宽广专业。家庭医疗的范围涵盖了所有年龄、性别，每一种器官系统以及各类疾病实体。"

知识点2：全科医疗的特点　　副高：掌握　正高：熟练掌握

（1）全科医疗有其独特的知识、技能和理念：全科医疗更强调以人为中心，将患者置于其家庭背景和社区环境之中，强调运用家庭力量、人际关系、咨询以及心理治疗等方面的知识技能处理其医疗问题。

（2）全科医疗有其独特的问诊过程，通过有效的沟通使医师和患者逐渐建立起积极的医患关系，强调医患关系的建立与维护。

（3）全科医疗强调综合性、个体化的照顾；强调疾病预防和健康维持；强调疾病早期发现并处理；强调在社区场所对患者提供服务，以保证全科医疗对其服务对象是方便的、可及的；强调协调利用全科、专科等医疗卫生资源，以及社区内外的其他资源。

（4）全科医疗最大特点是强调对服务对象的“长期负责式照顾”。这种持续性的医疗服务意味着其关注中心是服务对象这个整体的人，而非仅仅是其所患的病，并对其长期健康负有管理责任。

（5）全科医疗多以团队合作的工作方式开展工作，以生物－心理－社会医学模式为诊治理论基础。

知识点3：全科医疗的基本原则 副高：掌握 正高：熟练掌握

（1）基本医疗：基本医疗是整个医疗保健体系的门户和基础部分，全科医师就是这个门户的“守门人”。当他第一次与患者接触时，就承担起使患者方便而有效地进入医疗系统的责任；同时，还要通过家访和社区调查，关心没有就医的患者以及健康居民的需要与需求。全科医疗使人们在追求改善全民健康状况的同时，能够提高医疗保健资源利用的成本效益。

（2）以人为中心的照顾：全科医疗的照顾目标是维护服务对象的整体健康。为达到这一目标，在全科医疗服务中，医师必须视服务对象为重要合作伙伴，从“整体人”生活质量的角度全面考虑其生理、心理、社会需求并加以解决；以人性化的服务调动患者的主动性，使之积极参与健康维护和疾病控制的过程，从而达到良好的服务效果。

（3）综合性照顾：综合性的照顾是全科医学的“全方位”或“立体性”的体现。具体表现在：①就服务对象而言：不分年龄、性别、健康状况与疾病类型；②就服务内容而言：包括预防、医疗、保健、康复和健康管理等，需要强调的是这些服务的一体化，即要有机结合并协调应用于对健康与疾病问题的处理之中；③就服务层面而言：包括生理、心理和社会文化各个方面；④就服务范围而言：涉及个人、家庭和社区，提供以个人为中心、家庭为单位、社区为基础的全方位服务；⑤就服务手段而言：可利用一切对服务对象有利的方式与工具，包括现代医学、传统医学或替代医学，因此又称一体化服务。

（4）连续性照顾：全科医疗是从生到死（生前到死后）的全过程服务，其连续性可包括①人生的各阶段（生命周期）提供照顾：包括产前保健、婴幼儿生长发育、青少年保健、中老年保健与慢性病管理、临终关怀乃至患者死亡后对家属的保健支持。②疾病的各阶段（健康－疾病－康复）提供照顾：从健康危险因素的监测、早期症状的观察与判断、疾病诊断的确立、及时正确的治疗、防治与减少并发症和残障以及实施必要的康复措施等。③健康照顾责任的连续性：无论何时何地，包括服务对象外出期间，甚至患者转诊、住院诊治或疾病痊愈后等不同时期，全科医师对负责对象连续性的责任都不应间断或中止。

（5）可及性照顾：全科医疗是可及的、方便的基层医疗照顾，它对服务对象应体现出地理上的接近、使用上的方便、关系上的亲切、结果上的有效，以及价格上的便宜（合理）等一系列使人易于利用的特点，从而实现预防疾病和杜绝浪费的目标。在建立全科医疗服务机构时，应在地点上、服务内容上、服务时间上、服务质量上以及服务价格与收费方式等方面考虑当地民众的可及性，使绝大多数民众，特别是基层百姓感受到这种服务是属于自身，可以并值得充分利用的服务。

（6）协调性照顾：为实现对服务对象的全方位、全过程服务，全科医师应成为动员各级各类资源服务于患者及其家庭的枢纽。全科医师掌握各级各类专科医疗的信息和转、会诊专家的信息，需要时可为患者提供全过程“无缝式”的转会诊服务。会诊与转诊是协调性服务的常用方法，善用转诊、会诊符合医患双方的利益。此外，转诊只是将患者特定问题的照顾责任暂时转移给其他医师，全科医师仍负有连续性保健的责任。

（7）个体－群体一体化的照顾

1）以家庭为单位的照顾：家庭既是全科医师的服务对象，又是其诊疗工作的重要场所和可利用的有效资源。“以家庭为单位的照顾”主要涉及两方面的内容：第一，个人与其家庭之间存在着相互作用，家庭的结构与功能会直接或间接影响家庭成员的健康，亦可受到家庭成员健康或疾病状况的影响。第二，家庭生活周期理论是家庭医学观念最基本的构架，家庭生活周期的不同阶段存在不同的重要事件和压力，若处理不当而产生危机，则可能对家庭成员造成健康损害。因此，全科医师要善于了解并评价家庭结构、功能与周期，发现其中对家庭成员健康的潜在威胁，并通过适当的咨询干预使之及时化解，改善其家庭功能；还要善于动员家庭资源，协助对疾病的诊断与长期管理。

2）以社区为范围的照顾：全科医疗是立足于社区的卫生服务，其特征表现为：第一，社区的概念体现于地域和人群，即以一定的地域为基础、以该人群的卫生需要/需求为导向，全科医疗服务内容与形式都要适应当地人群的健康需要/需求，并充分利用社区资源，为社区民众提供服务。第二，以社区为导向的初级卫生保健，是基层医疗的特殊形式（COPC）将全科医疗中个体和群体健康照顾紧密结合、互相促进。全科医师在诊疗服务中，既要利用其对社区背景的熟悉去把握个别患者的相关问题，又要对从个体患者身上反映出来的群体问题有足够的敏感性，必要时通过追踪个别患者，了解其所属单位、团体或住宅区域可能发生的重大生活事件，评估其对个体患者的负面影响，并设法提出合理的社区诊断。

（8）以生物－心理－社会模式为诊治理论基础：全科医学强调把患者看作社会和自然大系统中的一部分，从身体、心理、社会和文化等因素来观察、认识和处理健康问题。此外，由于基本医疗中所面临的精神问题和身心疾患日益增多，因而全科医师经常使用各种量表来检查和评价患者的心理社会问题，并全面了解其家庭和社会方面可能的支持力量，从整体上给予协调照顾。因此可以说，生物－心理－社会医学模式不仅是全科医学的理论基础，也已经成为全科医师诊治患者的一套必需的、自然的程序。

（9）以预防为导向的照顾：全科医疗对个人、家庭和社区健康的整体负责与全程管理，要求落实“预防为主”的思想，即在人健康时、由健康向疾病转化过程中以及疾病发生早期（无症状时）就主动提供关注，其服务对象除了患者外还包括高危人群与健康人群。全科医疗注重并实施“生命周期保健”，根据服务对象生命周期的不同阶段中可能存在的危险因素和健康问题，提供零级、一级、二级、三级预防。全科医师从事的预防多属于“机会性预防”，即在日常临床诊疗活动中对个体患者及其家庭适时地提供个体化预防照顾；同时还根据需要与可能，协助其团队成员提供其他公共卫生服务。

（10）团队合作的工作方式：全科医疗团队是以全科医师为核心，一批相关医务人员配合，一起为服务对象提供立体网络式健康照顾。就基层医疗本身，存在着门诊团队、社区团队、医疗－社会团队及康复团队等，由社区护士、公共卫生护士、康复医师、营养医师、心理医师、口腔医师、其他专科医师与全科医师协同工作，以便改善个体与群体健康状况和生命质量。其中，社区护士是全科医师完成社区家庭医疗工作的主要助手，其服务对象是需要在社区长期管理的慢性患者、老年患者、出院患者及残疾人等，服务内容包括家庭访视、家庭护理、患者小组活动指导、患者教育等。在基层医疗与各级各类医疗保健网络之间，存在着双向转诊和继续医学教育的团队合作关系，这种关系保证了全科医师协调性服务的开展和服务水平的持续提高。

知识点4：全科医疗的服务内容 副高：掌握 正高：熟练掌握

全科医疗的服务内容根据所在地服务对象的需要而定。全科医疗服务内容贯穿人的生命周期：从计划生育到优生优育，从围生期到新生儿、青少年、中老年，乃至临终关怀，每个阶段都有其特定的生理、心理与家庭、社会方面的健康问题。

知识点5：全科医疗在卫生服务系统的作用 副高：掌握 正高：熟练掌握

卫生系统的层级是指卫生系统针对具体人群，按卫生机构服务功能的不同而划分的功能层次。基层或社区卫生机构，于所在地区提供基本服务；二级卫生服务机构，常由医师或专科医师提供有选择性的专科服务；三级卫生服务机构，为有限的、需要复杂的诊疗技术和设备的人群提供服务，通常以医院服务为主。理想的医疗体系应该向每个人提供公平、可及、全面、持续的卫生服务。世界卫生组织（WHO）确定基本卫生保健是提供基本医疗服务的最有效途径。

全科医疗是基本卫生服务系统中的主要医疗服务形式，并以其合理使用卫生资源、有效节约卫生经费，成为整个卫生保健系统的坚实基础。发展全科医疗是我国医疗卫生事业改革的关键，也是解决医疗卫生事业改革中遇到的重要问题的有效方法。全科医疗根据实际情况和背景开展多种服务，尤其重视常见慢性病的防治，通过干预人们的行为和生活方式，为公众提供预防保健指导，如老年人往往身患数种疾病，需要综合性医疗服务，而专科医疗分科过细，不同的专科医师关注不同的侧面使患者无所适从，增加医患双方的负担，而全科医疗能够较好地解决上述问题。

以全科医疗为主的基本卫生服务系统的优点：人们在一个机构看医师就可以解决大部分的健康问题，并且使有限的卫生资源得到充分的利用，取得更高的效率和更好的成本-效益。全科医疗在我国卫生事业中具有不可替代的作用，只有坚持卫生事业改革，推进全科医疗实践，才能从根本上解决现行医疗卫生服务系统与公共卫生服务需求不相适应的矛盾，满足人民群众日益增长的卫生服务需求，推进卫生事业发展，进一步达到促进健康的目的。

全科医生

第三节 全科医生

知识点1：全科医师的概念 副高：掌握 正高：熟练掌握

全科医师又称家庭医师或家庭医师，是全科医疗服务的提供者。全科医师是对个人、家庭和社区提供优质、方便、经济有效的、一体化的基本医疗保健服务，进行生命、健康与疾病的全过程、全方位负责式管理的医师。全科医师的服务涵盖不同性别、年龄的对象及其所涉及的生理、心理、社会各层面的健康问题。

全科医师与初级保健团队成员共同工作，整合卫生系统中常见的各个部门各自为政所造成的条块分割的服务。

知识点2：全科医师的角色　副高：掌握　正高：熟练掌握

相对不同的层面，全科医师承担着不同的角色。

（1）个人与家庭层面

1）医师：负责常见健康问题的诊治和全方位全过程管理，包括疾病的早期发现、干预、康复与终末期服务。

2）健康监护人：负责健康的全面维护，促进健康生活方式的形成；定期进行适宜的健康检查，早期发现并干预危险因素；作为患者与家庭的医疗代理人对外交往，维护当事人利益。

3）咨询者：提供健康与疾病的咨询服务，聆听与体会患者的感受，通过有技巧的沟通与患者建立信任关系，对各种有关问题提供详细的资料与解释，指导服务对象进行有成效的自我保健。

4）教育者：利用各种机会和形式，对服务对象（包括健康人、高危人群和患者）随时进行深入细致的健康教育，保证教育的全面性、科学性和针对性，并进行教育效果评价。

5）卫生服务协调者：当患者需要时，负责为其提供协调性服务，包括动用家庭、社区、社会资源和各级各类医疗保健资源，与专科医师形成有效地双向转诊关系。

（2）医疗保健与保险体系层面

1）守门人：作为首诊医师和医疗保险体系的“门户”，为患者提供所需的基本医疗保健，将大多数患者的问题解决在社区，为少数需要专科医疗者联系有选择的会诊/转诊；向保险系统登记注册，取得“守门人”的资格，并严格依据有关规章制度和公正原则、成本/效果原则从事医疗保健活动，与保险系统共同实施基本医疗保险。

2）团队管理与教育者：作为社区卫生团队的核心人物，在日常医疗保健工作中管理人、财、物，协调好医护、医患关系，以及与社区社会各方面的关系；组织团队成员的业务发展、审计和继续教育活动，保证服务质量和学术水平。

（3）社会层面

1）社区与家庭的成员：作为社区和家庭中重要的一员，参与其中的各项活动，与社区和家庭建立亲密无间的人际关系，推动健康的社区环境与家庭环境的建立和维护。

2）社区健康的组织与监测者：动员组织社区各方面积极因素，协调建立与管理社区健康网络，利用各种场合做好健康促进、疾病预防和全面健康管理工作，建立与管理社区健康信息网络，运用各类形式的健康档案资料协助做好疾病监测和卫生统计工作。

知识点3：全科医师的基本能力　副高：掌握　正高：熟练掌握

（1）处理常见健康和疾病问题的能力：能熟练应用全科医学的原则和方法处理社区中常见健康问题；鉴别患者的患病状况，能及时对急症患者进行必要的处理，准确把握转诊时机；能在社区医疗实践中整合其他专科的知识和技能，整合健康教育、心理咨询、心理治疗等技术，适当运用中西医结合的治疗方法，在日常工作中提供以基本医疗为主，预防、诊疗、保健、康复及健康管理一体化的服务。

（2）评价个人心理、行为问题的能力：能熟练评价和处理各种行为问题，包括生活事件与应激反应，性格问题，性问题，饮食与营养问题，吸烟、酗酒、药物成瘾问题，儿童、妇女、老年人的特殊问题。熟悉心身疾病产生的机制，掌握一定范围和程度的心理诊断、心理治疗和心理咨询的基本技能。

（3）家庭评估、家庭访视的能力：能熟练评价家庭的结构、功能、家庭生活周期和家庭资源状况；善于鉴别有问题的家庭及其患病成员，能准确评价家庭功能障碍与个别患病成员之间的互动关系，充分利用家庭资源，为患者提供以家庭为单位的服务；为个人及家庭提供预防性咨询服务；帮助家庭解决存在的问题。

（4）服务社区的能力：具有较强的社会工作能力，能顺利协调和利用社区内外的医疗和非医疗资源，组织必要的社区调查，运用卫生统计学和流行病学的方法全面评价社区健康状况，制订和实施社区卫生计划；能对流行病、传染病、职业病、地方病和慢性病进行有效的监测和控制；能胜任初级卫生保健的组织与实施工作，并为社区中的不同人群提供综合性的预防保健服务。

（5）处理医疗相关问题能力：能妥善处理在医疗过程中可能会遇到的社会与伦理学问题，如为患者保守秘密、尊重患者的隐私权、科学理解死亡的定义、熟悉临床药物试验的有关规定、正确对待安乐死等问题；熟悉有关的法规，在维护患者及其家庭最佳利益的前提下，尽量避免医疗纠纷的发生。

（6）自我完善与发展的能力：有较强的医疗管理能力，善于把握卫生事业改革与发展的规律与方向，利用各种机会学习新的知识和技能，不断取得进步；能熟练查阅文献资料，在专家的指导下开展科研和教学工作，并善于应对各种各样的困境和挑战。

知识点4：全科医师与专科医师的关系　　副高：掌握　正高：熟练掌握

全科医疗、全科医师与专科医疗和专科医师的关系可概括为各司其职、互补互利，通过“接力棒”式服务，达到优质高效的医疗卫生服务。

（1）全科医疗与专科医疗的区别

1）服务宗旨与职责的区别：全科医疗和专科医疗负责健康和疾病发展的不同阶段。全科医疗可以视为“照顾医学”，负责健康时期、疾病发生高危险期、疾病早期和经专科诊疗后疾病康复期或稳定期的各种病患的长期照顾。全科医疗所关注的中心是人而不是病，其宗旨是为个人、家庭提供全面照顾，而非单纯的疾病诊治。专科医疗强调“治愈医学”，只负责疾病形成以后一段时期的诊治，其对患者的管理责任仅限于在医院或诊室内，一旦患者出院或结束就诊，这种管理责任即终止。专科医疗的宗旨是根据医学对人体生命与疾病本质的研究成果来认识与对抗疾病；并因此而承担深入研究病因、病理等微观机制，以及诊断方法、药物、手术等治疗技术的责任。

2）服务内容与方式的区别：全科医疗多处理常见健康问题，形式上多利用基本医疗手段以及家庭和社区的卫生资源，以低廉的成本维护大多数民众健康，同时负责干预各种专科无法治愈的慢性疾患及其导致的功能性问题。专科医疗多处理生物医学上的疑难、急重症疾病，形式上多采用专科的高科技诊疗手段，动用较为昂贵的医疗资源，解决少数人的疑难问题。

（2）全科医师与专科医师的区别：全科医师的知识和技术是在一定深度上朝横向发展，一定深度指的是解决社区常见健康问题所需的知识和技术。全科医师能解决的问题不是越来越难，而是范围越来越广，并能越来越全面地满足患者需要。全科医师把患者看成一个不可分割的有机整体，并用联系、协调、整体的眼光来看问题，完全以患者为中心，即以生物、心理、社会医学模式为基础，提供整体性照顾。

专科医师的知识和技术是在一定范围内朝纵深方向发展。专科医师能解决的问题越来越难，而范围越来越窄，通常以疾病为中心，即以生物医学模式为基础，提供专科化服务。

（3）全科医师与专科医师的联系：卫生服务体系好比一张渔网，纵向的线就是纵向分化的专科医师，而横向的线则为横向整合的全科医师。只有在专科医师与全科医师之间达成平衡，实行分工合作的机制，才能“织出一张完整、有效的网”，形成平衡有效的卫生服务体系，全面满足人民日益增长和变化的卫生服务要求，解决许多超出生物医学范畴、不能被明确诊断为疾病的健康问题，避免卫生资源的严重浪费。

专科医师对某类疾病的了解比较深刻、服务手段比较先进、资源比较集中，能够解决一些严重的问题。但专科医师常常脱离患者来评价疾病，对问题的理解可能不够全面，过分依赖实验室检查，仅提供暂时、片段、局部的服务，难以给予连续性、协调性和整体性的服务。而全科医师能够在了解患者的基础上全面地评价其健康问题，充分利用了专科资源和各种社会资源，为患者提供连续性、协调性和整体性的服务。当然全科医师对某种特定类型的疾病了解比较肤浅，只拥有一些基础的服务手段，资源较为分散，需依赖专科资源解决疑难或重症问题。

第四节　以预防为导向的健康照顾

知识点1：临床预防的概念　　副高：掌握　正高：熟练掌握

预防医学是医学的一个分支。它以人群为主要研究对象，应用环境医学、生物医学、临床医学和社会医学等有关学科的理论，以及流行病学、卫生统计学、毒理学等原理和方法，研究自然环境和社会环境因素对健康的影响及其作用规律，并通过制订有效的疾病预防、控制措施，对影响健康的主要危险因素进行有效的干预，以达到预防疾病或伤害、保护及促进健康的一门综合性学科。

临床预防又称个体预防，是预防医学的重要组成部分，是医务工作者（包括医师、护士）在临床医疗服务过程中对导致健康损害的主要危险因素进行评价的基础上，对患者、无症状“患者”和健康人实施的个体预防的干预措施，是在临床环境条件下向他们提供的以一级预防和二级预防为主的、治疗与预防一体化的卫生保健服务。

知识点2：三级预防原则　　副高：掌握　正高：熟练掌握

三级预防是以人群为对象，根据疾病的自然史，以消除健康危险因素为主要内容，以促进健康为目的的公共卫生策略。

（1）第一级预防：第一级预防亦称病因预防、发病前期预防，即采取各种措施以控制或消除致病因素对健康人群的危害。

（2）第二级预防：第二级预防亦称临床前期预防、发病期预防，即在疾病的临床前期做到早期发现、早期诊断、早期治疗，从而使疾病能够得到早治愈而不致加重和发展。

（3）第三级预防：第三级预防亦称临床期预防、发病后期预防，即对患者采取及时的治疗措施，防止疾病恶化，预防并发症和病残。

知识点3：临床预防的意义　　副高：掌握　正高：熟练掌握

（1）提高临床疗效：慢性病如糖尿病、高血压等如不能早期发现或者积极治疗，晚期将会出现糖尿病肾病、高血压性心脏病等严重并发症，治疗效果差，费用高。但如能对糖尿病、高血压进行早期干预，不仅疗效显著，并发症少，生活质量亦较高。

（2）合理降低医疗费用：慢性病晚期治疗费用最为昂贵，沉重的经济负担使家庭及社会不堪重负。开展临床预防服务可带来良好的成本-效益和成本-效果，可降低慢性病的医疗费用，减轻家庭和社会的经济负担。

（3）提高人群生活质量和期望寿命：应用重点人群筛查的方法，在健康人群中发现无症状患者，对于降低发病率和病死率以及减少伤残率均有重要意义。

（4）符合我国现行医疗体制改革要求：我国目前要全面推进医疗改革，完善医疗保障体制，解决“看病难、看病贵”的社会难题。临床预防服务强调改变人们的行为与习惯，早发现、早诊断及早治疗疾病，不仅能较好控制医疗费用，而且显著减少各种慢性病及其并发症的发生，与我国医疗体制改革要求一致。

知识点4：全科医师从事临床预防优势　　副高：掌握　正高：熟练掌握

（1）能力优势：全科医师所接受的教育和训练，使得他们不但掌握临床医学知识与技能，同时具有预防保健知识与技能，如健康教育、行为干预、协助诊治以及康复治疗等，为开展临床一级、二级和三级预防奠定了良好的基础。

（2）角色优势：对于患者与家庭而言，全科医师既是医师，又是健康监护人、教育者、咨询者和卫生服务协调者。全科医师的多重卫生服务角色，有利于他们为居民提供临床预防照顾。对于社区或社会而言，全科医师不仅是其中的成员，还是社区健康的组织与监测者，以及服务团队的管理者和社区卫生服务的中坚力量。全科医师在社区的特殊地位，有利于开展相关资源的协调工作，有效利用家庭资源、卫生资源和社会支持，保障患者得到更有效的诊疗和康复。

（3）职责优势：全科医师为居民提供协调性照顾、综合性照顾、社区健康照顾、家庭健康照顾、临床预防照顾等，皆含有疾病的临床预防内容。所以，全科医疗的基本原则和全科医师的职责，也有利于他们开展临床预防服务。

（4）关系优势：全科医师长期工作在社区基层医疗机构，与居民保持着密切的接触，熟悉社区环境和居民的生活习惯，有利于对患者、高危人群及其家庭开展深入的健康教育和行为干预。

全科医师与患者及其家庭保持着良好的医患关系，有助于利用这种依从性高的朋友式医患关系，以及实施对高血压、糖尿病、恶性肿瘤等的早发现、早诊断、早治疗和晚期患者的康复治疗。

知识点5：全科医师所需的预防医学服务知识和技能 副高：掌握 正高：熟练掌握

为了有效开展临床预防服务，医务人员应掌握以下相应的临床预防知识和技能：①社区常见疾病的健康咨询和健康教育知识；②评价和鉴别个体疾病的危险因素；③应用生物医学、行为学和环境学的方法，为消除或减少疾病的危险因素进行干预；④对重要疾病筛查的知识及技能；⑤个性化疾病预防干预措施的制订与实施；⑥临床诊疗活动的组织与管理；⑦对社区及其他人群实施危险因素评价，并采取有效措施减少人群健康危险因素；⑧评估用于减少个人和社区危险因素技术的有效性。

知识点6：临床预防的服务原则 副高：掌握 正高：熟练掌握

（1）重视危险因素的搜集：应在全面搜集个人信息、体检资料及实验室检验结果的基础上，进行危险因素的分析和评估。

（2）强调患者的作用：医务人员应尊重患者的选择，鼓励医患双方共同参与决策，以作出最佳选择。在临床预防中，尤其在一级临床预防中，个人的作用是非常大的。医务人员应向患者提供与行为有关的危险因素信息，鼓励他们作出改变不良行为生活方式的具体建议和策略。

（3）做好健康教育与健康咨询工作：无症状的患者不会主动就医，应对他们采取积极的措施开展健康教育和咨询工作。研究表明，通过健康教育、咨询与指导，改变人们的不良行为生活方式，是最有效的预防干预手段。

（4）选择合理有效的临床预防方法：应重点针对发病及伤残严重的主要疾病和与疾病密切相关的行为因素，如酗酒、吸烟、药物滥用、缺乏体育锻炼等进行一级预防干预。同时，加强疾病的早期筛查，根据个体不同性别、不同年龄和不同危险因素，选择合适的筛查方法，使其花费较少的资源获得较大的效果和效益。

（5）临床预防不应局限于诊所和医院：患者就诊时可接受临床预防服务，健康人群也应接受定期的检查和筛查，后者的效果和效益可能会更好。

知识点7：临床预防的实施方法 副高：掌握 正高：熟练掌握

临床预防服务的对象主要是患者、健康人和无症状“患者”。在选择具体的预防措施时应考虑采用能够对患者、健康者和无症状“患者”实施的方法，并且是临床医务工作者在日常临床医疗服务工作中能够提供的预防服务内容。

（1）健康咨询：对咨询对象就健康和疾病相关问题提供的医学服务指导。

（2）筛检试验：运用快速简便的试验检查，将人群中外表健康而实际可能患病或有缺陷者识别出来。

（3）免疫预防：通过将疫苗、免疫血清、γ球蛋白等接种于人体，使其产生主动免疫或被动免疫，从而获得对某种传染病的特异性免疫能力，提高个体或群体的免疫水平，预防和控制传染性疾病的发生和流行。

（4）化学预防：对无症状的人使用药物、营养素（包括矿物质）、生物制剂或其他天然物质，提高人群抵抗疾病能力以防止某些疾病。

（5）临床营养指导：合理营养是健康的物质基础，营养平衡、膳食结构合理不仅能满足机体对热量以及各种营养素的需要，增强机体抗病能力，还能防治某些疾病；相反，营养不足或过剩都可以引起或加速疾病的发生与发展。

第五节 以家庭为单位的健康照顾

知识点1：家庭的定义 副高：掌握 正高：熟练掌握

对家庭的定义属于社会学范畴。从社会学角度来看，一个关系健全的家庭应包含：血缘关系、感情关系、婚姻关系、经济关系、亲缘关系、人口生产与再生产关系、社会化关系、伙伴关系8种家庭关系。在实际社会生活中，存在着大量关系不健全家庭，如单亲、单身家庭、同性恋等家庭。通常，关系不健全家庭存在的问题往往也更多。

家庭与其他社会团体不同，是一个特殊的社会团体，具有非常独特的终身性、相似性和情感性。如，家庭血缘关系是一种终身关系，这种关系不会因为家庭某成员的功能低下或家庭功能的改变而终止该成员在家庭中的角色；家庭成员在遗传、行为特点和价值观方面具有一定的相似性，这是家庭有别于其他社会团体的最突出的特点之一；家庭成员之间的关系主要受感情的控制，在感情上相互依赖和影响，家庭成员一般会更多地从感情方面来考虑家庭问题，重视对其家庭成员给予无私的关心和爱护。

知识点2：家庭的功能 副高：掌握 正高：熟练掌握

家庭作为个体与社会的结合点，同时与两个方面发生联系，因而家庭具有满足家庭成员个人和社会最基本需求的功能。家庭可以独立地满足人们社会生活的需要，家庭功能具有多样性、基础性、独立性的特征并随着社会文化的发展而变化，但其最基本的功能始终是满足家庭成员在生理、心理及社会方面各个层次的最基本需要，可归纳为下列几个方面。

（1）满足感情需要：家庭能满足人的爱与被爱的需要。家庭成员以血缘和姻缘为纽带在一起生活，通过成员之间的相互温暖、关怀满足感情的需要。主要表现为家庭成员间的相互理解、表露和交流彼此的深层情绪与感受；家庭成员相互关怀与支持；消除因外部的社会生活挫折所带来的苦恼，以保持家庭成员的心理状态；家庭成员共度娱乐时光，调节心身，恢复体力增进家庭成员间的亲密程度。

（2）满足生殖和性需要：生儿育女，延续种族是家庭所特有的功能，同时它还满足了人对性的需要，调节和控制性行为的功能。

（3）家庭成员的社会化：家庭具有把其成员培养成合格的社会成员的社会功能。家庭引导其年轻成员学习社会规范、树立生活目标，传授给成员基本的社会技巧和知识，发展他们建立人际关系的能力，学会如何与同代和异代人相处，胜任自己的社会角色等。同其他具有社会化功能的场所（如学校、夏令营、社区等）相比，家庭是完成社会化功能的场所。

（4）抚养和赡养家庭成员：通过供给家庭成员衣、食、住、行、安全保护及对病老者的照顾等以满足成员的基本需要。抚养指夫妻间或家庭同辈人间及对下辈人供养与照料。赡养是指子女对家庭中长辈的供养和照顾，体现下一代对上一辈的家庭人员责任和义务。

（5）赋予成员地位：父母的合法婚姻本身便给予子女一个合法的地位。此外，家庭还能为其成员在社会经济、教育和谋求职业等方面提供某种地位，随着社会的进步，这一功能后一部分将逐渐弱化。

（6）经济支持：家庭是社会经济分配的最基本单位，也是社会最基本消费单位。家庭只有具备充分的经济资源，才能满足家庭成员各种需要，包括医疗保健、健康促进的需要。

知识点3：家系图的编制　　副高：掌握　正高：熟练掌握

家系图一般由三代组成。长辈在上，子孙在下；同辈中，长者在左，幼者在右；夫妇双方的家庭都应包含在内。个人的符号旁边，可按需要加注年龄、患病、婚姻、死亡等生活事

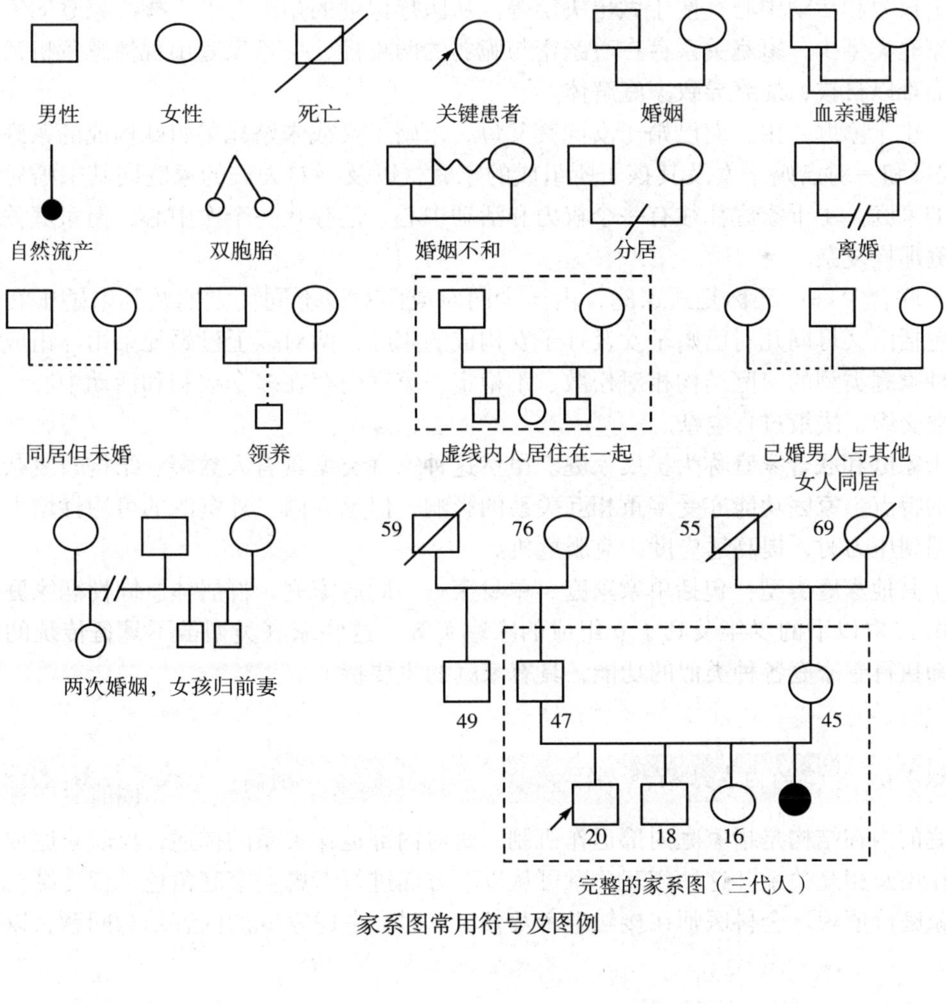

家系图常用符号及图例

件。一般可在5～15分钟内完成。其使用的符号有一定的格式。

知识点4：家庭的结构 副高：掌握 正高：熟练掌握

家庭的结构，主要是指家庭成员的组成和类型及各成员间的相互关系，包括外部结构（即家庭的类型或人口结构）和内在结构两部分。家庭成员的组成和数量决定着家庭结构的类型，可分为核心家庭、主干家庭、联合家庭（主干家庭和联合家庭又统称为扩展家庭）和其他家庭类型等，而家庭成员间的相互关系决定着家庭的内在结构。包括权力结构、角色、沟通类型和价值观四个方面。全科医师在考察家庭结构时必须考虑以上两个同等重要的部分，并根据其特征划分家庭的结构类型，了解家庭成员相互作用的关系和规律等。

知识点5：家庭的外部结构 副高：掌握 正高：熟练掌握

（1）核心家庭：由父母及其未婚子女组成的家庭，也包括无子女夫妇和养父母及养子女组成的家庭。核心家庭的特征主要表现为：规模小、人数少、结构简单、关系单纯，家庭内部只一个权力和活动中心，便于做出决定等。从医疗保健的角度考虑，核心家庭的家庭资源较其他家庭类型少，家庭关系存在着亲密与脆弱的两重性，一旦家庭出现情感危机，便会陷于危机而难以自拔，最终导致家庭解体。

（2）主干家庭：由一对已婚子女同其父母、未婚子女或未婚兄弟姐妹构成的家庭，包括父和/或母和一对已婚子女及其孩子所组成的家庭，以及一对夫妇的家庭同其未婚兄弟姐妹所组成的家庭。主干家庭往往有一个权力和活动中心，还存在一个次中心，但家庭关系不像联合家庭那样复杂。

（3）联合家庭：又称复式家庭，由至少两对或两对以上同代夫妇及其未婚子女组成的家庭，包括由父母同几对已婚子女及孙子女构成的家庭，两对以上已婚兄弟姐妹组成的家庭等。这种家庭类型的家庭结构相对松散、不稳定，家庭内存在多个权利和活动中心，多种关系和利益交织，决策过程复杂。

主干家庭和联合家庭称为扩展家庭。虽然这种家庭类型具有人数多、结构较复杂、关系较繁多的特点，家庭功能亦受多重相互关系的影响，但家庭内、外资源的可用性增大，有利于家庭遇到压力时，提高适应度，克服危机。

（4）其他家庭类型：包括单亲家庭、单身家庭、同居家庭、群居体、同性恋家庭、少年家庭（由18岁以下的少年及其子女组成的家庭）等。这些家庭类型虽不具备传统的家庭形式，但却执行着家庭各种类似的功能，具有家庭的主要特征。

知识点6：家庭的内在结构 副高：掌握 正高：熟练掌握

家庭的内在结构是指家庭内部运作机制，是对内部运作关系的描述，反映家庭成员之间的相互作用及相互关系。这种相互关系可从以下方面进行考虑：家庭角色、权力结构、沟通方式、家庭价值观。全科医师在接触患者及其家庭时会考虑家庭的内容结构问题，以及这些内部运作机制对健康和疾病的影响。

（1）家庭角色：家庭角色是家庭成员在家庭中的特定身份，代表着其成员在家庭中所应执行的职能，反映其在家庭中的相对位置和与其他成员之间的相互关系。家庭角色同其他社会角色一样，要按社会和家庭为其规定的特定模式规范其角色行为，这些特定模式的行为称为角色期待。

（2）家庭的权力结构：家庭的权力结构反映了谁是家庭的决策者，以及做出决定时家庭成员之间的相互作用的方式。家庭的权力结构可分为四种类型。①传统权威型：由家庭所在社会的文化传统“规定”而形成的权威。②工具权威型：负责供给家庭、掌握经济大权的人，被认为是家庭的权威人物。③分享权威型：家庭成员分享权力，共同协商做出决定，由个人的能力和兴趣来决定所承担的责任。④感情权威型：由家庭感情生活中起决定作用的人担当决策者，其他的家庭成员因对他/她的感情而承认其权威。

（3）家庭成员的沟通方式：沟通是家庭成员间相互交换信息、沟通感情、调控行为和维持家庭稳定的有效手段，也是评价家庭功能状态的重要指标。家庭成员间的沟通一般通过信息的发送者、信息和信息的接收者三个元素来实现。在信息传递过程中，任何一个环节出现差错都会出现相应的问题。如发送者表达错误或不明确，接收者收听不清楚或错误理解等，都会导致沟通不良，影响成员间的相互关系。

（4）家庭价值观：家庭价值观是指家庭判断是非的标准，以及对某件事情的价值所持的态度。价值观的形成深受传统、宗教、社会文化环境等因素的影响，在相同的社会环境中是极不容易改变的。

知识点7：家庭生活周期　　副高：掌握　正高：熟练掌握

家庭生活周期是指家庭遵循社会与自然的规律所经历的产生、发展与消亡的过程。通常经历恋爱、结婚、怀孕、抚养孩子、孩子成家、空巢、退休、丧偶独居等时期。

知识点8：家庭生活周期常见的健康问题　　副高：掌握　正高：熟练掌握

（1）新婚阶段：各种家庭角色的学习与适应、性生活协调和计划生育、遗传问题等。

（2）第一个孩子出生阶段：父母角色的适应、生活节律变化产生的压力、养育和照顾孩子的压力、母亲的产后康复等。

（3）有学龄前儿童阶段：儿童的身心发展问题、孩子的教育、孩子成长中的安全保护问题。

（4）有学龄儿童阶段：儿童的身心发展、上学与学业问题、性教育问题等。

（5）有青少年阶段：青少年的教育与沟通、青少年的性教育、与异性的交往及恋爱问题等。

（6）孩子离家创业阶段：父母与子女的关系改变问题、第二次亲子分离问题。

（7）空巢期：父母间关系重新调整和适应问题、孩子离家后父母自我兴趣发展问题、与孩子沟通的问题、计划退休后的生活以及老化带来的一系列问题。

（8）退休阶段：社会角色和家庭内角色的转变及适应、经济及生活的压力、各种健康问题、面对配偶和亲友死亡等问题、经济及生活依赖性高，担心被赡养等问题。

知识点9：家庭评估 副高：掌握 正高：熟练掌握

家庭评估是通过一定的方法来了解家庭的结构状况、家庭所处家庭生活周期的阶段及其已经出现或即将出现的健康问题、家庭资源和家庭的功能情况。家庭评估是全科医师对患者及其家庭进行完整家庭照顾的重要组成部分，可分为客观评估、主观评估、分析评估和工具评估等几种类型。

知识点10：家庭评估常用的方法 副高：掌握 正高：熟练掌握

全科医学中常用的家庭评估方法：家庭基本资料的收集、家系图、家庭圈、家庭关怀度指数（APGAR问卷）、家庭适应度及凝聚度评估量表、PRACTICE评估模型等。

知识点11：以家庭为单位提供照顾的方式 副高：掌握 正高：熟练掌握

（1）一般性照顾：全科医师在对个体患者照顾的过程，除了向照顾对象提供常规的医疗咨询和治疗外，还要考虑家庭与家庭成员健康问题间相互作用和影响。在收集病史时考虑了家庭的因素，并收集与健康问题相关的家庭资料，在整个家庭的范围内，提供教育、咨询、治疗和预防服务。

（2）家庭咨询：家庭咨询的对象是整个家庭，而不是家庭中的某个或某些人。家庭咨询的内容是所有成员共同面临的家庭问题，如家庭遗传学咨询、婚姻咨询、患者病情难以控制、生病后情绪反应严重、感情危机、遭遇紧张事件、家庭关系问题等。当家庭出现功能障碍或处于危机状态时便需要全科医师提供必要的帮助，这种帮助可能多以家庭咨询的方式提供，经过家庭治疗专业训练的医师也可提供适当的家庭治疗。

（3）家庭访视：在交通和通讯很不发达的时代，对患者进行家庭访视是许多国家全科医师日常工作的重要组成部分。后来，随着交通和电信业的发展以及基层医疗服务的可及性等变化，家庭访视频率开始下降，全科医师的工作转变为主要以门诊服务为主，根据患者与家庭及病情的需要安排适当的家庭访视、建立家庭病床。

（4）家庭病床服务：在全科医疗的家庭病床服务中，除了治疗生理疾病外，还强调提供以人为中心和以家庭为单位、以生物-心理-社会服务模式进行照顾。患者和家庭对全科医疗中家庭病床服务的要求也较其他专科医疗服务更加多而细致。

（5）沿家庭生活周期不同阶段进行的预防性照顾：全科医师可根据家庭所处生活周期的不同阶段，应用生物-心理-社会医学模式提供预防性照顾，帮助处于家庭生活周期不同阶段的家庭预测即将出现的特定问题、进行有针对性的健康问题筛检、积极地提供健康信息和咨询服务等。

（6）家庭治疗：家庭治疗包括了家庭咨询的所有内容，但比家庭咨询更广泛、更全面。治疗者通过采取有效的干预措施，影响家庭动力学的各个方面，从而使家庭建立新型的相互作用方式，改善家庭关系，最终维护家庭的整体功能。

第六节　以人为中心的健康照顾

知识点1：以人为中心的健康照顾　　副高：掌握　正高：熟练掌握

以人为中心的健康照顾，也称“以患者为中心的照顾”，是全科医学的基本特性之一，它与专科医疗以疾病为中心的诊疗模式相比，存在根本的区别。它要求医师遵循生物-心理-社会医学模式，在尊重和理解患者的基础上，正确认识和评价其健康问题，与患者及其家属共同商定处理方案，动员和利用各种资源为患者提供综合性、连续性、可及性、协调性和个体化的健康照顾。

知识点2：以人为中心的健康照顾的基本原则　　副高：掌握　正高：熟练掌握

（1）既关注疾病也关注患者：以人为中心的健康照顾绝不仅仅是“头痛医头、脚痛医脚”，只寻找有病的器官，将“疾病”从“患者”中孤立出来单纯分析处理。因为人毕竟不是一架需要修理和更换零件的机器、不是疾病的载体，而是有思维、情感、意志、价值观的，生活在家庭、社区等特定环境中。以人为中心的健康照顾既关注疾病也关注患者，甚至关注患者胜于关注疾病，要以维护服务对象的整体健康为目标。因此，全科医师在医疗实践中，首先要向患者提供人文关怀，要关心、了解、尊重和理解患者，在用科学的方法诊治疾病的同时，还要人性化地去了解患者的心理、健康价值观、患病感受和痛苦体验等，让患者发挥他的主动性，配合医师取得最佳疗效。

（2）理解患者的角色和行为：患者角色是指从常态的社会人群中分离出来的、处于患病状态的、有求医行为和治疗行为的社会角色。患者角色包括四个方面：①患者可以免除或减轻其在健康状况下承担的日常责任；②患者对自身陷入疾病状态这一事实是没有责任的；③患者具有使自己尽快恢复健康的义务；④患者应该寻求有效帮助，在治疗过程中积极与医务人员合作。全科医师应理解患者角色的意义并了解患病的合理性。患者的行为包括患病行为、就医和遵医行为等。患者的行为取决于患者对所患疾病的理解，这与其个性特征、生活背景、健康信念模式和生活目的等相关。全科医师应关注患者的行为并适时加以指导和帮助，应以患者的需求为导向，营造安全、温馨的就医环境，尽可能满足患者的期望。

（3）提供个性化服务：以人为中心的照顾模式体现了个性化整体服务的原则。患者需要个性化的整体服务，全科医师首先应了解的个性化倾向，包括了解患者的背景、了解患者就医的主要原因以及了解患者对医师的期望。全科医师在实践中为患者提供个性化服务包括：①对患者的生理、心理和社会三个方面的整体性服务，这种服务即“全人照顾”，而并非单纯的对疾病的诊断与治疗；②根据患者的个性特征和背景、健康问题的性质、主要及次要需求等具体情况，给予相应的服务，遵循循证医学原则为患者提供最佳的诊疗方案；③根据患者的个性化特点，给予患者不同的治疗措施，可能“异病同治”亦可能“同病异治”；④根据不同患者的心理特点及人格特征，注重启发和调动患者的主动性，激起患者同疾病斗争的潜能和勇气，树立康复信念，使其形成良好的患病行为和遵医行为；⑤根据患者的健康问题、其原因和转归等特征，对患者本人及其家人进行相关健康问题的教育；⑥正确处理患者的局部与整体利益、暂时与长远利益、个体与群体利益等之间的关系；⑦全科医师应尽量为患者提供心理上、精神上的抚慰与照料，能够把具有健康问题的个体转变成能够解决自身问题的个体。

（4）尊重患者的权利：患者接受医疗服务过程中，有提供病情、配合治疗、增进健康、尊重医务人员、遵守医院规章制度、支持医学研究与教学的义务，同时也享有患者应有的、维护健康所需要的一系列权利。现阶段我国患者享有以下基本权利：①患者享有人格和尊严得到尊重的权利；②患者享有必要的医疗和护理权利；③患者享有参与医疗和对疾病认知的权利；④患者享有自主和知情同意的权利；⑤患者享有拒绝治疗和实验的权利；⑥患者享有医疗保密的权利；⑦患者享有监督自己医疗权利实现的权利；⑧患者享有对医疗机构造成影响自身的工作差错、事故有要求赔偿的权利；⑨患者享有一定的社会责任豁免的权利。尊重和保障患者的权利是全科医师应尽的责任和义务。

此外，全科医师在医疗实践过程中还应注意做到：①让患者参与到医疗实践中来：事实上，患者本身就是治疗疾病的重要资源，全科医师应根据患者的背景和理解能力，努力让患者了解并接受病情，与患者共同协商决定临床处理方案，使患者充分了解治疗或处理思路，征求患者同意，使其积极投入到处理和康复过程中；②作出的决策应符合患者的利益：医师在做出疾病的决策时务必将患者的利益放在第一位考虑，而做出最有利于患者的最终决策。

（5）构建和发展稳定的患者参与式医患关系：建立长期、稳定、连续的合作伙伴式医患关系是全科医疗服务的核心，是开展预防工作和慢性病管理的工作基础，也是实施以人为中心的健康照顾的先决条件。医疗服务本质上是一种医患互动的过程，医师、患者和医患关系是该过程的三个关键词。医师对于患者而言应该是容易接近、容易沟通和值得信赖的，同时又能够提供满意的服务和具有高超的技术。在积极的医患互动过程中，患者的各种需求得到满足，患者和医师的合作积极有效，患者对自身问题的了解深入，对医嘱的依从性高，患者战胜疾病的信心增强，其内在潜能得到了充分调动。因此全科医师要设法通过不同的机会建立、巩固、发展良好的医患关系，在平等的医患关系中，全科医师要与患者及时互通有关诊治疾病和预防疾病的信息，为患者提供个体化、综合性、持续性、可及性的全科医疗照顾。

（6）以患者需求为导向，注重患者安全，强调服务的健康结局：全科医疗应以患者的需求为导向，以患者及其家庭为照顾单元，协调利用多学科团队的各种资源为患者提供连续性整体服务，做到防治结合，体现整体医学的要求。全科医疗最终的目标应落脚于照顾对象的整体健康结局的改善上。全科医师在为患者制订诊疗计划时应将个人的经验与循证医学证据相结合，疗效评价应以患者的最终结局为目的，选择的诊疗方案应更安全、经济、有效，减少临床危险事件的发生，提高生命治疗。

知识点3：全科医疗的问诊方式 副高：掌握 正高：熟练掌握

（1）BATHE问诊方式：这种问诊方式是一种开放式的问诊方式，它强调从患者的背景、情感、烦恼、自我管理能力收集信息。

B——代表“背景”，了解患者的就医背景、心理和社会因素等。医师可以用简单的开放式问题引导患者表述出来访的背景，如“最近你的家里有什么事吗？”“最近你过得怎么样？”等。

A——代表“情感”（affect），了解患者的情绪状态及情感变化，如“你觉得家庭生活如何？”“你的心情如何？”等。

T——代表“烦恼”（trouble），了解健康问题给患者带来的影响及其程度，如“你最近的烦恼有哪些？”“这些问题对你的生活造成了哪些困扰？”等。

H——代表“处理”（handling），了解患者的自我管理能力，如“你是如何处理这个问题的？”“你的家人在处理这一问题时给了你什么意见或支持？”等。

E——“移情”（empathy），即换位思考，对患者的不幸表示理解、认同和同情，从而使他感受到医师对他的支持，医师可获得患者的信赖，如“是的，我能理解你的心情。”等。

（2）SOAP问诊方式：医师可以用这种问诊方式来缓和患者心理、社会的压力。

S——代表“支持”，指全科医师把问题尽量正常化、普通化，以避免引起患者的过分恐惧，如“其实好多人都遇到过和你类似的麻烦”等。

O——代表“客观性”，指医师需保持科学、客观的态度对待患者的问题，以及适度的职业界限及自我控制，鼓励患者辨清问题的现实性，了解他们的担忧，引导患者客观对待现实问题，并给予他们希望，如“我们一起想，一定会解决的。”等。

A——代表“接受”，指鼓励患者接受现患和其他情况，但不予判断，帮助患者树立对自身、家人的乐观态度。如“我们完全可以理解这件事”“别对自己太苛刻，我认为你已经做得很好了。”等。

P——代表“关注现在”，指鼓励患者关注当下，不叹过去不畏将来，而是做好现在要做的每一件事。如“如果换个方式，是不是更好些呢？”“如果你坚持自己的想法，应该会有所收获的。”等。

知识点4：全科医师应诊中的主要任务　　副高：掌握　正高：熟练掌握

（1）确认并处理现患问题：确认并处理现患问题是所有全科医师在应诊时的核心任务之一，也是全科医师在应诊过程中花费时间最长的部分。一般来说，患者大多因近期的不适或因此怀疑患上某种疾病，或感觉原来的疾病加重而就医。因此，全科医师在详细采集患者的病史后就应该分析患者就诊的原因。

全科医师在处理现患时不仅追求生物学问题的诊断，还要从社会和心理层面对患者进行全方位的关怀和照顾。这也是全科医师应该重视的能力。如患者为什么在此刻就诊，有什么其他的诱因，有无生活、家庭或工作的压力，情绪如何，患者对自己的看法、对这一问题的顾虑是什么，患者的健康信念是什么，他希望医师给他什么样的帮助等。从心理、社会的多角度和多层面解剖、分析患者就诊原因的思维方式正是全科医师在应诊中应当具备的能力。

（2）对连续性问题进行管理：在很长的一段时间里，对连续性问题进行系统的管理并未像确认并处理现患问题那样得到临床医师的重视。然而，随着慢性病发病率的增高以及系统管理该类疾病带来的明显获益使全科医师越来越重视这一应诊任务。在每次应诊中全科医师均应关注患者是否存在连续性问题需要管理。这需要医师对患者进行多方面、广泛的了解。对患者的家庭及其生活环境和社会环境的了解，有利于全科医师的管理，而重要的工具莫过于详尽、全面的医疗记录以及（如果条件允许）实现计算机联网共享患者的诊疗记录。

患者是否对其患有的慢性病进行了规范化治疗、其症状体征是否得到了有效改善、由慢性病所导致的心理压力是否有所缓解及缓解程度等问题均应得到全科医师的重视。即使患者本人没有提出，全科医师也应牢记自己在慢性病管理中的责任，利用每次与患者交流的机会，对患者的慢性病进行适当的检查和评价。这将会有效提高患者对医师的信任、提高患者依从性、改善慢性病的管理状态。这种持续性照顾覆盖了人生的各个时期、疾病的各个阶段。全科医师有责任把慢性病管理的有关知识教给患者，提高患者自我保健和自我管理能力。全科医师应对患者生活方式进行指导。全科医师要警惕暂时性问题对主要慢性病的影响。

（3）适时提供预防性照顾：该应诊任务主要分为两部分内容：①促进健康的生活方式；②在症状出现前或出现早期进行诊断和干预。前一部分内容是，在患者因某一疾病就诊时，医师不仅对该病进行诊断和治疗，而且帮助患者改变其不良生活方式以防止该疾病进展，例如改变饮食习惯、适当运动等。后一部分内容指患者因其他疾病就诊，医师对其尚未出现症状或高危因素进行干预。

一位自然人在一生中的各个阶段都可能存在特定的健康问题和受到相关危险因素的潜在影响，全科医师在日常医疗活动中应当实施以预防为导向的服务。在接诊每一位患者时必须体现预防观念，也要利用各种与患者接触的机会提供预防服务，即针对患者的具体情况给予适当的、即在患者尚未意识到不健康的生活方式对健康的影响时，要给予解说与科学指导。只有重视“医未病”，才可能真正为人们带来健康。全科医师还需根据患者的特定年龄阶段，为其进行周期性的健康检查，比如中年男性最主要的死亡原因包括心脏病、恶性肿瘤、卒中、机动车辆造成的意外伤害，而这些死亡原因大多数可以通过减肥、戒烟、限酒、健康饮食、规律锻炼、驾车时使用安全带等行为来预防。再如对育龄期妇女进行宫颈涂片检查、对绝经期妇女进行骨质疏松的评定。预防性医疗照顾在全科医疗中占有相当重要的地位，只有防患于未然，才能给人们真正的健康，缩减人类疾病治疗的费用。

（4）改善患者的就医遵医行为：就医行为是指人们感到不适或觉察到自己可能患有某种疾病时，寻求医疗帮助的行为。改善患者就医行为就是要让患者知道，在什么情况下应该就医、什么情况下不应该就医。就医过多通常反映了患者敏感、紧张、依赖的心理；而求医过少则反映了患者对自己的健康不重视或缺乏一定的医学知识。如能适时去就医就可以避免患者对医疗资源的浪费，也可以避免患者耽误病情，进而减轻病痛、减少更大的医疗资源的浪费。

遵医行为指患者按照医师的指示及处方进行治疗的行为。遵医行为是患者医疗行为中最为重要的一个方面，常决定其疗效和转归。提高患者遵医行为可以通过以下方法来实现：①提高服务质量、改善服务态度，使患者充分信任医师；②加强患者对处方的理解和记忆，并强化执行力度；③简化药物种类，减轻患者用药负担；④改善医患关系，调动患者的主动性；⑤重视患者的心理行为，有针对性地采取个性化措施提高患者的遵医行为。

全科医师若能在应诊中很好地完成这四项任务，就可以为人们提供持续的、全方位的全科医疗服务。

知识点5：患者管理的原则 副高：掌握 正高：熟练掌握

全科医师为患者及其家庭提供健康与疾病的咨询服务，负责全面维护健康和形成健康的生活方式，定期进行适当的健康检查，利用各种机会对其进行健康教育，负责常见健康问题的诊治和全过程的管理，并且作为社区医疗卫生团队的核心，在日常医疗保健工作中管理人、财、物，协调医护和医患关系及与社区各方面的关系，与专科形成有效的双向转诊关系，其中对患者的管理是重要环节之一，具有高度个性化，要做好此项工作又需很强的艺术性，全科医师应很好地把握管理原则。

（1）协调利用各类资源提供整体服务：全科医师对患者及其家庭比较熟悉，因此对患者家庭资源的把握和利用有其独到的优势；同时也了解社区的健康资源。全科医师可根据需要调动医疗保健体系和社会力量，为患者提供医疗、护理、精神等全方位的合理处置。

（2）充分解释和适当引导：向患者详细说明病情、诊断及治疗的含义及其预后，取得患者同意；处理患者时须考虑患者的个性与健康信念，进行适当引导。

（3）鼓励患者承担自己的健康责任：改善患者和家属的自我保健意识和能力，通过有针对性的健康教育，使其承担自己的健康责任，积极进行自我保健。

（4）改变不良的生活方式与行为：开展康复、营养、群体治疗活动等。

（5）注重全科医疗照顾的可及性：要了解患者的医疗付费方式和经济条件，选择最有效、危害最小且较便宜的药物，减少不必要的问询和辅助检查、杜绝浪费，通过评价及时了解药物治疗的不良反应和成本，并经常评价疗效以及有关的伦理学问题。

（6）尽量减轻疾病对患者及其家庭的影响：如在诊疗过程中切身地替患者考虑疾病会给患者及其家庭造成哪些影响或新问题，并考虑如何预防或解决。

知识点6：患者管理的基本技能 副高：掌握 正高：熟练掌握

患者的管理内容可归纳为以下几方面：安慰与解释（reassurance and explanation）、告诫或建议（advice）、处方（prescription）、转诊（referral）、实验室检查和其他辅助检查、观察（observation）或随访（follow-up）、预防（prevention），即RAPRIOP。

（1）安慰与解释：当患者出现健康问题时往往有不同程度的焦虑、担心，对疾病的诊治和预后会产生各种想法，全科医师此时应从医学和心理学不同角度给予患者支持，站在患者的立场，换位理解患者的心情和处境，表现出对患者的同情，通过安慰与解释消除患者的疑虑，纠正患者不利于健康的态度和信念。解释和心理支持的语言应该有充分的科学依据，谨慎而清晰。

成功的支持取决于医患之间的沟通与信任。医师与患者交流时，语言要通俗易懂，避免使用晦涩难懂的医学术语；应考虑患者不同的知识水平和受教育程度、性格特点等，采用适宜的方法。医师要努力获取患者的信任，良好的医患关系不仅可以提高患者对医学照顾的满意度和遵医程度，也有利于提高支持的有效性。

（2）告诫或建议：全科医疗综合性、连续性照顾的特点使全科医师需向患者提供有关改善生活方式及合理用药等家庭管理的建议、提供经常性的咨询服务、进行必要的健康行为干预。全科医师可以就有关患者健康的生物、心理、社会各方面的问题，针对患者的具体情况和最新的临床诊疗指南，向患者解释病情，提出切实可行的有效建议，告诉患者与其疾病有关的注意事项。

（3）处方：开药物处方是全科医师的一项基本工作。全科医师开处方时要把握社区卫生服务的特性和社区居民的需求特点，遵循国家的处方管理规定。因为任何药物都既有治疗作用同时又有可能出现不良反应，所以必须遵循以下用药原则：少而精和个体化；明确用药目的，简化用药方案；如需用药，能外用不口服，能口服不注射，能注射不输液。要高度重视老年人、小儿、妊娠期和哺乳期妇女等特殊人群的用药特点。还要注意药物治疗对疾病的进一步检查和诊断具有正面肯定和负面干扰的影响。

一旦决定开具处方，医师就有义务向患者解释：为什么开此药物；服药的重要性；如何合理服药；药物的预期作用及效果；可能出现的不良反应及相应处理方法；用药时饮食如何调整；何时需要更换处方；对重要的告知内容要确认患者已经清楚并记录在案，要求患者遇到问题及时联系医师进行鉴别和处理。

（4）转诊：实行双向转诊是全科医师协调性服务的重要内容。要建立正规的转诊程序并规范管理，明确转诊指征，加强全科医师的转诊能力。转诊过程中应保持患者信息的完整记录和连续管理，对患者照顾的责任从全科转移到专科。

转诊的原因经常是：①获得专科医疗；②需要专科医师对复杂问题在诊断和治疗方面得到专科医师的帮助；③进行特殊仪器的检查和治疗，如内镜检查和手术等；④出于患者或其家属的焦急情绪和压力，到相关专家那里证实全科医师的诊断和治疗方案；⑤对有不遵医的患者借专科医师的权威施加影响。

全科医师有关转诊的责任包括：①为患者选择转诊专科和专科医师；②对专科医师提供患者的详尽资料，并明确告知此次转诊的目的与要求；③保持与患者及专科医师的联系，当好患者与专科医师的协调者；④做好转回社区前的准备。

（5）实验室检查和其他辅助检查：实验室检查以及其他辅助检查能帮助全科医师做出临床判断，全科医师需考虑：是否需要做实验室检查，做什么检查。它涉及多种因素，包括社会和心理因素、医师的习惯和态度、医患关系和管理上的因素。全科医疗主张应用适宜技术，注重体格检查，因而实验室检查和其他辅助检查比专科医疗要少得多，也简单得多。全科医师应能够判读并解释基本的检查项目，要注意任何检查项目都会有假阳性或假阴性结果；要选用费用相对低且灵敏度和特异性高的检查方法；有些检查对患者是有损伤的，要加以防范。

（6）观察/随访：观察/随访是指由医师提出、患者认可的持续性观察，可以在诊室进行，亦可以在家中进行，先由医师与患者提前预约随访时间，随访频率依具体病情而定。如对自限性问题一般不需要十分正式的随访预约，医师通常告诫患者过一段时间后仍未完全改善，或情况有任何重大变化，就应随诊。患有急重症问题的患者往往住院治疗，出院后应进行随访，实现管理的连续性。对慢性病患者的常规指导和周期性复查是良好临床管理的基础，从早期发现问题到治疗的任何阶段，随访中需做很多事情：验证诊断的正确性，回顾治疗是否得当，检查患者的遵医行为，预见和确认可能的并发症，评价患者在生理、心理、社会等各方面的功能状态，使之达到相对健康和生命质量的最佳状态。

（7）预防：以预防为导向的健康照顾是全科医学的基本原则之一，全科医师在医疗过程中开展三级预防有其独特的优势。全科医师的临床预防工作包括临床健康咨询、患者教育、免疫接种、疾病筛检、化学预防等，还要组织和管理社区居民自我保健和社区慢性病的综合防治。

第七节　居民健康档案

知识点1：居民健康档案的分类　　副高：掌握　正高：熟练掌握

居民健康档案包括个人健康档案、家庭健康档案和社区健康档案。

知识点2：个人健康档案　　副高：掌握　正高：熟练掌握

个人健康档案是指一个人从出生到死亡的整个过程中，其健康状况的发展变化情况以及接受各项卫生服务记录的总和。个人健康档案包括普通居民健康档案和特殊人群健康档案，后者主要是针对65岁及以上的老年人、慢性疾病患者、0～6岁儿童、妇女、残疾人和重度精神病患者等建立的健康档案。

知识点3：个人健康档案的内容　　副高：掌握　正高：熟练掌握

个人健康档案包括以问题为导向的健康问题记录和以预防为导向的记录。

（1）以问题为导向的健康问题记录：①患者的基础资料：包括人口学资料、健康行为资料、临床资料等；②问题记录：包括主要问题目录和暂时性问题目录。在实际操作中，一般这两个目录同时以列表的形式进行记录；③病情流程/随访记录表：一般用来描述病情在一段时间内的变化情况，包括症状、体征、检验、用药、行为等的动态观察；④实验室检查及辅助检查：内容根据患者的健康状况而定，也可以设计成表格的形式，将化验单上的数据进行摘录，并将原始化验单保留一定的时间；⑤转会诊记录：转诊是指把患者某一问题的部分照顾责任暂时转给别的医师；会诊是指某一医师为患者的问题请教别的医师。

（2）以预防为导向的记录：①免疫接种：免疫接种将抗原或抗体等生物制品通过适当途径和方法接种到人体内，使机体产生特异性的免疫保护，预防传染病的发生和传播；②周期性健康检查：运用格式化的健康检查表格，由医务工作者针对不同就诊者的年龄、性别以及职业存在的主要医疗卫生问题或者健康危险因素等进行的终生健康检查。

知识点4：家庭健康档案 副高：掌握 正高：熟练掌握

家庭健康档案是以家庭为单位的，记录其家庭成员和家庭整体在医疗保健活动中产生的有关健康基本状况、疾病动态、预防保健服务利用情况等文件材料。

知识点5：家庭健康档案的内容 副高：掌握 正高：熟练掌握

（1）家庭基本资料：一般放在家庭档案的前面，包括家庭住址、电话、成员人数和各成员的基本资料等。

（2）家系图：家系图是以绘图的方式表示家庭结构、家庭成员间关系、病患历史、家庭重要事件等，它可以十分简练地记录家庭的综合资料。

（3）家庭评估资料：包括家庭结构、家庭功能、家庭生活周期、家庭内外资源、家庭压力和家庭危机等。

（4）家庭主要问题目录及描述：主要是用来记录家庭生活周期的各阶段存在或发生的重大生活压力事件以及对家庭功能评估的结果等。

（5）家庭各成员的个人健康记录：在家庭健康档案中，每一个家庭成员应有一份自己的健康资料记录，主要内容同个人健康档案。

知识点6：社区健康档案 副高：掌握 正高：熟练掌握

社区健康档案是以社区为单位，通过入户居民卫生调查、现场调查和现有资料收集等方式，记录反映社区主要健康特征、环境特征以及资源和其利用情况的信息，并在系统分析的基础上做出的社区卫生诊断。

知识点7：社区健康档案的内容 副高：掌握 正高：熟练掌握

（1）社区基本资料：包括社区的自然环境状况、社区的经济和组织状况以及社区动员潜力。

（2）社区卫生服务资源：包括社区的卫生服务机构和卫生人力资源状况。社区卫生服务机构是指社区内现存的，直接或间接服务于社区居民的专业医疗卫生机构；社区卫生人力资源是指在社区中各类医务人员及卫生相关人员的数量、年龄结构、职称结构和专业结构等。

（3）社区卫生服务状况：①一定时期内的患者就诊原因分类、常见健康问题的类型及构成、门诊量、门诊疾病种类及构成、转会诊病种及转至单位和科室、转会诊率及转会诊的适宜程度分析等；②家庭病床数、家庭访视人次、家访原因、家庭问题分类及处理情况等；③住院情况统计，包括住院率、患病种类及构成以及住院的时间等。

（4）社区居民健康状况：包括社区的人口学资料；社区居民健康问题的分布及严重程度；社区居民健康危险因素评估，如饮食习惯、生活压力事件、就医行为、获得卫生服务的障碍等；社区人群的发病率、患病率及疾病构成、病死率及残疾率；社区疾病谱及死因谱等。

第八节　全科医疗管理

知识点1：全科医疗的目标管理　　副高：熟悉　正高：熟悉

目标管理的程序包括确定目标，利用适当的工具检验服务是否符合目标要求，改进有关的结构和行为使其服务符合目标要求，同时，评价目标的现实性和可行性，必要时修正目标。

（1）确定目标：目标的确定决定于全科医师的价值观、患者的期望和全科医学的基本原则。

（2）评价目标达成的程度：把自己的服务情况与基本原则、服务规范、服务流程和目标体系进行比较，了解目标完成的情况，寻找不符合或有距离的情况与内容，以便改进。可以通过分析日常医疗记录和居民健康档案、检查服务流程、与患者或居民会谈来评价完成情况。必要时，可设计检索问卷或调查问卷来了解各项目标的完成情况。

（3）完成预定目标：通过资源和能力评价制定改进计划，改变医疗服务的结构和医师的行为，以便尽最大可能完成预定的目标。

（4）修正目标：在资源和能力无法达到要求时或既定目标不切实际时，可以对目标进行修正。

知识点2：全科医疗的质量管理　　副高：熟悉　正高：熟悉

质量管理是全科医师对自己的服务结果进行评价和改进的过程，包括诊断、用药、综合性治疗、预防保健、康复的效果和效益以及全科医疗服务的整体效益。

（1）诊断质量的评价：能否及时做出诊断，诊断的准确性如何，诊断所花的代价多大，诊断策略是什么，如何提高诊断能力。

（2）用药质量的评价：进药途径是否合法，进药品种是否合理，药品存量是否适当，保存是否安全，有无使用过期药品，用药是否合理，药物治疗的效果怎样，是否对患者进行有关的教育，是否符合最低成本－最佳效益原则，患者付出的代价多大，医师对药品市场是否了解，用药观念能否及时转变，如何提高自己的合理用药能力。

（3）综合治疗效果评价：综合治疗应包括物理治疗、药物治疗、心理治疗、家庭治疗、中医中药治疗及社会支持等方面，医师提供综合治疗的能力和资源，综合治疗的效果如何，是否符合成本－效益原则，患者的接受程度如何，如何提高自己的综合治疗能力。

（4）预防保健效果的评价：是否为社区中的每一位居民，每一个家庭提供预防保健服务，包括哪些方面，效果怎样，代价多大，有多少资源，是否符合成本－效益原则，居民的接受程度怎样，如何提高自己的预防保健能力。

（5）康复服务的效果评价：能否为患者提供有效的康复服务，是否有足够的康复措施和资源，能提供哪些康复服务，康复服务的效果怎样，居民付出的代价多大，是否符合成本-效益原则。

（6）居民健康状况改善程度：总发病率、疾病发病率和患病率、总死亡率、疾病死亡率、新生儿和婴幼儿死亡率、孕产妇死亡率、传染病发病率与死亡率、因病误工率、因病致残率、因病致贫率等。居民健康危险因素评价的结果与改善程度，居民对医疗服务的满意程度，全科医疗服务对家庭幸福、经济发展、社会安定的作用。

知识点3：全科医疗的人事管理　　副高：熟悉　正高：熟悉

人事管理是全科医疗管理中最具人性化和最具艺术性的部分。人事管理的目的是通过安排合适的人员，明确各自的责权利范围，协调人际关系，给予充分的激励机制和制度约束，发挥团队合作的精神，共同促进全科医疗事业的发展。

（1）合理安排工作人员：用人应用其所长，避其所短。既要考虑实际需要，又要考虑个人的能力、性格、年龄、性别、专业特长和个人意愿。可合理搭配，也可自愿组合。让人们干自己喜欢的工作，与自己喜欢的人在一起工作，以便充分发挥个人的积极性和聪明才智。

（2）定期进行职业教育：工作人员的精神面貌将直接影响工作效率和工作质量。职业教育的目的是要让工作人员了解本职工作的意义和重要性，鼓励工作人员热爱本职工作，树立工作信心和事业心，保持高昂的斗志和战胜困难的勇气。

（3）明确责任权利：明确责任权利是充分发挥职工积极性的前提。为每位职工安排一定的角色，明确他们的职责范围以及在此职责范围内可以行使的权力，并提供一些针对职责进行训练的机会，约定他们在完成各自的任务后得到应得的利益，这样可以使职工对自己的工作产生兴趣，并充分发挥他们的主观能动性，创造性地完成自己的工作。应该发给每位职工一本工作手册，上面有各种角色的职责范围、权利和应得的利益，以便于自我批评和互相督促。每个月可以召开一次座谈会，交流各自的体会，进行批评与自我批评。

（4）制定严格的管理制度、考核制度与奖惩办法。

（5）强化民主管理与监督：增加管理的透明度，充分发挥职工的主人翁精神，群策群力；鼓励职工出谋划策，参与管理，增强职工的责任心。

（6）建立竞争激励机制：在进修、提升、加工资、学历认定、职称晋升等方面，采用民主评议、公平竞争、择优录取的方式。

（7）改善福利待遇，提高社会地位，发扬奉献精神：例如增加津贴、提高奖金、在城区分配住房、安排子女入托上学、解决交通困难和夫妻分居问题、办理人寿保险和养老保险、享受旅游度假等，还可为有突出贡献者设立奖励基金。

（8）协调人际关系：人际关系就像机器的润滑剂，可以影响机器的功率和内损。协调人际关系必须掌握娴熟的人际交往技巧，如以诚相待，将心比心，关心他人的生活，多说表扬的话，多提别人的优点；敢于承担责任等。

知识点4：全科医疗的财务管理　　副高：熟悉　正高：熟悉

全科医疗一般没有专门的财务人员，由全科医师自己管理财务。虽然全科医疗站的财务管理十分简单，但是否善于理财“持家”将直接影响医疗站的经营状况与生存能力。全科医师应熟悉有关财务管理的具体业务，以便提高经济效益和社会效益。

（1）建立完整的财务制度和账目票证档案。收费应开票据，进货应要发票，最终应分项入账，保持票据及财务记录的完整性。药品的进出应建立专门的账本。

（2）每天应记财务日记，记录业务收入和日常支出，分析支出的合理性和收入的利润。

（3）每个月应做一份完整的报表，并进行财务分析，提出增收节源对策，同时做好下个月的财务计划。例如，下个月的总支出数目和项目，可能有的收入和利润，应进多少药品最合适，应添置什么设施和设备，应减少哪些项目支出，如何准备和运作流动资金，可从哪些方面增加收入等。

（4）做成本、效益分析。直接成本包括：①工资、资金、津贴、福利等支出；②药品及材料费，房屋租金或房屋折旧费；③家具、设备折旧费；④水电费、燃料费、电话费、交通费；⑤交际费；⑥其他如保险费、进修费、维修费等。间接成本包括医师所花的时间、精力和其他方面的无形损耗等。效益应包括社会效益和经济效益。经济收入包括药品收入、挂号费、注射费、治疗费、留观费、出诊费、预防保健补偿费等。在注重社会效益的同时，还应考虑经济效益，要保证医疗站能维持正常生存与发展。

（5）向居民公布药品价格和服务收费标准，接受居民的监督。

（6）保管好有关的票据和账簿，以备税务部门、工商部门、药政部门检查和验证。

第二章 基本卫生保健概论

第一节 初级卫生保健概述

知识点1：人人享有卫生保健的含义 副高：掌握 正高：掌握

人人享有卫生保健是指：卫生保健进入家庭、学校、工厂和社区；人们运用更好的方法去预防疾病，减轻不可避免的疾病和伤残的痛苦；人们健康地度过婴幼儿期、儿童期、青壮年期和老年期，在平静温馨中告别人世；不同国家、地区或人群间能均匀地分配卫生资源；通过所有个人和家庭的参与，使他们在能接受和能提供的范围内，享受到基本卫生保健；它还指人们懂得疾病是可以预防的，自己有力量摆脱疾病，来创造自己和家庭的健康与幸福生活。

初级卫生保健是实现“人人享有卫生保健”的关键和基本途径。

知识点2：初级卫生保健的含义 副高：掌握 正高：掌握

初级卫生保健（PHC）是世界卫生组织1978年在阿拉木图“国际初级卫生保健大会”上提出的概念。从以下5个方面可以全面理解初级卫生保健的真正含义。

（1）从居民的需要和利益来看：初级卫生保健是一种必不可少的、人人都能享有和充分参加的、费用为国家和人民负担得起的卫生保健。

（2）从技术方法上看：初级卫生保健是切实可行的、学术上是可靠的、为社会和社区的个人、家庭所乐于接受的卫生保健。

（3）从它在卫生工作中的地位和作用来看：初级卫生保健为全体居民提供最基本的卫生保健服务，是最基层的卫生保健组织，是卫生系统的核心部分，是卫生保健最基础的工作。

（4）从政府部门的职责和任务来看：初级卫生保健是各级政府的重要职责，是各级政府全心全意为人民服务、关心人民健康的重要体现，是各级政府组织有关部门和社会各界人士参与卫生保健的有效形式。

（5）从社会经济发展来看：初级卫生保健是社会经济发展的重要组成部分，是社会主义精神文明建设的重要内容，是城乡社会保障体系的重要组成部分。

知识点3：初级卫生保健的原则 副高：掌握 正高：掌握

初级卫生保健的原则如下：

（1）合理布局：人们接受卫生服务的机会必须均等，不能忽视边远山区、少数民族地区或城郊居民。

（2）社区参与：社区主动参与有关本地区卫生保健的决策，政府各部门协调行动。

（3）预防为主：初级卫生保健的重点是预防和保健，是为促进健康服务，而不是单纯治疗疾病，各级医疗部门应参与预防保健工作。

（4）适宜技术：卫生系统中实用的技术、方法和物资，应是能被接受的和适用的。

（5）综合利用：卫生服务仅仅是所有保健工作的一部分，它与营养、教育、饮水供应和住房等同属于人类生活中最基本的需要，这些要素对人民健康综合地起作用。

知识点4：初级卫生保健的基本任务　　副高：掌握　正高：掌握

根据《阿拉木图宣言》初级卫生保健工作包括四项基本任务。

（1）健康促进：包括健康教育、环境保护、合理营养、饮用安全卫生水、改善卫生设施、开展体育锻炼、促进心理卫生、养成良好的生活方式等。

（2）预防保健：在研究社会人群健康和疾病的客观规律及它们和人群所处的内外环境、人类社会活动的相互关系的基础上，采取积极有效的措施，预防各种疾病的发生、发展和流行。

（3）合理治疗：及早发现疾病，及时提供医疗服务和有效药品，以避免疾病的发展与恶化，促进早日好转痊愈，防止带菌（虫）和向慢性发展。药物应用以“节约、有效”为原则。

（4）社区康复：对丧失了正常功能或功能上有缺陷者通过医学的、教育的、职业的和社会的综合措施，尽量恢复功能，使他们重新获得生活、学习和参加社会活动的能力。

知识点5：初级卫生保健的基本内容　　副高：掌握　正高：掌握

根据《阿拉木图宣言》初级卫生保健工作包括八项基本内容：①对当前主要卫生问题及其预防和控制方法的健康教育；②改善食品供应和合理营养；③供应足够的安全卫生用水和基本环境卫生设施；④妇幼保健和计划生育；⑤主要传染病的预防接种；⑥预防和控制地方病；⑦常见病和外伤的合理治疗；⑧提供基本药物。

社区干预试验

第二节　社区预防保健概述

知识点1：社区的概念　　副高：掌握　正高：掌握

一般而言，同时具备人口，地域，生活服务设施，特定的文化背景、生活方式和认同意识，一定的生活制度和管理机构，这五种要素即构成一个“社区”。社区是一个较松散的组织结构，一般而言，社区组织的活动并没有强迫性，但是具有内在关联性，生活在同一个社区的居民具有共同的生活环境、共同的社会经济文化、共同的社区组织，这些构成了社区共同的健康行为因素。

知识点2：社区健康影响因素 副高：掌握 正高：掌握

（1）社区生活环境因素：一个社区拥有共同的生活环境，可以对居民的健康产生共同的影响。如水质的好坏、空气、土壤等是否被污染；是否发生放射性物质泄漏；是否邻近大型工厂、铁路、飞机场而受到噪声的影响，使听力问题、神经衰弱及心血管疾病高发；特殊地区是否因微量元素的缺乏而致病，或因特殊的地理环境而容易滋生寄生虫病和传染病等。

（2）社区社会经济文化因素：同一个社区的居民，往往有类似的经济文化水平，对他们的健康存在共同的影响因素。由于经济文化水平的相近，他们存在对健康相似的认知，并在日常生活交往中相互影响。某种共同的社会因素成为一种致病因子时，也会对社区居民产生共同的影响。

（3）社区组织因素：社区组织是社区中的活跃力量，是联系社区居民的重要纽带。社区组织包括社区文化团体、城市社区居委会、社区积极分子队伍等。各种各样的文体社区组织活跃在社区的街头巷尾、文化广场、公园和活动中心，极大地丰富了社区的业余文化生活。对社区居民沟通交流、业余锻炼和健康生活方式的促进方面堪比全科医师对居民健康生活方式的宣教。

（4）社区人口因素：社区人口数量往往与人们的经济生活水平相关。人口密度高，往往代表着自然、生活环境好，经济水平高，这样地区的人们健康水平也高。人口密度低，可能是因自然条件恶劣，经济落后，生活环境差引起，这样的地区往往因为缺乏教育和卫生资源，使居民健康受到影响。另一方面，人口质量和再生产的速度在某种程度上也决定着人们的生活水平和生活质量，影响着人们的健康。如人口过于稠密则会引起人口质量下降、生活空间拥挤、公共卫生设施不足、资源贫乏、人际关系紧张、家庭问题增多和卫生服务明显不足等问题，影响社区的健康状况。

知识点3：社区卫生服务与社区健康影响因素的关系 副高：掌握 正高：掌握

社区卫生服务是指全科医师将卫生服务工作着眼于所服务的全社区。只有全面了解影响社区健康的因素，才能更好地维护和促进本社区的整体健康。

（1）对不良健康影响因素的干预与应对

1）在能力范围内，解除或降低不良健康影响因素的作用。

2）当本身能力不能解除或降低不良健康影响因素的作用时，充分了解本社区居民的疾病倾向性，做好对患者的早预防、早诊断、早治疗。

（2）充分利用社区健康促进因素：全科医师指导健康生活方式，对于不到社区中心或社区站看病的居民可能会鞭长莫及，但可以通过社区积极分子，或社区业余文体组织帮助宣传。对于从医不好及对自己的健康不够关注的居民，发动该居民周围的邻居帮助宣传、监督。全科医师团队如果能很好地利用社区健康促进因素，正确引领，将起到事半功倍的作用。

知识点4：社区预防保健实施原则 副高：掌握 正高：掌握

社区预防保健实施原则包括：①以健康为中心；②从影响健康的因素考虑预防策略；③强调综合性服务但更应突出预防；④卫生是每个人和每个部门的事；⑤决策必须循证，即以可靠的信息为依据；⑥适时监测与评估。

知识点5：社区预防保健实施策略 副高：掌握 正高：掌握

（1）三级预防策略：按照我国传统医学的“未病先防、已病防变、病后防复”的预防思想，针对健康与疾病的全过程，提出了三级预防的策略：第一级预防、第二级预防和第三级预防。

（2）个人、家庭和社区三位一体的策略：具体表现为从以群体预防为主转向个体、家庭和群体相结合，从生物预防扩大到心理行为和社会预防，从独立的预防服务转向防治结合，从被动预防转向个体和社会要对健康负责的主动预防。

知识点6：社区为导向的基层医疗 副高：掌握 正高：掌握

社区为导向的基层医疗（COPC）是指将个人为单位，治疗为目的的基层医疗与以社区为单位、重视预防保健的社区医疗两者有机结合的基层工作。

COPC内涵的三个基本要素：一个基层医疗单位，一个社区内特定的人群，一个明确的解决社区主要健康问题的实施过程。

知识点7：社区为导向的基层医疗的实施过程 副高：掌握 正高：掌握

（1）确定社区以及社区人群：COPC实施的对象应该是全科医师所在团队服务的社区内人群整体，其中包括经常到社区站或社区中心看病的患者群，同时也包括不经常来看病，甚至从未看过病的人群。全科医师应该关注社区人群整体的健康问题，从而达到维护、提高社区整体健康水平的目标。

（2）通过社区诊断，确定社区主要健康问题：运用流行病学、卫生统计学等方法，收集社区相关人口学资料，并统计患病率、发病率、死亡率、疾病顺位等情况，以及居民对常见疾病和相关健康生活方式的知、信、行等方面的信息，综合评价一个社区存在的主要健康问题。

（3）确定需优先解决的健康问题并制订社区干预计划：在确定了社区主要健康问题的基础上，综合考虑社区内可利用的资源，确定在社区主要健康问题中，哪些问题是能够解决的，且成本效益比例合理，能够接受。将这些问题列为本社区需优先解决的健康问题，制订相应的干预计划。

（4）计划实施：应充分利用社区资源，调动社区居民的积极性，挖掘相关社区组织广泛参与。要做到这一点，必须注意进行广泛的宣传，与相关社区组织加强联系与沟通，动员社区组织积极配合。同时，也让实施目标人群充分认识到存在健康问题的危害性，和干预计划能达到的效果，树立信心，提高他们的从医性。

（5）效果评价：项目评价是实施COPC的最后一步，根据项目确定的目标，对整个项目的各项活动的发展和实施、效率、效果、费用等进行分析比较，判断项目目标是否达到以及达到的程度，并据此决定是否需要进一步改进和调整项目的实施计划。COPC的项目评价包括过程评价、效果评价和效应评价。

知识点8：社区为导向的基层医疗的发展阶段　　副高：掌握　正高：掌握

全科医疗由单纯的医疗服务发展到COPC模式，经历了一个渐进的发展过程，分为5个发展阶段。

0级：无社区的概念，未开展COPC，不了解所在社区的健康问题，只对就医的患者提供非连续性的照顾。

1级：对所在社区的健康统计资料有所了解，但缺乏社区内个人健康问题的资料，根据医师个人的主观印象来确定健康问题的优先顺序及解决方案。

2级：对所在社区的健康问题有进一步的了解，有间接调查得到的社区健康问题资料，具备制订计划和评价的能力。

3级：通过社区调查或建立的个人健康档案资料，已掌握所服务社区90%以上居民的个人健康状况，针对社区内的健康问题已采取对策，但缺乏有效的干预策略。

4级：对社区内每位居民均建立个人健康档案、家庭健康档案，已采取有效的预防保健和疾病治疗措施，建立社区内健康问题资料的收集渠道和评价系统，具备解决社区健康问题的能力和协调管理社区资源的能力。

知识点9：开展社区为导向的基层医疗的意义　　副高：掌握　正高：掌握

COPC管理模式，从社会医学的角度出发，在个人医疗工作的基础上，结合居民健康信息管理，确定本社区最突出的健康问题，有的放矢地着眼于社区整体进行预防工作。经常通过促进大规模人群健康行为、健康生活方式的手段，来达到提高社区整体健康水平的目的，即对高危人群“无病防病”，针对患者群“有病防残”。在COPC的实施过程中，全科医师扮演了医疗者、领导者、协调者、教育者、监督者、管理者等多种角色。

知识点10：社区卫生诊断的含义　　副高：掌握　正高：掌握

社区卫生诊断也称社区卫生要求评价，是社区卫生工作者运用社会学、人类学和流行病学的研究方法，对一定时期内社区（地区）的主要健康问题及其影响因素、社区卫生服务的供给与利用以及社区（地区）的综合资源环境进行客观、科学的确定和评价；发现和分析问题，提出优先干预项目，并针对性地制定本社区（地区）卫生服务工作规划；在政府主导下，充分利用现有卫生资源，提高社区卫生服务质量和效率，动员社区广泛参与，逐步解决社区主要卫生问题，不断提高居民健康水平和生活质量。

知识点11：社区卫生诊断的基本原则　　副高：掌握　正高：掌握

社区卫生诊断应遵循以下基本原则：①政府主导原则；②科学完整原则；③适宜可行原则；④求实特异原则；⑤周期渐进原则。

知识点12：社区卫生诊断的目的及意义　　副高：掌握　正高：掌握

医师为患者个体提供医疗服务时，在医师开具处方、制订诊疗干预计划之前，必须充分了解病情，做出诊断。相似于个体医疗服务，全科医师在为全社区提供医疗服务时，在做出社区干预计划之前，也需要充分了解全社区的健康状况、社区需求及可利用资源，做出需求评价，即社区诊断。

社区诊断的目的包括：

（1）分析社区存在的主要卫生问题，并在掌握社区的家庭结构，生活周期及功能，社区居民对保健的知、信、行等方面信息的基础上，分析问题的原因及其影响因素。

（2）在分析出社区主要卫生问题的基础上，进一步明确社区居民卫生服务需求与需要。

（3）结合分析社区可利用卫生资源及其他资源，综合考虑经济投入与卫生效益的性价比，确定社区需解决问题的优先权。

（4）为将要实施的社区卫生干预计划提供必要的具体信息资料。

知识点13：社区卫生诊断的基本内容　　副高：掌握　正高：掌握

（1）社会学诊断

1）社区特点：社区类型，居民社区、企业社区、城市社区、农村社区、生活社区、功能社区；地形、地貌、地理位置；自然资源；风俗习惯；宗教状况及其影响程度。

2）社区自然环境状况：如自来水普及率，周围环境的污染情况，家庭或工作地点的卫生状况，居住条件等。

3）社区人文社会环境状态：如教育水平、家庭结构分布、宗教信仰、传统社会风俗习惯、社区文化生活基本状况等。

4）社会经济状况：人均收入和消费支出构成；医疗费用支付方式和比例；社区的社会、经济发展状况等。

5）可利用社区资源：包括公共设施、医疗机构（医院、卫生院、诊所）、防保机构（防疫站、保健院）、疗养院、福利机构、社区组织、人力资源（医师、护士、药剂师、营养师、社区志愿者、积极分子）、社区意识、社区行动能力等。

6）卫生服务需求与群众满意度：居民对卫生服务的需求与利用情况，如门诊与住院的需求及利用，就诊主要问题的构成与顺位等；卫生服务的及时性、可及性和群众的满意度。

（2）流行病学诊断

1）社区人口学特征：包括人口数量、性别比、年龄组成、人口自然增长率等。

2）传染病、慢性非传染性疾病、各类伤害的发病率，死亡率（新生儿死亡率、婴儿死亡率、孕产妇死亡率、年龄别死亡率），死因构成和死因顺位等。

3)居民疾病现患情况：人群慢性病现患率及其顺位；居民两周患病情况分析；年龄、性别不同病因住院率与平均住院天数；年龄、性别不同病因就诊率与日门诊量排序。

（3）行为诊断

1）社区居民关于慢性病的知识、态度、行为现状。

2）社区居民的健康影响因素：包括社区居民的不良行为，如吸烟、饮酒；生活方式，如不合理膳食结构、不参加体育锻炼；高危人群的主要危险因素，如超重、高血压、高血脂、生活与工作的紧张、性格特征及健康信念、就医习惯等。

知识点14：社区卫生诊断流程 副高：掌握 正高：掌握

（1）社区诊断的准备

1）成立工作小组：社区诊断工作是需要团队合作的工作。在准备做社区诊断前需要先成立一个工作小组，指定主要负责人，同时明确小组成员及个人的分工。

2）提出工作方案：工作小组在开展社区诊断工作之前，应该集中讨论，首先明确此次社区诊断的目的、目标人群、内容、方法，提出一个切实可行的工作方案，并做好培训和相关准备工作。

（2）社区诊断的实施

1）收集资料：根据社区诊断的目的不同主要包括以下信息：社区健康状况资料；卫生资源情况资料；社区卫生服务利用情况；居民行为、生活方式资料；有关社区人口学信息；社会和经济指标信息；社区背景信息。

2）分析社区主要健康问题，提出初步的卫生服务需求：在充分收集有关资料的基础上，分析本社区存在哪些健康问题，及其各自的重要程度。在此基础上，确定本社区的卫生服务需求是什么。

3）确定社区需解决健康问题的优先权：结合社区存在健康问题的急迫性，现有可利用资源的可及性，健康干预的投入与产出相比的效益性，确定本社区最优先需解决的健康问题。

4）提出社区健康干预方案：经过团队讨论，在充分考虑到可行性的基础上，制订出一个社区健康干预方案。

5）写出社区诊断报告：将收集的资料结果、对健康问题的分析、确定下来的需优先解决健康问题的结果，及讨论决定的社区健康干预方案撰写下来，即形成社区诊断报告。

第三节 建设覆盖城乡居民的基本卫生保健制度

知识点1：基本卫生保健制度的内容 副高：掌握 正高：掌握

我国基本卫生保健制度的主要内容是：以政府财政投入为主导，以农村和城市社区卫生服务为载体，以全体城乡居民为对象，以适宜技术和基本药物为手段，免费为群众提供预防保健服务和按成本收费为群众提供基本医疗服务。

知识点2：农村卫生服务体系的框架　　副高：掌握　正高：掌握

农村卫生服务体系框架：以公有制为主导、多种所有制形式共同发展和完善，由政府、集体、社会和个人举办的县、乡、村三级医疗卫生机构组成，以县级医疗卫生机构为龙头，乡（镇）卫生院为中心，村卫生室为基础。主要包括县医院、县中医（民族医）医院、县疾病预防控制机构、县卫生执法监督机构、县妇幼保健机构、乡（镇）卫生院、村卫生室及其他卫生机构等。

知识点3：农村卫生服务体系建设任务　　副高：掌握　正高：掌握

农村卫生服务体系建设与发展规划的主要任务：依据统一的建设标准和规范，对政府举办的乡（镇）卫生院、县医院、县妇幼保健机构和县中医医院，以及村卫生室的业务用房进行建设，配置基本医疗设备，使其具备开展预防保健和基本医疗服务的条件，完善服务功能，提高服务能力。

知识点4：农村卫生服务体系建设的政策措施　　副高：掌握　正高：掌握

加强农村卫生服务体系建设，必须坚持加大投入与深化改革并举，同步推进新型农村合作医疗制度，改革和完善管理体制、运行机制、投入机制、队伍建设和城市支援农村等相关政策措施，全面推进农村卫生工作。

知识点5：新型农村合作医疗制度　　副高：掌握　正高：掌握

《新型农村合作医疗制度》，简称“新农合”，是由政府组织、引导、支持，农民自愿参加，个人、集体和政府多方筹资，以大病统筹为主的农民医疗互助共济制度。其采取个人缴费、集体扶持和政府资助的方式筹集资金。2002年10月，中国明确提出各级政府要积极引导农民建立以大病统筹为主的新型农村合作医疗制度。2009年，中国做出深化医药卫生体制改革的重要战略部署，确立新农合作为农村基本医疗保障制度的地位。

知识点6：城市社区卫生服务含义　　副高：掌握　正高：掌握

社区卫生服务是社区建设的重要组成部分，是在政府领导、社区参与、上级卫生机构指导下，以基层卫生机构为主体、全科医师为骨干，合理使用社区资源和适宜技术，以人的健康为中心、家庭为单位、社区为基础、需求为导向，以妇女、儿童、老年人、慢性病患者、残疾人等为重点，以解决社区主要卫生问题、满足基本医疗卫生服务需求为目的，融预防、医疗、保健、康复、健康教育、计划生育技术指导等为一体的，有效的、经济的、方便的、综合的、连续的基层卫生服务。

知识点7：社区卫生服务的对象 副高：掌握 正高：掌握

社区卫生服务的对象是社区、家庭和居民。居民指社区内的全体人群，包括健康人群、亚健康人群和患者。社区卫生服务的重点对象是重点照顾人群和高危人群。

（1）重点照顾人群：指由于各种原因需要在社区得到重点照顾的人群，包括儿童、妇女、老年人等。

（2）高危人群：指存在明显的对健康有害因素的人群，包括高危家庭的成员、具有明显的危险因素的人群。

知识点8：社区卫生服务基本工作内容 副高：掌握 正高：掌握

社区卫生服务的基本工作内容包括基本公共卫生服务和基本医疗服务，目的是让居民在社区可以安全方便、经济有效地享受到连续性、综合性健康管理服务。

知识点9：国家基本公共卫生服务均等化 副高：掌握 正高：掌握

（1）国家基本公共卫生服务均等化：是指每位中华人民共和国的公民，无论性别、年龄、种族、居住地、职业、收入，都能平等地获得基本公共卫生服务。可以理解为人人享有服务的权利是相同的，居民在需要获取相关的基本公共卫生服务时，机会是均等的。但是并不意味着每个人都必须得到完全相同、没有任何差异的基本公共卫生服务。

（2）国家基本公共卫生服务均等化的目标：通过实施国家基本公共卫生服务项目和重大公共卫生服务项目，明确政府责任，对城乡居民健康问题实施干预措施，减少主要健康危险因素，有效预防和控制主要传染病及慢性病，提高公共卫生服务和突发公共卫生事件应急处置能力，使城乡居民逐步享有均等化的基本公共卫生服务。

到2011年，国家基本公共卫生服务项目得到普及，城乡和地区间公共卫生服务差距明显缩小。到2020年，基本公共卫生服务逐步均等化的机制基本完善，重大疾病和主要健康危险因素得到有效控制，城乡居民健康水平得到进一步提高。

（3）国家基本公共卫生服务均等化的主要任务

1）制定和实施基本公共卫生服务项目：现阶段，国家基本公共卫生服务项目主要包括：建立居民健康档案，健康教育，预防接种，传染病防治，高血压、糖尿病等慢性病和重性精神疾病管理，儿童保健，孕产妇保健，老年人保健等。

2）实施重大公共卫生服务项目：从2009年开始继续实施结核病、艾滋病等重大疾病防控、国家免疫规划、农村孕产妇住院分娩、贫困白内障患者复明、农村改水改厕、消除燃煤型氟中毒危害等重大公共卫生服务项目；新增15岁以下人群补种乙型病毒性肝炎疫苗、农村妇女孕前和孕早期增补叶酸预防神经管缺陷、农村妇女乳腺癌、宫颈癌检查等项目。

3）提高服务能力：大力培养公共卫生技术人才和管理人才。在农村卫生人员和全科医师、社区护士培训中强化公共卫生知识和技能，提高公共卫生服务能力。加强以健康档案为基础的信息系统建设，提高公共卫生服务工作效率和管理能力。切实加强重大疾病和突发公共卫生事件监测预警和处置能力。城乡基层医疗卫生机构要深入家庭，全面掌握辖区及居民主要健康问题，主动采取有效的干预措施，做到基本公共卫生服务与医疗服务有机结合。

4）规范管理：完善基本公共卫生服务规范。根据城乡基层医疗卫生机构的服务能力和条件，研究制定和推广基本公共卫生服务项目规范，健全管理制度和工作流程，提高服务质量和管理水平。在研究制订和推广基本公共卫生服务项目规范中，要积极应用中医药预防保健技术和方法，充分发挥中医药在公共卫生服务中的作用。

5）转变运行机制：进一步深化专业公共卫生机构和城乡基层医疗卫生机构人事管理和分配制度改革。建立岗位聘用、竞聘上岗、合同管理、能进能出的用人机制。实行岗位绩效工资制度，积极推进内部分配制度改革，形成促进工作任务落实的有效激励机制，充分调动工作人员的积极性和主动性。

第三章 流行病学

第一节 流行病学概述

知识点1：流行病学的含义 副高：熟悉 正高：熟悉

流行病学是研究人群中疾病与相关健康状况的分布及其影响因素，并研究如何防治疾病及促进健康的策略和措施的学科。

知识点2：流行病学的研究对象 副高：熟悉 正高：熟悉

流行病学研究对象的三个层次。

（1）疾病：指传染病、寄生虫病、地方病和非传染病等一切疾病。

（2）伤害：包括意外、残疾、弱智和身心损害。

（3）健康状态：指身体生理生化的各种功能状态、疾病前状态和长寿，即身体、精神和社会适应各方面均处于完好状态，而不仅是无病或虚弱。

知识点3：流行病学的研究方法 副高：熟悉 正高：熟悉

流行病学是研究人群中的疾病和健康状态的分布规律的，因而研究必须在人群中进行，这就决定了它的复杂性。流行病学首先需到人群的现场中进行实际观察，因此观察法就成为流行病学的主要研究方法。与观察法相对应的是实验法，由于流行病学研究的对象是人群，所以流行病学实验和一般基础医学的实验不同，必须在确保对人无害，不违背医德，而且群众自愿接受的情况下才能进行，按照流行病学研究方法的性质，分为观察法、实验法和理论研究等。

（1）观察法：包括描述性研究和分析性研究。①描述性研究：包括现况研究、筛检、生态学研究等。属于观察性研究，即客观地观察和记录事物或现象的状态和特征，进而分析描述事物或现象特点与规律。可以发现病因线索，但不能确认病因。②分析性研究：包括病例对照研究、队列研究。属于观察性研究，但是有比较地进行分析，以找出疾病发生发展的相关因素。但病例对照研究只能论证疾病与因素间是否存在关联，不能确认因果关系。

（2）实验法：包括临床试验、现场试验、社区干预试验。实验性研究的重要特征之一是必须对观察对象施加某种干预（如药物、健康教育等）。主要用于评价干预措施的效果。

（3）理论研究：使用数学公式明确地和定量地表达病因、宿主和环境之间构成的疾病流行规律，同时从理论上探讨不同防治措施的效应。

知识点4：流行病学调查的基本步骤　　副高：熟悉　正高：熟悉

流行病学调查的基本步骤如下。

（1）制订调查计划，确定调查目的、方法、对象、内容、方式，确定具体实施方案，进行预调查，预期结果。

（2）实施调查人员培训（所有参与研究的人员）、现场资料收集、质量控制。

（3）整理分析资料。

（4）撰写报告或论文。

第二节　疾病分布

知识点1：疾病分布的含义　　副高：熟悉　正高：熟悉

疾病分布是指通过观察疾病在人群中的发生、发展和消退，描述疾病不同时间、地区和人群中的频率与分布现象。

知识点2：研究疾病分布的意义　　副高：熟悉　正高：熟悉

疾病分布是流行病学研究的起点和基础，研究的意义在于：①它是研究疾病的流行规律和探索疾病病因的基础，提供病因线索，提出研究的问题或假设；②通过对疾病分布的描述，我们可以认识疾病流行的基本特征，这是临床诊断所依据的、很有价值的一个重要信息；③对疾病分布规律及其决定因素的分析有助于为合理地制定疾病的防治、保健策略及措施提供科学依据。

知识点3：疾病分布的特征　　副高：熟悉　正高：熟悉

疾病分布的特征主要体现为以下三个方面：

（1）人群分布特征：人群的一些固有特性或社会特性均可构成疾病或健康状态的人群特征，有时它们可成为疾病的危险因素，这些特征有年龄、性别、职业、民族、种族等。

（2）时间分布特征：疾病发生的时间形式常常是一个能提供信息资料的极有意义的描述性特征。从时间角度来看，疾病现象都不是恒定的，而是经常随着时间发生变化。疾病的时间分布常包括以下几个方面：短期波动、季节性、周期性、长期变异。

（3）地区分布特征：各种疾病，包括传染病、非传染病及病因未明疾病均具有地区分布的特点。不同地区疾病的分布不同，主要反映了致病因子在这些地区作用的不同。

知识点4：疾病流行强度　　副高：熟悉　正高：熟悉

（1）散发：发病率呈历年的一般水平，各病例间在发病时间和地点方面无明显联系，表现为散在发生，这样的发病强度为散发。散发适用于范围较大的地区。

（2）暴发：是指在一个局部地区或集体单位中，短时间内突然有很多相同的患者出现，这些人多有相同的传染源或传播途径，大多数患者常出现在该病的最长潜伏期内。

（3）流行：某病在某地区显著超过该病例年散发发病率水平，称流行。其发病率水平超过该地一定历史条件下的流行水平且跨越国界、洲界时，称大流行。

第三节 现况调查

知识点1：现况调查的含义 副高：熟悉 正高：熟悉

现况调查也称横断面调查、患病率调查等。按设计要求在某一人群用一定方法收集特定时间内疾病的描述性资料，以描述疾病的分布及观察某些因素与疾病（健康）之间的关联。现况调查用的主要指标是患病率。

知识点2：现况调查的种类 副高：熟悉 正高：熟悉

现况调查分为普查与抽样调查两种。①普查指为了解某病的患病率或健康状况，于一定时间内对一定范围的人群中每一个成员所做的调查或检查。②抽样调查是指在实际调查工作中，如要揭示疾病的分布规律可以调查某一人群中有代表性的部分（样本），根据样本调查结果估计出该人群某病的患病率或某些特征的情况。

知识点3：现况调查的用途 副高：熟悉 正高：熟悉

（1）描述疾病或健康状况的三间分布情况。

（2）描述某些因素与疾病或健康状况之间的关联，以逐步建立病因假设。

（3）为评价防御措施及其效果提供有价值的信息。

（4）为疾病监测或其他类型流行病学研究提供基础。

第四节 病例对照研究

知识点1：病例对照研究的概念 副高：熟悉 正高：熟悉

病例对照研究是以现在确诊的患有某特定疾病的患者作为病例组，以不患有该病但具有可比性的个体作为对照组，通过询问、实验室检查或复查病史，搜集既往各种可能的危险因素的暴露史，测量并比较病例组与对照组中各因素的暴露比例，经统计学检验，若两组差别有意义，则可认为因素与疾病之间存在着统计学上的关联。在评估了各种偏倚对研究结果的影响之后，再借助病因推断技术，推断出某个或某些暴露因素是疾病的危险因素。

知识点2：偏倚的概念及类型 副高：熟悉 正高：熟悉

偏倚是指在某项调查研究的设计、实施或分析阶段，由于某些因素的影响，使得研究或推论结果与真实情况之间存在的系统误差，或指在研究或推论过程中所获样本人群中某变量值系统性地偏离目标人群中的真实值。偏倚按其产生原因可分为：选择偏倚、信息偏倚和混杂偏倚。

（1）选择偏倚：在选译研究对象时，被选入的对象同未被选入的对象间在与研究有关的特征方面存在系统的差别，同时在被比较的各组间除研究因素外，其他一些有关因素的分布不均衡，导致研究结果系统地偏离真实情况，即产生选择偏倚。选择偏倚的常见种类：入院率偏倚、现患-新发病例偏倚、无应答偏倚、检出症候偏倚、时间效应偏倚、排除偏倚和志愿者偏倚等。

（2）信息偏倚：又称观察偏倚或测量偏倚，是指在研究实施阶段从研究对象获取研究所需信息时所产生的系统误差。信息偏倚常见种类：回忆偏倚、报告偏倚、暴露怀疑偏倚、错误分类偏倚等。

（3）混杂偏倚：暴露因素与疾病发生的相关（关联）程度受到其他因素（混杂因素）的歪曲或干扰时所产生的偏倚。

知识点3：病例与对照的基本来源 副高：熟悉 正高：熟悉

病例与对照的基本来源有两个。①以社区为基础的：社区的监测资料，普查、抽查的人群资料等。一般以此来源为优，代表性较强，但不易获得。②以医院为基础的：医院的现患患者、医院门诊的病案、出院记录等。此来源可节省费用，容易获得，合作好，信息较完整准确，但易发生选择偏倚。

知识点4：病例的选择 副高：熟悉 正高：熟悉

病例的选择主要是确定判断标准和怎样获得符合判断标准的患者。

（1）对疾病的规定：①尽量采用国际通用或国内统一的诊断标准，以便与他人工作比较。②需自定标准时，注意均衡诊断标准的假阳性率及假阴性率的高低，使宽严适度。如为定量指标，一般要求诊断标准落在患者与非患者分布曲线的交叉点上。

（2）对病例其他特征的规定：性别、年龄、民族等。目的是控制外部因素，增强两组的可比性。

知识点5：对照的来源 副高：熟悉 正高：熟悉

实际工作中的对照来源主要有：①同一或多个医疗机构中诊断的其他病例；②病例的邻居或所在同一居委会、住宅区内的健康人或非该病病例；③社会团体人群中非该病病例或健康人；④社区人口中的非该病病例或健康人；⑤病例的配偶、同胞、亲戚、同学或同事等。

知识点6：病例对照研究的优点和缺点 副高：熟悉 正高：熟悉

（1）病例对照研究的优点：①特别适合于罕见病的研究；②可节省人力、财力和物力，容易组织实施；③病例对照研究既可广泛探讨疾病的危险因素，又可检验病因假设；④在一次调查研究中可以同时调查多个因素与一种疾病的关系。

（2）病例对照研究的缺点：①不适合用于研究在人群中暴露比例很低的因素；②易产生选择偏倚、信息偏倚和混杂偏倚；③暴露与疾病的时间关系常难以判断，验证病因的效力相对较低；④不能计算率，也不能直接估计相对危险度。

第五节 社区卫生资料收集的方法

知识点1：社区卫生资料来源 副高：熟悉 正高：熟悉

卫生调查资料收集是通过一定方法向被调查对象收集相关资料的过程。资料的来源主要有以下几方面内容。

（1）统计报表：我国已建立了一套规范的统计报表制度，如疫情报表、医院工作报表。这是根据国家的有关规定报告制度，由医疗卫生机构逐级上报的。它全面、经常地反映了卫生机构工作与居民的健康状况，是社区卫生调查资料的重要来源。

（2）经常性工作记录与报告卡片：如病历、各种医学检查记录、传染病报告卡等。

（3）社区卫生专题调查：如以上资料不能满足需要，经常根据调查目的拟订调查表，开展专题社区卫生调查，这是获取资料的一个重要来源。

知识点2：社区卫生资料收集内容 副高：熟悉 正高：熟悉

在社区卫生调查中，收集资料应考虑如下内容：

（1）社区人群基本健康状况资料：如人口学资料指标、生长发育指标。

（2）社区卫生服务机构资料：如人员情况、环境、条件等情况。

（3）社区人群中主要疾病情况，并分析其影响因素。

（4）社区重点人群资料：找出哪些人健康状况最差，最易受到致病因素伤害或易患某种疾病。

（5）社区相关背景资料：如气候、地理、经济、文化、生活方式等资料。

知识点3：定性调查 副高：熟悉 正高：熟悉

定性调查是指一种系统化询问的方式，询问在社区的自然环境中进行，比较重视参与者与访谈员之间的交流过程，重点是阐述事物的特点及发生发展的规律，研究较深入，样本量较小，对调查员的要求较高。

常用的定性调查方法包括：①观察法；②深入访谈法；③专题小组讨论；④选题小组。

知识点4：定量调查　　副高：熟悉　正高：熟悉

社区卫生调查如要获得人群发生某种事件的数量指标，探讨各因素与疾病、健康的数量依存关系，称定量研究，其收集资料的过程称定量调查。定量调查常采用问卷方式进行。

常用的定量调查方法包括：①访谈法；②自填法。

第六节　传染性疾病社区防治原则

知识点1：传染　　副高：熟悉　正高：熟悉

传染是病原体侵入人体后，人体与病原体相互作用和相互斗争的过程。在漫长的进化过程中，有些微生物和寄生虫与人体宿主之间达到了相互适应、互不损害对方的共生状态，如肠道中的大肠埃希（杆）菌。但这种平衡是相对的，当某些因素导致宿主的免疫功能受损或机械损伤使寄生物离开其固有的寄生部位而到达非正常寄生的部位，如大肠埃希菌进入腹腔、血流等处时，平衡不复存在而引起宿主的损伤，此时产生机会性感染。

知识点2：传染的过程　　副高：熟悉　正高：熟悉

传染过程有以下5种表现形式。

（1）病原体被清除：指病原体进入人体后，可被处于机体防御第一线的非特异性免疫屏障如胃酸所清除，也可被存在于体内的特异性被动免疫（来自母体或人工注射的抗体）所中和，或被特异性主动免疫（通过预防接种或感染后获得的免疫）所清除。

（2）隐性感染：也称亚临床感染，是指病原体侵入人体后，仅引起机体发生特异性免疫应答，而不引起或只引起轻微的组织损伤，因而在临床上不显出任何症状、体征，甚至没有生化改变，只能通过免疫学检查才能发现。在大多数传染病中，隐性感染最常见。其数量远远超过显性感染（10倍以上）。

（3）病原携带状态：一般分为健康携带者、潜伏期携带者、恢复期携带者。各种病原携带者都不表现出临床症状而排出病原体，因而在许多传染病中（如伤寒、痢疾、乙肝等）成为重要的传染源。但并非所有传染病都有病原携带者，如流感和麻疹，病原携带者极少。

（4）潜伏性感染：也称潜在性感染，是指病原体侵入人体后，寄生在人体某些部位，由于机体免疫功能足以将病原体局限化而不引起显性感染，但又不足以将病原体清除时，病原体便可长期潜伏起来，等机体免疫功能下降时才引起显性感染。常见的潜伏性感染有疟疾、结核、带状疱疹等。潜伏性感染期间，病原体一般不排出体外，这是与病原体携带状态不同之处。并非所有传染病都可出现潜伏性感染。

（5）显性感染：也称临床感染，是指病原体进入人体后，不但引起机体发生免疫应答，而且通过病原体本身及其毒素的作用或机体的变态反应而导致组织损伤，引起病理改变和临床表现。大多数传染病其显性感染只占其中一小部分，但在少数传染病中（如麻疹、天花），大多数感染者表现为显性感染。

上述各种表现形式并非一成不变，在一定条件下可相互转化。

知识点3：传染病的流行过程　　副高：熟悉　正高：熟悉

传染病的流行过程就是传染病在人群中的发生、发展和转归过程。流行过程的发生需要三个基本条件，即传染源、传播途径和易感人群。①传染源：是指体内有病原体生长繁殖并能将其排出体外的人和动物，如各种传染病患者、病原携带者及受感染的动物等。②传播途径：是指病原体离开传染源后，到达另一个易感者所经过的途径，如空气、飞沫、水、食物、苍蝇、血液、血制品、垂直传播等。③易感人群：对某种传染病缺乏特异性免疫力的人称为易感者。易感者占某一特定人群的比例决定该人群的易感性。易感者的比例在人群中达到一定水平时，若有传染源及合适的传播途径，此时传染病的流行很容易发生。

知识点4：传染病的基本特征　　副高：熟悉　正高：熟悉

传染病的基本特征应综合考虑，不能孤立看待。

（1）有病原体：每一种传染病都是由其特异的病原体所引起，包括各种致病微生物和寄生虫。

（2）有传染性：有传染性是传染病和其他感染性疾病的主要区别。有传染性意味着病原体能通过某种途径感染他人。如流行性脑膜炎和耳源性脑膜炎，在临床表现上都为化脓性脑膜炎，但前者有传染性，必须隔离，而后者无传染性，无须隔离。

（3）有流行病学特征：传染病的流行过程在自然和社会因素的影响下，表现出各种流行病学特征。在质的方面有外来性和地方性之分；在量的方面有散发性、流行性和大流行之分。另外，传染病的发病率常表现出流行病学的三间分布特征（时间、空间和人群）。

（4）有感染后免疫：人体感染病原体后，无论是显性或隐性感染，都能产生针对该病原体及其产物（如毒素）的特异性免疫。感染后免疫力的持续时间在不同的传染病中有很大差异。有些传染病，如流行性乙型脑炎、麻疹等，感染后免疫力持续时间长，往往保持终生。但有些传染病感染后免疫力持续时间短，如流行性感冒、细菌性痢疾等。另外，血吸虫病、钩虫病等蠕虫感染只产生部分免疫力，易于重复感染。

第四章　卫生统计

常用卫生统计指标

第一节　常用卫生统计指标

知识点1：人口统计指标的内容　　副高：熟悉　正高：熟悉

（1）人口数：统计上的人口数是指一定时间、一定地区（全世界、一个国家、一个省、一个县等）有生命的个人总和。

（2）出生率：出生率是指每1000人口中出生人数。出生率受人口的年龄、性别构成的影响，只能大致反映某地的生育水平，所以也称粗出生率或总出生率。

（3）人口自然增长率：人口自然增长率是指一定时期内（年度）的人口自然增长数（即出生人数与死亡人数之差）与该时期（年度）平均人口数之比。

知识点2：疾病统计指标的内容　　副高：熟悉　正高：熟悉

（1）患病率：也称现患率或流行率，是指在特定时间内，特定人群中某种疾病的病例数（新、旧病例数）所占比例。根据特定的时间点，可分为期间患病率和时点患病率。其计算公式为：

期间患病率=某观察期间某人群中现患某病新旧病例数/同期平均人口数×K。

时点患病率=某时点某人群中现患某病新旧病例数/该时点人口数×K。

（2）发病率：表示在一定期间内（通常为1年），特定人群中某病新病例发生的频率。其计算公式为：发病率=一定期间内某人群中某病新病例数/同期暴露人口数×K。

其中K为比例基数，可以取100%、1000%、10000/万、1/10万等。

（3）罹患率：与发病率一样，用于衡量人群新病例发生频率的指标，通常是指短时间和小范围内的发病率。观察时间单位可以是月、旬、周、日或一个疾病的流行或暴发期，因此在使用时较发病率灵活。其优点是可以根据暴露程度精确测量发病概率。适用于局部地区疾病的暴发，如职业中毒、食物中毒及传染病暴发和流行等。

（4）死亡率：指在一定期间内，一定人群中，死于某病（或死于所有原因）的频率。其计算公式为：

死亡率=某时期某人群死亡总人数/该人群同期平均人口数×K。

死亡率反映一个人群总的死亡水平，是衡量人群因病、伤死亡危险大小的指标。

（5）病死率：表示一定时期内，患某病的全部患者中因该病死亡者所占的比例。常用来说明疾病的严重程度和医院的医疗水平。其计算公式为：

病死率=某时期内因某病死亡人数/同期患某病的患者数×100%。

知识点3：死亡统计指标　　副高：熟悉　正高：熟悉

死亡统计指标包括死亡水平统计、死亡原因统计、平均寿命三个系统。死亡统计指标系统是反映人群健康状况的重要指标。

知识点4：死亡水平统计指标系统　　副高：熟悉　正高：熟悉

（1）死亡率：又称普通死亡率，是在某地区一定期间内死亡人口总数在死亡者所产生的人群人口总数中所占的比率，用于表示人群总的死亡水平。

（2）死亡专率：死亡率可按死因、年龄、性别、民族、职业等分类计算。这时分母的人口数应与产生分子的人口数相对应。这样计算的死亡率称为死亡专率。

（3）婴儿死亡率：婴儿死亡率是指某年内周岁内婴儿死亡数与全年活产婴儿数之比。

知识点5：死亡原因统计指标系统　　副高：熟悉　正高：熟悉

死亡原因统计是在死亡水平统计的基础上，对死亡原因进行分析，可以了解不同疾病对居民健康的危害大小及程度，以指出不同时期、不同人群的重点防治疾病。常用的居民死因统计指标包括：

（1）死因别死亡率：死因别死亡率是指全年某种死因死亡数与同年平均人口数之比。

（2）死因构成比：死因构成比表示全年因某死因死亡的人数占同年死亡总人数的百分比。

（3）死因顺位：死因顺位是将各类（或各项）死因按死因构成比（%）的大小排列顺位。可以反映主要死因及各类死因顺位的变化，可提供不同时期的重点防治疾病。

知识点6：反映疾病治疗效果的指标　　副高：熟悉　正高：熟悉

（1）治愈率：表示受治患者中治愈的频率。

（2）有效率：表示受治患者中治疗有效的频率。

（3）生存率：该指标常用于评价对恶性肿瘤及其他慢性病的治疗效果。一般以年为单位，有1年生存率、3年生存率、5年生存率等。

（4）保护率。

（5）效果指标。

知识点7：寿命指标系统　　副高：熟悉　正高：熟悉

寿命是评价居民健康水平的一项重要指标。寿命长短一方面受体质、遗传因素、生活习惯等因素的影响，另一方面又受社会经济条件和卫生保健水平的制约。平均预期寿命是反映和评价全体居民在一定社会经济条件下的平均寿命长短的指标，也是一项综合评价居民死亡水平的敏感指标。

知识点8：寿命表　　副高：熟悉　正高：熟悉

寿命表是根据某国家或某地区居民年龄和死亡率编制的，通常包括下列四种指标。

（1）生存人数：表示同时出生的一代人在生后各个年龄段开始时还生存的人数。

（2）死亡人数：表示同时出生的一代人死于某年龄段的人数。

（3）死亡概率：表示同时出生的一代人死于某年龄段的概率。

（4）平均预期寿命：表示同时出生的一代人活到某年龄时，尚可生存的平均年数。

知识点9：平均预期寿命　　副高：熟悉　正高：熟悉

平均预期寿命又称平均寿命，指同一时期出生的人预期能继续生存的平均年数。平均预期寿命受社会经济、文化和卫生条件的影响。该指标综合反映了一个国家或地区疾病防治和卫生服务水平，对人口分析和人口预测具有重要作用。

知识点10：变量的类型　　副高：熟悉　正高：熟悉

变量的类型不同，其分布的规律不同，对它们作统计处理的方法也有所不同，处理数据之前按变量分清它们的类型是很重要的。统计学中把所有的医学变量分为两大类：定量变量和分类变量。其中分类变量又可分为有序分类变量和无序分类变量两种。

（1）定量变量：变量的结果通过测量得到，通常有度量衡单位。绝大多数情况下是连续性变量，但也可以是间断性变量，如红细胞计数等。

（2）无序分类变量：变量只能定性地划分成两类或少数几个互相排斥的类别。

（3）有序分类变量：变量值之间存在程度上的差别，如病情的轻度、中度、重度，某种药物的疗效，治愈、显效、好转、无效等。

知识点11：描述定量资料集中趋势或平均水平的统计指标　　副高：熟悉　正高：熟悉

统计学中用平均数描述定量资料的集中趋势或平均水平。常用的平均数有算数均数、几何均数和中位数。

（1）算术均数：简称均数（mean），可用于反映一组呈对称分布的变量值在数量上的平均水平。适用于对称分布资料，特别是正态分布资料。

（2）几何均数：可用于反映一组经对数转换后呈对称分布的变量值在数量上的平均水平。适用于成等比级数资料，特别是对数正态分布资料。在医学研究中常适用于免疫学指标。

（3）中位数：是指一组观察值按从小到大的顺序排列后，位居中间的数。该指标理论上适用于任何分布类型的定量资料，但实际上多用于偏态分布资料、开口资料及分布类型不清楚的资料等。

百分位数是一种位置指标，用P_X来表示，读作第X百分位数。一个百分位数P_X将全部变量值分为两部分，在不包含P_X的全部变量值中有X%的变量值小于或等于它。（100－X）%变量值大于或等于它。故百分位数是一个界值，其重要用途是确定医学参考值范围。

知识点12：描述定量资料变异大小的统计指标　副高：熟悉　正高：熟悉

描述定量资料变异大小的常用统计指标有极差、四分位数间距、方差、标准差和变异系数。研究目的不同、资料分布类型不同，所用的统计指标也不同。

（1）极差：是指一组变量值的最大值与最小值之差。极差反映反映一组数据的变化范围，适用于任何分布资料。用极差反映资料的变异度较为简便，但因其只利用了两个数值（最大值和最小值），不能反映组内其他数据的变异度，故使其应用受限。

（2）四分位数间距：四分位数是指把全部变量值分为四部分的分位数。四分位数间距就是上四分位数与下四分位数之间的距离，即$QR=P_{75}-P_{25}$。四分位数间距可以看成居中的一半变量值的极差，适用于任何分布资料，但其受样本大小波动的影响较极差小，故用其反映数据的变异程度较极差稳定。

（3）方差：也称均方差，是观察值的离均差平方和的算术均数。方差考虑到了每个数值的大小，可较好地反映数据的变异大小，应用广泛，但其结果的度量单位为原始数值的平方，故考虑求其平方根，即标准差。

（4）标准差：是方差的平方根。标准差只能取正值。标准差越大，意味着个体间变异越大；反之亦然。

（5）变异系数（CV）：变异系数多用于观察指标的度量单位不同时，如身高与体重的变异程度比较；或均数相差较大时的比较，如儿童身高与成人身高变异程度的比较。

知识点13：标准差与标准误的联系与区别　副高：熟悉　正高：熟悉

标准差与标准误是统计学中既有联系又有区别的两个指标。

（1）标准差与标准误的联系：两者都是描述离散趋势的指标；两者都与样本例数n有关系。

（2）标准差与标准误的区别：①标准差描述个体观察值的离散程度，反映均数的代表性好坏；标准误描述样本均数的离散程度，反映抽样误差的大小，反映样本均数估计总体均数的可靠性好坏。②标准差可用于计算标准误、变异系数、参考值范围的估计；标准误用于假设检验、可信区间的估计。③两者的计算公式不同。

第二节 统计表与统计图

知识点1：统计表 副高：熟悉 正高：熟悉

统计表是将统计分析的事物及其指标用表格列出，以代替冗长的文字叙述，方便计算、分析、对比。

知识点2：统计表的分类 副高：熟悉 正高：熟悉

统计表可分为简单表和复合表（或组合表），简单表即只以一个重要特征为标识进行分组表述；若以两个或更多个特征为分组标识则为复合表。复合表常由两个或多个简单表组合而成，亦可将其拆分为几个简单表。

知识点3：统计表制表原则及要求 副高：熟悉 正高：熟悉

（1）制表原则：重点突出，简单明了；主谓分明，层次清楚。

（2）基本要求：①标题，应能概括地说明表的内容，在必要时注明时间和地点。通常写在表的上方。②标目，文字简明，有单位的应注明单位。③线条，3~4条基本线，不应出现纵线和斜线。④数字，一般使用阿拉伯数字，同一指标的小数位数要一致，并且位次对齐。表内不应有空格，暂缺或未记录用“…”表示；无数字的用“-”表示；数字为0的，要填明0且与同指标小数位数一致。⑤备注，一般不列入表内，必要时用标记标出，并将注释写在表的下方。

知识点4：统计图 副高：熟悉 正高：熟悉

统计图是用点的位置、线段的升降、直条的长短或面积的大小等形状表达统计资料，以直观地反映事物间的数量关系。

知识点5：统计图制图要求 副高：熟悉 正高：熟悉

统计图制图的基本要求如下。

（1）按资料的性质和分析目的选用适合的图形。

（2）标题通常放在图的下方。

（3）纵轴与横轴。多数图均有纵横轴，均由原点起从小到大，等距标明。同时要写明轴标目，有单位的要注明单位。纵横坐标的长度比例一般为5∶7或7∶5。

（4）比较不同事物时，应有图例说明。

知识点6：参考值范围　副高：熟悉　正高：熟悉

参考值范围也称为正常值范围，医学上常把绝大多数“正常人”的解剖、生理、生化等指标的波动范围称为该指标的正常值范围。

参考值范围有单侧和双侧之分，如果某指标无论过低或过高均属于异常，则需制定双侧参考值范围；如果某指标过低属于异常，则需制定参考值的单侧下限；如果某指标过高属于异常，则需制定参考值的单侧上限。

制定参考值范围的方法有正态分布法和百分位数法两种。

（1）正态分布法：适用于正态或近似正态分布资料。

（2）百分位数法：适用于任何分布类型的资料，包括偏态分布资料。

知识点7：条图　副高：熟悉　正高：熟悉

条图是用等宽直条的长短表示相互独立的各指标值的大小。按照排列方式的不同，可分为纵式条形图和横式条形图；按照分析作用的不同，可分为条形比较图和条形结构图。绘制要点：①纵轴尺度必须从0开始；②各直条或各组直条间应有相等的间隙，同一组内各直条间不留间隙；③为便于比较，一般按指标值大小顺序排列直条。

知识点8：百分构成图　副高：熟悉　正高：熟悉

百分构成图可分为圆图和百分条图，用于构成比资料。圆图通常用计算机软件制作，手工绘制时需将构成比值换算成角度。复式构成图常用百分条图。

知识点9：线图　副高：熟悉　正高：熟悉

线图是用线段的上升和下降表示事物在时间上的发展变化，或某现象随另一现象变迁的情况。用于连续性资料。分为普通线图和半对数线图。

普通线图纵横轴均为算术尺度，用于表示事物的发展变化趋势，半对数线图的横轴为算术尺度，纵轴为对数尺度，用于表示事物的发展变化速度。

知识点10：直方图　副高：熟悉　正高：熟悉

直方图也称柱状图、质量分布图，以等宽矩形的面积表示频数的多少，用于表示连续变量的频数分布，常在频数表的基础上绘制直方图。绘制要点：横轴组段必须是等距的；纵轴必须从0开始。

知识点11：散点图　　副高：熟悉　正高：熟悉

散点图用点的密集程度和趋势表示两个变量间的相关关系。

知识点12：统计地图　　副高：熟悉　正高：熟悉

统计地图用于描述某现象的数量在地域上的分布。

知识点13：扇形图　　副高：熟悉　正高：熟悉

以一个圆的面积表示事物的总体，以扇形面积表示占总体的百分数的统计图，叫作扇形统计图，也叫作百分数比较图。扇形统计图可以比较清楚地反映出部分与部分、部分与整体之间的数量关系。

扇形统计图的特点：

（1）用扇形的面积表示部分在总体中所占的百分比。

（2）易于显示每组数据相对于总数的大小。

知识点14：茎叶统计图　　副高：熟悉　正高：熟悉

茎叶图又称“枝叶图”，它的思路是将数组中的数按位数进行比较，将数的大小基本不变或变化不大的位作为一个主干（茎），将变化大的位的数作为分枝（叶），列在主干的后面，这样就可以清楚地看到每个主干后面的几个数，每个数具体是多少。

第五章 健康教育与健康促进

第一节 概 述

知识点1：健康教育的概念 副高：熟悉 正高：掌握

健康教育是以传播、教育、干预为手段，以帮助个体和群体改变不健康行为和建立健康行为为目标，以促进健康为目的所进行的系列活动及其过程。

健康教育是有计划、有组织、有系统的传播和教育活动，通过信息传播和行为干预，促使人们改变不健康行为并且自觉地采纳有益于健康行为，从而消除或降低危险因素，预防疾病，主动追求健康，提高健康水平。

知识点2：健康教育的特点 副高：熟悉 正高：熟悉

健康教育的特点主要包括：①它是有计划、有组织和系统的传播与教育活动，通过社区诊断，提出周密的计划，制定预期目标、确定相应的策略与方法；②它以行为改变为目标，健康教育的一切内容都是围绕人的行为问题，健康教育的核心是帮助人们树立健康意识，建立健康行为；③它的基本策略是信息传播、行为干预；正确的信息是行为转变的基础，行为干预是实现健康教育目标的手段，健康教育应该提供必需的知识、技能和服务，帮助个体、群体的行为转变；④注重效果评价，全面的、完整的健康教育项目应该从科学的设计开始，不仅对传播、教育和干预的过程要进行评价，还要对传播、教育和干预的效果进行评价，也就是要对目标人群在健康知识的增长、对健康问题的态度的转变、健康行为的建立和不健康行为的改变的效果进行评价，对健康状况改善的效果也要进行评价；⑤它的场所遍及社区、医院、学校、工厂、公共场所等，不同的场所有不同的目标人群、教育内容和教育方式。

知识点3：健康促进的概念 副高：熟悉 正高：掌握

健康促进是指运用行政或组织手段，广泛动员和协调社会各相关部门以及社区、家庭和个人，使其履行各自对健康的责任，共同维护和促进健康的一种社会行为和社会战略。

知识点4：健康促进的主要特征 副高：熟悉 正高：掌握

（1）健康促进设计的范围广泛，包括整个人群和人们社会生活的各个方面，而不仅限于某一部分人群或者仅针对某一疾病的危险因素。

（2）健康促进强调全面促进健康，以及增进健康素质。健康促进重点强调一级预防，通过增进整个人群的健康素质，达到促进健康的目的。

（3）健康促进具有持久性和约束性，适合有改变自身行为愿望的群体，同时健康促进需要有组织、政治、经济等提供健康支持性环境。

（4）健康促进以健康教育为基础，社区群众参与是巩固健康发展的基础，而人群的健康知识和观念是主动参与的关键。只有通过健康教育，激发领导者、社区和个人参与的意愿，才能为健康营造氛围。

（5）健康促进是客观支持与主观参与的综合体，客观支持包括政策和环境的支持，主观参与着重于个人与社会的参与意识、参与水平，健康促进融客观支持和主观参与于一体。

知识点5：健康促进的策略　　副高：熟悉　正高：掌握

健康促进的策略包括以下几点。

（1）制定健康的公共卫生政策：健康促进明确要求各级政府和组织的决策者把健康问题提到议事日程，健康促进政策由多样而互补的各方面综合而成，包括政策、法规、规定等。

（2）创造支持的环境：人类生存与环境密不可分，健康促进必须创造一个安全、舒适、满意和有利于健康的生活和工作环境。

（3）加强社区行动：发动社会力量，挖掘社区资源，动员群众参与，通过社区行动来解决健康问题。

（4）发展个人技能：不断地学习健康知识，提高个人技能，有准备地应付可能出现的健康问题和疾病问题，使群众更有效地维护自身健康和生存的环境。

（5）调整卫生服务方向：根据社区和群众的需求，不断调整卫生服务方向。卫生服务要扩大范围，支持个人和社区获得更加健康的生活。

知识点6：卫生宣传、健康教育和健康促进的关系　　副高：熟悉　正高：掌握

卫生宣传、健康教育、健康促进是相互有联系、相互有交叉的三项不同的工作领域和工作内容。在实际工作中，有许多的工作和项目需要卫生宣传、健康教育和健康促进一起来做，才能实现目标。换句话说，卫生宣传、健康教育、健康促进，三项工作有着很紧密的联系，但是又各有自己的工作目标，不能相互等同，也不能相互代替，更没有高低之分。尽管健康促进策略中含“教育”或“健康教育”的内容，但是健康促进本身是一种社会行为和社会战略，它不能代替专门针对行为问题的技术性和学术性很强的健康教育科学。

第二节　健康行为

知识点1：健康行为　　副高：熟悉　正高：掌握

健康行为指人体在身体、心理、社会各方面都处于良好状态时的行为表现。健康行为是

人类理想的行为，是十全十美的行为。现实生活中行为十全十美的人几乎是没有的。

知识点2：促进健康的行为 副高：熟悉 正高：掌握

促进健康的行为包括：日常健康行为、保健行为、避免有害环境行为、戒除不良嗜好行为、预警行为、求医行为、遵医行为、患者角色行为等。

知识点3：危害健康的行为 副高：熟悉 正高：掌握

危害健康的行为，指偏离个人、他人乃至社会的健康期望所表现出的客观上不利于健康的行为。包括：①不良的生活方式，如吸烟、酗酒、缺乏运动等；②致病性行为模式；③不良的疾病行为，如自暴自弃、瞒病行为、恐惧行为等。

知识点4：影响健康行为的因素 副高：熟悉 正高：掌握

任何健康行为都受到以下三类因素的影响。

（1）倾向因素：先于行为，是产生某种行为的动机、愿望或是诱发某行为的因素。倾向因素包括知识、信念、态度和价值观。

（2）促成因素：促使某种行为动机或愿望得以实现的因素，即实现或达到某行为所必需的技术和资源，包括医务人员、保健设施、诊所、医疗费用、个人保健技术、行政领导的重视与支持、法律、政策等。

（3）强化因素：激励、加强或减弱行为的因素，主要来自同伴和朋友的影响、亲人的劝告、社会的支持，也包括人们对行为后果的感受。

上述三类因素都有积极的正向的一面和消极的负向的一面。

知识点5：行为干预 副高：熟悉 正高：掌握

行为干预是指在传播卫生保健知识的基础上，有计划、有目的、有针对性地帮助患者和有特定行为问题的人学习和掌握必要的技能。根据干预对象的不同，行为干预技巧可分为个体干预和群体干预，针对个体的行为干预技巧又可分为行为指导和行为矫正。

知识点6：行为指导 副高：熟悉 正高：掌握

行为指导是通过语言、文字、声像等材料和具体的示范指导，帮助教育对象学习和掌握新的行为方式，采纳有益健康的行为，提高自我保健与自我护理能力，行为指导中重要的技术是技能训练与示范技巧。

知识点7：行为矫正　　副高：熟悉　正高：掌握

行为矫正是按照一定的期望，在一定的条件下，采取一定的措施，促使矫正对象改变自身的特定行为的行为干预过程。常用的行为矫正的技术和方法有脱敏法、示范法、厌恶法、强化法、消除法。

第三节　健康心理

知识点1：健康心理的标准　　副高：熟悉　正高：掌握

健康心理主张运用心理学与健康促进手段、维护和增进人们的心理健康、提高健康水平。心理健康的标准具有相对性，主要体现在：①充分了解自己，对自己有恰当的估计，有自知之明；②生活目标比较切合实际；③对现实有正确的认识，实事求是；④有良好的人际关系；⑤能够较好地应付各种挫折；⑥能够很快地适应新的生活和工作环境；⑦保持良好的心态；⑧有完善稳定的人格。

知识点2：促进心理健康的原则　　副高：熟悉　正高：掌握

促进心理健康的原则包括：①树立良好自我意识；②社会适应自如；③保持良好人际关系；④保持良好的情绪；⑤提高心理调节和应对能力。

知识点3：心理咨询与健康心理咨询　　副高：熟悉　正高：掌握

心理咨询是全科医师对来咨询者给予心理上的指导和帮助，通过心理咨询，帮助来咨询者解决心理上的疑难问题，解除心理上的困惑，改善人际关系，提高应对各种事务的能力，从而能够适应环境，促进心理健康。心理咨询的形式有门诊咨询、电话咨询、互联网心理咨询。

健康心理咨询相当于心理干预，它是帮助人们正视面临的各种健康问题，明确各种冲突的症结所在，寻找解决问题的办法的过程。

知识点4：健康的自我调节方法　　副高：熟悉　正高：掌握

健康的自我调节方法，可以从以下几个方面做起。

（1）语言调节法：通过语言可以抑制过强的情绪反应。

（2）行动转移法：用新的工作、新的行动去转移负性情绪的干扰。

（3）注意转移法：把注意力从消极情绪转移到有益的方向。

（4）意识调解法：人的意识能够调节情绪的发生与强度，思想修养水平高的人往往比思想修养水平低的人能够更有效地调节情绪。

第四节 健康教育与健康促进计划设计、实施与评价

知识点1：计划设计的概念 副高：熟悉 正高：掌握

计划设计是一个组织机构根据实际情况，通过科学的预测和决策，提出在未来一定时期内所要达到的目标及实现这一目标的方法、途径等所有活动的过程，它包括健康教育与健康促进工作中的计划、实施及评价的全过程。

知识点2：计划设计的原则 副高：熟悉 正高：掌握

健康促进是有组织、有计划、有系统的健康活动，它由多学科、多部门、多个专业、不同工种的人共同完成。因而，为了保障计划顺利开展及实施，需设计一份严密、科学、合理的计划书。在健康促进计划设计中需遵循以下原则。

（1）目标性原则：健康促进计划要有明确的远期目标和切实可行的近期目标。

（2）实事求是原则：计划设计遵循一切从实际出发的原则，既要借鉴历史的经验与教训，又要进行周密、细致的调查研究，因地制宜地提出计划要求。

（3）前瞻性原则：在计划设计中需考虑健康促进工作的长远发展和需求，面向未来、预测未来和把握未来。

（4）重点性原则：计划的设计必须考虑到整个工作的重点，切忌面面俱到。

（5）参与性原则：要鼓励人们积极参与项目的制订及项目的各项工作，引导和鼓励群众参与，得到群众支持，才能够收到预期效果。

（6）科学性原则：计划设计要建立在科学基础上，要在实地调查研究的基础上运用正确的理论和干预模式，要注意内容真实可靠。

知识点3：计划设计的步骤 副高：熟悉 正高：掌握

计划设计的步骤包括：①明确社区主要健康问题——社区需求评估；②确定影响健康行为的因素；③确定优先项目；④确定目标；⑤制定干预策略；⑥确定组织网络与执行人员；⑦设计监测与评价方案。

知识点4：计划实施的环节 副高：熟悉 正高：掌握

实施工作的环节主要包括：①社区开发；②培训、组织干预活动；③制定实施时间表；④配备和购买必要的物品；⑤计划执行过程的监测与质量控制。

知识点5：健康促进项目评价 副高：熟悉 正高：掌握

健康促进项目评价是指在健康促进项目中，为实现项目的总目标，在计划设计实施和项

目的总结等环节上进行全面的检测和评价，是保证健康促进项目成功的重要环节，也是评价项目水平的重要指标。健康促进项目评价根据评价内容和评价形式分类：①根据评价内容分为形成评价、过程评价、效应评价、结局评价和总结评价；②根据评价形式分为函评、会议评价和现场调查评价。

知识点6：健康教育与健康促进评价目的　　副高：熟悉　正高：掌握

评价目的：①确定该项目计划的先进性与合理性；②明确健康教育活动的数量与质量；③确定计划达到预期目标的程度及影响因素；④总结该项目的成功与不足之处；⑤向社会介绍项目成果，扩大项目影响，争取公众、社区、社会更多的支持与合作；⑥向项目资金提供者说明项目结果。

知识点7：影响评价的因素　　副高：熟悉　正高：掌握

评价计划效果要特别注意防止偏倚因素影响，主要考虑以下五个因素的影响：时间因素、测试或观察因素、回归因素、选择因素、失访。

知识点8：健康危险因素　　副高：熟悉　正高：掌握

健康危险因素是指引起人类疾病和死亡的因素，包括：①环境危险因素：指在自然和社会环境中影响人类健康的危险因素，它包括自然环境危险因素和社会环境危险因素。②行为危险因素：指由于人类自身的行为生活方式而产生的健康危险因素。③生物遗传危险因素：指由于遗传物质的改变而产生的健康危险因素。④医疗卫生服务中的危险因素：指医疗卫生服务系统中存在不利于促进健康的因素。

知识点9：健康危险因素评价　　副高：熟悉　正高：掌握

健康危险因素评价分为个体评价和群体评价。

（1）个体评价：指通过比较实际年龄、评价年龄和增长年龄三者之间的差别，以便了解危险因素对寿命的可能影响程度及降低或减少危险因素后寿命可能增长的程度。健康危险因素的个体评价结果主要用于健康预测并为健康促进提供依据。

（2）群体评价：指在个体评价的基础上，对人群危险度、危险因素属性和危险因素对健康的影响进行分析，了解各危险因素对寿命的可能影响程度。健康危险因素群体评价结果主要用于了解危险因素在人群中的分布及对健康影响的严重程度，为确定疾病防治重点、制订疾病防治策略、进行健康促进干预等提供依据。

社区健康教育

第五节 社区健康教育与健康促进

知识点1：社区健康教育 副高：熟悉 正高：掌握

社区健康教育是以社区为范围，以家庭为单位，以社区居民为对象，以促进居民健康为目标的健康教育活动。目的是通过引导和发动社区居民树立健康意识，养成良好的生活方式和行为习惯，关心个人、家庭和社区的健康问题，积极参与社区健康教育与健康促进规划的实施，实现社区环境的改善以及社区居民自我保健意识和能力的提高。

知识点2：社区健康促进 副高：熟悉 正高：掌握

社区健康促进是指运用社区行政和组织手段，促进社区内的单位、家庭和个人共同行动，创造健康环境，开发健康资源，提高社区居民的健康水平。社区健康促进不仅包括社区健康教育，还包括组织、政策、制度、经济和法律等多方面的社会支持。

知识点3：社区健康教育与健康促进的任务 副高：熟悉 正高：掌握

社区健康教育与健康促进的任务主要包括以下几点。

（1）社会动员：挖掘和利用社区资源，建立社区联盟，创建健康的社区环境。

（2）传播健康信息：普及卫生保健知识，提高人们的健康意识和自我保健能力。

（3）开展各种形式的健康教育与健康促进活动，提供社区健康教育服务，提倡文明、健康、科学的生活方式。

（4）针对社区影响健康的主要危险因素，开展以社区为基础的综合干预。以社区居民常见病、多发病防治为重点，进行预防、治疗、康复等方面的健康教育。

（5）开展场所健康教育与健康促进活动，组织和指导辖区的医院、学校、工厂、公共场所的健康教育与健康促进。

（6）调查研究：评估社区健康教育与健康促进效果。

（7）组织管理：建立社区健康教育工作网络，动员群众参与。

知识点4：开展社区健康教育与健康促进的意义 副高：熟悉 正高：掌握

开展社区健康教育与健康促进的意义有：①提高社区居民素质，促进精神文明建设；②通过健康教育与健康促进，预防控制社区疾病；③增强社区居民健康意识，提高自我保健能力；④完善社区卫生服务，提高社区卫生服务综合效益。

知识点5：社区健康教育的组织实施 副高：熟悉 正高：掌握

社区健康教育的组织实施包括：①加强社区领导；②建立组织网络；③开展人员培训；

④开发利用社区资源；⑤进行社会动员；⑥开展多种形式的健康教育与健康促进活动。

知识点6：社区健康教育与健康促进的策略和措施　　副高：熟悉　正高：掌握

（1）加强政府的支持和领导：社区健康教育和健康促进是一项长期的系统工程，健康促进活动涉及多个部门、多个学科，如果没有强有力的领导是很难完成的。各级政府领导的支持和重视，是开展社区健康教育与健康促进活动的根本保障。

（2）多部门密切协作：社区健康教育与健康促进活动除了要有政府部门的支持和领导外，还需要卫生服务机构、企业、学校和社会团体等部门和组织的积极参与和配合，只有各部门积极参与，共同开发社区内外各种可利用资源，充分调动一切积极要素，才能在社区内建立起广泛的社会支持系统，保证社区健康促进活动的顺利开展，促使居民的健康水平不断提高。

（3）制订完善的健康促进规划：为了使社区健康促进活动取得最佳的效果，应针对社区的实际需求，制订科学的健康促进规划。制订健康促进规划应注意其可行性、科学性以及是否具有针对性。

（4）培养优秀的健康教育人才：高素质的社区健康促进和健康教育专业队伍是实施社区健康促进与健康教育的技术保证。应该努力在社区内培养一支优秀的健康促进与健康教育人才队伍，以促进健康促进与健康教育工作的可持续发展。

知识点7：城市社区健康教育的基本内容　　副高：熟悉　正高：掌握

城市社区健康教育的主要目的是引导居民建立良好的行为习惯和生活方式，提高其自我保健的能力与意识，因此健康教育的主要内容包括基本健康观念、常见病与多发病的防治知识、健康知识与行为以及社区与健康相关的特定问题等。

（1）基本健康知识教育：包括健康的生活方式和行为、平衡膳食与合理营养、婚姻与生育知识、意外伤害预防、室内环境卫生、家庭急救知识等。

（2）慢性非传染疾病防治教育：包括：①慢性病的基本知识；②引导居民建立健康的行为习惯和生活方式，控制和消除行为危险因素；③家庭常用的自我健康护理技能，如测血压、血糖、脉搏以及自我查体等。

（3）传染病防治教育：包括常见传染病的传染源、传播途径和易感人群等相关知识；经济有效的预防措施，如免疫接种等；重点传染病，如艾滋病、非典型肺炎（SARS）防治教育等；以及如何配合政府和传染病防治机构开展工作等。

（4）环境卫生教育：包括安全卫生饮用水、生活垃圾及粪便无害化处理、消除四害以及环境保护常识等。

（5）心理健康教育：主要包括不同生理阶段的心理调适、特殊心理事件的心理调适、如何建立良好的人际关系以及家庭和社会压力的缓解方法等。

知识点8：农村社区健康教育的基本内容 副高：熟悉 正高：掌握

农村健康教育应因地制宜，以农村社区的需求为导向，开展有针对性的健康教育。农村健康教育的基本内容应包括以下几个方面。

（1）倡导健康的生活方式与行为习惯和科学的健康观：这是农村健康教育的首要任务，应教育农村居民树立"无病防病、有病早治"的观念，倡导自我健康管理，引导人们通过体育锻炼、改善营养、改变不良行为和生活方式以及有效利用卫生保健服务等提高生活质量和改善自我健康状况。另外，还应该倡导健康投资理念，鼓励广大农村居民积极参加新型合作医疗，以增强抵御大病风险的能力。

（2）农村常见疾病的防治教育：包括糖尿病、高血压等常见慢性病的基本防治知识、相关行为方式以及自我保健常识；农村常见呼吸道、肠道传染病以及自然疫源性疾病的预防；地方病的基本常识等。

（3）心理健康教育：基本内容包括如何建立良好的家庭关系、邻里关系、特殊心理事件的心理调适以及压力的缓解方法等。

（4）农村重点人群的健康教育：包括针对农村中小学生、老人、妇女、农村企业职工以及流动人口等人群的健康教育。

（5）农村环境卫生和环境保护的教育：包括饮用水卫生消灭四害、生活垃圾和粪便的处理、控制环境污染等方面的教育。

知识点9：社区健康教育的形式 副高：熟悉 正高：掌握

（1）建立社区健康教育宣传栏、橱窗、板报。

（2）健康教育专题讲座。

（3）编印并向居民发放健康知识资料（传单、折页、手册等）。

（4）组织居民观看卫生防病知识等电视专题音像资料。

（5）开展娱乐活动。

（6）举办社区健康促进学校（活动室）。

知识点10：围生期的健康教育 副高：熟悉 正高：掌握

围生期的健康教育，以婴幼儿父母为主要对象，包括婚前、孕前、产前、产后等阶段的健康教育。教育方法以健康信息传播为重点。

知识点11：婴幼儿时期的健康教育 副高：熟悉 正高：掌握

婴幼儿时期的健康教育，指导父母学会对孩子生长发育的监测，实施计划免疫、预防常见病、营养知识教育和指导、培养良好的生活习惯。教育方法以示范教育为主。

知识点12：儿童时期的健康教育 副高：熟悉 正高：掌握

儿童时期的健康教育从4岁左右开始。

（1）健康教育的重点内容：①促进认知能力提高，通过游戏和学习，推动注意力、记忆力、想象力、思维能力的发育；②防治常见疾病；③预防各种意外事故；④防治心理和行为问题，如焦虑反应、强迫反应等。

（2）健康教育对象：父母与儿童并重。

（3）教育方法：学前儿童教育方法以示范教育为主；学龄儿童教育方法以行为指导为重点。

知识点13：青春期的健康教育 副高：熟悉 正高：掌握

青春期是从儿童到成人的过渡阶段。

（1）健康教育的重点：一是性教育，二是矫治各种不良行为或倾向。

（2）青春期主要的不良行为或倾向：①性紧张行为，如频繁遗精、手淫；②情感问题，如焦虑、抑郁、自杀倾向；③性犯罪行为，如猥亵、性攻击；④性变态行为，如恋物癖、暴露癖等；⑤社会品行问题，如暴力斗殴、出走等。

（3）教育方法：青少年有很强的独立性，一定要注意教育方法，多用启发式教育，要晓之以理、动之以情，鼓励青少年依靠自己的力量纠正不良行为。

知识点14：中年人的健康教育 副高：熟悉 正高：掌握

中年人的健康教育主要应注意以下几个方面。

（1）建立健康的生活方式：合理膳食、坚持有氧运动、起居规律、不吸烟、不酗酒、保持良好的心态，肥胖者在医师指导下科学减重。

（2）遏制和减缓退化趋势：慢性退行性变主要指高血压、冠心病、糖尿病、卒中等，针对中年人不同的慢性退行性病变趋势，提供健康指导。

（3）妇女的健康教育：生理特点、常见病的教育；家庭健康生活方式、家庭安全、意外事件和急救措施等方面的教育。

（4）预防癌症的健康教育：中年是癌症的高发时期，教育的重点内容包括癌症的预防、癌症的早期信号、定期体检、早发现、早治疗。

（5）更年期的健康教育：把更年期可能出现的症状提前告诉群众，及时传授心理调适技能，提供必要的辅助治疗。

（6）健康教育方法：强化健康信息传播，促进双向交流，有针对性的行为指导。

知识点15：老年人的健康生活方式指导 副高：熟悉 正高：掌握

老年人应合理安排自己的生活方式，可参考以下几方面建议。

（1）合理膳食：提供营养指导，多吃豆类食品、蔬菜水果，每天喝牛奶，少吃盐、糖和脂肪，注意食物营养素的搭配、三餐的合理搭配。

（2）运动指导：帮助老年人选择低强度、有节奏的适宜的运动方式，如快步行走、慢跑、游泳等，无论哪种运动方式，都要因人而异、注意安全。

（3）减少伤害：提高生活质量，按季节、气候变化增减衣服，预防跌倒等。

（4）对卧床老人的护理和康复指导。

（5）心理调适：学习压制愤怒、宽容待人、淡泊名利，鼓励老年人与社会保持联系，帮助老人改善家庭环境。

（6）教育方法：选择适宜的大众媒介手段，举办丰富多彩的健康教育活动，行为指导与心理调适密切结合。

第六章 妇女保健

第一节 女童保健

知识点1：女童期 副高：熟悉 正高：掌握

女童期是女性一生的初始阶段及生长发育过程的一个重要阶段，女童获得保健、营养及教育等直接影响着其一生的身心素质。

知识点2：女童期的性心理发展 副高：熟悉 正高：掌握

（1）婴儿期：处于口欲期，婴儿的嘴唇和口腔是其强烈愉悦的部位，通过吸吮、咬合及吞咽等口腔刺激活动获得满足。心理学家把口腔称作婴儿期“性欲”快感中心，表现为往往喜欢吸吮自己的大拇指或其他，即使不能吃，也会给她带来愉快的感觉。

（2）幼儿期：处于肛欲期，幼儿从肛门粪便的潴留和排泄得到快感。1岁左右的女童在排尿时经常自己发笑，或许是由于排尿引起阴部的快感所致。随着年龄的增加，对异性的好奇感逐渐增加，但对异性的好奇感大多停留在解剖结构上，会发现自己与男童不同的地方，会想到为什么，这实际上开始形成性别的认同。

（3）学龄前期：是心理发育的“非性爱的异性好感期”。此期女童初具性别意识，知道男女性别角色，常比较自己与异性的性器官的异同。此期女童对他人身体充满好奇，出现窥视欲望，并对生育、乳房等感兴趣，出现触摸、暴露生殖器或玩弄性器官等现象，出现性关心性疑问。

（4）学龄期：此期女童有羞耻感，且不感兴趣，对性角色已有认识，能了解和学习所处的社会性别行为规范，通过学习进一步充当自己性别角色。8～10岁女童出现乳房、乳头隆起，并可触及乳核，女童有意含胸，常疏远男童，男女孩界限明显，常疏远异性。

知识点3：女童期的主要健康问题 副高：熟悉 正高：掌握

女童由于解剖、生理及心理的特殊性，外生殖器娇嫩，且暴露在外易患生殖系统方面疾病。主要健康问题包括生殖道感染、生殖器官损伤、性早熟和性虐待。

知识点4：女童生殖道感染 副高：熟悉 正高：掌握

女童的生殖器官炎症多局限在外生殖器，即外阴及阴道，很少发生上行感染而引发内生殖道炎症。女童的卵巢功能尚不健全，阴道黏膜薄，无皱襞，仅有少数几层上皮细胞，细胞内无糖原，阴道内无乳酸杆菌，阴道分泌物少，阴道内的自然防御功能尚未健全，易受细菌感染而发生炎症。按其发病原因可分为非特异性和特异性两类。

知识点5：女童生殖器官损伤 副高：熟悉 正高：掌握

（1）外阴裂伤或血肿：女童在某些游戏和活动时，如骑车、跨越栏杆、沿楼梯扶手滑行时因骑跨过度会引起外阴骑跨伤；从高处跌下或外阴直接触及硬物时亦可造成裂伤；可出现活动性出血，亦可因皮下血管破裂形成皮下血肿。

（2）处女膜裂伤：幼女处女膜发育不成熟，缺乏弹性，损伤时常与外阴裂伤、血肿并发。因此，致外阴裂伤的原因均可导致处女膜损伤。处女膜单独损伤少见，偶见幼女出于好奇或无意将果核、发卡等玩物放入阴道，造成损伤。但如果用暴力强行插入阴茎或手指，亦可引起外阴包括处女膜、会阴、阴道甚至肛门的撕裂伤。

知识点6：女童性早熟 副高：熟悉 正高：掌握

性早熟是指第二性征出现的年龄比预计青春期发育年龄早2.5个标准差，女童在8岁以前出现任何一种第二性征的发育为性早熟。性征与其真实性别一致者，称为同性性早熟，反之称为异性性早熟。根据病因及发病机制，可分为真性性早熟和假性性早熟两大类。真性性早熟又称完全性或中枢性性早熟，假性性早熟又称外周性性早熟。

（1）真性性早熟：是指过早激活了下丘脑–垂体–卵巢轴的功能，引起促性腺激素和性激素的过早分泌所致。

（2）假性性早熟：是指下丘脑–垂体–卵巢轴尚未发育和建立，为其他途径促使第二性征提前发育，如内源性激素增多、外源性雌激素增多症等。

（3）部分性性早熟：仅有乳房早发育或单纯月经提前，无其他青春期发育表现。

（4）异性性早熟：因肾上腺或卵巢疾病导致雄激素分泌过多所致，第二性征与女童体表不符。

知识点7：女童性虐待 副高：熟悉 正高：掌握

性虐待是指强迫受害者接受来自异性或同性与性活动有关的活动，如亲吻、拥抱、抚摸、暴露性器官、性交及口交等行为。女童期正处在身心发育时期，身体各种功能、性器官及情感均未发育成熟，任何性侵犯均可对女童造成身体和心理伤害。

知识点8：女童保健的内容 副高：熟悉 正高：掌握

（1）注意营养与膳食。

（2）培养良好的生活习惯

1）睡眠习惯：足够的睡眠是小儿生长发育的必要条件，能保证神经系统的正常发育，促进生长激素的分泌。

2）生活能力：训练小儿在日常生活中做力所能及的事，培养独立生活能力。

3）卫生习惯：5～6个月穿满裆裤，勤洗澡、勤换衣，每天定时排便、清洗外阴等。

（3）重视女童身心健康，加强素质和情操的培养

1）营造良好的生活环境：营造融洽温馨的家庭气氛，有利于女童早期良好性格的形成；注意教育方式，应多采用启发式和鼓励，少训斥和打骂的教育方法；对学龄前女童，应多组织参加合适的游戏活动，有利于身心发展。

2）改变传统观念，对女童进行适时适度的性和生殖健康教育：教育女童认识自己的性别和两性的差别，要从正确自认性别开始；在性侵犯、性罪错方面，女童总是受害者，她们往往在威胁利诱下，被动受欺负，事后又不敢声张，除了全社会都要关注和反对这些不良行为外，还要帮助女孩增强抵御性侵犯的能力。

3）定期健康检查：生长发育状况、异常和疾病、重视外生殖器的检查、女童的生殖保健。

4）体格锻炼：体育锻炼和经常性体育运动可增强耐受力和抵抗力、增强防御能力，并锻炼意志，有利于德、智、体全面发展。

第二节　青春期保健

知识点1：青春期　　副高：熟悉　正高：掌握

青春期是指从儿童期到成年人期所经历的一个转变时期。医学上通常把青春发育征象的开始出现到生殖功能发育成熟为止的一段时期称为青春期。世界卫生组织（WHO）将其年龄范围规定为10～20岁。女孩的青春期开始年龄和结束年龄都比男孩早2年左右。

知识点2：青春期分期　　副高：熟悉　正高：掌握

青春期分期是相对的，并没有清晰绝对界限。青春期发育约需10年时间，一般分为早期、中期、晚期，每一期持续2～4年。青春期早期是指月经初潮前的体格生长发育突增阶段，伴随性器官和第二性征开始发育。青春期中期以性器官和第二性征迅速发育为特点，多数女孩出现月经初潮。青春期晚期体格生长缓慢，骨骼倾向完全愈合，性腺、性器官发育接近成熟，第二性征发育也似成人，具有生育能力，但整个生殖系统的功能尚未完善。

知识点3：青春期的生理特点　　副高：熟悉　正高：掌握

青春期是人生中发育过程突飞猛进的阶段，在此时期中，中枢神经系统及下丘脑迅速发育成熟，机体的骨骼、肌肉和内脏器官等生长发育加速，性功能逐渐发育成熟，第二性征明显发育，生殖器官即第一性征发育，出现月经来潮，初步具有生殖能力，心理行为变化

极大。

知识点4：青春期内分泌的变化 副高：熟悉 正高：掌握

青春期主要的神经内分泌变化是下丘脑－垂体－卵巢轴的迅速发育。下丘脑分泌的促性腺激素释放激素增多，从而使垂体分泌的促性腺激素水平升高。卵巢在促性腺激素的作用下，滤泡逐渐发育成熟而能排卵，排卵后形成黄体，产生雌激素和孕激素。在卵巢激素的调控下子宫内膜发生周期性变化。

知识点5：青春期身高和体重的变化 副高：熟悉 正高：掌握

少女一般在12岁以后出现生长高峰，15～16岁后生长逐渐缓慢或停止。体重的增加也明显，但没有像身高那样有一个突高的高峰，持续时间较长。其主要表现在骨骼、肌肉、脂肪和内脏器官的量上的变化。

知识点6：青春期各系统和内脏的变化 副高：熟悉 正高：掌握

该阶段机体各个系统发育均很迅速，生理功能增强，如循环、呼吸、肌肉和神经系统等。

知识点7：青春期女性性发育 副高：熟悉 正高：掌握

（1）生殖器官发育：随着下丘脑－垂体－卵巢轴逐渐发育成熟，青春期女性体内雌激素水平逐渐升高，在雌激素的作用下，内和外生殖器逐渐发育成熟。卵巢增大并出现发育程度不同的卵泡，卵巢功能日臻完善，卵巢开始周期性排卵和分泌性激素，使月经来潮。子宫的重量和长度明显增大，尤其宫体增大明显，宫颈与宫体的比例由婴儿期的2∶1变为1∶2。输卵管口径增大，管腔黏膜上皮出现皱襞，并逐渐纤维化。阴道黏膜增厚，出现皱襞，其宽度和长度均增加，外生殖器由幼稚型向成人型发展。

（2）月经初潮与阴道分泌物：①月经初潮：少女出现第一次生理性子宫出血时，称为月经初潮，它是女孩青春期来临和性成熟过程中的一项重要标志。月经初潮年龄通常发生于乳房发育2.5年后，多在13～15岁，可早至11～12岁，迟至15～16岁。月经初潮年龄受种族、地区、环境和遗传等因素的影响。女性从青春期开始至性成熟期，一般需5～10年。②阴道分泌物：女性卵巢的发育促使雌、孕激素分泌量增加，阴道开始排出分泌物，又称“白带”，由阴道黏膜渗出物、宫颈腺体、前庭大腺及部分子宫内膜的分泌物混合而成。量的多少与体内雌激素水平的高低有关。

（3）第二性征：第二性征是指除女性内、外生殖器以外的所有外部特征，也称副性征，如乳房丰隆，阴毛和腋毛出现，脂肪分布呈女性体态以及声调变高等。

1）乳房发育：乳房的发育出现最早，平均在10～11岁时乳房开始发育，通常早于月经初潮和阴毛发育。这是卵巢产生雌激素的第一个临床征象，也间接反映垂体开始分泌适量的促性腺激素。个别女孩可早至8岁就开始发育，或晚至13岁才开始发育。约3/4的女孩直到16～18岁才发育与成人相似。

2）阴毛和腋毛：阴毛多在乳房开始发育后半年至1年间出现，平均为11～12岁。阴毛的出现标志着肾上腺皮质产生的雄激素分泌量逐渐增加，表明促肾上腺皮质激素-肾上腺轴的建立已渐趋完善。

3）嗓音：在青春期变声期结束时，女性声带变得短而薄，促使女孩声调变高，声音清脆、圆润柔和、温婉动听，和男孩出现明显的性别差异。

知识点8：青春期心理行为特点 副高：熟悉 正高：掌握

（1）对性发育困惑不解：对自身的性发育及性成熟的生理变化感到神秘不解；对乳房的增大感到害羞；对月经的来潮及身体的某些不适感到恐惧，甚至憎恨等。

（2）独立意识增强：渴望独立的愿望产生，与家庭的联系逐渐疏远；家长和老师的严厉管教可能伤及自尊心，易产生逆反心理。

（3）情绪波动大：少女神经系统的兴奋性强，兴奋与抑制转化快，在考虑问题上表现出直观易感性，易造成思维和判断的极端性。

（4）学习压力大：尤其是学习成绩差的学生，会产生厌学情绪，或悲观失望，或出现异乎寻常的反抗情绪，严重者可产生轻生的念头。

（5）伙伴关系密切：与同龄女性关系密切，胜过与家长和老师的关系，互相倾诉秘密和苦恼。

（6）青春幻想：少女常爱幻想这是正常现象，如对未来前途的幻想、爱情幻想等。个别会沉溺于幻想而不能自拔，应予正确引导。

知识点9：青春期保健内容 副高：熟悉 正高：掌握

青春期保健的内容包括：①青春期性教育；②营养卫生指导；③个人卫生指导；④心理卫生和健康行为指导；⑤月经卫生指导；⑥乳房保健。

知识点10：青春期性教育的内容 副高：熟悉 正高：掌握

性教育是指以性知识和性道德为核心内容的健康教育。性教育是青春期教育的核心。

（1）性生理教育：性生理知识包括生殖器官的解剖与生理、青春期体格发育、女性体格特点、第二性征发育、月经初潮、月经病及经期卫生、女性外生殖器卫生以及其他生理功能的发育，如生育过程、避孕和优生等方面的知识等。

（2）性心理教育：认识性是人类的正常生理功能，能解除女孩对月经的恐惧与敌视，分清友谊与爱情的界限，有分寸地与异性交往，克服性冲动的困扰。

（3）性道德教育：性道德是指社会道德和个人品质体现在男女之间的道德规范和行为

准则。这里指的是在青春期阶段联系与调整男女青少年之间关系的道德规范与行为标准。性成熟是人体生长发育的自然发展过程，而道德不会自然形成，是教育的结果。性道德教育包括：①男女平等，互相尊重；②发展友谊，真诚帮助；③正常的异性交往；④防治性传播疾病知识的教育。

（4）性美学教育：使青少年懂得符合自己性角色的举止、言谈和健康美。

知识点11：青春期性教育的原则　　副高：熟悉　正高：掌握

（1）青春期性教育应与德育教育相结合：德育教育应与青春期性道德教育相结合，既有助于提高德育工作的实效性，又填补了德育教育的空白。

（2）适时、适度、适当原则：适时是根据女性青春期生理、心理特点进行正面引导和教育，促进性生理和心理健康发展；适度是指青春期宣传教育一些性科学知识，既要结合我国实际情况，又要结合年龄、理解和承受能力，循序渐进地进行；适当是指性教育的方法应适当，既要严肃认真，又要生动形象，避免简单说教和照本宣科。

（3）正面疏导、尊重和理解的原则：青春期性教育应正面疏导，晓之以理，动之以情，约之以规，导之以行，培养高尚的情操。

（4）言传身教并重的原则：父母、教师是孩子的启蒙者和重要的教育者，应具备良好的性道德，以身作则，起到模范带头作用。

知识点12：青春期性教育的方法　　副高：熟悉　正高：掌握

（1）充分发挥学校教育的主阵地作用：学校教育是青春期教育的主要基地，青春期教育是学校教育的重要组成部分。学校既可以在课堂上开设专门青春期性教育课，又可以结合相关科学渗透性教育的内容。既可通过教师的讲解、回答学生的提问，让学生获得有关的系统的、理性的性知识，又可观看录像、展览等让学生获得有关的具体形象的性知识。

（2）充分发挥家长的作用：父母是孩子的启蒙者和最重要的教育者。做孩子的朋友，多与他们沟通，站在孩子的角度和孩子谈性的问题，帮助他们正确地认识性生理、性心理等成熟过程，培养正确的人生观和健康的生活情趣，培养孩子自尊、自爱、自重和自强。

（3）充分发挥社会教育的作用：青春期性教育是社会教育极为重要的一项工作，学校、家庭的教育需要社会教育的补充和配合。主要通过文化宣传、普法教育以及教育、科研、卫生和计划生育等部门的共同关心、配合开展青春期性教育。

知识点13：营养卫生指导　　副高：熟悉　正高：掌握

（1）蛋白质：蛋白质是人体生长发育的基础，是构成机体细胞的主要成分。处于青春期生长发育旺盛的女孩必须维持机体的正氮平衡，以保证有充足的蛋白质供机体生长发育消耗。蛋类、牛奶、瘦肉、鱼类、大豆、玉米等食物均含有丰富的蛋白质，混合食用，可以使各类食物蛋白质互相补充，营养得到充分利用。

（2）热能：热能主要来源于碳水化合物、脂肪和蛋白质，由各类食物提供。青春期女孩对热能的需要量与生长速度成正比，所需的热能比成年人多25%～50%，加之青少年活动量大，基本需热量高。因此，青少年女孩必须保持足够的主食摄入量，并且增加热能中蛋白质比例。

（3）维生素：维生素是维持人体正常生理功能和生长发育的重要营养素，它不仅可以预防某些疾病，还可以提高机体免疫力。人体所需的维生素大部分来源于蔬菜、水果、动物肝脏、奶、蛋和鱼类食品，应保证供给。

（4）矿物质：矿物质是人体生理活动必不可少的营养素。人体的矿物质可分为常量元素（钾、钠、钙、镁、磷、硫、氯）和微量元素（铁、铜、锌、铬等）两类。

（5）水：青少年活泼好动，需水量高于成年人，每日摄入2500ml才能满足人体代谢的需要。水的摄入量不足，会影响身体的生长、新陈代谢以及废物的排出。如果运动量大，出汗过多，还要增加饮水量，所以青少年需养成多饮水的习惯。

总之，青春期女孩应合理安排饮食，补充足够的热能和蛋白质，合理补充糖类、脂肪、矿物质和维生素类物质。同时应培养良好的饮食习惯，三餐应定时，少吃零食，不要偏食、挑食，不要受情绪影响暴饮暴食或不食，更不要盲目节制饮食以求减重，为将来的妊娠、生育和身心健康早做准备。

知识点14：个人卫生指导　　副高：熟悉　正高：掌握

（1）培养良好的个人卫生习惯

1）重视会阴部卫生，做到每晚温水清洗外阴，清洗外阴的盆、毛巾和水要单独使用，不能与洗脚的盆、毛巾和水混用。

2）不要与他人混穿内裤，内裤要选用透气性好、吸湿性强的棉织品，不要过紧，要勤换。

3）养成排便后用手纸从前向后擦的习惯，防止肛门口的细菌进入阴道。

4）注意经期卫生。

5）白带量多、有异味或血性白带，要及时就诊，以免引起阴道感染和外阴瘙痒。

6）注意口腔卫生，做好眼睛保护，以预防龋齿和近视。

7）保持正确的基本状态，即良好的坐、立、卧、行的姿势，预防脊柱弯曲，保持女性特有的健美体态。

8）注意保持皮肤和毛发的清洁，选用不含碱或弱碱性香皂清洗皮肤，出现面部“痤疮”忌用手挤压，少用化妆品或化淡妆，不宜浓妆艳抹或选用劣质化妆品，经常梳头、理发，以促进头皮血液循环。

（2）培养良好的生活习惯

1）科学地安排生活：有计划地安排每天的学习、工作、休息、活动和锻炼等，以学习为主，做到有条不紊。

2）注意锻炼身体和适当劳动：注意全面发展身体各项素质，根据不同年龄，有计划、系统地安排体育活动，循序渐进，以促进发育，增强体质，提高抗病能力。

3）保证足够睡眠：13～15岁的少女每天应睡足9个小时，15岁以后需睡7～9个小时，一般需要每天保证8～9个小时。

4）合理安排个人生活时间：保证正常的学习时间和足够的户外活动，保证充足的睡眠，劳逸结合。

（3）谨防不良习惯：青春期女孩常常出于好奇心，容易沾染吸烟、酗酒和吸毒等不良习惯。一经沾染成为嗜好，则沉溺于其中而难以自拔，不但危害身心健康，且容易发生意外，故应培养良好的生活习惯，不饮酒、吸烟，远离毒品。

知识点15：心理卫生指导 副高：熟悉 正高：掌握

心理卫生是指人们的内心与环境之间保持平衡与和谐，健康的心理不是一朝一夕能形成的，而是日积月累、潜移默化、循序渐进形成的。

保健工作者应根据青春期少女的生理、心理特点，在家长、老师的配合下，对青春期少女进行有针对性的教育引导，培养她们健康的心理、健全的性格、乐观的情绪及适应环境和改善环境的意志。对所发生的心理问题及心理障碍，要早期发现、早期治疗，以促进她们身心健康成长。此外，青春期少女的性心理处在不成熟的状态，可塑性很大，对她们进行正面的教育，帮助她们树立正确的恋爱观和婚姻观，有可能培养塑造健康的性心理，如果任其自由发展，可能因情感冲动而发生越轨行为，甚至可能滑入性犯罪的深渊。

知识点16：月经期保健指导 副高：熟悉 正高：掌握

（1）注意经期卫生：勤换卫生巾或卫生纸，使用合格卫生巾，卫生纸应柔软、清洁。

（2）保持外阴清洁：每天用干净温水清洗外阴，不宜坐浴，以免脏水渗进阴道。月经期禁盆浴宜淋浴，防止上行感染。

（3）保持乐观稳定的情绪：在经前数日或经期出现下腹部及腰骶部下坠不适或子宫收缩痛、头痛、水肿、乳胀、情绪低落、易怒等症状均为正常现象，不必过分紧张。应保持心情舒畅，避免情绪波动，自我调节情绪，减轻经期不适感，防止月经失调。

（4）劳逸结合，适当运动：避免剧烈体育运动和重体力劳动，少做增加盆腔血液循环的运动，如长途骑自行车、长跑、打乒乓球等。注意休息，保持充足睡眠，增加机体抵抗力。

（5）注意保暖，避免寒冷刺激：注意下腹部及下肢的保暖。避免淋雨、涉水、游泳、洗冷水澡和下水田劳动等，不要在太阴冷潮湿的地上坐。夏天不要过多进食冷饮，以免刺激子宫和盆腔血管收缩，导致痛经或月经量减少。

（6）加强营养，饮食清淡：经期饮食宜清淡，不宜饮酒，不宜食生冷、辛辣等刺激性食物，避免喝绿茶，因为绿茶内的鞣酸会影响铁的吸收。加强营养，多食易消化吸收的食品，如蛋、瘦肉、豆制品、蔬菜、水果，多喝开水，增加排尿次数，保持排便通畅，减少盆腔充血。

（7）月经周期记录：建立月经卡，记录月经周期、经期、经量和白带的变化，通过记录可观察月经是否正常及其规律性，便于做好经前准备。月经异常时应及时就诊。

知识点17：乳房保健　　副高：熟悉　正高：掌握

（1）少女束胸的害处：①束胸时心脏、肺和大血管受到压迫，影响身体内脏器官正常发育；②束胸影响胸式呼吸，胸部不能充分扩张，肺组织不能充分舒展，吸入空气量减少，影响全身氧气供应；③束胸压迫乳房，血液循环不畅，乳房下部血液淤滞引起疼痛，乳房胀而不适，甚至造成乳头内陷、乳房发育不良，影响健美并造成将来哺乳困难。

（2）佩戴合适胸罩的好处：①显示女性丰满、平滑和富于曲线美的外形；②支持和衬托乳房，促进乳房内脂肪的积聚，使乳房负担均匀，血液循环通畅，利于乳房发育，使乳房丰满；③预防乳房下部血液淤滞而引起乳房疾患；④减轻心脏局部压力，促进心脏血液循环，利于乳房发育；⑤减轻体育运动或体力劳动时乳房振动和摆动，免受损伤、擦伤或碰痛，防止乳房松弛下垂；⑥在秋冬季，有保暖作用。

（3）科学选佩胸罩：①注意大小合适，肩带角宽，不宜过紧，佩戴后舒适而无紧束感；②选择柔软、透气好、吸湿性强的棉布制品；③根据自己的体形、胖瘦以及季节和乳房生长发育变化情况而随时更换；④勤洗勤换，保持清洁；⑤睡眠时取下胸罩，否则会影响血液循环、呼吸以及睡眠深度；⑥坚持佩戴，持之以恒。

（4）自查乳房：每次月经干净后自查1次。一是要查看乳房外观有无变化，二是触摸乳房是否有包块，三是挤压乳头有无分泌物。

（5）乳房的卫生：经常清洗乳头、乳晕、乳房，不能随便挤弄乳房、抠剔乳头，以免造成破口而发生感染。

第三节　婚前保健

知识点1：婚前保健　　副高：熟悉　正高：掌握

婚前保健（围婚保健）是对准备结婚的男女双方在结婚登记前进行的健康保健服务。服务内容包括：婚前卫生指导、婚前医学检查、婚前卫生咨询。

婚前保健的目的在于保证男女青年健康的婚配。防止各种疾病，特别是遗传性疾病的延续和传染性疾病的传播，避免有血缘关系和遗传病之间的人结婚和生育。

知识点2：婚前卫生指导　　副高：熟悉　正高：掌握

婚前卫生指导的主要内容包括：①性保健和性教育；②新婚避孕知识及计划生育指导；③受孕前的准备、环境和疾病对后代影响等孕前保健知识；④遗传病的疾病知识；⑤影响婚育的有关疾病的疾病知识；⑥其他生殖健康知识。

知识点3：性保健指导的男女性生理及性心理知识　　副高：熟悉　正高：掌握

（1）性生理活动的调控：性的要求是人类的正常本能，性生理活动是由性心理所驱动的，并受大脑皮质的控制，通过一系列神经内分泌的调节，才能完成。性功能的正常发挥必须具备以下四个条件：正常的性器官、健全的内分泌调节系统、适量的性激素、必要的性刺激。

（2）性生活发挥过程：一次健康完整的性功能发挥过程即从性欲开始被唤起直到平复，称为一个性反应周期。整个过程是性器官、神经、内分泌及全身各系统协调一致的生理过程。此过程基本分四个步骤：性兴奋期、性持续期、性高潮期、性消退期。

（3）男女性反应特点：①男女反应的表现存在差异。男强女弱、男快女慢；男性对视觉刺激敏感，女性对触觉、听觉敏感。②动情部位的差异。男性最敏感的部位集中在外生殖器及其附近，尤其是阴茎头；女性性敏感区分布较广，阴蒂、阴唇及其阴道外口周围、大腿内侧、乳房、唇、舌、脸颊、耳、颈、腋部等。

知识点4：性保健指导的性卫生知识　　副高：熟悉　正高：掌握

（1）新婚性保健：相互关爱、动作轻柔、放松情绪，双方配合顺利度过首次性生活，男性应稍加克制自己的性冲动，女性应主动迎合，求得彼此默契。男女双方都不应对另一方造成精神上的不良刺激和躯体上的损伤。

（2）建立和谐的性生活：和谐的性生活是夫妻间感情融洽、家庭和睦的重要保证，相互间应彼此尊重，同时要懂得性知识和性技巧。

（3）养成性卫生习惯：男女均应保持外阴的清洁，每次性生活前后均应清洗外阴，以防止各种感染性疾病的发生。同时要掌握好性生活的频度，应以双方都不感到疲劳为宜。

知识点5：生育保健指导　　副高：熟悉　正高：掌握

生育保健指导内容包括：

（1）对新婚夫妇进行科学、系统的婚育保健知识宣传教育和指导，使他们在婚前就能从身体上和心理上对婚后生活有充分准备，并科学地实施计划生育，有计划地选择最佳受孕时机。

（2）教给他们受孕的必备条件、排卵期的识别、基础体温的测定等知识，掌握好妊娠的最佳时期，计划受孕前避免不利因素的干扰，保持营养均衡和身体健康。

知识点6：新婚节育指导　　副高：熟悉　正高：掌握

新婚节育指导内容包括新婚避孕的原则及选择适合的避孕方法。

（1）新婚之夜的避孕：可选用短效口服避孕药。

（2）婚后短期避孕：选用女性短效口服避孕药，待女方阴道较易扩张后，可采用阴茎套、外用避孕栓、阴道隔膜等。

（3）婚后较长期（1年以上）避孕：无用药禁忌者，可选口服短效避孕药，夫妻分居两地者可用探亲避孕药。但必须注意，在停药后3～6个月才能受孕。

（4）婚后要求长期避孕或再婚后不准备生育：可选用宫内节育器避孕。

（5）终身不宜生育：原则上有病一方应采取绝育或长效避孕措施。

（6）紧急避孕：该方法只能是一种临时性措施，不可作为常规的避孕方法。

知识点7：婚前医学检查　　副高：熟悉　正高：掌握

婚前医学检查是使尚未结婚的男女明了婚姻与其健康的关系，遗传对其后代的影响。

知识点8：婚前医学检查的主要疾病　　副高：熟悉　正高：掌握

（1）严重遗传性疾病：指遗传因素先天形成，患者严重致愚、致残，全部或部分丧失自主生活能力，后代再发风险高，医学上认为不宜生育的遗传性疾病。

（2）指定传染病：指《中华人民共和国传染病防治法》中规定的艾滋病、淋病、梅毒、麻风病及医学上认为影响结婚和生育的其他传染病。

（3）有关精神病：指精神分裂症、躁狂抑郁型精神病及其他重型精神病。

（4）影响婚育的其他疾病：如心、肝、肾、肺等重要脏器及生殖系统发育障碍或畸形等。

知识点9：婚前医学检查的内容　　副高：熟悉　正高：掌握

（1）询问病史：双方血缘关系、健康状况、个人史、月经史、以往妊娠分娩史、家族史。

（2）体格检查：包括综合体格检查和生殖器及第二性征体格检查。

（3）辅助检查：①常规检查项目：血常规、尿常规、梅毒筛查、血转氨酶和乙肝表面抗原、胸部透视、女性阴道分泌物滴虫、假丝酵母菌检查；②根据需要应进行必要的检查项目：乙型肝炎血清标志检测、淋病培养、艾滋病检测、肝肾功能检测、支原体和衣原体检查、B超、乳腺、染色体检查等。

知识点10：婚前医学检查的医学意见　　副高：熟悉　正高：掌握

（1）建议不宜结婚：①直系血亲或三代以内的旁系血亲之间禁止通婚；②一方或双方均患有重度、极重度智力低下，不具有婚姻意识能力；③重型精神病、丧失婚姻行为能力或在病情发作期有攻击危害行为。

（2）建议暂缓结婚：①指定传染病在传染期内；②患有精神病在发病期内；③其他医学上认为应暂缓结婚的疾病，如需矫治的生殖器官畸形，应先做矫治手术后结婚；④对于可能会终身传染的不在发病期的传染病患者或病原携带者，应向受检者说明情况，提出预防、治疗及采取其他医学措施的意见。

（3）可以结婚，但不宜生育：①严重遗传性疾病；②女性对象患有重要脏器严重疾病不能承受妊娠者。

（4）可以结婚，可以生育，但需控制后代性别：①严重的X连锁隐性遗传病女性携带者与正常男性婚配，应作产前诊断，判定胎儿性别，保留女胎，选择流产男胎；②X连锁显性男性患者与正常女性结婚后，保留男胎，选择流产女胎。

（5）劝阻婚育：危害生命的脏器严重代偿功能不全，婚育会使所患病症加重恶化者。

（6）未发现医学上不宜结婚的情形：未发现影响婚育的疾病或异常情况，并已接受婚前卫生指导和咨询者。

知识点11：婚前卫生咨询 副高：熟悉 正高：掌握

婚前卫生咨询是从事婚前保健的医师与服务对象就生殖健康、生殖保健、婚育知识等有关问题进行面对面等形式的交谈和商讨。医师可对服务对象进行问题解答并提出解决问题的信息和方法，鼓励其建立保护个人生殖健康权利的意识和能力。

知识点12：婚前卫生咨询的内容 副高：熟悉 正高：掌握

（1）对医学检查中检出疾病的就诊指导。

（2）对性问题的讲解、指导和教育。

（3）对性功能障碍及性传播的预防指导。

（4）对生育保健的指导。

（5）对避孕方法和终止妊娠的指导。

（6）对有关遗传性疾病方面的问题进行解答。

（7）对医学建议中提出的建议不宜结婚和可以结婚建议不宜生育的原因进行解答并给予指导。

（8）对患有遗传性疾病但可以生育的提出产前诊断的具体建议等。

知识点13：婚前卫生咨询的对象 副高：熟悉 正高：掌握

（1）夫妇双方或家系成员患有某些遗传病或先天畸形者。

（2）曾生育过遗传病患儿或不明原因智力低下、先天畸形儿的。

（3）曾有不明原因的反复流产或有死胎、死产史等情况。

（4）35岁以上结婚的妇女。

（5）长期接触不良环境因素的青年男女。

（6）常规检查或常见遗传病筛查发现异常者。

知识点14：暂缓结婚的咨询指导 副高：熟悉 正高：掌握

暂缓结婚的情况如下：

（1）患指定传染病尚处在传染期间。

（2）患有关精神病尚处于发病期间。

除以上两种法律条款规定的情况外，还有两种情况也应暂缓结婚：①男女任何一方患有严重的重要脏器疾病伴功能不全者；②患有生殖器官发育障碍或畸形，可能影响性生活，经矫治后再结婚。

知识点15：不宜生育的咨询指导 副高：熟悉 正高：掌握

不宜生育的情况如下。

（1）患医学上认为不宜生育的严重遗传病，经男女双方同意，采取长效避孕措施后方可结婚。

（2）患严重疾病，妊娠后可能危及孕产妇生命安全的，不宜生育。

知识点16：遗传咨询的指导 副高：熟悉 正高：掌握

咨询医师与遗传病患者或其家属就其家庭中某些遗传性疾病的性质、发生原因、再发风险性、诊断、治疗、预防对策等一系列问题进行交谈和讨论。医师对该疾病的有关问题进行解答，供患者或其家属在决定婚姻、生育等问题时参考。

知识点17：遗传咨询的对象 副高：熟悉 正高：掌握

遗传咨询的对象指患有遗传病、有遗传病家族史、长期接触不良环境、原发性闭经、性器官发育异常的男女青年。

第四节 围生期保健

一、相关概念

知识点1：围生期 副高：熟悉 正高：掌握

妊娠满28周（胎儿体重≥1000g或身长≥35cm）至新生儿出生后7日之内这段时期称为围生期。

知识点2：预产期推算方法 副高：熟悉 正高：掌握

末次月经的第一日算起，月份减3或加9，日数加7。例如：末次月经为2018年5月10日，预产期应为2019年2月17日，整个孕期为280天（40孕周）。

知识点3：妊娠全过程 副高：熟悉 正高：掌握

妊娠全过程分为三个阶段：①妊娠早期，即从妊娠开始至妊娠12周末；②妊娠中期，即妊娠13周至27周末；③妊娠晚期，即妊娠28周至分娩。

知识点4：临产征兆 副高：熟悉 正高：掌握

不规则的子宫收缩，间隔时间不等，收缩时间短，不伴有宫颈管消失和宫口开大。在真正临产前24～48小时，阴道可有少量血性分泌物流出，此种征象称见红。

二、围生期保健系统管理

知识点5：围生期保健 副高：熟悉 正高：掌握

围生期保健是指围绕妇女妊娠、分娩及产后阶段的保健，以保护母婴安全、提高出生质量为目的，对孕产妇和胎儿、婴儿进行的预防保健工作。

知识点6：围生期保健的三级管理 副高：熟悉 正高：掌握

所谓三级，在城市为市、区、街道，在农村为县、乡、村。三级医疗保健各尽职能，形成网络，以确保每个孕产妇安全度过孕产期。

知识点7：孕产妇系统保健手册管理程序 副高：熟悉 正高：掌握

（1）妊娠12周前在户口所在地的街道（乡镇）卫生院进行建册和早孕检查。

（2）按照产前检查的应检时间（注意间隔和次数），在医院、卫生院及妇幼保健院等医疗保健机构进行定期产前检查，将所有检查结果详细记录。

（3）分娩时应将手册交给分娩医院，记录分娩情况。

（4）分娩出院后将手册交回原建册卫生院，进行产后访视。

（5）回收后的手册将作为统计、汇总、分析的依据。将有关数据按程序上报各级医疗行政部门，为今后工作提供参考和科学依据。

知识点8：产前检查时间 副高：熟悉 正高：掌握

妊娠早期查一次；妊娠中期每月查一次；妊娠28～36周，每两周查一次；妊娠36周后每周查一次。高危孕妇应依据病情酌情增加检查次数。

知识点9：产后访视 副高：熟悉 正高：掌握

通过围生保健手册，了解新生儿住院期间情况，并于出院后3日内、14日、28日常规访视。

三、妊娠期诊断

知识点10：妊娠期母体变化 副高：熟悉 正高：掌握

（1）生殖系统

1）子宫：妊娠后子宫肌纤维增多且肥大、变长，间质的血管和淋巴管增多，子宫增大且软，妊娠12周时出盆腔。子宫常略向右旋。子宫峡部从非妊娠时1cm增长达7～10cm，称子宫下段，成为软产道的一部分，是产科手术学的重要解剖结构。

2）输卵管和卵巢：输卵管充血，输卵管系膜血管增多。卵巢略大但不排卵。

3）外阴和阴道：均着色，阴道变软，伸展性增大，分泌物增多，呈乳白色。阴道酸度增高。

（2）乳房：受性激素影响，乳腺管和乳腺泡均增生，乳房增大，乳头和乳晕着色。

（3）心脏：妊娠晚期子宫增大，横膈上升，心脏向左上方移位，大血管扭曲，以致心尖部可听到柔软的收缩期杂音。孕妇由于血容量增加、新陈代谢增快、胎血循环建立使心脏负担增加，心率每分钟增加10次，心排血量增加30%～40%，在妊娠28周达到高峰。

（4）其他：气体交换增加，呼吸加快。膈肌上升胸腔不变，肺活量不受影响。妊娠后期，呼吸道黏膜充血、水肿，抵抗力降低易发生上呼吸道感染。早期有恶心、呕吐、食欲减退，12周后消失。孕妇胃酸分泌减少，胃肠蠕动减弱，肠张力降低故常出现肠胀气及便秘。除面部、乳头、外阴等色素沉着外，腹壁出现妊娠纹，初孕妇呈紫红色，产后呈白色。

知识点11：妊娠诊断 副高：熟悉 正高：掌握

（1）早期妊娠诊断

1）病史和症状：停经、早孕反应、尿频、乳房变化。

2）查体和体征：乳腺腺泡及乳腺小叶增生发育，乳房逐渐增大。阴道宫颈着色，宫颈变软，黑加征，子宫增大。

3）辅助检查：B超、超声多普勒确定宫内妊娠、胎儿数量及胎心搏动，妊娠试验阳性，黄体酮试验撤退性出血阴性，基础体温持续高温相（超过18天不下降）。

（2）中、晚期妊娠诊断

1）子宫增大：12周末，耻骨联合上2～3横指；16周末，脐耻之间；20周末，脐下1横指；24周末，脐上1横指；28周末，脐上3横指；32周末，脐与剑突之间；36周末，剑突下2横指；40周末，脐与剑突之间或略高。

2）胎动：孕妇在妊娠18～20周可感胎动，每小时3～5次。

3）胎心：妊娠18～20周，可在孕妇腹壁听到胎儿心音120～160次/分。

4）胎体：妊娠20周后经腹壁可触及胎体，能区分胎头、胎背、胎臀和胎儿肢体。

知识点12：胎产式、胎先露、胎方位 副高：熟悉 正高：掌握

（1）胎产式：指胎体纵轴与母体纵轴的关系。

（2）胎先露：指最先进入骨盆入口的胎儿部分。

（3）胎方位：指胎儿先露部的指示点与母体骨盆的关系。常见胎方位的缩写：枕左前（LOA）、枕左横（LOT）、枕左后（LOP）、枕右前（ROA）、枕右横（ROT）、枕右后（ROP）、骶左前（LSA）、骶左横（LST）、骶左后（LSP）、骶右前（RSA）、骶右横（RST）、骶右后（RSP）。

四、围生期保健内容

知识点13：妊娠早期保健要点（怀孕12周末之前）　　副高：熟悉　正高：掌握

（1）及早确诊妊娠。健康妇女结婚后出现闭经，常是妊娠的信号，必须予以重视，及时进行早孕诊断，以便及早对胚胎进行保护。

（2）保护胚胎免受各种有毒有害因素的影响。确定妊娠后，首先要注意孕妇所处的大环境是否安全无害。既要避免接触有害的化学物质，又要避免有害的物理因素。同时还要维护孕妇本身作为胚胎发育的小环境的良好状态，特别是预防感染和谨慎用药。

（3）及早进行第一次产前检查。在确定妊娠后应立即进行第一次产前检查。通过全面地询问病史、全身体格检查和必要的实验室检查，了解母亲全面的健康状况，及早发现夫妇双方有无遗传病史或家族史，是否需要做进一步的遗传咨询和必要的产前诊断；同时亦可及时发现各主要脏器是否有病变，是否能胜任妊娠，从而决定是继续妊娠还是终止妊娠。

（4）警惕宫外孕和正确处理自然流产。早孕闭经后出现阴道流血或伴有腹痛者，必须及时就诊，避免贻误治疗。

知识点14：妊娠中期保健要点（怀孕13周至27周末）　　副高：熟悉　正高：掌握

（1）系统产前检查，每月一次，检查内容包括：测量体重、腹围、宫高、血压，查胎位，监测胎心及血尿常规等检查，以了解孕妇的健康状况和胎儿的生长发育状况。

（2）营养指导：妇女怀孕后，要注意合理营养，以保证孕妇的健康和胎儿的正常发育。孕妇膳食要注意荤素兼备，粗细搭配，少食多餐，品种多样化。

（3）监测胎儿的生长发育：既要防止胎儿生长发育迟缓，又要防止发育过快。孕妇体重的增长也能间接反映胎儿的生长发育，整个孕期平均增长体重12.5kg，从孕中期起每周体重增长0.3～0.5kg。

（4）胎教：注意妊娠期调节和控制母体的内外环境，维护身心健康，避免不良刺激。从妊娠4个月起通过音乐、语言、抚摸等，主动地给胎儿有益的各种信息刺激，以促进胎儿的身心健康和智力发育。

（5）孕妇体操和运动：妊娠中期开始，每日做2次孕妇体操，能松弛腰部及骨盆关节，锻炼肌肉，亦可缓解由于孕妇体重增加和重心改变而引起的肌肉疲劳和功能降低，促进顺利的自然分娩。孕妇应该保持适量的运动，户外散步是最容易做的，能使孕妇感到周身轻松，精力充沛。

知识点15：妊娠末期保健要点（怀孕28周至分娩前） 副高：熟悉 正高：掌握

进入妊娠末期，除需指导孕妇继续重视孕期营养，坚持胎教和孕妇体操外，还要指导孕妇进行自我监护和分娩前的准备。

知识点16：孕妇自我监护 副高：熟悉 正高：掌握

妊娠30周起指导孕妇用胎动计数来监测胎儿宫内情况。要求孕妇每日早、中、晚固定一个方便的时间数3次胎动，每次1小时，或每晚数胎动1小时，计算12小时的胎动数，30次或30次以上为正常，<20次提示胎儿有异常，<10次则提示胎儿宫内明显缺氧。胎动减少或明显增多，都应立即去医院就诊。

知识点17：分娩准备教育 副高：熟悉 正高：掌握

（1）分娩知识

1）分娩因素：①产力：将胎儿及其附属物从子宫内逼出的力量，包括子宫收缩力、腹肌和膈肌收缩力和肛提肌收缩力。子宫收缩力是主要产力，腹肌和膈肌收缩力是第二产程时娩出胎儿的重要辅助力量，肛提肌收缩力有协助胎先露在骨盆腔进行内旋转的作用。②产道：是胎儿娩出的通道，分为骨产道和软产道。③胎儿：胎儿的大小、胎位、胎儿发育异常均影响分娩过程。④精神心理因素：产妇对分娩的恐惧、焦虑、担忧等使产妇临产时情绪紧张而引起机体一系列变化，导致子宫缺氧收缩乏力，宫口扩张缓慢、产程延长等。

2）分娩机制：是指胎儿先露部随着骨盆各平面的不同形态，被动地进行一连串适应性转动，以其最小径线通过产道。分娩过程包括衔接、下降、俯屈、内旋转、仰伸、复位及外旋转、胎儿娩出一系列连续动作。

3）产程分期：从规律的工作开始，到胎儿、胎盘娩出为止的过程称为总产程。产程一般分为三个阶段。第一产程（宫颈扩张期）从子宫有规律性收缩开始至子宫颈口开全为止，初产妇为11～12小时，经产妇为6～8小时。第二产程（胎儿娩出期）是从子宫颈口开全到胎儿娩出为止，初产妇平均1～2小时，经产妇在1小时内。第三产程（胎盘娩出期）指从胎儿娩出到胎盘娩出的过程，需5～15分钟，一般不超过30分钟。

（2）分娩前的准备

1）生理准备：包括合理营养和孕妇体操达到增强体质和控制胎儿体重。

2）心理准备：即消除顾虑，树立自然分娩的信心。

3）物质准备：包括临产入院时需带的物品，婴儿生活用品及出院时母婴的衣物准备。

（3）先兆临产和临产的诊断

1）先兆临产的诊断：临近分娩前数周出现不规则的子宫收缩。此种子宫收缩持续时间短、力量弱，或只限于子宫下部，经数小时后又停止，不能使子宫颈口开张，称为“假阵缩”。分娩发动前至48小时，阴道排出少量血性黏液，称为“见红”。

2）临产的诊断：子宫出现规律、有效的收缩，并伴有子宫颈口扩张和胎先露下降。

知识点18：产时保健要点 副高：熟悉 正高：掌握

产时保健要点包括：①转变产时服务模式，减少不必要的医疗干预；②推广陪伴分娩；③产时镇痛；④提高接产质量，正确掌握剖宫产指征；⑤重视新生儿保暖，实施早接触、早吸吮。

知识点19：产时保健预防重点 副高：熟悉 正高：掌握

（1）防出血：对有产后出血危险因素的孕妇，如羊水过多、多胎、巨大儿、多次经产，有产后出血史、肝炎史、贫血史、血液障碍疾病史、流产超过2次、死胎等，均应转入有输血条件的医院分娩，并做好预防出血的各种准备。

（2）防感染：必须强调消毒，如产房、产床及进入产房人员的消毒，接生方面要做好四消毒（接生者的手、产妇外阴、接产器械、脐带）。

（3）防滞产：产程延长可增加母婴的发病率，在产程中应绘制产程图，及早识别难产，以防滞产。

（4）防产伤：应认真观察产程，减少不必要的干预及不适当的操作，避免暴力，提高接产质量及技术，减少不应有的损伤。

（5）防窒息：胎儿窘迫或新生儿窒息，是难以预料但又危害很大的并发症，一旦发现，应尽快进行宫内复苏，尽快结束分娩。

（6）加强监护：主要是指产时加强监护。

知识点20：第一产程的临床经过及处理 副高：熟悉 正高：掌握

（1）询问病史及检查：未作产前检查者应按产前检查的内容进行询问及检查。了解规律宫缩何时开始，有无见红和阴道流水（羊水）。检查血压、脉搏、体温，作一般体格检查及产科检查，包括宫缩持续及间隔时间、强度、胎位、胎心音及胎头入盆情况，测量骨盆，肛门检查了解子宫颈口扩张及胎先露下降程度等。

（2）处理：清洁外阴及灌肠，灌肠能清除粪便，避免分娩时受污染，同时能刺激宫缩，加速产程进展。若已破膜、阴道出血或估计短时间内即将分娩者均不宜灌肠。胎头衔接、宫缩不强者可在室内散步。若胎膜已破、胎头未衔接者宜卧床待产。膀胱过于膨胀会影响宫缩及先露部下降，因此，应鼓励产妇勤排尿。

（3）观察产程：监视子宫收缩情况、听取胎心音、注意破膜时间（破膜时应立即听取胎心音，并注意羊水的性质与颜色是否正常。破膜超过12小时，应给予抗感染药物）。测量血压，肛门检查了解子宫颈口扩张情况、软硬及厚薄程度、是否破膜、胎先露性质及其高低等。在产程进展缓慢时可做阴道检查决定分娩方式。

知识点21：第二产程的临床经过及处理 副高：熟悉 正高：掌握

（1）先露下降达骨盆底压迫直肠时，产妇有反射性的排便感和不自主的向下进气增加腹压。胎头露出阴道口，宫缩间歇时又缩回阴道，称为胎头“拨露”。当宫缩间歇时也不再缩回阴道，称为“着冠”。

（2）观察胎心率，指导产妇屏气，在宫缩间歇时听胎心。

（3）接生处理：首先应清理新生儿呼吸道内的黏液和羊水；消毒脐带根部后结扎；进行新生儿评分。

知识点22：第三产程的临床经过及处理　副高：熟悉　正高：掌握

协助胎盘娩出，检查胎盘和胎膜产出是否完整。检查软产道有无裂伤，若有裂伤应及时缝合。产后在产房观察2小时，注意宫缩情况、阴道出血量，测量血压、脉搏等，一切正常者再送回休息室。

知识点23：产褥期　副高：熟悉　正高：掌握

产妇全身各器官除乳腺外从胎盘娩出至恢复或接近正常未孕状态所需的时间，称为产褥期。一般规定为6周，这一期间的保健称为产褥期保健。产褥期保健是围生期一切生理心理变化的恢复期的保健。

知识点24：产褥期的临床表现　副高：熟悉　正高：掌握

（1）生命体征：产后体温多数在正常范围内。产后3～4天出现乳房血管、淋巴管极度充盈，乳房胀大，伴体温37.8～39℃，称为泌乳热，一般持续4～16小时即下降，不属病态，但需排除其他原因尤其是感染引起的发热。产后呼吸深慢，一般14～16次/分，是由于产后腹压降低，膈肌下降，由妊娠期的胸式呼吸变为胸腹式呼吸所致。

（2）子宫复旧：胎盘娩出后，子宫圆而硬，宫底在脐下一指。产后第1日略上升至脐平，以后每日下降1～2cm。至产后10日子宫降入骨盆腔内。

（3）产后宫缩痛：在产褥早期因子宫收缩引起下腹部阵发性剧烈疼痛，称为产后宫缩痛。于产后1～2天出现，持续2～3天自然消失。哺乳时反射性缩宫素分泌增多使疼痛加重，不需特殊用药。

（4）恶露：产后随子宫蜕膜脱落，含有血液、坏死蜕膜等组织经阴道排出，称为恶露。恶露有血腥味，但无臭味，持续4～6周，总量为250～500ml。因其颜色、内容物及时间不同，恶露分为血性恶露、浆液恶露、白色恶露。

（5）褥汗：产后1周皮肤排泄功能旺盛，排出大量汗液，以夜间睡眠和初醒时更明显，不属病态。

知识点25：产褥期的处理　副高：熟悉　正高：掌握

（1）产后2小时内的处理：产后2小时内极易发生严重并发症，如产后出血、子痫、产后心力衰竭等，故应在产房内严密观察产妇的生命体征、子宫收缩情况及阴道流血量，并注意宫底高度及膀胱是否充盈等。若发现子宫收缩乏力，应按摩子宫并肌内注射子宫收缩剂。若阴道流血量虽不多，但子宫收缩不良、宫底上升者，提示宫腔内有积血，应挤压宫底排出积血，并给予子宫收缩剂。若产妇自觉肛门坠胀，提示有阴道后壁血肿的可能，应进行肛查确诊后及时给予处理。在此期间还应协助产妇首次哺乳。若产后2小时一切正常，将产妇连同新生儿送回病室，仍需勤巡视。

（2）饮食：产后1小时可让产妇进流食或清淡半流食，以后可进普通饮食。食物应富有营养、足够热量和水分。若哺乳，应多进食蛋白质、热量丰富的食物，并适当补充维生素和铁剂。

（3）排尿和排便：产后5天内尿量明显增多，应鼓励产妇尽早自行排尿。产后4小时内应让产妇排尿，鼓励产妇坐起排尿，解除怕排尿引起疼痛的顾虑。产后因卧床休息、食物缺乏纤维素，加之肠蠕动减弱，产褥早期腹肌、盆底肌张力降低，容易发生便秘，应鼓励产妇多吃蔬菜及早日下床活动。若发生便秘，可口服缓泻剂。

（4）观察子宫复旧及恶露：每日应于同一时间手测宫底高度，以了解子宫复旧情况。测量前应嘱产妇排尿。每日应观察恶露数量、颜色及气味。若子宫复旧不全，红色恶露增多且持续时间延长时，应及早给予子宫收缩剂。若合并感染，恶露有腐臭味且有子宫压痛，应给予光谱抗生素控制感染。

（5）乳房护理：推荐母乳喂养，按需哺乳。母婴同室，做到早接触、早吸吮。于产后半小时内开始哺乳，哺乳前应洗手并用温开水清洁乳房及乳头，用手扶托乳房，防止乳房堵住新生儿鼻孔。每次哺乳后，应将新生儿抱起轻拍背部1～2分钟，排出胃内空气以防吐奶。

知识点26：产褥期保健　　副高：熟悉　正高：掌握

（1）预防产后出血：产后出血是引起产妇死亡的主要原因，必须加强防治。

（2）产褥期卫生指导：为了预防感染和有利于康复，产后休养环境要安静、舒适，室内保持整齐、清洁、空气流通，防止过多的探视。产妇还需注意大、小便通畅。

（3）心理保健：产褥期产妇的心理障碍，原因是多方面的，与分娩后体内内环境发生调整，性激素的比例重新调配及家庭关系、环境等因素都可能有关，做好产褥早期产妇的心理适应工作非常必要，以防止产后心理障碍。

（4）母乳喂养指导：产后新生儿30分钟内即应开始早期吸吮，并实行产后母婴同室，按需喂哺，为母乳喂养的进行打下良好的基础，应坚持纯母乳喂养4～6个月。

（5）产后检查和避孕指导：产后42天应对母婴进行一次全面检查，以确定母亲身体是否恢复正常，婴儿生长状况是否良好。同时，产后排卵功能的恢复是难以预料的，因此应注意意外妊娠的发生，做好避孕防护。

知识点27：高危妊娠　　副高：熟悉　正高：掌握

高危妊娠指在妊娠期间有某种致病因素或并发症，可能危害孕产妇、胎儿和新生儿，或导致难产的妊娠。

知识点28：妊娠高危因素 副高：熟悉 正高：掌握

妊娠高危因素如下。

（1）基本情况：孕母年龄过小或过大（≤18岁或≥35岁）、身材矮小（＜145cm）、体重轻（＜40kg）。

（2）不良产科病史：围生儿死亡、流产、早产、先天畸形、剖宫产史及其他妇科手术史。

（3）内科合并症：肾脏病、糖尿病、高血压、心脏病、内分泌病、血液病等。

（4）本次妊娠出现的特殊情况：妊娠期高血压疾病、多胎、胎位不正、早期妊娠出血、晚期妊娠出血、过期妊娠、胎儿生长受限等。

（5）其他：包括各种不利的社会、经济及个人文化、行为等因素，如未婚、贫困、文盲、无产前检查、有烟酒嗜好等。

五、产前诊断技术

知识点29：绒毛穿刺 副高：熟悉 正高：掌握

绒毛穿刺（CVS）也称绒毛膜穿刺术，用于确诊胎儿是否有染色体异常、神经管缺陷以及某些能在羊水中反映出来的遗传性代谢疾病。绒毛穿刺已广泛应用于妊娠早期遗传病的产前诊断，可在B超的引导下经宫颈或腹部进行。近年来，多数医师倾向经腹途径取绒毛，它具有不良反应少、掌握易、成功率高等优点。一般在妊娠8～12周进行。

知识点30：羊水穿刺 副高：熟悉 正高：掌握

羊水穿刺最佳时间在妊娠16～20周，因为此时羊水量多（200～400ml），自腹壁进针容易，不易伤及胎儿；羊水中有活力细胞比例高，易培养成功；检查发现问题可及时处理。

知识点31：超声诊断 副高：熟悉 正高：掌握

（1）妊娠早期：超声可用于评估胎龄及胎儿的生长。妊娠早期经阴道超声检查还可用于观察胎儿肢芽、腹部、颅脑及心脏的结构。在妊娠早期连体胎儿、多胎等情况也可经超声诊断。

（2）妊娠中期：主要可发现以下异常。①正常结构的缺如；②赘生物，如畸胎瘤等；③梗阻所致的脏器扩张；④疝的形成，如脑膨出、脐膨出和膈疝等；⑤胎儿结构的大小异常；⑥胎儿脏器运动异常，如先天性心脏缺陷等。

知识点32：产前诊断的对象 副高：熟悉 正高：掌握

（1）高龄产妇：35岁以上孕妇生育染色体异常胎儿的概率比正常人高许多倍。

（2）分娩过染色体异常儿的孕妇：她们再生染色体异常儿的概率是1/60，比正常孕妇高

10倍。

（3）夫妇一方有染色体平衡易位或倒位：这类夫妇的子代发生染色体畸变的概率很大。

（4）已生育过一个无脑儿等神经管缺陷的孕妇：她们再生神经管缺陷儿的可能性是5%。

（5）本次妊娠后羊水增加过快，疑有胎儿异常者。

（6）母亲为性连锁疾病携带者：她的一条X染色体上有致病基因，所生男孩有1/2正常，1/2异常；所生女孩有1/2正常，1/2为携带者。

（7）夫妇有先天性代谢疾病或已生育过一个病儿者。

（8）母亲在妊娠早期接受过较大剂量的化学毒剂、辐射以及严重的病毒感染等情况。

（9）具有脆性X染色体或染色体断裂综合征家系的孕妇。

（10）有原因不明的自然流产、死产、畸胎和有新生儿死亡史的孕妇。

六、围生期母婴常见病

知识点33：妊娠期高血压疾病 副高：熟悉 正高：掌握

妊娠期高血压疾病是妊娠期特有的疾病。多数病例在妊娠期出现一过性高血压、蛋白尿等症状，分娩后即消失。该病严重影响母婴健康，是孕产妇和围生儿发病及死亡的主要原因。

知识点34：妊娠期高血压疾病处理要点 副高：熟悉 正高：掌握

（1）注意休息，左侧卧位，饮食要摄入足够的蛋白质、维生素、铁、钙等；必要时给予解痉、降压、镇静、合理扩容及必要的利尿，适时终止妊娠。

（2）解痉：用硫酸镁，应注意用量、用法及毒性。

（3）镇静：如毛花苷丙（西地兰）、冬眠药物（冬眠Ⅰ号合剂）、地西泮等。

（4）降压：如周围血管扩张药、血管紧张素转换酶抑制剂、钙通道阻断剂、中枢性降压药等。

（5）扩容：仅用于严重的低蛋白血症、贫血。

（6）利尿：一般不主张用，仅限于全身水肿、急性心力衰竭、肺水肿等。

（7）适时终止妊娠：要掌握指征。

知识点35：孕期感染 副高：熟悉 正高：掌握

孕妇患感染性疾病，病原体有细菌、病毒、衣原体、原虫、螺旋体等，不仅不同程度地损害孕妇本人的身体健康，还影响甚至垂直传播给宫内胚胎或胎儿，导致流产、死胎、死产；即使早产出生后幸存，也会降低下一代的生命质量。

知识点36：妊娠期巨细胞病毒感染 副高：熟悉 正高：掌握

巨细胞病毒（CMV）是疱疹病毒科中的一种大病毒，存在于血、咽喉、阴道分泌物、精液、乳汁中，为胎儿宫内病毒感染中最常见、危害最大的一种。

知识点37：巨细胞病毒感染的传播途径 副高：熟悉 正高：掌握

巨细胞病毒感染的传播途径：①感染者的呼吸道飞沫、唾液、尿液；②性生活、宫颈分泌物、精液；③宫内胎儿垂直传播、乳汁；④输血。孕妇感染发生病毒血症，使胎盘受感染或通过胎盘屏障感染胎儿。

知识点38：妊娠早期感染巨细胞病毒后果 副高：熟悉 正高：掌握

妊娠早期感染巨细胞病毒会致胎儿流产、早产、死胎等。

知识点39：巨细胞病毒感染诊断要点 副高：熟悉 正高：掌握

（1）用酶联免疫吸附试验（ELISA）方法检测孕妇血清CMV-IgG、CMV-IgM。

（2）妊娠早期做孕妇血清学CMV特异性抗体检查，测定CMV-IgG、CMV-IgM。如CMV-IgM阳性提示孕妇有活动性感染。

（3）对妊娠中期CMV-IgM阳性者，可做羊膜腔穿刺取羊水或有条件者采取胎儿脐带静脉血检测CMV-IgG、CMV-IgM，了解CMV对胎儿的影响，如羊水CMV-IgM阳性，胎儿可能受累。

知识点40：巨细胞病毒感染处理要点 副高：熟悉 正高：掌握

（1）妊娠早期做孕妇血清学CMV特异性抗体检查，如CMV-IgM阳性提示孕妇有活动性感染，应建议做人工流产，终止妊娠。

（2）妊娠中期CMV-IgM阳性做羊膜腔穿刺取羊水或取胎儿脐带静脉血检测CMV-IgG、CMV-IgM，如羊水CMV-IgM阳性，胎儿可能受累，应建议做中期引产，终止妊娠。

（3）妊娠晚期即使CMV-IgM阳性，则只宜仔细做B超检查，观察胎儿发育情况。分娩时留脐带血或新生儿血检查CMV-IgG、CMV-IgM，若CMV-IgM阳性表示胎儿有宫内感染，出生后必须随访，进行听力检测及发育评估。

（4）对有CMV感染的孕妇的乳汁应进行CMV-IgG、CMV-IgM检查，阳性者要停止哺乳。

知识点41：巨细胞病毒感染健康指导 副高：熟悉 正高：掌握

增加高蛋白饮食，增强免疫功能。注意个人卫生，便后认真洗手。如在非妊娠期已检测到CMV-IgM，则试用阿昔洛韦（无环鸟苷）200mg，4小时1次，共5次，再进行复查，治愈后可考虑妊娠。

知识点42：弓形虫病先天性传播途径 副高：熟悉 正高：掌握

弓形虫病的先天性传播途径指孕妇初次感染时的弓形成虫血症通过胎盘传给胎儿，导致胎儿先天性弓形虫（TOX）感染。发生在妊娠早期，可引起流产；妊娠后期致胎儿全身感染，表现为视网膜脉络膜炎、脑积水、脑钙化3个典型表现，称为先天性弓形虫病。

知识点43：弓形虫病后天获得性传播途径 副高：熟悉 正高：掌握

弓形虫病后天获得性传播途径指经口感染，食用被猫、狗粪污染或含滋养体的生肉或未熟的肉类后感染，或输入带虫体的血液及皮肤或黏膜破口接触到滋养体。

知识点44：妊娠合并弓形虫感染诊断要点 副高：熟悉 正高：掌握

血清学检查，酶联免疫吸附试验（ELISA）方法检测TOX-IgG和TOX-IgM，若TOX-IgM阳性，提示为急性感染；TOX-IgG阳性提示曾有感染史，并已产生免疫力。

知识点45：妊娠合并弓形虫感染处理要点 副高：熟悉 正高：掌握

（1）治疗越早，后遗症越少。

（2）妊娠期一旦确诊弓形虫感染，应选用乙酰螺旋霉素治疗，0.5g每日4次口服，2周为一疗程，间歇2周重复一疗程。

（3）妊娠早期检出TOX-IgM阳性，应建议做人工流产。

知识点46：妊娠合并弓形虫感染健康指导 副高：熟悉 正高：掌握

注意饮食卫生，不食未煮熟的肉类，不养宠物，不接触猫、狗。对有明显动物接触史的孕妇，应在妊娠早、中、晚期接受孕期弓形虫的血清学筛查，如妊娠早期检出TOX-IgM阳性，宜建议做人工流产；妊娠中期和晚期阳性者，给予正规治疗，并严密随访。

知识点47：妊娠期风疹病毒感染 副高：熟悉 正高：掌握

风疹是由风疹病毒引起的，多在春冬两季发病流行。直接传播或经呼吸道飞沫传播；孕妇感染风疹病毒后，经胎盘传染胎儿。妊娠早期感染风疹，20%的婴儿有先天性畸形，表现为先天性白内障、耳聋、心脏缺损三联症。孕13～16周感染风疹病毒，胎儿受影响最小。

知识点48：风疹病毒感染诊断要点 副高：熟悉 正高：掌握

根据流行季节、临床表现，结合血清免疫学诊断常用的ELISA方法检测孕妇血清风疹特异性IgM、IgG抗体，如IgG阳性提示感染过风疹病毒，已有免疫力。

知识点49：风疹病毒感染处理要点　　副高：熟悉　正高：掌握

（1）急性风疹发病期，对孕妇主要是对症和支持疗法。

（2）对胎儿的处置：如妊娠早期感染风疹病毒，主张终止妊娠。妊娠中期和晚期感染风疹病毒，应做产前诊断，排除胎儿畸形后继续妊娠。

知识点50：风疹病毒感染健康指导　　副高：熟悉　正高：掌握

妊娠前妇女应检测血清风疹特异性抗体，IgG抗体阴性者，应接种风疹减毒活疫苗，接种疫苗后至少避孕2个月。妊娠后不宜注射疫苗。妊娠前3个月，避免与风疹患者接触。

知识点51：妊娠期单纯疱疹病毒（HSV）感染　　副高：熟悉　正高：掌握

单纯疱疹病毒感染有两种血清型，即HSV-Ⅰ型和HSV-Ⅱ型。前者称口型或上半身型，属于非性传播；后者称生殖器型，属于性传播。孕妇在妊娠20周内感染可致胎儿流产；妊娠20周后感染致早产、低体重儿。

知识点52：单纯疱疹病毒感染诊断要点　　副高：熟悉　正高：掌握

根据临床表现、体征及血清学诊断，需在感染后10日才能查到HSV-IgM抗体。

知识点53：单纯疱疹病毒感染处理要点　　副高：熟悉　正高：掌握

抑制HSV增殖，控制局部感染。急性期有全身症状者以退热、止痛、抗感染为治疗原则，可选用板蓝根、大青叶等处理，保持外阴部干燥、清洁。

知识点54：单纯疱疹病毒感染健康指导　　副高：熟悉　正高：掌握

杜绝与感染源接触。

知识点55：妊娠合并梅毒　　副高：熟悉　正高：掌握

梅毒是感染苍白螺旋体所产生的一种慢性传染性疾病，是危害性较大的性传播疾病之一。临床上可表现为一期梅毒、二期梅毒、三期梅毒、潜伏梅毒和先天梅毒（胎传梅毒）等。患梅毒的孕妇可通过胎盘将梅毒螺旋体传染给胎儿，使胎儿患先天性梅毒。

知识点56：梅毒对妊娠的危害　　副高：熟悉　正高：掌握

梅毒对妊娠危害极大，孕妇患梅毒传染性最强，可导致流产、死胎、早产、死产；若胎儿幸存，也为先天性梅毒儿。

知识点57：妊娠合并梅毒诊断要点　　副高：熟悉　正高：掌握

（1）根据有关性病接触及发病过程，仔细检查病变、临床特征，结合梅毒血清学检查及病原体检查综合考虑。

（2）初筛试验可选快速血浆反应素试验（RPR）。

（3）确诊试验多用梅毒螺旋体血细胞凝集试验（TPHA）。

知识点58：妊娠合并梅毒处理要点　　副高：熟悉　正高：掌握

（1）早期梅毒：青霉素800万U，共14日；或苄星青霉素G 240万U，肌内注射一次，1周后再注射240万U。

（2）晚期梅毒：青霉素240万U，肌内注射，每周1次，共3次。

（3）新生儿先天性梅毒：用青霉素水剂5万U/kg静脉滴注，或普鲁卡因青霉素每日1次，共10～14日。

（4）治疗后要随访3个月、6个月、1年，并做RPR随访。

知识点59：妊娠期出血——前置胎盘　　副高：熟悉　正高：掌握

前置胎盘指妊娠28周后，胎盘附着于子宫下段，甚至胎盘下缘达到或覆盖宫颈内口处，其位置低于胎儿先露部。

知识点60：前置胎盘的种类　　副高：熟悉　正高：掌握

根据胎盘与宫颈内口的关系前置胎盘可分为：①完全性前置胎盘，子宫颈内口全部为胎盘组织所覆盖；②部分性前置胎盘，子宫颈内口部分为胎盘组织所覆盖；③边缘性前置胎盘，胎盘边缘附着于子宫下段，不超越子宫颈内口。

知识点61：前置胎盘诊断要点　　副高：熟悉　正高：掌握

（1）无痛性阴道流血：可以少量反复多次或一次大量急性失血，甚至休克。

（2）腹部检查：腹软，胎儿大小符合孕周，先露高浮，可伴胎位异常。

（3）B超检查：为简单、安全、有效的方法。随着子宫下段形成，子宫颈管逐渐消失和宫颈口的逐渐扩张，胎盘被动地向上“迁移”。胎盘前置的程度可随妊娠的进展、产程进展而发生变化，原来是完全性的可变为部分性的，原来是边缘性的可变为部分性的，通常在妊娠34周后诊断为“前置胎盘”。

（4）前置胎盘的鉴别诊断：应与胎盘早剥、帆状胎盘前置血管破裂、宫颈病变相鉴别。

知识点62：前置胎盘处理要点　　副高：熟悉　正高：掌握

积极的期待疗法适用于妊娠36周，包括：①合理应用宫缩抑制剂，如硫酸镁和地西泮（安定）静脉滴注；②卧床休息；③监护胎儿宫内情况；④纠正贫血，产前需输血补足血量；⑤定时吸氧；⑥边缘性前置胎盘的孕妇应在37周终止妊娠。

知识点63：前置胎盘健康指导　　副高：熟悉　正高：掌握

不随便做人工流产刮宫术，妊娠期接受常规B超检查至少3次，及早了解胎盘和宫口关系，并动态随访。诊断明确后，应绝对卧床休息，禁直肠指检，将出血量减少到最低程度。

知识点64：妊娠期出血——胎盘早期剥离　　副高：熟悉　正高：掌握

妊娠20周至胎儿娩出前的任何期间，胎盘从子宫壁剥离，称为正常位胎盘早期剥离（简称胎盘早剥）。起病急，发展快，多发生在妊娠28周以后。

知识点65：胎盘早期剥离的病因　　副高：熟悉　正高：掌握

（1）血管病变：胎盘早剥孕妇并发妊娠期高血压疾病、肾脏疾病，尤其已有全身血管病变者居多。当底蜕膜螺旋小动脉痉挛或硬化，引起远端毛细血管缺血坏死以致破裂出血，血液流至底蜕膜层形成血肿，导致胎盘自子宫壁剥离。

（2）机械性因素：外伤（特别是腹部直接受撞击或摔倒腹部直接触地等）、胎位异常行外倒转术矫正胎位、脐带过短或脐带绕颈、在分娩过程中胎先露部下降，均可能促使胎盘早剥。此外，双胎妊娠的第一胎儿娩出过快或羊水过多于破膜时羊水流出过快，使子宫内压骤然降低，子宫突然收缩，也可导致胎盘自子宫壁剥离。

（3）子宫静脉压突然升高：妊娠晚期或临产后，孕产妇长时间仰卧位时，可发生仰卧位低血压综合征。此时因巨大的妊娠子宫压迫下腔静脉，回心血量减少，血压下降，而子宫静脉却淤血，静脉压升高，导致蜕膜静脉床淤血或破裂，导致部分或全部胎盘自子宫壁剥离。

（4）吸烟：吸烟使血管发生退行性变增加了毛细血管的脆性，并且尼古丁对血管收缩的影响以及血清中一氧化碳结合蛋白浓度升高均可导致血管痉挛缺血，从而诱发胎盘早剥。

（5）胎膜早破：胎膜早破孕妇发生胎盘早剥的危险性较无胎膜早破者增加3倍，其发生的机制不明确，可能与胎膜早破后伴发绒毛膜羊膜炎有关。

（6）孕妇年龄及产次：孕妇年龄与胎盘早剥发生有关，而产次比年龄更倾向于与胎盘早剥有关。随着产次的增加，发生胎盘早剥的危险性呈几何级数增加。

知识点66：胎盘早期剥离诊断要点 副高：熟悉 正高：掌握

（1）轻型：剥离面积小于1/3，轻度腹部压痛和阴道流血，甚至有的仅在分娩后检查胎盘时发现胎盘母体面有凝血块及压迹。

（2）重型：剥离面积大于1/3，以隐性出血为主，有急剧腹痛、恶心、呕吐、冷汗、内出血休克，子宫硬如板状，宫底逐渐升高，且胎儿往往已死亡。B超显示胎盘比一般增厚；绒毛膜板向羊膜腔凸出；胎盘后血肿形成时，胎盘与子宫壁间出现均匀透声暗区，界限不太清楚。

（3）鉴别诊断：先兆子宫破裂常发生于分娩过程中，出现强烈宫缩、下腹疼痛拒按、烦躁不安、少量阴道流血、有胎儿窘迫征象等。以上临床表现与重型胎盘早剥较难区别。

知识点67：胎盘早期剥离处理要点 副高：熟悉 正高：掌握

一旦诊断胎盘早剥，应立即终止妊娠。不论分娩方式如何，尽可能行人工破膜，减少宫腔压力，使子宫容积缩小，阻止胎盘继续剥离，减少组织凝血活酶进入母体循环，预防和阻止弥散性血管内凝血（DIC）。

知识点68：胎盘早期剥离健康指导 副高：熟悉 正高：掌握

有妊娠期高血压疾病者应及时处理，孕妇不去繁闹处，避免跌倒引起外伤。

知识点69：母儿血型不合 副高：熟悉 正高：掌握

孕妇和胎儿间血型不合可引起胎儿或新生儿时期的免疫溶血，包括ABO和Rh溶血病。重症者胎儿期出现贫血、水肿、肝脾大、心力衰竭、胎死宫内；存活者娩出后短期内进行性黄疸加深，出现高胆红素血症，甚至胆红素脑病——核黄疸。

知识点70：母儿血型不合诊断要点 副高：熟悉 正高：掌握

父母血型不合：母O型，父A型或B型，或母Rh阴性，父Rh阳性；孕母产前抗体效价增高：从妊娠16周开始，定期监测孕母血清抗体滴定度。ABO血型不合IgG抗A或抗B效价＞1∶64，Rh血型不合IgG抗D效价＞1∶8，有临床意义。

知识点71：母儿血型不合处理要点 副高：熟悉 正高：掌握

根据特异性抗体效价检测结果，加强妊娠期监护，可给予中药、西药、血浆置换等治疗，必要时终止妊娠。

知识点72：母儿血型不合健康指导　　副高：熟悉　正高：掌握

对父母血型不合的要加强对母婴的妊娠期监护，通过特异性抗体效价检测，及时发现异常。

知识点73：妊娠合并心脏病　　副高：熟悉　正高：掌握

妊娠、分娩及产褥期均可能使心脏病患者的心脏负担加重而诱发心力衰竭，是孕产妇死亡的重要原因之一。降低妊娠合并心脏病的死亡率必须从预防着手，重视妊娠前和妊娠期监护工作。

知识点74：妊娠合并心脏病诊断要点　　副高：熟悉　正高：掌握

（1）妊娠前有心悸、气短、心力衰竭史或曾有风湿热的病史，体检、X线检查、心电图检查曾被诊断有器质性心脏病。

（2）有劳力性呼吸困难、经常性夜间端坐呼吸、咯血。

（3）查体可发现有发绀、杵状指、持续性颈静脉怒张。

（4）心电图可见严重的心律失常，X线检查示心脏明显扩大。

知识点75：妊娠合并心脏病处理要点　　副高：熟悉　正高：掌握

做好妊娠前的咨询，对允许妊娠者，应在内科、产科医师密切监护下定期进行产前检查，并注意以下情况。

（1）充分休息，保证睡眠，减少氧耗量。

（2）消除或控制引起心力衰竭的各种诱因，纠正贫血，避免上呼吸道感染。

（3）经常注意心脏功能的变化，及早发现早期心力衰竭征象。

知识点76：妊娠合并心脏病健康指导　　副高：熟悉　正高：掌握

对于有心脏病的育龄妇女，一定要做孕前咨询，确定能否妊娠；可以妊娠者一定要从妊娠早期开始，定期进行产前检查。

知识点77：妊娠合并肝脏疾病　　副高：熟悉　正高：掌握

妊娠期的肝脏疾病可分为以下几种情况：

（1）由妊娠引起的妊娠肝内胆汁淤积症、急性妊娠脂肪肝、妊娠剧吐。

（2）与妊娠并存的病毒性肝炎、药物引起的肝炎、暴发性肝衰竭等。

（3）合并慢性肝脏疾病的慢性肝炎、门静脉高压、肝移植后妊娠等。

知识点78：急性病毒性肝炎与妊娠的关系 副高：熟悉 正高：掌握

急性病毒性肝炎是常见的传染病，由甲、乙、丙、丁、戊5型病毒引起，特别是乙型病毒引起的肝炎（乙肝）在围生期影响较大。肝炎和妊娠相互影响：妊娠加重肝炎和肝功能损害，越近妊娠后期，分娩中疲劳、出血更易并发重症肝炎；妊娠早期并发乙肝、肝功能受损，使妊娠反应加剧，胎儿致畸率、流产和早产率、死胎和死产率均增加；妊娠晚期并发乙肝，会使重度妊娠期高血压疾病增加。

知识点79：妊娠合并肝脏疾病诊断要点 副高：熟悉 正高：掌握

（1）流行病学史，如密切接触史、6个月内接受血液使用史。

（2）临床表现有乏力、恶心、尿色黄、肝脾可肿大伴压痛。

（3）丙氨酸转氨酶（ALT或GPT）升高，天冬氨酸转氨酶（AST或GOT）升高，血清胆红素升高，白蛋白减少。

（4）B超协助诊断，检查肝脾大小。

（5）乙肝病毒血清学检查，两对半（HBsAg、抗-HBs、HBcAg、抗-HBc、HBeAg）检查。

知识点80：妊娠合并肝脏疾病处理要点 副高：熟悉 正高：掌握

（1）支持疗法：休息，隔离，清淡低脂饮食；给予维生素类药物，能量供给。

（2）能量合剂应用：选用谷胱甘肽每日1.2g静脉滴注，共用10～14日。还可选用ATP、辅酶A。

（3）小于12孕周的可考虑人工流产终止妊娠。对中、晚期妊娠者则应积极保守治疗，监护至胎儿成熟即终止妊娠。

（4）新生儿处理：留脐血做乙肝抗原抗体检查，注射乙肝疫苗，第1次在三角肌上注射，以后1个月、6个月时加强乙肝疫苗注射2次。若有条件则在新生儿出生后立即肌内注射高效价抗乙肝免疫球蛋白，可获即刻的被动免疫又能随后获得主动免疫。

知识点81：妊娠合并肝脏疾病健康指导 副高：熟悉 正高：掌握

（1）患肝炎的育龄妇女应采取避孕措施（采用工具避孕），症状消失后至少1年才能妊娠。

（2）加强孕妇营养、宣教，加强自身保护，不去探视肝炎患者。

（3）有肝炎密切接触史的孕妇，立即肌内注射丙种球蛋白3～6ml。

（4）产前检查常规做肝功能及乙肝病毒血清学指标测定。

知识点82：妊娠合并糖尿病 副高：熟悉 正高：掌握

妊娠合并糖尿病包括：①妊娠前已有糖尿病的患者妊娠，称为糖尿病合并妊娠；②妊娠前糖代谢正常或有潜在糖耐量减退，妊娠期才出现糖尿病，称为妊娠期糖尿病。

知识点83：妊娠合并糖尿病对母体的影响 副高：熟悉 正高：掌握

对母体的影响：①妊娠期高血压疾病发生率高，可为非糖尿病孕妇的4倍；②羊水过多；③酮症酸中毒；④手术产机会增加，易感染，产后出血多；⑤血管病变，视网膜病变和肾病加重。

知识点84：妊娠合并糖尿病对胎儿的影响 副高：熟悉 正高：掌握

对胎儿的影响：①巨大儿；②先天性畸形；③死胎，多发生在36孕周后；④新生儿高胆红素、低血糖、低血钙、红细胞增多症。

知识点85：妊娠合并糖尿病诊断要点 副高：熟悉 正高：掌握

（1）有糖尿病家族史，尤其母系糖尿病家族史；异常分娩史，原因不明的多次流产、死胎、死产、早产、畸形儿或巨大儿史；此次妊娠胎儿巨大，羊水过多；有多饮、多食、多尿等“三多”症状；反复皮肤真菌感染、疖肿、毛囊炎；过度肥胖超过标准体重20%的孕妇应注意监测血糖。

（2）两次空腹晨尿尿糖阳性，两次或两次以上空腹血糖≥5.8mmol/L。

（3）于妊娠24～28周时口服50g葡萄糖（溶于200ml水中），5分钟内服完，其后1小时测静脉血糖值，≥7.8mmol/L者为糖筛查异常，≥11.2mmol/L的妊娠期糖尿病的可能性极大，需进一步做口服葡萄糖耐量试验。

知识点86：妊娠合并糖尿病处理要点 副高：熟悉 正高：掌握

（1）控制血糖是治疗的关键，血糖控制好可减少死胎，减少胎儿畸形发生。

（2）适当的体育活动。

（3）胎儿生长发育和胎儿宫内情况监护，数胎动、胎心率电子监护等。

（4）不论新生儿体重多少，均应按早产儿护理，防止低血糖、低血钙、高胆红素，注意新生儿呼吸窘迫综合征的发生；仔细检查新生儿有无畸形。

知识点87：妊娠合并糖尿病健康指导 副高：熟悉 正高：掌握

给予良好生活方式的指导，如饮食指导、增加体力活动、避免肥胖、定期进行血糖监测，早期控制血糖，可减少糖尿病晚期微血管并发症。

第五节 围绝经期及绝经后妇女保健

知识点1：围绝经期 副高：熟悉 正高：掌握

围绝经期也称更年期，是指从绝经前一段时间出现与绝经有关的内分泌、生物学改变和临床特征起至绝经12个月内的时期。临床常称为"绝经期"。

围绝经期是每一个妇女都必须经历的生理过渡时期，是妇女从生育功能旺盛状态逐渐衰退到老年，即从卵巢功能开始衰退至完全停止的阶段。

知识点2：绝经过渡期 副高：熟悉 正高：掌握

绝经过渡期指从月经周期开始变化到最后一次月经的时间。

知识点3：绝经期 副高：熟悉 正高：掌握

绝经期指由于卵巢功能丧失月经永远地停止，要连续闭经12个月，同时没有明显的病理改变或其他的生理原因，才可认为是绝经。

知识点4：绝经前期及绝经后期 副高：熟悉 正高：掌握

（1）绝经前期：指卵巢开始衰退到绝经前的一段时间。此期卵巢中虽有卵泡发育，但大部分不能成熟及排卵，虽能分泌一定量的激素，但多数无黄体形成。

（2）绝经后期：指月经停止后至卵巢内分泌功能完全消失的时期，即进入老年之前的阶段。

知识点5：正常绝经妇女生殖器官的解剖学改变 副高：熟悉 正高：掌握

外生殖器可表现出阴阜及大阴唇和小阴唇萎缩，阴道黏膜变薄，子宫体积变小，卵泡的数目变少，卵巢的体积和重量也逐渐变小等。

知识点6：卵巢的衰老 副高：熟悉 正高：掌握

卵泡是卵巢的基本结构和功能单位，卵泡不可逆的减少是绝经发生的原因。妇女一生中卵泡的储备在胎儿期已成定局，出生后不再增加。一生排卵400个左右，35岁后卵泡储备下降的速度明显加快，绝经时基本耗竭。

卵巢的重量和体积也随年龄的增长逐渐减轻和萎缩。20岁时卵巢平均重量5～6g，绝经后卵巢的重量为3～4g，仅为生育期的50%。其内分泌功能也在衰退，主要是雌激素和孕激素的变化。

知识点7：正常绝经妇女围绝经期的内分泌变化　　副高：熟悉　正高：掌握

（1）雌激素：进入更年期后，随着卵巢功能的逐渐衰退，卵巢分泌的雌激素水平逐渐下降，当雌激素减少到不足以引起子宫内膜增生的水平而发生月经停止，即出现绝经。

（2）孕激素：进入更年期后，随着无排卵月经的出现，血孕酮水平明显降低，绝经后更加明显，仅为卵泡期的80%，主要来自肾上腺。

（3）雄激素：绝经后，体内的雄烯二酮水平有所下降，仅为育龄妇女的50%，睾酮下降20%，但在促性腺激素的刺激下，雄激素与绝经前大致相同。

（4）垂体促性腺激素：绝经后，性腺轴反馈作用的周期性消失，卵泡雌激素（FSH）和黄体生成素（LH）水平明显升高，绝经3年达最高水平。

知识点8：围绝经期妇女的心理特点　　副高：熟悉　正高：掌握

（1）焦虑：情绪易激惹。

（2）悲观：疑病心理，情绪消沉，思维凌乱。

（3）个性及行为改变：表现为多疑、自私、急躁、过度兴奋、伤感、做事极端、人际关系协调差等。

（4）性心理障碍：表现为对性生活的消极心理。

知识点9：围绝经期的症状特点　　副高：熟悉　正高：掌握

（1）血管舒缩失调：面部潮红、潮热、出汗是绝经期最突出的症状。

（2）泌尿生殖器的萎缩：性交困难、排尿困难、尿痛、尿急或应力性尿失禁。

（3）月经不规律：可表现为月经周期的改变和月经量的改变。

（4）其他症状：抑郁、精神紧张、心悸、头痛、乏力、水肿、注意力不集中和头晕，这些均不是围绝经期所特有的。

知识点10：围绝经期症状的病因　　副高：熟悉　正高：掌握

围绝经期症状的发生机制尚不太清楚，大多数认为卵巢功能紊乱是导致症状出现的主要原因，同时还与社会文化、心理因素及饮食习惯有关。

知识点11：围绝经期症状的预防　　副高：熟悉　正高：掌握

积极地进行有关围绝经期的健康教育，使围绝经期妇女认识到一些症状的出现是人体生理变化的一种过渡，经过一段时间的适应会自然消失的。要保持轻松愉快的心情，另外适度的体育锻炼、合理的营养是预防一些绝经后疾病的有效措施。

知识点12：围绝经期的一般治疗　　副高：熟悉　正高：掌握

围绝经期精神症状可因神经类型不稳定或精神症状不健全而加剧，故应进行心理治疗，必要时可选用适量的镇静剂以助睡眠。对较轻的症状如心悸、头痛、头晕、乏力及失眠、烦躁、忧虑的围绝经期妇女，要给予热情耐心的解释安慰，帮助其树立信心，建议适度的体育锻炼和参加娱乐活动。可服用调节自主神经的药物，如谷维素；α受体阻断药可治疗潮热症状，如可乐定。为预防骨质疏松应增加日晒时间，摄入足量的蛋白质和含钙丰富的食物，并补充钙剂。

知识点13：绝经期的激素替代疗法（HRT）　　副高：熟悉　正高：掌握

雌激素受体分布于全身各重要器官，因此合理应用雌激素可控制绝经期症状和疾病。

知识点14：激素替代疗法（HRT）适应证　　副高：熟悉　正高：掌握

适应证主要包括雌激素缺乏所致的老年性阴道炎、泌尿道感染、潮红潮热及精神症状、骨质疏松等。

知识点15：激素替代疗法（HRT）禁忌证　　副高：熟悉　正高：掌握

（1）绝对禁忌证：已知或怀疑妊娠、已知或怀疑患有与性激素有关的恶性肿瘤、系统性红斑狼疮症、近期乳腺癌、子宫内膜癌、急性肝病；现患血管栓塞性疾病、不明原因的阴道出血及雌激素依赖性疾病。

（2）相对禁忌证：子宫肌瘤、子宫内膜异位症、子宫内膜增生、偏头痛、静脉曲张或栓塞史、胆囊疾病、胰腺疾病、慢性肝病、乳腺癌史或乳腺癌高危情况（家族乳癌史、良性乳腺疾病）、子宫内膜癌史、家族性高脂血症、高血压、糖尿病等。

知识点16：激素替代疗法（HRT）注意事项　　副高：熟悉　正高：掌握

激素替代疗法注意事项如下。

（1）使用前必须由专科医师全面了解患者病史和家族史。

（2）用药前常规测血压，检查肝肾功能和血脂，进行乳腺及妇科检查。长期服雌激素者应每半年或一年重复上述检查，注意子宫内膜情况，可用B超监测，必要时做内膜活检。

（3）某些患者可能在使用常规剂量时出现雌激素过高引起的不良症状，如非正常子宫出血、乳房痛。如出现，在除外恶性肿瘤后，应减少剂量。

（4）用药期间，子宫肌瘤可能增大。

（5）用药者有下列情况应严密观察，如哮喘，癫痫，偏头痛，三叉神经痛，心功能、肾功能失调。

（6）原则上尽量选择天然雌激素，剂量应个体化，以取得最小有效量为佳。

（7）患者年龄≥60岁，原则上不推荐HRT，仍存在症状时，应选择个体化处理或其他治疗方法。

知识点17：绝经过渡期的健康指导　　副高：熟悉　正高：掌握

（1）重视蛋白质、维生素及微量元素的摄入，保持心情舒畅，注意锻炼身体。

（2）保持外阴部清洁，预防萎缩的生殖器官发生感染；防治绝经过渡期月经失调，重视绝经后阴道流血。

（3）体内支持组织及韧带松弛，容易发生子宫脱垂及压力性尿失禁，应行肛提肌锻炼，即用力做收缩肛门括约肌的动作，以加强盆底组织的支持力。

（4）绝经过渡期是妇科肿瘤的好发年龄，应每年定期体检。

（5）在医师指导下，采用激素补充治疗、补充钙剂等方法防治绝经综合征、骨质疏松、心血管疾病等发生。

（6）虽然绝经过渡期生育能力下降，仍应避孕至月经停止12个月以后为止。

知识点18：围绝经期的健康指导　　副高：熟悉　正高：掌握

（1）保持心情舒畅，正确处理人际关系。

（2）加强性心理卫生指导。

（3）规律生活，睡眠充足，每晚睡眠7～8小时。

（4）坚持适度的体育锻炼，每次不少于30分钟，每周不少于3天。

（5）避免吸烟和大量饮酒。

（6）勤换内裤，预防萎缩的生殖器发生感染。

（7）重视异常阴道出血。

第六节　计划生育

一、避孕方法及选择

知识点1：女性常用避孕方法　　副高：熟悉　正高：掌握

女性常用避孕方法包括：①宫内节育器；②甾体类避孕药；③避孕工具；④输卵管绝育术。

知识点2：宫内节育器（IUD）类型 副高：熟悉 正高：掌握

宫内节育器是目前应用最广泛的一种长效避孕工具，其类型有：

（1）惰性IUD：用惰性材料制成的IUD。因其脱落率和带器妊娠率高，继续存放率低，现已停止使用。

（2）活性IUD：①带铜T形IUD；②带铜V形IUD；③含孕激素Y形IUD；④其他：含锌、磁、前列腺素合成酶抑制剂及抗纤溶药物等的IUD。

知识点3：宫内节育器禁忌证 副高：熟悉 正高：掌握

禁忌证：生殖器炎症治愈前；子宫肌瘤和子宫畸形；月经过多或不规则；子宫颈口过松；贫血及严重的心、肝、肾等疾病。

知识点4：宫内节育器的放置时间 副高：熟悉 正高：掌握

月经干净后3～7日，自然分娩3个月后或剖宫产后6个月、自然流产和中期引产转经后。

知识点5：宫内节育器取出的适应证 副高：熟悉 正高：掌握

适应证：准备生育、改换其他方法避孕、带器妊娠、副作用治疗无效、放置年限已到或绝经半年以上。带铜IUD可放置8～10年。

宫内节育器的不良反应一般包括：腰酸腰痛、白带增多或有血丝、阴道出血、嵌顿、异位、穿孔、感染。

知识点6：甾体类避孕药 副高：熟悉 正高：掌握

避孕药的种类很多，有短效避孕药、长效避孕药、探亲避孕药、皮下埋植避孕药、外用避孕药等，其中应用最多的是短效避孕药。

禁忌证包括：月经稀发、过少；哺乳期；子宫肌瘤、卵巢肿瘤；乳房有肿块；高血压及心、肝、肾疾患；糖尿病及甲状腺功能亢进等代谢疾病；血栓栓塞性疾病；35岁以上吸烟妇女。

知识点7：避孕工具种类 副高：熟悉 正高：掌握

常用避孕工具包括：①男用避孕套；②女用避孕套；③阴道隔膜；④阴道避孕海绵。其中，阴道隔膜使用时比较麻烦，不能正确掌握放置技术，容易导致失败，所以不能广泛使用。

知识点8：输卵管绝育术　　副高：熟悉　正高：掌握

女性绝育术是指通过阻断输卵管以实现长期不生育的目的。主要方法有腹部小切口输卵管结扎术、腹腔镜输卵管上夹或套扎术。手术时间多选择在月经干净后3～7日、人工流产后即时、分娩及中期引产后24小时、自然流产转经后。术后若出现伤口异常、下腹痛等，应转专科医院诊治。

知识点9：选择避孕方法的原则　　副高：熟悉　正高：掌握

（1）适已性：①选择避孕方法要与需要避孕的时间长短相一致；②选择避孕方法要符合生理特点、自身状况；③选择避孕方法要符合性生活习惯。

（2）可得性：即选择的避孕方法容易得到。

二、避孕节育技术

知识点10：紧急避孕法　　副高：熟悉　正高：掌握

（1）紧急避孕药物：毓婷、诺爽、安婷、慧婷。口服，在房事后72小时内服第1片，隔12小时后服第2片。

（2）放置宫内节育器：无避孕措施的性生活发生后超出72小时，可在5天内放置含铜宫内节育器。放置宫内节育器既可紧急避孕，又落实了长效节育措施。但这种方法一般不适宜新婚夫妇及未生育的妇女。

知识点11：紧急避孕法适用范围　　副高：熟悉　正高：掌握

有以下情况应采用紧急避孕，以防怀孕。

（1）性生活时没有采用任何避孕方法。

（2）性生活时采用了避孕套，但避孕套破裂或滑落在阴道内。

（3）使用阴道隔膜或宫颈帽由于放置不当在性生活过程中脱落、破裂或过早取出。

（4）在安全期避孕，日期计算失误或体外排精失控的情况。

（5）已采用口服避孕药避孕，但进行性生活的当晚漏服的。

（6）遭受到性强暴的情况。

知识点12：自然避孕法　　副高：熟悉　正高：掌握

自然避孕法是在月经周期的易受孕期避免性生活或是根据女性月经周期中出现的症状和体征，间接判断排卵过程，进行周期性禁欲而达到调节生育目的的避孕方法。避孕原理是女性一个月经周期中仅发生1次排卵，卵子排出后能受孕的期限只能为24小时，而精子在女性生殖道内也只能存活2～3天，在排卵前后避免性交，使精子和卵子错过相遇机会而达到避孕目的。

知识点13：推算安全期法 副高：熟悉 正高：掌握

推算安全期法是指通过月经周期的症状和体征，间接判断排卵过程并计算易受孕期，从而进行周期性禁欲的避孕方法。适用于月经规律的女性，夫妻经常生活在一起，能够熟练掌握和严格遵守安全期性交的妇女使用。

排卵日前5天及后4天连同排卵当日共10天是排卵期，亦即“危险期”，之前的月经周期为“前安全期”，之后的月经周期为“后安全期”。

知识点14：基础体温测量法 副高：熟悉 正高：掌握

基础体温测量法是指根据排卵后体温较排卵前升高0.2～0.5℃，维持14天后下降，据此间接判断排卵日并避免性交的避孕方法。适用于月经规律，能够熟练掌握体温测量方法并坚持测体温的妇女使用。

知识点15：宫颈黏液观察法 副高：熟悉 正高：掌握

宫颈黏液观察法是指排卵前后由于卵巢分泌激素的变化，影响宫颈黏液的分泌量、拉丝度和结晶形态，据此间接判断排卵并避免性交的避孕方法。适用于月经规律，夫妻经常生活在一起，熟练掌握宫颈黏液观察方法的妇女。

妇女自我感觉外阴是“干”还是“湿”，如果为“湿”则进一步区分是“黏”还是“滑”。如果感觉为“干”，可隔天晚上性交，如果感觉到“湿”或者擦拭外阴发现宫颈黏液，则避免性交直到重新干燥3天后。

知识点16：输卵管绝育术 副高：熟悉 正高：掌握

输卵管绝育术是一种安全、永久性节育措施，通过手术将输卵管结扎或用药物使输卵管腔粘连堵塞，阻断精子与卵子相遇而达到绝育。目前常用方法是经腹输卵管结扎术或腹腔镜下输卵管绝育术。

知识点17：药物流产 副高：熟悉 正高：掌握

药物流产是用药物而非手术终止早孕的一种避孕失败的补救措施。目前临床应用的药物为米非司酮配伍米索前列醇，米非司酮是一种类固醇类的抗孕激素制剂，具有抗孕激素及抗糖皮质激素作用。米索前列醇是前列腺素类似物，具有兴奋子宫和软化宫颈的作用。

知识点18：人工流产负压吸引术 副高：熟悉 正高：掌握

利用负压吸引原理，将妊娠物从宫腔内吸出，称为负压吸引术。适用于妊娠10周内，要求终止妊娠而无禁忌证者；因患有某种严重疾病不宜继续妊娠者。

知识点19：钳刮流产术 副高：熟悉 正高：掌握

钳刮流产术适用于凡孕10～14周以内要求终止妊娠及因某种疾病不宜继续妊娠而无手术禁忌证者。钳刮术时，要扩张宫颈管，一般孕3个月大小的子宫，扩张宫颈应至10～12号。

知识点20：依沙吖啶羊膜腔内注射引产 副高：熟悉 正高：掌握

依沙吖啶是外用消毒剂，引产时使用精致纯品。将一定数量的依沙吖啶药物注入羊膜腔内后，引起宫缩，排出胎儿。

知识点21：剖宫取胎术 副高：熟悉 正高：掌握

剖宫取胎术适用于凡妊娠26周以内，要求终止妊娠而不宜应用其他方法；因某种疾病，不宜继续妊娠，且需同时绝育者。

第七章 儿童保健

第一节 小儿生长发育

知识点1：儿童体格生长发育的规律 副高：熟悉 正高：掌握

（1）生长发育既有连续性又有阶段性，是一个不断从量变到质变的统一过程。生长发育在不断地进行，但各年龄生长发育并非等速进行。一般体格增长年龄越小增长越快，婴儿期生长最快（尤以出生前半年为著），以后逐渐减慢，但至青春期身高、体重增长幅度又较大，出现生长发育的第二个高峰，直至生长发育停止。

（2）各器官系统有不同的规律，各系统发育快慢不同，脑（神经系统）的发育在出生后前两年最快，5岁时其大小及重量基本接近成人。生殖系统则发育较晚，至青春期才迅速生长和发育。

（3）一般生长发育遵循由上到下、由近到远、由粗到细、由低级到高级、由简单到复杂的规律。头部领先生长，下肢最晚；躯干的生长先于四肢；大肌肉发育快，手部的小肌肉发育迟；先学会观看、感觉、认识事物，再发展到记忆、思维、分析判断；先学会画直线条，再会画圈画人等。

（4）在一定范围内，由于遗传、环境、教学等因素的影响，个体之间存在一定的差异，每个儿童都有其自身的生长轨道，而不会完全相同，因此小儿生长发育的各项指标不是绝对的。

知识点2：体格发育指标——体重 副高：熟悉 正高：掌握

体重是身体各器官系统和体液重量的总和，是衡量小儿生长发育和营养状况最常用的指标，也是反映小儿营养状况最易获得的灵敏指标。不同年龄阶段小儿的体重增长有不同的规律，年龄越小，体重越长越快。

知识点3：各年龄阶段儿童体重计算方法 副高：熟悉 正高：掌握

出生后6个月内婴儿的体重=出生体重（g）+月龄×800（g）。

7～12个月婴儿的体重=出生体重（g）+6（月龄）×800（g）+（月龄-6）×250（g）。

1～10岁儿童体重（kg）=年龄（岁）×2+8。

知识点4：体格发育指标——身高 副高：熟悉 正高：掌握

身高（长）是从头顶到足底的垂直长度，代表头、脊柱及下肢长度的总和。3岁内小儿应测量卧位（卧式量床），称为身长；3岁以上小儿站立测量，称为身高。身高（长）是反映骨骼发育、身体长度的重要指标。

知识点5：身高（长）增长规律 副高：熟悉 正高：掌握

年龄越小身高（长）增长越快，婴儿期与青春期为两个最快发育期。出生时身长平均50cm；生后第一年身长增长最快，出生后前半年每月平均增长2.5cm，后半年每月平均增长1.5cm；1周岁达75cm，第二年平均增加10cm，2岁以后直至青春期平均每年增长5～7.5cm。

知识点6：1～10岁儿童身高（长）计算方法 副高：熟悉 正高：掌握

1～10岁儿童身高（长）（cm）=年龄（岁）×7+70（cm）。

知识点7：小儿神经心理发育的内容 副高：熟悉 正高：掌握

小儿神经心理发育是小儿生长发育的重要组成部分，包括神经系统的生长发育和心理发育。神经系统的生长发育是心理发育的物质基础，心理发育在婴幼儿时可反映在多个方面，如感知觉（视、听、嗅、味、触、知觉等）、运动（大动作、精细运动）、言语、心理活动（注意、记忆、思维、想象、情绪、情感、意志和性格等）等方面的发育。

知识点8：神经系统的解剖生理特点 副高：熟悉 正高：掌握

（1）脑和脊髓的发育：神经系统是胚胎时期形成的第一个系统。神经管在胎儿2周时形成。新生儿出生时脑重350g，相当于体重的10%～12%，6个月时达600g，1岁时达900g，相当于出生时的2.5倍，成人时脑重约1500g，相当于体重的2%～3%。大脑皮质细胞分化从胎儿第5个月开始，3岁时基本完成，8岁时已与成人无大区别。小儿出生后大脑皮质的神经细胞数目不再增加，主要是体积的增大、分化及功能发育成熟。神经纤维髓鞘的形成表明传导和神经纤维形态的成熟程度，生后3个月视和听神经髓鞘形成，锥体束在生后4岁时完成，皮层于7岁左右才完成。新生儿出生时，脊髓发育已较成熟，2岁时构造已接近成人，脊髓的发育和运动功能发育相平行，但与脊柱的发育不平衡，3个月胎儿的脊髓下端达第2腰椎下缘，新生儿的脊髓下端位于第3～4腰椎水平，4岁时移至第1～2腰椎间。

（2）神经反射的发育：小儿出生后，即存在着一些先天性反射（无条件反射），随着大脑皮质及感觉器官的发育，逐渐形成各种后天性反射（条件反射），使小儿能更好地适应周围环境。先天性反射包括觅食、吸吮、吞咽、拥抱、握持、踏步反射等，这些无条件反射随月龄的增长而逐渐消失，如吸吮反射和觅食反射均在生后4～7个月消失，拥抱反射在生后

3～6个月消失，握持反射在生后3～4个月消失，踏步反射在生后6周消失。小儿在出生后2周左右即可形成第一个条件反射，即抱起喂奶时出现的吸吮动作；2个月出现与各种感觉相关的条件反射；3～4个月开始出现兴奋性和抑制性条件反射；2～3岁时皮质抑制功能发育完善，7～14岁时皮质抑制调节功能才达到一定强度。

知识点9：感知觉发育 副高：熟悉 正高：掌握

小儿感知觉发育是形成注意、记忆、想象和思维等心理过程的物质基础。感觉是反映当前客观事物个别属性的认识过程，是客观事物直接刺激人的感觉器官神经末梢而引起神经冲动，再由感觉神经传导到脑的相应部位，产生感觉。知觉是反映当前客观事物整体的认识过程，是在感觉的基础上产生的，是多种感觉相互联系和综合活动的结果，通常将感觉和知觉联系起来称为感知觉。

（1）视感知觉：新生儿出生时对光已有反应，强光照射时可引起闭目；生后第2个月开始能协调地注视明亮、活动的物体，此时给他们多看彩色鲜艳的玩具，可促进视觉的发育；3个月可追随活动的玩具和人；5个月已能看自己的手，能注视物体，开始认识母亲；5～7个月出现手眼协调，能寻找跌落的球或木块；7～11个月已有视觉深度，能看到小物体；11～18个月已能区别各种形状，对图片感兴趣；2～3岁能注视小物体及图画；3～4岁可临摹几何图形，视力为对数视力表4.8～5.0（小数记录为0.7～1.0）；5岁能区别各种颜色；6岁时小儿的视力为对数视力表5.0（小数记录为1.0）。

（2）听感知觉：新生儿出生后3～7天时，听觉发育已相当良好，对声音可有呼吸节律减慢等反应；1个月能分辨"吧"和"啪"的声音；3个月出现头转向声源（定向反应）；6个月能区别父母的声音，叫名字已有应答表示，能欣赏玩具发出的声音；8个月时眼及头能转向声源，能确定声音来自何处，能区别语言的意义；10个月两眼能迅速看向声源；1岁时能听懂自己的名字；2岁时能听懂简单的吩咐，能区别不同高低的声音；3岁后可精细地区别不同的声音；4岁听觉发育完善。小儿听感知觉的发育与小儿的语言发展有密切关系，因此，应经常和小儿说话，让他（她）听音乐，多玩能发出声音的玩具来训练小儿的听力。同时应从新生儿开始进行定期的听力筛查，及早发现小儿听觉的异常，及时矫治，以免影响言语的发育。

（3）其他感知觉：新生儿的味觉发育已很完善，对不同的味道可产生不同的反应；婴幼儿的味觉更灵敏，对食物的任何改变都会出现非常敏锐的反应，因此，应注意婴幼儿食物的制作，以引起食欲。新生儿的嗅觉发育成熟，闻到乳汁的香味，会积极寻找乳头；7～8个月时能分辨出芳香的刺激。新生儿已有痛觉存在，但不敏感。新生儿的触觉很灵敏，尤其口周、眼、手掌、足底等部位的皮肤触觉更为灵敏，如轻微刺激口周围皮肤时，可引起张口及吸吮动作；7个月时对刺激有定位能力，如刺激身体某一部位时，小儿可以用手准确地抚摸被刺激的部位。新生儿的温度觉也较灵敏，对冷的刺激比对热的刺激更能引起明显的反应，寒冷可使新生儿啼哭不安，保暖后即安静下来。

知识点10：运动发育 副高：熟悉 正高：掌握

随着大脑皮质功能和传导神经纤维髓鞘化以及全身骨骼肌肉的发展，儿童的运动功能逐渐发展起来。运动和儿童的心理发展有密切关系，因为心理活动是在活动中产生，又在活动中表现出来。例如小儿的感知觉的发展离不开动作，对物体的形状和性质的了解必须通过手去触摸，因此，小儿的运动发育对神经心理发育非常重要。小儿的动作发育有一定的规律性：①自上而下，即头尾规律，如先能抬头，然后会坐、爬、站，最后会行走。②由近到远，离躯干近的肌肉动作先发育，以后远端肌肉动作再发育，如先能抬肩，然后才能用手指取物。③从不协调到协调，如小婴儿往往不能准确地取物，稍大的婴儿即可伸手取到玩具，以后若伸手拿不到玩具，会稍弯腰或向前倾身体而设法拿到玩具。④正面的动作先于反面的动作，如先会用手抓东西，然后才会放下手中的东西；先会拉栏杆站起来，然后才能从站位坐下；先会向前走，然后才能向后退。运动发育包括大运动和精细动作。

（1）大运动发育：①抬头：新生儿俯卧时能抬头片刻；3个月的婴儿坐位时头稳定，握住婴儿的双手将婴儿从仰卧位拉起时，头向后下垂；4～5个月时头与躯干保持一致，坐位时头可自由转动。②翻身：5个月时能从仰卧位翻到俯卧位；6个月时能从俯卧位翻向仰卧位。③坐：3个月时扶住婴儿取坐位时，其腰呈弧形；5个月靠坐时腰能伸直；6个月时能用两手向前撑住后能坐；7个月能独坐片刻，但身体向前倾；8个月时独坐很稳，并能左右转身。④爬：3～4个月的婴儿能用两手支撑上身数分钟；7～9个月能用手支持胸腹在原地转动；8～9个月用上肢向前爬行；12个月能用手、膝合用向前爬；15个月能爬上阶梯。小儿的爬行运动与中脑和小脑的功能有关，学会爬行后，能早接触周围环境，可促进小儿神经心理发育。⑤走：新生儿有立足反射和踏步反射；5～6个月时，两下肢直立并能上下跳动；8个月扶站时，背、腰、臀能伸直；10个月能扶着走；11个月能独立片刻；15个月能独走较稳；18个月能向后倒走；2岁能双足并跳；2岁半能独足跳；3岁能双足交替上下楼梯；5岁能跳绳，能从3～4级台阶上跳下来。了解小儿动作发育顺序后，应提前1个月左右进行该动作的训练，可收到良好的效果。

（2）精细动作发育：新生儿两手紧握，不易松开；3个月时握持反射消失，在胸前玩弄与观看双手，看到物体时全身乱动，试图抓到桌面上的物体；4个月时能用大拇指参与抓住玩具；5个月能抓住物品并放入口中，开始以手掌取物；6～7个月能将物品从一只手传递到另一只手中，出现敲击等探索性活动；8个月能用拇指对其他指取物；9～10个月能用拇指对示指取物；10个月能将手中物品有意识放掉；12～15个月，开始会用汤匙，乱翻书，在纸上乱画；18个月能搭2～3块积木，会脱拉袜子；2岁能搭6～7块积木，能握杯喝水，会一页一页地翻书，能正确用汤匙，能模仿画垂直线和圆；2岁半能临摹直线和水平线，能穿短袜和便鞋；3岁能临摹圆形，能搭9～10块积木，在成年人的协助下会穿衣；4岁能画人体3个部分，临摹正方形，基本上能自己穿衣；5岁开始学写字，但字体大小不一，笔画颠倒。

知识点11：语言发育 副高：熟悉 正高：掌握

语言是人类所特有的一种高级神经活动，听觉器官、发音器官和大脑功能正常与否均会影响语言的发育。语言发育与后天的教养也有密切关系，经常与周围成人进行语言交往，能促进小儿语言的发育。语言的发育包括发音、理解和表达三个阶段。

（1）发音阶段：新生儿出生时的哭叫表明已开始发音；2~3个月的婴儿已能发出喉音，尤其是在逗他时，能发出“啊”“咿”等声音；6~7个月会无意识地发出“爸爸”“妈妈”之类的声音。

（2）理解语言阶段：在小儿学会说话之前，先能理解成人的语言。9个月的婴儿开始能将“音”和具体事物联系起来，听懂成人简单的词意，对成人的要求有一定反应，如成人说“欢迎”“再见”时，小儿会做出相应的手势；说“灯”会用手指或用眼看电灯，表示已完全能理解成人的语言。

（3）表达阶段：在理解语言的基础上，逐渐学会发出有意义的语音，9~12个月以后，能发出单词重音，如“爸爸”“妈妈”“打打”等；12个月能听懂几个字以上的词，包括自己的名字；2岁能说2~3个字构成的句子；3~4岁能说歌谣、能唱歌；5岁开始识字；6~7岁能讲故事。

知识点12：心理活动的发展　　副高：熟悉　正高：掌握

（1）注意的发展：注意是指人们心理的指向并集中于一定的人或物。注意可分为无意注意和有意注意。无意注意是自然发生的，不需要任何意志努力地注意，是注意的初级形式。有意注意是指自觉的、有目的的注意，需要一定的意志努力。两者在一定的条件下可以互相转化。

婴儿时期以无意注意为主。新生儿的无意注意表现为外界各种强烈的刺激都可引起新生儿的注意；3个月的婴儿能短暂地集中注意人脸、声音和色彩鲜艳的玩具等；5~6个月的婴儿能短时间集中地注意一个事物。随着年龄的增长、活动范围的扩大、生活内容的丰富、语言的发育，逐渐出现有意注意。1岁时有意注意开始萌芽；2~3岁时有意注意时间逐渐延长，但注意力容易分散或转移；5~6岁时已能独立地控制自己的注意；随年龄的增长有意注意的时间有所增长，如5~7岁的小儿控制自己注意集中的时间为15分钟、7~10岁为20分钟左右、10~12岁为25分钟左右、12岁后为30分钟。

注意力的培养应从婴幼儿时期开始，应加强注意的目的性，引起小儿的兴趣，排除外来的干扰，有意注意和无意注意的训练两者交替进行。

（2）记忆的发展：记忆是指人们在过去生活中所经历的事物在脑中所遗留的痕迹。痕迹的保持和再现，表明记忆的存在。

记忆是一个复杂的过程，包括识记、保持和回忆三个基本环节。识记是从感觉器官传到大脑的信息在大脑中被处理而逗留的痕迹，从而对事物进行识别和牢记，是知识经验不断积累的过程。保持是在大脑感知多种信息后，选择性地储存有关的少数项目，并进行必要的编排和组台，是巩固已获得的知识经验的过程。回忆是将储存在大脑中的外界信息提取或恢复的过程。回忆又可分为再认和重现。再认是指原来感知过的事物再次呈现时，仍能被认识；重现是指过去感知过的事物不在眼前，但在脑中重现出来并加以确认的过程。

儿童出生后条件反射的出现是记忆开始的标志。生后2周的新生儿出现哺乳姿势的条件反射是最早的记忆；3~4个月开始出现对人与物的认知；5~6个月的婴儿已能再认妈妈。1岁内的婴儿只有再认而无重现。随着年龄的增长，再认潜伏期的时间可延长，1岁时能再认几天或10天前的事物，3岁时可再认几个月以前的事，4岁时可再认1年以前的事，4岁以后可再认更久以前的事。重现是在小儿1岁后才出现，最初仅限于几天以内的事物，3岁可保持几个星期，4岁可保持几个月，4岁以后可保持更长的时间，因此人们只能回忆起4~5岁时的童年生活。

婴幼儿时期记忆的特点是记忆的时间短，内容少，易记忆带有欢乐、愤怒、恐惧等情绪的事情。随着年龄的增长，生活内容丰富，活动范围扩大，记忆的内容越来越广泛和复杂，记忆的时间也延长。最初是以机械记忆为主，这种记忆精确性差，暗示性大，常被误认为说谎。随着思维、理解、分析能力的发展，便产生了有意记忆、理解记忆和逻辑记忆，使记忆能力进一步加深和拓宽，并能记忆大量较复杂的事情。

对儿童记忆能力的培养，应在游戏活动中、情绪良好的情况下进行，帮助儿童采用多种方法进行识记，培养在积极的思维过程中识记，在理解的基础上进行记忆。

（3）思维的发展：思维是人利用理解、记忆、综合分析能力认识事物的本质，掌握事物发展规律，借助语言实现的一种思想或观念的精神活动。属于心理活动的高级形式，是智力活动的核心，是区别于动物的基本界限。

思维的发展过程分为三个阶段：直觉行动思维、具体形象思维和抽象概念思维。3岁前的婴幼儿的思维是直觉行动思维，其特点是与客观物体及行动分不开，不能脱离人、物和行动来主动思考，若活动对象或动作转移，儿童的思维也随之转移。学龄前期儿童以具体形象思维为主，是以具体形象引起的联想来进行思维，如学妈妈喂自己吃饭的形象给娃娃喂饭。在后期抽象概括的思维活动有了一定的发展。6岁以后，通过各种形式的智力活动，逐渐学会了综合、分析、分类、比较、抽象等思维方法，使思维具有目的性、灵活性和判断性，是思维过程中的质变，而出现了抽象概念思维。

知识点13：儿童心理卫生　　副高：熟悉　正高：掌握

儿童心理卫生又称精神卫生，是从心理角度研究如何保护和增强儿童心理健康。儿童心理健康是根据儿童不同年龄特点和心理发育规律。在先天禀赋的气质下，在良好的家庭和社会环境的影响下，通过家庭和学校的教育和训练，以及医疗卫生保健措施的保护，来培养儿童健康的心理、坚强的性格和良好的社会适应能力。

知识点14：婴儿期心理卫生　　副高：熟悉　正高：掌握

（1）婴儿气质的心理卫生：气质是小儿对内在或外来刺激反应的方式。气质是天生的，但可以通过环境的改变和教育训练，采取适当措施，发扬气质中的优点，克服弱点，从而培养其良好的情绪，更好地适应环境。

（2）建立良好的感情依恋关系：母亲对婴儿的哺乳、接触、抚摸、关心及护理等，均能使婴儿感到母亲的温暖，有安全感，从而促进对母亲的信任；在此基础上发展起对周围环境产生安全感，并且为以后与周围的人建立亲密关系的能力奠定基础。如果婴儿早期失去母亲或从小就寄养给其他人，没有经过感情依恋关系的发展阶段，就不能对环境建立起信任感和安全感，而变得胆小、呆板迟钝、孤僻不合群，以致影响以后的个性发展。因此，建立亲子感情依恋关系不仅可以促进婴儿的感知觉发育，更重要的是培养小儿适应社会的能力。

知识点15：幼儿期的心理卫生　　副高：熟悉　正高：掌握

经过婴儿期的快速生长发育，幼儿期的神经心理迅速发展。由于幼儿活动范围扩大，与环境接触增多，言语迅速发展，已能用语言与成人交往，求知欲增强，已具有了最初的思维能力，情感也有了进一步发展，在此阶段应注意对小儿的教育方法，重视心理卫生的发展。

（1）断奶的心理卫生：小儿1岁左右是断奶的时间，应在婴儿期合理添加辅助食品的基础上逐渐断奶（母奶），切不可骤然断奶，也不能在乳头上涂抹辣椒、药水等有刺激的东西或与母亲隔离，强迫小儿进食等，这样做会引起小儿更加哭闹、夜惊、拒食，从而影响小儿的心理健康。

（2）促进语言发展的心理卫生：在促进小儿语言发展的过程中，应注意尽量满足他们的求知欲，对他们提出来的问题，应当实事求是地解答，绝不应当感到麻烦而加以阻止，以免挫伤小儿发展语言的积极性。小儿说话有个体差异，不能强迫小儿说话或做过多的矫正，因为那样可令小儿说话时心急而发生口吃。应注意发现小儿语言发育迟缓的现象，查找原因，并及时采取相应的措施。

（3）采取正确和引导的教育方法：对小儿的教育应采取引导教育的方法，可使小儿产生良好的情绪和性格。而经常训斥、打骂容易形成怯懦、抑郁和固执的性格，在行动上变得不诚实、冷酷，甚至残忍。如对小儿过分溺爱和夸奖，会使他们形成任性、骄傲自大、自私自利的性格。但也不能用使小儿害怕的语言来教育小儿，长此以往会使他们变得胆小、害怕、谨小慎微，严重时可造成恐怖症，影响心理健康。家庭和睦、家庭成员对小儿的教育方法一致等，可促进小儿情感、情绪、性格的正常发展。

知识点16：学龄前期儿童的心理卫生　　副高：熟悉　正高：掌握

学龄前期儿童脑发育逐渐成熟，心理活动发育较快，但很容易兴奋，不善于控制自己的行为。学龄前儿童的主要活动形式是游戏，家长应善于引导，通过玩具和游戏来发展小儿的想象力，丰富知识。培养良好的道德品质、性格和意志。

这个年龄阶段儿童的特点是好奇、好动，家长应当予以理解、支持并给予正确引导，以满足其情感上的要求，这样可培养起勇敢、好学的性格。不能过多地训斥和限制，以免使小儿形成害怕、畏缩不前、迟疑的性格，表现为特别顺从、过分老实听话、胆小害怕，将来难以适应社会环境。因此，父母的言行、教育方法等对小儿的性格、情感、社会适应能力的培养有重要作用。

知识点17：学龄期儿童的心理卫生　　副高：熟悉　正高：掌握

学龄期儿童的生活环境和内容较之以前均发生了很大的变化，开始以学习为主导的活动。学校的环境和学习与幼儿园大不相同，要有一个适应的过程。这就要求老师和家长采取正确的教育、激发鼓励的方法，使儿童能积极主动、自觉地适应新的学习环境，提高学习兴趣，获得良好的学习效果，从而促进儿童心理发展。如采取压服、恐吓、斥责等方法，会使他们形成自卑、胆怯、逃避等不良性格，导致儿童说谎、逃学、离家出走等异常行为。如能采取鼓励表扬的教育方法，对缺点实事求是地加以分析、开导，不一味地批评指责，就能增强儿童的自信心，避免产生自卑感。鼓励儿童与同学交往，积极参与学校的集体活动，培养起开朗、活泼的良好性格。家庭的温暖、关心和有规律的生活方式，也能促进儿童心理的健康发展。

知识点18：影响小儿生长发育的因素　　副高：熟悉　正高：掌握

影响小儿生长发育的因素，有遗传和环境两大方面。

（1）遗传因素：遗传是影响小儿生长发育的重要因素，染色体上的基因携带的遗传信息决定了遗传的物质基础，在小儿生长发育过程中决定了个体发育特点，并形成个体差异。父母的身高、体型、心理活动特征、性格及外貌等均可影响小儿的生长发育。遗传性疾病、染色体异常均可通过遗传影响小儿的生长发育。

（2）环境因素：环境因素主要指自然和社会环境因素。足够的热能和各种营养素是小儿生长发育的物质基础，任何营养素的缺乏或体内失衡都会导致体格生长发育落后。合理的生活制度、良好的空间环境、符合发育特征的早期教育、温暖和睦的家庭等均可促进小儿的生长发育和智能发展。各种急、慢性疾病对小儿的生长发育有直接的影响。

第二节　小儿营养和喂养

知识点1：新生儿喂养方法　　副高：熟悉　正高：掌握

新生儿喂养方法包括：①母乳喂养；②混合喂养；③人工喂养。

知识点2：母乳喂养　　副高：熟悉　正高：掌握

母乳含有适当的蛋白质、碳水化合物（糖类）、脂肪、矿物质（无机盐类）及各种维生素，是新生儿的最佳营养品。

（1）正确的哺乳姿势：可采用侧躺（足球）抱法、侧卧抱法、摇篮抱法、橄榄球抱法进行哺乳。哺乳时将乳头和大部分乳晕送入婴儿口中，使婴儿舌头从下向上裹住母亲乳头及大部分乳晕。

（2）开奶时间：生后半小时。

（3）哺乳间隔时间：不定时，需要即哺，逐渐形成规律。

（4）体弱儿及吮吸困难者的喂乳：将乳汁用吸乳器吸出放在小杯中用小勺喂给婴儿。注意保持容器卫生。

（5）帮助婴儿将胃里的空气呃出：哺喂完毕将婴儿直立抱起，使其头靠母肩，轻拍其背部，令其将胃里的空气呃出，防止吐奶。

知识点3：不宜母乳喂养的情况 副高：熟悉 正高：掌握

母亲患有活动性肺结核、肝炎、获得性免疫缺陷综合征（艾滋病）、严重的心肾疾病、糖尿病、精神病时不宜喂奶。患急性呼吸道感染时哺乳应戴口罩，患乳腺炎时应暂停哺乳。

知识点4：混合喂养 副高：熟悉 正高：掌握

母乳不足时可采用混合喂养。婴儿配方奶、牛奶、羊奶、全脂奶粉均可作为母奶不足时的补充品，婴儿配方奶更接近母乳，应作为第一选择。

知识点5：人工喂养 副高：熟悉 正高：掌握

人工喂养首选优质婴儿配方奶粉作为母乳的替代品。无条件时也可选用鲜牛奶、全脂奶粉、羊奶等喂养婴儿。应注意的是：

（1）严格按照婴儿月龄及奶粉的说明书配制婴儿乳品。

（2）严格消毒哺乳用具。

（3）奶的温度及奶嘴孔的大小应适宜。

（4）各类果奶、麦乳精、炼乳不能作为婴儿食品喂养婴儿。

知识点6：1～12个月婴儿的喂养 副高：熟悉 正高：掌握

母乳为婴儿的最佳食品，可满足婴儿出生后4～6个月的营养需要。4～6个月以后应逐渐添加辅食。添加辅食的原则：由单一到多样，由稀到稠，由细到粗，每添加一种辅食都应从少量开始，观察婴儿消化及粪便变化情况3日，然后再增加分量或试用另一种食物。

0.5～3个月：维生素D制剂、水果汁、菜汁。

4～6个月：米粉、乳儿糕、烂粥、蛋黄、鱼泥、菜泥、水果泥等。

7～9个月：烂面、饼干、鱼、蛋、肝泥、肉末、豆腐、动物血。

10～12个月：稠粥、软饭、挂面、馒头、面包、碎菜、碎肉、豆制品。

知识点7：1～3岁幼儿的喂养 副高：熟悉 正高：掌握

幼儿期生长发育较婴儿期缓慢，但幼儿活动增多，神经精神发育较快，需要供给营养丰富的食物。这期间的喂养具体措施如下：

（1）供给足够的热量和各种营养素，热能377～418kJ/（kg·d），蛋白质3.0g/（kg·d）。

（2）食物要做得细、软、烂，适合幼儿的消化能力。

（3）食物的种类多样化。

（4）进餐次数可每日5次，即三餐加上下午点心各一次，以后逐步减为三餐加一次点心，每次间隔4小时。

知识点8：3～6岁学龄前儿童的喂养　　副高：熟悉　正高：掌握

学龄前儿童生长发育渐趋平稳，平均每年增重2kg，身高增长5～7cm，咀嚼及消化能力增强，可食用大部分成人食品，但应注意荤素搭配、粗细搭配，增加花色品种，促进孩子的食欲，养成吃清淡食物的习惯；两餐之间给予加餐，加餐食品以牛奶、小点心、水果为宜。

第三节　计划免疫和预防接种

知识点1：自动免疫　　副高：熟悉　正高：掌握

自动免疫是指经过抗原物质（如病毒、疫苗）的刺激使机体免疫系统产生特异性免疫力。这种抗原物质亦称为自动免疫制剂。自动免疫可分为自然和人工自动免疫两种。

知识点2：被动免疫　　副高：熟悉　正高：掌握

被动免疫指含有特异性抗体的免疫制剂，接种于人体后，可立即获得免疫力。这种免疫制剂又叫被动免疫制剂，如丙种球蛋白、转移因子等。

知识点3：计划免疫　　副高：熟悉　正高：掌握

计划免疫是根据传染病的疫情监测和人群免疫水平的调查结果分析，按照科学的免疫程序，合理地、有计划地进行预防接种，以提高人群免疫水平，达到控制和消灭相应传染病的目的。

知识点4：基础免疫　　副高：熟悉　正高：掌握

基础免疫是指人体初次接受某种疫苗全程足量的预防接种，是一种打好基础的有效免疫。对1周岁内儿童的各种疫苗接种都属于基础免疫。接种的疫苗不同，基础免疫的次数和剂量也不同。

知识点5：加强免疫　副高：熟悉　正高：掌握

加强免疫是指基础免疫后，相隔一段时间再进行同类疫苗的接种，以保持体内有效的免疫力。如百白破疫苗在1岁以内完成基础免疫，1.5～2岁时要加强注射一次，6岁时还要注射白破二联苗作再次加强免疫。

知识点6：预防接种　副高：熟悉　正高：掌握

预防接种是利用人工制备的抗原或抗体，通过适宜的途径接种于机体，使个体或群体产生对某种传染病的特异性的自动或被动免疫。

知识点7：应急接种　副高：熟悉　正高：掌握

应急接种是指在有传染病流行威胁时，为控制疫情蔓延，对易感染人群开展的预防接种活动。可分为普种和有重点的接种，为提高预防效果一般选择最易受感染的人群作为接种对象。

知识点8：常规接种　副高：熟悉　正高：掌握

常规接种是指接种单位按照国家免疫规划和当地预防接种工作计划定期为适龄人群提供的预防接种服务。承担国家免疫规划疫苗接种工作的接种单位每年至少应提供12次接种服务。

知识点9：疫苗及其分类　副高：熟悉　正高：掌握

疫苗是指为了预防、控制传染病的发生、流行，用于人体预防接种的疫苗类预防性生物制品。根据中华人民共和国国务院2005年6月1日颁布实施的《疫苗流通和预防接种管理条例》，疫苗分为两类。

（1）第一类疫苗：指政府免费向公民提供，公民应当依照政府的规定接种的疫苗。包括国家免疫规划确定的疫苗，省、自治区、直辖市人民政府在执行国家免疫规划时增加的疫苗，以及县级以上人民政府或其卫生主管部门组织的应急接种或者群体性预防接种所使用的疫苗。

（2）第二类疫苗：指由公民自费并且自愿接种的其他疫苗。

知识点10：第一类疫苗——乙肝疫苗　副高：熟悉　正高：掌握

（1）剂型：重组酵母基因疫苗，为针剂，可预防乙型肝炎。

（2）对象：出生后24小时内、1月龄、6月龄。

（3）方法：于上臂三角肌肌内或大腿前部外侧肌内注射5μg；若母亲乙型肝炎表面抗原及e抗原阳性者，新生儿可注射10μg。注射前应充分摇匀。

（4）禁忌：发热、患有急性或慢性严重疾病者及有过敏史者禁用。

（5）反应：本疫苗很少有不良反应。个别人有中度和低度发热或注射局部轻微疼痛，24小时内即消失。

知识点11：第一类疫苗——卡介苗　　副高：熟悉　正高：掌握

（1）剂型：冻干疫苗，为减毒活疫苗，可预防结核病。

（2）对象：出生24小时后接种。

（3）方法：于上臂三角肌外下缘皮内注射0.1ml。稀释后的疫苗应于半小时内用完。

（4）禁忌：卡介苗并无绝对的禁忌证。除非儿童伴有免疫缺陷病，或因恶性疾病而致免疫应答反应抑制，或使用糖皮质激素者。相对禁忌包括：早产、难产或伴有明显先天性畸形的新生儿；发热（>37.5℃），腹泻，急性传染病，心、肝、肾等器官慢性病，严重皮肤病，神经系统疾病及对预防接种有过敏反应史者。

（5）反应：接种后2周，局部可出现红润，继之软化形成脓疱，破溃后形成直径为5mm的溃疡，8～12周自行结痂，痂皮脱落后形成瘢痕，属正常反应。

如接种局部溃疡超过10mm且较深，或淋巴结化脓，久不愈合，应及时处理；同时应口服异烟肼每日8～10mg/kg，连服3个月。

知识点12：第一类疫苗——二价口服脊灰减毒活疫苗（OPV）　　副高：熟悉　正高：掌握

（1）剂型：减毒活疫苗，口服滴剂型疫苗，预防脊髓灰质炎。

（2）对象：基础免疫为出生后2月龄接种1剂脊灰病毒灭活疫苗（IPV），3月龄、4月龄和4周岁各接种1剂二价脊灰减毒活疫苗（OPV）。

（3）方法：口服滴液接种。

（4）禁忌：有免疫缺陷症者禁服；在接受免疫制剂期间禁服；患急性疾病、严重慢性疾病、慢性疾病的急性发作期、发热者禁服。

（5）反应：可有发热、腹泻、烦躁、呕吐，一般不需特殊处理，必要时对症处理。

知识点13：第一类疫苗——百白破三联混合疫苗　　副高：熟悉　正高：掌握

（1）剂型：百日咳菌苗、白喉类毒素和破伤风类毒素三联混合制剂，简称百白破疫苗，可同时预防百日咳、白喉、破伤风三种疾病。

（2）对象：基础免疫为出生后3月龄、4月龄、5月龄连续注射3剂，间隔1个月。加强免疫为18～24月龄。

（3）方法：于臀部外上方1/4处或上臂三角肌肌内注射0.5ml。注射前应充分摇匀。

（4）禁忌：有癫痫、神经系统疾患及惊厥史者禁用；因属儿童剂型的疫苗，故成人禁用；急性传染病（包括恢复期）及发热者暂缓注射。

（5）反应：发热，常发生在接种后6～8小时，一般在48小时内恢复正常。局部红肿、疼痛为正常反应，一般于接种后24小时发生。硬结，一般在1～2个月经机体的缓慢吸收而消失。如果注射部位轻度化脓，可采取热敷或理疗促进吸收，切忌切开排脓，以免引起感染；也可用无菌注射器将脓液抽出，重者切开排脓，有继发感染时，应及时用抗菌药物。

知识点14：第一类疫苗——麻风（麻疹）疫苗 副高：熟悉 正高：掌握

（1）剂型：冻干减毒活疫苗，可预防麻疹、风疹。

（2）对象：出生后8月龄；复种：18～24月龄。

（3）方法：于上臂外侧三角肌下缘附着处皮肤，用75%乙醇消毒，待干后皮下注射0.5ml。

（4）禁忌：患严重疾病、发热或有过敏史者（特别是有鸡蛋过敏史者）不得接种。

（5）反应：注射后局部一般无反应。在6～10日少数人可能发热，一般不超过2日，偶有散在皮疹。

知识点15：第一类疫苗——麻疹、流行性腮腺炎、风疹三联减毒活疫苗（MMR） 副高：熟悉 正高：掌握

（1）对象：18～24月龄。

（2）方法：上臂外侧三角肌下缘附着处皮肤，用75%乙醇消毒，待干后皮下注射0.5ml。

（3）禁忌：患严重疾病、发热或有过敏史者（特别是有鸡蛋过敏史者）不得接种。

（4）反应：注射后一般无局部反应。在注射后6～10日时少数人可能发热，一般不超过2日。

知识点16：第一类疫苗——白喉、破伤风联合疫苗 副高：熟悉 正高：掌握

（1）剂型：白喉类毒素和破伤风类毒素联合制剂，简称白破疫苗，为加强免疫用的疫苗，预防白喉和破伤风。

（2）对象：6岁儿童。

（3）方法：于上臂三角肌肌内注射0.5ml。注射前应充分摇匀。

（4）禁忌：患严重疾病、发热或有过敏史者及注射破伤风类毒素、白喉类毒素后发生神经系统反应者禁用。

（5）反应：注射后局部可有红肿、疼痛、发痒，或有低热、疲倦、头痛等，一般不需处理即可消退。局部可能有硬结，1～2个月即可吸收。

知识点17：第一类疫苗——乙型脑炎疫苗　副高：熟悉　正高：掌握

（1）剂型：可预防乙型脑炎，分灭活疫苗和减毒活疫苗两种。

（2）对象：基础免疫为8月龄，灭活疫苗接种2剂，间隔7～10日。加强免疫为18～24月龄、6岁。

（3）方法：接种上臂外侧三角肌附着处皮下注射，剂量0.5ml。

（4）禁忌：患有脑神经疾病者禁用；过敏性疾病患者及既往对抗生素、疫苗有过敏史者禁用；发热、疾病急性期暂缓接种。

（5）反应：局部可出现红肿、疼痛、发热等反应，均属正常，1～2日可自愈。

知识点18：第一类疫苗——流行性脑脊髓膜炎疫苗　副高：熟悉　正高：掌握

（1）剂型：有A群流行性脑脊髓膜炎（简称流脑）多糖疫苗和A＋C群流脑疫苗两种，预防A群和C群流行性脑脊髓膜炎。

（2）对象：基础免疫2针，6月龄用A群流脑疫苗接种第1针，间隔3个月接种第2针。加强免疫为3岁、6岁。使用A＋C群流脑疫苗时，接种对象为2岁以上的人群；已接种过1剂A群流脑疫苗者，接种A＋C群流脑疫苗与接种A群流脑疫苗的时间间隔不得少于3个月；已接种2剂或2剂以上A群流脑疫苗者，接种A＋C群流脑疫苗与接种A群流脑疫苗最后1剂的时间间隔不得少于1年；按以上原则接种A＋C群流脑疫苗，3年内避免重复接种。

（3）方法：上臂外侧三角肌附着处皮肤经消毒后皮下注射0.5ml。

（4）禁忌：对患有癫痫、癔症、脑炎后遗症、抽搐等病症或有上述疾病既往史及过敏史者；严重疾病，如肾脏病、心脏病、活动性结核等；急性传染病及发热者。

（5）反应：接种后反应轻微，少数出现局部红润、硬结、发热，1～2日可自行消退。

知识点19：第一类疫苗——甲肝疫苗　副高：熟悉　正高：掌握

（1）剂型：目前有甲肝减毒活疫苗和甲肝灭活疫苗两种。

（2）对象：1周岁以上学龄前儿童，中小学生，大学生，青壮年，各类服务行业如饮食行业人员，医务人员等特殊人群。

（3）方法：甲肝减毒活疫苗于上臂三角肌附着处皮下注射，一次1.0ml。甲肝灭活疫苗1～15周岁者使用儿童剂量（0.5ml/支），上臂三角肌肌内注射，注射前应充分摇匀，初次免疫使用0.5ml，间隔6个月加强0.5ml；16周岁以上者（含16岁）用成人剂型（1.0ml/支），上臂三角肌肌内注射，初次免疫使用1.0ml，间隔6个月加强1.0ml。

（4）禁忌：身体不适，腋温超过37.5℃者；急性传染病或其他严重疾病；免疫缺陷或接受免疫抑制剂者；过敏体质者。

（5）反应：注射疫苗后少数可能出现局部疼痛、红肿，一般在72小时内自行缓解。偶有皮疹出现。毋需特殊处理，必要时对症治疗。

知识点20：第二类疫苗——流感疫苗 副高：熟悉 正高：掌握

（1）剂型：疫苗有全病毒疫苗、裂解病毒疫苗和亚单位疫苗三种类型，目前多选用后两种流感疫苗。

（2）对象：重点推荐人群为60岁以上人群；慢性病患者及体弱多病者；医疗卫生机构工作人员，特别是一线工作人员；小学生和幼儿园儿童。推荐人群为养老院、老年人护理中心、托幼机构的工作人员；服务行业从业人员，特别是出租车司机，民航、铁路、公路交通的司乘人员，商业及旅游服务的从业人员等；经常出差或到国内外旅行的人员。

（3）方法：于上臂外侧三角肌附着处皮下注射，成人和3岁以上儿童，接种1剂，0.5ml；6～35个月龄儿童，接种2剂，每剂0.25ml，间隔4～6周。

（4）禁忌：已知对疫苗中任何成分过敏者禁用，如鸡蛋、卵蛋白、甲醛溶液等；急性发热性疾病患者应推迟接种。

（5）反应：偶有发热，接种局部红、肿、痛，一般无需治疗，通常会在短期内自然消失。如果出现较重症状应及时就诊。

知识点21：第二类疫苗——肺炎疫苗 副高：熟悉 正高：掌握

肺炎疫苗适用于预防肺炎球菌引起的肺炎球菌疾病。

（1）对象：用于2岁以上者；脾切除者或是由镰状细胞性疾病及其他原因引起的脾功能障碍者；慢性病患者如心血管疾病、肝病、肾病、糖尿病等疾病患者；年龄在50岁或以上者；群体密切接触者，如寄宿学校、养老院等；当疫苗中含有的某型肺炎球菌在人群中发生一般的暴发流行时社区中的高危人群；易发生流感并发症危险者。

（2）方法：上臂外侧三角肌皮下或肌内注射0.5ml，注射前应充分摇匀。疫苗再接种需间隔5年以上。

（3）禁忌：对疫苗以及其他疫苗过敏者禁用；孕妇、哺乳期妇女、2岁以下儿童禁用。免疫抑制剂治疗期、化疗期、放疗期患者，发热、急性感染、慢性疾病活动期患者应推迟接种。

（4）反应：注射局部红肿、疼痛及硬结，偶见低热。一般不需特殊治疗。

知识点22：第二类疫苗——水痘疫苗 副高：熟悉 正高：掌握

接种水痘疫苗不仅能预防水痘，还能预防因水痘带状疱疹而引起的并发症。

（1）对象：建议无水痘史的成人和青少年应该接种，易感人群主要是12月龄～12周岁的健康儿童。

（2）方法：1～12岁的儿童接种一剂量（0.5ml）；13岁及以上的儿童、青少年和成人接种2剂量，间隔6～10周。儿童及成年人均于上臂皮下注射，绝不能静脉注射。

（3）禁忌：急性严重发热性疾病患者应推迟接种。对新霉素全身过敏者、白细胞计数少于1.2×10^9/L者及孕妇，不得接种。

（4）反应：接种疫苗后一般无反应，在接种6～18天内少数人可有短暂一过性的发热或轻微皮疹，一般无需治疗会自行消退，必要时可对症治疗。

知识点23：第二类疫苗——B型流感嗜血杆菌疫苗（Hib） 副高：熟悉 正高：掌握

（1）剂型：Hib疫苗是一种供肌内注射的轻微混浊的白色无菌溶液。

（2）对象：Hib疫苗适用于从2～17月龄的婴幼儿常规免疫接种，预防Hib引起的侵袭性疾病。不能用于预防其他型别流感嗜血杆菌引起的疾病，也不能预防其他微生物引起的脑膜炎。

（3）方法：采用肌内注射，切忌静脉注射。经肌内注射0.5ml，首选接种部位为大腿前外侧或上臂外侧。2～14个月龄的婴儿最好在2月龄时接种第一针（0.5ml），间隔2个月后（或此后尽早）接种第二针（0.5ml）疫苗。若在12个月龄之前已完成两针基础免疫接种，还须加强免疫接种一针。15月龄或更大月龄幼儿只须接种一针。在12个月龄前已完成两针基础免疫接种的婴幼儿，应在12～15个月龄期间再加强免疫接种一针（0.5ml），加强免疫与基础免疫第二针之间的间隔不得少于2个月。

（4）禁忌：急性严重发热性疾病患者应推迟接种；已知对疫苗中任何成分过敏者特别是破伤风类毒素过敏者或既往接种Hib疫苗过敏者不能接种。

（5）反应：未发现与疫苗有关的严重不良反应，较为常见的不良反应依次为发热、接种局部红斑和肿块或硬结，且多在接种6小时后出现，接种24小时和48小时后基本逐步减小或消失。

知识点24：第二类疫苗——口服轮状病毒活疫苗 副高：熟悉 正高：掌握

（1）剂型：活疫苗，为橙红色或粉红色液体。

（2）对象：主要用于2个月～3岁婴幼儿。

（3）方法：开启瓶盖，用吸管吸取疫苗，直接喂于婴幼儿。用量为每人一次口服3ml。每年应服一次。

（4）禁忌：身体不适，发热，腋温37.5℃以上者；急性传染病或其他严重疾病者；免疫缺陷和接受免疫抑制治疗者。

（5）反应：口服后一般无不良反应；偶有低热、呕吐、腹泻、皮疹等轻微反应，多为一次性，一般无需特殊处理，必要时给予对症治疗。

知识点25：不同疫苗接种间隔 副高：熟悉 正高：掌握

若需同时接种2种或2种以上疫苗，每次最多只能接种2种注射疫苗和一种口服疫苗，注射疫苗应在不同部位接种。严禁将几种疫苗混合吸入同一支注射器内接种。2种减毒活疫苗如未同时接种，应间隔28日或以上。

知识点26：疫苗补种原则 副高：熟悉 正高：掌握

未完成基础免疫的14岁及以下儿童应尽早补种。在补种时掌握以下原则：

（1）未接种国家免疫规划疫苗常规免疫的儿童，按照免疫程序进行补种。

（2）未完成国家免疫规划疫苗常规免疫程序规定剂次的儿童，只需补种未完成的剂次。

（3）未完成百白破疫苗免疫程序的3月龄至5岁儿童使用百白破疫苗；6～11岁儿童使用白破联合疫苗；≥12岁儿童使用成人及青少年用白破联合疫苗。

（4）未完成脊髓灰质炎疫苗免疫程序的儿童，＜4岁儿童未达到3剂次（含强化免疫等），应补种完成3剂次。≥4岁儿童未达到4剂次（含强化免疫等），应补种完成4剂次。补种时两剂次脊灰疫苗之间间隔不少于28天。

（5）未完成2剂次含麻疹成分疫苗接种（含强化免疫等）的儿童，应补种完成2剂次。

（6）未接种卡介苗的3月龄以下儿童可直接补种，3月龄至3岁儿童对结核菌素试验阴性者补种，≥4岁儿童不予补种。已接种卡介苗的儿童，即使卡痕未形成也不再予以补种。

知识点27：疫苗储存和运输的温度要求 副高：熟悉 正高：掌握

疫苗储存和运输的温度要求：①乙肝疫苗、卡介苗、百白破疫苗、白破疫苗、乙型脑炎灭活疫苗、A群流脑疫苗、A＋C群流脑疫苗在2～8℃条件下运输和避光储存。②脊髓灰质炎疫苗、麻疹疫苗、乙型脑炎减毒活疫苗、风疹疫苗在-20～8℃的条件下运输和避光储存。③其他疫苗的储存和运输温度要求按照《中国药典》和疫苗使用说明书的规定执行。④运输疫苗时应使用冷藏车，并在规定的温度下运输。未配冷藏车的单位在领发疫苗时要将疫苗放在冷藏箱中运输。

另外，各级医疗卫生机构储存疫苗的时间原则上省级6个月，市级3个月，县级2个月，具备冷藏条件的乡级不得超过1个月。

知识点28：接种单位应具备的条件 副高：熟悉 正高：掌握

接种单位应当具备如下条件：

（1）具有医疗机构执业许可证件。

（2）具有经过县级卫生行政部门组织的预防接种专业培训并考核合格的执业医师、执业助理医师、护士或者乡村医师。

（3）具有符合疫苗储存、运输管理规范的冷藏设施、设备和冷藏保管制度。

（4）承担预防接种工作的城镇医疗卫生机构，应当设立预防接种门诊，且房屋面积布局、硬件设施、人员配备和接种操作符合《预防接种工作规范》。

知识点29：预防接种一般反应 副高：熟悉 正高：掌握

预防接种一般反应是指在预防接种后发生的，由疫苗本身所固有的特性引起的，对机体只会造成一过性生理功能影响的反应，主要有发热和局部红肿，同时可能伴有全身不适、倦息、食欲缺乏、乏力等症状。对预防接种一般反应一般不需要进行特殊处理。

知识点30：预防接种一般反应的表现 副高：熟悉 正高：掌握

（1）全身反应

1）发热：分为轻度（37.1～37.5℃）、中度（37.6～38.5℃）和重度（≥38.6℃）。部分受种者接种灭活疫苗后5～6小时或24小时左右体温升高，一般持续1～2天，很少超过3天；个别受种者发热可能提前，在接种疫苗后2～4小时即有体温升高，6～12小时达高峰，持续1～2天。注射减毒活疫苗后出现发热反应的时间稍晚，个别受种者注射麻疹疫苗后6～10天内会出现中度发热，有类似轻型麻疹样症状。

2）其他反应：部分受种者除体温上升外，可能伴有头痛、眩晕、恶寒、乏力和周身不适等，一般持续1～2天。个别受种者可发生恶心、呕吐、腹泻等胃肠道症状，一般以接种当天多见，很少有持续2～3天者。

（2）局部反应

1）注射局部红肿浸润，根据纵横平均直径分为弱反应（≤2.5cm）、中反应（2.6～5.0cm）和强反应（＞5.0cm）。凡有局部淋巴管/淋巴结炎者均为局部重反应。

2）大部分皮下接种的疫苗在注射后数小时至24小时或稍后，局部出现红肿浸润，并伴疼痛，红肿范围一般不大，仅有少数人其直径＞5.0cm。有的伴有局部淋巴肿大或淋巴结炎、疼痛。这种反应一般在24～48小时逐步消退。

3）皮内接种卡介苗者，绝大部分受种者于2周左右在局部出现红肿，以后化脓或溃疡，3～5周结痂，形成瘢痕。

4）接种含吸附剂的疫苗，部分受种者会出现注射局部不易吸收，刺激结缔组织增生，形成硬结。

知识点31：预防接种一般反应的处置 副高：熟悉 正高：掌握

（1）全身反应的处理：①轻度反应时加强观察，一般不需做任何处理，必要时适当休息，多喝白开水，注意保暖，防止继发其他疾病；②反应严重者可对症处理，可考虑给予少量镇痛退热药，一般每天2～3次，连续1～2天即可；③高热不退或伴有其他并发症者，应密切观察病情，必要时送医院观察治疗。

（2）局部反应的处理：①轻度局部反应一般不需做任何处理；②较重的局部反应可用干净的毛巾热敷，每日数次，每次10～15分钟。对卡介苗的局部反应处不能热敷。

第四节 新生儿保健

知识点1：新生儿期 副高：熟悉 正高：掌握

自出生后脐带结扎起到生后不满28日称为新生儿期。

知识点2：新生儿分类　　副高：熟悉　正高：掌握

孕周不足37周的活产儿为早产儿。满37周但未满42周的新生儿为足月儿。出生体重低于2500g的活产儿为低体重儿。体重大于4000g的活产儿为巨大儿。按照胎儿生长情况又可将新生儿分为小于胎龄儿（出生体重在正常胎儿生长曲线第5百分位以下）、适宜胎龄儿（出生体重在胎儿生长曲线第5与第95百分位之间）及大于胎龄儿（出生体重在第95百分位以上）。

知识点3：新生儿的外貌特征　　副高：熟悉　正高：掌握

正常新生儿一般体重3200g左右，身长47cm以上（平均50cm）。头发分条清楚，全身覆盖胎脂，耳壳软骨发育良好，乳腺可摸到结节，指甲长到或长过指端，整个足底有足纹交错分布。男婴阴囊有多量皱褶，睾丸已下降。女婴大阴唇遮盖小阴唇。数天内鼻尖见粟粒疹；牙龈切缘及硬腭中线近旁可见黄色小珠（俗称“马牙”）。

知识点4：新生儿阿氏评分法　　副高：熟悉　正高：掌握

新生儿阿氏评分法是关于新生儿窒息的诊断、分度及判断预后的指标。常规在出生后1分钟和5分钟进行评定。生后1分钟评分判断有无窒息以及窒息的严重程度，0～3分为重度窒息，4～7分为轻度窒息，8～10分为正常。5分钟评分提示复苏的效果，与远期预后密切相关。如未恢复应在10分钟、15分钟、20分钟继续评分，可进一步了解其缺氧程度和预测其预后。评分力求准确，切忌回忆评分。

知识点5：新生儿护理要点　　副高：熟悉　正高：掌握

（1）保暖：新生儿出生后周围环境温度明显低于子宫温度，由于体温调节功能尚未完善，体温易受外界环境的影响；加之新生儿体表面积较大，皮下脂肪薄，皮肤血管丰富，散热明显大于产热，如果不注意保暖会影响其发育，严重者可发生低体温或新生儿硬肿症。新生儿居室温度宜保持在18～22℃，对刚娩出的新生儿、低体重儿用温暖的毛巾包裹，外置热水袋，并提高环境温度，使室温达24℃，相对湿度维持在55%～65%。

（2）合理喂养：提倡母乳喂养，尽早开奶（生后半小时），按需哺乳，应使用正确喂养方法，防止溢乳引起窒息。

（3）预防感染：对母婴同室的采用湿式清洁扫除。工作人员严格遵守无菌操作及消毒隔离制度，防止交叉感染。尤其注意加强新生儿皮肤、黏膜、脐部的护理。

（4）开展抚触：促进母子交流。

知识点6：新生儿疾病筛查条件　　副高：熟悉　正高：掌握

筛查应符合以下条件。

（1）发病率较高或发病虽不高，但有严重后果的疾病。

（2）有简易可行的筛查方法，并有确诊手段的疾病。

（3）有治疗可能或使病变减轻，可预防出现症状的疾病。

知识点7：新生儿疾病筛查病种　　副高：熟悉　正高：掌握

目前我国新生儿疾病筛查主要的病种如下。

（1）苯丙酮尿症（PKU）：此病因苯丙氨酸羟化酶严重缺乏所致，是较为常见的遗传代谢病，会造成极严重的体格、智能发育迟缓。

（2）先天性甲状腺功能减退：简称甲低，是儿科最常见内分泌疾病之一。主要因先天性因素甲状腺激素合成障碍，分泌减少，导致患儿生长障碍，智能落后。

（3）新生儿听力筛查：对每一个新生儿进行听力学检测，对听力障碍患儿跟踪，尽早进行听力、语言康复，使其残而不废，聋而不哑。

知识点8：新生儿疾病筛查注意事项　　副高：熟悉　正高：掌握

（1）筛查时间：对PKU、甲状腺功能低下需采血检测，应在出生后72小时进行。过早采血，新生儿异常代谢物尚未达到检出浓度将影响结果，易产生假阴性。

（2）采血部位：新生儿足跟。

（3）听力筛查应在出生72小时后，通过耳声发射，自动听力脑干反应和声阻抗等电生理技术，在新生儿自然睡眠或安静状态下进行客观、快速和无创的检查。

（4）对筛查阳性者应进行1～2次的复查以确诊。

（5）患儿一旦被确诊即应开始治疗，并应长期随访。这样才能使患儿相对正常地发育，不出现临床症状。

知识点9：新生儿访视目的　　副高：熟悉　正高：掌握

对新生儿进行入户访视的目的是宣传普及科学育儿知识，指导家长做好新生儿喂养、护理及疾病预防、早期发现异常并及时矫治工作，降低患病率和死亡率，促进新生儿健康成长。

知识点10：新生儿访视次数　　副高：熟悉　正高：掌握

（1）农村：对正常足月新生儿，要求不少于2次（初访与满月访）。

（2）城市：对正常足月新生儿，不少于3次（初访、复访、满月访）。

对具有高危因素的新生儿，应酌情增加访视次数。

知识点11：新生儿访视内容　　副高：熟悉　正高：掌握

（1）初访：出院后要求在24小时内进行家访，访视中要做到一看（一般状况）、二问

（出生过程、预防接种、喂养和二便）、三查（健康体检，早期发现新生儿疾病，特别注意脐炎、黄疸、畸形）、四指导（养育知识宣传与养育实践指导）。

（2）复访：在出生后14～15日进行。测体重；观察黄疸消退时间和脐带情况；给予维生素D制剂，预防佝偻病。

（3）末次访视（满月访）：要求在出生后28日内进行家访。访视中进行全身检查，测量体重，进行生长发育评价指导（根据体重增长情况确定好、中、差）。生长发育差者（月体重增长低于0.5kg者）列入体弱儿管理；如月体重增长仍低于0.25kg者转入高危儿管理。指导新生儿满月后到户外晒太阳，预防佝偻病。

知识点12：新生儿的合理用药 副高：熟悉 正高：掌握

新生儿用药远比成人复杂。首先要考虑到新生儿的生理特点决定了其对药物具有特殊的反应。其次要注意新生儿对药物的敏感性和耐受性，还要知道一些药物可通过母体影响新生儿，如许多药物可从母亲的血液移到乳汁中。易致新生儿出现不良反应的药物包括：①较敏感的药物：如阿司匹林、利尿剂、氯丙嗪、氯霉素等；②引起胆红素脑病的药物：磺胺类、吲哚美辛、毛花苷丙、安钠咖等；③引起神经系统反应的药物：苯丙胺、氨茶碱、阿托品、四环素、肾上腺皮质激素等。

第五节 儿童系统保健管理

知识点1：儿童系统保健管理的含义 副高：熟悉 正高：掌握

儿童系统保健管理是指通过对于儿童定期的健康查体或生长发育图监测的方式，了解儿童身心发育等状况及影响因素，进行有针对性的指导与干预，促进其健康发展。

知识点2：婴儿期保健的工作内容 副高：熟悉 正高：掌握

出生后到不满1周岁为婴儿期。婴儿期是小儿生长发育最迅速的时期，热量与营养需要量高，但消化功能不完善，易引起营养失衡。由母体带来的免疫逐渐消失，后天免疫较弱，易患感染性疾病。因此，婴儿期保健应做好以下工作。

（1）定期体检：婴儿期一年内体检4次，可安排在3个月、6个月、9个月、12个月进行，农村可体检3次。婴儿期定期健康检查可以了解其生长发育和健康状况，早期发现本年龄段多发疾病，及早矫治，以保障婴儿健康发育。

（2）早期教育：婴儿期有目的、有计划、有针对性的启蒙教育可以及时挖掘其智能潜力，使其天赋得到最大的发挥。对婴儿的教育应以感知觉、运动、语言训练为主。通过生活中的每一个环节，教育、训练他们由近及远地认识生活环境，促进感知觉、动作和语言的发展。

（3）促进感知觉的发展，加强体格锻炼：家长应每日带婴儿到户外活动，呼吸新鲜空气和晒太阳，以增强体质，预防佝偻病。鼓励婴儿爬行和行走，做被动体操等，通过游戏为婴儿提供视觉、触觉、听觉等刺激。

（4）预防接种：完成基础免疫。

知识点3：幼儿期保健的工作内容　　副高：熟悉　正高：掌握

1周岁到3周岁以前为幼儿期。此期小儿的体格生长速度较前减慢，但神经精神发育较前迅速，语言、动作能力明显发展，活动增多，易发生意外。营养缺乏与传染病是此期的防治重点。幼儿期保健应做好以下工作。

（1）定期体检与保健：定期的健康体检应每半年一次（一年2次）。

（2）早期教育：①动作训练。对1周岁到1岁半的儿童注意行走训练，克服其恐惧心理，鼓励并促进其走稳。多锻炼手的微细动作，适度的手工游戏与自己用匙吃饭可促进其协调功能发展。对2～3岁儿童加强活动性游戏和自由活动，促进走、跑、跳等运动能力的发展。②语言训练。本年龄段为语言发展的关键时期，要鼓励小儿用语言表达意愿与需求。家长应利用一切机会与小儿进行语言交流，并创造机会让小儿与周围人进行语言交流。丰富的生活环境，多次外界事物感知的机会，都可促进语言的发展。③认知能力的培养。在发展视、听、触等感觉的基础上，逐步发展小儿记忆、注意、思维等能力，同时培养其与他人（主要是同龄伙伴）之间的关系。

知识点4：学龄前期保健的工作内容　　副高：熟悉　正高：掌握

3周岁到入小学前为学龄前期。此期的儿童体格发育稳步增长，神经精神发育迅速，智力发育日趋完善，体质状况明显增强，感染性疾病患病率开始下降。学龄前期保健应做好以下工作。

（1）定期健康查体：每年进行体检一次，要特别关注视力、听力与口腔检查与保健。注意安全教育，预防意外伤害的发生。

（2）学前教育：其内容包括学习能力、分辨是非的能力、品德毅力的培养。游戏活动仍是本年龄儿童的主要活动，对其教育要围绕其兴趣，采取以游戏为主的教育方式。切忌违背儿童意愿拔苗助长式“教育”。而小学课程内容的早期进行无助于孩子的全面发展。

知识点5：学龄期保健的工作内容　　副高：熟悉　正高：掌握

从小学起（6～7岁）到青春期开始之前为学龄期。此期的儿童除生殖系统外，其他器官的发育已接近成人水平，智能发育更趋成熟。应每年进行健康体检一次，注意免疫性疾病（肾炎、风湿热、风湿病等）的早期发现与治疗。纠正不良饮食习惯，防治龋齿、近视等五官疾病。创造良好的生活、学习环境，培养儿童德、智、体、美、劳全面发展。

第八章 老年保健

老年人特点

第一节 老年人特点

一、老年人生理学特点

知识点1：老年人的定义 副高：熟悉 正高：掌握

根据世界卫生组织建议，亚太地区把60岁以上的人定为老年人，北美和多数欧洲国家则把65岁以上者称为老年人。结合我国情况，45～59岁为老年前期；60～69岁者为低龄老人；70～79岁者为中龄老人；80岁以上者为高龄老人；90岁以上者为长寿老人；100岁以上者为百岁老人。

知识点2：老年人机体结构和成分 副高：熟悉 正高：掌握

老年人机体结构的突出变化是体内水分和固体成分（如器官细胞数）减少，脂肪明显增多。肌肉占体重的比例由年轻时的50%降到25%。衰老时以骨骼肌、脾、性腺、肝、肾脏为主的各组织器官表现出不同程度的萎缩，伴随体液量主要是细胞内液的下降，实质细胞减少，体内钾含量降低，而细胞外钠无明显变化。由于总体水分减少以及老年人口渴感减退和肾的尿浓缩功能下降，常伴有容量不足和脱水的危险。老年人肌无力、肠蠕动徐缓常与钾含量下降有关，在患病时也易发生缺钾和水肿。

知识点3：老年人代谢特点 副高：熟悉 正高：掌握

由于促进蛋白质合成的激素如雄激素、生长激素等分泌减少，体内分解代谢大于合成代谢。基础代谢率下降15%～20%。自由基和过氧化脂质在体内堆积，影响体内DNA的结构、功能和修复能力，使蛋白质的质和量均发生变化，细胞活力降低。

知识点4：老年人循环系统特点 副高：熟悉 正高：掌握

心肌纤维组织增多，心肌细胞增大，室壁增厚。心肌的顺应性下降，心排血量减少，代偿能力降低。心肌的兴奋性、收缩性、传导性均减弱，对肾上腺素反应下降，心率减慢，易发生心律失常。钙沉积促使动脉管壁变硬，弹性减弱，血压有随年龄增长上升的趋势。调节血压和血容量的生理功能下降，易发生直立性低血压。组织中有功能的毛细血管数量减少，基底膜增厚，管径变小，导致各器官供氧下降。

知识点5：老年人呼吸系统特点　　副高：熟悉　正高：掌握

胸廓结构改变、呼吸道阻力增大和肺组织弹性回缩力下降，引起肺的通气和换气功能下降，对缺氧和酸碱失衡的调节功能都降低。由于呼吸道黏膜萎缩，纤毛运动减弱，呼吸道的防御功能也有所下降。

知识点6：老年人泌尿系统特点　　副高：熟悉　正高：掌握

肾单位数减少，加上动脉硬化，肾功能有明显的随增龄下降的趋势。肾单位储备减少，易受药物毒性作用的损伤。膀胱肌萎缩，容量减少；括约肌萎缩，易出现尿频、尿失禁。

知识点7：老年人消化系统特点　　副高：熟悉　正高：掌握

牙不健全、味蕾萎缩、唾液分泌减少以及咀嚼力减弱，导致食欲下降。胃肠肌运动减弱，排空时间延长。腺体分泌减少，影响消化吸收功能，易诱发贫血。肝血流量减少，肝细胞合成蛋白能力下降，使血浆清蛋白降低。肝解毒功能下降，特别是对药物代谢速度减慢，代偿功能降低。

知识点8：老年人神经系统特点　　副高：熟悉　正高：掌握

脑内神经细胞数目随增龄减少，脑重量逐步减轻，脑室扩大。脑血流量和耗氧量均随增龄下降，皮质综合分析能力下降，脑电图（EEG）中波增多。外周神经传导速度减慢，使感觉减退、触觉和温度觉阈值下降，反射延缓甚至消失。

知识点9：老年人内分泌系统特点　　副高：熟悉　正高：掌握

靶细胞对激素的敏感性下降。作为内分泌中枢的垂体随增龄而体积下降，甲状腺激素分泌减少，使机体的应激能力明显减弱。性腺活动减低，激素分泌减少。

知识点10：老年人免疫系统特点　　副高：熟悉　正高：掌握

老年人免疫系统功能下降，同时自身免疫功能增强，这与一些疾病如肿瘤、糖尿病的高发有关。胸腺功能逐渐退化，胸腺素分泌减少使T淋巴细胞补给不足。干细胞分裂能力下降，B淋巴细胞减少和对抗原的应答能力下降。免疫球蛋白中的IgA、IgG含量增加，IgM减少。随着增龄，自身免疫功能增强，体内常产生较多的自身免疫抗体，如抗核抗体、抗甲状腺抗体、抗平滑肌抗体等。

知识点11：老年人的细胞凋亡 副高：熟悉 正高：掌握

随着年龄增长，体内促进细胞凋亡的各种因子增多，如神经酰胺、糖皮质激素、表皮生长因子等。细胞凋亡现象存在于多种老年病的病变组织中，如高血压、冠心病、心力衰竭、心肌病、肺气肿、骨质疏松及自身免疫性疾病等。

二、老年人心理特点

知识点12：老年人心理变化 副高：熟悉 正高：掌握

随增龄出现的心理变化一般是指心理能力和心理特征的改变，部分来自老年人的生理功能改变，部分是由于老年人生活环境和社会因素的影响。心理变化涉及内容广泛，常见的有：①感知觉变化；②智力变化；③人格变化。

知识点13：老年人感知觉变化 副高：熟悉 正高：掌握

感知觉变化是导致老年人生活质量下降的重要原因之一，常见情况如下。

（1）视觉：视觉减退的表现为屈光不正，视物模糊；光感受性降低，在光亮度较差或目标与背景的对比度低时视物不清；色觉减退。

（2）听觉：听力减退更为常见，以对高频音域的听力衰减更显著。

（3）味觉与嗅觉：味觉、嗅觉的减退可以影响到老年人的食欲。

（4）温度觉、触觉、痛觉：这些感觉均下降，容易受到意外伤害，需教育老年人提高自我保护的意识。

感知觉包括感觉和知觉。感觉是通过感觉器官、神经系统实现的，知觉能力与个体心理因素有关。增龄对感觉影响大，但对知觉影响不明显。

知识点14：老年人智力变化 副高：熟悉 正高：掌握

智力包括注意、观察、想象、记忆、思维和适应环境等方面的能力。老年人智力的变化中，记忆力、注意力、反应速度（液态智力）随增龄而减退，75岁以后衰退比较明显，发展也较快，尤以近期记忆的减退更为明显。思维的敏感性、操作速度和注意力衰退较早。而由后天获得的与知识、文化和经验积累有关的智力（晶态智力），不但不减退甚至可有提高。智力改变与日常活动内容有很大关系，经常注意从事智力训练，可延缓衰退的速度。

知识点15：老年人人格变化 副高：熟悉 正高：掌握

由于生活环境的改变和人际交往的减少，老年人容易发生性格和情绪变化。最常见的有对环境、家庭发生变化的不适应产生的焦虑不安、易激动、抑郁、情绪多变、多疑，易产生孤独感、谨慎、固执等。老年人对疾病的常见心理反应，其一为疑病性神经症，主要表现对疾病的恐惧，常是频繁就医的原因；其二为害怕或不承认患病，不积极就医，不配合治疗。

三、老年人患病及合理用药

知识点16：老年人患病的特点　　副高：熟悉　正高：掌握

（1）不易获得完整的病史：老年人的记忆力减退、敏感性下降、语言表述困难和听力障碍，更要求医师在采取病史时应该耐心细致，还要与家属核对病史的可靠性。

（2）个体差别大：由于老化过程的个体差异大，老年人患病后表现及对药物的反应的差别大于年轻人，要特别强调个体化处理方法，切忌千篇一律。

（3）发病的自觉症状及体征不典型：老年人的感受性降低，有时疾病发展到严重程度，患者尚无症状或症状不典型，如常见的发热、疼痛、腹肌紧张等都可能不明显，要高度警惕，以免误诊。

（4）多种疾病同时存在：老年人全身各个系统生理功能均有不同程度的老化，防御及代谢功能普遍降低，常常同时患有多种疾病。当老年人多种疾病并存时，大多无典型症状，常以一种疾病的特异性表现为主，而且容易干扰另一种疾病的诊断，同时给鉴别诊断造成困难。

（5）合并症复杂：由于老年人多种疾病的并存，容易出现合并症，而合并症有可能导致另一种疾病的发生。老年人易出现的合并症有意识障碍、水电解质紊乱、运动障碍、大小便失禁、压疮、出血倾向和多脏器衰竭等，有时进展很迅速，增加了诊断难度和病情严重性。

（6）伴有复杂心理社会因素：老年期是生活事件的多发阶段，再加上个别人的心理变异，对精神因素在发病中的作用要加倍注意。

知识点17：老年人药物的吸收　　副高：熟悉　正高：掌握

老年人胃肠黏膜细胞数量减少，消化道运动降低，胃酸分泌减少，肠道动脉硬化使血运减少等，这些因素均可影响口服药物的吸收而降低其疗效。此外，老年人比较脆弱的消化功能很容易受一些药物的干扰而致消化功能障碍。

知识点18：老年人药物的代谢　　副高：熟悉　正高：掌握

肝脏是药物代谢的重要器官。实验证明，肝脏微粒体细胞色素P450酶的生成与活性随增龄而减低，因而一些药物在血液及组织中浓度增加，半衰期延长。老年人肝血流减少加之药物代谢比较缓慢，可能是老年人对药物敏感性增强和易发生毒性反应的重要原因。

知识点19：老年人药物的排泄　　副高：熟悉　正高：掌握

老年人的肾单位随增龄而减少，肾小球滤过率及肾血流量减少50%左右。80岁以上者肾单位仅为青年人的1/3，肌酐清除率降至正常人的1/3以下，因而药物排泄受到限制。

知识点20：老年人药物分布特点 副高：熟悉 正高：掌握

老年人药物分布特点是，水溶性药物分布容积减少，脂溶性药物分布容积增大，与血浆蛋白结合率高的药物浓度升高。

（1）体液总量随增龄而减少：其中主要是细胞内液减少。水溶性药物分布容积相应减少，其血浆浓度增高，如地高辛。

（2）脂肪量增多：尤其是老年妇女，脂溶性药物在脂肪组织中沉积，产生持久的作用，导致药物作用持续时间延长，如毛花苷丙、利多卡因等。

（3）老年人血浆清蛋白含量减少：尤其是营养状态差、进食少和有慢性病的患者，清蛋白可减至3g/dl。药物和清蛋白结合减少，血浆游离药物浓度增高。如华法林血浆游离的药物浓度高于年轻人，同样剂量下容易引起老年人出血。

（4）老年人心排血量减少，血流量的减少，可影响药物到达组织器官的浓度，有可能影响药物效应。

知识点21：老年人药物的耐受性 副高：熟悉 正高：掌握

老年人对药物的耐受性趋向于降低，女性比男性更明显。通常单用或少量药物配合使用时，一般可以耐受。但当许多药物联合使用又不减量时，很容易出现药物不良反应及胃肠道症状。

知识点22：老年人药物的感受性 副高：熟悉 正高：掌握

老年人个体差异很大，是其他年龄组都不能比拟的，同龄老年人药物剂量可相差数倍，这在老年人用药是一个很值得重视的特点。

知识点23：老年人药物的相互作用 副高：熟悉 正高：掌握

老年人由于一人多病，往往用药种类较多。用药种类越多，不良反应的发生率越高。因此，老年人用药时必须慎重考虑药物的相互作用所引起的不良反应。

知识点24：老年人用药原则 副高：熟悉 正高：掌握

（1）掌握用药指征，合理选择药物：老年人由于生理衰老、病理变化，病情往往复杂多变，若药物使用不当可使病情恶化，甚至无法挽救。因此，老年人用药一定要掌握少而精的原则，选择药物时要考虑到既往疾病及各器官的功能状态。对有些病症可以不用药物治疗的就不要滥用药物。老年人精神情绪抑郁，可通过劝慰、心理指导治疗，效果常比用药为好。

（2）掌握好最佳的用药剂量：由于老年人对药物耐受能力差、个体差异增大、半衰期延长，因此，对老年人用药剂量的选择必须十分慎重。我国老年人的用药剂量，通常根据年龄、体重和体质情况而定。对年龄较大、体重较轻、一般情况较差的老年病人应从最小剂量开始，即按成年人量的1/5、1/4、1/3、1/2、2/3、3/4等顺序用药。在有条件的医院应积极开展血药浓度监测，以便准确地根据个体差异调整用药剂量。

（3）掌握好用药的最佳时间：掌握好用药的最佳时间可以提高疗效，减少不良反应。

知识点25：硝酸酯类药物注意事项　　副高：熟悉　正高：掌握

（1）硝酸酯类药物产生耐药性的机制：老年人多长期持续应用硝酸酯类药物。该类药可使血管平滑肌细胞内巯基耗竭，因此出现耐药性。另外，用硝酸酯类药物扩血管后，体内儿茶酚胺反馈性分泌增多，血浆肾素－血管紧张素－醛固酮系统活化，从而使血管收缩，抵消了硝酸酯类扩张血管的作用。再者，应用硝酸甘油治疗，改变了血管通透性，使血管外液易于移入血管内，血液稀释和血浆容量增加，因而抵消了硝酸酯类治疗心绞痛和慢性心力衰竭的作用。

（2）反跳现象：长期使用硝酸酯类药物的患者，可产生药物依赖性，若突然停药可引起冠状动脉痉挛、剧烈心绞痛、急性心肌梗死，甚至猝死。因此，长期使用硝酸酯类药物的患者，停药时应逐渐减量。对硝酸酯类有依赖性的患者往往同时伴有耐药性。

（3）零时效应：多发生在采用长间歇用药方案的患者，即用药末期，体内药物浓度很低，扩冠作用减弱，长时间心肌供血不足，诱发心绞痛或心功能不全。

（4）预防耐药性的措施：调整给药次数和给药时间；补充巯基；与其他非硝酸酯类扩张冠状动脉的药物合用或交替使用。

知识点26：洋地黄类药物注意事项　　副高：熟悉　正高：掌握

地高辛是最常用的洋地黄类药物。老年人服用地高辛中毒发生率为11.5%～20%。关于老年患者服用地高辛，目前认为除紧急情况外，不宜用负荷量，一般多主张用维持量法。

知识点27：降血压药的注意事项　　副高：熟悉　正高：掌握

老年人使用降血压药的原则是从小剂量开始，逐渐增加剂量，缓慢降低血压，然后调整至最小剂量，将血压控制在理想水平，长期维持。使用降血压药时，要注意预防直立性低血压。老年人选用降压药物应首选作用缓和的药物，避免血压下降过低、过快，导致脑供血不足、脑血栓形成和诱发心绞痛。

知识点28：抗心律失常药物注意事项　　副高：熟悉　正高：掌握

大多数抗快速性心律失常药物都具有减慢心率作用。老年人中有些阵发性快速心律失常患者，可能是病态窦房结综合征所致。此类患者在应用上述药物时，由于超速抑制，可使窦房结复律时间延长，出现过长的窦性停搏，甚至阿–斯综合征，对此必须有所警惕。

知识点29：β受体阻断药注意事项 副高：熟悉 正高：掌握

老年人对β受体阻断药耐受性差，尤其在第一次给药时更应注意从小剂量开始，并严密观察病情，做好急救准备，以免突然发生严重不良反应（亦称“第一剂量症候群”）时措手不及。

知识点30：催眠药注意事项 副高：熟悉 正高：掌握

老年人尽量不用或慎用催眠药，尤其对于慢性支气管炎、阻塞性肺气肿的患者，使用该类药物可使其睡眠节律紊乱，白天瞌睡，夜间不眠，甚至兴奋；还可产生假性痴呆，临床表现为嗜睡、淡漠、迟钝和易跌倒。该类药物又可产生酶促作用，干扰其他多种药物的代谢，降低疗效。如长期用巴比妥类药可导致骨软化、骨折，这是因酶促作用加速维生素D分解所致。

知识点31：中枢性镇痛药注意事项 副高：熟悉 正高：掌握

吗啡、哌替啶是常用的中枢性镇痛药，多用于严重外伤及肾结石、胆结石、心绞痛、急性心肌梗死、肿瘤晚期等患者。老年人肝、肾解毒和排泄功能减退，体内半衰期延长，因此，老年患者用此类药物应适当减量。对于合并慢性支气管炎、肺气肿、肺源性心脏病（肺心病）、前列腺肥大等病的患者应用此类药物时更须加倍谨慎。

知识点32：老年人使用抗生素应掌握的原则 副高：熟悉 正高：掌握

（1）应针对不同的细菌药敏试验及不同部位感染，尽早地、准确地、合理地选用较广谱的抗生素，用量要根据病理、生理，尤其肝、肾功能情况而定。亦可根据内生肌酐清除率指导用药。

（2）联合用药时注意配伍禁忌。

（3）要根据抗生素吸收及分布的特性选择用药。

（4）抗生素的使用应按疗程，不应无限制延长，一般在体温降至正常后3日即应停用。

（5）应用抗生素2～3日后抗感染无效，则须进一步分析原因。

（6）应用抗生素要严格掌握适应证，不要将抗生素当成退热剂或预防感染用药。

（7）应用方法要合理，使用抗生素应参考半衰期给药，以维持有效血药浓度。

（8）不要频繁、盲目地更换抗生素，以免引起病原菌的耐药性。

（9）避免抗生素引起的不良反应。

（10）注意抗生素与其他药物之间的相互作用。

（11）选用抗生素时必须增强药物费用效果意识，兼顾高疗效与低费用。

知识点33：老年人发生药物不良反应常见原因　　副高：熟悉　正高：掌握

（1）诊断、治疗不正确。
（2）处方过大，药物相互作用所致。
（3）长期用药管理不当，未严格遵从医嘱。
（4）老年人记忆力差，服错药时有发生。

知识点34：减少药物不良反应的预防措施　　副高：熟悉　正高：掌握

（1）正确的诊断治疗，结合患者全身情况，决定最佳药物，疗程要适当，停药要适时。
（2）最大限度地减少用药数量，防止多用药和滥用药。
（3）用药从最小剂量开始，逐渐加量，随时注意病情变化。
（4）注意老年人药物不良反应，当怀疑有药物不良反应时暂停用药。
（5）加强血药浓度和药物作用的监测。

第二节　老年人健康综合评估

知识点1：生活质量　　副高：熟悉　正高：掌握

生活质量是通过搜集客观生活条件和生活在这种条件下的生活体验两方面来反映人们生活状况的一种手段。

知识点2：生活质量的特点　　副高：熟悉　正高：掌握

生活质量的特点表现在它不但包括身体健康、心理健康和社会适应能力，还包括生存环境的状况，如经济收入、住房条件、邻里关系、工作状况、卫生服务和社会福利等多项指标。生活质量，既测量负向健康，也反映正向健康，如幸福感、生活满意度；既注意到疾病对人体功能和心理产生的后果，又包括长远的躯体功能、心理状况及社会适应能力的变化；不仅通过体检和测量来确定躯体和心理疾病存在的状况，还强调被测者对健康的自我评价。因而，生活质量的概念有其反映健康的多维性、多面性和优越性的特点。

知识点3：健康综合评估——躯体健康　　副高：熟悉　正高：掌握

躯体健康常用的指标有客观指标、主观指标。
（1）客观指标：包括疾病、症状、服药、功能活动能力、视力、听力等项。
（2）主观指标：即健康自我评价。健康自我评价没有客观标准，是自己与周围同龄人比、与自己过去比、与自己的假设标准相比，由本人所作出的评价，可分为好、中、差3等。

知识点4：健康综合评估——心理健康 副高：熟悉 正高：掌握

心理健康一般指的是认知功能、精神状态和行为有无失调等，常用神经心理学量表检查评定。检查认知功能较多采用简短精神状态量表，检查精神状态的有情绪量表、抑郁量表，幸福度和生活满意度等测量。

知识点5：健康预期寿命 副高：熟悉 正高：掌握

健康预期寿命显示未来寿命中能够健康生存的平均年龄。

健康预期寿命用寿命表法计算，以是否有日常生活上的依赖作为计算终点。这意味着在健康预期寿命内，基本能维持独立自主的生活。健康预期寿命在平均预期寿命中所占的比例越大，健康预期寿命与平均预期寿命的差值越小，群众的健康水平就越高。

第三节 老年保健实施

知识点1：老年保健的目标 副高：熟悉 正高：掌握

老年保健的目标是最大限度地延长老年期独立生活自理的时间，缩短功能丧失及在生活上依赖他人的时段，达到延长健康预期寿命、提高老年人生命质量的目的，进而实现健康老龄化。

知识点2：老年保健的原则 副高：熟悉 正高：掌握

（1）全面性原则：①老年人的躯体、心理及社会适应能力和生活质量等方面的问题；②疾病和功能障碍的预防、治疗、康复及健康促进。

（2）区域化原则：是指以社区为基础提供老年保健。为了使老年人能方便、快捷地获得保健服务，服务提供者能更有效地组织保健服务，所提供的服务就要以一定区域为单位，也就是以社区为基础提供老年保健。

（3）费用分担原则：老年保健的费用应采取多渠道筹集社会保障基金的办法，即政府承担一部分，保险公司的保险金补偿一部分，老年人自付一部分。

（4）功能分化原则：是指在对老年保健的全面性有充分认识的基础上，对老年保健的各个层面有足够的重视，具体体现在老年保健计划、组织、实施和评价等方面。

（5）防止过分依赖原则：由于传统文化的影响，社会中大多数人认为老年人即弱者，生活中理应得到家人的照顾，而忽略了老年人的主观能动性。因而老年人容易以患者角色，对医护人员或家人产生依赖。生活中过分的照顾和保护，影响了老年人机体正常功能和能力开发，最终导致功能废用。因此，对老年人的保健护理，必须防止其过分依赖，要充分调动老年人自身的主观能动性，依赖其自身力量，维护健康，促进健康。

知识点3：老年人合理的膳食营养　　副高：熟悉　正高：掌握

对于老年人予以合理的膳食营养，可起到延缓衰老、提高机体免疫力以及预防老年疾病的作用。老年人的膳食营养应注意以下几个方面。

（1）维持饮食结构的合理均衡，降低饮食中糖类、脂肪和胆固醇的含量。

（2）妥善安排膳食制度、烹调方法与就餐环境。

（3）注意补充维生素和微量元素，适当饮水。

（4）养成良好习惯，少量多餐、定时定量、易于消化、清淡少盐，切忌暴食。

知识点4：老年人运动锻炼的作用　　副高：熟悉　正高：掌握

体育锻炼能改善神经系统的功能，使反应灵敏迅速、准确协调；消除脑细胞的疲劳，提高工作效率，预防治疗神经衰弱；提高脑细胞的供氧能力；调节心理，振奋精神。运动可促进血液循环，改善冠状动脉侧支循环，稳定血压，降低血脂，对预防和延缓心血管疾病的发生和发展有重要意义。运动可提高胸廓活动度，改善肺功能状态，促进气体交换，预防或减少肺部疾患。适量的运动可促进胃肠蠕动和消化液的分泌，从而有利于食物的消化与吸收。运动可促进肌肉对葡萄糖的摄取和利用，增加对胰岛素的敏感性，维持血糖稳定。运动还可以预防和延缓骨、关节、肌肉老化引起的并发症。另外，运动可以提高淋巴细胞的转化能力，刺激B细胞分泌特异性抗体，升高巨噬细胞的吞噬功能，增强机体的免疫功能。

知识点5：老年人运动的方式　　副高：熟悉　正高：掌握

老年人的体育锻炼可因人而异，应有目的、有计划地选取，并科学安排。首先要考虑运动的质量与安全，加强自我监督，避免因超出老年人体力范围出现意外损伤。应当选择安全性较高的项目，不宜参加竞技性、突击性的运动。要在自己健康状态允许的情况下选择游泳、快走、骑自行车或慢跑等有氧运动，这些活动可增强心肺功能，活动大部分肌肉和关节。活动时间应持续20～30分钟，活动强度可以用心率增加程度来估算，一般可达到年龄估算最高心率的（220–年龄）的60%～80%。

最适合老年人运动的项目有：散步、慢跑、游泳、跳舞、球类运动、医疗体育、太极拳和气功等。

知识点6：老年人健身运动的原则　　副高：熟悉　正高：掌握

（1）健身锻炼要循序渐进。运动量要由小到大，动作要由简单到复杂，不要急躁冒进、急于求成。

（2）健身锻炼要坚持不懈。一般要坚持数周、数月，甚至数年才能取得效果。

（3）健身锻炼要因人而异，选择适合自身情况的运动量。

（4）运动前做好准备活动，运动后做整理活动，坚持娱乐性与全面锻炼相结合的原则。

知识点7：老年人运动的注意事项 副高：熟悉 正高：掌握

（1）餐后不宜立即运动：因为运动可减少对消化系统的血液供应及兴奋交感神经而抑制消化器官功能活动，从而影响消化吸收，甚至导致消化系统疾病的发生。

（2）注意气候变化：老年人对气候适应调节能力较差，夏季高温炎热，户外运动要防止中暑；冬季严寒冰冻，户外活动要防摔跤和伤风感冒。

（3）年老体弱：患有多种慢性病或平时有气喘、心悸、胸闷或全身不适者，应请医师检查，并根据医嘱实施运动，以免发生意外。

（4）暂停运动锻炼：如患有急性疾病，平时有心绞痛或呼吸困难，精神受刺激、情绪激动或悲伤之时。

（5）体力劳动不能完全取代运动锻炼：体力劳动是运动的组成部分，但由于体力劳动往往局限于身体某些部位，不能使身体各部位得到均衡运动，所以体力劳动不能完全代替运动锻炼。

知识点8：增强老年人免疫力、预防疾病的方法 副高：熟悉 正高：掌握

老年人因其生理特点，免疫系统功能下降和自身免疫增强，易患内分泌性、代谢性、自身免疫性疾病以及肿瘤等。需要从以下几个方面提高及平衡机体免疫力，预防老年病的发生。

（1）饮食营养应合理，防止营养过剩及缺乏，预防治疗贫血。

（2）坚持经常运动，提高机体的抗病能力。

（3）根据自身条件和状况选用合适的保健食品或药物。

（4）保持良好的心理状态，建立健康的生活方式，养成规律的生活习惯，合理用脑，保证充足睡眠，业余爱好广泛，戒除烟酒等不良嗜好，杜绝滥用药物。

（5）适当参加一定的社会活动，增进身心健康，预防心理疾病。

（6）了解老年病防治知识，定期参加社区体检活动，争取做到无病防病，有病早治。

（7）对老年人特别是弱、病、残老年人，应注意从多方面进行家庭护理，如起居环境护理、自然环境护理、衣着卫生护理等。

知识点9：老年人的社会活动 副高：熟悉 正高：掌握

老年人最大优势是经验丰富、阅历广泛、技能熟练、知识积累较多。老年人在退休或退出生产第一线之后，还应继续关心自己曾经从事的专业和职业，树立积极参与意识，把自己的知识和技能继续奉献给国家和社会，使余热充分得以发挥。老年人只有积极参与，才能实

现“老有所为”，老年生活才过得充实和有意义。另外，参加各种社会活动还能减少因离休、退休、丧偶、子女分家等原因所产生的孤独、压抑、失落感等消极情绪，保持健康的心理状态，避免和减少各种心身疾病。

知识点10：老年人的一般护理　　副高：熟悉　正高：掌握

（1）环境护理：老年人的起居环境和活动场所要保持空气清新，光线充足，无噪声，无污染，温度、湿度适中，活动安全、方便。要发扬中华民族尊老、敬老、扶老的传统美德，教育并动员全社会来关心老年人。

（2）个人卫生护理：避免有害物质侵入人体，通过护理保持机体清洁、安适。经常洗澡，勤换内衣，保持皮肤清洁。早晚刷牙，饭后漱口，保持口腔清洁。呼吸新鲜空气，通风，禁烟，保持床单清洁，避免交叉感染，有慢性肺疾病患者要注意有效排痰。保护眼睛，应配戴老花镜，避免在强光或弱光下阅读。保持指甲清洁。保持大小便通畅，多食含粗纤维的食物及新鲜水果、蔬菜，多饮水，多活动，以防止便秘。便后洗手并保持局部清洁。

（3）其他护理：饮食宜清淡、可口，粗细搭配，平衡营养需要，低盐，少量多次饮水。睡眠要充足，坚持午睡，晚餐不宜过饱，不要喝兴奋性饮料。穿用轻便、舒适，夏季防暑，冬季保暖，随气候变化增减衣服。对卧床的老年人要注意经常帮助其翻身，按摩其肌肉，放置弹性垫以防止压疮的发生。

老年人护理重点在于通过护理帮助老年人在疾病和功能障碍状态下（包括残疾），保持和恢复基本生活能力，使其适应生活或过独立的较高质量的生活。

第四节　常用老年生活护理技术

知识点1：口腔护理　　副高：熟悉　正高：掌握

口腔护理适用于危重、高热、昏迷、禁食、鼻饲、口腔疾病、口腔技术及生活不能自理的老年患者。

（1）保持口腔清洁，预防感染等并发症。

（2）去除牙垢，预防口臭，增进食欲，使患者舒适。

（3）观察口腔内的变化，提供病情变化的信息。

知识点2：床上洗头　　副高：熟悉　正高：掌握

床上洗头适用于长期卧床、关节活动受限、肌肉张力减低或共济失调、生活不能自理的老年患者。

（1）去除头皮屑及污垢，保持头发清洁，减少感染机会。

（2）按摩头皮，促进血液循环，促进头发的生长和代谢。

（3）促进患者舒适，维护患者自尊，保持患者身心健康。

知识点3：床上擦浴　　副高：熟悉　正高：掌握

床上擦浴适用于必须长期卧床、衰竭、使用石膏、牵引等无法自行沐浴的老年患者。

（1）去除皮肤污垢，保持皮肤清洁，使患者舒适。

（2）促进皮肤的血液循环，增强皮肤排泄功能，预防并发症。

（3）了解患者病情，协助活动肢体，防止肌肉挛缩和关节僵硬。

知识点4：压疮护理　　副高：熟悉　正高：掌握

压疮护理适用于昏迷、瘫痪、高热、肥胖、消瘦、水肿、二便失禁、活动受限、生活不能自理、长期卧床的老年患者。

（1）促进皮肤的血液循环，保持皮肤的清洁和完整性，预防压疮等并发症的发生。

（2）对已发生的压疮给予正确的处理，促进压疮的愈合。

（3）观察患者的一般情况，满足其身心需要。

知识点5：会阴护理　　副高：熟悉　正高：掌握

会阴护理适用于危重、昏迷、留置导尿、会阴有伤口、患有急慢性外阴炎、长期卧床及生活不能自理的老年患者。

（1）保持会阴及肛门清洁，防止泌尿生殖系统逆行感染，促进会阴伤口的愈合。

（2）增进患者舒适，指导患者清洁的原则。

知识点6：更换床单位　　副高：熟悉　正高：掌握

更换床单位适用于长期卧床的老年患者。

（1）保持患者床单位清洁，使患者舒适。

（2）预防压疮等并发症。

第九章 其他相关学科简介

第一节 传统医学

知识点1：传统医学的定义 副高：熟悉 正高：熟悉

传统医学是指在现代医学之前，已经独立发展起来的多种医疗知识体系。世界卫生组织对传统医学的定义是：利用基于植物、动物、矿物的药物，精神疗法、肢体疗法和实践中的一种或者多种方法进行治疗、诊断和防止疾病或者维持健康的医学。

知识点2：中国传统医学 副高：熟悉 正高：熟悉

中国传统医学是中华民族在长期的医疗、生活实践中，不断积累、反复总结而逐渐形成的具有独特理论风格的医学体系。

中国传统医学是中国各民族医学的统称，主要包括汉族（中）医学、藏族医学、蒙古族医学、维吾尔族医学等民族医学。在中国传统医学中，由于汉族人口最多，文字产生最早，历史文化较长，汉族医学在中国乃至世界上的影响最大。19世纪西方医学传入中国并普及以后，汉族医学又有“中医”之称，以此有别于“西医”，即西方近现代医学。

中医学以阴阳五行作为理论基础，将人体看成是会、形、神的统一体，通过“望闻问切”四诊合参的方法，探求病因、病性、病位、分析病机及人体为五脏六腑、经络关节、气血津液的变化、判断邪正消长，进而得出病名，归纳出证型，以辨证论治原则，制定“汗、吐、下、和、温、补、消”等治法，使用中药、针灸、推拿、拔罐。气功、食疗等多种治疗手段，使人体达到阴阳调和而康复。

第二节 医学伦理学

知识点1：医学伦理学的含义 副高：熟悉 正高：熟悉

医学伦理学是研究医学道德的科学。它是一种特殊的意识形态和特殊的职业道德，既具有其一般社会道德共性，又有着与医疗卫生工作直接联系的职业道德特点。它是在医疗卫生工作中形成，并依靠社会舆论和内心信念指导的，用以调整卫生事业人员与服务对象以及卫生事业人员相互关系的行为规范的总和。医学伦理学是医学实践和医学活动的产物，是指导医务人员“应该做出什么决定”“为何做出这样的决定”以及对此进行严格评判的法则体系。

知识点2：医学伦理学的原则　　副高：熟悉　正高：熟悉

（1）生命价值原则：指人的生命至高无上，医学应该尊重人的生命，尊重生命本身以及生命对他人和社会的价值。生命价值原则主张人的生命是生物学生命与社会学生命的统一，尊重生命包括尊重人的生物学生命与社会学生命。生命价值原则为器官移植、基因诊断与治疗等高新技术的发展和稀有医疗卫生资源的分配等提供了重要的选择依据。

（2）知情同意原则：是患者行使自主权的具体体现，是基本的伦理准则之一。它要求医务人员在向患者提供信息的过程中，必须以患者利益为本，提供充分、详实的、可供其作出决定的信息，并加以必要解释和说明，以便对方在充分知情的情况下做出选择。

（3）医疗保密原则：指医务人员保守患者及其关系人隐私，避免造成不良医疗后果或损害其身心健康、人格尊严和声誉的准则。医疗保密原则尊重了患者及其关系人的隐私权，是维系良好医患关系的重要保证。同时，该原则不仅指保守患者的秘密，还包括对患者保密，即特定情况下不向患者泄露真实病情，以达到更好诊疗效果的目的。

（4）医疗最优化原则：指在医学实践中，医务人员追求以最小的代价获取最佳诊疗效果的决策过程，也称效用原则。患者的利益包括损伤最小、痛苦最轻、效果最佳及花费最少等方面。在提供医学服务的过程中，医务人员应从患者实际出发，综合考虑其的利益，整体统筹，从主观、客观以及行为效果上追求患者的利益最大化。

（5）公正原则：指在医学服务中公平、正直地对待每一位患者的伦理准则。包括有同样医疗需求患者应得到同样的医疗待遇，不同医疗需求的患者应得到不同的医疗待遇，也包括人人都平等地享有合理使用和公平分配卫生资源的权利。

知识点3：医学伦理学的研究对象　　副高：熟悉　正高：熟悉

医学伦理学通过对医德现象的全面研究，揭示医德现象所表现的医德关系的各种矛盾及其变化发展的规律性。这里的医德现象是指医学领域中人们之间的道德关系。它包括医德意识现象、医德规范现象和医德活动现象。

医德意识现象，是指医德活动中形成并影响医德活动的各种具有善恶价值的理论、观念、情感、理想和信念。医德规范现象，是指在医学实践中评价和调节医德行为的准则。医德活动现象，是指按照一定的观念，遵循一定的医德准则进行医德评价教育和修养。

知识点4：医德关系的四个方面　　副高：熟悉　正高：熟悉

医德关系是一种职业道德关系，医学伦理学所研究的医德关系，是由经济关系所决定，主要揭示医务人员个人利益与他人利益，以及社会整体利益之间关系的矛盾，其中最根本的是经济利益的矛盾。研究反映这种矛盾规律的医德理论，制定解决矛盾的原则规范，以及医德评价的标准、方式，探讨进行医德教育修养的途径和方法等。医德关系到人的生老病死的每一个环节，涉及社会的各个方面，对人类的发展有很大影响，因而受到全社会的关注。医德关系具体包括如下四个方面。

（1）医务人员与患者之间的关系：这是最基本的关系，是医患之间服务与被服务的关系，医者处于主导地位。作为医务人员，他们的职责是帮助患者早日康复。处理医患关系的原则是医务工作者把患者的利益放在第一位，全心全意地为患者的身心健康服务。

（2）医务人员之间的关系：包括医师与医师，护士与护士，医师与护士，临床医师、护士与检验、影像、药剂等技术人员，医护人员与医院管理人员之间的关系。这些人员之间如何忠于职守、相互配合，如何防止和对待医疗差错、事故等，应重视。

（3）医务人员、卫生部门与社会之间的关系：医务人员、卫生部门在履行职责时，既要考虑患者的具体利益，还要兼顾社会整体利益。

（4）医务人员与医学科学发展之间的关系：随着生物医学的迅速发展和临床应用，出现了很多道德难题，如人体试验、人类辅助生殖技术、器官移植、干细胞的研究与应用、基因诊断与治疗等，这些都涉及许多伦理问题。因此，医务人员与医学科学发展之间的关系，也成为医学伦理学研究的对象。

知识点5：医患关系的概念　　副高：熟悉　正高：熟悉

医患关系是指在医疗实践活动中所产生的人际关系。医患关系的概念有广义和狭义之分。广义的医患关系是指以医师为主体的与从事医疗活动有关的“医方”群体，同以患者为主体的与求医行为有关的“患方”群体之间的人际关系。“医方”既包括医师、护士、药师、技师等医务人员，也包括医疗机构及其行政人员、后勤人员等；“患方”不仅包括患者本人，还包括患者的亲属、监护人等关系人。狭义的医患关系是指医师与患者之间形成的人际关系。这里所指的医患关系是狭义的医患关系。

知识点6：医患关系的内容　　副高：熟悉　正高：熟悉

根据与医疗技术实施有无关系，医患关系可分为技术关系和非技术关系。

（1）技术关系：是指医师依靠医疗技术向患者提供诊断、治疗、预防、保健、康复等具体医疗活动中形成的互动关系。技术关系是医患关系最基本、最主要的表现形式，是非技术关系产生和形成的基础。

（2）非技术关系：是指医师与患者在诊疗过程中因思想、情感、心理、社会、伦理、法律等诸多非技术因素而构成的互动关系。非技术关系主要包括道德关系、价值关系、情感关系、经济关系和法律关系等。

知识点7：医患关系的特征　　副高：熟悉　正高：熟悉

（1）双方目的的同一性：医患双方的目的是一致的，即最大限度地恢复健康。医患关系是围绕患者的诊疗活动建立起来的人际关系，在这一关系中医师的目的是解除疾病给患者带来的痛苦，恢复其健康；患者的目的也同样如此。因此，医患双方的目的具有同一性，也是医学的目的所在。

（2）双方利益的一致性：在诊疗过程中，医师通过良好的医疗服务为患者减轻痛苦、恢复健康，从而获得其经济收入，并满足一定心理和精神需求，实现人生价值；患者通过接受医师的服务而减轻痛苦、重获健康，使其可以履行一定的家庭和社会角色，实现人生价值。

（3）双方信息的不对称性：医学是一门专业性强、技术含量高、知识更新快、风险程度高的学科。只有经过长时间不断的专业学习和临床实践，并通过国家统一组织的医师资格考试，完成执业医师注册，方能成为真正意义上的医师，因此，客观上使得医师掌握了大量的医学信息。而对于寻求医疗服务的患者而言，即使通过读书、网络或专家咨询等获得相关的医学信息，也不能与医师掌握的医学信息相匹配，而成为信息劣势的一方。

（4）医疗过程的互动性：疾病的治愈或健康的恢复需要医患双方共同努力，仅依靠一方难以实现这一目标。医师因诊疗疾病所开具的检查、化验或施行的技术操作需要得到患者的认可与配合，以确保患者的健康利益最大化。反之，如果医师不积极地对患者所患疾病进行系统的诊断和治疗，或者患者拒绝执行医师的医疗处置，就很难实现最佳医疗效果。

知识点8：医患关系的模式　　副高：熟悉　正高：熟悉

（1）主动-被动型：是一种传统的医患关系模式。其特征是医师在诊疗过程中起主导作用，是绝对的权威，患者只能被动接受医师的诊治。这种模式适用于无关系人照护的休克昏迷、急诊重度外伤及意识丧失的患者。

（2）指导-合作型：是现代医患关系的一种基本模式。医师起指导作用，患者在接受医师诊疗方案和意见的情况下发挥自身的主动性，从而提高疗效、恢复健康。此种模式的适用对象往往是意识清醒的急性期或感染期患者。

（3）共同参与型：是现代医患关系模式的一种发展趋势。其特点是患者不再被动接受诊疗，而是积极的参与者，包括积极协助医师作出正确诊断、制订和实施治疗方案、密切跟踪反馈治疗效果等。慢性病、心理疾病及有一定医学知识的患者一般适用于这种模式。

知识点9：建立良好医患关系对全科医疗的重要作用　　副高：熟悉　正高：熟悉

（1）良好的医患关系是做好全科医疗服务的基础：全科医疗服务具有基础性、持续性、个体化、综合性和协调性的特点，其服务内容贯穿于人的全生命周期，并着重关注特定阶段的特殊生理、心理、家庭和社会方面的健康问题。这一特点就决定了全科医疗不同于专科医疗的形式，不仅要解决患者的当前健康问题，还要注重探寻当前健康问题与其既往疾病和生活习惯的联系，从而找到更为恰当的干预措施。因此，全科医疗服务内容的实现，必须建立在良好医患关系的基础上。

（2）良好的医患关系是全科医师可以调动的有力资源：全科医师在社区医疗服务中往往扮演着一个“多面手”的角色，既是疾病诊疗、健康维护、病患照顾和全方位健康管理的医师，又是疾病危险因素早期筛查、促进健康生活方式形成的教育者；既是社区医疗卫生资源的“守门人”，又是社区医疗卫生保健工作的管理者；既是实现社区与各级各类医疗保健机构双向转诊的沟通者，又是建立社区健康档案与社区健康网络的组织协调者。这些角色的实现，都需要全科医师调动其良好的医患关系资源，动员大家参与到健康维护与健康促进的工作中，从而带动整体健康水平的提高。

（3）良好的医患关系有利于促进全科医疗的健康发展：良好的医患关系能够促使全科医师关心患者，热爱本职工作，产生强烈的成就感和满足感，成为有效调动全科医师工作积极性的内在动力，使其业务技能和服务水平不断提高，进而推动全科医疗事业的发展。同时，良好的医患关系也能够促使广大服务对象关注全科医师的工作，关心全科医疗的发展，为全科医疗工作的不断改进和完善建立坚实的群众基础。

知识点10：全科医疗中建立良好医患关系的有效途径　　副高：熟悉　正高：熟悉

（1）具备良好的职业素养：全科医师的职业素养与其世界观、人生观、价值观、道德修养、医疗能力以及对职业和生活的态度等因素密切相关。全科医师应重视生命、尊重生命，并富有同情心和爱心，对待患者反映的健康问题持亲切、关怀、真诚与负责的态度，善于理解患者的愿望并尽可能地给予帮助和解决，从而建立良好的医患关系。相反，全科医师如果对患者的健康问题漠不关心、得过且过，则会降低信任度，甚至引发医患矛盾。

（2）提供优质、高效的服务：全科医疗工作的“产出”是由患者满意度来衡量的，而患者满意度是通过全科医疗服务过程实现的。全科医师应在学校教育的基础上积极参加继续教育，如专业培训、学术交流与研讨等活动，加强与国内外同行的交流学习，不断提升自己的业务知识和技术水平，才能为患者提供更为优质和高效的诊疗服务，增强患者的信任，使患者乐于得到全科医师的帮助和指导，从而有效促进和谐医患关系的建立。

（3）建立充分、有效的沟通：良好医患关系的建立与全科医师的沟通能力和沟通技巧密切相关。全科医师要注重沟通能力的培养，平等对待患者，尊重患者的人格，更多地站在患者角度理解患者的痛苦和不适，真诚地帮助患者解决问题。在与患者沟通的过程中，全科医师应认真听取患者对健康问题的叙述，并使用关心、支持、安慰、鼓励和劝导性语言，增强患者战胜疾病的勇气和信心。同时，全科医师也要注意沟通技巧的学习和使用，针对不同的患者、不同的健康问题采取不同的语言和非语言沟通技巧，以达到事半功倍的效果。

（4）坚持患者利益至上的服务理念：时刻把患者利益放在首位是全科医疗中“以患者为本”这一理念的最佳体现。全科医师通过提供与健康相关的服务来获得报酬，但不能为了获得更高的经济利益而损害患者的利益。此外，除健康服务以外需要患者或居民配合的社区工作，要考虑对方的意愿，并建立在知情同意基础上。只有树立患者利益至上的服务理念，才能使全科医疗的医患关系更加良好而长久。

（5）树立良好形象、身体力行：全科医师自身的良好形象能起到榜样的作用，运用自身生动事例来教育人、影响人，能够弘扬正确价值取向，增强教育的实效性和感染力。全科医师要身体力行，养成良好的生活方式和习惯，增强患者对全科医师的信任与敬佩，从而有利于良好医患关系的建立和维系。

知识点11：医患沟通的概念　　副高：熟悉　正高：熟悉

医患沟通是指在医疗卫生和保健工作中，医患双方围绕疾病诊疗、预防、保健、康复等主题，以患者为本，以医师为主导，对各种信息进行全方位分析和多途径交流的过程，以达到维护健康、促进医学发展和社会进步的目的。全科医疗服务中，良好而有效的医患沟通可以科学地指引医师更好地为患者提供优质的医疗卫生和保健服务。

全科医疗中的医患沟通技巧可分为语言沟通技巧和非语言沟通技巧。

知识点12：全科医疗中的语言沟通技巧　　副高：熟悉　正高：熟悉

（1）运用得体的称呼语：称呼语是语言沟通的开始，全科医师恰如其分地使用称呼语会给患者良好的第一印象，为后续的沟通奠定相互尊重和信任的基础。医师要根据患者性别、年龄、身份、职业等特征的不同而使用不同的称谓，力求尊重为先，恰当自然。尤其不得用“命令式”的字、词和言语。

（2）营造和谐的沟通氛围：全科医师对就诊患者首先要以微笑迎接，然后热情招呼其坐下，并握手或点头表示对其尊重，消除其紧张不安的情绪。交谈之初，可以“言他式”开场，避免直入主题。此外，全科医师应尽量保持诊室环境的整洁、安静，避免接打电话、随意走动及闲杂人等进入，干扰沟通过程。

（3）主动倾听，积极反馈：倾听是全科医疗中医患沟通的一种重要手段，可以使患者感受到医师的尊重和理解，便于患者向医师传递自身的健康信息和真实感受。全科医师在与患者沟通时应该与对方保持目光的接触，集中精力倾听其叙述，仔细观察其面部表情和肢体语言，以正确“阅读”所传递的信息，给予适时反馈。

（4）形象化表达医学术语：全科医师的语言既要准确、简练、条理分明，又要使患者容易理解和接受。因为医患双方存在着医学信息、理解能力、受教育程度等因素的差异，所以全科医师在与患者沟通的过程中，应该尽量使用通俗易懂的语言，避免医患之间产生误解，影响沟通效果。在不得不使用深奥难懂的医学术语时，医师可以借助图片、模型、影像等资料加以释疑，必要时可以采用比喻、类比等修辞手法给予形象化说明，使对方充分理解和接受所要表达的内容。

（5）从患者角度看待问题：全科医师要根据不同患者的特点，采用不同的沟通方式，其核心就是换位思考。全科医师面对的患者各异，每个患者所反映的健康问题千差万别，即使同一患者同样的健康问题，也会因时间的不同而可能采取不同的诊疗方案。这就要求全科医师要站在患者的立场来看待所反映的健康问题，掌握该问题所导致患者身体和心理的变化，探究其与患者健康相关的家庭因素、生活事件及人物之间的关系，从而从根本上采取有效的针对性措施加以解决。

（6）“开放式”与“封闭式”提问相结合：开放式提问的回答范围没有限制，有利于患者开拓思路，充分、主动、自由地表达自己的观点和真实想法。封闭式提问将应答限制在特定范围内，患者回答的选择性小，甚至只能用简单的“是”“不是”“有”“没有”来回答。

此外，全科医师是交谈的主导者，在让患者充分表达自己的想法和要求的同时，也要注意引导交谈的方向，使交谈流畅有效。如果已经充分获得患者疾病的某些信息，患者仍然滔滔不绝，可以适时提问转移话题。

（7）使用适宜的语气、语调和语速：语气有肯定、陈述、疑问、感叹等，能够体现交谈者情感和态度。全科医师的语气应该亲切自然，对患者充满关爱，适时地使用恰当的语气。语调即说话的腔调，就是声调高低、抑扬轻重的配合和变化。对同一事情的阐述，语调不同往往传递的情感也不同，全科医师应该善于使用不同语调间的控制和转换，既不能从头到尾都是平的，使患者感觉枯燥乏味，又不能一味应用过高的语调，令人反感。语速是指说话的速度。全科医师的语速应该急缓适宜、停顿适当，以更好地吸引患者的注意力，使其更易接受和吸收全科医师所表达的信息。

知识点13：全科医疗中的非语言沟通技巧　　副高：熟悉　正高：熟悉

（1）衣着得体：衣着就是指人的穿衣打扮，可以展现出一个人的整体精神面貌。全科医师的衣着应该干净、整洁、得体。当与患者初次接触时，全科医师的衣着是患者对其进行判断的重要依据。如果其衣着表现符合患者的心理预期，则会降低患者的焦虑情绪，给患者良好的第一印象。反之，则会降低患者对全科医师的信任和期待，进而影响沟通质量。

（2）正确理解和表达面部表情：面部表情是人类情绪、情感的外在表现。全科医师一方面要善于“读懂”患者面部表情所传递出的信息，另一方面要以合适的面部表情反馈给患者。当患者叙述疾病痛苦、眉头紧锁时，医师应该神情专注，微微点头，表示理解；当患者情绪轻松、如释重负时，医师应该面带微笑，与其分享快乐。

（3）善于运用眼神传递信息：眼神是非语言沟通的重要渠道，正确理解患者眼神传递的信息并附以恰当眼神及时反馈，对医患沟通尤为重要。全科医师与患者保持目光接触，有利于鼓励患者继续讲述病情。目光坦诚，充满仁爱，能够增强患者信任，拉近医患心理距离。但应该注意，不宜一直盯着患者眼睛看，也不能目光游离或斜视患者，而应注视患者面颊下部，以使对方感到尊重和重视。

（4）运用恰当的身体姿势：身体姿势能够反映双方的心理及情绪状态，也可以体现双方的态度和意愿。在患者叙述时，全科医师可以适当与对方缩小距离，上身微微前倾，以表示愿意倾听；在患者讲话迟疑，有所顾虑时，全科医师可以握手或拍肩以表示关怀，并愿意为其保密。

（5）保持合适的交谈距离：全科医疗中，医患双方的交谈距离因医患关系及场合的不同而不同。一般来说，全科医师与患者应该呈一定角度而坐，间隔0.5～1.0m，并避免面对面直视，从而便于双方目光自由接触和分离，而不致尴尬和压迫感。此外，全科医师也要根据文化、地区、民族和风俗习惯的不同，而采取不同的医患交谈距离，以便对方接受。

（6）营造和谐的沟通环境：沟通环境能够影响全科医疗医患双方的心理及情绪状态，甚至决定沟通的成败。在医患沟通过程中，要做到沟通环境通风良好、光线柔和、整洁安静，并尽量做到一医一患，以更好地保护患者隐私，达到良好的沟通效果。

知识点14：医学伦理学的内容　　副高：熟悉　正高：熟悉

医学伦理学的内容主要包括医德理论、医德规范、医德实践和医德难题四个部分。

（1）医德理论：主要论述医德的起源、作用、本质特点和发展规律等。医德理论应以马克思主义伦理观为指导，继承祖国优秀医德精华，论证社会主义医德的先进性，克服各种落后的、消极的医德影响，树立和发扬社会主义医德新风尚。

（2）医德规范：主要阐述社会主义医德基本原则、规范和范畴，告诫医务人员什么样的医德行为是善，什么样的医德行为是恶，使其自觉地选择符合医德规范的医德行为。

（3）医德实践：主要阐述在医疗实践中按照社会主义医德理论对自己、对人们的医学实践活动进行道德评价，同时阐明进行医德教育的正确途径和方法，提高医务人员的道德水平。

（4）医德难题：指在医学模式转变，形成新的医德观念和医学技术的发展在医疗实践过程中出现难以解决的伦理问题，进行伦理论证和解答。

综合来讲，医学伦理学的医德理论、医德规范、医德实践和医德难题，既相对独立，又互相贯通，构成独特的学科体系。

知识点15：全科医疗中的伦理问题　　副高：熟悉　正高：熟悉

（1）全科医疗中的健康伦理：健康不仅仅指没有疾病和衰弱，而是指一个人身体、心理、精神和社会适应的完好状态。它既是每个社会成员的一项基本权利，也是每个社会成员的基本义务。在全科医疗中，全科医师应该倡导“健康为人人，人人为健康”的健康道德理念。同时应该做到：①利用医学知识和技术，积极帮助居民恢复和实现健康；②努力学习健康知识，树立科学的健康观念；③传播健康知识，践行健康行为；④督促居民改变不良生活和行为习惯，促进健康；⑤制止危害健康的言行，减少危害健康事件的发生；⑥促进居民为他人健康贡献力量等。

（2）全科医疗中的医患关系伦理：全科医疗中的人际关系包括全科医师与患者之间的“医患关系”、医师之间的“医际关系”及全科医师与社会的“医社关系”，其中医患关系是全科医疗中最基本、最核心的关系。全科医师应该做和谐医患关系的倡导者、建立者、维护者和促进者。在全科医疗中，应该着重做到：①树立以患者为本的理念，不做损害患者利益的行为；②充满仁爱和关怀，切实理解患者的不适和痛苦；③充分尊重和信任患者，增强其战胜疾病的信心；④保护患者的隐私，维护患者人格尊严和声誉；⑤不断加强医德修养，提高自己精神境界；⑥善于学习和使用沟通技巧，不断增强沟通效果等。

（3）全科医疗中的慢性病防控伦理：慢性病的全称是慢性非传染性疾病，不是特指某种疾病，而是对一类起病隐匿、病程长且病情迁延不愈，缺乏确切传染性生物病因证据，病因复杂且有些尚未被完全确认的疾病的概括性称谓。慢性病的预防和控制是全科医疗工作的重要组成部分。慢性病防控的伦理要求包括：①全面贯彻实行三级预防理念与措施；②强化对患者和家属的知识教育及行为指导；③关注慢性病患者的心理健康，提供足够的社会支持。

（4）全科医疗中的诊断和治疗伦理：诊断和治疗是全科医疗工作中的重要组成部分，是一个系统的、连续的过程。全科医师诊疗的伦理要求主要包括：①及时诊断，是指全科医师应该尽早、尽快地对居民所患疾病进行诊断；②准确诊断，即全科医师通过科学的问诊、辅助检查，并经过严密的临床思维过程而对患者所作出的诊断；③全面诊断，即全科医师的诊断应该细致、全面，不存在缺项、漏项的情况。

全科医师治疗的伦理要求包括：①利用科学的手段，实行有效治疗；②严格执行治疗方案，密切关注治疗过程；③客观评价治疗效果，适时调整治疗方案；④切实履行告知义务，充分尊重患者自主权；⑤以患者的病情及实际情况为依据，努力降低患者付出的代价等。

（5）全科医疗中的健康教育伦理：健康教育是指通过有计划、有组织、有系统的教育活动，促使人们自愿改变不良的健康行为和影响健康行为的相关因素，消除或减少影响健康的危险因素，以预防疾病、促进健康和提高生活质量。健康教育是以社区为范围，以社区居民为对象，以慢性病教育为主体的一种系统性的教育活动。在健康教育活动中，全科医师应该：①科学细致地制订教育计划；②合理确定教育内容、时间和地点；③积极组织动员教育对象参与到健康教育的活动之中；④努力为健康教育活动营造适宜环境；⑤根据实际情况变化，适时调整完善教育活动进程；⑥及时总结评价健康教育成果，为下一阶段的教育活动提供依据；⑦积极树立良好的工作作风；⑧做良好生活习惯和健康生活方式的践行者，发挥榜样作用等。

（6）全科医疗中的临终关怀伦理：临终关怀是指一种新兴的医疗保健服务项目，它是由医师、护士、社会工作者、家属、志愿者及营养学和心理学工作者等多方面人员组成的团队，对临终患者及其关系人提供全面照护，以便使临终患者得以舒适、安宁地度过人生的最后旅程。临终关怀服务不是单纯的医疗、护理服务，而是包括医疗、护理、心理、死亡教育、社会支援和居丧照顾等多方面的服务；临终关怀的服务对象不仅是临终患者，也包括临终患者的家属。全科医师对社区提供临终关怀服务，应坚持：①以真诚、仁爱、宽容的态度来对待临终患者，理解其心理，最大限度满足他们的愿望；②保护临终患者的权利，维护其人格尊严；③不断安慰和鼓励临终患者，使其理解生命弥留之际的意义；④对临终患者家属进行关怀和照顾，帮助其减轻痛苦和哀伤。

第三节　心　理　学

知识点1：心理学的定义　　副高：熟悉　正高：熟悉

心理学是一门研究人类的心理现象、精神功能和行为的科学，包括基础心理学和应用心理学两大领域。心理学是对行为和心理历程的研究，其目的在于通过科学的方法，对人的行为进行了解、预测，获得原理、原则，从而解决有关问题并建构系统的理论。

知识点2：心理学的研究领域　　副高：熟悉　正高：熟悉

随着心理学的发展和社会生活的变迁，心理学研究的内容也越来越多、范围越来越广，以下几个方面尤为突出。

（1）行为与心理的生物基础：是由身心关系演变而来，研究重点在于探讨神经系统、内分泌系统、个体生命起源及遗传机制等，从而了解心理与行为和生理功能的关系。

（2）感觉、知觉与意识：是对身心关系问题的进一步探讨，借助现代化的科学方法与工具，研究个体如何经感官获得感觉，进而对周围环境有所了解与认识。

（3）学习、记忆与思维：由知识来源问题演变而来。其目的在于探讨个体对外在信息如何学习、记忆、思维，如何从中学到知识，解决问题。

（4）生命全程的身心发展：由天性与教养问题演变而来。其目的在于探讨自生命开始，个体在身体、行为、心理三方面随年龄增长而变化的过程，并研究发展过程中的一切身心变化与遗传和环境因素的关系。

（5）动机与情绪：由自由意志决定论问题演变而来。其目的在于研究个体行为发生的原因，探讨个体行为的自主性与选择性，从而解答个体在决定其行为表现时处于被动或主动的问题。

（6）个别差异：由心理正常与变异问题演变而来。其目的在于探讨个体的共性之外个别差异的问题。心理学研究个别差异主要集中在能力差异与气质、性格差异等方面。

（7）社会心理：由个人与团体问题演变而来。其目的在于探讨社会生活中个人与团体间如何彼此影响，借以发现维护社会互动的原则规范，从而促进社会组织与群体中人际关系的和谐。

（8）心理异常与心理治疗：由心理正常与变异问题演变而来。其目的在于探讨心理异常的原因与症状，进而实施心理治疗，从而维护心理健康。

知识点3：心理学的基本理论观点——行为主义理论　　副高：熟悉　正高：熟悉

行为主义理论强调研究行为，强调从刺激与反应的关系上客观地研究行为、强调刺激与反应之间的联结关系。它是由美国心理学家华生在1913年创立的。

行为主义理论是美国近代心理学的主要流派之一，也是西方心理学影响最大的流派之一。

行为主义理论最重要的观点是：①强调心理学研究只能客观观察和测量外显行为；认为意识是不能客观观察和测量记录的，所以意识不能当做心理学研究的主题；反对采用内省法研究人的行为；②构成行为的基础是个体的反应，集合个体的多个反应就可知其行为的整体；③个体行为不是与生俱来的，不是由遗传决定的，而是受环境的影响被动学习的；④经由对动物或儿童实验研究所得到的行为的原理原则，即可推论解释一般人的同类行为。

知识点4：心理学的基本理论观点——认知理论　　副高：熟悉　正高：熟悉

认知理论主张用信息加工的观点来研究感知觉、注意、想象、记忆、思维等心理过程。广义地说，心理学中凡是侧重研究人的认识过程的学派，都可称为认知心理学派。其中，发生认识论与信息加工认知心理学共同构成了当今西方心理学的主流。

现代认知理论的特点是：①探讨被行为主义忽视的人的行为的内部机制，即意识或内部心理活动。②将心理过程理解为信息的获得、储存、加工和使用的过程。③不是根据内省法，而是将人脑与计算机进行类比，将人脑看做类似于计算机的信息加工系统的客观方式进行研究。

知识点5：心理学的基本理论观点——精神分析理论　副高：熟悉　正高：熟悉

精神分析理论是由奥地利精神学家弗洛伊德在1896年创立的。作为现代心理学影响最大的理论之一，精神分析理论的内容很复杂，其中弗洛伊德的主要观点如下。

（1）潜意识观点：潜意识是精神分析理论的基础，该观点认为：无意识的心理活动是一切意识行为的基础。人们在清醒状态下对自己所想、所做的事的动机是清楚的，即自己知道为什么这么想、这么做，这种心理状态是意识。

（2）性欲说：弗洛伊德所说的性不单是指以生育为目的的成熟的两性生活，而且还包括内容广泛的身体快感。他认为，性心理的发展过程如不能顺利进行，停滞在某一阶段，即发生固着；或在个体受到挫折后从高级的发展阶段倒退到某一低级的发展阶段，即产生了退行，这就可能导致心理的异常，成为各种神经症、精神病产生的根源。

（3）人格结构观点：弗洛伊德用本我、自我、超我三者来解释个体的人格结构。本我是指一个人原始的、与生俱来的、潜意识的结构部分；自我是人格意识结构部分，是指在与环境接触的过程中，由本我发展而来的、人们能意识到的各种活动，如知觉、记忆、思考和动作等均是自我的功能，它能知觉自身的种种需要，按外部现实条件调节本我的原始需要，指导自己的行为；超我也称理想自我，是指在社会化的过程中，将道德规范、社会要求内化为自身的良心、理性，对个体的动机、欲望和行为进行管制，诱导自我使之符合社会规范，使个体向理想努力，达到完善的人格。

知识点6：心理学的基本理论观点——人本主义观点　副高：熟悉　正高：熟悉

人本主义心理学的主要代表人物是美国心理学家马斯洛，这一理论创立于20世纪50年代。

人本主义观点并不是像行为主义理论和精神分析理论那样体系严密的学派，而是由许多持有相近观点的心理学家和学派联合发起的一种学术思想运动，被称为“第三势力心理学”。

人本主义心理学家研究的主题是人的本性及其与社会生活的关系。他们强调人的尊严和价值，反对传统心理学贬低人格的倾向，即反对人性兽化和机械化倾向，极力主张研究人的存在价值、人的生活意义。在人本主义心理学家看来，每一个人都有一种力求充分发展自己的潜能，有超过自己目前状况的基本需要；虽然每一个人都会遇到环境和社会的各种阻挠和障碍，但是人们的天性则是趋向于实现自己的潜能。他们强调个人的主观经验和发展个人潜能，因此，在研究方法上反对以动物实验结果推论人的行为，十分重视对个人主观经验的调查，主张对人格发展进行整体分析和个案研究。

第四节 社区营养学

知识点1：社区营养学 副高：熟悉 正高：熟悉

社区营养学又称社会营养学，是密切结合社会生活实际，以人类社会中某一限定区域内各种人群作为总体，从宏观上解决其合理营养与膳食的有关理论、实践与方法学问题的边缘学科。

知识点2：社区营养 副高：熟悉 正高：熟悉

社区营养是以特定社会区域范围内的各种或某种人群为对象，从宏观上研究其实施合理营养与膳食的理论、方法以及相关制约因素。

知识点3：社区营养研究的目的 副高：熟悉 正高：熟悉

社区营养的目的在于运用一切有益的科学理论、技术和社会条件、因素和方法，使限制区域内各类人群营养合理化，提高其营养水平与健康水平，改善其智力与体力素质。

社区营养旨在阐述人群基础上的膳食及营养问题，并解释这些问题的程度、影响因素、结果以及如何制定政策、采取措施予以解决。

知识点4：社区营养的特点 副高：熟悉 正高：熟悉

社区营养的特点：①以共同的政治、经济、文化及膳食习俗等划分人群范围，如以同一个居民点、乡镇、县（区）、省（自治区，直辖市），甚至国家划分社区人群；②强调特定社区人群的综合性和整体性；③主要研究解决的膳食营养问题具有宏观性、实践性和社会性，既包括人群膳食营养需要与摄入、营养调查与评价、食物结构调整、膳食指导、营养监测等直接问题，也与食物经济、营养教育、饮食文化、营养保健政策与法规等间接因素有关。

第二篇
全科医学诊治技术

第十章　社区用药

第一节　药物学基础

知识点1：药物影响人体功能活动的方式　　副高：掌握　正高：熟练掌握

药物影响人体功能活动的方式很多，但从它对人体生理功能的影响来看，不外乎是增强和减弱两种，前者称为兴奋，后者称为抑制。

知识点2：药物对人体的基本作用　　副高：掌握　正高：熟练掌握

药物对人体的基本作用包括：①药物使低于正常功能活动恢复到正常时，起苏醒作用、强壮作用等；②使之超过正常水平时，起兴奋作用、致惊作用、致幻作用等；③药物使高于正常的功能活动降至正常水平的，起镇静作用、安定作用、抗惊厥作用、解痉作用等；④使之降至正常水平以下的，起抑制作用、麻痹作用、麻醉作用等。

药物的另一个作用，是杀灭和抑制寄生性生物和肿瘤细胞的分裂增殖，它们必须对人体相对地无明显毒性，但却能通过干扰病原体或异常细胞的代谢而抑制其生长繁殖，从而有利于人体发挥抗病能力，以达到消灭或排除病原体的目的。

知识点3：药物的治疗作用　　副高：掌握　正高：熟练掌握

治疗作用指药物引起的符合用药目的的作用，有利于改变患者的生理、生化功能或病理过程，使患病的机体恢复正常。

知识点4：药物治疗分类 副高：掌握 正高：熟练掌握

（1）对因治疗：用药目的在于消除原发致病因子，彻底治愈疾病，即治本。

（2）对症治疗：用药目的在于改善症状，即治标。对症治疗不能根除病因，但对于诊断未明或病因未明暂时无法根治的疾病是必不可少的。

（3）补充治疗：或称替代疗法，用药的目的在于补充营养物质或内源性活性物质的不足。

知识点5：药物剂量与剂量-效应关系 副高：掌握 正高：熟练掌握

（1）构效关系：药物作用的特异性取决于化学反应的专一性，而反应的专一性取决于药物的化学结构。

（2）剂量-效应关系：药理效应与剂量在一定范围内成比例，即剂量-效应关系。以药理效应为纵坐标，药物剂量或浓度为横坐标作图得剂量-效应曲线。

（3）最低有效浓度（C_{min}，阈浓度）：药物产生最小效应的浓度。

（4）最小有效量（阈剂量）：药物产生最小效应的剂量。

（5）最大效应（效能）：药物产生最大效应的能力。

（6）效价强度：指能引起等效反应的药物相对浓度或剂量。

知识点6：影响药物作用的药物方面因素 副高：掌握 正高：熟练掌握

药物的剂型、联合用药、配伍禁忌及药物间的相互作用。两种以上药物联合应用时，效应增强称为协同作用，效应减弱称为拮抗作用。临床应选用疗效协同而毒性拮抗的药物配伍应用。

知识点7：配伍禁忌 副高：掌握 正高：熟练掌握

配伍禁忌是指药物在体外配伍直接发生物理或化学的相互作用而影响药物疗效或应用后发生毒性反应。

知识点8：影响药物作用的机体方面因素 副高：掌握 正高：熟练掌握

（1）年龄：小儿尤其是新生儿或早产儿，各种生理功能及自身调节功能尚未发育完全，对药物的反应比成年人更敏感。老年人血浆蛋白量较低，体内水分较少，脂肪较多，所以药物的血浆蛋白结合率低，水溶性药物分布容积小，而脂溶性药物分布容积大；老年人肝肾功能减退，药物清除率下降；老年人对许多药物的反应特别敏感；这些因素都会使同样剂量下老年人较青壮年反应强烈或更易发生毒性反应。

（2）性别：男性对对乙酰氨基酚及阿司匹林的清除率高于女性。妇女月经期不宜服用峻泻药和抗凝药，以免盆腔充血月经增多。另外，在妊娠晚期及哺乳期间还应考虑药物通过胎盘及乳汁对胎儿及婴儿发育的影响。产前应严禁使用阿司匹林及影响子宫肌肉收缩的药物。

（3）病理情况：同时存在其他疾病也会影响药物的疗效。尤其肝、肾功能不全时，药物在肝脏的生物转化及肾排泄功能发生障碍，消除速率变慢，易导致药物在体内蓄积发生毒性反应，适当延长给药间隔或减少给药量可解决。

（4）其他：遗传异常、心理因素等也会影响药物的作用。

知识点9：机体对药物的反应性　　副高：掌握　正高：熟练掌握

机体对药物的反应性会因人、因时以及用药时间的长短等而异。连续用药后机体对药物的反应性降低，需要增加剂量才能恢复原效应，称为耐受性。病原体及肿瘤细胞等对化学治疗药物的敏感性降低称为耐药性，又称抗药性。短期内反复应用数次后药效降低甚至消失称快速耐受性。药物依赖性是反复（周期性或连续性）用药所引起的人体心理上、生理上或两者兼有的对药物的依赖状态，表现出一种强迫性的要连续或定期用药的行为和其他反应。无病情需要而大量长期应用药物称药物滥用。麻醉药品的滥用不仅对用药者危害大，对社会危害也极大。

知识点10：合理用药原则　　副高：掌握　正高：熟练掌握

合理用药既可充分发挥药物疗效，又可避免或减少不良反应的发生，原则如下：

（1）明确诊断，针对适应证选药，还应排除禁忌证。

（2）根据药物的药效学和药动学特点选药。

（3）了解和掌握影响药物作用的各种因素。用药必须个体化，不能单纯公式化。

（4）对因、对症治疗并举。

（5）对患者的治疗负责，密切观察用药后的反应，及时调整剂量或更换药物。

第二节　特殊人群用药原则

特殊人群用药原则

知识点1：妊娠期用药注意事项　　副高：掌握　正高：熟练掌握

妊娠期妇女用药可能会对孕妇本身产生不良的影响。妊娠早期（即妊娠初始3个月）是胚胎器官和脏器的分化期，易受药物的影响引起胎儿畸形，如雌激素、孕激素等容易致使胎儿性发育异常，甲氨蝶呤容易致使颅骨和面部畸形、腭裂等。妊娠后期应用依托红霉素（无味红霉素）引起阻塞性黄疸并发症的可能性增加，可逆的肝毒性反应的发生率可达10%～15%。妊娠晚期服用阿司匹林容易引起过期妊娠、产程延长和产后出血。过量饮用含咖啡因的饮料，会使孕妇烦躁不安、心率加快、失眠，甚至厌食。另外，妇女在妊娠期对泻药、利尿药和刺激性较强的药物比较敏感，容易引起早产或流产。为保证胎儿生长的需要和维持良好的营养状况，在孕妇营养不足的情况下，应适当补充铁、钙、叶酸、维生素B_1和维生素B_6。世界卫生组织（WHO）提出在钩虫病、血吸虫病高发区和贫血孕妇应常规补充铁。绝大多数药物能通过胎盘输送给胎儿，因此孕妇用药要谨慎。

知识点2：药物级别　　副高：掌握　正高：熟练掌握

美国食品与药物监督管理局（FDA）根据药物对胎儿的危险度与对孕妇的益处权衡后，将药物分为5个级别。

（1）A类：已证实此类药物对人类胎儿无不良影响，是最安全的。

（2）B类：对人类无危害证据。动物实验对胎畜有害，但在人类未证实对胎儿有害；或动物实验对胎畜无害，但在人类尚无充分研究。

（3）C类：不能除外危害性。动物实验可能对胎畜有害或缺乏研究，在人类尚缺乏有关研究，但对孕妇的益处大于对胎儿的危害。

（4）D类：对胎儿有危害。市场调查或研究证实对胎儿有害，但对孕妇的益处超过对胎儿的危害。

（5）X类：妊娠期禁用。在人类或动物研究，或市场调查均显示对胎儿危害程度超过了对孕妇的益处，属妊娠期禁用药。

还有些药物尚未证明级别，制药企业在说明书上有标明级别，则以M标记，如C_M。

有些药物在不同的妊娠期应用，选择不同的剂量及用药时间等，对胎儿的危害不同，在级别后加“/”并注明危险级别。如吗啡在妊娠期属B类，但如足月时、长期或大量用药则为D类，则标记为“B/D”。

知识点3：妊娠期的用药依据　　副高：掌握　正高：熟练掌握

妊娠期需合理使用药物，应以如下条件为依据。

（1）使用对代谢有清楚说明的药物。

（2）药理实验证明对灵长类动物胚胎无影响的药物。

（3）妊娠前3个月应尽量避免服用药物，以防止诱发畸形，若必须用药，应在医师的指导下，选用无致畸作用的药物。避免使用对致畸性尚未了解的新药。

（4）在妊娠期中，宜选在满4个月以后使用药物治疗。

（5）妊娠期妇女用药时，要把握用药时间，尽可能选用对胎儿安全性大的药物。

（6）用药必须有明确指征。必须应用时要反复权衡利弊以后再给药。

知识点4：哺乳期用药注意事项　　副高：掌握　正高：熟练掌握

很多药物都能经乳汁排出而对乳儿造成危害，所以哺乳期用药应当谨慎。但排入乳汁内的药物并不是皆对乳儿有毒性，而且乳母服用药量及药物在乳汁内的浓度、服药和哺乳时间的关系及实际哺乳量等因素均与药物对乳儿的实际作用有相关性。另外，乳儿消化道对药物也有一定的破坏作用。

知识点5：乳汁中对乳儿有不良影响的药物　　副高：掌握　正高：熟练掌握

从乳汁中排泄足以对乳儿产生不良影响的药物包括：

（1）抗菌药：哺乳期患者接受抗菌药物后，药物可自乳汁分泌，通常母乳中药物含量不高，不超过哺乳期患者每日用药量的1%；少数药物乳汁中分泌量较高，如氟喹诺酮类、四环素类、大环内酯类、氯霉素、磺胺甲噁唑、甲氧苄啶、甲硝唑等。青霉素类、头孢菌素类等β内酰胺类和氨基糖苷类等在乳汁中含量低。然而无论乳汁中药物浓度如何，均存在对乳儿潜在的影响，并可能出现不良反应，如氨基糖苷类抗生素可导致乳儿听力减退，氯霉素可致乳儿骨髓抑制，磺胺甲噁唑等可致胆红素脑病（核黄疸）、溶血性贫血，四环素类可致乳齿黄染，青霉素类可致变态反应等。因此，治疗哺乳期患者时应避免选用氨基糖苷类、喹诺酮类、四环素类、氯霉素、磺胺药等。哺乳期患者应用任何抗菌药物时，均宜暂停哺乳。

（2）中枢神经抑制药：乳母服用苯妥英钠和苯巴比妥各达400mg/d时，乳儿可出现高铁血红蛋白症，出现全身淤斑、嗜睡及虚脱。服用地西泮乳母的乳儿体重会有下降，并可发生高胆红素血症。溴化物及扑痫酮可引起乳儿嗜睡、皮疹。

（3）碘和硫脲嘧啶：哺乳妇女服放射性碘，乳儿甲状腺可能受抑制；乳母服用硫脲嘧啶，可能引起乳儿甲状腺肿和粒细胞减少。

（4）抗凝血药：如使用苯茚二酮，易进入乳汁，乳儿会发生严重的皮下出血。

（5）其他：麦角制剂会使乳儿中毒，哺乳期禁用。乳母吸烟会使乳儿烟碱中毒。饮酒过量时导致乳儿嗜睡。

有些药物在乳汁内浓度低于血浆中的量，但用量大时会对乳儿产生影响，例如阿托品、苯海拉明、蒽醌类泻药（大黄类）、咖啡因、水杨酸钠、保泰松等。

6个月以内的乳儿的呼吸中枢对吗啡类药敏感，乳母禁用此类药。

知识点6：小儿用药须知　　副高：掌握　正高：熟练掌握

小儿用药应慎重，不能滥用。药物种类不宜过多，可用可不用的药物应尽量不用。具体用药时应该了解如下事项：

（1）新生儿因肠管吸收面积相对较大，肠道黏膜通透性较高，药物易吸收。

（2）有些药物如吗啡、巴比妥类在组织内的分布有年龄上的特点，如在脑中的浓度小儿明显高于年长儿及成年人。

（3）婴儿肝酶功能不成熟，肝的解毒功能不足，使药物的半衰期延长，血药浓度增高，因而易出现不良反应。

（4）婴儿肾排泄功能不足，药物在体内滞留时间延长，因而增加不良反应。

（5）不同年龄的小儿对药物的反应程度不同，新生儿应用吗啡极易出现呼吸抑制。

（6）一些药物可影响小儿的生长发育，如性激素可使骨骺过早闭合，影响身长（高）增长；肾上腺皮质激素长期使用也可致生长障碍。

知识点7：小儿抗感染药的应用　　副高：掌握　正高：熟练掌握

抗感染药的应用应依据不同病种、病情轻重、年龄大小等选择用药。例如，临床已肯定诊断为病毒性感染（如麻疹、流感等），一般不用抗菌药。链霉素、卡那霉素、庆大霉素等可引起听神经损害而致聋，且在婴儿不易发现。卡那霉素、庆大霉素等还可引起肾损害。氯霉素可抑制骨髓造血功能。新生儿特别是早产儿，应用氯霉素时不能在体内与葡萄糖醛酸结合而解毒，所以会发生“灰婴综合征”。小儿应用抗生素必须慎重考虑适应证。一般以应用一种抗生素为宜，但如感染严重亦可联合用药。

知识点8：小儿镇静药的应用　　副高：掌握　正高：熟练掌握

小儿有高热、过度兴奋、烦躁不安、频繁呕吐等情况时常使用镇静药使其得到休息，以利病情恢复。常用的药物包括苯巴比妥、异丙嗪、氯丙嗪、地西泮（安定）等。

知识点9：小儿镇咳、祛痰、止喘药的应用　　副高：掌握　正高：熟练掌握

呼吸道感染时，应多用祛痰药，少用镇咳药，特别要慎用作用较强的镇咳药，以利于痰液咳出。通常只有在咳嗽严重、引起小儿精神紧张或影响休息时才用镇咳药。氨茶碱为常用的止喘药，但对神经系统有兴奋作用，对新生儿和婴儿应慎用。

知识点10：小儿泻药和止泻药的应用　　副高：掌握　正高：熟练掌握

婴儿便秘应首先调整饮食，或偶尔使用开塞露、肥皂条等。只在必要时才用缓泻剂。通常不用液状石蜡（石蜡油）、蓖麻油，以防引起吸收性肺炎。婴儿腹泻时应予饮食疗法、微生态疗法、控制感染及液体疗法等，不宜直接使用止泻药，因为用药后腹泻虽然可以减轻，但因肠道毒素吸收增加可使全身中毒症状加重。

知识点11：小儿肾上腺皮质激素的应用　　副高：掌握　正高：熟练掌握

短疗程口服多用于哮喘发作、严重感染（与抗菌药合用）以及过敏性疾病。重症病例需大量静脉给药。中疗程（指几周至几个月）用药多用于白血病、肾病综合征及免疫性疾病。肾上腺皮质激素应避免滥用，因为用药后机体免疫力、反应性降低，往往会掩盖原发疾病的性质，虽然自觉症状好转但病情却在恶化，因而会延误诊断、治疗。较长期用药，对水、盐、蛋白质、脂肪等代谢均有影响，还会抑制骨骼增长，影响体格发育，并可引起骨质疏松、肌萎缩和类库欣综合征，患儿肾上腺皮质可发生萎缩。

需特别注意的是，患水痘的小儿禁用肾上腺皮质激素，因为用药后可使病情急剧恶化，

甚至引起死亡。若在激素治疗过程中发生水疱，应视情况减量或停药。

知识点12：小儿其他药物的选用　　副高：掌握　正高：熟练掌握

小儿在应用利尿药后较容易发生低钠或低钾血症；早产儿、新生儿应用维生素K_3、磺胺类、新生霉素等可发生高胆红素血症，甚至引起胆红素脑病（核黄疸），所以这些药物应慎用。另外，小儿应用阿司匹林可能发生瑞氏综合征，因此主张不用该药退热，而用对乙酰氨基酚（扑热息痛）代替。

知识点13：老年人用药的特殊性　　副高：掌握　正高：熟练掌握

老年人随着年龄增长，伴有各种机体功能的减退，自稳机制差；老年人用药的机会和合并用药的种类明显增加，造成药物治疗的多样性；老年人许多重要器官的功能明显下降，药物不良反应的发生率也较高。另外，老年人对内环境调节能力减弱，容易患上多种疾病，对各种刺激反应迟钝，容易掩盖一些症状。因此，老年人用药应考虑老年人的生理、生化及药动学、药效学变化的特点。

知识点14：老年人用药的原则　　副高：掌握　正高：熟练掌握

（1）避免同时用药种类过多：临床用药时必须要明确目前治疗的主要问题，在正确诊断下，选择合适药物，避免重复用药，最大限度减少同时用药的种类。

（2）老年人用药时适当减少用量：老年人用药应从小剂量开始，根据不同的药物种类，使用成年人剂量的1/3～3/4，甚至1/5；还应根据老年人的不同年龄段、体质情况调整。

（3）必须熟悉药物作用的机制、代谢和不良反应：老年人体内的脂肪含量相对较高，在口服脂溶性药物后，它在老年人体内的存留时间和浓度可能会长于和高于年轻人。对患高血压同时有慢性呼吸系统疾病的患者，考虑到普萘洛尔（心得安）对支气管平滑肌的收缩作用，不利于呼吸系统疾病时，不宜选用普萘洛尔来降压。

（4）强调个体差别：同龄老年患者可因病理状态及病情不同而用药剂量相差很大。老年人的常见药物不良反应可表现在多个系统，最常见的是低血压、心律失常、心率减慢、神志不清、淡漠、锥体外系症状、血小板减少、肾功能减退等。当怀疑有药物不良反应时，应暂停用药。

知识点15：老年人应谨慎使用的药物　　副高：掌握　正高：熟练掌握

老年人应谨慎使用的药物包括：①青霉素；②头孢菌素类；③庆大霉素、卡那霉素；④四环素；⑤对乙酰氨基酚；⑥哌替啶（度冷丁）；⑦地西泮（安定）；⑧阿米替林、丙米嗪；⑨巴比妥类；⑩苯妥英钠；⑪左旋多巴；⑫吩噻嗪类；⑬地高辛；⑭利多卡因；⑮普萘洛尔；⑯华法林；⑰肝素；⑱利尿药；⑲博来霉素；⑳铁制剂等。

知识点16：肝功能不全患者的用药 副高：掌握 正高：熟练掌握

肝脏是许多药物代谢的主要场所，而当肝功能不全时，药物代谢必然受到影响，药物生物转化减慢，血中游离型药物增多，从而影响药物的效应并增加毒性。所以必须减少用药剂量及用药次数，特别是使用有肝毒性的药物时更需慎重。

知识点17：肝功能不全患者用药原则 副高：掌握 正高：熟练掌握

肝功能不全患者应遵循如下用药原则。

（1）明确诊断，合理选药。

（2）避免或减少使用对肝脏毒性大的药物。

（3）注意药物相互作用，特别应避免有肝毒性的药物合用。

（4）肝功能不全而肾功能正常的患者可选用对肝功能毒性小，并且从肾脏排泄的药物。

（5）开始用药时宜小剂量，必要时进行血药浓度监测，做到给药方案个体化。

知识点18：肝功能不全患者抗菌药物的选择 副高：掌握 正高：熟练掌握

（1）可按正常剂量使用的抗菌药物：抗菌药主要由肾排泄，无明显肝毒性的抗菌药物包括青霉素、头孢唑林、头孢他啶、氨基糖苷类（庆大霉素、妥布霉素、阿米卡星等）、多黏菌素类、万古霉素、单环菌素类、碳青霉烯类。

（2）需减量慎用的抗菌药物：肝功能减退时清除减少或偶有肝毒性需减量慎用的药物包括阿洛西林、美洛西林、哌拉西林、头孢噻吩、头孢噻肟、红霉素、克林霉素、林可霉素、氟喹诺酮类、氟胞嘧啶。

（3）避免使用的抗菌药物：肝功能减退时代谢减少而致毒性反应发生或具肝毒性，应避免使用的药物包括四环素、土霉素、氯霉素、红霉素酯化物、磺胺药、酮康唑、咪康唑、利福平、异烟肼。

（4）禁用的抗菌药物：如两性霉素B（有肝毒性，可致黄疸）。

知识点19：肾功能不全患者的用药 副高：掌握 正高：熟练掌握

肾脏是许多药物及其代谢物排泄的主要器官。肾功能不全时，肾脏排泄药物的能力大为减弱，主要经肾脏排泄的药物消除减慢，影响药物的疗效并增加毒性。此时必须酌减用药剂量及用药次数，特别是使用有肾毒性的药物时更需慎重。

知识点20：肾功能不全患者用药原则 副高：掌握 正高：熟练掌握

肾功能不全患者应遵循如下用药原则。

（1）明确诊断，合理选药。

（2）避免或减少使用对肾脏毒性大的药物。

（3）注意药物相互作用，特别应避免有肾毒性的药物合用。

（4）肾功能不全而肝功能正常者可选用具有双通道排泄的药物。

（5）根据肾功能的情况调整用药剂量和给药间隔时间，必要时进行血药浓度监测，设计个体化给药方案。

知识点21：肾功能不全患者抗菌药物的选择　副高：掌握　正高：熟练掌握

（1）可按正常剂量略减剂量使用的抗菌药物：包括阿莫西林、氨苄西林、美洛西林、哌拉西林、头孢噻肟、头孢哌酮、头孢曲松、红霉素、螺旋霉素、吉他霉素（柱晶白霉素）、氯霉素、磷霉素、多西环素、林可霉素类、利福霉素类、环丙沙星、甲硝唑、酮康唑、异烟肼、乙胺丁醇。

（2）可用但剂量需中等度减少的药物：包括青霉素、阿洛西林、羧苄西林、头孢噻吩、头孢氨苄、头孢唑林、头孢拉定、头孢孟多、头孢呋辛、头孢西丁、头孢他啶、头孢唑肟、头孢吡肟、拉氧头孢、氨曲南、亚胺培南、氧氟沙星、磺胺甲噁唑、甲氧苄啶。

（3）避免应用，确有指征应用时需在血药浓度监测（TDM）下并显著减量使用的药物：包括庆大霉素、卡那霉素、妥布霉素、阿米卡星、奈替米星、链霉素、万古霉素、两性霉素B、替考拉宁、氟胞嘧啶。

（4）禁用的药物：包括四环素类（多西环素除外）、呋喃妥因、萘啶酸等。四环素、土霉素的应用可加重氮质血症，呋喃类和萘啶酸可在体内明显积聚，产生对神经系统的毒性反应，故均不宜应用，可选用其他抗菌活性相仿、毒性低的药物替代。

知识点22：引起尿色改变的药物　副高：掌握　正高：熟练掌握

（1）抗精神病药：氯丙嗪（冬眠灵）服用后尿液可变成红色或红棕色。

（2）解热镇痛药：氨基比林可使尿液变红；安替比林使尿液变红或黄色。

（3）利尿药：氨苯蝶啶使尿液变成蓝色；非那吡啶用后尿液可变成橙红色。

（4）抗疟药：氯喹、扑疟喹使尿液变成黄色至棕色。

（5）缓泻药：酚酞（果导）使尿液变红，尤其在碱性的尿液中更甚。

（6）抗凝血药：苯茚二酮可使尿液变成橘黄色或粉色。

（7）抗生素：利福平可使尿液变成橘红色至红色；甲硝唑（灭滴灵）使尿液色泽加深；呋喃妥因（呋喃坦啶）、呋喃唑酮（痢特灵）可使尿液变黄色至棕色。

（8）维生素：维生素B_2（核黄素）服用后使尿液变深黄色。

知识点23：引起粪便变色的药物　副高：掌握　正高：熟练掌握

（1）解热镇痛药：保泰松、羟基保泰松可使粪便变成红色或黑色；水杨酸钠可使粪便变成红色至黑色。

（2）抗微生物药：利福平可使粪便变成橘红色至红色。

（3）抗酸药：复方铝酸铋（胃必治）、枸橼酸铋钾（德诺）、复方碱式硝酸铋（胃速乐、胃乐）、胶体果胶铋（维敏）服用后使粪便变成黑色。

（4）抗凝血药：华法林、双香豆素、双香豆素乙酯、醋硝香豆素（新抗凝）可使粪便变成红色。

（5）铁制剂：硫酸亚铁、葡萄糖酸亚铁、枸橼酸铁、乳酸亚铁（朴雪）、富马酸亚铁（富马铁）、右旋糖酐铁、山梨醇等铁制剂服用后，粪便可变成黑色。

第三节　药品不良反应与不良事件

知识点1：药品不良反应（ADR）　　副高：掌握　正高：熟练掌握

药品不良反应（ADR）是指合格药品在正常用法用量下出现的与用药目的无关或意外的有害反应。

知识点2：药品不良事件（ADE）　　副高：掌握　正高：熟练掌握

药品不良事件（ADE）指药物治疗过程中出现的不良临床事件，它不一定与该药有因果关系。

知识点3：不良事件（AE）　　副高：掌握　正高：熟练掌握

不良事件（AE）是指治疗期间所发生的任何不利的医疗事件。

不良事件如果发生于药品治疗期间则称为药品不良事件，但该事件并非一定与用药物有因果关系，但如果存在因果关系则为药品不良反应。

知识点4：药品严重不良反应/事件　　副高：掌握　正高：熟练掌握

药品严重不良反应/事件是指因使用药品引起如下损害情形之一的反应：①引起死亡；②致癌、致畸、致出生缺陷；③对生命有危险并能够导致人体永久的或显著的伤残；④对器官功能产生永久损伤；⑤导致住院或住院时间延长。

知识点5：新的药品不良反应　　副高：掌握　正高：熟练掌握

新的药品不良反应是指药品说明书中未载明的不良反应。

知识点6：药品突发性群体不良反应/事件 副高：掌握 正高：熟练掌握

药品突发性群体不良反应/事件指突然发生的，在同一地区、同一时段内，使用同一种药品对健康人群或特定人群进行预防、诊断、治疗过程中出现的多人药品不良反应/事件。

知识点7：药品A型不良反应 副高：掌握 正高：熟练掌握

A型不良反应是由于药品的药理作用增强所致。特点是可以预测，与常规的药理作用有关，反应的发生与剂量有关，停药或减量后症状很快减轻或消失，发生率高，死亡率低。

（1）副作用：指在治疗量出现的与治疗目的无关的不适反应。产生副作用的原因是药物选择性低，作用范围广，治疗时所用一个作用，其他作用就成了副作用。副作用通常都较轻微，多为一过性可逆的功能变化。

（2）毒性反应：由于患者的个体差异、病理状态或合用其他药物引起敏感性增加，在治疗量时造成某种功能或器质性损害。通常具有明显的剂量反应关系，其毒性的严重程度随剂量加大而增强。

（3）首剂效应：某些药物在开始应用时，由于机体对药物的作用尚未适应，而引起较强烈的反应。

（4）后遗效应：药物血药浓度降至最低有效浓度以下，但生物效应仍存在。

（5）继发效应：由于药物的治疗作用所引起的不良后果，又称治疗矛盾。

（6）停药综合征：又称撤药反应。药物较长期应用，致使机体对药物的作用已经适应，而一旦停用该药，就会使机体处于不适应状态，主要表现为症状反跳。

（7）药物依赖性：连续使用一些作用于中枢神经系统的药物后，用药者为追求欣快感而要求定期连续地使用该药（精神依赖性），一旦停药会产生严重的戒断症状者称身体依赖性。

知识点8：药品B型不良反应 副高：掌握 正高：熟练掌握

B型不良反应是与药品的正常药理作用完全无关的一种异常反应。特点是一般很难预测，常规毒理学筛选不能发现，发生率低，死亡率高。

（1）过敏反应（变态反应）：药物作为半抗原或全抗原刺激机体而发生的非正常免疫反应。该反应的发生与药物剂量无关或关系甚少，治疗量或极小量都可发生。临床主要表现为皮疹、血管神经性水肿、过敏性休克、血清病综合征、哮喘等。

（2）特异质反应：指因先天性遗传异常，少数患者用药后发生与药物本身药理作用无关的有害反应。

知识点9：药品C型不良反应 副高：掌握 正高：熟练掌握

C型不良反应的特点是发生率高，用药史复杂或不全，非特异性（指药品），没有明确的时间关系，潜伏期较长。

（1）致癌：指化学药物诱发恶性肿瘤的作用。患者恶性肿瘤80%～85%为化学物质所致，有些药物长期服用后，可导致机体某些器官、组织及细胞的过度增生，形成良性或恶性肿瘤，也就是药物的致癌作用。致癌作用的出现一般有数年或数十年的潜伏期，且与药物剂量和用药时间有关。要确定与用药的因果关系往往需要进行大量、长期的监测。

（2）致畸：指药物影响胚胎发育而形成畸胎的作用。

（3）致突变：指引起遗传物质（DNA）的损伤性变化。

知识点10：药品不良反应/事件的原因 副高：掌握 正高：熟练掌握

药品不良反应/事件的可能原因包括：①药物因素；②机体因素；③给药方法；④其他因素。

知识点11：药品不良反应/事件的药物因素 副高：掌握 正高：熟练掌握

（1）药理作用：产生副作用的原因是药物选择性低，作用范围广，治疗时所用一个作用，其他作用就成了副作用。

（2）药物相互作用：联合用药过程中由于药物相互作用带来的不良反应也常有发生，甚至造成严重后果。

（3）药物的理化性质、副产物、分解产物、代谢产物的作用。如青霉素类分解产生青霉烯酸可导致过敏。

（4）药物赋形剂、溶剂、染色剂等附加剂的影响，如添加剂。

（5）药物杂质的影响：药物生产过程中，有时不可能把所有的伴随产物都完全分离出来，有时还需加入一些赋形剂等，有些不良反应正是这些物质所引起的。

知识点12：药品不良反应/事件的机体因素 副高：掌握 正高：熟练掌握

（1）年龄：①婴幼儿：器官功能发育尚未健全，药物代谢慢、肾脏排泄功能差、药物容易透过血脑屏障；②老年人：器官功能退化、药物代谢慢、血浆蛋白含量降低，小儿及老年人对中枢抑制药、影响水盐代谢及酸碱平衡药物敏感性高、药物分布、代谢和排泄快。

（2）性别：部分药物反应存在性别差异，一般女性比男性多，如保泰松、氯霉素引起粒细胞缺乏症的女性和男性比例为3∶1，而氯霉素引起再生障碍性贫血的女性和男性的比例为2∶1。

（3）遗传和种族：①种族：动物种属间差异；②人类白色人种与有色人种间差异，与遗传因素有关（药物代谢酶）。

（4）生理状态：孕妇用药时需注意避免使用有致畸作用的药物、哺乳期妇女用药需考虑对乳儿的影响。

（5）病理状态：可影响药效学如患者靶器官的敏感性发生改变；可影响药动学过程。①药物的吸收影响因素，包括胃肠疾患、药物相互作用、首过效应等；②药物的分布影响因素，有药物与血浆蛋白结合的多少、药物与组织的结合等；③药物的代谢影响因素，包括肝脏疾患、肝药酶诱导、肝药酶抑制等；④药物的排泄影响因素，如肾脏疾患、药物相互作用等。

（6）食物、营养状态：现在许多食品、饮料中也有不少添加剂，有的甚至直接将一些药物加进饮料。在家畜、家禽的饲养中，有时为了促进生长、改变蛋白质与脂肪的比例等目的，也在饲料中加入已烯雌酚、抗生素、磺胺药等，肉类中残留的药物有时也能引起人体的不良反应。

知识点13：药品不良反应/事件的给药方法因素　　副高：掌握　正高：熟练掌握

（1）给药途径：通常静脉滴注、肌内注射相对于口服给药不良反应发生率高，所以选择给药途径时，应遵循"能口服不肌注，能肌注不输液"的原则。

（2）给药间隔和给药时间：给药间隔和给药时间不当，如时间依赖性抗菌药物应一日多次给药。

（3）给药剂量和持续时间：给药剂量过大或过小，静脉滴注途径给药未按规定时间使用。

（4）药物配伍和给药速度：药物配伍不当或给药速度不正确。

（5）减药或停药：激素、降压药突然停药发生的反跳现象。

知识点14：药品不良反应/事件的其他因素　　副高：掌握　正高：熟练掌握

（1）环境：人们的生产、生活环境中许多物理、化学因素不但能间接影响人的生理功能，或者直接危害人体，而且可以影响药物在人体的吸收、代谢和排出，影响药物代谢酶系统，或者与药物发生不良反应的相互作用。

（2）生活、饮食习惯：①高脂饮食：脂溶性口服药物；②酒后：消化道血管扩张；③长期饮酒：肝功能损害。如应用甲硝唑及部分头孢菌素类药物期间饮酒可能引起双硫仑反应。

知识点15：A型不良反应的预防　　副高：掌握　正高：熟练掌握

A型不良反应是由剂量或血药浓度过高所引起，因此在药物选择、用法用量和药物相互作用方面应注意。

（1）药物选择：①注意妊娠、哺乳期及儿童用药的特殊性；②注意肝肾功能不全患者药物选择，应避免使用经肝代谢/肾排泄的药物；③掌握所用药物的禁忌证、慎用及注意事项；④询问药品不良反应史。

（2）用法用量：①剂量降低可避免或减轻药品不良反应；②正确选择给药途径。

（3）药物相互作用：避免不合理联合用药，经过同一代谢途径代谢的药物合用毒性增加。

知识点16：B型不良反应的预防　　副高：掌握　正高：熟练掌握

（1）B型变态反应：是由药物引起的与抗原－抗体结合有关的不良反应，最常见的是药物变态反应。变态反应表现不一，轻重差别很大，与进入机体抗原的量和抗体水平有关，增加抗原用量或体内抗体增多，都会加重反应，多种药物联合应用易发生变态反应。

（2）变态反应的预防：①通常不能用降低剂量防止变态反应的发生。因为变态反应的发生与治疗剂量无关，而与过敏原的用量相关。②询问药物过敏史，若过去没有发生变态反应则可用。但并不能认为完全保险，有可能前次不发生反应，但本次使用却发生反应，或在使用过程中发生反应。③注意交叉过敏。④皮肤试验（皮试）：对规定需做皮试的药物应做皮试，体内有致敏抗体者皮试（+），不可以用药；体内无致敏抗体者皮试（－），可以用药，但患者如果为特异体质，皮试本身即已使机体致敏，应注意。

知识点17：药品不良反应的处理原则　　副高：掌握　正高：熟练掌握

（1）不良反应：与用药单位时间剂量（给药速度）密切相关，降低剂量，停药或促使药物消除可使大多数的A型不良反应减轻或消失。严重中毒反应或后遗症则根据情况用解毒药、拮抗药、对症治疗，或者采用透析支持疗法。

（2）变态反应：一旦发生反应则停用可疑致敏药物，这样既能终止药物对机体的继续损害，又有助于诊断和采取治疗措施。药品不良反应有自限性，轻症停药后毋需处理，症状可逐渐缓解。重症的救治：①抗过敏疗法基础治疗药物，抗组胺药和糖皮质激素；②对症治疗，哮喘给予β_2受体激动药、激素吸入；③过敏性休克，首选药物为肾上腺素，补液扩容，升压给氧等。

第四节　抗感染药物合理应用

知识点1：抗感染药物的含义　　副高：掌握　正高：熟练掌握

抗感染药物是一类能杀灭或抑制病原微生物的药物，可以口服、肌注、静注等全身应用，广泛地应用于治疗或预防感染性疾病。

知识点2：抗感染药物的分类　　副高：掌握　正高：熟练掌握

按来源、性质及应用的不同，抗感染药物可分为抗生素（青霉素类、头孢菌素类、非典型β-内酰胺类、氨基糖苷类、大环内酯类、多肽类、林可酰胺类、四环素类、氯霉素类等）、合成抗菌药（磺胺类、硝基咪唑类、呋喃类、喹诺酮类等）、抗厌氧菌药、抗结核病药、抗麻风病药、抗真菌药、抗病毒药等。

知识点3：抗感染药物的作用机制　　副高：掌握　正高：熟练掌握

在各种病原微生物中，细菌是最为常见和最重要的。临床上将具有抗菌作用的药物按给药后在血清和组织中所具有的杀菌或抑菌性能分为杀菌剂和抑菌剂两类。青霉素类、头孢菌素类、氨基糖苷类、多黏菌素类等为杀菌剂，大环内酯类、四环素类、氯霉素类等为抑菌剂。但应注意，“杀菌”和“抑菌”只是相对的，对极度敏感细菌，应用较大量抑菌剂足以杀菌；而低浓度的杀菌剂对较不敏感的细菌也只能起抑制作用。足量药物及其组织穿透力是维持杀菌效能的关键。为表明微生物对某抗感染药的敏感性，一般采用最低抑菌浓度表示，有时也用最低杀菌浓度表示。

知识点4：细菌耐药性的发生机制　　副高：掌握　正高：熟练掌握

病原微生物的耐药性包括天然和获得耐药性两种，前者是遗传特征，通常不会改变；后者是由于病原微生物体内脱氧核糖核酸（DNA）的改变而发生。

耐药性的发生机制：①钝化酶和灭活酶的形成，临床上抗感染药治疗失败与此有关；②细菌细胞壁通透性改变，使抗菌药物无法进入细胞内，从而难以作用于靶位；③靶位结构的改变，使抗菌药物不能与靶位结合而发挥抗菌效能。另外，还可由于代谢拮抗剂的增加或细菌酶系的变化等而产生耐药性。细菌耐药性的发生与发展是抗菌药物广泛应用和无指征滥用的后果，所以临床上应特别注意合理用药。

知识点5：抗感染药的合理使用　　副高：掌握　正高：熟练掌握

（1）应熟悉选用药物抗病原微生物的活性、药动学、适应证和不良反应。

（2）要及早确立病原学的诊断：分离和鉴定病原菌后应尽可能作细菌的药物敏感度（药敏）测定，必要时并进行联合药敏试验，供选用药物参考，这在处理严重全身性感染时尤为重要。

（3）应按患者的生理、病理、免疫等状态合理用药：新生儿体内酶系发育不全、血浆蛋白结合药物的能力较弱、肾小球滤过率较低，老年人的血浆蛋白大多减少、肾功能也减退，应用常规剂量后血药浓度和半衰期常有增高和延长，故新生儿和老年人的药物用量以偏小为宜，有条件时宜定期监测血药峰、谷浓度。

（4）内科及儿科预防用药

1）用于预防一种或两种特定病原菌入侵体内引起的感染，可能有效；如目的在于防止任何细菌入侵，则往往无效。

2）预防在一段时间内发生的感染可能有效；长期预防用药，常不能达到目的。

3）患者原发疾病可以治愈或缓解者，预防用药可能有效。原发疾病不能治愈或缓解者（如免疫缺陷者），预防用药应尽量不用或少用。

4）通常不宜常规预防性应用抗菌药物的情况：普通感冒、麻疹、水痘等病毒性疾病，昏迷、休克、中毒、心力衰竭、肿瘤、应用肾上腺皮质激素等患者。

（5）局部应用抗感染药物要严加控制：应尽量避免皮肤、黏膜等局部应用抗感染药，因易引起变态反应，也易导致耐药菌产生，故除主要供局部应用的药物如新霉素、杆菌肽、莫匹罗星、磺胺米隆等外，其他主要用于治疗全身感染的药物，特别是青霉素类必须避免局部应用。

（6）应选用适宜的给药方案、剂量和疗程：静脉给药不宜用于轻度感染，宜按药动学参数制订给药方案。剂量不宜过大或过小，过小起不了治疗作用，反可促使细菌产生耐药性；剂量过大易产生不良反应，突出例子是青霉素类，不仅浪费严重，且易诱发中枢神经系毒性反应及电解质平衡失调等。抗感染药通常应持续应用至体温正常、症状消退后72～96小时，但败血症、感染性心内膜炎、骨髓炎、化脓性脑膜炎、伤寒、布鲁斯菌病、结核病等不在此例。如用药后效果不显著，急性感染在用药48～72小时后才考虑改药或调整剂量。

（7）联合应用抗感染药需有明确的指征：临床多数感染用一种抗感染药即可控制，单一药物可有效治疗的感染，不需联合用药，仅在下列情况时有指征联合用药。①原菌尚未查明的严重感染，包括免疫缺陷者的严重感染。②单一抗菌药物不能控制的需氧菌及厌氧菌混合感染，2种或2种以上病原菌感染。③单一抗菌药物不能有效控制的感染性心内膜炎或败血症等重症感染。④需长程治疗，但病原菌易对某些抗菌药物产生耐药性的感染，如结核病、深部真菌病。⑤由于药物协同抗菌作用，联合用药时应将毒性大的抗菌药物剂量减少。联合用药时宜选用具有协同或相加抗菌作用的药物联合。联合用药通常采用2种药物联合，3种及3种以上药物联合仅适用于个别情况，如结核病的治疗。此外必须注意联合用药后药物不良反应将增多。

（8）防止变态反应：许多抗菌药物可致变态反应，甚至发生严重的剥脱性皮炎、过敏性休克等。为了防止变态反应的发生，用药前应了解既往药物过敏史。青霉素类等应按常规或使用说明书进行皮肤敏感试验。

（9）外科手术预防用药

1）外科手术预防用药目的：预防手术后切口感染，以及清洁－污染或污染手术后手术部位感染及术后可能发生的全身性感染。

2）外科手术预防用药基本原则：根据手术野有否污染或污染可能，决定是否预防用抗菌药物。①清洁手术：通常不需预防用抗菌药物，仅在特殊情况时可考虑预防用药。②清洁－污染手术：由于手术部位存在大量人体寄殖菌群，手术时可能污染手术野引致感染，故此类手术需预防用抗菌药物。③污染手术：此类手术需预防用抗菌药物。术前已存在细菌性感染的手术，属抗菌药物治疗性应用，不属预防应用范畴。

3）外科预防用抗菌药物的选择及给药方法：抗菌药物的选择视预防目的而定。为预防术后切口感染，应针对金黄色葡萄球菌选用药物。预防手术部位感染或全身性感染，则需依据手术野污染或可能的污染菌种类选用。选用的抗菌药物必须是疗效肯定、安全、使用方便及价格相对较低的品种。

知识点6：青霉素类抗生素　　副高：掌握　正高：熟练掌握

青霉素G是由青霉菌培养液中提取的一种天然抗生素。因为其结构中有β-内酰胺环，所以又叫β-内酰胺类抗生素（青霉素类是其中之一）。以天然青霉素为原料，用化学方法制得的一系列半合成青霉素，统称青霉素类。青霉素类的作用是干扰细菌细胞壁的合成，而哺乳类动物的细胞没有细胞壁，所以青霉素对人体的毒性很低，达到有效杀菌浓度的青霉素对人体细胞几乎无影响。

知识点7：青霉素类药物分类　　副高：掌握　正高：熟练掌握

青霉素类药物可分为如下几类。

（1）主要作用于革兰阳性细菌的药物：如青霉素G、普鲁卡因青霉素、苄星青霉素、青霉素V（苯氧甲基青霉素）。

（2）耐青霉素酶青霉素：如甲氧西林（现仅用于药敏试验）、苯唑西林、氯唑西林等。

（3）广谱青霉素：抗菌谱除革兰阳性菌外，还包括：①对部分肠杆菌科细菌有抗菌活性者，如氨苄西林（氨苄青霉素）、阿莫西林（羟氨苄青霉素）；②对多数革兰阴性杆菌包括铜绿假单胞菌具有抗菌活性者，如哌拉西林（氧哌嗪青霉素）、阿洛西林、美洛西林。

知识点8：青霉素G钠（或钾）适应证　　副高：掌握　正高：熟练掌握

（1）适用于敏感细菌所致各种感染，如脓肿、菌血症、肺炎和心内膜炎等。

（2）青霉素为下列感染的首选药物：①溶血性链球菌感染，如咽炎、扁桃体炎、猩红热、丹毒、蜂窝织炎和产褥热等；②肺炎链球菌感染，如肺炎、中耳炎、脑膜炎和菌血症等；③不产青霉素酶葡萄球菌感染；④炭疽；⑤破伤风、气性坏疽等厌氧芽胞梭菌感染；⑥梅毒（包括先天性梅毒）；⑦钩端螺旋体病；⑧回归热；⑨白喉；⑩青霉素与氨基糖苷类药物联合用于治疗草绿色链球菌心内膜炎。

（3）青霉素也可用于治疗：①流行性脑脊髓膜炎；②放线菌病；③淋病；④樊尚咽峡炎（Vincent angina）；⑤莱姆病；⑥多杀巴斯德菌感染；⑦鼠咬热；⑧李斯特菌感染；⑨除脆弱拟杆菌以外的许多厌氧菌感染；⑩风湿性心脏病或先天性心脏病患者进行口腔、牙科、胃肠道或泌尿生殖道手术和操作前；⑪可用青霉素预防感染性心内膜炎发生。

知识点9：青霉素G钠（或钾）用法用量　　副高：掌握　正高：熟练掌握

（1）肌内注射：每50万U青霉素钠溶解于1ml灭菌注射用水，超过50万U则需加灭菌注射用水2ml，不应以氯化钠注射液为溶剂。成人：一日80万～200万U，分3～4次给药；小儿：按2.5万U/kg，每12小时给药1次。

（2）静脉滴注：成人一日200万～2000万U，分2～4次给药；小儿一日按5万～20万U/kg，分2～4次给药。

（3）肾功能减退者：轻、中度肾功能损害者使用常规剂量不需减量，严重肾功能损害者应延长给药间隔或调整剂量。内生肌酐清除率为10～50ml/min时，给药间期自8小时延长至8～12小时或给药间期不变而剂量减少25%；内生肌酐清除率小于10ml/min时，给药间期延长至12～18小时或一次剂量减至正常剂量的25%～50%，而给药间期不变。

（4）静脉滴注时给药速度不能超过每分钟50万U，以免发生中枢神经系统毒性反应。

知识点10：青霉素G钠（或钾）使用注意事项　　副高：掌握　正高：熟练掌握

不良反应及注意事项包括：①用前必须先做皮试；②本品的钾盐肌内注射比较疼痛，可用0.25%利多卡因液做溶剂，以减轻疼痛；③不宜鞘内注射，以免引起中枢毒性反应；④钾盐每100万U含钾离子67mg（相当于氯化钾125mg），大量时易致高钾血症，应加以注意。

知识点11：普鲁卡因青霉素适应证　　副高：掌握　正高：熟练掌握

普鲁卡因青霉素为青霉素的普鲁卡因盐，其抗菌活性成分为青霉素。

（1）普鲁卡因青霉素血药浓度较低，故它的应用仅限于青霉素高度敏感病原体所致的轻、中度感染，如A组链球菌所致的扁桃体炎、猩红热、丹毒、肺炎链球菌肺炎、青霉素敏感金黄色葡萄球菌（金葡菌）所致疖、痈以及樊尚咽峡炎等。

（2）普鲁卡因青霉素可用于治疗钩端螺旋体病、回归热和早期梅毒。

知识点12：普鲁卡因青霉素用法用量　　副高：掌握　正高：熟练掌握

肌内注射，临用前加适量灭菌注射用水使成混悬液，常用量一次40万～80万U，一日1～2次。

知识点13：普鲁卡因青霉素使用注意事项　　副高：掌握　正高：熟练掌握

不良反应及注意事项包括：①应用前需详细询问药物过敏史并进行青霉素、普鲁卡因皮肤试验；②对一种青霉素过敏的患者可能对其他青霉素类药物、青霉胺过敏，有哮喘、湿疹、花粉症（枯草热）、荨麻疹等过敏性疾病患者应慎用；③应用时须新鲜配制。

知识点14：苯唑西林适应证　　副高：掌握　正高：熟练掌握

苯唑西林也称苯唑青霉素、新青霉素Ⅱ、苯唑西林钠，通过抑制细菌细胞壁合成而发挥杀菌作用。

（1）用于治疗产青霉素酶葡萄球菌感染，包括败血症、心内膜炎、肺炎和皮肤软组织感染等。

（2）化脓性链球菌或肺炎球菌与耐青霉素葡萄球菌所致的混合感染。

知识点15：苯唑西林用法用量　　副高：掌握　正高：熟练掌握

（1）肌内注射，成年人每0.5g加灭菌注射用水2.8ml，一日4～6g，分4次给药；静脉滴注一日4～8g，分2～4次给药，严重感染一日剂量可增加至12g。

（2）小儿肌内或静脉注射时，体重40kg以下者，每6小时给予12.5～25mg/kg，体重超过40kg者予以成人剂量。新生儿体重低于2kg者，日龄1～14天者每12小时25mg/kg，日龄15～30天者每8小时25mg/kg；体重超过2kg者，日龄1～14天者每8小时25mg/kg，日龄15～30天者每6小时25mg/kg。

（3）轻、中度肾功能减退患者不需调整剂量，严重肾功能减退患者应避免应用大剂量，以防发生中枢神经系统毒性反应。

知识点16：苯唑西林注意事项　副高：掌握　正高：熟练掌握

不良反应及注意事项包括：①用前须做皮试，因为可致过敏性休克、皮疹、药物热、白细胞减少等不良反应；②静脉使用偶可发生恶心、呕吐和AST及ALT升高；③大剂量静脉滴注可引起抽搐等中枢神经系统毒性反应。

知识点17：氨苄西林适应证　副高：掌握　正高：熟练掌握

氨苄西林也称氨苄青、安比西林、沙维西林，是半合成的广谱青霉素类抗生素。

氨苄西林对阳性菌作用与青霉素G近似，对草绿色链球菌和肠球菌的作用较好，对其他菌作用较弱。不耐青霉素酶，因而对耐青霉素G的金黄色葡萄球菌无效。阴性杆菌中的流感杆菌、伤寒和其他沙门菌、奇异变形杆菌、大肠埃希菌等对本品敏感，但易产生耐药性。肺炎杆菌、吲哚试验阳性的变形杆菌和铜绿假单胞菌对本品不敏感。氨苄西林主要用于敏感菌引起的呼吸系统、泌尿系统、胆道感染、肠道感染以及心内膜炎、脑膜炎等。阴性菌易对本品耐药，因此在治疗严重感染时，可与氨基糖苷类抗生素合用。

知识点18：氨苄西林用法用量　副高：掌握　正高：熟练掌握

氨苄西林用法用量：①肌内注射：适用于轻症，每次1g，每日4次；②静脉滴注：每次1～2g，必要时3g，溶于100ml输液中，滴注1小时，每日3～4次。儿童50～100mg/（kg·d），必要时150mg/（kg·d），分次给药。

知识点19：氨苄西林注意事项　副高：掌握　正高：熟练掌握

不良反应及注意事项包括：①用药前须做皮试，过敏性休克偶见，一旦发生，必须就地抢救，保持气道畅通、吸氧及给予肾上腺素、糖皮质激素等治疗措施。②临用前稀释，若溶解后放置，不仅效价下降，且容易发生不良反应。③传染性单核细胞增多症、巨细胞病毒感染、淋巴细胞白血病、淋巴瘤患者应用本品时易发生皮疹，最好避免使用。

知识点20：阿莫西林适应证　副高：掌握　正高：熟练掌握

阿莫西林也称安莫西林、安默西林，是一种最常用的半合成青霉素类广谱β-内酰胺类抗生素。

阿莫西林用于敏感菌（不产β-内酰胺酶菌株）所致的下列感染：①溶血性链球菌、肺炎链球菌、葡萄球菌或流感嗜血杆菌所致中耳炎、鼻窦炎、咽炎、扁桃体炎等上呼吸道感染；②大肠埃希菌、奇异变形杆菌或粪肠球菌所致的泌尿生殖道感染；③溶血性链球菌、葡萄球菌或大肠埃希菌所致的皮肤软组织感染；④溶血性链球菌、肺炎链球菌、葡萄球菌或流感嗜血杆菌所致急性支气管炎、肺炎等下呼吸道感染；⑤急性单纯性淋病；⑥伤寒、伤寒带菌者及钩端螺旋体病。亦可与克拉霉素、兰索拉唑三联口服用药根除胃、十二指肠幽门螺杆菌，降低消化道溃疡复发率。

知识点21：阿莫西林用法用量　　副高：掌握　正高：熟练掌握

（1）口服：成年人一次0.5g，每6～8小时1次，一日剂量不超过4g；小儿一日20～40mg/kg，每8小时1次服用；3个月以下婴儿一日剂量30mg/kg，每12小时1次。

（2）肌内注射或稀释后静脉滴注给药：成年人一次0.5～1g，每6～8小时1次；小儿一日剂量50～100mg/kg，分3～4次给药。

（3）肾功能严重损害患者需调整给药剂量：内生肌酐清除率为10～30ml/min者每12小时0.25～0.5g；内生肌酐清除率小于10ml/min者每24小时0.25～0.5g；血液透析可清除本品，一次血液透析后应给予1g。

知识点22：阿莫西林注意事项　　副高：掌握　正高：熟练掌握

不良反应及注意事项包括：①偶尔可致过敏性休克，尤其多见于有青霉素或头孢菌素过敏史的患者；用药前必须详细询问药物过敏史并做青霉素皮肤试验；如发生过敏性休克，应就地抢救，给予保持气道畅通、吸氧及应用肾上腺素、糖皮质激素等治疗措施；②传染性单核细胞增多症患者应用本品易发生皮疹，应避免使用；有哮喘、湿疹、花粉症（枯草热）、荨麻疹等过敏性疾病史患者慎用。

知识点23：哌拉西林适应证　　副高：掌握　正高：熟练掌握

哌拉西林对阳性杆菌的作用弱于青霉素G，但对阴性杆菌的作用超过氨苄西林等，适用于铜绿假单胞菌、大肠埃希菌、变形杆菌、肺炎杆菌及粪链球菌、部分厌氧菌和部分沙门菌所致的败血症、上尿路及复杂性尿路感染、呼吸道感染、胆道感染、腹腔感染、盆腔感染以及皮肤、软组织感染等。

知识点24：哌拉西林用法用量　　副高：掌握　正高：熟练掌握

哌拉西林可供静脉滴注和静脉注射。

（1）成年人：中度感染一日8g，分2次静脉滴注；严重感染一次3～4g，每4～6小时静脉滴注或静脉注射。一日总剂量不超过24g。

（2）儿童：婴幼儿和12岁以下儿童的剂量为一日100～200mg/kg。新生儿体重低于2kg者，出生后第1周每12小时50mg/kg，静脉滴注；第2周起50mg/kg，每8小时1次。新生儿体重2kg以上者出生后第1周每8小时50mg/kg，静脉滴注；1周以上者每6小时50mg/kg。

知识点25：哌拉西林注意事项 副高：掌握 正高：熟练掌握

不良反应及注意事项包括：①用前须做皮试；②注意肝、肾功能及血象变化，长期大量应用时，尤其应注意；③哌拉西林在少数患者尤其是肾功能不全患者可导致出血，发生后应及时停药并予适当治疗；④肾功能减退者应适当减量。

知识点26：青霉素类在临床中应注意的问题 副高：掌握 正高：熟练掌握

（1）用前必须做皮试，以防止发生变态反应。变态反应中休克最为凶险，抢救不及时常可危及生命。

（2）过大剂量用药易致头晕、头痛及抽搐等，还可诱发出血倾向，老年和肾功能减退患者更容易出现。

（3）青霉素类注射给药时应现用现配，以免分解降效。

（4）青霉素不用于鞘内注射。

（5）青霉素钾盐不可快速静脉注射。

（6）青霉素类药物在碱性溶液中易失活。

知识点27：青霉素类与其他药物的相互作用 副高：掌握 正高：熟练掌握

（1）青霉素类与丙磺舒联用，可因抑制排泄而增效。

（2）青霉素类与β-内酰胺酶抑制剂联用，因克拉维酸、舒巴坦等酶抑制剂可使细菌所产生的β-内酰胺酶失效，因此能够解决细菌的耐药性而增效，但仍不能解决铜绿假单胞菌、沙雷菌及某些变形杆菌的耐药性。目前已有舒他西林及安灭菌等在临床使用。

（3）青霉素类与氨基糖苷类不可在同一注射器内使用，以避免降效，至于两者是否联合使用，应视具体情况而定。

（4）青霉素不宜和一些抑菌性抗菌药物（如磺胺类、氯霉素、四环素、林可霉素等）联用，但特殊情况下也可联用，如磺胺嘧啶（SD）与青霉素G联用用于流行性脑脊髓膜炎，氯霉素与青霉素G或氨苄西林联用用于流感杆菌或厌氧菌性脑膜炎。

知识点28：头孢菌素类抗生素 副高：掌握 正高：熟练掌握

头孢菌素类抗生素，曾名先锋霉素，属于β-内酰胺类抗生素，是β-内酰胺类抗生素中的7-氨基头孢烷酸（7-ACA）的衍生物，因此它们具有相似的杀菌机制。属于繁殖期杀菌药，通过抑制细菌细胞壁的生成而达到杀菌目的。头孢菌素类药物按抗菌性能可分为一、二、三、四代。

（1）第一代头孢菌素主要包括头孢唑林（先锋霉素Ⅴ）、头孢氨苄（先锋霉素Ⅳ）、头孢拉定（先锋霉素Ⅵ）、头孢克洛（希刻劳）等，后三种可以口服。对金葡菌的作用类似抗金葡菌青霉素，有耐酶力，对多种阳性菌有效，但阴性菌对其多耐药。第一代头孢菌素主要用于革兰阳性菌感染，治疗革兰阴性杆菌感染常需与氨基糖苷类抗生素联合应用。

（2）第二代头孢菌素包括头孢孟多（头孢羟唑）、头孢呋辛、头孢西丁等。对阳性菌作用似第一代或稍弱，对阴性菌作用则较佳，抗菌范围也有所扩大，耐酶性能较好。

（3）第三代头孢菌素包括头孢噻肟（泰可欣）、头孢哌酮（先锋必）、头孢曲松钠（头孢三嗪、菌必治）、头孢他啶（头孢噻甲羧肟、复达欣）等。对阳性菌作用弱，对阴性菌的作用既强又有不少扩展，铜绿假单胞菌、不动杆菌、沙雷菌及脆弱拟杆菌属等对本代抗生素中不同品种敏感。第二代的头孢呋辛钠（西力欣）和第三代均可用于中枢神经系统感染。当第一、二代不敏感时，可选用第三代。

（4）第四代头孢菌素对革兰阴性菌的作用优于第三代，对广谱β-内酰胺酶的稳定性强，与酶的亲和力低，对细菌细胞壁的穿透力更强。主要有头孢吡肟和头孢匹罗，可用于各种严重的细菌感染，包括耐第三代头孢菌素的革兰阴性杆菌所致的感染，但对超广谱β-内酰胺酶菌株所致感染的疗效并不确切。

知识点29：头孢唑林适应证　　副高：掌握　正高：熟练掌握

头孢唑林属于第一代头孢菌素类，除对多种阳性菌有作用外，对一些阴性菌（大肠埃希菌、肺炎杆菌及奇异变形杆菌）也有效，适用于敏感菌所致的中耳炎，支气管炎、肺炎等呼吸道感染，尿路感染，皮肤软组织感染，骨和关节感染，败血症，感染性心内膜炎，肝胆系统感染及眼、耳、鼻、喉科等感染。

知识点30：头孢唑林用法用量　　副高：掌握　正高：熟练掌握

成年人每日1～4g，重症4～6g，分2～4次给予。儿童按40～100mg/（kg·d），分3～4次给予。新生儿、早产儿20mg/kg，每日2次。一般用静脉注射、静脉滴注或肌内注射方式给药。

知识点31：头孢唑林注意事项　　副高：掌握　正高：熟练掌握

不良反应及注意事项包括：①头孢唑林与庆大霉素或其他肾毒性抗生素合用有增加肾损害的危险性；对肾功能减退患者应在减少剂量情况下谨慎使用；②对青霉素过敏或过敏体质者慎用，对头孢菌素过敏者及有青霉素过敏性休克或即刻反应者禁用。③配制后的药液应避光保存。室温保存不得超过48小时。

知识点32：头孢氨苄适应证　　副高：掌握　正高：熟练掌握

头孢氨苄用于金黄色葡萄球菌、溶血性链球菌、肺炎球菌、大肠埃希菌、肺炎杆菌、流感杆菌、痢疾杆菌等敏感菌株引起的轻度和中度感染。

知识点33：头孢氨苄用法用量　　副高：掌握　正高：熟练掌握

口服：成年人每次0.5～1g，每日4次，宜餐前空腹服；肾功能减退的患者，应根据肾功能减退的程度，减量用药。儿童50～100mg/(kg·d)，分次给予。

知识点34：头孢氨苄注意事项　　副高：掌握　正高：熟练掌握

不良反应及注意事项包括：①应用前须详细询问患者对头孢菌素类、青霉素类及其他药物过敏史，有青霉素类药物过敏性休克史者不能应用；②恶心、呕吐、腹泻和腹部不适较为多见；③食物可干扰其吸收。

知识点35：头孢拉定适应证　　副高：掌握　正高：熟练掌握

头孢拉定作用弱，口服时与头孢氨苄作用相似。注射给药时作用弱于头孢唑林，但肾毒性较小且局部刺激也轻微。适用于敏感菌所致的急性咽炎、扁桃体炎、中耳炎、支气管炎和肺炎等呼吸道感染、泌尿生殖道感染及皮肤软组织感染等。

知识点36：头孢拉定用法用量　　副高：掌握　正高：熟练掌握

口服：成年人每日2～4g，分4次服；静脉推注或静脉滴注：每日150～250mg/(kg·d)，分3～4次给药。儿童50～100mg/(kg·d)，分4次给药。

知识点37：头孢克洛适应证　　副高：掌握　正高：熟练掌握

头孢克洛适用于由肺炎链球菌、流感嗜血杆菌、葡萄球菌、化脓性链球菌（A组β-溶血性链球菌）和卡他莫拉菌引起的中耳炎、呼吸道感染、尿道感染（包括肾盂肾炎和膀胱炎）等。

知识点38：头孢克洛用法用量　　副高：掌握　正高：熟练掌握

成年人每次250mg，每8小时1次；重症者可增加用量，但每日不得超过4g。儿童每日量按20mg/kg计，分3次；重症可按40mg/(kg·d)，但每日量不得超过1g。

知识点39：头孢克洛注意事项 副高：掌握 正高：熟练掌握

不良反应及注意事项包括：①严重肾功能不全患者，应监测肾功能或减量；②长期用药可致菌群失调；③对青霉素类过敏者应慎用，孕妇禁用；④宜空腹服用。

知识点40：头孢孟多适应证 副高：掌握 正高：熟练掌握

头孢孟多常用于多种敏感菌感染，对尿路及胆道感染疗效高，但对中枢感染效果较差。

知识点41：头孢孟多用法用量 副高：掌握 正高：熟练掌握

成年人2～8g/d，分次肌内注射或静脉滴注，严重者可增至12g/d。儿童用量按50～250mg/（kg·d）计，分4～6次给药。

知识点42：头孢孟多注意事项 副高：掌握 正高：熟练掌握

不良反应及注意事项包括：①青霉素过敏者用前应做皮试，且慎用；②大量使用时，可致出血倾向；③用药期间禁饮酒；④可出现转氨酶升高，停药可恢复。

知识点43：头孢呋辛钠适应证 副高：掌握 正高：熟练掌握

头孢呋辛钠对阳性菌的作用较头孢孟多弱，但对阴性菌的β-内酰胺酶的稳定性强，因此对阴性菌感染有效。该药品毒性低，一般不会引起肝、肾及血液系统的毒性反应，适用于敏感菌所致的全身感染，包括中枢神经系统感染。

知识点44：头孢呋辛钠用法用量 副高：掌握 正高：熟练掌握

（1）成年人：常用量为每8小时0.75～1.5g，疗程5～10日。对于生命受到威胁的感染或罕见敏感菌所引起的感染，每6小时1.5g。对于细菌性脑膜炎，剂量每8小时不超过3.0g。对于单纯性淋病应肌内注射单剂量1.5g，可分注射于两侧臀部，同时口服1g丙磺舒。

（2）儿童：3个月以上的患儿，一日50～100mg/kg，分3～4次给药。重症感染，一日用量不低于0.1g/kg，但不能超过成人使用的最高剂量。骨和关节感染，一日0.15g/kg（不超过成人使用的最高剂量），分3次给药。脑膜炎患者一日0.20～0.24g/kg，分3～4次给药。

（3）肾功能不全患者：应根据肌酐清除率调整：①>20ml/min时，每8小时0.75～1.5g；②10～20ml/min时，每12小时0.75g；③<10ml/min时，每24小时0.75g。肾功能不全的患儿，应参照肾功能不全成人患者用药量进行调整。

知识点45：头孢呋辛钠注意事项　　副高：掌握　正高：熟练掌握

不良反应及注意事项包括：①对青霉素过敏者慎用；②对肾功能不全者应减量或延长用药间隔时间；③肌内注射可致疼痛，可加用0.25%利多卡因液。

知识点46：头孢噻肟钠适应证　　副高：掌握　正高：熟练掌握

头孢噻肟钠对阳性菌作用较弱，对多种阴性杆菌作用强，且耐酶性能好。适用于敏感菌所致的口腔、上呼吸道、肺、皮肤、泌尿系统、消化系统、中耳和软组织感染，以及败血症、脑膜炎、胸膜炎、腹膜炎等。

知识点47：头孢噻肟钠用法用量　　副高：掌握　正高：熟练掌握

成年人感染用2g/d，分2次，静脉推注、静脉滴注或肌内注射；重症者4～6g/d，分3次给药。儿童50～150mg/(kg·d)，分4次给药；重症者200mg/(kg·d)。新生儿50mg/(kg·d)，分2～3次给药。

不良反应发生率低，可参考头孢唑林。

知识点48：头孢哌酮钠适应证　　副高：掌握　正高：熟练掌握

头孢哌酮钠的抗菌作用与头孢噻肟钠相似，对阳性菌作用弱于第一代头孢菌素类，对阴性菌作用强，尤其是对铜绿假单胞菌的作用强于头孢噻肟钠，应用于多种敏感菌感染，包括中枢神经系统感染。

知识点49：头孢哌酮钠用法用量　　副高：掌握　正高：熟练掌握

成年人2～4g/d，重症者8g/d；儿童50～200mg/(kg·d)，分2～4次给药，静脉注射或静脉滴注。轻症感染也可肌内注射，溶于0.25%利多卡因液中，以减轻疼痛，每日2次。

知识点50：头孢哌酮钠注意事项　　副高：掌握　正高：熟练掌握

头孢哌酮钠长期或大量使用可有出血倾向，其他可参见头孢唑林。

知识点51：头孢曲松钠适应证　　副高：掌握　正高：熟练掌握

头孢曲松钠的抗菌活性与头孢噻肟钠相似，对阳性菌有中等强度作用，对多种阴性菌的作用良好，唯对沙雷菌和铜绿假单胞菌的作用稍差。临床上用于敏感菌所致的各种（包括中枢神经系统）感染。

知识点52：头孢曲松钠用法用量 副高：掌握 正高：熟练掌握

头孢曲松钠半衰期较长，一般感染，每日用药1次，每日1g即可。严重者可用至每日2次，每次1g；危重者也可酌增，但每日不超过4g，静脉推注或静脉滴注给药。

知识点53：头孢曲松钠注意事项 副高：掌握 正高：熟练掌握

不良反应及注意事项包括：①禁用于对本品及其他头孢菌素抗生素过敏的患者；②有青霉素过敏性休克史的患者避免应用本品，不能加入含钙的溶液中使用，其余参见头孢唑林。

知识点54：头孢他啶适应证 副高：掌握 正高：熟练掌握

头孢他啶对阳性菌活性低，对阴性杆菌作用很强，对铜绿假单胞菌的作用尤其突出。本品耐酶性能好，产酶菌株有的对本品也敏感，临床上用于敏感菌所致的感染（包括中枢神经系统感染）。

知识点55：头孢他啶用法用量 副高：掌握 正高：熟练掌握

成年人1.5～6.0g/d，分3次给药；静脉滴注时，将一次量溶于100ml输液中快速滴入。儿童用量150mg/（kg·d），分3次给药；肌内注射可加0.25%利多卡因注射液。

知识点56：头孢菌素类在临床中应注意的问题 副高：掌握 正高：熟练掌握

（1）头孢菌素仅对细菌感染有治疗作用，对病毒、支原体、衣原体、真菌（霉菌）等引起的感染无治疗作用。

（2）禁用于对任何一种头孢菌素类抗生素有过敏史及有青霉素过敏性休克史的患者。

（3）用药前必须详细询问患者先前有否对头孢菌素类、青霉素类或其他药物的过敏史。有青霉素类、其他β-内酰胺类及其他药物过敏史的患者，有明确应用指征时应谨慎使用本类药物。用药过程中一旦发生变态反应，须立即停药。若发生过敏性休克，须立即就地抢救并给予肾上腺素等相关治疗。

（4）头孢菌素类药物多主要经肾脏排泄，中度以上肾功能不全患者应根据肾功能适当调整剂量。中度以上肝功能减退时，头孢哌酮、头孢曲松可能需要调整剂量。

（5）氨基糖苷类和第一代头孢菌素注射剂合用可能加重前者的肾毒性，应注意监测肾功能。两种品种的头孢菌素不宜同时使用，亦不宜与青霉素合用。同类药物的合用可造成毒副作用增加。

（6）头孢哌酮可导致低凝血酶原血症或出血，合用维生素K可预防出血；该药亦可引起双硫仑样反应。用药期间及治疗结束后72小时内应避免摄入含乙醇（酒精）饮料。

（7）按药典要求的时间、剂量和疗程使用头孢菌素药物。多数头孢菌素的静脉用药为每12小时给药1次，每日用药量一般为4g。

知识点57：头孢类与其他药物的相互作用　副高：掌握　正高：熟练掌握

（1）丙磺舒可使头孢类增效。

（2）舒巴坦和克拉维酸可使头孢类作用加强。

知识点58：氨基糖苷类抗生素　副高：掌握　正高：熟练掌握

氨基糖苷类抗生素是由氨基糖与氨基环醇通过氧桥连接而成的苷类抗生素。氨基糖苷类药物可分为：①链霉素；②新霉素类；③卡那类，包括卡那霉素、阿米卡星（丁胺卡那霉素）、妥布霉素等；④庆大霉素；⑤核糖霉素。氨基糖苷类作用于细菌蛋白合成的各个过程，为静止期杀菌剂。

知识点59：细菌对氨基糖苷类的耐药性　副高：掌握　正高：熟练掌握

多种细菌均可产生钝化酶，使氨基糖苷类药物失效。已知的钝化酶包括乙酰转移酶3种、核苷转移酶4种、磷酸转移酶7种。这些酶作用于氨基糖苷类的碳原子上，使之失效。氨基糖苷类中的各药物对不同酶的敏感性又各不相同。由于钝化酶的作用，微生物对抗菌药物出现了耐药性。

知识点60：链霉素适应证　副高：掌握　正高：熟练掌握

链霉素目前主要用于抗结核，与其他抗感染药联用可治疗百日咳、布鲁斯菌病、兔咬热、鼠疫等。

知识点61：链霉素用法用量　副高：掌握　正高：熟练掌握

成年人：0.75～1g/d，1次或分2次肌内注射，一般疗程1～2周（结核病为2～3个月）。

链霉素治疗时常可出现前庭功能损害，少数患者可出现迟发性或进行性听神经损害，听力下降甚至永久性耳聋。还可发生过敏性休克，通常于注射后10分钟内突然出现。因此，注射前应做皮试，阴性者才能用药。对肾脏的毒性虽为氨基糖苷类中最轻者，但肾功能不全者慎用。

知识点62：庆大霉素适应证　副高：掌握　正高：熟练掌握

（1）敏感革兰阴性杆菌，如大肠埃希菌、克雷伯菌属、肠杆菌属、变形杆菌属、沙雷菌属、铜绿假单胞菌以及葡萄球菌甲氧西林敏感株所致的严重感染，如败血症、下呼吸道感染、肠道感染、盆腔感染、腹腔感染、皮肤软组织感染、复杂性尿路感染等。治疗腹腔感染及盆腔感染时应与抗厌氧菌药物合用。与青霉素（或氨苄西林）合用可治疗肠球菌属感染。

（2）敏感细菌所致中枢神经系统感染，如脑膜炎、脑室炎，可同时用本品鞘内注射作为辅助治疗。

（3）口服可用于伤寒、细菌性痢疾、肠炎等。

知识点63：庆大霉素用法用量　　副高：掌握　正高：熟练掌握

（1）口服：成年人，一日240～640mg，分4次服用；儿童，一日5～10mg/kg，分4次服用。

（2）肌内注射或稀释后静脉滴注：成年人，一次80mg（8万U），或一次1.0～1.7mg/kg，每8小时1次；或一次5mg/kg，每24小时1次。疗程为7～14日。滴注时将一次剂量加入50～200ml的氯化钠注射液或5%葡萄糖注射液中，一日1次滴注时加入的液体量应不少于300ml，使药液浓度不超过0.1%，该溶液应在30～60分钟内缓慢滴入，以免发生神经肌肉阻滞作用。儿童：肌内注射或稀释后静脉滴注，一次2.5mg/kg，每12小时1次；或一次1.7mg/kg，每8小时1次，疗程为7～14日，期间应尽可能监测血药浓度，尤其是新生儿或婴儿。

（3）鞘内及脑室内给药：成人，一次4～8mg，小儿（3个月以上），一次1～2mg，每2～3日1次。注射时将药液稀释至不超过0.2%的浓度，抽入5ml或10ml的无菌针筒内，进行腰椎穿刺后先使相当量的脑脊液流入针筒内，边抽边推，将全部药液于3～5分钟内缓缓注入。

（4）肾功能减退患者的用量：按肾功能正常者每8小时1次，一次的正常剂量为1～1.7mg/kg，肌酐清除率为10～50ml/min时，每12小时1次，一次为正常剂量的30%～70%；肌酐清除率<10ml/min时，每24～48小时给予正常剂量的20%～30%。

（5）血液透析后可按感染严重程度，成年人一次补给1.0～1.7mg/kg，小儿（3个月以上）一次补给2.0～2.5mg/kg。

知识点64：阿米卡星适应证　　副高：掌握　正高：熟练掌握

（1）铜绿假单胞菌及部分其他假单胞菌、大肠埃希菌、变形杆菌属、克雷伯菌属、肠杆菌属、沙雷菌属、不动杆菌属等敏感革兰阴性杆菌与葡萄球菌属（甲氧西林敏感株）所致严重感染，如菌血症或败血症、细菌性心内膜炎、下呼吸道感染、骨关节感染、胆道感染、腹腔感染、复杂性尿路感染、皮肤软组织感染等。

（2）卡那霉素、庆大霉素或妥布霉素耐药菌株所致的严重感染。

（3）与羧苄西林或头孢噻吩合用，治疗中性粒细胞减少或其他免疫缺陷者感染，疗效满意。

知识点65：阿米卡星用法用量 副高：掌握 正高：熟练掌握

采用肌内注射或静脉滴注。

（1）成年人：一日不超过1.5g，疗程不超过10日。单纯性尿路感染对常用抗菌药耐药者，每12小时0.2g；用于其他全身感染，每12小时7.5mg/kg，或每24小时15mg/kg。

（2）儿童：首剂10mg/kg，继以每12小时7.5mg/kg，或每24小时15mg/kg。

（3）肾功能减退患者：①肌酐清除率>50ml/min者，每12小时给予正常剂量（7.5mg/kg）的60%～90%；②肌酐清除率10～50ml/min者，每24～48小时给予正常剂量（7.5mg/kg）的20%～30%。

知识点66：妥布霉素适应证 副高：掌握 正高：熟练掌握

妥布霉素抗菌范围与庆大霉素近似，但对铜绿假单胞菌的作用强于庆大霉素，而对其他阴性菌的作用则稍弱。妥布霉素的耳毒性轻于庆大霉素。

妥布霉素口服不能被吸收，系统用药时只能肌内注射或静脉注射。肺囊状纤维化患者吸入给药。眼部用药常与地塞米松联用。

知识点67：核糖霉素适应证 副高：掌握 正高：熟练掌握

核糖霉素抗菌谱近似卡那霉素，但作用较弱。本品毒性低，适用于老幼患者的轻症感染。临床上用于敏感的革兰阴性杆菌所致呼吸道、腹腔、胸腔、泌尿道、皮肤和软组织、肾组织、以及眼、耳鼻部感染。

知识点68：核糖霉素用法用量 副高：掌握 正高：熟练掌握

成人每次0.5～1g，每日2次肌内注射。儿童20～40mg/（kg·d），分2次肌内注射。

知识点69：卡那霉素适应证 副高：掌握 正高：熟练掌握

卡那霉素适用于治疗大肠埃希菌、变形杆菌属（吲哚阳性与吲哚阴性）、产气杆菌、肺炎杆菌、黏质沙雷菌、不动杆菌属和葡萄球菌属所致严重感染。肾功能不全者慎用。

知识点70：卡那霉素用法用量 副高：掌握 正高：熟练掌握

成人常用量肌内注射或静脉滴注，一次0.5g（按卡那霉素计，下同），每日1～1.2g。或按体重5mg/kg，每8小时1次；或按体重7.5mg/kg，每12小时1次。成人每日用量不超过1.5g，疗程7～10日。小儿常用量按体重每日15～25mg/kg，分2次给药。

知识点71：西索米星适应证 副高：掌握 正高：熟练掌握

西索米星主要用于大肠埃希菌、痢疾杆菌、克雷伯杆菌、变形杆菌等革兰阴性菌引起的局部或系统感染（对中枢感染无效），对尿路感染作用尤佳。

知识点72：西索米星用法用量 副高：掌握 正高：熟练掌握

成年人1日量3mg/kg，分为3次，肌注。疗程不超过7～10天。

知识点73：大观霉素适应证 副高：掌握 正高：熟练掌握

大观霉素为淋病奈瑟菌所致尿道、宫颈和直肠感染的二线用药，主要用于对青霉素、四环素等耐药菌株引起的感染。由于多数淋病患者同时合并沙眼衣原体感染，因此应用本品治疗后应继以7日疗程的四环素或多西环素或红霉素治疗。

知识点74：大观霉素用法用量 副高：掌握 正高：熟练掌握

仅供肌内注射。成人用于宫颈、直肠或尿道淋病奈瑟菌感染，单剂一次肌内注射2g；用于播散性淋病，一次肌内注射2g，每12小时1次，共3日。一次最大剂量4g，于左右两侧臀部肌内注射。

小儿新生儿禁用。小儿体重45kg以下者，按体重单剂一次肌内注射40mg/kg；45kg以上者，单剂一次肌内注射2g。临用前，每2g本品加入0.9%苯甲醇注射液3.2ml，振摇，使呈混悬液。

知识点75：奈替米星适应证 副高：掌握 正高：熟练掌握

奈替米星适用于敏感细菌所引起的包括新生儿、婴儿、儿童等各年龄的患者的严重或危及生命的细菌感染性疾病的短期治疗。这些感染性疾病包括：

（1）复杂性泌尿道感染：由大肠埃希杆菌、肺炎克雷伯杆菌、铜绿假单胞菌、肠杆菌属菌、奇异变形杆菌、变形杆菌属细菌（吲哚阳性）和枸橼酸菌属细菌以及黄色葡萄球菌等引起。

（2）败血症：由大肠埃希杆菌、肺炎克雷伯菌、铜绿假单胞菌、肠杆菌属菌和沙雷菌属细菌以及奇异变形杆菌等引起。

（3）皮肤软组织感染：由大肠埃希杆菌、肺炎克雷伯菌、铜绿假单胞菌、肠杆菌属菌、奇异变形杆菌、变形杆菌属细菌（吲哚阳性）和黄色葡萄球菌（青霉素酶和非青霉素酶产酶菌）等引起。

（4）腹腔内感染：包括腹膜炎和腹内脓肿。由大肠埃希杆菌、肺炎克雷伯菌、铜绿假单胞菌、肠杆菌属菌、奇异变形杆菌、变形杆菌属细菌（吲哚阳性）和黄色葡萄球菌（青霉素酶和非青霉素酶产酶菌）等引起。

（5）下呼吸道感染：由大肠埃希杆菌、肺炎克雷伯杆菌、铜绿假单胞菌、肠杆菌属菌、奇异变形杆菌、沙雷菌属细菌、变形杆菌属细菌（吲哚阳性）和黄色葡萄球菌（青霉素酶和非青霉素酶产酶菌）等引起。

知识点76：奈替米星用法用量　副高：掌握　正高：熟练掌握

（1）肾功能正常患者的剂量：成人用于复杂性尿路感染一日4mg/kg，中、重度感染每日6mg/kg，严重全身性感染每日7.5mg/kg，每8～12小时给药1次。对于新生儿（出生6周以内的婴儿）：每日用药总量为4.5～6.5mg/kg，每12小时1次，每次用量为2.00～3.25mg/kg。对于婴儿（出生6周以上）至12岁的儿童：每日用药总量为5.5～8.0mg/kg，可以每8小时给药一次，每次用量为1.8～2.7mg/kg；也可以每12小时1次，每次用量2.7～4.0mg/kg。

（2）肾损伤患者的剂量：对于肾损伤患者，其剂量必须个体化，以保证有效治疗浓度。调整剂量的方法有几种，但最准确的方法是基于血药浓度进行调整。如果血药浓度不能获得，而患者的肾功能又稳定，测其血清肌酐水平和肌酐清除率是最可靠的。如果肾功能进一步恶化，剂量需要大大减少。

知识点77：氨基糖苷类在临床中应注意的问题　副高：掌握　正高：熟练掌握

（1）用药途径：口服不吸收，只用于肠道感染。注射吸收完全，用于系统感染，但需注意用量。注射分肌内注射和静脉滴注。静脉滴注是将药物溶于100ml输液中，约60分钟缓慢滴完。禁止静脉推注，以免引起呼吸骤停。

（2）耳毒性反应：①前庭功能失调，多见于卡那霉素、庆大霉素、链霉素，患者表现为头昏、视力减退、眼球震颤、眩晕、恶心、呕吐和共济失调。②耳蜗神经损害，多见于卡那霉素、阿米卡星，其他品种也均可引起。患者表现为耳鸣、听力减退和永久性耳聋。孕妇注射该类药物可致新生儿听觉受损，应禁用。

（3）肾毒性反应：主要损害近端肾曲小管，可出现蛋白尿、管型尿，继而出现红细胞；尿量减少或增多，进而发生氮质血症、肾功能减退等。肾功能减退可使氨基糖苷类抗生素血浆浓度升高，这又进一步加重肾功能损伤和耳毒性。肾毒性大小次序为卡那霉素=西索米星>庆大霉素=阿米卡星>妥布霉素>链霉素。

（4）神经肌肉阻滞：该类药物具有类似箭毒阻滞乙酰胆碱和络合钙离子的作用，能引起心肌抑制和呼吸衰竭等，可用新斯的明和钙剂（静脉注射）对抗。本类反应以链霉素和卡那霉素较多发生，其他品种也有此反应。患者原有肌无力症或已经接受肌肉松弛药（肌松药）者更易发生，一般应禁用此类药物。

（5）氨基糖苷类抗生素对社区获得呼吸道感染的主要病原菌肺炎链球菌、溶血性链球菌抗菌作用差，又有明显的耳毒性、肾毒性，所以对门急诊中常见的呼吸道细菌性感染不宜选用本类药物。由于其毒性反应，该类药物也不宜用于单纯性上、下尿路感染初发病例的治疗。

（6）妊娠期患者应避免使用。哺乳期患者应避免使用或用药期间停止哺乳。

（7）该类药物不宜与其他肾毒性药物、耳毒性药物、神经肌肉阻滞剂或强利尿药同用。与注射用第一代头孢菌素类合用时可能增加肾毒性。

（8）该类药物不可用于眼内或结膜下给药，因可能引起黄斑坏死。

（9）对氨基糖苷类过敏的患者禁用。

知识点78：氨基糖苷类与其他药物的相互作用 副高：掌握 正高：熟练掌握

（1）氨基糖苷类药物与其他耳毒性药物（如万古霉素、阿司匹林等）及强利尿药均不宜联用，以免增加耳毒性。

（2）氨基糖苷类药物与肌肉松弛药（地西泮等）联用，可增加神经肌肉阻滞，因此应禁止。

（3）抗胆碱酯酶药（如新斯的明等）可以拮抗某些氨基糖苷类的神经肌肉阻滞作用，可用于该类药物所致的重症肌无力或呼吸麻痹的急救。

知识点79：大环内酯类抗生素 副高：掌握 正高：熟练掌握

大环内酯类是一个环状结构的抗生素，属于快速抑菌剂，分14环、15环及16环。14环的包括红霉素、竹桃霉素、罗红霉素、克拉霉素等；15环的有阿奇霉素；16环的包括吉他霉素、麦迪霉素、螺旋霉素、交沙霉素、罗他霉素等。

细菌的核糖体是70s型，由30s加50s形成。大环内酯类药物作用于50s亚基，而干扰细菌的蛋白合成。属于静止期抑菌剂。

知识点80：红霉素适应证 副高：掌握 正高：熟练掌握

红霉素的抗菌作用与青霉素G相似而且还要广一些。可用于多种感染，如流感杆菌所致的上呼吸道感染、支原体肺炎、军团菌肺炎、淋病、百日咳、前列腺炎等。

知识点81：红霉素用法用量 副高：掌握 正高：熟练掌握

口服：成人每日1.0～1.2g（重症者可达2g），分3～4次（餐前）；儿童每次7.5～25mg/kg，每6小时1次。其他如依托红霉素和琥乙红霉素也可按此量应用。静脉滴注：每次3.75～5.00mg/kg，必要时增至10mg/kg，每6小时1次；如用红霉素乳糖酸盐，先用10～20ml注射用水溶解后，加入输液500～1000ml中（最好用生理盐水，如用葡萄糖液应现用现配，以减少其分解），溶液不可过少，以免引起静脉炎。

知识点82：红霉素注意事项 副高：掌握 正高：熟练掌握

不良反应及注意事项包括：①口服后有胃刺激，可采用肠溶衣片；注射局部刺激性大，故不宜肌内注射，静脉滴注浓度不可超过0.1%，以免引起静脉炎；②大剂量红霉素可致听觉障碍，肝功能不良者尤易发生；③红霉素也可引起药热、荨麻疹等过敏反应；④空腹服用，吸收较好。

知识点83：罗红霉素适应证　　副高：掌握　正高：熟练掌握

罗红霉素抗菌作用与红霉素相近，但吸收好，排泄慢，作用强。本品150mg作用与红霉素500mg相似，而血药浓度还高2倍。罗红霉素脂溶性好，在体内的分布也高于红霉素。常用于敏感菌所致的呼吸系统、泌尿系统、皮肤、五官等的感染。

知识点84：罗红霉素用法用量　　副高：掌握　正高：熟练掌握

口服：成人每次150mg，每日2次（餐前）。婴幼儿每次2.5～5mg/kg，每日2次。严重肝硬化者可改为每日1次，每次150mg。

知识点85：罗红霉素注意事项　　副高：掌握　正高：熟练掌握

罗红霉素只有消化道反应及头痛、头晕、瘙痒等，经肝、肾排出，不易引起肝微粒体酶的改变。肝功能不全、肾功能不全者，孕妇、哺乳期妇女慎用。对罗红霉素过敏者禁用。禁忌与麦角胺及二氢麦角胺配伍。

知识点86：克拉霉素适应证　　副高：掌握　正高：熟练掌握

克拉霉素用于敏感菌所引起的下列感染。

（1）鼻咽感染：扁桃体炎、咽炎、鼻窦炎。

（2）下呼吸道感染：急性支气管炎、慢性支气管炎急性发作和肺炎。

（3）皮肤软组织感染：脓疱病、丹毒、毛囊炎、疖和伤口感染。

（4）急性中耳炎、肺炎支原体肺炎、沙眼衣原体引起的尿道炎及宫颈炎等。

（5）与其他药物联合用于鸟分枝杆菌感染、幽门螺杆菌感染的治疗。

知识点87：克拉霉素用法用量　　副高：掌握　正高：熟练掌握

口服：成人，一次0.25g，每12小时1次；重症感染者一次0.5g，每12小时1次。根据感染的严重程度应连续服用6～14日。儿童，6个月以上者一次7.5mg/kg，每12小时1次。根据感染的严重程度应连续服用5～10日。

知识点88：乙酰螺旋霉素适应证　　副高：掌握　正高：熟练掌握

乙酰螺旋霉素作用与红霉素近似但稍弱。适用于敏感葡萄球菌、链球菌属和肺炎链球菌所致的轻、中度感染，如咽炎、扁桃体炎、鼻窦炎、中耳炎、肺炎、皮肤软组织感染等。

知识点89：乙酰螺旋霉素用法用量　　副高：掌握　正高：熟练掌握

口服：每6小时0.2～0.3g，餐前服用。

知识点90：阿奇霉素适应证　　副高：掌握　正高：熟练掌握

阿奇霉素抗菌作用近似红霉素，对某些细菌的作用强于红霉素，对酸稳定，半衰期也较长；功效类似红霉素，作用强，对衣原体、支原体、军团菌均有效。

知识点91：阿奇霉素用法用量　　副高：掌握　正高：熟练掌握

口服（空腹）：成年人首次500mg，以后每日服250mg，连服5日，总量1.5g。尿路感染者每次空腹服用1g。

知识点92：阿奇霉素注意事项　　副高：掌握　正高：熟练掌握

不良反应及注意事项包括：①只适用于中、轻症肺部感染者；②对红霉素类过敏者禁用；③肝功能不良者慎用，肾功能不良者注意监测。

知识点93：麦迪霉素适应证　　副高：掌握　正高：熟练掌握

麦迪霉素抗菌谱及作用机制与红霉素相似，抗菌作用稍低于红霉素。临床主要用于革兰阳性菌感染，如金黄色葡萄球菌、链球菌及肺炎球菌等引起的上呼吸道感染、肺炎、扁桃体炎、急性咽喉炎、中耳炎、尿路感染及皮肤软组织感染等，对多种红霉素耐药菌有效。

知识点94：麦迪霉素用法用量　　副高：掌握　正高：熟练掌握

口服，0.6～1.2g/d，分4次服。

知识点95：吉他霉素适应证　　副高：掌握　正高：熟练掌握

吉他霉素抗菌性能与红霉素相似，对革兰阳性菌有较强抗菌作用，对葡萄球菌、化脓性链球菌、绿色链球菌、肺炎链球菌、白喉杆菌、破伤风杆菌、炭疽杆菌等均有作用。对淋球菌、百日咳杆菌等革兰阴性菌也有抗菌作用。对钩端螺旋体、立克次体、支原体等也有效。可作为红霉素替代品，用于上述敏感菌所致的口咽部、呼吸道、皮肤和软组织、胆道等感染。

知识点96：吉他霉素用法用量　　副高：掌握　正高：熟练掌握

静脉注射：1次0.2～0.4g，1日3次，将1次用量溶于20ml氯化钠注射液或葡萄糖液中，缓慢推注。

知识点97：竹桃霉素适应证　　副高：掌握　正高：熟练掌握

竹桃霉素抗菌谱与红霉素相同，与红霉素有不完全的交叉耐药性，有时可对耐红霉素的菌株有效。

知识点98：竹桃霉素用法用量　　副高：掌握　正高：熟练掌握

1次0.2g，1日4次，肌注。1次0.4g，1日2次，加入输液中静滴。

知识点99：大环内酯类在临床中应注意的问题　　副高：掌握　正高：熟练掌握

（1）禁用于对红霉素及其他大环内酯类过敏者。

（2）红霉素及克拉霉素禁止与特非那定合用，以免引起心脏不良反应。

（3）肝功能损害患者应用时，需适当减量并定期复查肝功能。

（4）肝病患者和妊娠期患者不宜应用红霉素酯化物。

（5）妊娠期患者用克拉霉素时，应充分权衡利弊。哺乳期患者用药期间应暂停哺乳。

（6）乳糖酸红霉素粉针剂使用时先以注射用水完全溶解，加入生理盐水或5%葡萄糖溶液中，药物浓度不宜超过0.1%，缓慢静脉滴注。

知识点100：大环内酯类与其他药物的相互作用　　副高：掌握　正高：熟练掌握

（1）大环内酯类药物可使地高辛血药浓度升高，使体内雌激素水平提高而减弱口服避孕药的作用。

（2）大环内酯类可以减慢三唑仑、卡马西平、环孢素及苯妥英钠的代谢，必要时进行监测。

（3）大环内酯类药物应避免与影响肝功能的药物联用。

（4）注射用红霉素在葡萄糖液中易分解，应临用时稀释。如用生理盐水输注，应先用注射用水10～20ml溶解后再溶入生理盐水。

知识点101：林可霉素类抗生素　　副高：掌握　正高：熟练掌握

林可霉素类包括林可霉素（洁霉素）及克林霉素（氯洁霉素）。克林霉素的体外抗菌活性优于林可霉素。林可霉素类作用机制与大环内酯类相似，也能不可逆性结合到细菌核糖体50s亚基上，通过阻断转肽作用和mRNA位移而抑制细菌蛋白质合成。

知识点102：林可霉素适应证 副高：掌握 正高：熟练掌握

（1）林可霉素的抗菌范围与青霉素、红霉素相似但稍窄，特点是对耐青霉素的金葡菌有效。

（2）林可霉素对厌氧菌有效（除难辨梭状芽胞杆菌外）。

（3）林可霉素浓集于骨组织，因此可用于骨组织感染，特别是耐药金葡菌引起的骨髓炎，可以大大地缩短疗程，提高治愈率。

知识点103：林可霉素用法用量 副高：掌握 正高：熟练掌握

口服：成年人每次0.25～0.5g，每日3～4次；儿童每日30～50mg/kg，分3～4次服。肌内注射：成人每次0.6g，每日2～3次。静脉滴注：成人每次0.6g，溶于100～200ml输液中，缓慢滴注1～2小时，每日2～3次；儿童每日10～20mg/kg，重症者每日50mg/kg，分2～3次给药。

知识点104：林可霉素注意事项 副高：掌握 正高：熟练掌握

不良反应及注意事项包括：①口服及注射均有胃肠症状，并可引起菌群失调，严重者可诱发难辨梭状芽胞杆菌性肠炎，此时可口服甲硝唑及去甲万古霉素；②快速静脉注射可引起血压下降，偶可致心脏骤停，故不得直接静脉推注，静脉滴注也应缓慢滴入；③新生儿不宜应用，孕妇、哺乳期妇女慎用；④可致耳鸣、眩晕，肝功能不良者慎用；⑤可致多种变态反应。

知识点105：克林霉素适应证 副高：掌握 正高：熟练掌握

克林霉素作用与林可霉素相同但稍强。主要用来对抗革兰阳性菌引起的各种感染性疾病。

知识点106：克林霉素用法用量 副高：掌握 正高：熟练掌握

口服：成年人每次150～300mg，每日4次，严重者，每次450mg；儿童每次3～5mg/kg，每日4次；小于1岁或体重轻于10kg的儿童可按每次30mg，每日3次给药。肌内注射或静脉注射：成年人每日0.6～2.4g，分次给予，每次肌内注射不得超过0.6g，静脉滴注不得超过1.2g（稀释后滴注不得少于1小时），重症者每日可用至4.8g（每次不得超过1.2g）；儿童（1月龄以上）每日15～30mg/kg，分次给予；新生儿每日10～20mg/kg，分次给予。

知识点107：磺胺类合成抗菌药　　副高：掌握　正高：熟练掌握

磺胺类抗菌药是指具有对氨基苯磺酰胺结构的一类药物的总称，是一类用于预防和治疗细菌感染性疾病的化学治疗药物。磺胺药通过干扰细菌的叶酸代谢而抑制其生长繁殖，因此具有广谱抗菌性能。

知识点108：磺胺嘧啶（SD）和磺胺甲基异嗯唑（新诺明，SMZ）适应证　　副高：掌握　正高：熟练掌握

SD和SMZ是目前常用的全身性磺胺药。SD是防治流行性脑脊髓膜炎（流脑）的首选药，SMZ虽然也有抗流脑作用，但不及SD。SMZ防治一般感染时作用较强。两者在联合甲氧苄啶（TMP）之后，疗效会增长数倍至数十倍，因此目前已将SMZ加TMP制成复方制剂（SMZ 0.4g，TMP 0.08g），称复方新诺明，用于各种感染。为了充分发挥各自的优势，也将SD、SMZ加TMP制成复方制剂（SD 0.2g，SMZ 0.2g，TMP 0.05g），称为增效联磺。

知识点109：磺胺嘧啶（SD）和磺胺甲基异嗯唑（新诺明，SMZ）用法用量　　副高：掌握　正高：熟练掌握

成人每次2片，每日2次，口服，首次可加倍。

知识点110：柳氮磺吡啶（SASP）适应证　　副高：掌握　正高：熟练掌握

柳氮磺吡啶属口服不易吸收的磺胺药，主要用于溃疡性结肠炎的治疗。因为它与肠壁组织有特殊亲和力，结合后能逐渐释出有效物质而发挥治疗作用。

知识点111：柳氮磺吡啶（SASP）用法用量　　副高：掌握　正高：熟练掌握

成人开始每日2～3g，分3～4次口服，可逐渐增至每日4～6g，好转后减至每日1.5g，直至症状消失。用药期间应定期检查血象和肝功能。

知识点112：磺胺醋酰钠（SA-Na）适应证　　副高：掌握　正高：熟练掌握

常用磺胺醋酰钠10%～30%滴眼剂治疗沙眼、角膜炎、泪囊炎、结膜炎及其他眼疾。

知识点113：磺胺嘧啶银（SD-Ag）及磺胺嘧啶锌（SD-Zn）适应证　　副高：掌握　正高：熟练掌握

常用其1%～2%乳膏外用，防治创面感染。

知识点114：磺胺对甲氧嘧啶适应证 副高：掌握 正高：熟练掌握

磺胺对甲氧嘧啶是长效磺胺药，能阻止细菌的生长，用于防治大肠埃希菌等引起的尿道感染和溶血性链球菌、肺炎球菌所引起的上呼吸道及肺部感染、皮肤软组织感染等病症。

知识点115：磺胺苯吡唑适应证 副高：掌握 正高：熟练掌握

磺胺苯吡唑临床用于泌尿系和呼吸系感染、扁桃体炎、咽炎及中耳炎等。对磺胺类药过敏者忌用；肾功能不全者慎用或忌用。

知识点116：磺胺喹恶啉适应证 副高：掌握 正高：熟练掌握

磺胺喹恶啉（SQ）属于磺胺类抗菌药物，用于畜禽球虫病。磺胺喹恶啉能够影响细菌核蛋白合成，从而抑制细菌和球虫的生长繁殖。本品可与甲氧苄啶使用，药效更强。磺胺喹恶啉对雏鸡有毒性，不宜长时间使用。

知识点117：磺胺药在临床中应注意的问题 副高：掌握 正高：熟练掌握

（1）用前应询问过敏史，有过敏史患者禁用。磺胺药可引起固定性药疹等严重变态反应，故应特别注意。

（2）目前用于全身感染的磺胺药均为复方制剂，半衰期较长，服时必须按量按次服用（每日2次，每次2片），不得随便加量或改变次数，以免引起结晶尿、血尿或尿闭。用药超过3日，应加服碳酸氢钠（每次1g），并多喝水。

（3）老年人、脱水、少尿、休克及肾功能不良者，禁用全身性磺胺药，孕妇、哺乳期妇女及婴幼儿也需避免使用。

（4）用药后有的患者可出现肝损害，有的患者可致溶血性贫血，治疗期间应密切观察血象及尿常规，异常者应立即停药。

（5）静脉滴注SD钠，应以生理盐水稀释，用量不得多于200ml，滴注时间不宜超过2小时，如在空气中暴露过久，易吸收二氧化碳而使SD析出结晶。

知识点118：硝基咪唑类合成抗菌药 副高：掌握 正高：熟练掌握

常用硝基咪唑类药物为甲硝唑（灭滴灵）。其他硝咪唑类药物还有替硝唑及奥硝唑，其半衰期均较长，用药次数少。

知识点119：甲硝唑适应证 副高：掌握 正高：熟练掌握

甲硝唑分子中的硝基在无氧条件下还原成氨基而对厌氧菌产生抗菌作用，为较强的广谱抗厌氧菌药，对一些原虫也有杀灭作用。

知识点120：厌氧菌的分类　　副高：掌握　正高：熟练掌握

厌氧菌可分为有芽胞厌氧菌、无芽胞厌氧菌和厌氧球菌三大类。

（1）梭状芽胞杆菌属（有芽胞杆菌）主要致病菌：破伤风杆菌、产气荚膜杆菌、肉毒杆菌和难辨梭状芽胞杆菌。致病性极强。

（2）无芽胞厌氧菌：双歧杆菌属、乳酸杆菌属、放线菌属、拟杆菌属、梭形杆菌属等。常可引起感染，特别是拟杆菌属常可引起一些严重感染。其他菌属在一定条件下才可诱发感染。

（3）厌氧球菌：致病性不强。

知识点121：甲硝唑用法用量　　副高：掌握　正高：熟练掌握

（1）厌氧菌感染：轻症：口服，每次7.5mg/kg（或0.25～0.5g），每6小时1次，每日量不得超过4g。重症：静脉滴注，首次15mg/kg，以后按每6小时7.5mg/kg给药。每次滴注1小时，一个疗程7～10日，好转后改口服。若为破伤风，口服，每日量2.5g，分次给药，同时给破伤风抗毒素（TAT）。

（2）预防手术感染：在外科、妇科手术前1日用药，每次0.2～0.4g，每日3次或术前按7.5mg/kg滴注。

（3）滴虫病：口服，每日3次，每次0.2g，另外每晚阴道纳入含0.2g的栓剂，连用7～10日，已婚夫妇双方必须同时服药。治疗期间应每日更换内裤，消毒洗涤用具，以防重复感染。

（4）阿米巴病（包括肠内外阿米巴）：成人每次口服0.4～0.8g，每日3次，疗程5～7日。

（5）贾第鞭毛虫病：用量用法与阿米巴病同，疗程5日。

（6）酒渣鼻：5%～10%甲硝唑霜局部涂搽，必要时同时口服，每次0.2g，每日3次。

知识点122：甲硝唑注意事项　　副高：掌握　正高：熟练掌握

不良反应及注意事项包括：①甲硝唑经肝代谢，肝功能不良者应减量或延长间隔时间。用药期间监测血象变化。②甲硝唑可致钠潴留，用药期间应注意钠入量。③孕妇及哺乳期妇女禁用。甲硝唑可致周围神经炎及惊厥等，故有中枢神经系统疾病的患者忌用；甲硝唑可致血小板减少等，故血液病患者忌用。④甲硝唑尚可引起消化道反应、泌尿系反应及皮疹等。口服甲硝唑期间，不得饮酒。

知识点123：甲硝唑与其他药物的相互作用　　副高：掌握　正高：熟练掌握

药物相互作用：①可以增强抗凝血药作用；②西咪替丁等可加速甲硝唑的代谢而降效；③用药期间及停药1周内禁酒，以免出现双硫仑反应。

知识点124：喹诺酮类合成抗菌药 副高：掌握 正高：熟练掌握

喹诺酮类药物也称吡酮酸类或吡啶酮酸类，是作用于细菌的DNA回旋酶，使DNA不能形成超螺旋，造成染色体的不可逆损害而抗菌。氟喹诺酮类抗菌药物具有以下共同特点。

（1）抗菌谱广，对需氧革兰阳性、阴性菌均具有良好抗菌作用，尤其对革兰阴性杆菌具有强大抗菌活性；对衣原体属、支原体属等有效。

（2）体内分布广，在多数组织体液中药物浓度高于血浆浓度，可达有效抑菌或杀菌水平。

（3）血浆半衰期较长，可减少服药次数，使用方便。

（4）多数品种有口服及注射剂，对于重症或不能口服用药患者可先静脉给药，病情好转后改为口服进行序贯治疗。

（5）不良反应大多程度较轻，患者易耐受。

知识点125：常用的喹诺酮类药物 副高：掌握 正高：熟练掌握

临床上常用的氟喹诺酮类有诺氟沙星（氟哌酸）、氧氟沙星（氟嗪酸）、环丙沙星（环丙氟哌酸）等。左氧氟沙星、莫西沙星对肺炎链球菌、化脓性链球菌等革兰阳性球菌的抗菌作用增强，对衣原体属、支原体属、军团菌等细胞内病原或厌氧菌的作用亦有增强。

知识点126：氧氟沙星适应证 副高：掌握 正高：熟练掌握

氧氟沙星口服吸收较安全，常用于敏感菌所致的各种感染，包括泌尿生殖系统感染、呼吸道感染、胃肠道感染、伤寒、骨和关节感染、皮肤软组织感染、败血症等全身感染。

知识点127：氧氟沙星用法用量 副高：掌握 正高：熟练掌握

口服：成年人每次0.2～0.4g，每日2次，3～10日为一疗程。淋病每次服用0.4g；静脉滴注量与口服同，用100～200ml注射液稀释后，缓慢滴入。肾功能不全者应减量或延长用药间隔时间。

知识点128：环丙沙星适应证 副高：掌握 正高：熟练掌握

环丙沙星的抗菌作用机制为抑制细菌DNA螺旋酶，抗菌作用为杀菌型。常用于敏感菌所致的下呼吸道、皮肤、软组织、骨关节、消化道、胆道及泌尿系统等的感染。

知识点129：环丙沙星用法用量 副高：掌握 正高：熟练掌握

口服：轻中度泌尿系感染，每次0.25g，每日2次。静脉滴注：每次0.4g，每日2次。肾功能不全者应适当减量或延长用药间隔时间。

知识点130：左氧氟沙星适应证 副高：掌握 正高：熟练掌握

左氧氟沙星为氧氟沙星的左旋体，其体外抗菌活性约为氧氟沙星的2倍。本品用于敏感细菌感染所引起的中、重度感染。

知识点131：左氧氟沙星用法用量 副高：掌握 正高：熟练掌握

（1）口服：成年人常用量为一日0.3～0.5g一次口服或0.3～0.4g分2～3次服。用于急性单纯性下尿路感染：一次0.1g，一日2次，疗程5～7日；复杂性尿路感染：一次0.2g，一日2次，或一次0.1g，一日3次，疗程为10～14日。

（2）静脉滴注：成年人一日0.4～0.5g，分1～2次滴注。重度感染患者及病原菌对本品敏感性较差者（如铜绿假单胞菌），一日最大剂量可增至0.6g，分2次滴注。

知识点132：左氧氟沙星注意事项 副高：掌握 正高：熟练掌握

不良反应及注意事项包括：①静脉滴注时间为每100ml至少60分钟；②左氧氟沙星不宜与其他药物同瓶混合静脉滴注，或在同一根静脉输液管内进行静脉滴注；③肾功能不全者按肌酐清除率应减量或延长给药间隔时间：20～49ml/min者，首剂0.4g，以后每24小时0.2g；10～19ml/min者，首剂0.4g，以后每48小时0.2g。

知识点133：莫西沙星适应证 副高：掌握 正高：熟练掌握

莫西沙星为第四代喹诺酮类广谱抗菌药，用于敏感菌上呼吸道和下呼吸道感染，如急性鼻窦炎、慢性支气管炎急性发作、社区获得性肺炎及皮肤和软组织感染。

知识点134：莫西沙星用法用量 副高：掌握 正高：熟练掌握

（1）口服：成年人一次400mg，一日1次。疗程：慢性气管炎急性发作5日，社区获得性肺炎10日，急性鼻窦炎7日，皮肤和软组织感染7日。

（2）静脉滴注：一次0.4g，一日1次，滴注90分钟。

知识点135：莫西沙星注意事项 副高：掌握 正高：熟练掌握

莫西沙星可延长一些患者的QT间期。其QT间期延长的程度随着药物浓度的增加而增加。①应避免用于QT间期延长的患者。患有无法纠正的低钾血症及接受Ⅰa类（如奎宁丁、普鲁卡因）或Ⅲ类（如胺碘酮、索托洛尔）抗心律失常药物者；②慎与可能延长QT间期的药物（西沙必利、红霉素、抗精神病药和三环类抗抑郁药）合用；③慎用于有致心律失常的因素存在时（如严重的心动过缓或急性心肌缺血）。严重肝功能损伤患者慎用。

知识点136：诺氟沙星适应证 副高：掌握 正高：熟练掌握

诺氟沙星适用于敏感细菌所引起的急、慢性肾盂肾炎、膀胱炎、前列腺炎、细菌性痢疾、胆囊炎、伤寒、产前后感染、盆腔炎、中耳炎、鼻窦炎、急性扁桃体炎及皮肤软组织感染等，也可作为腹腔手术的预防用药。

知识点137：诺氟沙星用法用量 副高：掌握 正高：熟练掌握

空腹口服。成人一次0.1～0.2g，一日3～4次，重症酌情加量，一日1.6g，分4次服用。

知识点138：司帕沙星适应证 副高：掌握 正高：熟练掌握

司帕沙星为第三代喹诺酮类抗菌药，适用于各种感染。对需氧菌和厌氧菌均有效，对支原体和军团菌、衣原体也有效。

知识点139：司帕沙星用法用量 副高：掌握 正高：熟练掌握

口服：成年人100～400mg，一日1次。

知识点140：加替沙星适应证 副高：掌握 正高：熟练掌握

加替沙星主要用于由敏感病原体所致的各种感染性疾病，包括慢性支气管炎急性发作、急性鼻窦炎、社区获得性肺炎、单纯性尿路感染（膀胱炎）和复杂性尿路感染、急性肾盂肾炎、男性淋球菌性尿路炎症或直肠感染和女性淋球菌性宫颈感染。

知识点141：喹诺酮类在临床应用中应注意的问题 副高：掌握 正高：熟练掌握

（1）消化道不良反应较为常见，表现为腹部不适或疼痛、腹泻、恶心或呕吐等。

（2）可引起中枢神经系统症状，如失眠、头痛等；本类药物偶可引起抽搐、癫痫、神志改变、视力损害等严重中枢神经系统不良反应，在肾功能减退或有中枢神经系统基础疾病的患者中易发生，因此本类药物不宜用于有癫痫或其他中枢神经系统基础疾病的患者。

（3）大剂量使用可致肝损害。

（4）对儿童骨骼有影响，18岁以下未成年患者避免使用本类药物。

（5）制酸剂和含钙、铝、镁等金属离子的药物可减少本类药物的吸收，应避免同用。

（6）妊娠期及哺乳期患者避免应用本类药物。

（7）肾功能减退患者应用本类药物时，需根据肾功能减退程度减量用药，以防发生由于药物在体内蓄积而引起的抽搐等中枢神经系统严重不良反应。

（8）本类药物可能引起皮肤光敏反应、关节病变、肌腱断裂等，偶可引起心电图QT间期延长等，用药期间应注意观察。

知识点142：抗结核药　　副高：掌握　正高：熟练掌握

抗结核药按疗效和毒性可分为一线、二线药物。以前的一线药为链霉素、对氨基水杨酸钠、异烟肼。目前各国均以异烟肼、利福平、乙胺丁醇为一线药，但它们也各有不足之处，应注意使用。

知识点143：异烟肼适应证　　副高：掌握　正高：熟练掌握

异烟肼也称雷米封，疗效好，用量小，应用广泛。异烟肼单用适用于各型结核病的预防。异烟肼与其他抗结核药联合，适用于各型结核病的治疗，包括结核性脑膜炎以及其他分枝杆菌感染。

知识点144：异烟肼用法用量　　副高：掌握　正高：熟练掌握

成人每次0.1g，每日3次，重症者可增至0.6～0.9g/d。儿童每日10～20mg/kg，分2～3次服。肌内注射、静脉滴注量与口服同。

知识点145：异烟肼注意事项　　副高：掌握　正高：熟练掌握

不良反应及注意事项包括：可有消化道、血液系统及中枢神经系统反应，还可致肝损害。肝功能不良及有中枢神经系统疾患者禁用，孕妇慎用。每日用量超过500mg时，应伴服维生素B_6，以防止多发性神经炎。

知识点146：利福平适应证　　副高：掌握　正高：熟练掌握

利福平为广谱抗菌药，抗结核作用很强，临床上常与乙胺丁醇或异烟肼合用于抗结核。也可用于麻风和对红霉素耐药的军团菌肺炎，还可与耐酶青霉素或万古霉素联合治疗表皮链球菌或金黄色葡萄球菌引起的骨髓炎和心内膜炎，用于消除脑膜炎球菌或肺炎嗜血杆菌引起的咽部带菌症。也可用于厌氧菌感染，外用治疗沙眼及敏感菌引起的眼部感染。

知识点147：利福平用法用量　　副高：掌握　正高：熟练掌握

成年人每日0.45g，必要时加至0.9g/d，饭前顿服。儿童每日10～20mg/kg，每日1次，饭前顿服。

知识点148：利福平注意事项　　副高：掌握　正高：熟练掌握

不良反应及注意事项包括：有消化系统、血液系统和过敏反应，但以肝功能受损较为严重。严重肝、胆疾患及妊娠3个月内禁用，婴幼儿慎用。

知识点149：乙胺丁醇适应证　　副高：掌握　正高：熟练掌握

乙胺丁醇单用易引起耐药，故常与其他抗结核药联合应用。本品只对生长繁殖期的分枝杆菌有效。

知识点150：乙胺丁醇用法用量　　副高：掌握　正高：熟练掌握

开始口服按每日25mg/kg，分2～3次；一般在8周后改为每日15mg/kg，顿服。

知识点151：乙胺丁醇注意事项　　副高：掌握　正高：熟练掌握

不良反应及注意事项包括除消化、过敏、肝功能及神经症状外，主要是球后视神经炎，应注意监测。糖尿病患者及婴幼儿禁用，肾功能不良者及孕妇慎用。

知识点152：抗真菌药　　副高：掌握　正高：熟练掌握

常用抗真菌药按照作用部位分为治疗浅表真菌感染药物和抗深部真菌感染药物。抗浅表真菌感染药物包括十一烯酸、醋酸、乳酸、水杨酸、灰黄霉素、制霉菌素、克念菌素、克霉唑、咪康唑、益康唑、联苯苄唑、酮康唑等。抗深部真菌感染药物有氟胞嘧啶、两性霉素B、红霉素、甲帕霉素、氟康唑、伊曲康唑等。

用药期间应注意血液学检验及肝功能状况。

知识点153：抗病毒药　　副高：掌握　正高：熟练掌握

抗病毒药是一类用于预防和治疗病毒感染的药物。在体外可抑制病毒复制酶，在感染细胞或动物体抑制病毒复制或繁殖，在临床上治疗病毒病有效的药物。以前常用的抗病毒药包括碘苷、吗啉胍、酞丁安、金刚烷胺等，新近推出的有效品种则有阿昔洛韦（无环鸟苷）、阿糖腺苷、利巴韦林（病毒唑、三氮唑核苷）、更昔洛韦（羟甲无环鸟苷）、齐多夫定（叠氮胸苷）、膦甲酸钠等。

第五节　常用解热镇痛药物

知识点1：解热镇痛药的含义　　副高：掌握　正高：熟练掌握

解热镇痛药是一类具有退热和减轻慢性钝痛作用，同时还有显著抗炎、抗风湿作用的药物。鉴于其抗炎作用与糖皮质激素不同，解热镇痛药也叫非甾体抗炎药，有可靠的抗炎作用和不同程度的镇痛解热作用，在有炎症时镇痛效果更为明显。

知识点2：解热镇痛药的主要作用　　副高：掌握　正高：熟练掌握

（1）解热：抑制前列腺素合成酶（环氧化酶），从而阻断人体内前列腺素的合成。前列腺素是一类具有高度生物活性的物质，广泛存在于体内的组织和体液中，参与发热、疼痛、炎症、血栓、过敏等病理生理过程。解热镇痛药可使体内前列腺素的生成减少，使发热者的体温降至正常，但对正常人的体温无明显影响。

（2）镇痛：可稳定溶酶体膜，阻止各种致炎物的释放。对头痛、牙痛、神经痛、关节痛、肌肉痛、月经痛等中等钝痛疗效较好，对外伤性疼痛和内脏平滑肌绞痛则无效。

（3）抗炎：减弱前列腺素对缓激肽等致炎物质的增敏作用，对抗风湿和炎症，减少体液的渗出，缓解炎症所致的红、肿、热、痛等症状。

（4）抗血小板凝聚：抑制环氧化酶催化而生成的血栓素A_2（TXA_2），使血栓素A_2不能加快血小板的凝聚，阻止血栓的形成，预防冠心病和心、脑血栓发生。

知识点3：解热镇痛药的用药原则　　副高：掌握　正高：熟练掌握

（1）发热：发热是机体对致病因素的主动反应，对机体的积极意义表现在可以加快新陈代谢过程，抑制病原体的生长繁殖，促使白细胞计数增多，以及加强单核-巨噬细胞系统功能等，这些都有利于疾病的恢复。发热还是诊断疾病、判断治疗效果的重要参考。但是发热过程也会消耗体力，并引起头痛、失眠，甚至惊厥，40℃以上的显著高热或持续发热还可导致永久性脑损伤。婴幼儿的发热比成年人敏感而急剧，尤其容易引起抽搐与昏迷。

治疗高热应先采用物理降温，如冰袋冷敷、乙醇擦浴等，物理降温无效时再考虑选用解热药。解热药不能替代抗感染、抗休克等治疗措施。当遇到发热而未明确原因时，不能首先使用解热药，以免掩盖症状贻误诊断。在查明发热原因并进行治疗的同时，再根据下列指征选用解热药：

1）体温39℃以上，危及生命，特别是小儿高热惊厥。

2）发热虽不高，但伴有明显的头痛、肌肉痛、失眠、意识障碍，严重影响患者休息及疾病恢复时。

3）持续高热，已引起心肺功能异常，或患者对高热难以耐受时。

4）某些疾病治疗中，长期伴有发热而不能自行减退时，如急性血吸虫病、丝虫病、伤寒、布氏杆菌病、结核以及癌症发热等。

（2）疼痛：疼痛同样是多种疾病的共同症状，对病因特别是疾病部位的诊断、疗效观察、预后判定具有重要意义。由于疼痛症状被掩盖而造成误诊的可能性，有时甚至比发热被掩盖时更大，因此，对于疼痛症状不能首先使用镇痛药，而应找出疼痛原因后再采用药物镇痛。解热镇痛类药物仅有中等程度的镇痛作用，对于头痛、牙痛、肌肉痛、关节痛、神经痛、月经痛、中等程度的术后疼痛以及肿瘤疼痛的初期效果较好，而对于平滑肌痉挛性疼痛、创伤剧痛、肿瘤晚期剧烈疼痛等无效。

知识点4：解热镇痛药注意事项　　副高：掌握　正高：熟练掌握

（1）解热镇痛药属对症治疗药，必须先明确发热或疼痛的病因后才能选用，以免干扰正确的诊断。

（2）解热镇痛药物不宜联合应用，各类前列腺素合成抑制剂在作用部位可能发生竞争，互相影响疗效，增加不良反应的发生。

（3）为减少胃肠道反应，应在饭时或饭后服用，也可加服适量制酸剂以保护胃黏膜。慢性胃病及消化道出血病史者应慎用或禁用解热镇痛药。

（4）司机、机械操作及高空作业人员服用解热镇痛药时应注意，许多药品可引起眩晕、嗜睡及视物模糊。

（5）含氨基比林、非那西丁等成分的复方制剂应尽量少用，因这些成分可引起粒细胞减少、肾损害及严重的过敏反应，可因滥用而导致死亡。

（6）长期使用解热镇痛药，应注意观察血常规、血小板、出凝血时间及肝肾功能的变化情况。

知识点5：常用的解热镇痛药　　副高：掌握　正高：熟练掌握

常用的解热镇痛药按化学结构可分为水杨酸类、苯胺类、吲哚衍生物及类似物、丙酸类、抑制剂和其他抗炎药。

（1）水杨酸类：水杨酸类是应用最早的非甾体消炎药（NSAID），临床使用最为广泛和持久的为阿司匹林，又称乙酰水杨酸。

（2）苯胺类：苯胺类衍生物中，以非那西汀使用最早，但因毒性大，除少数复方制剂还应用外，均为其活性代谢产物对乙酰氨基酚（又称扑热息痛）取代，乙酰氨基酚是目前应用量最大的解热镇痛药物之一。

（3）吲哚衍生物及类似物：此类药物包括吲哚美辛、舒林酸。

（4）丙酸类：丙酸类衍生物为临床应用较广的NSAIDs，常用药物包括萘普生、布洛芬、非诺洛芬、酮布芬、氟苯布洛芬等。

（5）抑制剂：高度选择性的COX-2抑制剂是提供高效低毒的新型解热镇痛抗炎药物的关键。近来已经合成了多种选择性COX-2抑制剂，如美洛昔康、塞来昔布和尼美舒利等。临床用于治疗风湿性关节炎，骨关节炎及其他炎症性疼痛，初步显示出此类药物疗效确实，不良反应较轻而且少等优点，但这类药物临床应用的远期疗效及不良反应有待进一步验证。

（6）其他抗炎药：如保泰松、双氯芬酸。

知识点6：对乙酰氨基酚适应证　　副高：掌握　正高：熟练掌握

对乙酰氨基酚适用于感冒引起的发热、关节痛、神经痛、头痛以及偏头痛、痛经等轻至中度疼痛，尤其适用于对阿司匹林过敏或不适于用阿司匹林者（如水痘、血友病、出血性疾病、抗凝治疗的患者以及消化性溃疡、胃炎患者等）。

知识点7：对乙酰氨基酚用法用量　　副高：掌握　正高：熟练掌握

口服，成年人每次0.3～0.6g，每日3次，最大量2g/d，退热疗程不超过3日，镇痛不宜超过10日。小儿每次10～15mg/kg，每4～6小时服1次；12岁以下小儿不超过5次/日，疗程不超过5日。

知识点8：对乙酰氨基酚注意事项　　副高：掌握　正高：熟练掌握

不良反应及注意事项：可发生高铁血红蛋白血症、过敏性皮炎、粒细胞缺乏症、血小板减少症及肝炎等。剂量过大时可引起肝功能损害，严重者可致昏迷甚至死亡，也可引起肾绞痛和急性肾衰竭。对乙酰氨基酚属妊娠B类药物。肝、肾功能不全患者及孕妇慎用。大量或长期用药应定期做造血功能及肝功能检查。与齐夫多定、阿司匹林或其他NSAIDs药合用，明显增加肾毒性。

知识点9：阿司匹林适应证　　副高：掌握　正高：熟练掌握

阿司匹林适用于轻度或中度疼痛（如牙痛、头痛、神经痛、肌肉痛及痛经）及感冒、流感等的发热，也可用于治疗风湿热、风湿性关节炎、类风湿关节炎、骨关节炎、强直性脊椎炎、幼年型关节炎和其他非风湿性炎症的骨骼肌疼痛症状。长期规律的使用阿司匹林可以大大降低胃肠道肿瘤的发生率。

知识点10：阿司匹林用法用量　　副高：掌握　正高：熟练掌握

口服：

（1）解热、镇痛：成年人每次0.3～0.6g，每日3次，或必要时口服；儿童每次按体重5～10mg/kg，必要时每4～6小时服1次。

（2）抗风湿：成年人3～4g/d，分3～4次服，服时宜嚼碎，一疗程3个月左右；儿童每日按80～100mg/kg，分3～4次服，前3日先服半量以减少反应。

（3）预防血栓和心肌梗死：宜每次300～400mg，每日1次。

（4）预防冠状动脉旁路移植术后再狭窄：50mg/d。

（5）胆道蛔虫病：每次1g，每日2～3次，连用2～3日，阵发性绞痛停止24小时后停用，然后进行驱虫治疗。

（6）小儿皮肤黏膜淋巴综合征：开始每日80～100mg/kg，分3～4次服，热退2～3日后改为每日30mg/kg，分3～4次服，连服2个月或更久。

阿司匹林肠溶缓释片服用时间最好在早晨7时前。因为晨起后血小板聚集力逐渐增加，血液凝固性增强，是心脑血管疾病发病的危险时刻，所以早晨起床后要尽早服药。

知识点11：阿司匹林的不良反应　　副高：掌握　正高：熟练掌握

长期大剂量服用阿司匹林（尤其是血药浓度>200μg/ml时）容易出现上腹部不适、恶心、呕吐、疼痛及胃肠道出血或溃疡等胃肠道反应及荨麻疹、皮肤瘙痒、呼吸困难或哮喘等过敏反应，也容易引起肝、肾功能损害（尤其是血药浓度达250μg/ml时）。可出现中毒反应，如头痛、眩晕、耳鸣、耳聋、视力减退、嗜睡、出汗、精神错乱等，称为水杨酸反应；严重者可出现血尿、抽搐、高热、呼吸困难等。过量时实验室检查可有呼吸性碱中毒及代谢性酸中毒、血糖异常、酮尿等。小剂量用药时延长出血时间，大剂量或长期应用能增加出血倾向。

知识点12：阿司匹林的注意事项　　副高：掌握　正高：熟练掌握

阿司匹林属妊娠D类药物。胃溃疡、胃出血倾向患者应慎重用药，最好在医师指导下用药。年老体弱或发热在40℃以上者，解热时宜用小剂量，以免大量出汗而引起虚脱。妊娠前3个月和后期3个月及肝肾功能减退者、哮喘和消化道溃疡者，均慎用，饮酒前后及维生素K缺乏、血友病或血小板减少者禁用。过量时的处理包括：引吐和洗胃，给予药用炭；监测及维持生命功能；纠正高热，纠正水、电解质、酸碱失衡以及酮症等；保持血糖正常；监测水杨酸盐血药浓度降至中毒水平以下，注射维生素K以防出血。

阿司匹林是防治血栓的常用药，但要注意不可与以下药物同时服用：口服降糖药、催眠药、降血脂药、利尿药、消炎镇痛药、抗痛风药、维生素激素。

知识点13：双氯芬酸钠适应证　　副高：掌握　正高：熟练掌握

双氯芬酸钠用于急、慢性风湿性关节炎或类风湿关节炎，急性和慢性骨关节炎，急性和慢性强直性脊柱炎等，手术后疼痛，癌痛，也能用于痛经，各种原因引起的发热。

知识点14：双氯芬酸钠用法用量　　副高：掌握　正高：熟练掌握

口服，成年人类风湿关节炎150～200mg/d，分2～4次服，达疗效后逐渐减至最小有效量，通常为75～100mg/d，分3次服用；骨关节炎开始100～150mg/d，分2～3次服，达疗效后逐渐减至最小有效量；强直性脊柱炎开始100～125mg/d，分4～5次服，达疗效后逐渐减至最小有效量；儿童（1岁以上）每日0.5～2mg/kg，分2～3次服。栓剂，每次50mg。外用，凝胶剂涂搽，每日4次。

知识点15：双氯芬酸钠注意事项　副高：掌握　正高：熟练掌握

不良反应及注意事项：包括胃肠道反应、头痛、过敏性皮疹、肾功能异常等，罕见心律失常、耳鸣和骨髓抑制。双氯芬酸钠属妊娠B类药物。妊娠期禁用。肝肾功能不全、溃疡病患者慎用。有肛门炎症者禁用直肠给药。双氯芬酸钠须整片吞服，勿嚼碎。药物过量时应尽快采取洗胃和活性炭处理，以阻止其进一步被吸收。对并发症，如血压过低、肾衰竭、呼吸抑制，应进行支持治疗和对症治疗。

知识点16：吲哚美辛适应证　副高：掌握　正高：熟练掌握

吲哚美辛用于类风湿关节炎、强直性脊椎炎、骨关节炎及赖特尔综合征（Reiter syndrome）等，也可用于痛风、发热及滑囊炎、肌腱炎、急性肩关节疼痛等非风湿性炎症和痛经、偏头痛、胆绞痛、输尿管结石引起的绞痛、心包炎引起的心前区疼痛。

知识点17：吲哚美辛用法用量　副高：掌握　正高：熟练掌握

口服，成年人抗风湿每次25～50mg，每日2～4次，最大量200mg/d；抗痛风初量每次100mg，继之每次50mg，每日3次，疼痛缓解后尽快逐渐减量；退热每次25～50mg，每日3～4次；小儿每日1.5～2.5mg/kg，分3～4次服用。直肠给药，成年人每次50mg，50～100mg/d。

知识点18：吲哚美辛注意事项　副高：掌握　正高：熟练掌握

不良反应及注意事项：包括头痛、头晕、恶心、胃肠道不适、胃痛等，偶见头晕、失眠、视物模糊、消化道溃疡、肝脏损害、再生障碍性贫血、白细胞减少、血小板减少性紫癜，过敏反应如皮疹、哮喘、血管性水肿、呼吸困难等。吲哚美辛属妊娠B类（妊娠后期D类）药物。14岁以下儿童、对阿司匹林过敏者、老年患者，以及消化道溃疡、肝肾功能损害、心功能不全或高血压、血友病及其他出血性疾病、癫痫或精神病等的患者均慎用。应选用最小有效量，且宜于饭后服用或与食物、制酸药同服。吲哚美辛与秋水仙碱、磺吡酮合用时可增加胃肠溃疡和出血危险；不宜与保泰松或泼尼松合用。

知识点19：布洛芬缓释胶囊适应证　副高：掌握　正高：熟练掌握

布洛芬缓释胶囊适用于扭伤、劳损、下腰疼痛、肩周炎、滑囊炎、肌腱及腱鞘炎、牙痛和术后疼痛、类风湿关节炎、骨关节炎以及其他血清阴性（非类风湿性）关节疾病。对成人和儿童的发热有解热作用。

知识点20：布洛芬缓释胶囊用法用量 副高：掌握 正高：熟练掌握

成年人及12岁以上儿童：口服，每日2次（早、晚各一次），每次300～600mg，或遵医嘱。

12岁以下儿童用量请咨询医师或药师。

知识点21：布洛芬缓释胶囊注意事项 副高：掌握 正高：熟练掌握

不良反应及注意事项：布洛芬缓释胶囊耐受性较好，通常为肠、胃部不适或皮疹、头痛、耳鸣。肠胃病患者慎用；有支气管哮喘病史者，可能容易引起支气管痉挛；并用抗凝血剂者，应随时监测其凝血酶原时间；孕妇及哺乳期妇女、心功能不全及高血压患者慎用。过量服用可能引起头痛、呕吐、嗜睡、低血压，停药后可自行消失。本品可增高地高辛的血浓度，同用时须注意调整地高辛的剂量。

第十一章　社区康复医学

第一节　康复医学概论

知识点1：康复医学的概念　　副高：掌握　正高：掌握

康复医学是医学的一个重要分支，是应用医学的手段，使病、伤、残者的功能障碍得到改善或恢复的学科。康复医学研究有关功能障碍的预防、评定和处理（治疗、训练）等问题，与保健、预防、临床共同组成全面医学。

知识点2：康复医学的目的　　副高：掌握　正高：掌握

康复医学的目的是通过有利于功能恢复、功能补偿、功能矫治、功能适应等各种康复医疗技术，使患者恢复生活自理和学习、工作的能力，最终目标是让患者重返社会。

知识点3：康复医学的服务对象　　副高：掌握　正高：掌握

康复医学的服务对象，以急慢性疾病、创伤、老年病及残疾所致的功能障碍者为主，包括神经系统、心肺系统、运动系统、内分泌系统疾病及肿瘤、疼痛等。其次是先天性疾病或其他性质的疾病造成的功能障碍和损伤者。所以，康复医学诊治的都是致残性病种。

知识点4：康复医学工作的基本原则　　副高：掌握　正高：掌握

（1）指导原则：康复医学的基本指导原则是功能训练、整体康复、重返社会，这充分体现了康复医学的基本特征和内涵。

1）功能训练：反映了康复医学的功能观，强调恢复人体的功能活动，康复医学非常注重伤病引起的功能变化，重视功能的评估，并针对残疾者生理、心理的功能缺陷采取多种方式和方法进行功能训练，使失去的功能得以恢复。

2）整体康复：康复医学把人作为一个整体来对待，以患者整体功能恢复或重建为目标，充分发挥协助多学科合作优势，从患者功能障碍的不同侧面认真研究，采取各种治疗方法及补偿办法，使功能得以恢复，以科学的方式使其达到生活自理，重返社会。

3）重返社会：使有功能障碍的残疾人通过功能改善，环境条件的改变，能够重返工作岗位、家庭和社会。

（2）工作原则

1）早期介入：指从临床治疗的第一阶段就开始介入，只是病伤情况的不同，所采取的康复手段有所差异。即在伤病的抢救期，就应得到康复医师的诊治，及时实施物理治疗、作业治疗及康复护理等。各治疗部分负担任务的多少，随时间和病情变化而有所变化。

2）密切合作：康复治疗是需要通过多种专业，采取联合作战的形式来完成的，因此各专业技术人员相互之间要密切合作，各尽职能，认真完成康复任务。

3）主动参与：调动残疾者本人的积极性和主动性，使其参与到康复治疗计划中来，发挥最大潜能，达到理想的康复效果。

4）社会支持：取得患者家庭和社会的支持，为残疾者康复创造良好的条件和环境。

知识点5：残疾　　副高：掌握　正高：掌握

残疾是指各种躯体、身心、精神疾病或损伤以及先天异常所致人体解剖结构、生理功能的异常和/或丧失，造成机体长期、持续或永久性的功能障碍状态，并影响到身体活动、日常生活、工作、学习和社会交往活动能力。

知识点6：残疾人的特点　　副高：掌握　正高：掌握

残疾人是指生理功能、心理和精神状态异常或丧失，部分或全部失去以正常方式从事正常范围活动的能力，在社会生活的某些领域中不利于发挥正常作用的人。从康复的角度看，作为一个特殊的群体或个体，残疾人具有以下特点：

（1）残疾人一般都具有不同程度的生活和工作的潜力，经过康复训练或提供康复服务，这些潜力可以得到发挥，使残疾人的生活和工作能力得到改善。

（2）残疾人是在身心活动上有不同程度困难的群体，这是由于残疾的存在和影响所造成的，应该给予特殊的关心和照顾，以利于克服这些困难的影响，为他们能力的充分发挥创造必要的条件。

（3）残疾人和健全人一样，在社会上享有同样的权利和机会，不应受到任何歧视。

知识点7：致残原因　　副高：掌握　正高：掌握

（1）先天性致残原因

1）产妇的并发症和异常分娩所致的残疾：主要是造成宫内缺氧，导致胎儿残疾，如各类脑性瘫痪、新生儿智力低下，或由于产伤所致骨折、斜颈等损伤而引起的残疾。

2）孕期母亲的营养、疾病、不良习惯所致的胎儿残疾：某些孕妇因偏食而导致胎儿发育不良，致使胎儿出生后发生某种残疾。最常见的就是维生素和叶酸缺乏导致胎儿的神经管畸形。另外，孕妇在孕期的病毒性感染，尤其是孕期前三个月发生，更容易导致新生儿的先天性白内障、先天性心脏病、短肢畸形等。孕期吸烟饮酒易导致胎儿畸形和智力低下。

3）先天性的遗传或与遗传有关的疾病致残：在遗传病中，神经系统遗传性疾病致残率高，如遗传性共济失调。

4）近亲结婚生育的先天性致残：近亲结婚者的子女患先天畸形和遗传性疾病的发病率比非近亲结婚者的子女高150倍。

（2）后天性致残原因

1）各种致残性疾病：包括传染病、感染性疾病、地方病和慢性病等。

2）意外伤害因素：如交通事故、自然灾害、工伤和战争等。

3）各种致残的有毒有害化学品：包括药物、化学物质、放射性物质及农药等。

4）精神性致残因素：老年痴呆是当今老龄化社会所面临的三大疾患之一。另外，紧张的工作节奏和复杂的人际关系等社会环境压力也是导致精神疾病致残的重要因素。升学、择业、恋爱、婚姻等生活事件也是导致青年人精神残疾的不可忽视的影响因素。

5）营养性因素所致的残疾：如维生素缺乏而致盲、缺碘所致克汀病等。

知识点8：社区康复的概念　　副高：掌握　正高：掌握

社区康复（CBR）属于社区发展范畴内的一项战略性计划，目的在于促进所有残疾人得到康复，享受均等的机会，成为社会平等的一员。社区康复的实施，要依靠残疾人自己和他们的家属，所在地区，以及相应的卫生部门、教育部门、劳动就业部门和社会服务部门等的共同努力。

知识点9：社区康复的性质　　副高：掌握　正高：掌握

社区康复是社区发展计划的一个组成部分，其关系到用较新和较好的方法来解决残疾人康复的问题，所以它是一项社区发展的战略性计划，应该纳入社区本身经济和社会发展范畴之内。

知识点10：社区康复的目标　　副高：掌握　正高：掌握

（1）使残疾人的身心得到康复，通过康复训练和给予辅助用具用品使残疾人生活能够自理，能够在周围活动（包括步行或用轮椅代步），能够与人互相沟通和交流。

（2）使残疾人能享受均等的机会，主要是指平等地享受入学和就业的机会。学龄残疾儿童能够上学，青壮年残疾人在力所能及的范围内能够就业。

（3）使残疾人成为全社会平等的一员，融入社会，不受歧视，不受孤立和隔离，不与社会分开，残疾人能得到必要的方便条件和支持以参加社会活动。

知识点11：社区康复的基本原则　　副高：掌握　正高：掌握

（1）社会化工作原则：在政府的统一领导下，相关职能部门各司其职，密切合作，挖掘和利用社会资源，发动和组织社会力量，共同推进工作的原则。

（2）以社区为本：社区康复服务的生存与发展必须从社会实际出发，必须立足于社区内部的力量，使社区康复服务做到社区组织、社区参与、社区支持、社区受益。

（3）低成本、广覆盖：以较少的人力、物力、财力投入，使大多数服务对象能够享有服务。

（4）因地制宜：社区康复服务既适合于发达国家（地区），也适合于发展中国家（地区），其目的是使大多数的康复对象享有全方位的康复服务。根据实际情况，因地制宜地采取适合本地区的社会康复服务模式，才能解决当地的康复问题。

（5）技术实用：要想使大多数康复对象享有康复服务，必须采用能让大多数康复人员、康复对象本人及其亲友能够学会的简易实用的康复技术。

（6）康复对象积极参与：康复对象是社区康复训练的主体，只有康复对象积极参与康复训练，才能取得好的康复效果。因此，要求康复对象在康复过程中做到：树立自我康复意识；积极配合康复训练；参与社区康复服务工作；努力学习文化知识，掌握劳动技能，自食其力，贡献社会。

知识点12：全科医师在社区康复工作中的任务　　副高：掌握　正高：掌握

（1）执行社区康复工作计划，建立健康与康复档案。

（2）组织参加残疾人普查。

（3）参加和建立社区康复站，指导和参加康复医疗工作。

（4）负责康复医疗咨询、康复评定、治疗和转诊工作。

（5）培训、指导康复治疗师工作，建立一支包括物理治疗师（包括运动疗法师）、作业疗法师、言语治疗师等的队伍。

第二节　康复评定

知识点1：康复评定的概念　　副高：掌握　正高：掌握

康复评定也称功能评定或康复诊断，是通过客观、准确的评定，明确功能障碍的性质、部位、范围、严重程度、发展趋势、预后和转归，为制订康复治疗计划提出科学依据，也是劳动力鉴定和残疾评级的依据。

知识点2：康复评定的内容　　副高：掌握　正高：掌握

康复评定是评定患者的躯体、精神、言语和社会功能，其主要内容包括：

（1）躯体功能：上肢、下肢（含步态分析）、关节、肌肉（含痉挛）、脊柱和脊髓的协调与平衡，感觉与知觉（含疼痛、失用症、失认症），反射，日常生活活动能力等。

（2）精神（心理）功能：智力测验、性格测验、情绪测验、神经心理测验。

（3）语言功能：包括失语症评定、构音障碍的评定、言语失用评定、言语错乱评定等。

（4）社会功能：包括社会生活能力评定、就业能力评定和生活质量评定等。

知识点3：康复评定的目的　　副高：掌握　正高：掌握

（1）了解残疾的状态。

（2）为制定治疗计划提供客观依据。

（3）动态观察残疾的发展变化。

（4）评定治疗效果，在康复治疗的前、中、后三期各作康复评定，即可对治疗效果作出评估。

（5）开发新的、更有效的治疗手段。

知识点4：康复评定的种类　　副高：掌握　正高：掌握

康复评定的种类包括：①关节活动度测定；②肌力测定；③平衡与协调功能评定；④步态分析；⑤日常生活活动能力评定；⑥知觉功能评定；⑦认知功能评定；⑧言语功能评定；⑨心理测验；⑩心肺功能评定；⑪职业能力评定；⑫社会生活能力评定；⑬神经、肌肉电生理学检查，包括肌电图、神经传导速度测定，诱发电位、强度时间曲线测定等。

一、关节活动度测定

知识点5：关节活动度（ROM）　　副高：掌握　正高：掌握

关节活动度（ROM）也称关节活动范围，是指关节运动时所通过的运动弧，常以度数表示。

决定关节活动范围的因素有：①构成关节两关节面面积大小的差别；②关节囊的厚薄及松紧度；③关节韧带的多少和强弱；④关节周围肌肉的伸展性和弹性状况；⑤年龄、性别、职业。任何引起关节及周围肌肉、软组织损伤均可导致关节活动受限。

知识点6：关节活动度测定内容　　副高：掌握　正高：掌握

ROM评定用于分析和了解骨关节、神经和肌肉疾病的障碍程度。

测定内容包括主动活动度和被动活动度。

（1）主动活动度：指作用于关节的肌肉随意收缩使关节产生运动时所通过的运动弧。

（2）被动活动度：指由外力使关节运动时所通过的运动弧。

知识点7：关节活动度测量工具　　副高：掌握　正高：掌握

关节活动度（ROM）测量工具为测角器（量角器），常用的有普通测角器和方盘测角器两种。

（1）普通测角器：由金属或塑料制成，类型多样，但其构造基本相同。测角器由一个半圆规或全圆规量角器连接一条固定直尺及一条旋转直尺构成。测角器有两臂，一个为移动臂，标有指针；另一个为固定臂，附有刻度盘，两臂于一端以活动轴固定，轴为测角器中心。

（2）方盘测角器：为一中央有圆形分角刻度的正方形刻度盘，常用木质、金属或塑料制成。刻度盘的刻度于自0°向左右各为180°，刻度盘中心为轴，置一可旋转的重锤指针，后方固定有把手，把手与刻度上的0°～180°连线平行，指针由于重心在下面始终指向上方，当方盘把手与地面垂直时，指针指于0位。

（3）指关节测角器：指关节测角器是由两个半圆形金属或塑料片制成，在圆心处以轴固定，轴为测角器的轴心，底片上刻有0°～180°的标记，可测定手指等小关节的活动度。

知识点8：关节活动度测量方式 副高：掌握 正高：掌握

确定关节活动起始位即0位非常重要，通常对所有关节来说，0位是起始位，对大多数运动来说解剖位就是起始位，180°是重叠在发生运动的人体一个平面上的半圆。关节的运动轴心就是这个半圆或运动弧的轴心，所有关节运动均是由0°开始并向180°方向增加。

（1）普通测角器的测量方式：在标准的测量姿势体位下，使关节绕一个轴心向一个方向运动到最大限度，把测角器的中心点放置在代表关节旋转中心的骨性标志上，将两直尺分别放到代表两端肢体长轴走向的第二个、三个骨性标志上。有时将一端直尺沿铅垂线或水平线摆放。然后在圆规上读出关节所处角度。

（2）方盘测角器的测量方式：取适当体位，被测两端肢体处于同一平面上，固定一端肢体于水平或垂直位，然后将方盘测角器的一边紧贴另一端肢体，使测角器一边与肢体长轴平行，方盘随被测肢体活动而连同一体活动，因重力关系，方盘指针重锤始终与地面垂直，这时指针与测角器一边（相当于肢体长轴）的夹角即显示为刻度盘上的角度，为该肢体的关节活动度数。

（3）指关节测角器测量法：测量时底片与被测指关节近端指节贴紧，轴心与被测关节对准，上片贴紧移动的远端指节并随其一起移动。此时转动的上片与底片的夹角间显示的刻度即为被测的指关节活动度。

知识点9：关节活动度评定的原则 副高：掌握 正高：掌握

（1）治疗师应当掌握正常人ROM的平均值、关节的运动方向以及测量时肢体的摆放位置。如果测量的关节所需的肌肉肌力达到3级或以上，在测量之前治疗师应首先了解患者主动运动所能达到的最大角度。测量时治疗师应注意观察关节是如何运动的。

（2）关节的测量方式并不适合所有患者。当患者因关节活动受限或残疾而不能摆放在正确测量ROM的体位时，治疗师可以用视觉来观察患者的主动ROM和被动ROM。

（3）正常的ROM因人而异。年龄、性别、身体状况、肥胖和遗传等因素均可影响正常的ROM。治疗师可以通过测量患者的健侧关节来确定正常的ROM的大小，也可参考相关资料的正常ROM的平均值。

（4）治疗师应注意检查和回顾患者的既往史，来确定患者是否有其他引起关节受限的疾病。测量时，如患者出现关节抵抗，治疗师切忌使用暴力。疼痛可能使ROM减少以及在运动中出现发轧音。

知识点10：关节活动范围评定分析及测量注意事项　　副高：掌握　正高：掌握

（1）评定分析

1）正常情况下，关节的被动活动范围大于主动活动，若被动关节活动范围受限，则主动活动受限更明显。

2）被动活动正常，主动活动受限，主要为神经麻痹或肌肉、肌腱断裂。

3）主动、被动活动均部分受限，主要为关节内粘连，肌肉痉挛或挛缩，皮肤瘢痕挛缩，关节长时间固定等所致。

4）主动、被动运动均受限，为关节强直，提示构成关节的骨骼之间有骨性或牢固的纤维粘连。

（2）测量注意事项

1）确定ROM测量的起始位置。通常以解剖位作为零起始点。测量旋转度时，选取正常旋转范围的中点作为零起始。

2）同一病人应由专人测量，每次测量应取相同位置，两侧对比。

3）关节的主动ROM与被动ROM不一致时，提示有关节外的肌肉瘫痪、肌腱挛缩或粘连等问题存在，应以关节被动活动范围为准，或同时记录主动及被动时的ROM。

4）若对主、被动ROM进行比较，则两者的起始部位、量角器的类型、量角器的放置方法等均应相同。

5）关节测量之后，治疗师应对数据进行分析。确定引起ROM受限可能的原因，根据ROM受限的程度、病因和预后制定ROM受限的治疗方法（被动或主动牵张、抗阻运动、拮抗肌群肌力训练、主动运动、夹板以及肢体的正确摆放、温热物理治疗、推拿）以及寻找代偿其丧失的ROM的方法。

6）注意排除相连关节的互相影响或相互补偿。

知识点11：关节活动度评定的目的　　副高：掌握　正高：掌握

关节活动度评定的主要目的是：①确定功能受限或引起不适的程度；②确定恢复功能或减少不适所需的角度；③记录功能恢复情况；④从客观上判断疗效；⑤制定适当的康复目标；⑥选择适当的治疗技术、摆放技术和其他减少受限的方法；⑦确定是否需要夹板和其他辅助器具。

二、肌力测定

知识点12：徒手肌力检查　　副高：掌握　正高：掌握

徒手肌力检查（MMT）是肌力测定的一种检查方法，用于评定肌肉、骨骼系统及周围神经系统受损的程度和范围。检查时要求受试者在特定的体位下完成标准动作，根据肌肉活动能力及抗阻力的情况，来评定受检肌肉或肌群的肌力级别。

知识点13：Lovett肌力分级标准 副高：掌握 正高：掌握

徒手肌力检查方法由Lovett于1916年提出，一般采用六级分级法：

0级：受试肌肉无收缩。肌力为0。

1级：肌肉有收缩，但不能使关节活动。肌力为正常肌力的10%。

2级：肌肉收缩能使肢体在不抵抗重力条件下做关节全范围活动。肌力为正常肌力的25%。

3级：肌肉收缩能使肢体抵抗重力做关节全范围活动，但不能抵抗外加阻力。肌力为正常肌力的50%。

4级：肌肉收缩能抗重力和抗一定阻力。肌力为正常肌力的75%。

5级：肌肉收缩能抗重力和充分抗外加阻力。肌力为正常肌力的100%。

知识点14：徒手肌力检查的注意事项 副高：掌握 正高：掌握

（1）采取正确的测试姿势，注意防止某些肌肉对测试肌肉的替代动作。

（2）选择合适的测试时间，疲劳、运动或饱餐后不宜进行。

（3）测试时应健侧与患侧对比，尤其在4级和5级肌力难以鉴别时，更应做健侧的对比观察。

（4）肢体运动时，被检查的肌肉附着点近端应固定。施加阻力应在肌肉附着点的远端部位，阻力的方向与肌肉或肌群牵拉力方向相反；肌力达4级以上时，应做持续抗阻。

（5）中枢神经系统病损所致痉挛性瘫痪患者不宜做徒手肌力检查。

知识点15：器械检查 副高：掌握 正高：掌握

在肌力超过3级时，为进一步做较细致的定量评定，可以用专门的器械进行测试。根据肌肉不同的收缩方式有不同的测试方式，包括等长肌力检查、等张肌力检查及等速肌力检查。

（1）等长肌力检查：肌肉收缩时，只有张力增加而长度不变的收缩称为等长收缩。等长收缩是一种静态的收缩，其特点是收缩时肌肉的长度不变，因而不会引起相应的关节运动。在标准姿势下用测力器测定某一肌肉或肌群的等长收缩肌力称为等长肌力检查，常用检查项目有：握力、捏力、背肌力、四肢各组肌力测定。

（2）等张肌力检查：张力保持不变而长度缩短的肌肉收缩称为等张收缩。等张收缩是一种动态的收缩，收缩时关节活动，肌肉缩短，但张力保持相对恒定。测定肌肉进行等张收缩使关节做全幅度运动时所能克服的最大阻力称作等张肌力检查。测定时对适宜负荷及每次测试负荷的增加量应有所估计，避免多次反复测试引起肌肉疲劳，影响测试结果。运动负荷可用哑铃、沙袋、砝码等可定量的负重练习器进行。

（3）等速肌力检查：一般用Cybex（制造第一台等速仪器的厂家）等速测力器进行检查。测试时肢体带动仪器的杠杆做大幅度往复运动。运动速度用仪器预先设定，肌肉用力不能使运动加速，只能使肌张力增高，力矩输出增加。此力矩的变化由仪器记录，并同步记录关节角度的改变，绘成双导曲线，且自动做数据记录。

知识点16：肌力评定的注意事项　　副高：掌握　正高：掌握

（1）测试时机应合适，运动后、疲劳时或饱餐后不宜进行。

（2）测试前应做好说明，使受试者充分理解并积极合作，可做简单的预试动作。

（3）测试姿势应正确，对3级以下不能抗重力者，测试时应将被测肢体置于减重体位。

（4）应左右两侧对比，尤其在4级和5级肌力难以鉴别时，更应做健侧对比观察。

（5）动作应标准化，方向正确，近端肢体应固定于适当姿位，防止替代动作。

（6）中枢神经系统疾病所致的痉挛性瘫痪不宜做该测试，否则结果不准确。

（7）4级以上肌力的受检肌肉，测试时所施加的阻力应为持续性，且施加力的方向要与肌肉用力方向相反。

（8）受检肌肉如伴有痉挛或挛缩时，应做标记，痉挛以S表示，挛缩以C表示，严重者可标记SS或CC。

（9）肌力测试的禁忌证：严重疼痛、关节活动极度受限、严重的关节积液或滑膜炎、软组织损伤后愈合初期、骨关节不稳定、关节急性扭伤或拉伤等为等速肌肉测试的绝对禁忌证。疼痛、关节活动受限、亚急性或慢性扭伤或拉伤、心血管疾病为相对禁忌证。明显高血压和心脏病患者持续的等长收缩可使血压升高，持续憋气使劲可加重心脏的负担。此外，腰痛患者和老年人禁用背肌力测试。

三、肌张力与痉挛评定

知识点17：肌张力　　副高：掌握　正高：掌握

肌张力是指人体在安静休息的状态下，肌肉保持一定紧张状态的能力。肌张力是维持身体各种姿势以及正常活动的基础。肌肉组织本身由于其弹性特征，具有一定的韧性，肌肉与神经节段存在反射联系，因此，神经肌肉反射弧上的病变都可能导致肌张力的变化。

知识点18：肌张力的分类　　副高：掌握　正高：掌握

（1）正常肌张力的分类：根据身体所处的不同状态，肌张力可分为静止性肌张力、姿势性肌张力和运动性肌张力。

1）静止性肌张力：肢体静息状态下，通过观察肌肉外观，触摸肌肉的硬度，感觉被动牵伸运动时肢体活动受限的程度及其阻力来判断。

2）姿势性肌张力：在患者变换各种姿势过程中，通过观察肌肉的阻力和肌肉的调整状态来判断。

3）运动性肌张力：患者完成某一动作过程中，通过检查相应关节的被动运动阻力来判断。

（2）异常肌张力的分类：根据患者肌张力与正常肌张力水平的比较，可分为三种情况。

1）肌张力降低：肌张力低于正常静息水平。被动牵伸所感到的抵抗低于正常阻力，肢体运动时可感到柔软、沉重感，肢体下落时无法保持原有姿势。常见于周围神经病变、小脑病变等。

2）肌张力增高：肌张力高于正常静息水平。被动牵伸所感到的抵抗高于正常阻力。痉挛是肌张力增高的一种形式，由牵张反射高兴奋性所致，以速度依赖的紧张性牵张反射增强、伴腱反射异常为特征，上运动神经元损伤所致。

3）肌张力障碍：肌张力损害或障碍。如强直，主动肌和拮抗肌张力同时增加，各个方向的关节被动活动阻力均增加，表现为齿轮样强直和铅管样强直。常见于锥体外系损害、中枢神经系统病变等。

知识点19：肌张力的分级　　副高：掌握　正高：掌握

肌张力临床分级是一种定量评定方法。检查者根据被动活动肢体时所感觉到的肢体反应或阻力将其分为0～4级。

0级：肌张力软瘫，被动活动肢体没反应。

1级：肌张力低，被动活动肢体反应减弱。

2级：肌张力正常，被动活动肢体反应正常。

3级：肌张力轻、中度增高，被动活动肢体有阻力反应。

4级：肌张力中度增高，被动活动肢体有持续性阻力反应。

知识点20：肌痉挛的评定　　副高：掌握　正高：掌握

肌痉挛的评定有手法检查、钟摆试验和屈曲维持试验、电生理技术等。手法检查是临床上较为常用的方法，不需要任何仪器和设备，操作简单方便，适用于各级医院使用。

（1）手法检查时一般由检查者给患者进行有关关节被动活动范围检查，根据检查者的感觉来做出判断。常用的评估方法有神经科分级和改良Ashworth分级。在卧位检查时，多采用改良Ashworth法：

0级：肌张力不增加，被动活动患侧肢体在整个范围内均无阻力。

1级：肌张力轻微增加，被动活动患侧肢体终末端时有轻微阻力。

1^+级：肌张力轻度增加，被动活动患侧肢体时在前1/2ROM中有轻微的“卡住”感觉，后1/2ROM中有轻微阻力。

2级：肌张力中度增加，被动活动患侧肢体在大部分ROM内均有阻力，但仍可以活动。

3级：肌张力重度增加，被动活动患侧肢体在整个ROM内均有阻力，活动比较困难。

4级：肌张力极度增加，患侧肢体僵硬，阻力很大，被动活动十分困难。

（2）痉挛评定的记录方法：记录时应注明部位、运动方式（屈或伸、内收或外展、内旋或外旋）。

知识点21：肌张力评定注意事项　　　副高：掌握　正高：掌握

影响肌张力的原因很多，如神经反射弧的病变、肌腱的挛缩和关节的强直都会影响肌张力的检查结果，所以在检查患者肌张力有无异常时应全面了解患者的病情，并将患侧和健侧进行比较，做出正确的判断。肌张力的检查还应在温暖舒适的环境和适宜的体位下进行，让患者尽可能放松。检查者活动受试者肢体时，应以不同速度和幅度来回活动患肢，反复几次，以便结果更加客观准确。

四、平衡与协调功能评定

知识点22：平衡功能评定　　　副高：掌握　正高：掌握

平衡功能评定是了解人体在各种运动中能自动调整并维持姿势的能力。评定目的是：①明确是否存在平衡功能障碍；②了解平衡障碍的程度、类型，分析引起平衡障碍的原因；③协助康复计划的制订与实施；④评估疗效以及预测患者发生跌倒的可能性。任何引起平衡障碍的患者都有必要评定平衡功能。

知识点23：平衡功能评定的内容　　　副高：掌握　正高：掌握

平衡功能分为静态平衡功能和动态平衡功能，动态功能又分为自动态平衡和他动态平衡，即三级平衡。

（1）一级为静态平衡：指躯体在无依靠下能坐稳或站稳，体重支撑均匀，如睁、闭眼坐；睁、闭眼站立；双足并立站；一只足跟碰另一只足足尖站立；单足交替支撑站立。

（2）二级为自动动态平衡：指躯体能做各方向不同摆幅活动，如坐、站、立时移动身体；用各种方式行走，如向前走、倒退走、侧方走、走直线、走圆圈、足跟碰另一只足足尖走、足跟行走、足尖行走等。

（3）三级为他动动态平衡：指在他人一定外力推动下仍能保持平衡。

知识点24：平衡功能评定的方法　　　副高：掌握　正高：掌握

（1）观察法：评定者通过观察评定对象在静止状态（让评定对象睁、闭眼坐，睁、闭眼站，双足并立站，足跟碰足尖站，单脚交替站）和运动状态下（评定对象坐、站时移动身体，足跟碰足尖行走，足跟行走，足尖行走，走直线，侧方行走，倒退走，走圆圈，绕过障碍物行走等）的平衡表现，做出评定。

（2）量表：按照量表的内容进行主观评定，然后记录并评分，较观察法更为客观。该方法的优点是不需要专门的设备，结果量化，评分简单，应用方便。目前信度和效度较好的量表主要有Berg量表等。

（3）平衡测试仪评定：该方法的仪器设备采用高精度的压力传感器和电子计算机技术，设备由受力平台、显示器、电子计算机及专用软件组成，它可以通过高精度的压力传感器和计算机技术系统控制和分离各种感觉信息的输入，评定躯体感觉、视觉、前庭系统对于平衡及姿势控制的作用与影响。测试结果可以以数据和图的形式显示出来。此系统既可以评定平衡功能障碍的程度及病变部位，评价康复治疗的结果，又可以用来进行平衡训练。

知识点25：协调功能评定　　副高：掌握　正高：掌握

协调能力即共济能力，是指人体能平衡、准确地控制运动的能力。中枢神经系统不同部位的病变，容易出现不同部位的共济失调，如小脑共济失调、基底核共济失调、脊髓后索共济失调等。协调功能评定的目的：①明确是否存在协调功能障碍，评估肌肉或肌群共同完成一种作业或功能活动的能力；②了解协调障碍的程度、类型，分析引起平衡障碍的原因；③为康复计划的制订与实施提供依据；④评估疗效以及协助研制协调评定与训练的新设备。

知识点26：协调能力常用检查法　　副高：掌握　正高：掌握

（1）指鼻试验：患者肩外展90°，伸肘，用示指尖触及自己的鼻尖；也可以让患者用自己的示指先触及自己的鼻尖，再去触及检查者的示指。

（2）轮替试验：患者肘屈90°，两手伸开，一手心向上，一手心向下，交替运动。

（3）示指对指试验：患者先双肩外展90°，伸肘，双手示指相对向中线运动。

（4）拇指对指试验：患者用拇指依次与其他四指相对，速度由慢到快。

（5）跟膝胫试验：患者仰卧，抬起一侧下肢，将足跟放在对侧下肢的髌骨（膝）上，沿胫骨前缘向下滑动。

（6）拍地试验：患者足跟触地，足尖做拍地动作，可以双足同时分别进行。

（7）握拳试验：患者双手握拳、伸开。可以同时进行或交替进行（一手握拳、一手伸开），速度可以逐渐增加。

五、病理步态分析

知识点27：常见病理步态　　副高：掌握　正高：掌握

临床常见的病理步态的主要特点和相关疾病如下。

（1）偏瘫步态：偏瘫侧臀肌无力，下肢伸肌挛缩，足内翻下垂，步行时下肢向外摆动画弧圈。常见于脑卒中患者。

（2）共济失调步态：步行时身体摇晃不稳，步态蹒跚，步幅长短不一，不能走直线，如醉酒状。常见于小脑共济失调者。

（3）剪刀步态：两下肢强直，髋内收，步行时呈交叉状，两膝常相碰，足尖擦地，甚至不能行走。常见于脑瘫、截瘫患者。

（4）前冲步态：步态小而快，行走时身体向前倾，手臂摆动小或不摆动，走路慌张状。

常见于帕金森病、基底核病变者。

（5）疼痛步态：步行时为避免疼痛，患肢尽量缩短支撑期，重心尽快移到健侧，步幅缩小。常见于腰或下肢疼痛者。

（6）臀大肌无力步态：患者表现为在站立相早期臀部突然后退，中期腰部前凸，以保持重力线在髋关节之后，在整个站立相躯干始终后倾，同时肩关节后撤，形成挺胸凸腹的特征性步态。腘绳肌可以部分代偿臀大肌，但是在外周神经损伤时，腘绳肌与臀大肌的神经支配往往同时损害。

（7）胫前肌无力步态：患者首次着地时以全足掌或前足掌接触地面，在足触地后，由于踝关节不能控制跖屈，所以支撑相早期缩短，迅速进入支撑相中期。严重时患者在迈步相出现足下垂，导致下肢功能性过长，往往以过分屈髋屈膝代偿，形同跨门槛，呈现垂足步态或跨槛步态。

（8）短腿步态：常由于运动损伤、骨关节疾病、先天畸形、截肢、手术等造成的躯干、骨盆、髋、膝、踝、足静态畸形和两下肢长度不等所致。患肢缩短达2.5cm以上者，该腿着地时同侧骨盆下降，引起同侧肩倾斜下沉，对侧摆动腿髋、膝过度屈曲、踝背伸加大，出现斜肩步，如缩短超过4cm，则步态特点可改变为患肢用足尖着地以代偿。

（9）关节挛缩或强直步态：踝跖屈挛缩和马蹄足畸形患者，行走时患腿足跟始终不能着地，迈步相以髋、膝关节过度屈曲代偿踝背屈障碍，以防足趾拖地，形成跨槛步态。

知识点28：正常步态　　副高：掌握　正高：掌握

正常步态具有正常的行走速度，良好的协调性、对称性、节律性和一定的平稳程度，并具有正常的参数值。

（1）时间、距离参数：跨步长度约为150cm。步幅长度为跨步长度的一半，约75cm。步幅宽度为（8 ± 3.5）cm。足角约为6.8°。跨步频率约为每分钟115次。

（2）步行周期参数：人体行走由一足跟着地到同一足跟再次着地作为一个步行周期。每一步行周期分为站立相（占整个步行周期的60%）和摆动相（占整个步行周期的40%）。

知识点29：站立相　　副高：掌握　正高：掌握

（1）站立的早期：前足足跟与地面接触，包括足跟着地、膝关节伸展、髋关节屈曲、骨盆向前旋移。

（2）完全着地：此期足完全接触地面，膝关节稍屈曲，继续保持髋关节屈曲和骨盆向前旋转。

（3）站立中期：此期人体下肢承受最大的负重，足完全接触地面，膝、髋关节均过渡到伸展位，骨盆处于中间位。

（4）站立末期：此期是为过渡到摆动期做准备。足跟离地，膝、髋关节继续保持伸展，骨盆向后旋转。

知识点30：摆动相 副高：掌握 正高：掌握

（1）摆动初期（摆动加速期）：膝、髋关节屈曲，骨盆处于向后旋转位。该期主要目的是使足底离开地面，以确保下肢向前摆动时足趾不为地面所绊。

（2）摆动中期：膝、髋关节摆动增大，骨盆处于中间位。该期主要目的是保持足与地面间的距离。

（3）摆动末期（摆动减速期）：膝、髋关节屈曲减少，骨盆处于向前旋转位。该期小腿向前摆的速度减慢并调整足的位置，为进入下一个步行周期做准备。

知识点31：步态分析的方法 副高：掌握 正高：掌握

（1）定性分析法：步态的定性分析是评定人员以目测观察患者行走过程，通过与正常步态的对比并结合病理步态的特点从而做出步态分析的定性结论。定性分析法主要根据目测对患者的步态做出判断，其准确性或可靠性与评定人员技术水平和临床经验有直接关系，但因该法具有快捷、方便、省时等优点，并且不需要价格昂贵的设备，故目前仍然是步态分析中最常用的方法。

（2）定量分析法：步态的定量分析是评定者借助器械或专门设备对步态进行运动学和动力学的分析。

1）运动学分析：运动学分析是对患者步行时肢体运动的时空参数和关节运动模式等进行分析判断的方法。常见的运动学分析参数有，①步长：指一足着地至对侧足着地的平均距离；②步长时间：指一足着地至对侧足着地的平均时间；③步幅：指一足着地至同一足再次着地的距离；④步频：指单位时间内行走的步数；⑤步行速度：指单位时间行走的距离；⑥步宽：指两足跟中心点或重力点之间的水平距离，也有测量两足内侧缘或外侧缘之间的最短水平距离；⑦足偏角：指足中心线与同侧步行直线之间的夹角。

2）动力学分析：动力学分析是指对步行时作用力、反作用力的强度、方向和时间进行分析的方法，通过动力学分析可以揭示特异性步态形成或产生的原因。

六、日常生活活动能力评定

知识点32：日常生活活动评定 副高：掌握 正高：掌握

日常生活活动（ADL）是指人们为了独立生活而每天必须进行的、最基本的、最具有共同性的活动。主要包括衣、食、住、行、个人卫生、交往以及社区乃至更高层次上的社会活动。日常生活活动评定是指通过科学的方法全面而精确地了解患者的日常生活活动的功能状况，即功能障碍对日常生活活动的影响，为确定康复目标、制定康复治疗计划、评定康复治疗效果提供依据。

知识点33：日常生活活动分类 副高：掌握 正高：掌握

根据性质日常生活活动可分为两类，即基本的日常生活活动（BADL）和工具性日常生活活动（IADL）。基本的日常生活活动是指在每日生活中与穿衣、进食、保持个人卫生等自理活动和与坐、站、行走等身体活动有关的基本活动。基本的日常生活活动反映较粗大的运动功能。工具性日常生活活动是指人们在社区中独立生活所需要的关键性的较高级的技能，如煮饭、采购、骑车以及处理个人事务等。这些活动一般都需要借助工具，因此称为工具性日常生活活动。工具性日常生活活动反映较精细的功能，因此常用于调查。但应当注意，目前大多数工具性日常生活活动量表的内容多半是在基本日常生活活动基础上加上工具性日常生活活动的内容而成，因而不是单纯的工具性日常生活活动量表。

知识点34：日常生活活动能力评定内容　　副高：掌握　正高：掌握

ADL评定不同于其他一些康复评定，它是从实用的角度出发，对患者的综合活动能力进行测试。评测结果易受患者生活习惯、文化素养、工作性质、所处社会环境以及评定者专业水平、评定时的环境和心理状态、合作程度等因素的影响。日常生活活动能力评定项目包括运动、自理、交流及家务活动和娱乐活动五个方面。

知识点35：日常生活活动能力评定目的　　副高：掌握　正高：掌握

将疾病的后果划分为三个独立的类别：残损、失能、残障。失能现称为"活动受限"，是指由于残损导致个体能力受限或缺乏，使个体不能以正常方式或在正常范围内进行活动。失能是日常生活中必需的各种活动与行为能力下降的表现，是个体水平的能力障碍。可分为行为失能、交流失能、生活自理失能、行动失能、身体支配失能、技能活动失能、环境适应失能、特殊技能失能和其他活动方面的失能。而日常生活活动能力的评定即是在个体水平对能力障碍进行评定。其目的是：

（1）确定个体在ADL方面独立的程度如何，分析不能独立的原因。如评定结果为患者不能独立穿衣，即要分析患者不能独立穿衣的原因。是认知障碍，还是意识障碍；是肌肉痉挛，还是肌肉无力；是坐位平衡能力受限，还是关节活动范围受限。以明确问题所在和患者的康复需求。

（2）根据评定结果的分析，结合患者及其家属的康复需求，拟定合适的治疗目标，确定适当的治疗方案。

（3）间隔适当的时间进行再评定，以评价治疗效果，确定是继续维持初始治疗方案，还是需修订初始治疗方案，或重新拟订新的治疗方案。

（4）比较各种治疗方案的优劣，促进学术交流。

（5）判断功能预后。

（6）通过评定结果反馈增强患者和治疗师的信心。

（7）进行投资-效益的分析。

知识点36：日常生活活动能力评定方法　　副高：掌握　正高：掌握

（1）直接观察法：通过直接观察患者的实际操作能力进行评定，而不只是通过询问。该方法的优点是能够比较客观地反映患者的实际功能情况，有效地避免患者夸大或缩小自己的能力，但缺点是费时费力，患者不易配合。

（2）间接评定法：主要通过询问的方式进行评定。询问的对象可以是患者本人，也可以是其家人或照顾者。该方法的优点是简单、快捷，但缺点是缺乏可信性，故主要用于一些不便直接观察或演示的动作评定。

在日常评定中，一般是两种方法结合起来应用。

知识点37：日常生活活动能力评定的注意事项 副高：掌握 正高：掌握

（1）评定前应与患者交谈，讲明评定的目的和过程，以取得患者的理解与合作。

（2）评定前应了解患者的基本情况，如肌力、肌张力、关节活动范围、平衡性等，以及是否需要专门的设备。

（3）给予的指令应详细、具体。除非评定表中有说明，否则使用支具或采取替代，均认为是独立完成活动，但应注明。

（4）如不能顺利完成某一项活动，可给予一定的帮助，然后继续评定下一个项目。评定期间不要让患者失败，也不要提供太多的帮助。如果某项活动是挣扎着完成，则可暂停，或换下一项活动。

（5）评定可分期进行。应首选较简单和安全的项目进行，然后是较困难和复杂的项目。

（6）评定可在实际生活环境中进行，也可在ADL专项评定中进行。不便和不易完成的动作，可通过询问患者本人或其家属的方式取得结果。

七、认知功能评定

知识点38：认知功能 副高：掌握 正高：掌握

认知是认识和知晓事物过程的总称，属于大脑皮质的高级功能，包括感觉、知觉、识别、记忆、概念形成、思维、推理和表象过程。认知功能是指大脑皮质对外周感受器所输入信息的认识、分析、综合、逻辑和判断并通过传出系统作出反应的能力。认知障碍是因中枢受损而出现的注意力障碍、记忆力障碍、知觉障碍、交流障碍、推理/判断问题障碍和执行功能障碍等。

知识点39：认知功能评定方法 副高：掌握 正高：掌握

认知功能主要涉及记忆、注意、思维、推理、智力等，是人类高级神经活动中最为重要的过程。常用的评定方法有：

（1）记忆功能评定：记忆是人对过去的体验、经验和事物的反应，是复杂的心理过程，可分为长时记忆、短时记忆和瞬时记忆三种。记忆包括识记、保持、再生和再认四个基本环节。识记是识别和记住事物，积累知识和经验的过程；保持是巩固已获得的知识经验的过程；再生就是对已经历过的事物恢复过去经验的过程；再认指在某种刺激下重新回想起已经历过的事物或体验的过程。记忆过程的四个基本环节相互联系和制约。

（2）注意评定：注意是心理活动对一定事物的指向和集中。注意是心理活动的一种积极的状态，反映心理活动具有明确的指向性。由于这种指向与集中，人们才能够清晰地反映周围现实中某一特定的对象，而避开不相干的事物。注意本身不是一个独立的心理过程，它是伴随着感知、记忆、思维、形象等心理活动的一种心理状态。注意分为无意注意和有意注意。根据参与器官的不同又分为听觉注意和视觉注意。

（3）思维评定：思维是心理活动最复杂的形式，是认知过程的最高阶段。思维、感觉和知觉是人脑对客观现实反应，而思维是对客观事物的概括和间接的反应，所反映的是客观事物共同的、本质的特征和内在联系。按思维探索答案的方式，思维分为集中（求同）思维、分散（求异）；按思维活动所依赖的一些活动基础，可分为动作思维（以实际动作为支柱，不借助言语和表象的思维）、形象思维（用表象进行分析、综合、抽象和概括的思维）和抽象思维（用概念、判断、推理的形式来反映事物本质和规律的思维）。思维的主要形式是概念、判断和推理。思维的过程极为复杂，包括分析、综合、比较、抽象与概括、系统化、具体化等，其中分析与综合最基本。思维障碍可分为过程障碍、内容障碍。思维过程障碍又分为抽象概括障碍、思维动力性障碍、思维动机成分障碍。思维内容障碍主要表现为妄想、超价观念和强迫观念。

知识点40：认知功能评定注意事项　　副高：掌握　正高：掌握

（1）向患者讲解检查的方法和目的，以便取得合作。

（2）检查感觉时要左右、近远端进行对比，检查顺序的原则是从感觉缺失区向正常部位逐步移行检查。被检者应闭目，以避免主观或暗示作用。

（3）检查者需耐心细致，必要时可多次重复检查。

（4）综合分析检查结果，对患者作全面、准确的评定。

八、言语及语言功能评定

知识点41：言语和语言　　副高：掌握　正高：掌握

语言是人类社会中约定俗成的符号系统，人们通过这些符号的应用进行交流。

语言既包括对声音语言符号的运用（表达）和接受（理解），也包括对文字语言符号的运用（书写）、接受（阅读）以及手势语言，其表现形式包括口语、书面语和姿势语（如手势、表情及手语）。

言语是语言的主要内容，是人类运用语言的过程，是用声音来进行的口语交流。人类说话的能力言语–语言障碍是听、说、读、写四个方面的各功能环节单独受损或两个以上环节共同受损。

言语功能评定是对言语障碍的性质、类型、原因和严重程度做出判断，以确定言语训练的方法和治疗程序，使患者的交流能力最大限度地得到恢复。

常见的言语–语言障碍包括失语症、构音障碍、言语失用。

知识点42：失语症 副高：掌握 正高：掌握

失语症是指因脑损害引起的原已习得的语言功能丧失或损害所出现的种种症状，表现为对语言符号的理解、组织、表达等某一方面或几个方面的功能障碍。

知识点43：失语症的主要症状 副高：掌握 正高：掌握

（1）听觉理解障碍：对口语的理解能力降低或丧失，表现为字词、短句和文章不同水平的理解障碍。

1）语音辨认障碍：听力正常，但不能辨认声音，给人一种似乎听不见的感觉，反问多，或让对方重复。属语音接受障碍，典型情况称为纯词聋。

2）语义理解障碍：患者能正确辨认语音，但存在音形与音义的中断，导致部分或完全不能理解词义。

（2）口语表达障碍

1）发音障碍：多由于言语失用所致，与构音障碍不同。可见到自动随意分离现象，即有意识地随意说话很困难，而说很熟悉的系列语言及下意识说话可改善。

2）说话费力：常与发音障碍有关，表现为说话时费力、言语不流畅，患者常伴有叹气、面部表情和身体姿势费力的表现。

3）错语：主要表现为语音错语、词义错语、新语。

4）杂乱语：表达时大量错语混有新词，缺乏实质词，说出的话对方难以理解。

5）找词困难：不能用恰当的词表达，多见于名词、动词和形容词。谈话中因找词困难常出现停顿、沉默、重复结尾词、介词或其他功能词。当患者找不到恰当的词表明意思，而以描述说明等方式进行表达时，称为迂回现象。

6）刻板语言：常见于重症患者，可以是刻板的单音，也可以是单词。有时会出现无意义的声音。

7）言语的持续现象：在表达中持续重复同样的词或短语，特别是在找不到恰当的表达方式时出现，如看图描述时，已更换了图片，但仍不停地说前图的内容。

8）模仿语言：一种强制性的复述检查者的话。多数还伴有语言的补充现象。

9）语法障碍：表现为失语法（表达时名词和动词罗列，缺乏语法结构，不能完整地表达意思）和语法错乱（句子中的实意词、虚词等存在，但用词错误，结构及关系紊乱）。

10）言语的流畅性和非流畅性：依患者谈话的特点将失语的口语分为流畅型和非流畅型。

11）复述：患者重复检查者说的词、句时，不能准确地复述检查者说出的内容。

（3）阅读障碍：因大脑病变导致阅读能力受损，称为失读症。阅读包括朗读和文字的理解，二者可出现分离现象。

（4）书写障碍：主要表现为书写不能、构字障碍、镜像书写、书写过多、惰性书写、象形书写、错误语法等。

知识点44：失语症的类型　　副高：掌握　正高：掌握

按照较常用的Boston分类法，失语症可分为：

（1）外侧裂周失语症

1）运动性失语症（Broca失语）：呈非流畅性，口齿不清，或暂时性构音困难。表达障碍明显于理解障碍，词汇、语法、发音和书写能力均有障碍。

2）感觉性失语症（Wernicke失语）：呈流畅性，理解障碍明显重于表达障碍。多量错语、新造词混合在一起使语言呈现杂乱的语句。

3）传导性失语症（纯字词聋）：言语流畅，理解力好，复述障碍为其特征，音素混乱。

（2）分水岭区失语症：①经皮质运动性失语症；②经皮质感觉性失语症；③经皮质混合性失语症。

（3）完全性失语症：表达和接受能力均丧失，是失语症中最严重的一种，患者无法进行交流。

（4）命名性失语症：是以命名障碍为主的流畅性失语，主要表现为自发性找词困难，知道某一物品的用处，但说不出名称。

（5）皮质下失语症：包括丘脑性失语症及基底核性失语症。

知识点45：失语症的评估　　副高：掌握　正高：掌握

目前国际上比较常用的是西方失语症检查套表和波士顿失语检查法，国内常用的是汉语失语检查法。

（1）西方失语成套测验（WAB）：是定量的失语症检查法，也是目前广泛应用的方法之一。其特点是除评定失语外还包含运用视觉空间功能、非言语性智能、结构能力、计算能力等内容，可作出失语症以外的神经心理学方面的评估，同时可测试大脑的非语言功能，并可从检查结果中计算出失语指数、操作性指数和大脑皮质指数。

（2）波士顿失语检查法（BDAE）：包括语言功能和非语言功能两部分。可定量分析语言交流水平，确定失语症严重程度。此外，还设计了补充语言测验和补充非语言功能的评测。

（3）汉语失语成套测验（ABC）：主要参考WAB并结合我国国情和临床经验提出。

知识点46：失语症严重程度的评定　　副高：掌握　正高：掌握

可采用波士顿诊断性失语检查法（BDAE）中的失语症严重程度分级。

0级：无有意义的言语或听觉理解能力。

1级：言语交流中有不连续的言语表达，但大部分需要听者去推测、询问和猜测；可交流的信息范围有限，听者在言语交流中感到困难。

2级：在听者的帮助下可进行熟悉话题的交谈，但对陌生话题常常不能表达出自己的思想，使患者与检查者都感到进行言语交流有困难。

3级：仅需少量帮助或无帮助下讨论几乎所有的日常问题。但由于言语和/或理解能力的减弱，使某些谈话出现困难。

4级：言语流利，但可观察到有理解障碍，思想和言语表达尚无明显限制。

5级：几乎无言语障碍，患者主观上可能感到有点困难，但听者不一定能明显觉察到。

知识点47：构音障碍 副高：掌握 正高：掌握

构音障碍是指由于神经系统损害导致与言语产生有关的肌肉的麻痹、肌力减弱和运动不协调所引起的言语障碍，通常听觉、理解和语法正常，但不能很好地控制重音、音量和音调。

知识点48：构音障碍的分类 副高：掌握 正高：掌握

（1）痉挛型构音障碍：说话费力，音拖长，不自然的中断，音量、音调急剧变化，粗糙音、费力音、元音和辅音歪曲，鼻音过重。

（2）迟缓性构音障碍：不适宜的停顿，气息音、辅音错误，鼻音减弱。

（3）失调型构音障碍：元音辅音歪曲较轻，主要以韵律失常为主，声音的高低强弱呆板震撼，初始发音困难，声音大，重音和语调异常，发音中断明显。

（4）运动过强型构音障碍：构音器官的不随意运动破坏了有目的的运动而造成元音和辅音的歪曲、失重音，不适宜的停顿，费力音，发音强弱急剧变化，鼻音过重。

（5）运动过弱型构音障碍：由于运动范围和速度受限，发音为单一音量，单一音调，重音减少，有呼吸音或失声现象。

（6）混合型构音障碍：各种症状的混合。

知识点49：构音障碍的评定方法 副高：掌握 正高：掌握

（1）Frenchay构音障碍评定法：包括反射、呼吸、舌、唇、颌、软腭、喉、言语。每一细项按损伤严重程度分为a～e级，a级为正常，e级为严重损伤。

（2）中国康复研究中心构音障碍评定法：构音器官评定和构音评定。

1）构音器官评定：在观察安静状态下构音器官的同时，通过指示或模仿，做粗大运动，对障碍部位、构音器官形态、障碍程度、性质、运动速度、运动范围、运动力量、运动的精巧性、正确性、圆滑性进行评价。

2）构音评定：构音检查是以普通话语音为标准音结合构音类似运动对患者的各个言语水平及其异常的运动障碍进行系统评价。

（3）实验室检查：包括频谱分析、肌电图检查、光纤腭咽喉内镜检查、电视荧光放射照相术、气体动力学检查等。

知识点50：言语失用的概念　　副高：掌握　正高：掌握

言语失用是一种言语运动性疾病，但没有与发音器官有关的肌肉麻痹、肌张力异常、失调、不随意运动等症状，其特征是损害了把言语肌肉系统处于适当的位置并按顺序进行活动以便随意说话的能力。其构音错误包括语音的省略、替代、变音、增加和重复。

知识点51：言语失用的特点　　副高：掌握　正高：掌握

（1）患者似乎总在摸索正确的发音位置及顺序。

（2）患者通常认识自己的错误并试图加以纠正。

（3）构音错误很不稳定，有时无意识说话反而正确，有意识说话却不正确。

（4）病灶位于Broca区附近，常伴Broca失语，也可和构音障碍同时存在。

知识点52：言语失用与构音障碍鉴别　　副高：掌握　正高：掌握

言语失用与构音障碍言语特征的鉴别见表10-1。

表10-1　言语失用与构音障碍言语特征的鉴别

	构音障碍	言语失用
病变部位	双侧皮质下损伤均可	多位于优势半球Broca区附近
发声、构音肌麻痹	有	无
构音错误的种类		
歪曲	有	无
省略	有	无
置换	无	有
添加	无	有
构音错误的稳定性	有	无
启动困难、延迟、反复	无	有
发音摸索动作	无	有
共鸣障碍	有	无

九、残疾分类

知识点53：世界卫生组织的残疾分类　　副高：掌握　正高：掌握

世界卫生组织按疾病性质和严重程度，将残疾分为以下三类。

（1）损伤：指身体结构或生理功能（包括精神功能）的丧失或异常。一般认为属于器官水平的功能障碍。

（2）活动受限：指个体在进行活动时遇到困难。属于个体水平的功能障碍。

（3）参与局限：指个体投入到生活情景中遇到困难。属于社会水平的障碍。

知识点54：我国的残疾分类 副高：掌握 正高：掌握

（1）视力残疾：各种原因导致双眼视力低下并且不能矫正或双眼视野缩小，以致影响其日常生活和社会参与。视力残疾包括盲和低视力。

（2）听力残疾：各种原因导致双耳不同程度的永久性听力障碍，听不到或听不清周围环境声及言语声，以致影响其日常生活和社会参与。

（3）言语残疾：各种原因导致的不同程度的言语障碍，经治疗1年以上不愈或病程超过两年，而不能或难以进行正常的言语交流活动，以致影响其日常生活和社会参与，包括失语、运动性构音障碍、器质性构音障碍、发声障碍、儿童言语发育迟滞、听力障碍所致的言语障碍、口吃等。

（4）肢体残疾：人体运动系统的结构、功能损伤造成的四肢残缺或四肢、躯干麻痹（瘫痪）、畸形等导致人体运动功能不同程度丧失以及活动受限或参与的局限。

（5）智力残疾：智力显著低于一般人水平，并伴有适应行为的障碍。此类残疾是由于神经系统结构、功能障碍，使个体活动和参与受到限制，需环境提供全面、广泛、有限和间歇的支持。智力残疾包括在智力发育期间（18岁之前），由于各种有害因素导致的精神发育不全或智力迟滞；或者智力发育成熟以后，由于各种有害因素导致智力损害或智力明显衰退。

（6）精神残疾：各类精神障碍持续1年以上未痊愈，由于存在认知、情感和行为障碍，以致影响其日常生活和社会参与。

（7）多重残疾：同时存在视力残疾、听力残疾、言语残疾、肢体残疾、智力残疾、精神残疾中的两种或两种以上残疾。

各类残疾按残疾程度分为四级，残疾一级、残疾二级、残疾三级和残疾四级。残疾一级为极重度，残疾二级为重度，残疾三级为中度，残疾四级为轻度。

第三节 康复治疗

知识点1：康复治疗的概念 副高：掌握 正高：掌握

康复治疗是针对病、伤、残者各种功能障碍的恢复和个体能力的提高，采用有利于功能治疗、功能训练、功能补偿等的各种康复治疗法，提高或恢复患者生活能力和劳动能力，达到提高生活质量，重返社会的目的。康复治疗常与药物治疗、手术治疗等临床治疗综合进行。

知识点2：康复治疗人员组成 副高：掌握 正高：掌握

康复治疗主张综合治疗，全面康复。为适应这一目标，康复治疗在人员组成上由多个专业人员共同组成，包括康复医师、康复治疗师（物理治疗师、作业治疗师、言语治疗师、心理治疗师等）、康复护士、文体治疗师、康复工程技术人员、社会工作者以及患者亲属甚至患者本人等，共同承担康复医疗任务，进行综合的、全面的康复医疗。

知识点3：康复治疗内容　　副高：掌握　正高：掌握

治疗内容包括：物理治疗（含运动疗法）、作业治疗、言语治疗、心理治疗、康复工程、康复护理文体治疗、针灸、按摩治疗、职业咨询、社会服务、药物疗法等，其中前五项治疗是康复治疗的基础。

知识点4：物理治疗内容　　副高：掌握　正高：掌握

（1）肌力训练：增强肌肉收缩力的锻炼方法。基本方法包括：被动运动训练、助力运动训练、主动运动训练、抗阻运动训练。

（2）关节活动度训练：指通过反复进行的主动和被动关节活动锻炼，增加关节活动度的训练方法。

（3）牵张训练：是通过牵伸和刺激肌肉内的感觉运动器以调整和保持一定的肌张力，发挥更大的肌收缩力的锻炼方法。包括手法被动牵张、机械被动牵张、主动抑制和自我牵张。

（4）有氧训练：指采用中等强度、大肌群、动力性、周期性运动，以提高机体氧化代谢运动能力的锻炼方式。

（5）呼吸训练：指保证呼吸道通畅、提高呼吸肌功能、促进排痰和痰液引流、改善肺和支气管组织血液代谢、加强气体交换效率的训练方法。

（6）步行训练：患者独立或者借助矫形器和助行器行走能力的锻炼。

（7）平衡训练：针对患者平衡障碍的关键因素，提高患者坐、站和行动时平衡能力的锻炼方法。

（8）转移训练：人体从一种姿势转移到另一种姿势的能力训练，包括卧位与坐位、坐位与站立位、站立位与行走之间的相互转移。

（9）神经肌肉促进技术：以神经生理学和神经发育学为理论基础，促进中枢性瘫痪患者的神经肌肉功能的恢复，即促进软弱的肌肉和抑制过度兴奋的肌肉，恢复肌肉随意协调收缩能力的训练方法。

（10）电疗法：使用不同频率电刺激所进行的治疗方法。

（11）光疗法：包括红外线疗法、紫外线疗法和激光疗法。

（12）超声疗法：利用超声波的特性治疗疾病。

（13）热疗法：指利用温度进行的治疗，其中石蜡疗法在我国应用广泛。

（14）冷疗法：利用低于人体温度的物质，作用于机体的局部或全身，以达到止血、止痛、消炎和退热等疗效的治疗方法。

知识点5：作业治疗内容　　副高：掌握　正高：掌握

作业治疗（OT）是应用针对性的作业活动，对病伤残者进行训练，以增强躯体、心理、社会功能，尽可能恢复或改善其生活、学习和劳动能力，提高生存质量，并回归社会的康复方法，这些作业活动包括日常生活活动、职业活动、娱乐活动、社会交往活动等。

知识点6：作业治疗的作用 副高：掌握 正高：掌握

（1）增加躯体感觉和运动功能：通过感觉和运动功能的作业训练，结合神经生理学方法、治疗性锻炼改善躯体的活动能力，如增加关节活动度，增强肌肉力量、耐力，改善身体协调性和平衡能力等。

（2）改善认知和感知功能：通过认知和感知作业的训练，提高脑的高级功能的能力，如定向力、注意力、认知力、记忆力和对顺序、定义、概念、归类等的认知，及获得解决问题、安全保护等的能力。

（3）提高生活活动自理能力：通过生活活动自理能力的训练及自助具的使用，提高患者自行活动能力、自我照料能力、适应环境及工具使用能力等。

（4）改善社会、心理功能：通过作业活动以改善患者进入社会和处理情感的能力，包括自我概念、价值、兴趣、介入社会、人际关系、自我表达、应对能力等，并且调动患者的情绪和积极性，增强战胜疾病的自信心。

知识点7：作业治疗的适应证与禁忌证 副高：掌握 正高：掌握

（1）适应证：凡需要改善手的运动功能（尤其是ADL和劳动能力）、身体感知觉功能、认知功能、改善情绪、调整心理状态、需要适应住宅、职业、社会生活条件的患者，都需要进行作业治疗。

1）儿科：肢体残疾，如脑瘫、小儿麻痹症、肌营养不良、类风湿关节炎、其他创伤或感染引起的运动障碍；发育缺陷，如精神发育迟滞、先天性畸形；学习困难或残疾，包括诵读困难、学业落后、运动技能的学习困难。

2）精神科：精神分裂症、焦虑症、抑郁症、情绪障碍。

3）骨科：截肢后（尤其上肢截肢后）、骨关节损伤后遗症、手部损伤、颅脑损伤、脊髓损伤等。

4）内科和老年科：脑血管意外、关节疾病、老年性认知功能减退、帕金森病等。

（2）禁忌证：意识不清、病情危重、心肺肝肾严重功能不全、活动性出血等。

知识点8：作业治疗的注意事项 副高：掌握 正高：掌握

（1）患者主动参与、家属积极配合：由于作业治疗活动中必须有患者本人主动参与来完成，内容的选择要根据患者的兴趣、爱好、病情、体力、注意力、工作等需要，因人而异。患者家属的积极配合与鼓励对患者的主动参与起着促进作用。

（2）定期测评，制订治疗计划：通过定期评估，了解患者的治疗状况，从而制订和调整治疗计划，使治疗更具体、适用及有效。

（3）合理设置环境：不同的环境对患者的治疗也起着重要作用。治疗室内床、轮椅的摆放，患者衣物的摆放需考虑患者认知功能的问题。

（4）注意安全：治疗中要有医务人员或家属的监护与指导，对行动特别不便的患者，予以保护，防止意外。

知识点9：言语治疗定义　　副高：掌握　正高：掌握

言语治疗（ST）也称言语矫治，是指通过各种手段对言语障碍患者进行的针对性治疗。言语治疗的目的是促进交流能力的获得或再获得。

知识点10：言语治疗原则　　副高：掌握　正高：掌握

（1）早期开始：言语治疗开始得愈早，效果愈好，因此应注意言语障碍的早期发现，只有早期发现才能早期治疗。

（2）及时评定：言语治疗前应进行全面的言语功能评定，了解言语障碍的类型及程度，制定针对性的治疗方案。治疗过程中要定期评定，了解治疗效果，并据此调整治疗方案。

（3）循序渐进：坚持由易到难、由简单到复杂、循序渐进的原则，如果听、说、读、写功能均有障碍，治疗应从提高听理解力开始，重点放在口语训练上。治疗内容及时间安排要适当，避免患者疲劳及出现过多的错误。

（4）及时反馈：治疗中根据患者的反应，治疗师应予及时反馈，强化正确的反应，纠正错误的反应。

（5）患者主动参与：言语治疗需要患者的主动参与，治疗师和患者之间，患者与家庭之间的双向交流是治疗的重要内容。

知识点11：言语治疗形式　　副高：掌握　正高：掌握

主要是治疗师与患者一对一的训练形式，其优点是患者容易集中注意力，保持情绪稳定，刺激条件容易控制，训练课题针对性强，并可及时调整。此外还有自主训练，如用录音机、电脑等进行复述，听理解和听写的训练；小组训练则是减少孤独感，帮助患者逐步接近日常交流的方法之一；家庭训练是治疗师将治疗计划和方法等介绍、示范给患者家属，使患者在家庭也能进行训练。

知识点12：失语症的治疗　　副高：掌握　正高：掌握

（1）治疗时机：患者意识清楚，病情稳定，能够耐受集中训练30分钟左右，可以进入言语训练。尽管失语症患者发病3～6个月是言语功能恢复的最佳时期，但临床发现对发病2～3年后的失语症患者，只要坚持系统和强化的言语训练，仍然会有不同程度甚至明显的改善。

（2）言语训练：包括语音训练、听理解训练、口语表达训练（单词、句子和短文训练）、阅读理解及朗读训练以及书写训练。

（3）实用交流能力训练：包括实用交流促进技术、交流策略、代偿手段训练等。

知识点13：构音障碍的治疗 副高：掌握 正高：掌握

（1）构音器官训练：包括放松训练、呼吸训练、下颌运动训练、口唇运动训练、舌运动训练、鼻咽腔闭锁训练（软腭训练）等。

（2）发音训练：发音启动、发音延长、音量控制、音高控制及鼻音控制训练等。

（3）语音训练：构音组合训练、句子组合训练等。

（4）语言节奏训练：包括重音与节奏训练、语调训练。

（5）言语代偿方法训练。

知识点14：康复工程 副高：掌握 正高：掌握

康复工程是利用现代工程技术，对残疾人进行测量和评估，然后按照代偿和/或适应的原则，设计和生产出能减轻他们的残疾和改善他们独立生活能力的产品的现代工程学技术，主要包括假肢、矫形器、助行器和轮椅。无障碍设施一般也归纳在康复工程的范畴。

知识点15：假肢的概念 副高：掌握 正高：掌握

假肢是用于弥补截肢者肢体缺损和代偿其失去肢体的功能而制造、装配的人工肢体。基本结构包括接受腔、支撑构件、外套和悬吊装置。

知识点16：假肢的类型 副高：掌握 正高：掌握

按主要用途分，假肢的类型包括：①装饰性假肢；②功能性假肢：既有假肢外形又能代偿部分肢体功能；③作业性假肢：一般没有假肢外形，主要用于代偿功能；④运动性假肢。

虽然截肢者均希望能恢复被截去的肢体，尽可能保持正常的肢体外观，但在装配假肢时，要充分考虑到穿戴假肢后对基本功能的影响，以功能代偿为主。

知识点17：矫形器的概念 副高：掌握 正高：掌握

矫形器是装配于人体外部，通过力的作用，以预防、矫正畸形，补偿神经-肌肉功能或骨关节功能。其中，用于躯干和下肢的也称为支具，用于上肢的也称为夹板。

知识点18：矫形器治疗作用 副高：掌握 正高：掌握

矫形器治疗作用主要包括如下内容。

（1）固定和保护作用：通过对病变肢体的固定和保护，保持正常对线，促进炎症、水肿吸收，从而促进病变愈合。

（2）稳定和支持作用：通过限制关节异常活动，稳定关节，减轻疼痛或恢复其承重功能。

（3）预防和矫正畸形：通过三点力原理矫正肢体畸形，预防潜在畸形的发生和发展。

（4）代偿和助动作用：通过矫形器的外力装置代偿肌肉功能；对肌力较弱者予以助力，使其维持正常运动。

知识点19：矫形器临床应用程序　　副高：掌握　正高：掌握

（1）检查及诊断：包括患者的病史、体格检查，拟制作或穿戴矫形器部位的关节活动范围和肌力情况，是否使用过矫形器及其使用情况。

（2）矫形器处方：将患者的一般情况、临床诊断、存在的功能障碍、佩戴目的和要求、矫形器种类、所用材料、佩戴部位、固定范围、体位、作用力分布、使用时间等书写清楚。

（3）装配前治疗：主要增强肌力，改善关节活动范围，提高协调能力，为使用矫形器创造条件。

（4）矫形器制作：包括设计、测量、绘图、取模、制造、装配程序。

（5）训练和使用：矫形器正式使用前，要进行试穿（初检），了解矫形器是否达到处方要求，舒适性是否符合患者要求，对线是否正确，动力装置是否可靠，并进行相应的调整。然后，教会患者如何穿脱矫形器，如何穿上矫形器进行功能活动。训练后，再检查矫形器的装配是否符合生物力学原理，是否达到预期的目的和效果，了解患者使用矫形器后的感觉和反应，这一过程称为终检。终检合格后方可交付患者正式使用。对长期使用矫形器的患者，应每3个月或半年随访一次，以了解矫形器的使用效果及病情变化，必要时进行修改和调整。

知识点20：助行器的概念　　副高：掌握　正高：掌握

助行器是指辅助人体支撑体重、保持平衡和行走的工具。包括无动力式助行器、功能性电刺激助行器和动力式助行器三类。其中无动力式助行器结构简单、价格低廉、使用方便，是最常用的助行器。

知识点21：常用助行器　　副高：掌握　正高：掌握

（1）手杖：适用于上肢和肩部肌力正常的偏瘫患者和单侧下肢瘫痪患者。分为单足手杖、三足手杖及四足手杖。

（2）前臂杖：适用于握力差、前臂力较弱但又不必用腋杖者。优点是轻便、美观，使用时该侧手仍可自由活动。

（3）腋杖：可靠稳定，多用于截瘫或外伤等较严重情况。使用时应使腋垫顶部抵住腋窝下2～3横指的侧胸壁，避免压迫腋下的臂丛神经和血管。

（4）平台杖：又称类风湿杖，可将前臂固定在平台式前臂托上。适用于手功能障碍患者。

（5）步行器：又称助行器，是三边形（前面和左右两侧）的金属框架，一般用铝合金材料制成，有些带有脚轮。步行器可支持体重便于站立或步行，其支撑面积大，稳定性好。包括固定型、交互型、前方有轮型、老年人用步行车、腋窝支持型步行器和单侧步行器。

知识点22：助行器的作用 副高：掌握 正高：掌握

（1）保持平衡：如老年人，非中枢性损伤的下肢无力，下肢痉挛前伸不佳，重心不能移动的平衡障碍。

（2）支持体重：助行器可以减少下肢承重，常用于下肢肌力减弱、下肢无力、下肢关节痛而不能负重的偏瘫、截瘫患者。

（3）增强肌力：患者在使用助行器尤其是手杖、腋杖等支撑身体时，对上肢伸肌具有增强肌力的作用。

助行器在偏瘫、截瘫以及各种原因导致的肌力减弱和骨关节疾患的患者中，可根据不同的病情选用适合的助行器。如肩及上肢肌力好的偏瘫患者可选用手杖，平衡能力差的偏瘫患者可选用三足或四足手杖；截瘫患者可选用腋杖、前臂杖、平台杖等；上肢肌力差，提起步行器有困难者，可选用轮步行器等。

知识点23：轮椅的结构与类型 副高：掌握 正高：掌握

轮椅是下肢障碍患者常用的代步工具，其基本结构包括坐垫、靠背、脚踏板、车轮和刹车、扶手和手柄。轮椅的类型包括普通轮椅、电动轮椅、截肢患者用轮椅、站立轮椅、竞技轮椅和儿童用轮椅等。

知识点24：轮椅的选择 副高：掌握 正高：掌握

（1）座位宽度：指轮椅两侧扶手侧板之间的距离。测量坐下时两臀间或两股间的距离，再加5cm，即可使坐下后两边各有2.5cm的空隙。座位太窄，上下轮椅比较困难，臀部及大腿组织受到压迫；座位太宽不易坐稳，操纵轮椅不方便，双上肢易疲劳，进出门困难。

（2）座位长度：指轮椅靠背到座位前缘之间的距离。测量坐下时后臀部至小腿腓肠肌之间的水平距离，将测量结果减去6.5cm。座位太短，体重主要落在坐骨上，局部易受压过多；座位太长会压迫腘窝，影响局部血液循环，并易刺激该处皮肤。大腿特短或髋膝屈曲挛缩的患者，使用短座位轮椅较好。

（3）座位高度：测量坐下时足跟（或鞋跟）至腘窝之间的距离，再加上4cm，放置脚踏板时，板面至少离地5cm。座位太高，轮椅不能驶入桌旁；座位太低，坐骨承受压力过大。

（4）坐垫：为了舒适和防止压疮，座位上应放坐垫，可用泡沫橡胶或凝胶垫子。为防止座位下陷，可在坐垫下放一张0.6cm厚的胶合板。

（5）靠背高度：靠背高度越高越稳定，靠背越低上身及上肢的活动范围越大。低靠背：测量坐面至腋窝的距离（一臂或两臂向前平伸），将此结果减去10cm。高靠背：测量坐面至肩部或后枕部的距离。

（6）扶手高度：指轮椅坐面至扶手之间的距离。坐下时，上臂垂直，前臂平放在扶手上，测量椅面至前臂下缘的高度，加2.5cm。适当的扶手高度有助于保持正确的身体姿势和平衡，并可使上肢放置在舒适的位置上。扶手太高，上臂被迫上抬，易感疲劳；扶手太低，则需要上身前倾才能保持平衡，不仅容易疲劳，也可能影响呼吸。

（7）其他辅助件：为了满足特殊患者的需求而设计的部件。如增加手柄摩擦面，车闸延伸，安装防震装置、防滑装置，在扶手上安装臂托、轮椅桌以方便患者吃饭、写字等。

知识点25：室内无障碍设施　　副高：掌握　正高：掌握

（1）厕所：大便池通常采用坐式马桶，高40～45cm，两侧安置扶手，两侧手相距80cm左右。用坑式便器时需加中空的恭凳或如厕专用轮椅，侧墙有扶手。为便于扶拐的男患者排尿，最好有落地式小便池，两侧离地90cm处有扶手，正面120cm处也有横的支栏，以利于患者依靠和释出双手协助解开裤扣、排尿。

（2）洗手池：池底距离地面应大于68cm，以便乘轮椅患者的大腿能进入，便于接近水池以洗手洗脸，龙头采用长手柄式，以便操作，排水口应立于患者能够得着处，镜子的中心应在离地105～115cm处，以便乘轮椅患者应用。

（3）浴室：浴盆沿离地面的高度应与轮椅座高（40～45cm）相近，盆周与盆沿同高处应有一些平台部分，以便患者转移和摆放浴用物品，地面和盆底应有防滑措施，水龙头用手柄式较好。盆周墙壁应有直径4cm的、可60°旋转不锈钢扶手以满足各种需要。

（4）床头一侧如放床头柜，此侧离床应有81cm，以便轮椅可以进入。

（5）轮椅上手能触及的最大高度一般为1.22m，所以衣柜内挂衣架的横木不应高于1.22m，衣柜深度不应大于60cm。

（6）坐轮椅手伸及侧上方的距离为1.37m，因此衣柜内隔板和墙上架板均不应大于此高度。墙壁电灯开关的高度也不应高于此高度，而且为了方便，低于92cm更好。

（7）侧方伸手下探时最低可达高度为23cm或更低，因此最低层的柜隔板和抽屉不应低于此高度。

（8）墙壁电器插座以离地30cm以上为宜。在家庭中还应针对个体差异进行人性化设计。

知识点26：康复治疗的主要适应证　　副高：掌握　正高：掌握

（1）神经系统疾病：脑卒中、颅脑损伤、脊髓损伤、脑性瘫痪、脊髓灰质炎后遗症、神经炎、神经痛等。

（2）肌肉骨关节病：各类关节炎、肌炎、肌腱韧带损伤、颈椎病、腰椎病、骨折、手外伤等。

（3）心肺疾病：冠心病、慢性阻塞性肺疾病等。

（4）感染性疾病：软组织、骨关节、内脏器官、伤口等感染性疾病。

（5）其他：糖尿病、骨质疏松症、小儿脑瘫、烧伤、癌症等。

第四节 几种常见病的康复

知识点1：脑卒中的康复 副高：掌握 正高：掌握

脑卒中是中老年常见病、多发病。病死率、致残率、复发率都很高。脑卒中后偏瘫及言语、认知、精神情绪等各种功能的障碍，是致残的主要原因。其中偏瘫患者为主要康复对象。脑卒中分急性期、恢复期和后遗症期。

知识点2：脑卒中康复原则 副高：掌握 正高：掌握

（1）康复应尽早进行：脑卒中患者只要意识清楚，生命体征平稳，病情不再发展，24～48小时后即可进行。

（2）没有康复评定就没有康复治疗：康复评定贯穿于脑卒中治疗的全过程。康复治疗计划是建立在康复评定的基础上，由康复治疗小组共同制订，并在治疗方案实施过程中逐步加以修正和完善。

（3）循序渐进：康复训练量及强度由小到大，训练难度逐渐增加，强调脑卒中患者的主动参与及其家属的配合，并将训练与日常生活活动及社会参与活动紧密结合。

（4）康复应与临床治疗并进：脑卒中的特点是“障碍与疾病共存”，康复过程中必须控制好高血压、糖尿病等其他基础疾病。

（5）强调康复宣教和康复预防：约40%脑卒中患者可复发，对此应加强相应预防措施。另外，积极预防卧床并发症、保护患侧肢体、强调主动积极训练的意义，做好对家属的告知和宣教工作。

（6）注意全面康复：除运动康复外，应注意言语、认知、心理、职业与社会等康复，应采用包括物理治疗、作业治疗、言语治疗、心理治疗、传统康复治疗和康复工程等综合康复治疗。

知识点3：脑卒中后偏瘫 副高：掌握 正高：掌握

脑卒中后偏瘫时，大脑皮质支配的高级运动功能受到抑制，而由脊髓控制的运动因大脑损伤而释放，故出现联合运动、协同运动、姿势反射等。

（1）联合运动：患肢无随意运动时，由健肢的运动引起患肢肌肉收缩的行为称为联合运动，为不随意运动，由脊髓控制，在瘫痪恢复的早期出现。上肢的联合运动为双侧对称性活动，下肢的联合运动以内收外展为对称性活动，屈曲伸展为相反性活动。

（2）协同运动：又称共同运动，为部分随意运动，有非随意运动成分，是脊髓控制的原始或低级运动。在瘫痪恢复的中期出现。

（3）姿势反射：体位的改变所致四肢屈肌、伸肌的肌紧张按一定模式的变化称姿势反射。

知识点4：脑卒中急性期的康复治疗　　副高：掌握　正高：掌握

急性期又称软瘫期，一般持续1~3周。急性期的康复治疗是在临床治疗（原发病的治疗，合并症治疗，控制血压、血糖、血脂等治疗）后，患者病情稳定48小时后开始进行，即当患者生命指征稳定，临床症状不再继续发展时，康复应尽早开始。

知识点5：脑卒中急性期康复目标　　副高：掌握　正高：掌握

急性期康复目标是：①在运动功能评定的基础上，设法减轻瘫痪肢体异常的痉挛模式；②促进肌张力和主动运动出现；③预防压疮、呼吸道感染、泌尿道感染以及深静脉血栓形成等。

知识点6：脑卒中急性期治疗措施　　副高：掌握　正高：掌握

治疗措施包括：①肢体摆放和体位转换；②偏瘫肢体被动活动；③床上活动，包括双手叉握上举运动、翻身和桥式运动（仰卧位屈膝、屈髋、挺腹运动）；④物理因子治疗，常用的有局部的机械性刺激、冰刺激、功能性电刺激、肌电生物反馈和局部气压治疗等；⑤传统疗法，常用的有按摩和针灸治疗等；⑥药物治疗，可选用溶栓剂、脱水剂、钙通道阻滞药、改变血黏度药物、抗血小板聚集和控制血压、感染等的对症治疗药物等。

知识点7：脑卒中恢复早期康复治疗　　副高：掌握　正高：掌握

脑卒中恢复早期（亚急性期）是指发病后的3~4周，该期患者从偏瘫侧肢体弱的屈肌与伸肌共同运动到痉挛明显，患者能主动活动偏瘫肢体，但肌肉活动均为协同运动。

知识点8：脑卒中恢复早期治疗目标　　副高：掌握　正高：掌握

恢复早期的主要治疗目标除预防常见并发症以外，应抑制痉挛、促进分离运动恢复，加强偏瘫侧肢体的主动活动并与日常生活活动相结合，同时注意减轻偏瘫肢体肌痉挛的程度和避免加强异常运动模式（上肢屈肌痉挛模式和下肢伸肌痉挛模式）。

知识点9：脑卒中恢复早期治疗措施　　副高：掌握　正高：掌握

治疗措施：①床上与床边活动，包括上肢上举运动、床边坐与床边站、双下肢交替屈伸运动、桥式运动；②坐位活动，包括坐位平衡训练、偏瘫侧上肢负重、上肢功能活动、下肢功能活动；③站立活动，包括站立平衡训练、偏瘫侧下肢负重（单腿负重）、上下台阶运动；④平行杠内行走，治疗师应在偏瘫侧给予帮助指导；⑤室内行走与户外活动；⑥物理因子治疗，常用方法有功能性电刺激、肌电生物反馈和低中频电刺激等；⑦传统康复疗法，常用的有针刺和按摩等方法；⑧作业治疗，作业活动一般包括日常生活活动、运动性功能活动、辅助用具或假肢使用训练；⑨步行架与轮椅的应用；⑩言语治疗，对有构音障碍或失语的脑卒中患者应早期进行言语功能训练，提高患者的交流能力，有助于其整体功能水平的改善。

知识点10：脑卒中恢复中期康复治疗　　副高：掌握　正高：掌握

脑卒中恢复中期一般是指发病后的4～12周，相当于Brunnstrom分期3～4期。此期患者从偏瘫侧肢体肌肉痉挛明显，能主动活动偏瘫侧肢体，但肌肉活动均为协同运动到肌肉痉挛减轻，开始出现选择性肌肉活动。

知识点11：脑卒中恢复中期治疗目标　　副高：掌握　正高：掌握

脑卒中恢复中期的主要治疗目标是以加强协调性和选择性随意运动为主，并结合日常生活活动进行上肢和下肢实用功能的强化训练，同时注意抑制异常的肌张力。脑卒中患者运动功能训练的重点应放在正常运动模式和运动控制能力的恢复上。

知识点12：脑卒中恢复中期治疗措施　　副高：掌握　正高：掌握

（1）上肢和手的治疗性活动：在偏瘫侧上肢和手的治疗性活动中，尤其是在运动控制能力的训练中，尤要重视“由近到远，由粗到细”的恢复规律，近端关节的主动控制能力直接影响到该肢体远端关节的功能恢复。

（2）下肢的治疗性活动：当偏瘫侧下肢肌张力增高和主动运动控制能力差时，常先抑制异常的肌张力，再进行有关的功能性活动，以主动活动为主，必要时可给予适当的帮助。

（3）作业性治疗活动：针对患者的功能状况选择适合的功能活动内容，如书写练习、画图、下棋、打毛线、粗线打结；系鞋带、穿脱衣裤和鞋袜、家务活动、社区行走，使用交通通信工具等。

（4）认知功能训练：认知功能障碍有碍于患者受损功能的改善，因此，认知功能训练应与其他功能训练同步，并认真坚持进行。

知识点13：脑卒中恢复后期康复治疗　　副高：掌握　正高：掌握

脑卒中恢复后期通常是指发病后的4～6个月，相当于Brunnstrom分期5～6期。此期患者大多数肌肉活动为选择性的，能自主活动，不受肢体共同运动影响到肢体肌肉痉挛消失，分离运动平稳，协调性良好，但速度较慢。该期是由前期过渡而来，有些患者仍有轻度痉挛和协同运动，所以部分康复治疗与前期相同。

知识点14：脑卒中恢复后期康复目标　　副高：掌握　正高：掌握

恢复后期的康复目标是抑制痉挛，纠正异常运动模式，改善运动控制能力，促进精细运动，提高运动速度和实用性步行能力，掌握日常生活活动技能，提高生活质量。

知识点15：脑卒中恢复后期治疗措施　　副高：掌握　正高：掌握

（1）上肢和手的功能训练：综合应用神经肌肉促进技术，抑制共同运动，促进分离运动，提高运动速度，促进手的精细运动。

（2）下肢功能训练：抑制痉挛，促进下肢运动的协调性，增加步态训练的难度，提高实用性步行能力。

（3）日常生活活动能力训练：加强修饰、如厕、洗澡、上下楼梯等日常生活自理能力训练，增加必要的家务和户外活动训练等。

（4）言语治疗：在前期言语治疗的基础上，增加与日常生活有关的内容，以适应今后日常生活活动。

（5）认知功能训练：结合日常生活活动进行相关的训练。

（6）心理治疗：鼓励和心理疏导，加强患者对康复治疗的信心，以保证整个康复治疗顺利进行。

（7）支具和矫形器的应用：必要的手部支具、患足矫形器和助行器等的应用，有助于提高患者的实用技能。

知识点16：脑卒中后遗症期的康复治疗　　副高：掌握　正高：掌握

脑卒中后遗症期是指脑损害导致的功能障碍经过各种治疗，受损的功能在相当长的时间内不会有明显的改善，此时为后遗症期。临床上有的在发病后6～12个月，但多在发病后1～2年。

知识点17：脑卒中后遗症的主要原因　　副高：掌握　正高：掌握

导致脑卒中后遗症的主要原因有颅脑损害严重、未及时进行早期规范的康复治疗、治疗方法或功能训练指导不合理而产生误用综合征、危险因素（高血压、高血糖、高血脂）控制不理想致原发病加重或再发等。

知识点18：脑卒中常见的后遗症　　副高：掌握　正高：掌握

脑卒中常见的后遗症主要表现为偏瘫侧上肢运动控制能力差和手功能障碍、失语、构音障碍、面瘫、吞咽困难、偏瘫步态、患足下垂行走困难、二便失禁、血管性痴呆等。

知识点19：脑卒中后遗症期治疗措施 副高：掌握 正高：掌握

后遗症期的康复治疗应加强残存和已有的功能，即代偿性功能训练，包括矫形器、步行架和轮椅等的应用，以及环境改造和必要的职业技能训练，以适应日常生活的需要，同时注意防止异常肌张力和挛缩的进一步加重，避免失用综合征、骨质疏松和其他并发症的发生，帮助患者下床活动和适当的户外活动，注意多与患者交流，给予必要的心理疏导，激发其主动参与的意识，发挥家庭和社会的作用。

知识点20：脑卒中肩部问题的处理 副高：掌握 正高：掌握

脑卒中患者在发病1～3个月，有70%左右可发生肩痛及其相关功能障碍，限制了偏瘫侧上肢功能活动和功能的改善，常见的肩部问题有肩手综合征、肩关节半脱位和肩部软组织损伤等。

（1）肩手综合征：表现为肩痛、肩部运动障碍、手肿痛，后期出现手部肌萎缩、手指关节挛缩畸形。常用的治疗方法有抬高偏瘫侧上肢，腕关节背屈，鼓励主动活动，活动受限或无主动活动时加用被动活动，向心性气压治疗或线缠绕加压治疗，手部冷疗，类固醇制剂局部注射治疗等。

（2）肩关节半脱位：表现为肩部运动受限，局部有肌萎缩，肩峰与肱骨头之间可触及明显凹陷，常用的治疗方法有纠正肩胛骨的后缩，刺激三角肌和冈上肌的主动收缩（如局部拍打或冰刺激、电针治疗等）。合理使用肩托有利于偏瘫侧肩关节的主动、被动活动，预防肩部损伤。

（3）肩部软组织损伤：表现为肩部主动或被动活动时肩痛。后期可有局部肌萎缩，治疗上应肱骨外旋位做肩部活动，可加用局部理疗、中药外用和口服非甾体抗炎药物等配合治疗。

知识点21：脑卒中痉挛与挛缩问题的处理 副高：掌握 正高：掌握

大多脑卒中患者在运动功能恢复的过程中都会出现不同程度的骨骼肌张力增高，主要是上运动神经元受损引起的牵张反射亢进所致，表现为偏瘫侧上肢屈肌张力增高和下肢伸肌张力增高。常用的治疗方法有神经肌肉促进技术中的抗痉挛方法，正确的体位摆放（包括卧位和坐位）和紧张性反射的利用，口服肌松药物，局部注射肉毒杆菌毒素等。挛缩是脑卒中患者长时间骨骼肌张力增高，受累关节不活动或活动范围小使得关节周围软组织短缩、弹性降低，表现为关节僵硬，常用的治疗方法包括抗痉挛体位和手法的应用，被动活动与主动参与（患肢负重），矫形支具的应用。

知识点22：脑卒中吞咽困难问题的处理 副高：掌握 正高：掌握

脑卒中患者颅脑损害严重或有脑干病变常出现吞咽困难并有构音障碍。正常的吞咽过程包括口腔期、咽期和食管期。脑卒中患者的吞咽障碍主要在口腔期和咽期。常用的治疗方法包括：①唇、舌、颜面肌和颈部屈肌的主动运动和肌力训练；②一般先用糊状或胶状食物进行训练，少量多次，逐步过渡到普通食物；③进食时多主张取坐位，颈稍前屈易引起咽反射；④软腭冰刺激有助于咽反射的恢复；⑤咽下食物练习呼气或咳嗽有助于预防误吸；⑥构音器官的运动训练有助于改善吞咽功能。

知识点23：脑卒中下肢深静脉血栓问题的处理　　副高：掌握　正高：掌握

脑卒中患者偏瘫侧下肢主动运动差，长期卧床或下肢下垂时间过长，肢体肌肉对静脉泵的作用降低，使得下肢血流速度减慢、血液高凝状态以及血管内皮的破坏，血小板沉积形成血栓。临床可表现为偏瘫侧下肢肿胀，局部温度稍高，甚至受累关节被动活动受限，严重者可出现发绀、肢体远端坏死。

常用的治疗方法包括：①下肢主动运动和被动运动；②抬高下肢（卧床时）和穿压力长筒袜；③下肢外部气压循环治疗；④对主动活动差的患者进行下肢肌肉功能性电刺激，对已出现下肢深静脉血栓者可采用肝素抗凝治疗、尿激酶溶栓治疗、血管外科手术治疗或介入治疗。

知识点24：脑卒中肺炎问题的处理　　副高：掌握　正高：掌握

脑卒中患者发生肺炎主要包括吸入性肺炎和坠积性肺炎。吸入性肺炎可以通过治疗原发病和吞咽功能训练预防，坠积性肺炎可以通过呼吸功能训练、主动咳嗽和体位排痰以减少其发生。

知识点25：脑卒中压疮问题的处理　　副高：掌握　正高：掌握

脑卒中患者发生压疮主要是因某一体位时间过长，使得局部长时间受压迫，血液循环障碍造成皮肤组织缺血坏死。定时翻身（2小时1次），减轻局部压力，充气垫应用，清洁床面和皮肤护理，注意营养可以预防压疮的发生。对已出现的压疮应及时解除压迫，进行疮面处理，紫外线治疗和增加营养，必要时可考虑外科治疗。

知识点26：脑卒中抑郁问题的处理　　副高：掌握　正高：掌握

脑卒中后抑郁的发生率为30%～60%，大多抑郁患者常哭泣、悲伤、沉默寡言，几乎每天疲倦或乏力、失眠或睡眠过多，注意力和判断能力降低。自我责备和自卑感，严重者可有自杀念头。常用的治疗方法有：①心理康复治疗：可采用个别治疗和集体治疗两种方式，同时要有患者家庭成员和朋友或同事等社会成员的参与，心理治疗人员应注意建立良好的医患关系，使患者身心放松，解除其内心痛苦，矫正或重建某种行为等。②药物治疗：三环类或四环类抗抑郁药（如多塞平、米安舍林）、5-羟色胺再摄取抑制剂等。

知识点27：颈椎病的康复　　副高：掌握　正高：掌握

颈椎病属中老年常见病，是一种进展缓慢的颈椎退行性疾病。其病理变化为椎间盘脱水、变薄，椎间隙变窄，椎间关节失稳，骨刺形成，椎间孔变形、变小等，导致压迫或刺激脊神经根、椎动脉、脊髓、交感神经等，引起一系列的临床症状。

知识点28：颈椎病的类型及表现　　副高：掌握　正高：掌握

（1）神经根型：临床最多见。多为下颈段椎间盘退行性病变压迫或刺激神经根所致。临床表现为颈痛、肩痛、背痛，重者阵发性剧痛，上肢麻木，手无力或肌萎缩等。

（2）椎动脉型：为颈椎横突间孔增生、狭窄刺激或压迫椎动脉所致。椎间关节过度移动，牵拉颈动脉或刺激交感神经，反射性引起椎动脉痉挛为诱因。临床表现为眩晕、恶心、呕吐、头痛、耳鸣、听力下降、视物模糊等。

（3）脊髓型：由于颈椎间盘膨出、突出，后纵韧带钙化、肥厚及颈椎后缘增生压迫硬膜囊或脊髓所致。临床表现为下肢无力、沉重、跛行，上肢麻木无力，后期甚至影响大小便功能等。

（4）交感神经型：颈椎退行性变，组织结构变化，刺激颈交感神经，出现一系列症状，如头痛、头晕、耳鸣、视物模糊、心悸、胸闷、多汗、怕冷等。临床多与其他型颈椎病并存。

知识点29：颈椎病康复治疗目的　　副高：掌握　正高：掌握

（1）减轻颈神经根、椎动脉、硬膜囊和交感神经受压或受刺激现象。

（2）缓解肌痉挛，增大椎间隙或椎间孔。

（3）增强颈部和肩胛带肌力，保持颈椎稳定性。

知识点30：颈椎病康复治疗原则　　副高：掌握　正高：掌握

由于颈椎病的病因复杂，症状、体征各异，而且治疗方式多种多样，因此在治疗时，应根据不同类型的颈椎病的不同病理阶段，采取相应的治疗方案。

（1）神经根型：以非手术治疗为主。牵引治疗有明显的疗效。

（2）脊髓型：先试行非手术治疗，如无明显疗效或加重应尽早手术治疗。症状较重者禁用牵引治疗。

（3）椎动脉型和交感神经型：非手术治疗为主。

知识点31：颈椎病康复治疗方法　　副高：掌握　正高：掌握

颈椎病康复治疗方法包括：①颈椎牵引；②超短波或微波治疗；③中频电或低频电治

疗；④超声波治疗；⑤低频脉冲磁疗；⑥手法治疗；⑦针灸、按摩；⑧药物离子导入；⑨颈椎操及运动疗法等。

知识点32：颈椎的牵引角度　副高：掌握　正高：掌握

神经根型多采用前屈位牵引（15°～25°），椎动脉型和脊髓型（硬膜囊受压或脊髓轻度受压）多采用中立位牵引（0°）。颈椎上段病变的牵引角度宜小，如上段颈椎病变（C_1～C_4）采用0°位牵引，中、下段颈椎病变（C_5～T_1）牵引角度宜大，可以采用前屈15°～25°位牵引。对颈椎生理曲度消失甚至反弓者，可以采用后伸0°～15°位牵引。目前提倡的牵引方法是在保持颈椎生理曲度下的全程牵引。神经根型和椎动脉型的起始牵引角度以症状减轻或不加重为准，开始角度可以是前屈、左侧屈或右侧屈，以后再逐渐进入中立位或微屈位。

知识点33：颈椎的牵引时间　副高：掌握　正高：掌握

每次牵引时间以20～30分钟较为合适，每日1～2次，每周治疗3～5日，10～14日为1个疗程，持续4～6周。

知识点34：颈椎的牵引重量　副高：掌握　正高：掌握

颈椎牵引重量应根据患者的牵引体位、症状及自我舒适的感觉来确定。一般以体重的1/12～1/8（平均为体重的10%）开始牵引。第1日牵引后如没有不适反应，从第2日开始视患者体质状况（健壮水平）增加1～2kg重量，再以后根据患者自觉反应情况逐步增加，通常每3～5日增加1kg。如症状有改善，可维持此重量；如果没有改善，可继续增加，最大可达10～12kg。若牵引重量太轻，达不到治疗作用；若牵引过重（超过20kg），可能造成肌肉、韧带、关节囊等软组织的损伤。牵引同时可配合其他物理治疗方法，如局部热敷、红外线疗法、局部电疗等。

知识点35：颈椎牵引的禁忌证　副高：掌握　正高：掌握

牵引后有明显不适或症状加重，经调整牵引参数后仍然无改善者；脊髓受压明显、节段严重不稳者；年迈椎骨关节退行性变严重、椎管狭窄明显、韧带及关节囊钙化骨化严重者。

知识点36：慢性阻塞性肺疾病的康复　副高：掌握　正高：掌握

慢性阻塞性肺疾病（COPD）是一组具有气道气流受限特征的疾病，气流受限不完全可逆、呈进行性发展，与肺部对有害颗粒物或有害气体异常炎症反应有关。属临床常见病，致残率较高，包括慢性支气管炎、支气管哮喘、阻塞性肺气肿等。临床表现为咳嗽、咳痰、劳力性呼吸困难、活动能力下降等。常因继发心脏病、心力衰竭、呼吸衰竭而死亡。慢性阻塞性肺疾病中出现程度不等的肺功能障碍，是致残的主要原因。早期康复治疗可改善肺功能，延缓病理进展，保持呼吸道通畅，提高生活质量，延长生命。

知识点37：慢性阻塞性肺疾病功能评定内容 副高：掌握 正高：掌握

（1）肺功能检查：包括肺容量检查、肺通气功能测定、呼吸力学检查、血气分析等。

（2）运动试验：常用活动平板和功率自行车试验。试验时注意观察患者反应，测量氧摄取量、二氧化碳排出量、每分通气量、呼吸商等指标。

（3）日常生活活动能力六级评定。

知识点38：日常生活活动能力六级评定的内容 副高：掌握 正高：掌握

0级：活动不受限，无症状。

1级：一般活动时稍气短。

2级：一般走无气短，较快走或上下楼梯时气短。

3级：行走百米时气短。

4级：讲话、穿衣、轻微活动时气短。

5级：安静时气短，不能平卧。

知识点39：慢性阻塞性肺疾病康复治疗目的 副高：掌握 正高：掌握

（1）预防和治疗呼吸道感染，解除支气管痉挛。

（2）保持呼吸道通畅，减轻呼吸道阻塞。

（3）进行呼吸训练，改善肺功能，减轻临床症状。

（4）增强体力，改善日常生活活动能力。

知识点40：慢性阻塞性肺疾病康复治疗方法 副高：掌握 正高：掌握

（1）超声雾化吸入：常用抗生素、激素、祛痰剂、支气管扩张剂等类药物吸入。

（2）超短波电疗法：平卧时将两个电容电极并置于后背两侧或上下并置，亦可视肺内情况采用不同面积的电极对置于胸部前后，剂量不宜过大，一般采用Ⅰ～Ⅱ级剂量，每次10～15分钟，每日1～2次。

（3）体位引流：借助不同体位将支气管内分泌物引流出。引流体位采用侧卧位、仰卧位、俯卧位等。引流时治疗师可轻拍患者胸背部，同时嘱患者做腹式呼吸。每个部位引流5～10分钟，每日2～4次。

（4）咳嗽训练：先缓慢深吸气，再憋气片刻，身体前倾，两臂屈曲用肘轻压两下肋，然后收腹，连续咳嗽2～3次，再用力呼气，休息片刻，再重复训练。

（5）腹式呼吸训练：腹式呼吸是低耗高效的呼吸形式，是通过增加膈肌活动，提高通气功能，降低呼吸肌耗氧量，增加潮气量。患者取仰卧位，一只手放在腹部，另一只手放在上胸部，先用鼻深吸气，鼓起腹部，呼气时使腹部下陷，反复练习，每次15～30分钟，每日2～3次，持续6～8周。

（6）运动训练：采用提高肌肉供血量，增强运动耐力，改善日常生活活动能力的训练方法。主要采用有氧训练和医疗体操。

（7）作业治疗：作业治疗能提高患者日常生活活动能力和劳动能力。内容包括穿衣、洗澡、写字、绘画、弹琴、园艺等活动。

知识点41：神经源性膀胱的康复　　副高：掌握　正高：掌握

神经源性膀胱是指控制膀胱的中枢神经或周围神经的伤病引起的排尿功能障碍。通常表现为排尿功能减弱或丧失，最终表现是尿失禁或尿潴留。神经源性膀胱是康复医学中常见的并发症之一，尤其多见于脊髓损伤、脑卒中等。

膀胱排空的障碍，使膀胱壁增生肥厚，故膀胱输尿管连接部变成直行通过，严重时可出现反流，反流进一步并发感染及肾盂积水，最终导致肾衰竭。所以，维持膀胱内正常压力、预防和处理好反流是治疗神经源性膀胱的关键。

知识点42：神经源性膀胱康复评定　　副高：掌握　正高：掌握

（1）体格检查

1）膀胱充盈感：正常人的膀胱充盈感是排尿中的重要部分。

2）骶尾部的感觉及运动：骶尾部的感觉和/或运动存在，表示不完全性脊髓损伤。该类患者通常下尿道功能可以完全或部分恢复。

3）肛门张力和球-肛门反射：常规肛门指检判断肛门张力和球海绵体反射已应用很久，上述反应存在表明反射弧完整，但与逼尿肌-括约肌功能协调和膀胱恢复无直接相关。

4）肛门牵伸和括约肌松弛：如患者不能放松痉挛的肛门括约肌，可以尝试用两个手指进行肛门牵伸。肛门牵伸将会逐渐降低肛门张力，并且常常与尿道外括约肌的放松相一致，可用于括约肌痉挛和导尿管插入困难的患者。

（2）尿流动力学检查：尿流动力学可以记录逼尿肌和尿道括约肌的神经生理功能，对贮存和排尿障碍的患者有重要的价值。尿流动力学检查主要有以下指标：

1）膀胱充盈感记录：膀胱充盈感是膀胱排空的重要组成部分。在尿流动力学检查中，必须记录膀胱充盈初感觉容量和膀胱最大充盈时的容量。

2）尿道外括约肌肌电图：常规通过记录肛门外括约肌肌电信号变化来反映尿道外括约肌的肌电信号变化，此检查有助于发现逼尿肌-尿道外括约肌协调功能。正常情况下，膀胱充盈期尿道外括约肌维持稳定的肌电信号，而排尿期其肌电信号减弱。

3）膀胱内压：正常情况下，膀胱充盈期膀胱内压稳定，逼尿肌压＜15cmH_2O。如果逼尿肌压波动范围＞20cmH_2O表示存在逼尿肌不稳；如果逼尿肌压持续＞40cmH_2O，则提示存在尿液反流可能，上尿路损害的可能性明显提高。

知识点43：神经源性膀胱康复治疗原则　　副高：掌握　正高：掌握

神经源性膀胱康复治疗原则包括：①控制或消除尿路感染；②使膀胱具有适当排空能力；③使膀胱具有适当控尿能力；④尽量不使用留置导尿管。

知识点44：神经源性膀胱康复治疗方法　　副高：掌握　正高：掌握

（1）间歇导尿：指在无菌操作下，定时将尿管经尿道插入膀胱内，使膀胱能够有规律地排空尿液的方法。

（2）膀胱训练：是恢复膀胱功能，达到自行排尿的常用方法。对神经源性膀胱尿道功能障碍的患者应争取及早进行训练，但对膀胱输尿管反流、肾积水、肾盂肾炎患者禁用；泌尿系感染、结石、高血压、糖尿病和冠心病患者慎用。训练要采取循序渐进、逐渐增加的方法，每日2～5小时训练一次，每次15分钟。

知识点45：常用膀胱训练方法　　副高：掌握　正高：掌握

（1）耻骨上区轻叩法：常用于逼尿肌反射亢进患者，通过逼尿肌对牵张反射的反应，经骶髓排尿中枢引起逼尿肌收缩。用手指轻叩耻骨上区，引起逼尿肌收缩而不伴有尿道括约肌的同时收缩，产生排尿。

（2）屏气法：用增加腹内压的方法增加膀胱压力，使膀胱颈开放而引起排尿的方法。患者身体前倾，快速呼吸3～4次，以延长屏气增加腹压的时间。做一次深吸气，然后屏住呼吸，向下用力做排便动作。这样反复间断数次，直到没有尿液排出为止。痔、疝患者慎用此法。膀胱输尿管反流患者禁用此法。

（3）扳机点法：常用于骶髓以上神经病变。在腰骶神经节段区找扳机点，通过反复挤捏阴茎或阴蒂、牵拉阴毛、耻骨上区持续有节奏的轻敲、直肠指检形成的刺激或牵张肛门括约肌的刺激等，诱导反射排尿。

（4）电刺激法：可用中频电刺激骶神经根区及小腹膀胱区，使骶神经兴奋，促使逼尿肌收缩，引起排尿。

（5）磁刺激法：刺激骶神经达到排尿的目的，较电刺激具有温和、相对无痛等优点。

知识点46：肩周炎的康复　　副高：掌握　正高：掌握

肩关节周围炎简称肩周炎，也称凝肩、冻结肩，是由于肩关节周围肌肉、肌腱、滑囊和关节囊等软组织的慢性炎症、粘连而引起肩关节周围疼痛、活动障碍为主要症状的症候群。本病病程较长，大都起病隐蔽，多表现为逐渐出现肩部某一处疼痛，与动作、姿势有明显关系。随病程延长，疼痛范围扩大，并牵涉到上臂中段，同时伴肩关节活动受限。增大活动范围则有剧烈锐痛发生。严重时患肢不能梳头、洗脸和扣腰带。夜间可因翻身移动肩部而痛醒。患者初期尚能指出疼痛点，后期范围扩大，感觉疼痛来源于肱骨。

知识点47：肩周炎的病理分期 副高：掌握 正高：掌握

肩周炎大致可分为疼痛期、冻结期和恢复期。

肩周炎的恢复过程也并非呈直线型发展，肩关节功能运动的改善有时会出现起伏，甚至停滞。而且，大约有1/10的患者在恢复期后仍存在轻微自我运动限制。被动运动检查也可发现轻微的被动运动受限的表现。这说明某些肩周炎患者的肩关节运动功能可能在恢复期后也会遗留一些症状。

知识点48：肩周炎的康复评定 副高：掌握 正高：掌握

（1）外观评定：观察两肩外形是否对称，高低是否一致，有无畸形。

1）斜方肌瘫痪表现为平肩。

2）前锯肌瘫痪者上肢向前平举时表现为翼肩。

3）三角肌瘫患者因上肢重力作用可致肩关节半脱位。

4）肩关节创伤性脱位时，肩峰突出形成方肩。

（2）常见压痛部位评定

1）肱二头肌长头腱鞘炎：压痛在肩关节的前下方肱骨结节间沟的部位。

2）冈上肌肌腱炎：压痛在肩峰外下方肱骨大结节处。

3）三角肌下滑囊炎：压痛比较广泛，位于三角肌区。

4）肩部受凉：斜方肌上部的边缘常有压痛。

5）胸锁、肩锁部压痛或突起：表示这两个关节有骨质增生或其他病变。

（3）肩关节活动度评定：测量肩关节屈曲、伸展、内收、外展、内旋、外旋的角度，并做记录。当肩关节外展时，冈上肌肌腱炎或肩峰下滑囊炎患者在60°～120°范围内有疼痛，因为在此范围内该肌腱与肩峰下面摩擦，而在此范围以外则无疼痛。

知识点49：肩周炎的康复原则 副高：掌握 正高：掌握

肩周炎的治疗方法很多，治疗原则是针对肩周炎的不同时期，或是其不同症状的严重程度采取相应的治疗措施。一般而言，若诊断及时，治疗得当，可使病程缩短，运动功能及早恢复。不同病理分期的治疗原则如下：

（1）疼痛期：患者的疼痛症状较重。而功能障碍则往往是由于疼痛造成的肌肉痉挛所致，所以治疗主要是以解除疼痛，预防关节功能障碍为目的。

（2）冻结期：关节功能障碍是其主要问题，疼痛往往由关节运动障碍所引起。治疗重点以恢复期关节运动功能为目的。

（3）恢复期：以消除残余症状为主，主要以继续加强功能锻炼为原则，增强肌肉力量，恢复在先期已发生失用性萎缩的肩胛带肌肉，恢复三角肌等肌肉的正常弹性和收缩功能，以达到全面康复和预防复发的目的。

知识点50：颅脑损伤的康复 副高：掌握 正高：掌握

颅脑损伤是指暴力作用于头颅引起的损伤，包括头部软组织损伤、颅骨骨折和脑损伤，其中以脑损伤后果最为严重。主要见于交通事故、工伤、运动损伤、跌倒和火器操作等，在全身各部位损伤中，其发生率仅次于四肢损伤。伤情复杂严重，死亡率高。

颅脑损伤可导致运动功能障碍，但精神和认知功能障碍常常更为严重。记忆丧失、智力下降、行为异常、情感障碍及人格改变等均会对患者的身体功能、日常生活活动及社会参与等产生极大的影响。

知识点51：颅脑损伤的分类 副高：掌握 正高：掌握

按照伤后脑组织是否与外界相通，颅脑损伤可分为闭合性颅脑损伤和开放性颅脑损伤。按照病理损伤机制，可分为原发性损伤和继发性损伤，前者是指头部受到暴力后即刻发生的损伤，后者是指在原发性损伤的基础上，出现脑水肿、颅内压增高和脑缺血、缺氧等继发的损伤。

知识点52：颅脑损伤的康复评定 副高：掌握 正高：掌握

（1）颅脑损伤严重程度：根据临床表现可分为嗜睡、昏睡、浅昏迷、深昏迷，评定主要采用格拉斯哥昏迷量表（GCS）。

（2）认知觉障碍：脑外伤患者常常有下列症状：认识障碍如判断、记忆、注意、推理、抽象思维、排列顺序的障碍等；知觉障碍如地理定向障碍、物体视觉失认、视觉空间失认、图像背景分辨困难、体像失认、单侧忽略、结构性失用、穿衣失用、疾病失认等。意识清楚的患者一般使用《简明精神状态检查表》（MMSE）或《韦氏成人智力量表》进行评定。

（3）运动功能障碍：运动功能障碍是脑外伤的主要功能障碍，也是影响患者日常生活能力、生活质量的主要障碍。主要有偏瘫、肌力弱、肌张力障碍、平衡障碍、共济失调、不自主运动等。

（4）感觉功能障碍：包括痛温觉、触觉、关节位置觉、运动觉等障碍。有些患者会出现视觉及听觉障碍。

（5）言语和吞咽功能障碍：主要表现为失语症、构音障碍和吞咽困难。失语症常用波士顿失语检查法，构音障碍常用Frenchay构音障碍评定，吞咽障碍评定常用洼田饮水试验。

（6）行为障碍：可按行为障碍常见的临床表现来评定，如发作性失控、额叶攻击行为，负性行为障碍等。

（7）情绪障碍：脑损伤后情绪障碍常表现为抑郁或焦虑。可分别用汉米尔顿抑郁量表（HDS）和焦虑自评量表（SAS）进行评定。

（8）日常生活活动能力障碍和社会参与障碍：日常生活活动能力障碍主要表现为个人生活不能自理，需要他人照顾和帮助，一般使用改良Barthel指数进行评定。社会参与障碍表现为患者无法正常参加学习、工作、休闲娱乐及社会交往等社会活动。

知识点53：颅脑损伤的康复原则　　副高：掌握　正高：掌握

（1）早期介入：颅脑外伤的康复治疗要早期开始，应从急性期介入，这是关系到颅脑外伤康复治疗效果的关键。

（2）强调康复评定：通过康复评定全面地发现患者的问题，如有行为、心理、认知方面的障碍，必须同时予以处理。

（3）全面康复：颅脑损伤所引起的功能障碍是多方面的，其康复治疗必须整体考虑。要将各种方法如物理治疗（运动疗法和理疗等）、作业治疗、言语治疗、心理治疗以及传统疗法和药物治疗等综合应用，并且需要家属参与，以保证康复治疗效果。

（4）循序渐进：康复训练量及强度由小到大，训练难度逐渐增加，同时注意鼓励患者，增强患者康复的信心。

（5）个体化治疗：因为每个患者损伤的部位、损伤的程度不同，患者的体质、个性也不同，因此在制定治疗方案时，应因人而异，采取个体化的治疗方案，并随时根据病情与功能状况的变化来修订治疗方案。

（6）持之以恒：颅脑损伤的康复往往是长期的。在每个阶段均应帮助患者及家庭面对伤病现实、精神和社会能力方面的变化。重度脑外伤患者的康复需要持续许多年，一些患者可能需要长期照顾。

知识点54：压疮的康复　　副高：掌握　正高：掌握

压疮也称褥疮，是指局部皮肤长时间受压或受摩擦力与剪切力作用后，受力部位出现血液循环障碍而引起局部皮肤和皮下组织缺血、坏死。多见于长期卧床者，好发部位有骶尾部、足跟、股骨大转子、后枕部、坐骨结节等骨性隆起表面的皮肤，压疮也可发生于身体软组织受压的任何部位。若长期创面不愈合可引发局部脓肿、菌血症、脓毒血症、骨髓炎等，严重影响患者受损功能的改善，甚至危及生命。

知识点55：压疮的危险因素　　副高：掌握　正高：掌握

（1）运动：控制身体姿势能力的丧失或减弱是压疮最常见的危险因素。

（2）营养状况：血清清蛋白水平降低可成为形成压疮的病因。

（3）年龄：压疮常发生于长期卧床的残疾老人。

（4）潮湿：它是压疮形成的一个重要促进因素，若不能控制会使皮肤软化。

知识点56：压疮的评定　　副高：掌握　正高：掌握

（1）压疮的分级：压疮的评定有利于对创面情况的详细了解，为去除病因、制定和实施相关的治疗提供科学的依据。临床上将压疮分为4级：Ⅰ级为有不消退红斑，但皮肤完整；

Ⅱ级为皮肤有部分破损，累及表皮或真皮层，局部可见水疱、浅的凹陷或擦伤；Ⅲ级为皮肤受损达筋膜层，并有皮下组织坏死，局部皮肤有较深的伤口；Ⅳ级为皮肤全层受损深达肌层、骨骼，并有大量受累组织坏死。

（2）压疮的并发症：常见并发症为感染。可以表现为局部感染，也可以向深部组织或邻近的关节扩散，从而引起骨髓炎或关节炎。更加严重者可发生败血症。

知识点57：压疮的全身治疗　　副高：掌握　正高：掌握

（1）加强营养：营养缺乏不利于压疮的愈合。对有压疮者，除了保证基本营养需要外，还要额外补充蛋白质、维生素和矿物质。增加液体的摄入量（240ml/2h，或至少1L/d）。

（2）贫血的治疗：压疮患者因食欲差、从压疮处丢失血清和电解质、感染，以及虚弱等因素，往往患有贫血。血红蛋白水平低可引起低氧血症，导致组织内氧含量下降。

（3）抗生素治疗：若出现全身感染或压疮局部有蜂窝织炎应给予抗生素治疗。抗生素治疗应结合因软组织感染行外科清创术或因骨髓炎行截骨术进行。

知识点58：压疮的局部治疗　　副高：掌握　正高：掌握

（1）创面换药：换药是治疗压疮的基本措施。局部不用或少用外用药，重要的是保持创面清洁。

（2）抗感染：主要方法是加强局部换药，应用浸透到半湿的生理盐水敷料，创口引流要好；必要时可用2%硼酸溶液或3%过氧化氢溶液冲洗创面。同时，根据全身症状和细菌培养结果，可考虑全身使用敏感抗生素控制感染。

（3）创口的物理治疗：如紫外线、超声波、电刺激、红外线、微波、超短波、氦氖激光等治疗。

（4）手术治疗：对长期非手术治疗不愈合、创面肉芽老化、边缘有瘢痕组织形成、合并骨关节感染或深部窦道形成患者，应采用手术治疗。手术方法包括直接闭合、皮肤移植、皮瓣、肌皮瓣、游离瓣等。

知识点59：痉挛的康复　　副高：掌握　正高：掌握

痉挛是中枢神经系统损害后，出现的肌肉张力异常增高的综合征，是牵张反射亢进的一种表现，是一种以速度依赖的紧张性牵张反射亢进为特征的运动功能障碍。

知识点60：痉挛的临床分型及表现　　副高：掌握　正高：掌握

痉挛常见于中枢神经系统疾病，根据病变部位不同分为以下两种类型。它们的生理差异在于处理外周传入信息的中枢不同。

（1）脑源性痉挛：多见于脑卒中、脑外伤和脑性瘫痪，一般发病后3～4周内出现。

（2）混合型痉挛：多发性硬化引起的痉挛与上述类型的痉挛不同，可表现为全身性、区域性和局灶性痉挛，具体表现由病情程度和侵犯部位决定。

知识点61：痉挛康复评定 副高：掌握 正高：掌握

（1）根据关节进行被动活动时阻力大小决定级别（改良Ashworth法）。

（2）通过记录痉挛发作的频率判定痉挛轻重的方法（Penn法）

0级：无痉挛。

1级：刺激可诱发中度痉挛。

2级：痉挛发作少于每小时1次。

3级：痉挛发作多于每小时1次。

4级：痉挛发作多于每小时10次。

（3）踝阵挛（Zierski法）

0级：无踝阵挛。

1级：踝阵挛时间持续1～4秒。

2级：踝阵挛时间持续5～9秒。

3级：踝阵挛时间持续10～14秒。

4级：踝阵挛时间持续超过15秒。

（4）痉挛的仪器评定：包括肌电图、钟摆试验、等速运动仪评定等。

知识点62：痉挛的治疗 副高：掌握 正高：掌握

在治疗痉挛前，应首先明确治疗的必要性，当痉挛影响患者日常生活活动时，才应该给予治疗。对痉挛的治疗要有现实的目标。不同患者之间痉挛的表现差异很大，康复治疗的方法需因人而异。

（1）去除肌痉挛诱因：当并发尿路感染、压疮、骨折、足嵌甲时，往往使原有的肌痉挛程度加重。因此积极预防、治疗上述并发症。此外应尽量不用或慎用抗抑郁药，以免加重痉挛。

（2）抗痉挛模式：脑外伤、卒中、脊髓损伤等患者从急性期开始应采取良好的体位，对于严重脑外伤，去皮质强直者采取俯卧位，去脑强直者宜取半坐卧位，使异常增高的肌力得到抑制；早期进行斜板站立和负重练习，避免不当刺激，如刺激抓握反射和阳性支持反射。

（3）运动疗法：①每日进行生理活动范围内的关节被动活动训练，动作缓慢、稳定，可缓解肌痉挛；②持续静力牵拉可抑制亢进的反射，如采用站立位，对髋关节、膝关节和踝关节的屈肌进行静力性牵张；③Bobath技术中将患者置于某一体位，牵拉紧张的肌肉，直至放松，从而抑制肌肉痉挛。通过非对称性紧张性反射机制，改善上肢肌张力，诱发上肢活动。缓解手指屈肌痉挛的方法是将其拇指被动外展，然后前臂旋后，维持数分钟后，可使腕关节和手指容易完成伸展动作；④Brunnstrom采用让患者做“桥式”运动达到缓解下肢伸肌痉挛的目的。

（4）夹板、矫形器的应用：将痉挛的肢体置于充气夹板中，充气产生压力，可使痉挛的肢体得到持续缓慢的被动牵伸，使痉挛暂时缓解。内收肌痉挛时，可使用外展支架、分腿器、膝分离器、全下肢外展枕等。踝足矫形器可用于治疗痉挛性马蹄内翻足。应用夹板、矫形器，可保持软组织的长度，伸展痉挛的肌肉，同时使肢体维持功能位。

（5）物理治疗：冷疗和热疗、电刺激疗法、肌电生物反馈疗法。

（6）药物治疗：口服巴氯芬、妙纳、丹曲林、替扎尼定、地西泮等。

（7）手术治疗：当痉挛不能用以上各种保守治疗缓解时，可考虑手术治疗，但手术不应损伤残留的运动功能和感觉功能。手术治疗应慎重选择。手术方法有周围神经切断、选择性脊髓神经根切断术、脊髓部分切断术、肌腱切断术等。

第十二章　常用临床检验

第一节　临床检验标本采集

一、血液标本

知识点1：血液标本的分类　　副高：掌握　正高：熟练掌握

根据检测项目的方法要求，临床检验采用的血液标本分为全血、血浆和血清。全血主要用于对血细胞成分的检查；血浆用于部分临床生化检查以及凝血因子测定、游离血红蛋白测定等；血清用于大部分临床生化检查和免疫学检查。

知识点2：血液标本采血部位　　副高：掌握　正高：熟练掌握

（1）毛细血管采血：成年人常在指端（两侧），婴幼儿可在踇趾或足跟，烧伤患者可选择皮肤完整处采血。采血部位应无炎症或水肿。采血时穿刺深度要适当，切忌用力挤压。

（2）静脉采血：一般多在肘部静脉、腕部或手背静脉，婴幼儿在颈外静脉采血。抽血时避免产生大量气泡，抽血后应先拔除针头，再将血液沿管壁徐徐注入容器。进行血小板功能检查时，注射器和容器需先经硅化处理，以防止血小板接触玻璃器皿被激活。

（3）动脉采血：常用于血气分析。多在股动脉穿刺采血，也可用肱动脉或桡动脉采血。采集的血液标本必须与空气隔离，立即送检。

（4）严禁从静脉输液管中采取血液标本。

知识点3：采血时间及其对检验结果的影响　　副高：掌握　正高：熟练掌握

（1）空腹采血：指在禁食8小时后空腹采取的标本，一般是在晨起早餐前采血，常用于临床生化检查。优点是可避免饮食成分和白天生理活动对检验结果的影响，同时因每次采血均在固定时间也便于对照比较。

（2）特定时间采血：人体生物钟在昼夜间有周期性变化，因此在一天中不同时间所采的血液标本，检验结果也会随着变化，如激素、葡萄糖等的测定。检查微丝蚴需在半夜唤醒患者后采血。另外，三酰甘油、维生素D等还有季节性变化。进行治疗药物监测时，更需注意采血时药物浓度的高峰和低谷。餐后2小时血糖测定，从进食开始计时，满2小时立即取血。

（3）生理因素影响：某些检验尤其是血常规检验项目可受某些生理因素影响而产生很大变化，如激动、兴奋、恐惧等均可使血红蛋白暂时升高，白细胞计数在一天内最高值与最低值可相差1倍。

（4）药物影响：许多药物对检验会产生影响，已知有上百种药物可影响尿常规检验，如右旋糖酐、放射造影剂可使尿嘧啶增高，非那西汀、阿司匹林、磺胺药以及青霉素、庆大霉素等可使尿蛋白定性试验出现假阳性等。

（5）急诊采血：急诊时的采血不受时间限制。检验单上应标明“急诊”和采血时间。

二、尿液标本

知识点4：尿标本的意义 副高：掌握 正高：熟练掌握

尿标本按照检测的要求正确收集、留取、保存，对保证检验结果的准确性十分重要。另外，成年女性留尿时应避开月经期，防止阴道分泌物混入。

知识点5：尿标本收集和保存方法 副高：掌握 正高：熟练掌握

（1）清晨首次尿：做尿常规检查、化学检查以收集清晨首次尿（即过夜尿）为好，能反映肾浓缩功能（尿比密）。清晨首次尿也可用于检测细胞及管型。新鲜尿液最好半小时内及时送检，搁置过久易致成分降解，影响尿沉渣检查结果。

（2）餐后随意尿：门诊患者的临时检查，通常为餐后2小时的留尿，对病理性糖尿、蛋白尿检查较敏感。

（3）24小时尿：用于尿肌酐、尿糖、尿蛋白、尿酸、电解质等定量检查以及记录24小时尿量。留尿方法：早晨排空膀胱并计时，以后尿液全部留下直至次日晨同一时刻，最后一次排空膀胱，留下尿液，准确收集所有尿液并记录尿量，混匀后取50ml送检。留尿时适当加防腐剂，尤其在气温高的季节与地区，常选用甲苯（0.5～1.0ml/100ml尿）。

（4）清洁中段尿：多用络合碘清洗外阴及尿道口，留取中段尿于无菌容器中，用于尿细菌培养（必要时用于尿沉渣检查）。

知识点6：尿液标本检验后的处理 副高：掌握 正高：熟练掌握

标本检验后，必须经过消毒处理后才能排放入下水道内。所用盛尿容器及试管等须经30～50g/L漂白粉澄清液或10g/L次氯酸钠液中浸泡2小时，也可用5g/L过氧乙酸浸泡30～60分钟，再用清水冲洗干净。

三、粪便标本

知识点7：粪便标本采集注意事项 副高：掌握 正高：熟练掌握

粪便标本的采集方法直接影响检查结果的准确性，一般采用自然排出的粪便，标本采集时应注意下列事项。

（1）粪便标本务必新鲜，不能混入尿液，盛器应洁净干燥，如做粪便细菌学检查应采集于消毒的容器内。

（2）采集标本时应用干净竹签挑取粪便含有黏液或脓血的部分，外观无异常的粪便应从粪便表面的不同部位、深处及粪端等多处取样。

（3）一般检查留取少量粪便即可，但至少需花生仁大小，如检查孵化血吸虫毛蚴最好留全部粪便。

（4）检查痢疾、阿米巴滋养体应于排便后立即送检，从脓血和稀软部分取样，寒冷季节标本送检及检查时均需保温。

（5）检查蛲虫卵时需用透明膜拭子于清晨排便前在肛门周围皱襞处取样，并立即送验。

（6）做化学法隐血试验时，应于试验前3日禁食肉类及含有动物血的食物，并禁服铁剂及维生素C，否则易出现假阳性。

（7）无粪便而又必须检查时，可经直肠指检采集粪便，灌肠或服油类泻剂的粪便因过稀或混有油滴而不适合做检查标本。

知识点8：粪便标本检验后的处理　　副高：掌握　正高：熟练掌握

（1）若盛器为纸类物质，应于烧毁。

（2）如盛器为瓷器、玻璃等器皿，应泡于消毒液中（如煤酚皂、过氧乙酸、新洁尔灭等），24小时后将粪便倒入厕所，将容器煮沸30分钟，清洗干净，干后备用。

四、痰标本

知识点9：痰标本采集注意事项　　副高：掌握　正高：熟练掌握

痰中极易混入唾液、鼻咽部及鼻腔分泌物，有的患者误送唾液当作痰而影响检查结果，为得到正确分析结果，必须采集符合检查目的真正的痰标本。

（1）一般检查包括常规检查、细菌及结核菌检查。应以采集清晨第一口痰为宜。留痰前应先漱口，清洁口腔，然后用力咳出气管深处痰液，盛于清洁容器内送检。癌细胞检查不宜用第一口痰，以防止脱落过久致细胞形态改变，应促使患者用力咳嗽，以便取得深部痰。

（2）做细菌培养时应将痰液留于无菌容器中，并及时送检。

（3）做漂浮或浓集法检查结核菌时，最好分3次留痰送检，可提高阳性率。

（4）观察痰量和分层检查时，应留24小时痰，嘱患者将痰留在无色广口瓶内。

（5）对无痰或痰少患者，可给予化痰药物、蒸汽吸入气管灌洗法，使痰液稀释，易于咳出。

第二节 血液学检查

知识点1：血细胞学的基本参数 副高：掌握 正高：熟练掌握

血细胞学基本参数包括：①血红蛋白测定；②红细胞计数；③白细胞计数；④白细胞分类计数；⑤血小板计数；⑥红细胞沉降率检测。

知识点2：血红蛋白（Hb）测定正常参考区间 副高：掌握 正高：熟练掌握

（1）成年男性：120～160g/L。
（2）成年女性：110～150g/L。
（3）新生儿：170～200g/L。

知识点3：血红蛋白（Hb）测定临床意义 副高：掌握 正高：熟练掌握

血红蛋白增减的临床意义与红细胞增减的意义相似，但血红蛋白能更准确地反映贫血的程度；血红蛋白的增减与红细胞的增减度不一定成正比。

知识点4：红细胞计数（RBC）正常参考区间 副高：掌握 正高：熟练掌握

（1）成年男性：$(4.5 \sim 5.5) \times 10^{12}$/L。
（2）成年女性：$(3.5 \sim 5.0) \times 10^{12}$/L。
（3）新生儿：$(6 \sim 7) \times 10^{12}$/L。

知识点5：红细胞计数（RBC）临床意义 副高：掌握 正高：熟练掌握

（1）生理变化：①新生儿红细胞比成人高，出生2周后开始下降；②男性在6～7岁时最低，以后随年龄增长而逐渐上升，至25～30岁达最高值，30岁以后又逐年下降；女性在儿童期随年龄处于上升趋势，在13～15岁达较高值；③体力劳动或运动量较大者、气候寒冷地区及高原的居民均可增高；④妊娠期相对减少，为生理性贫血。

（2）病理性增多：①真性红细胞增多症；②机体长期缺氧，引起继发性红细胞增多；③一时性增多（如严重烧伤、严重脱水等），血液浓缩造成红细胞相对性增多，为假性红细胞增多症。

（3）病理性减少：①绝大部分贫血患者红细胞减少，但减少的程度并不与贫血程度平行；②急性大失血后，当血浆容量明显增加时，血液被稀释，致红细胞相对减少；③白血病。

知识点6：白细胞计数（WBC）正常参考区间　　副高：掌握　正高：熟练掌握

（1）成年人:（4～10）$\times10^9$/L。

（2）儿童:（5～12）$\times10^9$/L。

（3）新生儿:（15～20）$\times10^9$/L。

知识点7：白细胞计数（WBC）临床意义　　副高：掌握　正高：熟练掌握

（1）生理性增加：可见于初生儿、妊娠末期、分娩期、经期、饭后、剧烈运动后、冷水浴后、极度恐惧及疼痛等。

（2）病理性增加：可见于大部分化脓性细菌，尤其是各种球菌引起的感染；中毒、急性出血、急性溶血、手术后、恶性肿瘤、粒细胞白血病等。

（3）病理性减少：白细胞总数低于4×10^9/L，称为白细胞减少。可见于某些传染病包括病毒感染，某些血液病，化学药品及放射损害，以及脾功能亢进等。

白细胞总数的增多或减少主要受中性粒细胞数量的影响，其次嗜酸性粒细胞、淋巴细胞等数量的改变也会引起白细胞总数的变化。

知识点8：白细胞分类计数正常参考区间　　副高：掌握　正高：熟练掌握

五种白细胞正常百分数和绝对值如下。

（1）中性粒细胞（N）：占白细胞总数的50%～70%，绝对值（2.04～7.6）$\times10^9$/L。

（2）嗜酸性粒细胞（E）：占白细胞总数的0～5%，绝对值（0.02～0.5）$\times10^9$/L。

（3）嗜碱性粒细胞（B）：占白细胞总数的0～1%，绝对值（0～0.1）$\times10^9$/L。

（4）淋巴细胞（L）：占白细胞总数的20%～40%，绝对值（0.8～4.0）$\times10^9$/L。

（5）单核细胞（M）：占白细胞总数的3%～10%，绝对值（0.12～1.0）$\times10^9$/L。

知识点9：白细胞分类计数临床意义　　副高：掌握　正高：熟练掌握

（1）中性粒细胞减少：绝对值低于1.5×10^9/L，称为粒细胞减少症；低于0.5×10^9/L，称为粒细胞缺乏症。可见于革兰阴性杆菌感染、某些病毒感染和原虫感染等，再生障碍性贫血等血液系统疾病，放射线、化学物质、药物等引起的理化损伤。

（2）中性粒细胞增多：一般与白细胞总数增高同时出现，多见于各种化脓性细菌所致的急性感染、白喉、严重的组织损伤及大量血细胞破坏（如烧伤、大手术后）、急性大出血、急性中毒以及白血病（如慢性粒细胞白血病）或恶性肿瘤等。

（3）淋巴细胞减少：主要见于接触放射线，应用肾上腺皮质激素、烷化剂等。

（4）淋巴细胞增多：常见于病毒感染性疾病、某些杆菌感染、淋巴细胞恶性疾病、甲状腺功能亢进症、婴儿佝偻病和营养不良等。

（5）嗜酸性粒细胞增多：常见于某些寄生虫疾病（可达10%或更多）、变态反应性疾病、某些皮肤病（如湿疹、剥脱性皮炎、银屑病等）和恶性肿瘤。

（6）单核细胞增多：常见于某些细菌性心内膜炎、伤寒、活动性肺结核等感染，疟疾、黑热病等原虫疾病，单核细胞白血病、多发性骨髓瘤、恶性组织细胞病、淋巴瘤、骨髓增生异常综合征等血液疾病。

知识点10：血小板计数（PLT）正常参考区间 副高：掌握 正高：熟练掌握

血小板计数正常参考区间：（100～300）$\times 10^9$/L。

知识点11：血小板计数（PLT）临床意义 副高：掌握 正高：熟练掌握

血小板的数量和功能与止凝血机制有密切关系。血小板增多为外周血中血小板计数超过400$\times 10^9$/L。外周血中血小板计数低于参考值下限100$\times 10^9$/L为血小板减少。

（1）血小板增多：主要见于原发性血小板增多症、真性红细胞增多症、慢性粒细胞白血病、骨髓纤维化、恶性肿瘤、结缔组织疾病、淀粉样变性等。

（2）血小板减少：可见于骨髓巨核细胞增生性血小板减少，如特发性血小板减少症、脾功能亢进、血栓性血小板减少、先天性或新生儿血小板减少症、大量出血等；继发性巨核细胞减少性血小板减少，如骨髓发育不全或被异常组织浸润、营养缺乏等；理化因素所致的骨髓抑制，如严重感染，苯、砷、金制剂中毒，放射线及药物影响等。

知识点12：红细胞沉降率（ESR）检测正常参考区间 副高：掌握 正高：熟练掌握

（1）成年男性：0～15mm/h。

（2）成年女性：0～20mm/h。

知识点13：红细胞沉降率（ESR）检测临床意义 副高：掌握 正高：熟练掌握

（1）生理性增快：可见于12岁以下儿童，60岁以上的高龄者，女性月经期、妊娠3个月以上者。

（2）病理性增快：红细胞沉降率（血沉）测定不是特异性试验，不能单独依靠血沉诊断疾病，需结合临床方能达到协助诊断的目的。常见的异常包括：①各种炎症性疾病，如急性细菌性感染、风湿性疾病、结核病等疾病的活动期血沉加快，病变渐趋于静止，血沉也逐渐正常。②组织损伤及坏死，较大的组织损伤或手术创伤，或脏器梗死后造成的组织坏死。③恶性肿瘤，增长迅速的恶性肿瘤常引起血沉增快，良性肿瘤血沉多正常。④各种原因导致血浆球蛋白相对或绝对增高时，血沉可加快。⑤其他，如部分贫血患者，动脉粥样硬化、糖尿病、肾病综合征、黏液性水肿等患者及血胆固醇高者。

知识点14：止血与凝血障碍检查内容　副高：掌握　正高：熟练掌握

止血与凝血障碍检查内容包括：①毛细血管脆性试验；②出血时间测定；③凝血时间测定；④血浆活化部分凝血活酶时间测定；⑤血浆纤维蛋白原测定；⑥血浆凝血酶原时间测定。

知识点15：毛细血管脆性试验的概念　副高：掌握　正高：熟练掌握

毛细血管脆性试验又称束臂试验。毛细血管壁完整性与本身的结构、功能，血小板的数量、质量，以及体液因素等密切相关。在对静脉血流施加一定压力时，毛细血管即可破裂而出现出血点。因此该试验出血点的数目可反映毛细血管受损的程度。参考范围：束臂法，男性0～5个，女性0～10个。

知识点16：毛细血管脆性试验的临床意义　副高：掌握　正高：熟练掌握

毛细血管脆性试验见出血点增多的临床意义如下。

（1）毛细血管疾病：遗传性毛细血管扩张症、过敏性紫癜、维生素C或维生素PP缺乏、感染、中毒等。

（2）血小板数量减少：如原发性或继发性血小板减少性紫癜等。

（3）血小板功能障碍：如血小板病、血小板无力症等。

（4）其他：肝肾疾患、严重凝血障碍等。

知识点17：出血时间（BT）测定　副高：掌握　正高：熟练掌握

出血时间是指皮肤微血管经人工刺破后，血液流出到自行停止的时间。

出血时间延长主要有以下两种情况。

（1）血小板大量减少或血小板功能缺陷：为出血时间延长的主要原因，如血小板减少性紫癜、急性白血病、再生障碍性贫血、肝硬化、脾功能亢进造成的血小板减少等。

（2）毛细血管本身病变：如过敏性紫癜等。

知识点18：凝血时间（CT）测定　副高：掌握　正高：熟练掌握

凝血时间是指自血液离开血管到在体外发生凝固的时间。主要用于判定内源性凝血途径中各种凝血因子是否缺乏，功能是否正常，或有无抗凝物质增多。

凝血时间延长主要见于凝血活酶生成不良，低凝血酶原血症，低纤维蛋白原血症，体内抗凝血物质增多等。

知识点19：血浆活化部分凝血活酶时间（APTT）测定 副高：掌握 正高：熟练掌握

APTT为内源性凝血系统检查项目中较为灵敏和常用的筛选试验。参考范围为31～43秒。

（1）APTT延长：见于凝血因子Ⅻ、Ⅺ、Ⅸ、Ⅷ、Ⅹ、Ⅴ、Ⅱ、PK、HMWK和纤维蛋白原（尤其是因子FⅧ、Ⅸ、Ⅺ）缺乏。

（2）APTT缩短：见于血栓性疾病和血栓前状态。

（3）其他：是监测肝素和诊断狼疮抗凝物质的常用试验。

知识点20：血浆纤维蛋白原（Fg）测定 副高：掌握 正高：熟练掌握

参考范围为2～4g/L。

（1）Fg增高：见于糖尿病、急性心肌梗死、急性传染病、结缔组织病、急性肾炎、多发性骨髓瘤、休克、大手术后、急性感染、恶性肿瘤等以及血栓前状态。

（2）Fg降低：见于弥散性血管内凝血（DIC）、原发性纤溶症、重症肝炎和肝硬化等。

知识点21：血浆凝血酶原时间（PT）测定 副高：掌握 正高：熟练掌握

PT测定是外源性凝血系统检查项目中较为灵敏和常用的筛选试验。参考范围：男性11～13.7秒，女性11～14.3秒；待测者的测定值较正常对照值延长超过3秒才有临床意义。凝血酶原时间比值（PTR）为0.82～1.15。

（1）PT延长：①先天性Ⅱ、Ⅴ、Ⅶ、Ⅹ因子缺乏；②后天性凝血因子缺乏，如严重肝病、维生素K缺乏、纤溶亢进、DIC、使用抗凝药物和异常凝血酶原增加等。

（2）PT缩短：血液高凝状态如DIC早期、心肌梗死、脑血栓形成、多发性骨髓瘤等。

知识点22：血液流变学检查 副高：掌握 正高：熟练掌握

血液流变学主要研究血液在血管中流动的规律，血液中有形成分（细胞）的变形性和无形成分（血浆）的流动性对血液流动的影响。

（1）全血黏度测定：①血液黏度增高见于冠心病、心肌梗死、高血压、脑血栓形成、糖尿病、高脂血症、恶性肿瘤、肺源性心脏病、真性红细胞增多症、多发性骨髓瘤、原发性巨球蛋白血症、烧伤等。②血液黏度减低见于贫血。

（2）血浆黏度测定：增高见于血浆球蛋白和/或血脂增高的疾病，如多发性骨髓瘤、原发性巨球蛋白血症、糖尿病、高脂血症等。

（3）红细胞变形性测定：减低见于红细胞变形减低的疾病，如遗传性球形细胞增多症、球蛋白生成障碍性贫血、心肌梗死、脑血栓形成、高脂血症、高血压、糖尿病等。

（4）红细胞电泳时间测定：红细胞电泳测定广泛用于研究红细胞表面结构，观察药物对红细胞的作用，以及细胞分离和细胞免疫方面的研究。

知识点23：血流变检测注意事项　　副高：掌握　正高：熟练掌握

患者进行血液流变学的检查之前，医师要对患者的服药情况有所了解，对检查的时间要人为地进行控制，防止干扰因素。第一，如果病情允许，要让患者停服影响血小板的药物，至少3～5天，否则要在报告时注明患者正在服用抗血小板聚集的药物。第二，如果患者正在进行静脉点滴的治疗，也应注明。最好在结束静脉点滴2～3天后检查血液流变学。第三，血液流变学检查最好安排在清晨空腹12小时以上取血测定。

第三节　尿液检查

知识点1：尿液一般检查内容　　副高：掌握　正高：熟练掌握

尿液一般检查内容包括：①24小时尿量；②外观；③尿液酸碱度。

知识点2：24小时尿量　　副高：掌握　正高：熟练掌握

24小时尿量是指完整收集连续24小时尿以测定其体积。尿量反映肾小球滤过、肾小管重吸收和尿路通畅与否的综合情况。任何导致肾小球滤过、肾小管重吸收和尿路通畅改变的因素，均可影响尿量。

尿量增多包括如下两种。①生理性：饮水过多，饮浓茶、咖啡及酒精类或精神紧张等。②病理性：常见于糖尿病、尿崩症、慢性肾炎及神经性多尿等。尿量减少包括如下两种。①生理性：饮水少，出汗多等；②病理性：常见于休克、脱水、严重烧伤、急慢性肾炎、心功能不全、肝硬变脱水等。

知识点3：尿液外观　　副高：掌握　正高：熟练掌握

正常新鲜尿液清澈透明，也可因含尿色素、尿胆原、尿卟啉等呈淡黄色至深黄色。

血尿：依靠显微镜才能检查出的血尿，称镜下血尿；若出血量超过1ml/L，肉眼所见尿液呈淡红色或红色浑浊尿，称肉眼血尿，常见于肾小球肾炎、肾结核、肾肿瘤、肾脏或尿道结石、外伤性肾损害及严重的出血性疾病。

尿色深红如浓茶样见于胆红素尿；乳白色可能为乳糜尿、脓尿、盐类结晶等。

知识点4：尿液酸碱度　　副高：掌握　正高：熟练掌握

尿液酸碱度通常用含酸碱指示剂的试条测定尿酸度，并以pH表示。

知识点5：尿化学检查内容　　副高：掌握　正高：熟练掌握

尿化学检查内容包括：①尿蛋白；②尿葡萄糖；③尿酮体。

知识点6：尿蛋白的分类 副高：掌握 正高：熟练掌握

（1）生理性蛋白尿：无泌尿系统器质性病变，剧烈运动、发热、紧张等应激状态所致的一过性蛋白尿。多见于青少年，尿蛋白定性试验多不超过（+），定量检查多为轻度蛋白尿。

（2）病理性蛋白尿：各种肾脏及肾外疾病所致的蛋白尿，包括肾小球性蛋白尿、肾小管性蛋白尿、混合性蛋白尿、组织性蛋白尿、溢出性蛋白尿。

知识点7：尿液蛋白质定性检查方法 副高：掌握 正高：熟练掌握

（1）加热醋酸法：加热可使蛋白质变性凝固，加酸可使蛋白质接近等电点，促使蛋白沉淀。此外，加酸还可溶解碱性盐类沉淀物。

1）结果判断

阴性：不显浑浊。

微量（±）：在黑色背景下呈轻微浑浊。

弱阳性（+）：呈明显白雾状，含蛋白质为0.1～0.5g/L。

阳性（++）：呈浑浊，有明显颗粒，含蛋白质为0.5～2.0g/L。

强阳性（+++）：大量絮片状沉淀，浑浊，含蛋白质为2.0～5.0g/L。

最强阳性（++++）：出现凝块并有大量絮片状沉淀，含蛋白质为>5.0g/L。

2）注意事项：本试验干扰因素少，检出敏感度为0.15g/L；加酸过多，远离蛋白等电点，蛋白质微粒获得电荷增加，可呈假阴性；无盐或低盐饮食的患者因尿内电解质含量少，可致假阴性。试验时可先加1～3滴饱和氯化钠溶液于尿液中，再进行操作。

（2）磺基水杨酸法：磺基水杨酸为生物碱制剂，在略低于等电点的酸性环境下，其阴离子可与带阳电荷的蛋白质结合成不溶性蛋白质盐而沉淀。

1）结果判断

阴性（-）：不显浑浊，尿液外观仍清晰透明。

微量（±）：轻微浑浊，隐约可见。

弱阳性（+）：明显白色浑浊，但无颗粒出现。

阳性（++）：稀薄乳样浑浊，出现颗粒。

强阳性（+++）：乳浊，有絮片状沉淀。

最强阳性（++++）：絮状浑浊，有大凝块下沉。

2）注意事项：磺基水杨酸法较敏感；如尿液浑浊，应先离心或过滤；有机碘造影剂，超大剂量使用青霉素等均可致假阳性；尿中含高浓度尿酸或尿酸盐时，可呈假阳性。但出现的反应与尿蛋白不同，加试剂1～2分钟后出现白色点状物，向周围呈毛刺状突起，并慢慢形成雾状。

（3）干化学试纸法：利用指示剂的蛋白质误差原理，蛋白质与指示剂的离子（溴甲酚蓝、四溴酚蓝二酯）相结合生成复合物，引起指示剂的进一步电离，超过了尿液的缓冲能力，指示剂则发生颜色变化。颜色的深浅与蛋白质含量成正比。

注意事项：①试纸条必须干燥防潮、防晒，避免沾污酸碱，使用时手不得触及试纸块部分，注意有效期；②尿液过酸或过碱时，超过试纸缓冲能力，可出现假阴性或假阳性；③该方法主要测定清蛋白，血红蛋白、肌红蛋白、黏蛋白及本周蛋白等一般不呈阳性反应，一些球蛋白的反应能力很弱；④浑浊尿不影响比色，但尿色异常如药物色素、胆色素尿等可干扰肉眼比色观察。但多联试纸条上有空白对照，用仪器测试时可得到一定程度的修正；⑤大剂量青霉素可使结果呈假阴性，洗必泰（氯己定）可呈假阳性。

知识点8：尿葡萄糖的分类 副高：掌握 正高：熟练掌握

（1）血糖正常性糖尿：血糖正常，肾小管病变导致葡萄糖重吸收能力下降所致，又称肾性糖尿，见于慢性肾小球肾炎、肾病综合征等。

（2）血糖过高性糖尿：血糖超出肾糖阈值为主要原因，也可同时伴有肾小管损伤使其重吸收原尿中葡萄糖的能力下降，多见于糖尿病、甲状腺功能亢进、脑垂体前叶功能亢进、肾上腺皮质功能亢进、颅内压增高、肝硬化等。

（3）暂时性糖尿：非病理因素所致的一过性糖尿，例如食入过量糖类、情绪激动、妊娠后期、哺乳期等。

知识点9：尿葡萄糖定性试验方法 副高：掌握 正高：熟练掌握

（1）班氏法：含有醛基的葡萄糖，在热碱性溶液中可将蓝色的硫酸铜还原为氧化亚铜，出现黄色至砖红色沉淀物。

1）结果判断

阴性：试剂不变色，如有较高的磷酸盐可呈蓝色浑浊。

微量（±）：冷却后呈绿色，但无沉淀。

弱阳性（+）：呈黄绿色浑浊，管底有少量黄色沉淀。

阳性（++）：煮沸1分钟呈黄绿色浑浊反应。

强阳性（+++）：煮沸1.5秒呈土黄色沉淀。

最强阳性（++++）：煮沸时即呈大量砖红色浑浊并迅速沉淀，上清液无色。

2）注意事项：在酒精灯上加热煮沸，时间不得少于1分钟；应在煮沸后自然冷却，不应用冷水使其冷却；链霉素、维生素C、水合氯醛、葡萄糖醛酸化合物等还原性药物可呈假阳性反应，大黄、黄连、黄芩等也可以致假阳性反应。

（2）干化学试纸法：尿液中葡萄糖在试纸中葡萄糖氧化酶的催化下，生成葡萄糖酸内酯和过氧化氢。在过氧化物酶的催化下，过氧化氢使色素原氧化而呈色。

注意事项：①尿标本要新鲜。②服用大量维生素C后可呈假阴性。③该方法为酶促反应，灵敏度为5.5mmol/L。操作时必须按规定时间准时与标准色板比较，否则色深影响结果。④试纸易失效，应避光干燥保存。

知识点10：尿酮体的分类 副高：掌握 正高：熟练掌握

（1）糖尿病性酮尿：糖利用异常所致，常伴有酸中毒。酮尿是糖尿病性昏迷的前期指标，酮尿出现时多伴有高糖血症和糖尿。

（2）非糖尿病性酮尿：见于中毒性休克、急性胃肠炎伴严重脱水、有机物中毒、严重呕吐、分娩后、严重高热、严重饥饿、营养不良、剧烈运动。高脂肪、高蛋白饮食后也可偶见酮体。

知识点11：尿酮体定性试验方法 副高：掌握 正高：熟练掌握

（1）粉刺法：尿液中的丙酮和乙酰乙酸在碱性溶液中与亚硝基铁氰化钠和硫酸铵作用，生成紫红色复合物。

注意事项：①丙酮易挥发，乙酰乙酸也不稳定，应采用新鲜尿标本检查；②该方法检测乙酰乙酸的灵敏度最高，检测丙酮的敏感度仅为乙酰乙酸的1/20～1/10。β-羟丁酸不起反应。

（2）干化学试纸法：以亚硝基铁氰化钠作酮体显示剂，形成紫栗色化合物。

注意事项：①试纸应放阴凉、干燥处，受潮后变软发黄即失效；尿中含肌酐、肌酸较多时，可呈假阳性。

知识点12：尿沉渣检查 副高：掌握 正高：熟练掌握

尿沉渣检查是对尿液离心沉淀物中有形成分的鉴定。传统的尿沉渣检查包括用显微镜对尿沉渣进行定性、定量检查。

知识点13：尿沉渣细胞检查临床意义 副高：掌握 正高：熟练掌握

（1）红细胞超过正常值：为显微镜下血尿，同“血尿”。

（2）白细胞超过正常值：多见于泌尿系炎症，如肾盂肾炎、膀胱炎、尿道炎、肾结核、肾小球肾炎。成年女性尿沉渣检查见成团脓细胞并伴有大量扁平上皮细胞，常为生殖道炎症。大量淋巴细胞或单核细胞的出现，多见于肾移植术后及其排斥反应。

（3）不同的上皮细胞：可见于尿道炎、急性肾小球肾炎、慢性肾病、膀胱炎，以及肾盂、输尿管或膀胱颈部等的炎症等。

知识点14：尿沉渣管型检查临床意义 副高：掌握 正高：熟练掌握

（1）透明管型：剧烈运动后及高热、心力衰竭患者可见少量透明管型。大量透明管型见于肾小球肾炎、肾病综合征、肾盂肾炎、恶性高血压、药物中毒导致的肾实质性病变、肾出血等。

（2）颗粒管型：少量可见于无肾脏疾病者运动后、发热或脱水时。大量出现见于肾小球肾炎、肾病综合征及药物毒性所致的肾小管损害。

（3）细胞管型：见于肾小管损伤、肾单位出血、肾盂肾炎、间质性肾炎等肾实质感染性疾病，并可作为上尿路感染标志物。

（4）蜡样管型：多提示有严重的肾小管变性坏死，预后不良，如肾小球肾炎晚期、肾衰竭、肾淀粉样变性。

第四节 粪便检查

知识点1：粪便检查的主要目的　　副高：掌握　正高：熟练掌握

（1）了解消化道及通向肠道的肝、胆、胰腺等器官是否有炎症、出血和寄生虫感染等。

（2）根据粪便的性状和组成了解消化状况，借以粗略的判断胃肠、胰腺、肝胆的功能状况。

（3）粪便隐血检查可协助消化道肿瘤的诊断。

（4）检查粪便中有无致病菌以防治肠道传染病等。

粪便检查的内容有一般性状检查、显微镜检验、化学检验、免疫学检验、微生物学检验等，但以前三者为临床上最常用的检验项目。

知识点2：粪便的一般检查　　副高：掌握　正高：熟练掌握

正常成人的粪便因为粪胆素而呈棕黄色，成形，质软；婴儿粪便可呈黄色或金黄色。

（1）稀汁样便：肠蠕动亢进或分泌增多所致，见于各种感染性腹泻或非感染性腹泻，尤其是急性肠炎。小儿肠炎常为绿色稀汁样便；假膜性肠炎常为大量黄色稀汁样便并含有膜状物；艾滋病伴发肠道隐孢子虫感染时可排出大量稀水样便。

（2）黏液脓血便：细菌性痢疾多为黏液脓血便，以黏液脓血为主，可无粪质；阿米巴痢疾粪便呈黯红色果酱样，以血为主，粪质较多，有特殊腥味；溃疡性结肠炎、克罗恩病等常见黏液脓血便。

（3）柏油样便：粪便呈褐色或黑色、质软、富有光泽、隐血试验阳性为柏油样便。上消化道出血50～70ml即可出现柏油样便。

（4）鲜血便：可见于肠道下部出血，如直肠、结肠息肉和肿瘤，肛裂及痔疮等。

（5）米泔样便：呈白色淘米水样，量多且含黏液片块，见于霍乱、副霍乱患者。

（6）白陶土样便：由各种原因引起胆管梗阻，进入肠道的胆汁减少，使粪胆素生成减少所致。

（7）黏液稀便：见于肠壁受刺激或发炎时，如肠炎、痢疾和急性血吸虫病等。

（8）扁平带状便：可能因直肠或肛门狭窄所致。

知识点3：粪便的显微镜检查　　副高：掌握　正高：熟练掌握

（1）体细胞

1）红细胞：正常粪便中不存在，只有在肠道下段炎症或出血时可见，如痢疾、溃疡性结肠炎、结肠癌等。

2）白细胞：主要指中性分叶核粒细胞，正常粪便中不见或偶见，多出现在黏液及脓血的标本中。且可见到退化的白细胞称为脓细胞。肠炎时，粪便中白细胞一般< 15个/HP，分散存在；细菌性痢疾时可见多量，甚至满视野。

3）巨噬细胞：是一种来源于单核细胞并能吞噬较大异物的细胞。常随脓细胞出现于急性菌痢的粪便中。

4）肠黏膜上皮细胞：正常粪便中见不到，炎症时可增多，假膜性肠炎时数量较多。

5）肿瘤细胞：见于乙状结肠癌、直肠癌患者的血性粪便。

（2）食物残渣

1）肌肉纤维：正常人大量肉食后粪便中可见，胰腺外分泌功能减退、胰功能严重不全时多见。

2）淀粉颗粒：为大小不等的圆形或椭圆形颗粒，加碘染为黑蓝色，腹泻的粪便中易见，慢性胰腺炎、胰腺功能不全时增多。

3）脂肪小滴：腹泻及胰腺外分泌功能减退时可见增多，尤以慢性胰腺炎、胰头癌时更甚。

（3）酵母菌和类酵母样孢子

1）酵母菌：常见于正常粪便中。

2）类酵母样孢子：正常少见，一般见于大量应用抗生素后致肠道菌群紊乱，引起二重感染。

知识点4：粪便的化学检查 副高：掌握 正高：熟练掌握

（1）隐血试验：当上消化道少量出血时，红细胞被分解破坏，用肉眼或在显微镜下不能发现，称为隐血。隐血可用化学方法测出，称为隐血试验。①急性、慢性消化道出血均可见不同程度的阳性颜色反应。对诊断和鉴别诊断有一定临床意义。②可作为消化道恶性肿瘤筛选的一个指标。

（2）粪胆色素：①胆道梗阻时，粪胆色素减少或消失，不全梗阻时呈弱阳性，完全梗阻时呈阴性。②婴幼儿因正常肠道菌群尚未建立或成人因腹泻等导致肠蠕动加速，粪胆红素来不及被肠道细菌还原，粪胆红素为阳性。

第五节 临床生化检查

知识点1：肝功能检查内容 副高：掌握 正高：熟练掌握

（1）酶学检查：①丙氨酸转氨酶（ALT），又称谷丙转氨酶（GPT）；②天门冬氨酸转氨酶（AST），又称谷草转氨酶（GOT）；③γ-谷氨酰基转移酶（GGT）；④碱性磷酸酶（ALP）；⑤血清5′-核苷酸酶（5′-NT）；⑥单胺氧化酶（MAO）。

（2）胆红素测定：①总胆红素（TBil）；②直接胆红素（DB）；③总胆汁酸（TBA）。

（3）蛋白质测定：体内许多蛋白由肝脏合成，如清蛋白、血浆纤维蛋白原等。此外，患有慢性肝脏疾病（自身免疫性慢性肝炎、慢性活动性肝炎、肝硬化、慢性酒精性肝病等）时，球蛋白也可增高。

知识点2：丙氨酸转氨酶（ALT）　副高：掌握　正高：熟练掌握

血清酶活性显著增高是诊断急性病毒性肝炎、中毒性肝炎等肝病的重要指标。

知识点3：天门冬氨酸转氨酶（AST）　副高：掌握　正高：熟练掌握

（1）肝细胞损伤、慢性肝炎、肝硬化，AST往往升高；在肝炎恢复期，AST恢复正常的时间迟于ALT。

（2）心肌梗死时，血清中AST活力增高，发病12小时之内显著增高，48小时达到高峰，3～5日恢复正常。

（3）肌营养不良、外伤或手术后肌肉损伤、皮肌炎、脑外伤、急性胰腺炎、急性溶血性贫血、恶性肿瘤、白血病等疾病时，AST增高。

知识点4：γ-谷氨酰基转移酶（GGT）　副高：掌握　正高：熟练掌握

（1）急性病毒性肝炎、慢性肝炎、淤胆型肝炎、肝炎后肝硬化、酒精性肝硬化、肝内胆汁淤积、肝外胆道阻塞、原发性肝癌或转移性肝癌时，GGT均有不同程度的增高，但除原发性肝癌和肝外胆道阻塞外，一般不超过150U/L。如果持续增高＞100U/L，提示可能发展为慢性迁延性肝炎。慢性肝炎的非活动期，该酶活性多属正常，而活动期大多增高，故可作为判断肝病活动性的指标之一。

（2）GGT对诊断肝移植后胆汁性并发症有意义。它是筛选肝移植早期（＜30日）和晚期（＞90日）是否有胆汁性并发症的较好指标。

知识点5：碱性磷酸酶（ALP）　副高：掌握　正高：熟练掌握

（1）肝胆疾病时，ALP总活力可升高。

（2）骨骼疾病患者由于成骨细胞增生血清ALP升高，畸形性骨炎时ALP显著升高，为正常参考区间的十几倍至几十倍，但血清钙磷多正常。

（3）恶性肿瘤、妊娠期、尿毒症、肠梗阻时，ALP也可升高。

（4）血清ALP活力降低可见于克汀病、维生素C缺乏症和磷酸酶过少症等。

知识点6：血清5′-核苷酸酶（5′-NT）　副高：掌握　正高：熟练掌握

5′-NT活力增高主要表现于肝胆系统疾病，如阻塞性黄疸、原发性或继发性肝癌，同时ALP活力也增高。而骨骼系统疾病，ALP活力增高，但5′-NT正常。以此可进行鉴别诊断。

知识点7：单胺氧化酶（MAO） 副高：掌握 正高：熟练掌握

（1）急性坏死性肝炎、肝硬化（70%～80%）、肝癌伴肝硬化时MAO明显升高。

（2）甲状腺功能亢进、糖尿病、肢端肥大症、结缔组织病、慢性充血性心力衰竭时也可见MAO活性增高。

知识点8：胆红素测定 副高：掌握 正高：熟练掌握

胆红素主要来源于衰老红细胞裂解后血红蛋白的分解产物。正常情况下进入血中的胆红素与被清除的胆红素处于动态平衡状态，当胆红素代谢发生障碍时，血胆红素、尿胆红素和尿胆原会发生变化。

知识点9：总胆红素（TBil） 副高：掌握 正高：熟练掌握

参考范围：新生儿：0～1日，34～103μmol/L；1～2日，103～171μmol/L；3～5日；68～137μmol/L。成人：3.4～17.1μmol/L。

总胆红素升高可见于以下情况。

（1）肝细胞处理能力下降，如新生儿生理性黄疸、药物性黄疸、肝内淤滞性黄疸、代谢障碍及肿瘤所致的肝病变。

（2）肝细胞分泌在肝外的排泄障碍，如结石、肿瘤、狭窄、炎症、寄生虫等所致的胆道梗阻。

（3）胆红素形成过多，如先天性红细胞膜、酶或血红蛋白的遗传缺陷等，获得性的败血病，脾功能亢进，造血系统功能紊乱等。

知识点10：直接胆红素（DB） 副高：掌握 正高：熟练掌握

（1）溶血性黄疸时总胆红素增高，直接胆红素正常或稍有升高。

（2）肝细胞性黄疸时总胆红素、直接胆红素均升高。

（3）阻塞性黄疸时总胆红素和直接胆红素均升高。

知识点11：总胆汁酸（TBA） 副高：掌握 正高：熟练掌握

肝炎、肝硬化、肝癌、阻塞性黄疸及药物引起肝损伤时TBA升高。肝细胞仅有轻微坏死时，血清胆汁酸的升高常比其他检查更为灵敏。

知识点12：肝功能检查注意事项　　副高：掌握　正高：熟练掌握

（1）检查前不能进食，肝功能是抽血检查要求空腹，空腹时间一般为8～12小时。这是由于饮食后血液中的成分会发生改变，这样在检查时就会出现异常现象，从而造成误诊。

（2）在肝功能检查前一天的饮食要以清淡为主，因为过于油腻的饮食可能会造成转氨酶等其他指标的不正常，这样也会使检查结果出现误差。

（3）在肝功能检查前要注意不要服用药物，因为有些药物会加重肝脏负担，造成肝功能暂时性损伤，从而引起肝功能检查结果的准确性。

（4）在肝功能检查前注意保证充足的睡眠，不要剧烈运动，这都有可能造成转氨酶升高，从而影响检查结果。

（5）检查前一天一定不能喝酒，喝酒会导致转氨酶的升高，影响检查结果。

知识点13：肾功能检查内容　　副高：掌握　正高：熟练掌握

肾功能检查内容包括：①血肌酐（Cr）；②血尿素（Urea）；③尿酸（UA）。

知识点14：血肌酐（Cr）临床意义　　副高：掌握　正高：熟练掌握

肌酐是排泄功能检查较理想的内生性物质。其临床意义如下。

（1）肾小球滤过率下降的疾病，如急性肾小球肾炎、慢性肾小球肾炎（失代偿期）、急性或慢性肾功能不全等均有血清肌酐浓度升高。

（2）血清肌酐来自肌肉组织，其浓度与肌肉量正相关。肢端肥大症、巨人症时血清肌酐浓度升高；肌肉萎缩性疾病时血清肌酐浓度降低。

（3）用于慢性肾功能不全的分期：第1期（肾功能不全代偿期）133～177μmol/L；第2期（肾功能不全失代偿期）178～442μmol/L；第3期（肾衰竭期）443～707μmol/L；第4期（尿毒症期）＞707μmol/L。

（4）透析治疗前后，血清肌酐测定可用于选择透析指标，判断透析治疗效果。

知识点15：血尿素（Urea）临床意义　　副高：掌握　正高：熟练掌握

（1）生理变化：尿素在健康男性比女性高10%～20%；新生儿稍高于成人，出生60日后与成人无明显差异，60岁后较年轻人高10%左右；日间比夜间高，盛夏和严冬比春季、秋季高；剧烈运动时增高；高蛋白饮食时增高，低蛋白饮食时降低；妊娠时降低。

（2）病理变化：①尿素产生增多：即肾前性氮质血症。糖尿病酸中毒、高热、饥饿、某些癌症和脓血症等使蛋白质分解代谢加快，尿素增加。②尿素排泄障碍：肾小球肾炎、肾盂肾炎、肾间质性肾炎、肾病综合征等肾实质损伤时；尿路结石、泌尿生殖肿瘤、前列腺增生等造成排尿受阻时；急性肠炎、烧伤、脱水、休克、心功能不全等引起肾供血不足时，尿素浓度升高。

（3）重症肝病时，尿素产生量下降，尿素浓度降低。

知识点16：尿酸（UA）临床意义　　副高：掌握　正高：熟练掌握

尿酸异常可见于以下疾病。

（1）痛风：尿酸是诊断嘌呤代谢紊乱所致痛风的最佳生化指标。

（2）低尿酸血症：代谢紊乱，尿酸生成不足或肾小管对尿酸的转运异常，尿中尿酸排除异常增加所致。

（3）高尿酸血症：①原发性高尿酸血症，大多是由原因不明的尿酸生成亢进和尿酸排泄低下引起的。②继发性高尿酸血症，可由尿酸排泄减少（如各种慢性肾脏疾病及肾功能不全、充血性心功能不全、高血压、高脂血症等）或尿酸生成增多（如白血病、淋巴瘤、真性红细胞增多症及高尿酸饮食、剧烈运动、低氧血症、烧伤等）所致。

知识点17：肾功能检测的注意事项　　副高：掌握　正高：熟练掌握

（1）红细胞中非肌酐色素原更多，全血肌酐较Scr血清肌酐为高，溶血可使Scr假性增高。肾功能检测患者必须连续3天禁食肉类，每日蛋白质摄入量应少于40g，并避免剧烈运动，减少肌酸的过多分解。正常人血浆中的肌酐有两种来源：①食物，尤其是食物中的动物肉类，即外源性肌酐；②体内肌酸代谢而来，为内源性。不摄取含肌酐的饮食3天，此时，血浆中的肌酐均为内源性，浓度相当稳定。

（2）检查前忌大量饮酒、劳累、过量进食肉类，饮食要清淡。

（3）注意休息，避免剧烈运动。

知识点18：血糖及其代谢产物测定内容　　副高：掌握　正高：熟练掌握

血糖及其代谢产物测定内容包括：①血清葡萄糖；②葡萄糖耐量试验；③糖化血红蛋白测定。

知识点19：血清葡萄糖　　副高：掌握　正高：熟练掌握

参考范围：3.90～6.11mmol/L。

临床意义包括以下方面。

（1）降低：小于3.9mmol/L为血糖降低。常见原因包括胰岛素过多，如胰岛素瘤等；对抗胰岛素的激素分泌不足，如肾上腺皮质激素、生长激素等缺乏；肝糖原储存缺乏，如重型肝炎、肝硬化、肝癌等严重肝病；其他如长期营养不良、长时间不能进食等。

（2）升高：常见原因包括糖尿病；其他内分泌疾病，如巨人症、肢端肥大症、甲状腺功能亢进等；应激性高血糖，如颅脑损伤、颅内压增高、脑卒中、心肌梗死等；其他包括药物影响、肝源性血糖升高、胰腺病变等。

知识点20：葡萄糖耐量试验　　副高：掌握　正高：熟练掌握

糖耐量试验是指口服或注射一定量葡萄糖后，间隔一定时间测定血糖水平。它是检测人体葡萄糖代谢功能的试验，主要用于诊断症状不明显或血糖升高不明显的可疑糖尿病。

（1）糖耐量增高：甲状腺功能减退、肾上腺皮质功能减退、垂体前叶功能减退等均呈低平曲线。

（2）糖耐量减低：见于糖尿病、肝病、甲状腺功能亢进、垂体前叶及肾上腺皮质功能亢进。

知识点21：糖化血红蛋白测定　　副高：掌握　正高：熟练掌握

糖化血红蛋白反应速度主要取决于血糖浓度及血糖与血红蛋白的接触时间。其糖化反应过程缓慢且相对不可逆，不受短时间内血糖水平波动的影响，故在高血糖及血糖、尿糖水平波动较大时更有诊断意义。

（1）诊断和监控糖尿病：可反映测定前1～3个月平均血糖水平；控制糖尿病后其下降要比血糖和尿糖晚3～4周。

（2）鉴别诊断：鉴别糖尿病性高血糖及应激性高血糖，前者水平多增高，后者正常。

知识点22：心肌酶检查内容　　副高：掌握　正高：熟练掌握

心肌酶检查内容包括：①肌酸激酶（CK）；②肌酸激酶同工酶（CK-MB）；③乳酸脱氢酶（LDH）。

知识点23：肌酸激酶（CK）　　副高：掌握　正高：熟练掌握

（1）心肌梗死：肌酸激酶是诊断急性心肌梗死较灵敏的血清酶，能用于早期诊断（大约78%的患者在发作后4～6小时开始升高，100%的患者24小时左右达到高峰，2～3日恢复正常），诊断效率高（阳性率95%，有些心电图不易诊断的心肌梗死CK多数增高），特异性强（不受肝病影响，但易受标本溶血的影响），可判断梗死面积及预后。但对心肌梗死后期诊断价值不大。

（2）急性病毒性或风湿性心肌炎：CK总活性轻、中度升高，可高达正常上限的5倍。心肌酶谱测定有助于急性心肌炎和急性心肌梗死的鉴别。

（3）肌病：各型肌营养不良、多发性肌炎等血清CK活性升高。

（4）神经系统疾病：脑膜炎、脑炎、肝豆状核变性等可使血清CK活性升高。

（5）其他：甲状腺功能减退、肢端肥大症、机械性损伤、术后等也可使CK活性升高。

知识点24：肌酸激酶同工酶（CK-MB）　　副高：掌握　正高：熟练掌握

正常人组织中常含有三种肌酸激酶的同工酶。心肌中主要含CK-MB，一般占总CK的

14%～42%，是急性心肌梗死的主要诊断指标。CK-MB上升先于CK总活性。若心肌梗死3日后仍维持较高水平，提示心肌梗死继续发展；已下降后再度升高，提示有新梗死发生的可能。心肌炎时其活性也增高。

知识点25：乳酸脱氢酶（LDH） 副高：掌握 正高：熟练掌握

（1）心肌梗死：心肌细胞中LDH活性比血清中高数百倍，所以心肌的少量损伤就会引起血清LDH活性的显著增高。通常在胸痛发作后48小时内升高，第2～3日达高峰。增高的程度与梗死面积呈正相关。

（2）其他：肝脏疾病、骨骼肌损伤、白血病、淋巴瘤等也使其活性上升。

知识点26：淀粉酶（AMS）检查 副高：掌握 正高：熟练掌握

（1）AMS增高：①急性胰腺炎，一般于发病6～12小时开始升高，持续3～5日恢复正常。尿液AMS于发病12～24小时开始升高，持续3～10日恢复正常。②慢性胰腺炎急性发作。

（2）AMS降低：慢性胰腺炎，尤其是胰腺广泛纤维化时，由于胰腺外分泌功能不足，血清淀粉酶同工酶（P-AMS）降低。

知识点27：血脂和脂蛋白测定 副高：掌握 正高：熟练掌握

（1）血脂：①血清总胆固醇，增高可见于动脉粥样硬化、肾病综合征、胆总管阻塞、黏液性水肿、糖尿病等。降低可见于严重贫血、甲状腺功能亢进等。②三酰甘油（甘油三酯），随年龄而呈上升趋势，在体重超标准者偏高。增高可见于糖尿病、肾病综合征、脂肪肝及其他肝病。降低可见于甲状腺功能亢进、肾上腺皮质功能降低和肝功能严重低下。

（2）脂蛋白：①高密度脂蛋白胆固醇（HDL-C），将肝外组织胆固醇运送到肝脏的运输工具。HDL-C降低的人群脑血管和冠心病发病率高。增高的意义尚不明确。②低密度脂蛋白胆固醇（LDL-C），为心、脑血管动脉硬化疾病的危险因子。③血清载脂蛋白A_1及B，血清载脂蛋白A_1是HDL的主要蛋白，血清载脂蛋白B是LDL的主要蛋白。因此两者的测定值直接反映HDL和LDL含量与功能。

知识点28：血清蛋白质及代谢测定 副高：掌握 正高：熟练掌握

（1）血清蛋白质：血清蛋白质对肝、肾损害及多发性骨髓瘤等有一定的诊断、鉴别意义。①总蛋白（TP）：总蛋白增高可见于脱水、休克、慢性肾上腺皮质功能减退等造成的血液浓缩；血清蛋白的合成增加，多见于多发性骨髓瘤患者。总蛋白减少多见于营养不良和消耗增加、合成障碍、蛋白丢失，血浆中水分增加导致血液被稀释等。②白蛋白（A）：又称清蛋白，为监测肝脏疾病的重要指标。肝功能损害时，肝脏合成清蛋白的量明显减少，并与肝脏病变的严重程度相平行。③清蛋白/球蛋白比值（A/G）：A/G降低或倒转可因清蛋白降低或球蛋白增高所致。最常见于严重的肝功能损害等。

（2）血氨测定：①病理性增高，见于严重肝损害、尿毒症、上消化道大出血、肝外门脉系统分流形成。②病理性降低，见于低蛋白饮食和严重贫血。③生理性增高：过多高蛋白饮食和运动后。

知识点29：无机离子检查　副高：掌握　正高：熟练掌握

（1）钾（K^+）：正常参考区间为3.5～5.5mmol/L。

（2）钠（Na^+）：正常参考区间为130～150mmol/L。

（3）氯（Cl^-）：正常参考区间为94～110mmol/L。

（4）钙（Ca^{2+}）：正常参考区间：总钙为2.25～2.75mmol/L，钙离子为1.02～1.60mmol/L。

（5）镁（Mg^{2+}）：正常参考区间为0.6～1.4mmol/L。

（6）磷（P^{3-}）：正常参考区间为0.97～1.62mmol/L。

知识点30：血液pH及血气分析　副高：掌握　正高：熟练掌握

（1）血液pH：$pH>7.45$为碱血症，$pH<7.35$为酸血症。

（2）氧分压（PaO_2）：低于7.3kPa提示有呼吸衰竭，低于4.0kPa即有生命危险。

（3）氧饱和度（SaO_2）：指血液在一定条件下，HbO_2占全部血红蛋白的百分比值，其随PaO_2的升降而增减。PaO_2下降可导致SaO_2急剧下降，为严重缺氧状态。

第六节　临床免疫学检查

知识点1：甲型病毒性肝炎的检验　副高：掌握　正高：熟练掌握

甲型肝炎病毒（HAV）为单链正肽RNA病毒，主要通过手－口途径传播。

（1）甲型病毒性肝炎抗HAV-IgM：抗HAV-IgM总在发病时被检测到。阴性结果可排除新近的感染。在发病后抗HAV-IgM通常可维持2～6个月。

（2）甲型病毒性肝炎抗HAV-IgG：一般发病10日后抗HAV-IgG可出现。以后的6个月内抗HAV-IgG通常浓度很高，且几乎终生可被检测到。如果抗HAV-IgG在血清中含量很高，可能会出现抗HAV-IgM的假阳性结果。

知识点2：乙型肝炎病毒感染的检验　副高：掌握　正高：熟练掌握

乙型肝炎病毒（HBV）属嗜肝DNA病毒。主要传播方式为血液传播、性传播、垂直传播。

（1）乙型肝炎表面抗原（HBsAg）：HBsAg阳性是乙型肝炎感染的标志，主要在感染乙型肝炎病毒（HBV）后1～2个月出现于血清中，可维持数周、数月至数年。阳性可见于乙型肝炎潜伏期和急性期、慢性迁延性肝炎、慢性活动性肝炎、肝硬化、肝癌和慢性HBsAg携带者。

（2）乙型肝炎表面抗体（抗-HBs）：它是机体针对HBsAg产生的中和抗体，是一种保护性抗体，表明机体具有一定的免疫力。阳性表示曾感染过HBV，且对HBV有一定的免疫力；接种乙肝疫苗后，被动获得抗-HBs。

（3）乙型肝炎e抗原（HBeAg）：它是HBcAg肽链的一部分，由感染的肝细胞分泌入血，在血液中可游离存在。HBeAg是一种传染期最多出现的急性活动期、感染早期标志物。阳性表明患有乙型肝炎，持续阳性者易转变为慢性肝炎（反映有乙肝病毒复制，为传染性标志物）。

（4）乙型肝炎e抗体（抗-HBe）：它是HBeAg的对应抗体，但不是中和抗体，出现于急性感染的恢复期，持续时间较长。阳性意味着HBV部分被清除或抑制，复制减少，传染性降低。

（5）乙型肝炎核心抗体（抗-HBc）：它是HBcAg的对应抗体，但不是中和抗体，而是反映肝细胞受到HBV侵害的一种指标。主要通过检测抗-HBc IgM、抗-HBc IgG等进行测定。①抗-HBc IgM是机体感染HBV后在血液中最早出现的特异性抗体，是诊断急性乙型肝炎和判断病毒复制活跃的指标，并提示患者血液有强传染性，阳性还见于慢性活动性肝炎。②抗-HBc IgG阳性高效价表明患有乙型肝炎，指正在感染；低效价则是既往感染过HBV的指标。

知识点3：丙型肝炎病毒感染的检验　　副高：掌握　正高：熟练掌握

丙型肝炎病毒（HCV）是一小的有囊膜的单股正链RNA病毒，传播途径为血液及血制品（血透者高发）、注射嗜毒。

HCV在血液中的浓度极低，很难在血中检出HCVAg。

（1）血清或肝内HCV RNA阳性，或抗-HCV阳性，临床符合急性肝炎而又无其他型肝炎病毒感染的急性感染者可诊断为急性丙型肝炎。HCV感染后1～2周即可从血中检出HCV RNA。抗-HCV是有传染性的标记物而不是保护性抗体。感染HCV后4～8周血中可检出抗-HCV。

（2）血清抗-HCV阳性，或血清和/或肝内HCV RNA阳性，临床符合慢性肝炎，而除外其他型肝炎者，可诊断为慢性丙型肝炎。HCV RNA在感染后15日即可检测到。虽呈间歇性，但常持续至整个感染过程。HCV RNA阳性，表明血中有HCV感染，具有传染性。

知识点4：戊型肝炎病毒感染的检验　　副高：掌握　正高：熟练掌握

戊型肝炎病毒（HEV）为单股线状正链RNA病毒，其流行病学、发病经过、病理表现、临床表现、治疗方法等，基本同甲型肝炎，不转为慢性。

（1）抗-HEV IgG阳性：急性肝炎患者血清抗-HEV阳转或效价由低到高，可诊断戊型肝炎。

（2）抗-HEV IgM阳性：可作为早期诊断戊型肝炎的参考。

知识点5：常用抗原抗体凝集反应　副高：掌握　正高：熟练掌握

常用抗原抗体凝集反应包括：①类风湿因子（RF）乳胶凝集试验；②抗链球菌溶血素O试验；③C反应蛋白（CRP）测定。

知识点6：类风湿因子（RF）乳胶凝集试验　副高：掌握　正高：熟练掌握

类风湿因子是抗变性IgG抗体，无种属特异性，有自身抗原作用。

RF在类风湿关节炎患者的阳性率约85%，高效价的RF阳性患者病变活动重，病情进展较快，不易缓解，预后较差，且伴有严重的关节外表现。大部分患者血清中RF效价与关节炎严重程度相平行。

知识点7：抗链球菌溶血素O试验　副高：掌握　正高：熟练掌握

链球菌溶血素O是A族溶血性链球菌的重要代谢产物之一，是一种具有溶血活性的蛋白质，能溶解人和一些动物的红细胞。同时链球菌溶血素O具有抗原性，能刺激机体产生对应的抗体，称为抗链球菌溶血素O。

（1）升高：常见于A族溶血性链球菌感染引起的疾病，如感染性心内膜炎、扁桃体炎、风湿热以及链球菌感染后肾小球肾炎等。

（2）升高的时间：溶血性链球菌感染1周后开始升高，4～6周达高峰。由于其可持续几个月或几年，其阳性不一定是近期感染的指标，应动态观察。

知识点8：C反应蛋白（CRP）测定　副高：掌握　正高：熟练掌握

CRP是一种能与肺炎链球菌C多糖发生作用的急性时相反应蛋白，具有激活补体、促进吞噬和免疫调理作用。CRP主要由肝脏产生，其含量变化对炎症、组织损伤、恶性肿瘤等疾病的诊断及疗效观察具有重要意义。

（1）组织损伤：如大手术、严重创伤、烧伤、心肌梗死等，常于发病后数小时迅速升高，病变好转时迅速下降。

（2）各种细菌感染：尤其是革兰阴性杆菌感染，常可明显升高；病毒性感染，则升高不明显或轻度增高。可作为细菌性感染和病毒性感染的鉴别诊断指标。

（3）风湿热活动期，可明显升高。

知识点9：肿瘤标志物检查　副高：掌握　正高：熟练掌握

肿瘤标志物是由恶性肿瘤产生的或由于肿瘤刺激宿主正常细胞产生的，能反映恶性肿瘤的发生、生长及其对抗肿瘤治疗反应的物质。

肿瘤标志物检查内容包括：①甲胎蛋白（AFP）测定；②癌胚抗原（CEA）测定；③前列腺特异抗原测定。

知识点10：甲胎蛋白（AFP）测定 副高：掌握 正高：熟练掌握

甲胎蛋白是胎儿发育早期，由肝脏和卵黄囊合成的一种血清蛋白，胎儿出生后不久即逐渐消失。肝细胞癌发生时可明显增高。甲胎蛋白是原发性肝癌的最灵敏、最特异的肿瘤标志。

（1）原发性肝细胞癌患者血清AFP明显升高，一般>300μg/L。

（2）病毒性肝炎、肝硬化患者AFP有不同程度升高，但<300μg/L。

（3）生殖腺胚胎性肿瘤（如睾丸癌、畸胎瘤）患者AFP可见升高。

（4）妇女妊娠3个月后开始升高，7～8个月时达到高峰，一般<400μg/L。孕妇血清中AFP异常升高，应考虑有胎儿神经管缺损畸形的可能。

知识点11：癌胚抗原（CEA）测定 副高：掌握 正高：熟练掌握

CEA是一种结构复杂的可溶性糖蛋白，胚胎期主要存在于胎儿的胃肠管、胰腺和肝脏，出生后组织内含量很低。胃肠道恶性肿瘤、乳腺癌、肺癌及其他恶性肿瘤患者的血清中CEA升高。CEA是一种广谱肿瘤标志物，虽然不能作为诊断某种恶性肿瘤的特异性指标，但在恶性肿瘤的鉴别诊断、病情监测、疗效评价等方面有重要价值。

（1）升高可见于结肠癌、直肠癌、乳腺癌、胃癌、肺癌、胰腺癌等。

（2）连续随访检测，可用于恶性肿瘤手术后的疗效观察及预后判断，也可用于化疗患者的疗效观察。

知识点12：前列腺特异抗原测定 副高：掌握 正高：熟练掌握

前列腺特异抗原（PSA）是一种由前列腺分泌的单链糖蛋白，前列腺癌时PSA水平明显升高。

前列腺癌时，90%～97%患者血清PSA水平明显升高；外科切除术后，90%的患者血清PSA水平明显降低。如果又见PSA水平升高，则有转移或复发的可能。

良性前列腺瘤、前列腺肥大或急性前列腺炎时，大约有14%的患者血清PSA水平升高，应注意鉴别。

知识点13：免疫球蛋白测定 副高：掌握 正高：熟练掌握

免疫球蛋白是一组具有抗体活性的球蛋白，存在于机体的血液、体液、外分泌液及部分细胞的表面，可分为IgG、IgA、IgM、IgD和IgE。

（1）IgG、IgA、IgM均增高：常见于各种慢性感染、慢性肝病、肝硬化、淋巴瘤和某些自身免疫性疾病（如系统性红斑狼疮等）。

（2）单一免疫球蛋白增高：主要见于免疫增殖性疾病（如多发性骨髓瘤、原发性球蛋白血症等）。IgE多见于Ⅰ型变态反应性疾病（如过敏性支气管哮喘、特应性皮炎、荨麻疹等）。

（3）免疫球蛋白降低：常见于各类先天性免疫缺陷病、获得性免疫缺陷病、联合性免疫缺陷病及长期使用免疫抑制剂的患者。单一的IgA降低常见于反复呼吸道感染患者。

第十三章 影像诊断学

第一节 X线成像基础

知识点1：X线的定义 副高：熟悉 正高：掌握

X线是在真空状态下，高速电子流撞击障碍物产生的电磁波，是一种光子，诊断上使用的X线波长范围为0.008～0.031nm。

知识点2：X线普通检查 副高：熟悉 正高：掌握

（1）透视：①优点：简单易行，可观察器官的形态变化和动态活动；通过转动患者的体位进行多方向的观察；可实时了解器官的动态变化；费用低。②缺点：图像的对比度及清晰度较差；X线剂量相对较大，检查结果缺乏客观记录。

（2）普通X线摄影：①优点：空间分辨力相对较高，可观察微小病变；能保存，有客观记录，便于会诊和复查对照。②缺点：不能观察器官动态变化。

知识点3：X线特殊检查 副高：熟悉 正高：掌握

（1）软X线摄影：40kV以下管电压产生的X线，能量低，穿透力较弱，因此称为"软X线"。一般由钼靶产生，故也称钼靶摄影。用于软组织，尤其是乳腺的检查。

（2）高电压摄影：采用120kV以上的电压进行摄片。由于穿透力强，有利于突出密度差别较大组织的对比度，组织不易互相遮盖。常用于胸部，能较好地显示气管、主支气管、肺门区支气管和被骨骼及纵隔重叠的结构和病灶。

（3）体层摄影：通过动态平面聚焦，可获得某一层面上的组织结构的影像，而不属于该层面的结构在投影过程中被模糊掉。但由于CT的广泛应用，体层摄影已较少应用。

知识点4：X线造影检查 副高：熟悉 正高：掌握

普通X线检查依靠人体自身组织的天然对比形成影像，而对于缺乏自然对比的结构或器官，可人工将对比剂导入体内，改变组织和器官与邻近组织的对比度，以达到显示其形态和功能的方法，即为造影检查。常用的造影检查有：钡剂检查（包括钡灌肠）、心血管造影、经皮肝穿刺胆管造影、静脉肾盂造影、排泄性胆管造影等。

知识点5：计算机X线成像（CR）　　副高：熟悉　正高：掌握

计算机X线成像（CR）是一种数字化X线成像技术。它将X线摄照的影像信息记录在成像板上，经读取装置读取，由计算机计算出一个数字化图像，再经数字/模拟转换器转换，在荧屏上显示出灰阶图像。与传统X线摄影相比，空间分辨力不足，检查费用较高。

知识点6：数字化X线成像（DR）　　副高：熟悉　正高：掌握

数字化X线成像（DR）是以探测器作为X线的接受介质，直接将X线转换成电信号，然后通过数字/模拟转换器转换成数字图像，省略了CR技术中激光读取的步骤。DR除具有数字化成像技术所共有的特点外，还具有检查时间明显缩短、检查效率显著提高优点。

知识点7：数字减影血管成像（DSA）　　副高：熟悉　正高：掌握

数字减影血管成像（DSA）是利用计算机处理数字化的影像信息，以消除骨骼和软组织影的减影技术，是新一代血管造影的成像技术。较常用的是时间减影法。根据将对比剂注入动脉或静脉而分为动脉DSA和静脉DSA两种。

DSA的优点：①无骨骼与软组织重叠，使血管和病变显示清楚；②可实时观察血流的动态图像；③所用对比剂浓度低，剂量少；④图像可数字化存储。

知识点8：X线在中枢神经系统与头颈部的临床应用　　副高：熟悉　正高：掌握

中枢神经系统包括脑和脊髓，位于骨组织包绕的颅腔和椎管内。传统的X线摄影仍用于骨质结构的观察。脊柱平片仍为脊柱病变的常规检查方法。脑室与脊髓造影已逐渐被CT、MRI检查所取代。因DSA可较好地显示血管状况，应用较广泛，被认为是诊断动脉瘤、血管畸形（不包括海绵状血管瘤）等血管性病变的金标准。

头颈部包括眼、耳、鼻与鼻窦、口咽、喉咽、涎腺以及甲状腺等重要结构。X线摄影可显示含气空腔和骨质的改变，对于软组织显示不佳。腮腺造影可显示腮腺导管的状况。DSA可清晰显示该部位血管结构。

知识点9：X线在胸部的临床应用　　副高：熟悉　正高：掌握

胸部包括肺、纵隔、心脏、大血管以及乳腺等重要结构。在较长时间内，胸透是肺部和心血管检查的重要检查方法，但由于缺乏客观记录，不利于复查对比。胸部X线平片是胸部首选的检查方法。钼靶摄影是乳腺的首选检查。由于CT的普及，高电压摄影和体层摄影已被逐步取代。支气管造影也很少使用。

知识点10：X线在腹部的临床应用 副高：熟悉 正高：掌握

腹部即膈肌以下、盆底以上的解剖范围，包括消化系统、泌尿系统、生殖系统、腹膜腔、腹膜后间隙以及腹壁等结构。

透视可观察膈肌运动和胃肠运动情况，多用于急腹症的检查，观察有无穿孔或梗阻，还可帮助观察消化道异物、泌尿系结石以及节育器。腹部平片最常用于急腹症的检查。上消化道、小肠和结肠的造影检查目前仍广泛使用，如果选择低张双对比的造影检查方式则更有利于黏膜以及细微病灶的显示。泌尿系造影虽仍在使用，但正逐渐被CT和MRI检查所取代。

知识点11：X线在肌骨系统的临床应用 副高：熟悉 正高：掌握

透视常用于观察四肢骨骼有无骨折、脱位等情况。X线摄影仍然是观察骨、关节结构的首选检查方式。但对于细微骨折、骨髓的早期病变、软骨与韧带的损伤以及周围软组织情况显示效果不佳。

第二节 计算机体层摄影

知识点1：计算机体层摄影（CT） 副高：熟悉 正高：掌握

计算机体层摄影是利用X线束对人体某部位一定厚度的层面进行扫描，由探测器接收通过该层面衰减后的X线，转变为可见光后，经光电转换和模数转换/数模转换后，由计算机进行处理，按矩阵排列构成的图像。

知识点2：CT图像的特点 副高：熟悉 正高：掌握

CT图像是断层图像，与传统X线摄影相比，CT图像的空间分辨力不如X线图像高。CT图像是以不同的灰度来表示，反映器官和组织对X线的吸收程度。但在实际应用中，不用吸收系数，而用CT值来说明组织密度的高低程度。

知识点3：CT值 副高：熟悉 正高：掌握

CT值是CT图像测量中用于表示组织密度的统一计量单位，以标准水的吸收系数为1.0，CT值定为0HU，骨皮质的吸收系数最高，CT值定为＋1000HU，空气密度最低，定为-1000HU。人体中密度不同的各种组织的CT值居于-1000～＋1000HU。CT值的应用使得原仅靠肉眼比较来判断的密度差别转变为量化比较，从而保证了观察的精确性和统一性。

知识点4：CT检查方法　副高：熟悉　正高：掌握

（1）平扫：即不用对比剂增强或造影的扫描。

（2）增强扫描：即采用注射血管内对比剂后进行的CT扫描。目的是提高病变组织与正常组织的密度差，以显示平扫上未被显示或显示不清的病变，通过病变有无强化及强化类型，有助于病变的定性。包括普通增强扫描、动态增强扫描、双期和多期增强扫描。

（3）造影扫描：对某一器官或结构利用阳性或阴性对比剂使其显影，然后再进行CT扫描的方法。克服了常规X线造影的重叠问题，能更好地显示结构和发现病变。可分为血管造影CT和非血管造影CT。

（4）高分辨CT扫描：高分辨CT（HRCT）是常规CT检查的补充，用于提高CT图像的空间分辨力，可清楚显示微小的组织结构，如肺间质、听小骨和肾上腺等。它对CT检查的扫描参数有特殊的要求。

（5）图像后处理技术：主要包括多平面重组、表面遮蔽显示、最大（小）密度投影、容积再现和CT仿真内镜等。

知识点5：CT在中枢神经系统与头颈部的临床应用　副高：熟悉　正高：掌握

头颅CT平扫是颅脑病变的重要检查方法。头颅CT检查是脑卒中的首选检查方法，对于颅内血肿的诊断要优于MRI；但是由于颅底的伪影干扰，其对于小脑以及脑干等后颅窝结构的病变显示不佳。CT成像的软组织分辨力低于MRI，因此CT对于脑实质、脊髓、骨髓的早期病变的检出也不如MRI。随着CT技术的发展，多层螺旋CT神经系统的应用范围进一步拓展。CT血管成像可用于头颈部血管的检查和颅底动脉瘤的筛查。CT灌注技术可用于分析肿瘤性病变的血流动力学状况，并逐渐广泛用于缺血性脑梗死的早期诊断。CT三维重组等后处理技术有利于病灶的定位。高分辨CT已常规用于颅底、乳突、视神经管、鼻骨等微细结构的检查。

知识点6：CT在胸部的临床应用　副高：熟悉　正高：掌握

CT是胸部重要的检查方法。它可清晰地显示肺间质与实质性病变、肺门与纵隔淋巴结的大小与分布、心包与胸壁的改变等，与X线摄影相比具有较大的优越性。高分辨CT有助于微小病灶的分析。随着成像技术的提高，多层螺旋CT可进行冠状动脉成像和心脏钙化评分，可早期显示不稳定斑块，与有创的冠脉造影相比，冠状动脉CT成像正逐渐成为冠状动脉病变的筛查手段。

知识点7：CT在腹部的临床应用　副高：熟悉　正高：掌握

腹部CT检查前应认真做好肠道清洁准备，必要时需口服对比剂以区别胃/肠壁与周围软组织。腹部CT一次成像可完成大范围检查，是腹部重要的检查方法。多期相的增强检查（动脉期、静脉/门脉期、实质期/平衡期）有利于腹部病变性质的判断，特别对实质脏器的占位性病变以及腹腔内淋巴结的识别具有重要的临床意义。腹部CT血管成像是夹层动脉瘤的重要检查手段。对于血管栓塞性病变，除显示血管狭窄、闭塞的程度，还可以清晰显示侧支血管影像。结肠CT成像通过透明化、仿真内镜等后处理技术，在结肠息肉、结肠癌等疾病的诊断方面具有较大的优势。

知识点8：CT在肌骨系统的临床应用　　副高：熟悉　正高：掌握

CT成像克服了结构重叠的干扰，能够清晰显示骨质及周围肌肉、脂肪等软组织的影像。当X线摄影不能满意显示骨质状况或临床诊断有疑问时，可选择CT进行进一步检查。对于解剖结构较为复杂的部位也可首选CT检查。高分辨CT更有利于细小骨质结构的检查以及细微钙化、骨化结构的检出。CT三维重组有利于病灶的准确定位，以及复杂骨折和先天性畸形的诊断评价。随着CT设备的普及，CT检查已成为肌骨系统病变的最重要的检查方法。

第三节　磁共振成像

知识点1：磁共振成像（MRI）　　副高：熟悉　正高：掌握

磁共振成像（MRI）是通过对静磁场中的人体施加某种特定频率的射频（radio frequency，RF）脉冲，使人体组织中的氢质子受到激励而发生磁共振现象，当终止RF脉冲后，氢质子在弛豫过程中发出射频信号而成像。

知识点2：MRI成像特点　　副高：熟悉　正高：掌握

MRI为多参数成像，具有较高的软组织分辨力，可直接获得人体任何方向断面的图像，有利于病变的定位。MRI还具有流空效应，可利用液体的流动成像。血液的流空现象可使血管腔不使用对比剂即可显影，使MRI血管成像成为不需要对比剂、无射线辐射的真正无创性检查。

知识点3：MRI检查禁忌证　　副高：熟悉　正高：掌握

（1）绝对禁忌证：有心脏起搏器、铁磁性或电子镫骨植入物、用于中枢神经系统的止血夹和其他靠近生物敏感区域（如脊髓、眼球等）的铁质异物患者。

（2）相对禁忌证：非心脏部位的起搏器、非铁磁性置入物、有可能造成开裂的止血夹和生理依赖监视器等。另外，失代偿性心力衰竭、妊娠、幽闭恐惧症也列入相对禁忌证。

知识点4：MRI常用检查技术　　副高：熟悉　正高：掌握

MRI常用检查技术包括：①脂肪抑制；②磁共振血管成像（MRA）；③MR水成像；④磁共振功能成像（fMRI）。

知识点5：脂肪抑制　　副高：熟悉　正高：掌握

脂肪抑制是将图像上由脂肪成分形成的高信号抑制下去，使其信号强度减低，而非脂肪成分的高信号不被抑制。脂肪抑制序列的作用包括验证高信号区是否为脂肪组织；降低脂肪信号，显示被脂肪高信号所掩盖的病灶。

知识点6：磁共振血管成像（MRA）　　副高：熟悉　正高：掌握

磁共振血管成像（MRA）是应用特殊的扫描序列，使血流在图像中成为高信号，再通过最大强度投影等后处理技术使血管成像的MRI技术。通常无需注射对比剂即可使血管显影。优点是安全无创，可多角度观察；缺点是对小血管和小病变的显示不够满意，不能完全代替DSA。

知识点7：MR水成像　　副高：熟悉　正高：掌握

MR水成像采用长回波时间技术获取重T2WI，联合应用脂肪抑制技术，使含水器官显示清晰。主要包括MR胆胰管成像（MRCP）、MR尿路成像（MRU）、MR脊髓成像（MRM）、MR内耳成像等。MR水成像具有安全无创、无需对比剂，可任意方向成像，多角度观察等优点。

知识点8：磁共振功能成像（fMRI）　　副高：熟悉　正高：掌握

磁共振功能成像（fMRI）是在病变尚未出现形态变化之前，利用局部功能变化来形成图像，以达到早期诊断的目的。主要包括磁共振扩散成像、灌注成像和皮质激发功能定位成像等。

知识点9：MRI在中枢神经系统与头颈部的临床应用　　副高：熟悉　正高：掌握

MRI由于具有高的软组织分辨力，在脑实质、脑膜、脊髓、骨髓等部位病变的检出能力要优于CT，有利于疾病的早期诊断。凭借多方向成像的优势，MRI对病灶的定位及与毗邻结构的关系的判断也优于X线摄影和CT成像。由于无骨性伪影的干扰，MRI成为小脑、脑干等颅后窝结构病变的首选检查方法。MRI也是椎间盘和脊髓病变的首选检查方式。MRA不需要对比剂即可显示颅内大血管影像。可清晰显示颅底Willis环（脑底动脉环）和脑静脉窦影像。MRI对脑血管病变的诊断具有较高的价值，其对于海绵状血管瘤的诊断价值高于DSA。fMRI的应用为脑梗死、肿瘤、变性等疾病的诊断提供了更多的功能学帮助。但MRI对于微小钙化和出血的显示不如CT。

对于头颈部位，MRI对肿瘤性病变的定位、定性诊断以及病灶累及范围的判断优于其他影像学检查方式。

知识点10：MRI在胸部的临床应用　　副高：熟悉　正高：掌握

因为肺内含有大量的气体，MRI信号极低，同时由于呼吸运动伪影的干扰，MRI较少应用于肺实质的检查。但由于较高的软组织分辨力以及血管的流空效应，无需对比剂即可使心脏大血管成像。MRI还可应用纵隔肿瘤的检查，便于病变的定位以及评价病变与心脏大血管的关系。MRI还可显示胸膜的早期病变。

MRI在心脏大血管方面具有较大的优势，可清晰显示心脏大血管腔、管壁、心肌等结构影像，在评价心脏运动功能、判断心肌灌注等方面具有优势。缺点是对设备要求较高、检查费用高，难以普及。

应用专用的乳腺线圈，MRI对于乳腺病变的检查逐渐增多。优点是无射线损伤、多方向定位、软组织分辨力高、便于小病灶的显示等。缺点是费用高、对于小钙化的显示不佳。

知识点11：MRI在腹部的临床应用 副高：熟悉 正高：掌握

MRI对于肝、肾、膀胱、子宫和前列腺等结构的检查具有一定的临床价值，尤其是在对于病变的早期显示、小病灶的检出以及与周围结构的关系等方面。现多选择MRI为前列腺癌的首选检查方法。

MRCP与MRU等水成像技术广泛应用于胆管病变和泌尿系统病变的检查。对于不宜做ERCP、排泄性尿路造影和逆行性肾盂造影的患者可选择以上检查。由于具有安全、无创、多角度观察以及可显示梗阻远端等优点，MRCP已逐渐成为胰胆管病变的重要检查手段。MRI在胃肠道检查方面具有一定的限度。

知识点12：MRI在肌骨系统的临床应用 副高：熟悉 正高：掌握

MRI在骨髓病变的显示方面有较大优势。常用于股骨头缺血性坏死、白血病的早期诊断。MRI对于骨挫伤、骨髓水肿的敏感性也高于CT。MRI还常用于评价关节内病变、韧带和/或软骨的损伤，常作为X线或CT检查的补充，提供重要的影像信息。膝、髋、肩、腕、踝等关节的MRI检查可清晰显示关节腔积液，韧带、软骨和半月板的损伤，以及周围肌肉、肌腱等结构的变化。MRI对于软组织病变成分的分析也优于CT，但对于钙化、骨化的显示是其弱点。

第四节 核医学基础

知识点1：核医学 副高：熟悉 正高：掌握

核医学是用放射性核素诊断、治疗疾病和进行医学研究的医学学科。可分为实验核医学和临床核医学。其中，临床核医学是用放射性核素诊断和治疗疾病的临床医学学科。核医学影像是显示放射性核素标记的药物在体内的分布图，是显示器官及病变组织的解剖结构、代谢、功能相结合的显像。

知识点2：核医学显像原理 副高：熟悉 正高：掌握

核医学显像是放射性核素示踪方法的范畴，是利用放射性核素或其标记化合物作为示踪剂，引入人体后，以特异性或非特异方式浓聚于特定的正常脏器组织或病变组织。放射性核素显像可显示人体某一系统、脏器和组织的形态、功能、代谢的变化，达到定位、定性和定量诊断目的。

知识点3：核医学成像特点　　副高：熟悉　正高：掌握

在影像医学中，X线诊断学、磁共振影像诊断学和超声影像诊断学的显像诊断方法主要是依据人体器官的组织密度或其他物理特性的差异成像，反映人体器官组织的解剖结构；核医学影像是显示器官及病变组织的解剖结构和代谢、功能相结合的显像。这也是核医学显像的优势及有别于其他影像学方法之处。

知识点4：放射性药物　　副高：熟悉　正高：掌握

放射性药物是指含有一个或多个放射性原子而用于诊断和治疗的药物，从分子结构和用途的角度又称放射性核素标记化合物和示踪剂。根据不同的使用目的，放射性药物还可分为诊断用放射性药物和治疗用放射性药物。诊断用放射性药物是用于得到体内器官或病变组织的影像或测定其功能，故也称显像剂或示踪剂。

知识点5：放射性核素显像分类　　副高：熟悉　正高：掌握

根据不同的划分标准，放射性核素显像可分为：静态显像和动态显像、局部显像和全身显像、平面显像和断层显像、早期显像和延迟显像、阳性显像和阴性显像以及静息显像和负荷显像。

知识点6：核医学在中枢神经系统与头颈部的临床应用　　副高：熟悉　正高：掌握

中枢神经系统核医学检查包括SPECT显像和PET显像，主要显示脑的功能性影像，反映血流灌注、能量代谢、神经受体等方面的变化。这些改变常反映疾病的早期病理生理变化，因此可在CT、MRI出现异常影像表现之前，通过核医学脑显像获得重要信息。相对来说，SPECT显像应用较多，PET显像由于设备较为昂贵，普及较难。

另外，甲状腺与甲状旁腺显像已经普遍应用，为其功能判断和病变的定性诊断提供帮助。

知识点7：核医学在胸部的临床应用　　副高：熟悉　正高：掌握

肺灌注显像主要用于肺动脉栓塞的诊断与疗效判断；肺通气和吸入显像主要用于慢性阻塞性肺部疾患的诊断，还可结合肺灌注显像鉴别诊断肺栓塞；肺肿瘤阳性显像多采用^{99m}Tc-MIBI显像诊断肺癌及转移的淋巴结。

心血管核医学是心血管疾病的重要检查手段，不仅用于疾病的诊断，还可用于指导临床治疗和提供预后评价。可应用γ照相机或SPECT进行心肌灌注显像，评价冠状动脉的灌注功能，诊断心肌疾病，了解心肌血供情况；还可评价心室的泵功能，诊断心肌梗死。

^{99m}Tc-MIBI肿瘤显像对于乳腺肿瘤的诊断与鉴别诊断具有一定的价值，对于乳腺癌诊断的敏感性和特异性均较高，优于钼靶X线摄影。

知识点8：核医学在腹部的临床应用　　副高：熟悉　正高：掌握

^{99m}Tc胶体肝脾显像最为成熟和常用，但随着CT等高空间分辨力的成像方法的普及，其作用明显降低。目前，肝脏动态显像的应用逐渐增多，另外肿瘤阳性显像、肝血池显像等仍有一定的价值。同时，消化系统核医学在消化道出血、憩室的诊断和消化道动力学测定等方面也具有一定价值。

知识点9：核医学在肌骨系统的临床应用　　副高：熟悉　正高：掌握

放射性核素骨显像在骨关节系统的疾病诊断中具有优势，特点是可获得骨骼的形态、血供和代谢的信息。这种方法敏感性高，广泛应用于骨的良、恶性疾病和非肿瘤性骨疾患的早期诊断和疗效观察。此外，骨显像检查范围大，一次检查可显示全身骨骼的病理变化。但缺点是特异性低。

第五节　超声成像基础

知识点1：超声成像　　副高：熟悉　正高：掌握

超声指频率超过人耳听觉范围，即大于20000Hz的声波。利用超声波的物理特性和人体器官组织声学特性相互作用产生的信号，将其接收、放大和信息处理后形成图形、曲线或其他数据，以此进行诊断的方法称为超声诊断或超声成像。

知识点2：超声的物理特性　　副高：熟悉　正高：掌握

超声波与光相似，可以在固体、液体和气体中传播，呈直线传播，有反射、散射、衰减及多普勒效应等物理特性。超声检查就是利用这些特性，根据声像图特征对疾病做出诊断。

知识点3：超声成像原理　　副高：熟悉　正高：掌握

不同正常组织间、正常组织与病理组织间、不同病理组织间存在声阻抗的差别和衰减的差别，超声波入射后会产生反射和衰减的差别，这是超声成像的基础。发射超声，超声在穿透人体时产生不同强度的反射和衰减，从而产生强度不同的回声。接收回声，并按照顺序用灰阶或/和频谱等方式表现出来即为超声成像。超声通过人体组织产生的衰减主要为大分子（蛋白质，尤其是胶原蛋白）引起。水的衰减最小，骨骼和气体衰减最大。后方回声反映了衰减的程度，后方回声强度越大，说明衰减程度越小。

知识点4：超声成像特点 副高：熟悉 正高：掌握

声像图是根据探头所扫查的部位构成的断层图像，改变探头的位置可获得任意方位的声像图。以明（白）暗（黑）之间不同的灰度来反映回声的有无和强弱，从而分辨解剖结构的层次，显示脏器和病变的形态轮廓和大小以及某些结构的物理特性。

二维灰阶断面图像上叠加二维彩色血流图的彩色多普勒（doppler）血流显像，可形象直观地显示血流的方向、速度及血流性质。多普勒频谱曲线可检测有关血流动力学参数以及反映器官组织的血流灌注，功能接近于“无创性血管造影”。

超声图像易受气体和皮下脂肪的干扰，影响图像的质量，而且超声的显示范围小，不能同时显示多器官或结构的整体关系，与X线、CT以及MR图像相比，有一定的局限性。

知识点5：超声探查体位的方式 副高：熟悉 正高：掌握

超声探查多用仰卧位，也可用侧卧位等其他体位。探查过程中可变换体位。切面方位可用横切、纵切或斜切面。

知识点6：超声检查前患者的准备 副高：熟悉 正高：掌握

患者通常无需特殊准备。腹部检查宜空腹时进行（前一日晚餐后禁食）；胆囊检查需于前一晚进清淡饮食，当日禁早餐；盆腔检查应充盈膀胱；经直肠检查前需进行清洁灌肠等。

知识点7：超声检查观察的基本内容 副高：熟悉 正高：掌握

超声检查观察的基本内容包括：病变定位、大小测量、形状、边缘轮廓、内部回声、后壁和后方回声、毗邻关系以及活动度等。

多普勒超声检查需要观察血流的分布与走行，判定血流方向，确定血流性质并测量流速。

知识点8：超声检查适用范围 副高：熟悉 正高：掌握

（1）检查实质或空腔脏器的大小、形态。

（2）鉴定脏器内占位病变的有无与数目，并判定肿块的大小与形态，确定肿块有无包膜，边界是否光滑。

（3）判定脏器或肿物与周围器官的毗邻关系，了解有无压迫、移位、浸润或粘连，提供可否手术切除的信息。

（4）检测心血管系统血流动力学状态。

（5）测定脏器功能。

（6）检查胸腔、腹腔、心包腔、脑室腔和睾丸鞘膜积液的存在，判定积液量。对于结石和妊娠的检出等也有很高的敏感性。

（7）介入性超声诊断和治疗。在超声引导下，进行细针定位、穿刺、活检或引导导管置入引流、注药，并进行各种介入性手术治疗。

知识点9：超声检查的局限性 副高：熟悉 正高：掌握

（1）对于肺、胃肠道等含气丰富的器官以及骨骼等特别致密的组织，由于受超声物理性质的限制，无法形成清晰的图像。

（2）超声图像容易受到气体和皮下脂肪的干扰，影响图像质量。

（3）伪像较多，图像显示范围小，不易同时显示多个器官或结构的整体关系。

知识点10：超声检查在中枢神经系统与头颈部的临床应用 副高：熟悉 正高：掌握

颅脑超声主要用于新生儿和婴幼儿。成年人及儿童由于颅骨的作用，诊断价值有限。由于位置表浅，超声对于眼和眼眶、甲状腺、涎腺和颈部淋巴结病变具有一定的诊断价值。经颅多普勒超声（TCD）检查可获得颅内动脉和颈部血管的血流信息。

知识点11：超声检查在胸部的临床应用 副高：熟悉 正高：掌握

超声检查较少应用于肺部疾病的诊断。但对于胸腔积液或接近体表的纵隔肿瘤有一定的价值。

超声检查是心血管系统非常重要的检查手段。超声心动检查可实时显示心脏大血管的解剖学形态和运动，可对心脏功能和血流动态进行分析。对于某些先天性心脏病和瓣膜病，超声心动检查可替代心血管造影检查。

乳腺超声检查在鉴别囊性和实质性肿物方面具有优势，还可用于腋窝淋巴结的检查，但对微小钙化显示效果不佳。

知识点12：超声检查在腹部的临床应用 副高：熟悉 正高：掌握

超声检查是肝、胆、胰、脾、肾和女性生殖系统的首选检查方式，对于早期妊娠的诊断和围生期的检查具有重要价值。超声检查还是男性生殖系统重要的检查方法。

知识点13：超声检查在肌骨系统的临床应用 副高：熟悉 正高：掌握

超声的物理性质，使得超声检查对于骨骼的检查受到限制。其对于软组织病变的观察和诊断具有较高的价值，对病变的定性、定量诊断优于X线摄影。

第六节　心电诊断基础

知识点1：心电图　　副高：熟悉　正高：掌握

心电图是通过放置在体表的电极记录的人体心脏生物电活动的图形。心肌细胞每一瞬间电活动，最终形成整个心脏电流的向量和矢量，按照其发生的时间顺序，投照在特定方向的导联轴上，形成以时间为横坐标、以电流大小为纵坐标的曲线（心电图波形）。可以根据波形的形态、振幅和宽度进行分析并做出诊断。

知识点2：心电成图原理　　副高：熟悉　正高：掌握

（1）一次投影——心电向量图：心肌除极和复极所产生的心电向量是一个立体构形的空间环。从三个不同平面，即从额面、水平面和侧面三个平面描记下三个平面向量图，空间向量环在三个不同平面上的投影，称第一次投影。

（2）二次投影——心电图：6个肢体导联轴线，反映了额面心向量在上下、左右方面的变化；而6个胸前导联轴线，反映了水平面在前后、左右方向的变化。可以理解为这个平面向量在这个导联轴上的投影，即第二次投影。

知识点3：双极肢体导联　　副高：熟悉　正高：掌握

（1）Ⅰ导联：心电图机的红色电极线与右手电极板相连，黄色电极线与左手电极板相连，组成双极Ⅰ导联。

（2）Ⅱ导联：绿色（或蓝色）电极线与左足电极板相连，红色电极线与右手电极板相连，组成双极Ⅱ导联。

（3）Ⅲ导联：绿色（或蓝色）电极线与左足电极板相连，黄色电极线与左手电极板相连，组成双极Ⅲ导联。

知识点4：加压单极肢体导联　　副高：熟悉　正高：掌握

（1）aVR导联：正极置于右上肢，左上肢和左下肢导线相连构成负极。

（2）aVL导联：正极置于左上肢，右上肢和左下肢导线相连构成负极。

（3）aVF导联：正极置于左下肢，左、右上肢导线相连构成负极。

知识点5：胸导联　　副高：熟悉　正高：掌握

将探查电极置于胸壁不同部位，负极与中心电站相连，即构成胸导联。胸导联为单极导联。V_1、V_2导联电极位于右心室之上，V_4、V_5、V_6导联位于左心室之上，V_3导联位于心室间隔之上。胸导联电极安放的部位如下。

（1）V_1导联：电极置于胸骨右缘第4肋间。

（2）V_2导联：电极置于胸骨左缘第4肋间。

（3）V_3导联：电极置于V_2与V_4导联之间。

（4）V_4导联：电极置于左侧第5肋间锁骨中线。

（5）V_5导联：电极置于V_4导联同一水平腋前线处。

（6）V_6导联：电极置于V_4导联同一水平腋中线处。

知识点6：特殊导联　　副高：熟悉　正高：掌握

特殊导联在怀疑有某些心脏疾患时采用，包括：①右胸前导联；②后壁导联；③动态心电图导联系统；④运动心电图导联系统。

知识点7：右胸导联　　副高：熟悉　正高：掌握

将探查电极置于右侧胸壁相当于V_3～V_6的部位，可形成V_3R～V_6R导联。右胸导联对右心室肥厚、右位心及右室梗死有较大的诊断价值。右心室梗死常伴发于下壁心肌梗死，故急性下壁心肌梗死患者描记心电图时，右胸导联应作为常规导联。

知识点8：后壁导联　　副高：熟悉　正高：掌握

将探查电极置于左腋后线、左肩胛线及后正中线与V_4、V_5、V_6导联同一水平，分别称为V_7、V_8、V_9导联，对诊断后壁心肌梗死有辅助诊断价值。

知识点9：动态心电图导联系统　　副高：熟悉　正高：掌握

动态心电图记录采用双极导联，其导联均为标准导联的模拟导联。各常用模拟导联解剖定位如下。

（1）模拟V_1（CM1）：正极——右第4肋间胸骨旁2.5cm处；负极——右锁骨下窝中1/3处。

（2）模拟V_2（CM2）：正极——左第4肋间胸骨旁2.5cm处；负极——右锁骨下窝中1/3处。

（3）模拟V_5（CM5）：正极——左第5肋间腋前线；负极——左锁骨下窝中1/3处。

（4）模拟V_a（MaVF）：正极——左腋前线肋缘；负极——左锁骨下窝内1/3处。

（5）无干电极：右锁骨下窝处1/3处，或右胸第5肋间腋前线或胸骨下段中部。动态心电图对心律失常诊断有重要意义。

知识点10：运动心电图导联系统　　副高：熟悉　正高：掌握

1966年，Mason-Likar在做运动试验心电图时，可将记录十二导联心电图的肢体电极从四肢移至胸部。右上肢电极放在右锁骨下窝对应于三角肌上沿的中部，距锁骨下缘2cm处；左上肢电极放在左侧相对应的位置上；左下肢电极放在腋前线上肋骨下缘与髂嵴连线的中点处；右下肢电极放在右髂窝。运动心电图对筛选心肌缺血患者具有重要意义。

知识点11：正常心电图各波、段、间期正常值　　副高：熟悉　正高：掌握

（1）P波方向：Ⅰ、Ⅱ、aVF、$V_4 \sim V_6$导联直立；aVR导联倒置；时间：不超过0.11秒；电压：肢体导联<0.25mV。

（2）PR间期：指P波起点到心室波的开始，成人为0.12～0.20秒（心率60～100次/分）。

（3）QRS波群：代表全部心室肌激动过程所需时间，成人为0.06～0.10秒。

（4）ST段：由QRS波终点到T波开始的一段。肢体导联抬高应<0.1mV；胸前导联ST段抬高$V_1 \sim V_3$应<0.3mV，$V_5 \sim V_6$导联应<0.1mV；ST段压低，除Ⅲ导联可达0.1mV外，余均应<0.05mV。

（5）T波方向：在QRS波的主要方向为正的导联上如Ⅰ、Ⅱ、$V_4 \sim V_6$导联，T波直立，而aVR导联倒置；振幅：在以R波为主的导联上，T波不应低于同导联R波的1/10。

（6）QT间期：指从QRS波的起点至T波终末。QT间期的长短与心率的快慢密切相关，心率越快，QT间期越短，反之则越长。心率在60～100次/分时，QT间期的正常范围应在0.32～0.44秒。

知识点12：全科医师需注意的事项　　副高：熟悉　正高：掌握

（1）不用九个导联（Ⅰ、Ⅱ、Ⅲ、aVR、aVL、aVF、V_1、V_3、V_5）代替十二导联诊断，以避免丢失有用信息。

（2）在发生心律失常时，应做较长时间的心电连续记录，以利于P、QRS波关系的分析，确立心律失常的诊断。

（3）只根据静息状态下心电图有无ST段压低变化不能确立冠心病的诊断，需参考运动实验及心电图动态变化来判定；不能仅根据心率缓慢诊断病窦，要分析症状与心动过缓之间的联系。

第十四章 常见症状鉴别诊断

发热

第一节 发 热

知识点1：发热 副高：掌握 正高：熟练掌握

当机体在致热原或各种原因作用下引起体温调节中枢的功能障碍时，体温升高超出正常范围，称为发热。正常人体温一般为36～37℃，在不同个体略有差异，且常受机体内、外因素的影响稍有波动。24小时内下午体温较早晨稍高，剧烈运动、劳动或进餐后体温可略升高，但一般波动范围不超过1℃。体温可随年龄与性别有生理差异：老年人代谢率较低，其体温低于青壮年。幼儿的高级神经系统尚未发育完善，调节能力较差，易引起发热。妇女在月经前及妊娠期体温稍高于正常。高温环境下体温也可稍高。

知识点2：不同部位的体温测量方法 副高：掌握 正高：熟练掌握

体温按测量方法不同也有所差异，口腔温度（舌下测温）36.3～37.2℃。直肠温度（肛表温度）一般比口腔高0.3～0.5℃，腋窝温度比口腔温度低0.2～0.4℃。

（1）口表测量法：测量前10分钟内禁饮用热水和冰水及进食，体温计汞柱段置于舌下，紧闭口唇，用鼻呼吸，以免冷空气进入口腔影响口腔内温度，放置5分钟后取出读数，正常值范围为36.3～37.2℃。此方法较为可靠，但对婴幼儿及神志不清者不能用。

（2）肛测法：患者取侧卧位，汞柱端涂以润滑剂的肛门温度计，徐徐插入肛门，达体温计长度的一半为止，放置5分钟后取出读数，正常值范围为36.5～37.7℃，多用于婴幼儿及神志不清者。

（3）腋测法：将腋窝擦干，检查并清除影响体温测试的各种因素，将体温计汞柱端放在一侧腋窝中央顶部，用上臂将其夹紧，放置10分钟后取出读数，正常值范同为36～37℃。本法安全、方便、不易发生交叉感染，应用较多。测腋温时，未能夹紧体温计，如消瘦、病情严重、意识障碍，或检测方法不规范等，可使测量结果低于患者实际体温。

知识点3：生理情况发热 副高：掌握 正高：熟练掌握

生理状态下，正常体温受机体内、外环境的影响，并且不同的个体或同一个体不同时间亦略有波动。例如老年人因代谢低，体温略低于青年人；妇女月经期或妊娠期体温略高于正常；剧烈运动、进餐、精神紧张等体温也略有升高。一昼夜间，下午体温略高于清晨，但体温波动范围一般不超过1℃。

知识点4：病理情况发热　　副高：掌握　正高：熟练掌握

当机体在致热原或其他非致热原的作用下，下丘脑体温调节中枢功能失常，并通过神经、体液因素使产热和散热过程动态平衡失调，导致温度调节点水平提高，产热增加或散热减少，即产生发热。致热原可分为外致热原和内致热原。

病理情况发热可见于多种疾病，大致可分为感染性发热与非感染性发热两大类。

知识点5：外致热原　　副高：掌握　正高：熟练掌握

外致热原不能直接作用于体温调节中枢，包括：①各种微生物病原体及其产物，如细菌及其毒素、病毒、真菌、立克次体和螺旋体；②炎性渗出物及无菌性坏死组织；③抗原-抗体免疫复合物；④类固醇的代谢产物如原胆烷醇酮等。

知识点6：内致热原　　副高：掌握　正高：熟练掌握

内致热原是由外致热原通过激活血液中的中性粒细胞、单核巨噬细胞系统而产生的内源性致热原。内致热原作用于下丘脑血管内皮细胞使其产生花生四烯酸，代谢产物主要为前列腺素E_2（PGE_2）。PGE_2是一种较强的致热原，可直接作用于体温调节中枢，使体温调节点水平上调，并通过传出神经使骨骼肌收缩，临床表现为寒战，导致产热增加。另一方面通过交感神经使皮肤血管及竖毛肌收缩，停止排汗，散热减少，从而使产热大于散热，引起发热。

知识点7：非致热原引起的发热　　副高：掌握　正高：熟练掌握

非致热原引起的发热包括：①体温调节中枢直接受损，如颅脑外伤、出血及炎症等；②引起产热过多，如剧烈运动、甲状腺功能亢进、癫痫持续状态等；③引起散热减少，如广泛性皮肤病、鱼鳞病、心力衰竭等。

知识点8：感染性发热　　副高：掌握　正高：熟练掌握

感染性发热是发热的最常见原因，包括各种急、慢性传染病和急、慢性全身或局部灶性感染引起的发热。按病原体可分为：①病毒及立克次体、支原体、衣原体感染；②一般细菌、真菌感染；③结核杆菌及肺结核分枝杆菌感染性疾病；④螺旋体、原虫、蠕虫等感染性疾病。感染性疾病的热度可高可低，除发热外，大多有比较明确的“定位”症状。如呼吸道感染常有咳嗽、咳痰、气急、胸痛等症状；消化道感染常有腹泻、腹痛、呕吐等症状；泌尿道感染则常有尿频、尿急、尿痛等症状。当然也有不明显的，尤其在儿童与老人，往往仅表现为食欲缺乏、嗜睡等。如果感染已经涉及全身，如败血症等，“定位”症状亦多不明显，但病情危重，表现为高热、软弱、嗜睡等。

知识点9：非感染性发热 副高：掌握 正高：熟练掌握

非感染性发热可见于：①变态反应性疾病，如药物热、血清病等；②结缔组织病，包括系统性红斑狼疮、结节性脂膜炎、成年人Still病（持续发热，间有皮疹、咽痛）、贝赫切特病、皮肌炎等；③血液系统疾病，包括淋巴瘤、恶性组织细胞病等；④各种其他系统恶性肿瘤，如肝癌、肾癌、前列腺癌、肺癌等；⑤物理化学性损伤，如热射病、大面积烧伤、骨折、五氯酚钠中毒；⑥神经源性发热，如脑出血、自主神经功能紊乱等；⑦其他，如甲状腺功能亢进、严重失水或失血、无菌性脓肿、大面积组织坏死等。

知识点10：其他原因的发热 副高：掌握 正高：熟练掌握

少数人每到夏季即有低热，可伴疲乏、无力等症状，但对健康多无影响，多见于较瘦弱的女性，故称为“体质性低热”。另外，有些患者在疾病治疗过程中因所用的药物导致发热，称为“药物热”，停药后发热即退。

知识点11：发热程度分级 副高：掌握 正高：熟练掌握

发热程度分为4级，38℃以下为低热，多见于病情较轻者、慢性疾患者或功能性发热者；38.1～39℃为中等度发热，大部分疾病发热时，体温多在此范围；39.1～40℃为高热，可见于急、重症患者；＞41℃为超高热，可见于乙型脑炎、脓毒血症性败血症、伤寒、中暑及中枢性高热等。临床上不应以发热程度来衡量疾病的轻重。

知识点12：热型 副高：掌握 正高：熟练掌握

热型是指不同时间测得的体温数值分别记录在体温单上，并连接成的体温曲线。不同的病因所致发热的热型也有不同，临床上常见的热型如下。

（1）稽留热：体温恒定地维持在39～40℃或以上的高水平，达数日或数周，24小时内体温的波动不超过1℃，可见于大叶性肺炎、伤寒、斑疹伤寒。

（2）弛张热：也称败血症热型，体温常在39℃以上，波动幅度较大，24小时体温波动超过2℃，但都在正常水平以上，常见于败血症、化脓性炎症、风湿热、重症结核、感染性心内膜炎等。

（3）间歇热：体温骤升达高峰后持续数小时，又迅速降至正常水平，无热期可持续1天至数天。见于间日疟和三日疟，铜绿假单胞菌性败血症。

（4）波状热：体温逐渐上升达39℃或以上，数天后又逐渐下降至正常范围，常见于布氏杆菌病。

（5）回归热：体温急骤上升至39℃或以上，持续数天后又骤然下降至正常水平，高热期与无热期各持续若干天后规律性交替一次。可见于回归热、霍奇金淋巴瘤、周期热。

（6）不规则热：发热的体温曲线无一定规律，可见于结核病、风湿热、支气管肺炎、渗出性胸膜炎等。

知识点13：发热的诊断要点　　副高：掌握　正高：熟练掌握

大多数发热患者在1～2周，要么得到诊断，要么自行缓解。病史和查体对于发热的诊断意义重大，一来因为引起发热的原因众多，病史和查体可以指明进一步检查的方向，再者单纯依靠病史和查体。60%以上的发热可得到诊断。病史询问要点包括以下几方面。

（1）起病时间、季节、缓急、病程、程度、频度、诱因。

（2）有无畏寒、寒战、大汗或盗汗。

（3）多系统症状询问，咳嗽、咳痰、咯血、胸痛，腹痛、恶心、呕吐、腹泻，尿频、尿急、尿痛，皮疹、出血、头痛、肌肉和关节痛等，主要症状通常能提示疾病所在部位。

（4）诊治经过（药物、剂量、疗效），特别是对抗生素、退热药、糖皮质激素、强心药、抗结核药进行合理药效评估。

（5）患病以来一般情况，如精神状态、食欲、体征改变、睡眠及二便情况。

（6）传染病接触史、疫水接触史、手术史、流产或分娩史、服药史、职业特点、家族史等对相关疾病的诊断提供重要线索。

知识点14：发热的伴随症状　　副高：掌握　正高：熟练掌握

（1）伴有寒战：病程中只有一次寒战，见于肺炎球菌肺炎；病程中反复于发热前出现寒战，见于疟疾、败血症、急性肾盂肾炎、流行性脑脊髓膜炎、急性胆囊炎、感染性心内膜炎、药物热、急性溶血、输血反应、钩端螺旋体病、成年人Still病和恶性淋巴瘤等。寒战不一定就有菌血症。

（2）伴出血：发热伴皮肤黏膜出血可见于重症感染及某些急性传染病，如流行性出血热、病毒性肝炎、斑疹伤寒、败血症等，也可见于肾综合征出血热、某些血液病（如急性白血病、恶性组织细胞病、急性再生障碍性贫血）、钩端螺旋体病、炭疽、鼠疫等。

（3）伴明显头痛：见于颅内感染、颅内出血等。

（4）伴有胸痛：常见于肺炎球菌肺炎、胸膜炎、肺脓肿等，也可见于心包炎、心肌炎、急性心肌梗死。

（5）伴有腹痛：见于各种原因的消化道感染，如急性细菌性痢疾、急性胆囊炎、急性阑尾炎、肠结核、肠系膜淋巴结结核、肝脓肿、急性病毒性肝炎、急性腹膜炎，以及腹部恶性实体肿瘤和恶性淋巴瘤。

（6）伴尿痛、尿频、尿急：见于急性和慢性肾盂肾炎，急性膀胱炎，肾结核等。

（7）伴有明显肌肉痛：见于多发性肌炎、皮肌炎、旋毛虫病、军团菌病、钩端螺旋体病等。

（8）伴有单纯疱疹、口唇单纯疱疹：多见于急性发热性疾病，常见于大叶性肺炎、流行性脑脊髓膜炎、间日疟疾、流行性感冒。

（9）伴盗汗：健康人体温在生理调定点左右变化，存在生理节律，通常晨起时体温最低，午后6时左右体温最高，最高和最低体温之间可相差1～1.5℃，每个人的生理节律可不同。但同一个人常常是固定点。当正常的体温变化被放大时，会感觉夜间出汗增多，称为盗汗。

知识点15：发热的处理要点 副高：掌握 正高：熟练掌握

（1）必须按照诊断步骤和方法，包括详尽地询问病史，全面仔细的体格检查及必要的辅助检查，才能尽快明确病因诊断。

（2）对疑有感染的急性发热，可待各种标本采集后，予以经验性抗生素治疗。等病原体及药敏报告出来后，再选择有效的抗生素治疗。

（3）不随意应用退热药、抗生素和糖皮质激素，以免改变原有的热型及临床表现而延误必要的治疗。

（4）对高热或过高热患者，可给予物理降温，如头置冰袋或冰帽等。对于过高热（41℃以上）的中暑患者，可将其转移到通风良好的低温环境或置于空调房内，或视病情用冰水擦浴或将躯体浸入27～30℃水中，通过传导散热降温。对于年老、体弱或有循环虚脱者，可用15℃冷水反复擦拭皮肤并给予静脉补液等治疗。若疑似病毒或细菌感染时，可在应用抗病毒药、抗生素治疗的同时酌情选用解热镇痛剂，如对乙酰氨基酚等。

（5）对发热伴重要脏器功能受损或有重症感染者，如中毒性菌痢、中毒性肺炎等致周围循环衰竭、低血压甚至休克者，或原因不明发热2周以上者，需做进一步检查时，应及时转上级医院进一步诊治。

知识点16：发热的健康指导 副高：掌握 正高：熟练掌握

（1）开展对居民的健康宣教工作，如冬季避免呼吸道感染，夏季勿在高温下作业，注意劳逸结合。不吃不洁食物，如不喝生水、肉类食物应煮熟煮透再吃、防止生熟食物操作时交叉污染等，避免肠道感染。

（2）在社区内定期开展消灭蚊蝇运动，如消除积水，疏通下水道，喷洒杀蚊蝇药物等。

（3）做好传染病的预防接种和隔离工作，使居民增强防病治病意识，加强体质锻炼。

（4）指导居民在发热时注意观察皮肤有无皮疹、出血点等征象。如发热时间较长，应记录发热起病方式、持续时间及伴随症状，以便医师及早诊断和治疗。

（5）嘱患者在发热期间多饮水，吃富含维生素C的瓜果类食物，避免油腻食物；热退时避免受寒。

第二节 咳 嗽

知识点1：咳嗽的概念 副高：掌握 正高：熟练掌握

咳嗽是一种强烈的呼气性冲击动作，由于延髓呼吸中枢受到刺激引起。表现为短而深吸气后声门关闭，膈肌与肋间肌收缩，使肺内压增高，继之声门突然开放，腹肌快速收缩。肺内高压空气喷射而出，经过狭窄声门发出音响并将呼吸道内分泌物或异物排出。

知识点2：咳嗽的反射弧　　副高：掌握　正高：熟练掌握

咳嗽过程的完成是一个复杂的神经反射。刺激大部分来自呼吸道黏膜表面感受器，部分来自呼吸道以外的组织和器官，这些刺激经迷走神经、舌咽神经和三叉神经的感觉纤维传递到咳嗽中枢，引起兴奋，然后由传出神经经喉下神经、膈神经和脊神经，分别将冲动传到咽肌、声门、膈肌及其他呼吸肌引起咳嗽动作。不同的病因影响咳嗽反射弧的任何一个环节，均可产生不同类型、不同音响的咳嗽。大脑皮质也能影响咳嗽的发生，人们可以随意控制或产生咳嗽。但在某些状况下，咳嗽反射可被抑制，或迷走神经虽受刺激，而咳嗽动作仍轻微或消失，如深昏迷、呼吸肌无力、麻醉药或镇静药中毒、胸痛或腹痛时主动抑制咳嗽等。

知识点3：咳嗽的分类　　副高：掌握　正高：熟练掌握

咳嗽通常按时间分为3类：急性咳嗽、亚急性咳嗽和慢性咳嗽。急性咳嗽时间<3周，亚急性咳嗽为3～8周，慢性咳嗽>8周。咳嗽按性质又可分为干咳与湿咳。伴有咳痰者称为湿性咳嗽，否则为干性咳嗽。不同类型的咳嗽病因分布特点不同。慢性咳嗽病因较多，通常根据胸部X线检查有无异常分为两类：一类为胸部X线片有明确病变者，如肺炎、肺结核、支气管肺癌等；另一类为胸部X线片无明显异常，以咳嗽为主或唯一症状者，即通常所说的不明原因慢性咳嗽（简称慢性咳嗽）。

知识点4：咳嗽常见的病因　　副高：掌握　正高：熟练掌握

（1）呼吸道内异物和分泌物的刺激、呼吸道受压或被牵拉（淋巴结或肿瘤压迫、气管移位等）可引起咳嗽。最常见的是炎症所致分泌物刺激引起的咳嗽。

（2）胸膜部位的咳嗽感受器因各种胸膜疾病而受到刺激，上传延髓咳嗽中枢后引起咳嗽。

（3）心脏疾病导致肺淤血、肺水肿，使肺泡及支气管内浆液性或血性分泌物渗出，气管黏膜受到刺激，引发咳嗽。

（4）其他脏器如胃肠道、脑膜等处的刺激因素也可通过迷走神经反射而引发咳嗽。

（5）有些药物在转化过程中，水解产生激肽和P物质，引起咳嗽；或使缓激肽和前列腺素释放增加，而缓激肽和前列腺素E对呼吸道有刺激作用可引起咳嗽。

知识点5：咳嗽的诊断要点　　副高：掌握　正高：熟练掌握

接诊咳嗽患者，可从常见的病因逐一考虑。

（1）呼吸系统疾病：急慢性咽炎，急慢性喉炎；急慢性支气管炎，支气管扩张症，支气管哮喘；肺炎，肺结核，肺部肿瘤，肺间质疾病；胸膜炎，气胸。

（2）心血管疾病：左心功能不全，肺栓塞。

（3）反流性食管炎。

（4）其他：有些药物如治疗高血压的药物血管紧张素转换酶抑制剂（ACEI），如卡托普利、贝那普利等，可引起咳嗽，常为刺激性干咳，停药后症状立刻缓解。此外，胺碘酮因能产生肺纤维化也可致咳嗽。

知识点6：咳嗽对身体和心理的影响　　副高：掌握　正高：熟练掌握

（1）咳嗽对身体的影响包括：①胸部肌肉骨骼痛；②睡眠障碍（患者及其伴侣）；③头痛；④声音嘶哑；⑤咽喉痛；⑥尿失禁；⑦呕吐；⑧晕厥发作。

（2）咳嗽对心理的影响包括：①烦躁；②疲倦；③自我意识和窘迫；④担心严重的基础疾病（尤其是癌症）；⑤回避公共场所；⑥与工作相关的困难；⑦个人关系紧张。

知识点7：咳嗽的处理要点　　副高：掌握　正高：熟练掌握

咳嗽是人体的一种保护性防御功能。咳嗽可以排出呼吸道分泌物或气管内异物。一般轻度而不频繁的咳嗽，只要能将痰液或异物排出，就可以自然缓解，毋需处理。但是当咳嗽频繁发生或伴有发热、咳脓痰、胸痛、呼吸困难、咯血等其他症状时，就应该给予恰当的治疗。

（1）咳嗽伴发热、咳痰多患者，考虑由呼吸道感染所致。应留取痰标本做病原体培养和胸部X线片，并针对病原体抗感染治疗，同时可给予祛痰、镇咳治疗。

（2）干咳、刺激性咳嗽反复发作或长时间不能缓解者，应充分了解患者既往病史，积极查找病因，尤其需排除肺部肿瘤，可给予胸部X线摄片或CT检查。对症处理可适当给予镇咳药物治疗。

（3）肺间质疾病引起的咳嗽，激素治疗可能有效。

（4）由心血管疾病引起的咳嗽，需积极治疗原发病。

（5）怀疑胃食管反流引起的咳嗽可转诊专科医院检查以明确诊断，治疗以胃动力药和制酸剂为主。

（6）药物不良反应所致的咳嗽有明确用药病史，应立即停止使用该药物。

知识点8：咳嗽的转诊指征　　副高：掌握　正高：熟练掌握

关于向上级医疗机构转诊没有绝对的标准，因为不同的全科医师拥有不同的知识水平、经验及不同的检查方法。但是下列情况时应该考虑寻求更加专业的建议：①经验性的足量足疗程的诊断性治疗不能缓解咳嗽；②患者极度担忧自己可能患有严重的基础疾病；③出现体重减轻和厌食、盗汗；④出现咯血或者脓痰；⑤出现胸痛；⑥胸部X线检查异常；⑦出现提示癌症的特征；⑧具有免疫抑制的危险因素。

一些医疗中心有咳嗽专科门诊，可以提供诊断和治疗慢性咳嗽的结构化的方法。这些门诊还可以便捷、直接地进行更多的专科检查，包括支气管激发试验、食管pH监测和纤维喉镜检查。

知识点9：咳嗽的健康指导　　副高：掌握　正高：熟练掌握

咳嗽是人体的一种保护性措施，但有时是有害的。为减少咳嗽的危害，可采取下列预防措施：①增强体质，预防感冒；②定时开窗，保持室内空气流通；③寒冷季节做好防冻保暖工作；④原有心脏病或其他脏器疾病的患者应积极治疗原发病。

第三节　咽　痛

知识点1：咽痛　　副高：掌握　正高：熟练掌握

咽痛是咽部疾病中最常见的症状之一，多发于寒冷季节，可因咽部及其邻近器官疾病引起，亦可能是全身疾病的伴随症状。

知识点2：咽部疾病引起的咽痛　　副高：掌握　正高：熟练掌握

（1）咽壁感染性咽痛：急性咽炎、扁桃体炎、咽喉部炎症等。

（2）咽壁非感染性咽痛：可由咽壁异物、外伤、恶性肿瘤、茎突过长、咽肌风湿性病变、舌咽神经痛等引起。

知识点3：邻近器官疾病引起的咽痛　　副高：掌握　正高：熟练掌握

邻近器官疾病引起的咽痛（反射性咽痛）包括口腔病变所致咽痛、鼻源性咽痛、喉源性咽痛、颈部病变所致咽痛、食管源性咽痛。

知识点4：全身疾病引起的咽痛　　副高：掌握　正高：熟练掌握

全身疾病引起的咽痛包括血液病，急性传染病如流行性脑脊髓膜炎、麻疹、猩红热、伤寒、兔热病等。

知识点5：咽痛的处理原则　　副高：掌握　正高：熟练掌握

（1）对症治疗：局部症状严重者可应用漱口液及咽部雾化吸入治疗。

（2）对因治疗：咽部感染性疾病所致咽痛多为病毒感染引起，早期可应用抗病毒药物治疗，如继发细菌感染需加用抗菌药物。对于特殊病原体感染如白喉、结核病等，应予针对性药物治疗。对于有急性喉炎、会厌炎患者应注意预防窒息并及时转诊。由咽部非感染性疾病、邻近器官及全身疾病引起的咽痛，应着重病因治疗，及时转诊。

第四节 头 痛

知识点1：头痛的定义 副高：掌握 正高：熟练掌握

头痛是指头颅的上半部即眉以上至枕部下缘范围的疼痛。《头痛疾病国际分类》将头痛分为原发性头痛、继发性头痛和脑神经痛、中枢性原发颜面痛及其他头痛。

知识点2：头痛发生的原因 副高：掌握 正高：熟练掌握

头痛发生的原因包括：颅内外痛觉敏感组织受牵拉、压迫和移位；颅内外动脉扩张；颅内炎症渗出物或血液刺激脑膜等敏感组织；脑神经、颈神经受压或受炎症的刺激；头颈部肌肉的持续性收缩压迫痛觉神经末梢，并使致痛物质积蓄；眼耳鼻疾病、鼻窦及颈部的病变可致头部牵涉痛；精神因素亦可致头痛。

知识点3：头痛的具体分类 副高：掌握 正高：熟练掌握

头痛的主要分类包括：①偏头痛；②紧张型头痛；③丛集性头痛；④与结构性疾患无关的杂类头痛，如原发性搏动性头痛、外面压迫性头痛、冷刺激性头痛、良性咳嗽引起的头痛等；⑤与头颅外伤有关的头痛；⑥与血管疾病有关的头痛，如急性缺血性或出血性脑血管病、颅内血肿、蛛网膜下腔出血、动脉炎以及动脉性高血压等；⑦与非血管性颅内疾患有关的头痛，如高颅压或低颅压性头痛、颅内感染和颅内肿瘤等；与某些物质或某些物质戒断有关的头痛，如硝酸盐/亚硝酸、一氧化碳、乙醇等引起的头痛，麦角胺、咖啡因或麻醉剂戒断引起的头痛等；⑧与非头部感染有关的头痛；⑨与代谢性疾病有关的头痛，如缺氧、高碳酸血症和低血糖等引起的头痛；⑩与头颅、颈部、眼、鼻、鼻窦、牙齿、口腔或其他面部或头颅结构有关的头痛及面部疼痛；⑪脑神经痛、神经干痛或传入性疼痛；⑫不能分类的头痛。

知识点4：偏头痛的分类 副高：掌握 正高：熟练掌握

偏头痛最常见分类为无先兆偏头痛（以前称为普通型偏头痛）和有先兆偏头痛（以前称为典型偏头痛）。有先兆偏头痛的诊断主要根据先兆特征，需要有2次以上的先兆发作并排除继发性头痛的可能。

知识点5：偏头痛的分期 副高：掌握 正高：熟练掌握

偏头痛发作可分为前驱期、先兆期、头痛期和恢复期，但并非所有患者或所有发作均具有上述四期。同一患者可有不同类型的偏头痛发作。

（1）前驱期：头痛发作前，患者可有激惹、疲乏、活动少、食欲改变、反复打哈欠及颈部发硬等不适症状。但常被患者忽略，应仔细询问。

（2）先兆期：先兆指头痛发作之前出现的可逆的局灶性脑功能异常症状，可为视觉性、感觉性或语言性。视觉先兆最常见，典型的表现为闪光性暗光，如注视点附近出现“之”字形闪光，并逐渐向周边扩展，随后出现“锯齿形”暗点。有些患者可能仅有暗点，而无闪光。其次是感觉先兆，表现为以面部和上肢为主的针刺感、麻木感或蚁行感。先兆也可表现为言语障碍，但不常发生。先兆通常持续5～30分钟，不超过60分钟。

（3）头痛期：约60%的头痛发作以单侧为主，可左右交替发生，约40%为双侧头痛。头痛多位于颞部，也可位于前额、枕部或枕下部。偏头痛的头痛有一定的特征，程度多为中至重度。性质多样但以搏动性最具特点。头痛常影响患者的生活和工作，行走、登楼、咳嗽或打喷嚏等简单活动均可加重头痛，故患者多喜卧床休息。偏头痛发作时，常伴有食欲缺乏，约2/3的患者伴有恶心，重者呕吐。

头痛发作时尚可伴有感知觉增强，表现为对光线、声音和气味敏感，喜欢黑暗、安静的环境。其他较为少见的表现有头晕、直立性低血压、易怒、言语表达困难、记忆力下降、注意力不集中等、部分患者在发作期会出现由正常的非致痛性刺激所产生的疼痛。

（4）恢复期：头痛在持续4～72小时的发作后可自行缓解。但患者还可有疲乏、筋疲力尽、易怒、不安、注意力不集中、头皮触痛、欣快、抑郁或其他不适。

知识点6：头痛常见的病因　　副高：掌握　正高：熟练掌握

（1）颅脑病变：①感染：各种脑膜炎、脑膜脑炎、脑炎、脑脓肿、脑结核病、中毒性脑病等；②血管病变：蛛网膜下腔出血、脑出血、脑血栓形成、脑栓塞、高血压、脑供血不足，颅内动脉瘤、脑血管畸形、颅内静脉窦血栓形成、风湿性脑脉管炎和血栓闭塞性脑脉管炎等；③占位性病变：脑肿瘤、颅内转移瘤、脑结核瘤、颅内白血病浸润、颅内囊虫病等；④颅脑外伤：脑震荡、脑挫伤、硬脑膜下血肿、颅内血肿、脑外伤后遗症；⑤其他：偏头痛、丛集性头痛、头痛型癫痫、腰椎穿刺后及腰椎麻醉后头痛等。

（2）颅外病变：①颅骨疾病：颅底凹入症、颅骨肿瘤；②颈部疾病：颈椎病及其他颈部疾病；③神经痛：三叉神经、舌咽神经及枕神经痛；④其他：眼、耳、鼻和牙齿疾病所致的头痛；⑤肌收缩性头痛（或称肌紧张性头痛）。

（3）全身性疾病：①急性感染：如流行性感冒（流感）、伤寒、肺炎等发热性疾病；②心血管疾病：如高血压、心力衰竭；③中毒：如铅、乙醇、一氧化碳、有机磷、药物（如颠茄、水杨酸类）等中毒；④其他：尿毒症、低血糖、贫血、肺性脑病、系统性红斑狼疮、月经期及绝经期头痛、中暑等。

（4）神经症：神经衰弱及癔症性头痛。

知识点7：血管性头痛特点　　副高：掌握　正高：熟练掌握

血管性头痛呈反复发作的搏动性痛、胀痛或牵涉痛，常由疲劳、紧张、饮酒、进食某些食物、药物诱发，可持续数小时或数天，神经系统检查多无异常发现。偏头痛表现为反复发作的单侧、两侧或前额、眼眶部的剧烈头痛，伴呕吐，可有短暂的先兆症状：闪光、暗点、偏盲、肢体感觉异常、轻瘫及失语等，部分患者有家族史。

知识点8：肌肉收缩性头痛特点　　副高：掌握　正高：熟练掌握

肌肉收缩性头痛常因焦虑、紧张或疲劳促发。头痛位于枕部，有重压感、紧箍感或呈牵涉痛、胀痛，午后加重，常伴头晕、失眠、健忘和烦躁等；颈肌有压痛或可触及硬结。

知识点9：头面部神经痛特点　　副高：掌握　正高：熟练掌握

三叉神经痛呈电击样疼痛，患侧鼻、唇、颊部有"扳机点"（触痛点），每次持续数秒至数十秒；枕神经痛位于枕部，枕神经出口处有压痛。

知识点10：脑血管病变头痛特点　　副高：掌握　正高：熟练掌握

脑血管病变头痛起病急，程度较剧烈，持续时间长，多伴不同程度的意识障碍和脑局灶损害定位体征：偏瘫、偏身感觉障碍、失语等；脑脊液检查、脑CT或MRI、脑血管造影等可对疾病做出诊断。

知识点11：脑肿瘤头痛特点　　副高：掌握　正高：熟练掌握

脑肿瘤头痛多缓慢发生，呈进行性加重，常伴呕吐、视盘（视乳头）水肿、癫痫发作、肢体瘫痪等脑局灶性损害体征；脑CT或MRI有助于诊断。

知识点12：颅内感染头痛特点　　副高：掌握　正高：熟练掌握

颅内感染头痛起病较急，全头部弥漫性痛，较剧烈，常伴发热、恶心、呕吐。脑膜炎可见脑膜刺激征；脑炎则有脑损害症状如癫痫发作、精神异常、感觉或运动障碍、意识障碍等；脑脓肿常继发于中耳炎或全身细菌感染后。颅内感染的脑脊液检查多异常。

知识点13：颅脑外伤性头痛特点　　副高：掌握　正高：熟练掌握

颅脑外伤性头痛发生于颅脑创伤后，可伴意识障碍及颅内高压征象，脑CT或MRI、脑脊液检查可帮助诊断。腰穿、腰麻后尚可发生低颅压性头痛，头痛于坐起或站立时加重。

知识点14：五官疾病引起的头痛特点　　副高：掌握　正高：熟练掌握

急性青光眼的头痛剧烈，可伴恶心、呕吐，并有眼痛、结膜充血、角膜浑浊、视力障碍和眼压增高；屈光不正于用眼后加重，表现为眼球、眉弓处胀痛；鼻窦炎的头痛表现为晨重，伴鼻塞、脓血涕，鼻窦区压痛，鼻窦的X线片可帮助诊断。

知识点15：头痛的常见诱发因素　　副高：掌握　正高：熟练掌握

对于头痛的患者，要注意探寻头痛的诱因，前驱症状、加重或缓解因素。引起头痛的常见诱发因素如下。

（1）内分泌：月经、排卵、口服避孕药、激素替代治疗等。

（2）饮食：各种酒类、含亚硝酸盐肉制品、谷氨酸单钠盐、食品色素、巧克力、奶酪、饥饿。

（3）精神因素：心理、生理和情绪压力与紧张、紧张后、焦虑、烦恼和抑郁。

（4）自然/环境因素：强光、闪烁等视觉刺激，气味、天气变化、高海拔。

（5）睡眠相关因素：睡眠不足、睡眠过多。

（6）药物作用：硝酸甘油、西洛他唑、利舍平、肼屈嗪、雷尼替丁等。

（7）其他因素：头部创伤、强体力活动、疲劳等。

知识点16：头痛的处理要点　　副高：掌握　正高：熟练掌握

（1）一般处理：对反复发作的血管神经性头痛患者，全科医师应帮助了解引发其头痛的可能因素，并指导患者尽可能地避免这些因素，并做好心理工作，减少刺激，注意休息。

（2）对症治疗：可给予阿司匹林、罗通定、散利痛、对乙酰氨基酚等镇痛；严重的血管性头痛如偏头痛可用麦角胺咖啡因或麻醉镇痛剂；颅内压增高者在转院同时应予甘露醇、呋塞米等脱水降颅压治疗。头痛变化较多较快，故予对症处理后应密切随访。

（3）对因处理：颅内压增高或怀疑为颅内感染、颅内占位、颅脑外伤、严重的脑血管病变或需手术纠治的脑血管畸形患者应尽早转诊至专科医院；对于一些危重的全身性疾病如心肺功能不全、尿毒症、气体或金属中毒等亦应及时转往专科医院治疗。

知识点17：头痛的健康指导　　副高：掌握　正高：熟练掌握

（1）生活要规律，注意劳逸结合，避免过度劳累，保证充足的睡眠。

（2）适度体力锻炼增强体质，紧张型头痛患者平时尤其要注意颈部姿势，勿长时间低头动作，可做颈肩部肌肉的放松运动。

（3）注意调整情绪，保持心境平和。

（4）注意个人卫生，保暖，避免呼吸道等常见感染。

（5）避免可能诱发头痛的食物或药物因素，如酒类、巧克力、柑橘等；如因基础疾病需长期服用某些可能引起头痛的药物，可与医师协商调整用药。

（6）对患有慢性基础疾病者应做好疾病的随访和管理，积极控制病情。

此外，还可对患者进行预防性的药物治疗，预防性药物治疗的目的是降低发作频率、减轻发作程度、减少功能损害、增加急性发作期治疗的疗效。何时开始预防性治疗并没有明确的指征，最重要的因素是患者生活质量受影响的程度，而非刻板地根据发作频率或严重程度来决定。通常，存在以下情况时应与患者讨论使用预防性治疗：①患者的生活质量、工作或学业严重受损（须根据患者本人的判断）；②每月发作频率在2次以上；③急性期药物治疗无效或患者无法耐受；④存在频繁、长时间或令患者极度不适的先兆，或为偏头痛性脑梗死、偏瘫型偏头痛；⑤连续3个月每月使用急性期药物治疗6~8次及以上；⑥偏头痛发作持续72小时以上；⑦患者的意愿（尽可能少地发作）。

第五节 头晕、眩晕、晕厥

知识点1：头晕的概念 副高：掌握 正高：熟练掌握

头晕又称非前庭神经系统性眩晕或假性眩晕。常由前庭神经到颞叶皮质之间的障碍及前庭系统以外的参与维持平衡的器官和皮质中枢障碍引起。

知识点2：头晕的诊断要点 副高：掌握 正高：熟练掌握

（1）头晕不伴有周围景物或自身旋转的感觉，患者仅有头重脚轻感，常伴有其他疾患，如血压过高或过低、心律不齐及贫血等。当劳累、睡眠欠佳或情绪激动时亦会有头晕感，此多属于心理疾患的范畴。

（2）头晕患者无眼震、共济失调等阳性体征，特别是不伴有自发性眼震，这是与真性眩晕最大的区别。

（3）电测听、前庭功能检查、颈椎摄片以及头颅CT等检查有助于与真性眩晕进一步鉴别。头晕患者以上检查结果多为正常；贫血引起者，血常规检查有血红蛋白明显降低；心电图检查方便易行，有助于判断有无心律失常等心脏方面的疾患。

知识点3：眩晕的概念 副高：掌握 正高：熟练掌握

眩晕是指人体空间定向或平衡感觉异常，是一种主观症状，患者常常有周围环境或自身旋转、晃动的感觉，伴有恶心、呕吐、出汗及眼球震颤等，又称真性眩晕。

知识点4：眩晕的类别 副高：掌握 正高：熟练掌握

鉴别中枢性和周围性眩晕，是区分眩晕类别的重要前提。

（1）周围性眩晕：周围性眩晕是指由迷路至前庭神经颅内段之间的病变所引起。常见的引起周围性眩晕的疾病，有梅尼埃病、迷路炎、内耳药物中毒、前庭神经元炎、位置性眩晕、晕动病。

周围性眩晕特点包括：①阵发性发作，症状突然开始并且严重；②持续时间短，通常数分钟至数小时后逐渐消失，很少超过1天；③头位或体位改变可使症状加重，闭目时症状不减轻；④可伴耳鸣和耳聋；⑤常伴发恶心、呕吐、面色苍白、出汗等；⑥多伴水平性或旋转性眼球震颤；⑦伴平衡障碍；⑧见于前庭器官病变如梅尼埃病、前庭神经元炎、迷路炎等。

（2）中枢性眩晕：是指由脑干前庭系统的中枢通路、小脑及大脑半球的各部疾患引起者。常见的有：①颅内血管性疾病，如椎-基底动脉供血不足、锁骨下动脉盗血综合征、脑动脉粥样硬化、高血压脑病和小脑出血等；②颅内占位性病变；③颅内感染性疾病；④颅内脱髓鞘疾病及多发性硬化、延髓空洞症；⑤癫痫等。

中枢性眩晕特点包括：①急性、亚急性或慢性起病，眩晕程度相对较轻；②持续的时间相对较长，一般3～5天缓解，可长达数周、数月；③症状与改变头位或体位无关，闭目时症状可减轻；④不伴耳鸣及听觉障碍；⑤恶心、呕吐等症状不明显；⑥眼球震颤少见，少有粗大和持续的眼球震颤；⑦平衡障碍不明显；⑧见于前庭神经核及其中枢联络通路的病变，如后循环缺血、小脑和脑干肿瘤、梗死及出血等。

知识点5：眩晕的诊断要点　　副高：掌握　正高：熟练掌握

（1）诱因：眩晕发作前有无烟酒过度、精神情绪不稳、劳累失眠、心悸、胸闷、头晕、饥饿感等不适。

（2）眩晕发作时间：夜间或晨起发病；突然发病或缓慢发病；发作时体位：是否与体位、头位改变有关；旋转性还是非旋转性；意识是否清楚。

（3）眩晕伴随症状：自主神经症状（出汗、脸色苍白、心悸、血压变化、恶心、呕吐、腹泻）可见于梅尼埃病、晕动病；耳部症状（耳聋、耳鸣、听力下降）可见于前庭器官疾病、第8对脑神经病及肿瘤；眼部症状（眼前发黑、复视、视物模糊、眼球震颤）可见于脑干病变、梅尼埃病；颈部症状（颈项疼痛、上肢麻木、活动受限）可见于颈椎病；中枢神经系统症状（头痛、言语障碍、感觉运动障碍、共济失调）可见于小脑、颅后窝或脑干病变。

（4）既往史：有无类似发作史及既往史，如颅脑疾病及外伤、心血管疾病、严重肝肾疾病、糖尿病等病史。有无急性感染史或晕车、晕船及服药史。

眩晕诊断过程中还需注意：根据有无伴视物旋转或自身晃动确定是眩晕还是头昏、头晕；根据眩晕有无听力损害及其他特点确定是中枢性还是周围性；若中枢性眩晕进一步确定中枢性病因；若周围性眩晕进一步确定周围性病因；排除器质性原因后，考虑功能性眩晕。

知识点6：头晕和眩晕的区别与联系　　副高：掌握　正高：熟练掌握

头晕和眩晕是两个完全不同的概念，全科医师应该注意其区别与联系。但病者往往难以正确叙述其症状。

头晕的症状较为不典型，因此在我们的临床实践中，虽然很多患者主诉都有过头晕的体会，但描述不清。头晕大多数因各种原因引起头昏沉、头飘忽、头部难以名状的不适感；部分自述头晕的患者，也许症状很轻微，仅表现为头昏沉、头轻飘、头部难受的感觉，并未出现天地旋转、耳鸣、恶心、呕吐及出汗等典型的前庭症状。大多数头晕的患者，前庭系统有关检查均正常，患者无前庭受累典型症状。

眩晕与头晕的不同在于它是有明确的定义的，是多个系统发生病变时所引起的主观感觉障碍。患者感到自身或周围景物向一定方向转动或自身的天旋地转。一般无意识障碍，但常伴有客观的平衡障碍。眩晕的产生也有明确的病理生理基础和解剖定位，即与平衡密切相关的神经结构（前庭系统、视感受器、本体感觉）病变，与有关的神经冲动整合失谐所致。

眩晕患者通常在基层医疗单位接受治疗，大约有2/3的成年眩晕患者是由基层医疗工作者、全科医师和普通的内科医师为他们治疗。眩晕是患者到全科医师那里求诊的第五大病因，有眩晕症状的患者占所有患者的1%。眩晕的发生率随年龄的增大而增高，对于75岁以上的老年人来说，眩晕是一种最常见的症状。在实际工作中，很少有因为眩晕需要住院治疗或转诊治疗的，绝大多数的患者只需要由全科医师使用常用药物即可。

因为眩晕一般是器质性病变引起，而头晕可以由器质性病变引起（如脑动脉硬化、高血压等），也可以由非器质性病变引起（如精神创伤、自主神经功能失调、睡眠不足等）。因此在处理患者之前，一定要进行必要的鉴别诊断。

知识点7：晕厥的概念　　副高：掌握　正高：熟练掌握

晕厥是指突发短暂意识完全丧失并伴有肢体肌张力消失，以致不能维持正常直立体位的现象。此时各种反射仍然存在，意识丧失持续数秒钟或几分钟后能够自行恢复。晕厥主要是由于各种原因造成的大脑暂时性供血障碍，少数可因血液生化成分的含量改变而发生。

知识点8：晕厥的分类　　副高：掌握　正高：熟练掌握

晕厥可分为：①血管迷走神经反射性晕厥；②心源性晕厥；③脑血管性晕厥；④其他原因所致晕厥。

知识点9：血管迷走神经反射性晕厥诊断要点　　副高：掌握　正高：熟练掌握

血管迷走神经反射性晕厥是晕厥最常见的病因，任何年龄均可发生。诱发因素有疼痛、外伤、失血及疲劳等。常伴有头晕、恶心、出冷汗和眼前发黑等前驱症状。坐位、立位均可发生。

患者晕倒时意识丧失，但时间短暂，数秒钟或数分钟，肢体弛缓。平卧后意识可以很快恢复，无发作后意识模糊，但头晕、恶心仍可存在，有时再次站立还可再发晕厥。

排尿、大便和咳嗽等情况下引起的晕厥也属于反射性晕厥。排尿性晕厥主要见于夜间或清晨起床小便时，以中青年男性较为多见。咳嗽性晕厥发生在剧烈而持续的咳嗽后，与颈动脉窦反射有关。反射性晕厥多无先兆。

直立性低血压所致晕厥主要在患者从平卧位或久蹲突然起立时发生。颈动脉窦性晕厥常与颈部突然转动或衣领较高、较硬、较紧有关。

知识点10：心源性晕厥诊断要点　　副高：掌握　正高：熟练掌握

心源性晕厥可由心律失常引起，患者发作时可有脑灌注不足的前驱症状，如头晕、眼前发黑和耳鸣等，常伴有心悸。发作时两眼常向上凝视，有时伴有肌阵挛性抽动。运动时发作的晕厥高度提示心源性晕厥。注意，有些心律失常所致的晕厥可以没有前驱症状，重者可以发生猝死。

知识点11：脑血管性晕厥诊断要点　　副高：掌握　正高：熟练掌握

脑血管性晕厥常伴有其他脑干症状，如眩晕、单侧肢体及颜面部麻木、视野改变以及共济失调等。短暂性脑缺血发作多见于40～60岁患者，常反复发作，是脑血管意外的前兆。

癫痫小发作以儿童多见，发作短暂，一般5～15秒，脑电图有助于诊断。注意与晕厥鉴别。舌咬伤是癫痫发作的特点。癫痫发作后意识模糊持续较久。

知识点12：其他原因所致晕厥诊断要点　　副高：掌握　正高：熟练掌握

由低血糖引起的晕厥与饥饿等因素有关，常发生于空腹或劳动后，发作时伴有心悸、出冷汗，进食后可缓解。重症贫血患者在用力时也可发生晕厥。

知识点13：头晕、眩晕、晕厥的处理要点　　副高：掌握　正高：熟练掌握

（1）对症处理：头晕是全身其他疾患的症状表现之一，要根据原发疾患情况给予积极治疗。如高血压患者应给予降压治疗；贫血者给予纠正贫血；紧张焦虑的患者给予抗焦虑治疗等。

（2）眩晕患者以卧床休息为主：呕吐明显者注意给予补液，平衡水电解质。应使晕厥患者立即平卧，解开衣领；如有抽动注意勿让其受伤；如有呕吐应注意保持呼吸道通畅，勿使呕吐物吸入气管；如有低血压立即给予补液治疗；心源性晕厥在给予心肺复苏抢救治疗的同时立即转诊；脑血管病所致晕厥给予改善脑血流治疗，亦应转诊检查治疗。

（3）眩晕的药物治疗

1）对于眩晕发作持续数小时或频繁发作，患者因此出现剧烈的自主神经反应并需要卧床休息者，一般需要应用前庭抑制药控制症状。本类药物主要通过抑制神经递质而发挥作用，但如果应用时间过长，会抑制中枢代偿机制的建立，所以当患者的急性期症状控制后宜停用；目前临床上常用的前庭抑制药主要为抗组胺剂（异丙嗪、苯海拉明等）。

2）氟桂利嗪：是针对诸如后循环缺血所造成的眩晕选用改善血管供血的药物，口服5～10mg。本品是一种钙通道阻断药，能防止因缺血等原因导致的细胞内病理性钙超载而造成的细胞损害，具有缓解血管痉挛，对血管收缩物质引起的持续性血管痉挛有持久的抑制作用，尤其对基底动脉和颈内动脉明显；前庭抑制作用，能增加耳蜗小动脉血流量、改善前庭器官循环。

3）倍他司汀：6～12mg，每日3次。本品为双胺氧化酶抑制药，对脑血管、心血管特别是对椎底动脉系统有较明显的扩张作用，显著增加心、脑及周围循环血流量，改善血液循环，并降低全身血压，此外能增加耳蜗和前底血流量，从而消除内耳性眩晕、耳鸣和耳闭感，还能增加毛细血管通透性，促进细胞外液的吸收。消除淋巴内水肿；能对抗儿茶酚胺的缩血管作用及降低动脉压，并有抑制血浆凝固及ADP诱导的血小板凝集作用。

4）地芬尼多：25～50mg，每日3次。本药可改善椎底动脉供血，调节前庭系统功能，抑制呕吐中枢，有抗眩晕及镇吐作用。

5）西酞普兰：部分眩晕的患者常伴随有明显的焦虑抑郁状态，心理治疗可消除眩晕造成的恐惧心理和焦虑、抑郁症状，此时应使用帕罗西汀、西酞普兰等药物。其中西酞普兰是一种新型的SSRI，其相对选择性在同类药物中最高，对内源性和非内源性抑郁患者同样有效。体外研究显示，西酞普兰能有效抑制5-HT的再摄取，对多巴胺和去甲肾上腺素的再摄取作用很小，对乙酰胆碱、组胺、γ-氨基丁酸（GABA）、毒蕈碱、阿片类和苯二氮䓬类受体的影响很小甚至无影响。本药不影响患者的心脏传导系统和血压，不损害认知功能及精神运动，也不增强乙醇导致的抑郁作用，对血液、肝及肾等也不产生影响，特别适用于长期治疗。

（4）尽快完成各项检查：体格检查应重点了解心率、心律、心脏杂音等情况。如果有明显的心动过速或过缓情况，高度提示心源性晕厥。血压和脉搏情况对诊断直立性低血压有重要意义，必要时可比较不同体位下脉搏和血压情况。颈动脉窦反射、体位反射等自主神经功能检查对诊断有重要参考价值。

社区诊所受条件限制，有些检查不能进行，社区医师首先应根据患者提供的病史和体格检查结果，对患者进行危险性评估。

知识点14：头晕、眩晕的转诊指征 副高：掌握 正高：熟练掌握

头晕患者经过治疗大多明显好转。如有明确颈椎病等原因所致头晕者，经过积极治疗未见好转者需要转诊进一步检查。

全科医师需要遵循的转诊原则包括：

（1）怀疑患者的眩晕是心脏病或神经系统疾病引起，需对他们进行全面的检查或请专科医师会诊。

（2）怀疑患者有中枢神经系统缺血或患者偶尔有无法解释的单侧听力丧失，可至上级医院行MRI检查排除神经瘤。

（3）反复发作，已有检查手段初筛明确不了病因的眩晕及头晕，需进一步明确病因及治疗的，建议转上级医院。

（4）对眩晕患者要进行持续性服务，因为眩晕症状随着时间的推移可能加重，全科医师和患者充分的交流后原本不明确的诊断也会变得越来越明确。

知识点15：头晕、眩晕、晕厥的健康指导 副高：掌握 正高：熟练掌握

对急性眩晕发作的患者，以卧床休息、清淡饮食为主。对紧张焦虑的患者应加强沟通，

给予解释，必要时给予抗焦虑治疗。病情缓解后，鼓励患者逐步增加活动。

有晕厥发作史的患者，再发的可能性极高。全科医师应加强对这些患者的健康教育，减少再发或发作时的危险。

对有晕厥发作史的患者来说，再次出现头晕、出汗等前兆时，应及时停止活动，就近找一个安全的地方平卧，待症状缓解后再起来。对体质较弱的女性患者，应动员其多参加体育锻炼。另外，应告知患者，注意工作和生活环境的通风，不要熬夜。有颈动脉窦晕厥史的患者，不要穿高领衣服。咳嗽性晕厥的患者应注意预防感冒，及早治疗呼吸道感染。排尿性晕厥的患者，要注意有人陪伴居住，并在洗手间安装扶手等，以免晕厥时摔伤。

第六节　昏　　迷

知识点1：昏迷的概念　　副高：掌握　正高：熟练掌握

昏迷是最严重的意识障碍，即意识持续中断或完全丧失。昏迷多由某些疾病发展过程中大脑及脑干受损害所致。主要表现为完全意识丧失，随意运动消失，对外界的刺激的反应迟钝或丧失，但患者还有呼吸和心跳。

知识点2：昏迷的分类　　副高：掌握　正高：熟练掌握

（1）轻度昏迷：表现为意识大部分丧失，无自主运动，对声、光刺激无反应，对疼痛刺激尚可表现痛苦表情或肢体退缩等防御反应。角膜反射、瞳孔对光反射、眼球运动和吞咽反射等可存在。

（2）中度昏迷：表现为对周围事物及各种刺激均无反应，对于剧烈刺激可出现防御反应。角膜反射减弱，瞳孔对光反射迟钝，眼球无转动。有大小便潴留或失禁。呼吸、脉搏、血压可有改变，并可出现病理反射。

（3）重度昏迷：表现为全身肌肉松弛，对各种刺激全无反应，深、浅反射均消失，瞳孔对光反射消失。生命体征不稳定，大小便失禁。

（4）过度昏迷：患者在深昏迷的基础上出现体温低而不稳，脑干反射功能丧失，瞳孔散大固定，自主呼吸功能丧失，需要以人工呼吸器维持，血压亦需要用升压药维持，脑电图呈电静息，脑干诱发电位消失。过度昏迷是“脑死亡”的临床表现。

知识点3：昏迷的诊断要点　　副高：掌握　正高：熟练掌握

详细的病史是诊断的关键。应向护送者或家属了解患者昏迷发生经过以及既往健康状况。重点了解昏迷发生的时间和过程；起病缓急及伴随症状；昏迷与伴随症状的先后顺序；有无外伤或意外事故；是否服用过药物、毒品或接触过毒物；既往有无癫痫史、高血压或糖尿病等疾病史。通过询问病史，一部分患者能找到明确的病因。但通常应先明确是否是昏迷状态，再分析昏迷的病因。

知识点4：昏迷的鉴别诊断 副高：掌握 正高：熟练掌握

昏迷需要与貌似昏迷的情况鉴别。

（1）意志缺乏症：多见于双侧额叶病变患者。患者对刺激无反应、无欲望、无自主活动，呈严重淡漠状态，但处于清醒状态，其感觉和运动通路完整，且对自身和环境的记忆仍存在。

（2）闭锁综合征：患者不能言语和吞咽，不能活动，但意识清醒并能以睁眼、闭眼或眼球的上下活动与周围建立联系，多见于脑血管病等引起的脑桥基底部病变。

知识点5：昏迷的常见疾病 副高：掌握 正高：熟练掌握

昏迷的常见疾病包括颅内占位性病变和弥漫性脑病两大类。

知识点6：颅内占位性疾病 副高：掌握 正高：熟练掌握

颅内占位性疾病通常先有局灶性体征、抽搐或者精神症状，随后或同时出现意识障碍。占位性病变可破坏局部脑组织，又可引起病灶周围组织移位、水肿，甚至造成颅内压增高，形成脑疝，导致昏迷或死亡。如果肿瘤等病灶直接破坏、压迫脑干内上行性网状激动系统，可造成木僵、昏迷等状况。

知识点7：代谢、中毒及弥漫性脑病 副高：掌握 正高：熟练掌握

因脑部弥漫性疾病或者全身系统性疾病，造成的精神错乱、谵妄、木僵，最后进入昏迷者称为弥漫性（或代谢性）脑病。某些神经化学药物及全身性疾病易引起代谢性脑病。引起中毒的常见化学药物有催眠药、有机磷、氰化物和磷化锌等。引起昏迷的常见疾病包括尿毒症、肝性脑病、肺性脑病、甲状腺危象、糖尿病昏迷、低血糖、心肌梗死、心律失常以及酸碱平衡紊乱等内科疾病；重症急性感染有败血症、肺炎、颅脑感染和中毒性菌痢等；颅脑非感染性疾病有脑血管疾病、高血压脑病、颅脑损伤和癫痫等。可根据昏迷的伴随症状进行鉴别诊断。

知识点8：昏迷的伴随症状 副高：掌握 正高：熟练掌握

（1）伴发热：先发热然后有意识障碍，可见于重症感染性疾病；先有意识障碍、昏迷然后有发热，见于脑出血、蛛网膜下腔出血和巴比妥类药物中毒等。

（2）伴呼吸缓慢：是呼吸中枢受抑制的表现，可见于吗啡、巴比妥类药物和有机磷农药等中毒，银环蛇咬伤等。

（3）伴瞳孔散大：可见于颠茄类、氰化物中毒，以及癫痫、低血糖等。

（4）伴瞳孔缩小：可见于吗啡类、巴比妥类和有机磷农药中毒。

（5）伴心动过缓：可见于颅内高压症、房室传导阻滞，以及吗啡类、毒蕈中毒。

（6）伴高血压：可见于高血压脑病、脑血管意外。

（7）伴气味：大蒜味见于有机磷中毒，烂苹果味见于酮症酸中毒，尿臭味见于尿毒症，肝臭味见于肝昏迷，酒味见于酒精中毒等。

知识点9：昏迷的急救治疗 副高：掌握 正高：熟练掌握

昏迷是一种危急状态，应做紧急检查及处理，可采用如下措施：

（1）基本生命支持：保持呼吸道通畅，必要时做气管插管或气管切开，给予吸氧。若有严重心律失常、心脏停搏，应立即心肺复苏。

（2）在严重感染伴有休克时，应给予静脉补液、保温、应用升压药物和中枢兴奋药，纠正酸中毒并治疗原发病。

（3）有颅内压增高、脑疝者，应用20%甘露醇或糖皮质激素等降低颅内压。

（4）除外糖尿病酮症引起的昏迷后，应给予葡萄糖、维生素B_1；若疑为阿片类中毒，可常规应用纳洛酮。

（5）昏迷伴抽搐者，应做抗抽搐治疗。若考虑为癫痫持续状态，应做相应处理。

（6）外伤所致昏迷并可能累及颈椎者，颈部应制动以避免颈髓损伤。

（7）密切监测生命体征，做必要的实验室检查，如血常规、血糖、肝肾功能、电解质等。

（8）在不具备全面的抢救治疗设施、条件时，应在基本生命支持以及初步抢救治疗的基础上，尽快转诊至上级医院进一步救治。

知识点10：昏迷的病因治疗 副高：掌握 正高：熟练掌握

急救过程中，应努力查明可能的病因。一旦病因明确，应迅速给予有效治疗。若明确为颅内占位性病变，应及时转诊至专科医院实施外科手术治疗；若证实颅内感染，应用有效抗生素治疗；积极治疗引起昏迷的全身性疾病。直接病因已经去除的昏迷患者，可行复苏治疗，以促进神经功能的恢复。

知识点11：昏迷的健康指导 副高：掌握 正高：熟练掌握

患者一旦昏迷则病情危重，全科医师应针对引起昏迷的各种疾病做好健康宣教，尽量避免昏迷的发生。

（1）早发现、早诊断、早治疗颅内占位性病变及颅内感染性疾病，以避免其进展至导致昏迷的程度。

（2）随访社区人群的相关内科疾病患者如高血压、糖尿病，以及心、肝、肾、肺等重要脏器的疾病，评估疾病可能导致昏迷的危险程度，并适当干预。

（3）严格管理镇静剂、农药等，减少由药物滥用或误用引起的昏迷。

（4）向社区人群进行急救措施的宣教，以利于首先发现昏迷患者的人能够恰当处置，为进一步的医院抢救创造有利条件。

第七节 抽 搐

知识点1：抽搐的概念 副高：掌握 正高：熟练掌握

抽搐是指四肢、躯干与颜面骨骼肌非自主地强烈收缩或抽动，可引起关节运动和强直、甚至窒息。强直性和阵挛性的肌肉群收缩称为惊厥，多为全身性、对称性，伴有或者不伴有意识丧失。临床上也常见小块或功能关联的小组骨骼肌短促快速地抽动，动作刻板、重复。

知识点2：抽搐的发生机制 副高：掌握 正高：熟练掌握

抽搐的发生机制目前尚未完全清楚。可能由运动神经元的异常放电所致，并与多种因素如遗传、营养、代谢、免疫以及精神因素等有关。

知识点3：引起抽搐、惊厥的常见疾病 副高：掌握 正高：熟练掌握

常见的引起抽搐、惊厥的疾病包括先天性脑发育障碍、中枢神经系统及全身感染性疾病（如各种细菌性脑膜炎、脑脓肿、病毒性脑炎、脑寄生虫病和败血症等）、小儿产伤、颅脑外伤、颅内占位性病变、脑血管性疾病、尿毒症、肝性脑病和营养代谢性疾病（如低血糖、低钙血症等），以及酒精、阿托品和一氧化碳中毒等疾病。

知识点4：抽搐的分类 副高：掌握 正高：熟练掌握

按引起肌肉异常收缩的兴奋信号的来源不同，抽搐基本上可分为两种情况：①大脑功能障碍，如癫痫；②非大脑功能障碍，如低钙血症抽搐、面肌抽搐等。

知识点5：抽搐的诊断要点 副高：掌握 正高：熟练掌握

根据病史、临床表现及检查结果可诊断。但引起抽搐的疾病不同，其临床表现也不同，因此应根据病史、体格检查及辅助检查结果综合判断。应注意患者年龄、是否妊娠、发作诱因及病程；明确抽搐是全身性还是局限性，呈持续强直性还是间歇阵挛性；了解发作时的意识状态，有无大小便失禁、舌咬伤等；明确既往有无脑部疾病、全身性疾病、癔症、毒物接触和外伤等病史及相关症状。对儿童患者，应仔细了解其有无产伤及生长发育异常史。

知识点6：全身性抽搐　　副高：掌握　正高：熟练掌握

全身性抽搐以全身骨骼肌痉挛为主要表现，可伴有意识丧失。

（1）全面性癫痫发作：又称大发作，俗称“羊角风”。典型症状表现为开始的强直期及随后出现的阵挛期。发作时患者突然完全丧失意识，全身肌张力增高而跌倒，继之出现双眼上翻、牙关紧咬、全身僵硬、呼吸停止及发绀，然后出现间断性抽动，并开始深呼吸，口中有泡沫状唾液，持续1～2分钟后患者全身松弛无力、昏睡。醒后有头痛、全身乏力酸痛等症状。脑电图检查对癫痫诊断有重要意义。

（2）癔症性发作：通常有一定的诱因，如生气、激动或其他不良刺激。发作时常带有感情色彩，发作方式不固定，时间较长，多伴有神经精神方面的其他症状。

（3）热性惊厥：由高热引起的惊厥，一般见于6个月至6岁的小儿。发作时体温多在39℃以上。应注意与中枢神经系统感染鉴别。后者除了发热、中毒症状外，还有颅内压增高、脑脊液理化指标异常等变化。

（4）抽动秽语综合征：又称Tourette综合征，多见于2～15岁的男孩。表现为瞬目、摇头、甩颈、耸肩等。随着症状加重，可出现肢体及躯干的暴发性不自主运动，如躯干扭转、踢腿等。部分患儿可发出单调的怪声，半数有秽亵言语。大部分患儿伴有行为异常，如注意力不集中、焦躁不安、强迫行为以及破坏行为等。抽动在精神紧张时加重，入睡后消失，智力不受影响。

（5）儿童憋气综合征：患儿由于疼痛、惊恐等原因大哭后，出现屏气、呼吸暂停、面色苍白或者青紫，继而意识丧失并呈角弓反张体位，一般持续1～2分钟，然后很快恢复。

知识点7：局限性抽搐　　副高：掌握　正高：熟练掌握

局限性抽搐以身体某一局部连续性肌肉收缩为主要表现，常见于口角、眼睑、手足等。正常人情绪紧张时也可出现面部肌肉轻度短时抽搐，一般无不良后果。

（1）面肌抽搐：又称面肌痉挛，为阵发性半侧面肌的不自主抽搐，一般仅限于一侧面部。原发性面肌抽搐一般无神经系统其他阳性体征，病因大多不明，多见于中年女性。起病时多为眼轮匝肌间歇性抽搐，渐扩散至一侧面部的其他面肌，程度轻重不一，入睡后抽搐停止。继发性面肌抽搐多见于桥小脑角肿瘤或炎症、脑干脑炎、延髓空洞症以及颅脑损伤等，常伴有其他脑神经受损的表现。

（2）婴儿手足搐搦症：多见于人工喂养儿、早产儿和低出生体重儿。突然发生四肢抽动，面肌颤动，两眼上翻，持续数秒至数分钟，发作间歇活泼如常，一般不伴发热。婴儿可伴有喉痉挛，较大幼儿或儿童常伴有手足搐搦。面神经征可阳性。血清钙多低于正常。

（3）习惯性抽搐：多见于儿童、青年，无器质性病因的抽动，常表现为瞬目、摇头、甩颈、耸肩、怪相或者肢体怪异动作等，动作较刻板，无目的性，自己难以控制，也可带有强迫观念色彩；情绪激动或者劳累的情况下，抽动常增多。

（4）不定部位的抽搐：可见于多种药物如精神抑制类药，如左旋多巴、多巴胺能受体拮抗剂和卡马西平等的副作用，也可见于多种含纹状体受损的疾病如脑炎、脑外伤、中毒性脑病以及脑血管病等。

知识点8：抽搐的鉴别诊断 副高：掌握 正高：熟练掌握

（1）脑膜脑炎：全身毒血症状有发热、头痛、身痛、恶心、呕吐、乏力。神经系统症状有意识障碍，脑膜刺激征。可出现颈肌及肩胛肌弛缓性瘫痪，致头下垂及手臂不能上举，摇摇无依。轻症可无明显神经症状。

（2）脑出血运动障碍：以偏瘫为多见；言语障碍主要表现为失语和言语含糊不清。约半数患者发生呕吐。意识障碍表现为嗜睡或昏迷。眼部症状有瞳孔不等大、偏盲和眼球活动障碍，头痛是脑出血的首发症状。

（3）脑梗死：有头痛、头晕、眩晕、恶心、呕吐、运动性和/或感觉性失语甚至昏迷。脑神经症状有双眼向病灶侧凝视、中枢性面瘫及舌瘫、假性延髓性麻痹，如饮水呛咳和吞咽困难。躯体症状有肢体偏瘫或轻度偏瘫、偏身感觉减退、步态不稳、肢体无力、尿便失禁等。

（4）癫痫：患者突然意识丧失，继之先强直后阵挛性痉挛，常伴尖叫、面色青紫、舌咬伤、口吐白沫或血沫、瞳孔散大，持续数十秒或数分钟后痉挛发作自然停止，进入昏睡状态。

（5）脑血吸虫病：急性型表现为发热、意识障碍、瘫痪、抽搐及腱反射亢进、脑膜刺激征、锥体束征等。慢性型多见于慢性早期血吸虫病患者，主要症状为癫痫发作，以局限性癫痫多见。

知识点9：抽搐的伴随症状 副高：掌握 正高：熟练掌握

（1）伴发热：多见于小儿的急性感染，也可见于胃肠功能紊乱、重度脱水等。但须注意，惊厥也可引起发热。

（2）伴血压增高：可见于高血压、肾炎、子痫和铅中毒等。

（3）伴脑膜刺激征：可见于脑膜炎、脑膜脑炎和蛛网膜下腔出血等。

（4）伴瞳孔放大与舌咬伤：见于癫痫大发作。

（5）发作前剧烈头痛：可见于高血压、急性感染、蛛网膜下腔出血、颅脑外伤以及颅内占位性病变等。

知识点10：抽搐的处理要点 副高：掌握 正高：熟练掌握

抽搐的处理原则是予以适当的抗惊厥治疗，同时积极治疗引起抽搐的原发病。

（1）癫痫的治疗：①根据癫痫发作的类型选择合适抗癫痫药物，如卡马西平、苯妥英钠、苯巴比妥、乙酰唑胺和氯硝西泮等。口服药量均从低限开始，逐渐加量至能控制发作。②大发作时注意解开衣领使呼吸道通畅，将毛巾等物塞入牙齿间，防止咬伤舌头等。必要时可静脉注射地西泮、苯妥英钠等。

（2）对抽动秽语综合征、习惯性抽搐的患者宜注意心理治疗，配用控制抽搐的药物，如氟哌啶醇、氟奋乃静、三氟拉嗪、舒必利以及抗抑郁剂等。

（3）面肌抽搐，明确病因者应治疗其原发疾病。多数病因不明者，给予药物治疗（如卡马西平、苯巴比妥等）及理疗等。

（4）积极治疗引起抽搐和惊厥的各种病因，如降温、控制血压、应用抗生素抗感染、治疗脑血管疾病及颅内占位性病变、停用可能的致癫痫药物、纠正低血糖及低血钙等。

（5）对于诊断不明或治疗有困难的抽搐患者，应及时转诊至上级医院进一步诊治。

知识点11：抽搐的健康指导　　副高：掌握　正高：熟练掌握

（1）防治各种已知致病因素，如产伤、颅脑外伤和中枢神经感染性疾病等。

（2）对有抽搐表现的患者，及时明确诊断，给予对因对症处理。

（3）对发热的患儿，及时降温可以预防抽搐与惊厥的发生。

（4）治疗癫痫需要长期服用药物，可能发生副作用，需配合定期的临床和实验室检查，向患者及其家属解释清楚。

第八节　失　　眠

知识点1：失眠的概念　　副高：掌握　正高：熟练掌握

失眠是指各种原因引起的睡眠不足，表现为入睡困难、频繁醒转和早醒等形式。失眠的人白天常精神不振、疲乏、困倦，出现易激惹、记忆力下降、思维迟钝、工作和学习效率降低及抑郁等表现。男性容易出现阳痿，女性常表现出性功能减低等表现。

知识点2：失眠的分类　　副高：掌握　正高：熟练掌握

失眠大致可分为：①生理因素性失眠；②躯体因素性失眠；③精神因素性失眠；④药物因素性失眠。

知识点3：生理因素性失眠　　副高：掌握　正高：熟练掌握

生理因素性失眠与外界环境的改变或兴奋性饮料的饮用有关，如旅行出差、夜班、环境嘈杂、光线过亮等；咖啡、茶等影响睡眠，尤其在睡前饮用时。

知识点4：躯体因素性失眠 副高：掌握 正高：熟练掌握

躯体因素性失眠由各种疾病或躯体不适所致，如疼痛、瘙痒、气急、剧咳、心悸、呕吐、频繁夜尿或过度疲劳等。

知识点5：精神因素性失眠 副高：掌握 正高：熟练掌握

焦虑、兴奋和恐惧均会导致入睡困难、间断性睡眠或早醒等。抑郁症的睡眠障碍以早醒为特点。神经衰弱患者亦常表现为失眠。

知识点6：药物因素性失眠 副高：掌握 正高：熟练掌握

药物因素性失眠，一种情况是某些药物如哌甲酯（利他灵）、麻黄碱、异烟肼、咖啡因等药物可引起失眠；另一种情况是长期服用镇静催眠药（如水合氯醛、苯海拉明、戊巴比妥钠、格鲁米特等）突然撤药所致的“反跳性失眠”。

知识点7：失眠的诊断标准 副高：掌握 正高：熟练掌握

《中国成人失眠诊断与治疗指南》制定了中国成年人失眠的诊断标准：

（1）失眠表现：入睡困难，入睡时间超过30分钟。

（2）睡眠质量：睡眠质量下降，睡眠维持障碍，整夜觉醒次数≥2次、早醒、睡眠质量下降。

（3）总睡眠时间：总睡眠时间减少，通常少于6小时。

（4）日间功能障碍：睡眠相关的日间功能损害包括：①疲劳或全身不适；②注意力、注意维持能力或记忆力减退；③学习、工作和/或社交能力下降；④情绪波动或易激惹；⑤日间嗜睡；⑥兴趣、精力减退；⑦工作或驾驶过程中错误倾向增加；⑧紧张、头痛、头晕，或与睡眠缺失有关的其他躯体症状；⑨对睡眠过度关注。

失眠根据病程分为：①急性失眠，病程≥1个月；②亚急性失眠，病程≥1个月，<6个月；③慢性失眠，病程≥6个月。

知识点8：失眠的处理原则 副高：掌握 正高：熟练掌握

（1）一般处理：应加强睡眠卫生宣传教育，包括有睡眠障碍者应减少或避免烟、酒、茶、咖啡的摄入，提倡适度运动，调整作息时间，改善睡眠环境等。

（2）心理治疗：对近期内的失眠，可能存在社会心理因素者，医师应多给予心理上的支持，可采取解释、疏导或行为治疗（松弛疗法）的方法。

（3）药物治疗：一般的治疗推荐非苯二氮䓬类药物，因苯二氮䓬类药物有依赖的可能性，所以一般不主张长期服用。

（4）其他：对怀疑精神因素或躯体病变引起的或经社区一般治疗无效的失眠患者应转诊于相关专科医师。

第九节　抑　　郁

知识点1：抑郁的概念　　副高：掌握　正高：熟练掌握

抑郁是躁狂抑郁症的一种发作形式，以情感低落、思维迟缓以及言语动作减少、迟缓为典型症状。根据对社会功能损害的程度，抑郁症可分为轻性抑郁症和重症抑郁症。

知识点2：抑郁的症状和体征　　副高：掌握　正高：熟练掌握

抑郁症是一种常见的精神疾病，与通常的"不高兴"有着本质区别，主要表现为情绪低落，兴趣减低，思维迟缓，缺乏主动性，自责自罪，饮食、睡眠差，担心患有各种疾病，感到全身不适，严重者甚至出现自杀念头和行为。

知识点3：抑郁症的诊断要点　　副高：掌握　正高：熟练掌握

（1）抑郁性神经症：有一定心理社会因素为诱因，起病慢，肯定而不太严重的抑郁伴有神经症症状，工作、交际、生活能力受影响较轻，有求治欲望，人格完整，病程持续2年以上是诊断的主要依据。诊断抑郁性神经症的参考可有：①病前有抑郁性格；②有精神因素诱发；③精神运动性抑制不明显；④无体重减轻、厌食等生物学症状；⑤心境抑郁为主要症状；⑥伴有焦虑症状；⑦无严重自责；⑧无妄想、幻觉等精神病性症状；⑨有主动治疗要求；⑩以往没有发作间歇。

（2）内源性抑郁症：包括单相抑郁症、双相情感障碍及精神分裂症有关的抑郁症。

（3）体因性抑郁症：由各种身体和神经疾病所致，包括药物和各种有害物质所致。

（4）心因性和反应性抑郁症：心因性抑郁症照例一生只发作一次，若发作两次，应视为偏离常态的人格反应，或根本就是内源性抑郁症。

知识点4：抑郁的处理要点　　副高：掌握　正高：熟练掌握

（1）药物治疗：三环类抗抑郁药（tricyclic antidepressants，TCA）为治疗抑郁的一线药，第二代非典型抗抑郁药为第二线药，其次可考虑单胺氧化酶抑制剂（MAOI）。

（2）认知治疗：抑郁患者对自我、周围世界及未来的负性认知。患者由于认知上存在偏差，无论对正、负事件都以消极的态度看待。认知治疗目的是让患者认识到自己错误的推理模式，从而主动自觉纠正。疗效与药物治疗相比无明显差异。

第十节　焦　　虑

知识点1：焦虑　　　　副高：掌握　正高：熟练掌握

焦虑障碍在临床中分为急、慢性两种类型，急性焦虑也称惊恐障碍（惊恐发作），慢性焦虑即广泛性焦虑。

焦虑倾向作为一种人格特征至少部分由遗传决定，有焦虑倾向的人在不良社会影响或应激状态下较易产生病理性焦虑。这种遗传倾向主要见于惊恐障碍患者，而在广泛性焦虑患者中并不明显。

知识点2：焦虑综合征　　　　副高：掌握　正高：熟练掌握

继发于其他精神病理状态（如幻觉、妄想、强迫症、疑病症、恐惧症、抑郁症等）和其他躯体疾病（如高血压、冠心病、甲状腺功能亢进等）的焦虑，称为焦虑综合征。临床上应注意区分焦虑障碍和焦虑综合征。

知识点3：惊恐障碍的临床表现　　　　副高：掌握　正高：熟练掌握

要确诊惊恐障碍，应在1个月之内存在几次严重的焦虑发作。

（1）惊恐发作：①发作无明显诱因或相关的特定环境，无先兆，以致发病不可预测。②发作的典型症状是患者突然强烈恐惧，有濒死感或失控感，难以忍受。同时患者感到心悸、胸闷、胸痛、胸前压迫感，或呼吸困难、气急、窒息感，并因此惊叫或跑出室外求救。有的患者伴有过度换气、头晕、多汗、面部潮红或苍白、震颤、手脚麻木、步态不稳、胃肠道不适等自主神经过度兴奋症状，或运动性不安等痛苦体验。③发作突然，历时短暂，一般5～10分钟，10分钟内达到高潮，很少超过1小时。发作时意识清晰，发作过后患者自觉一切正常，能回忆发作经过。

（2）预期焦虑：发作之后的间歇期，除害怕和担心再次发作外，无其他明显症状。

（3）求救和回避行为：在发作间歇期，由于担心发作时得不到救助，常主动回避一些活动，如不愿单独外出、乘车、去公共场所等，或要求他人陪伴。

知识点4：广泛性焦虑的临床表现　　　　副高：掌握　正高：熟练掌握

患者在至少数周（通常为数月）内的大多数时间存在如下焦虑症状。

（1）焦虑和烦恼：表现为经常担心未来可能发生的、难以预料的某种危险或不幸事件。这种担心可以是不能被患者明确意识到的对象和内容，也可以是非现实的威胁或生活中可能发生于他自身或亲友的不幸事件。患者常有恐慌的预感，终日心烦意乱，坐卧不宁，忧心忡忡，注意力难以集中，对日常生活中的事物失去兴趣。

（2）运动性不安：表现为搓手顿足，来回走动，紧张不安，不能静坐，可见眼睑、面肌或手指震颤，或患者自感战栗。有的患者双眉紧锁，面肌或肢体肌肉紧张、疼痛，或感到肌肉抽动、疲乏。

（3）自主神经功能增强：常有心悸、胸闷、气促、头晕、多汗、咽部梗塞感、胃部不适、尿频、女性月经紊乱、性功能减退等。这些症状反过来又会成为患者担心的内容，以致加重焦虑，形成恶性循环。

（4）过分警觉：表现为惶恐、易惊吓、对外界刺激出现过度（惊跳）反应、入睡困难、易惊醒等。

广泛性焦虑多潜隐起病，往往无明显诱因，甚至许多患者记不起何时开始出现症状，较惊恐障碍的病程更为漫长，且较少自发缓解。起病年龄越早，焦虑症状越严重，社会功能也较多受到损害。

知识点5：惊恐障碍的诊断要点　　副高：掌握　正高：熟练掌握

（1）症状学标准：①发作无明显诱因或无相关的特定环境，发作不可预测；②在发作间歇期，除害怕再发作外，无明显其他症状；③发作时表现为强烈的恐惧、焦虑及明显的自主神经症状，并常有濒死感、失控感等痛苦体验；④发作突然开始，迅速达到高峰，发作时意识清晰，事后能回忆。

（2）严重程度标准：患者难以忍受又无法解脱，从而倍感痛苦。

（3）病程标准：在1个月内至少有3次惊恐发作，或在首次发作后继发害怕再发作的焦虑持续1个月。

知识点6：惊恐障碍的鉴别诊断　　副高：掌握　正高：熟练掌握

惊恐发作是一组综合病征，可见于多种躯体疾病，例如二尖瓣脱垂可有类似惊恐发作的症状，其他如甲状腺功能亢进、低血糖症、嗜铬细胞瘤、药物戒断反应等也容易与惊恐障碍相混淆，应注意排除。发作频繁的病例，再加上害怕再发作的预期焦虑，易被误诊为广泛性焦虑，需注意鉴别。

知识点7：广泛性焦虑的诊断要点　　副高：掌握　正高：熟练掌握

（1）症状学标准：以持续的原发性焦虑症状为主，并符合：①经常或持续的无明确对象和内容的恐惧或提心吊胆；②伴自主神经症状或运动性不安。

（2）严重程度标准：社会功能受损，患者因难以忍受又无法解脱而感到痛苦。

（3）病程标准：以上症状持续至少6个月。

知识点8：焦虑症的诊断注意事项　　副高：掌握　正高：熟练掌握

焦虑症并非继发于其他精神疾病或躯体疾病，否则应诊断为焦虑综合征。抑郁症也常有焦虑症状或激动不安，焦虑症患者由于长期紧张不安，生活也往往不愉快，缺乏兴趣，临床中需注意鉴别。当焦虑和抑郁症状并存时，以哪类症状为主则诊断为哪类疾病，如均较严重，并均符合各自的诊断标准，则可同时做出两个诊断。

知识点9：焦虑症的治疗 副高：掌握 正高：熟练掌握

焦虑症是神经症中相对治疗效果较好，预后较好的疾病。通常采用心理治疗和药物治疗。

（1）药物治疗：医师一般会根据患者病情、身体情况、经济情况等因素综合考虑。一般建议服药1～2年。停药及加量请咨询医师，不可自行调整药物治疗方案。在服药期间，注意和医师保持联系，出现副作用或其他问题及时解决。

（2）心理治疗：心理治疗是指临床医师通过言语或非言语沟通，建立起良好的医患关系，应用有关心理学和医学的专业知识，引导和帮助患者改变行为习惯、认知应对方式等。药物治疗是治标，心理治疗是治本，两者缺一不可。

另外，还有适合焦虑症患者的心理治疗、生物反馈治疗、放松治疗等。

第十一节 咯血和呕血

知识点1：咯血的概念 副高：掌握 正高：熟练掌握

咯血是喉以下呼吸道任一部位的出血，通过口腔咳出。咯血量过大，可能产生休克或窒息而危及生命。咯血患者首先需除外来自口、咽及鼻腔的出血，其次需与呕血相鉴别。一般咯血前先感胸部不适、喉痒，然后发生咯血，咯出血色呈鲜红或带泡沫样血痰，呈碱性而无黑粪。

知识点2：咯血的发病机制 副高：掌握 正高：熟练掌握

（1）各种有害物质对血管的直接损害或某些血管活性物质作用于血管，使肺内毛细血管通透性增加，血液渗出血管进入肺泡而随痰液一起排出体外。

（2）炎症、结核及肿瘤等侵蚀小血管，破坏了血管壁的弹力纤维，使部分血管壁薄弱而形成小动脉瘤，一旦肺血管内压力突然升高，可致血管破裂而出血。

（3）二尖瓣狭窄引起肺淤血以及支气管黏膜下层静脉曲张，使血管容易破裂而出血。

（4）凝血功能障碍，在咳嗽等因素诱发下，产生症状性肺出血。

知识点3：咯血的病因 副高：掌握 正高：熟练掌握

咯血常见原因排除肺结核、支气管扩张及肺癌排除后，需要考虑到全身性疾病及其他，如血液病（血小板减少性紫癜、白血病、再生障碍性贫血、血友病、弥散性血管内凝血等）、抗凝治疗、急性传染病（肺出血钩端螺旋体病、流行性出血热等）、尿毒症、肺出血肾炎综合征、气管或支气管子宫内膜异位症等。

知识点4：咯血伴发热性疾病　　副高：掌握　正高：熟练掌握

（1）肺炎：是呼吸道常见病。多见痰中带血，或铁锈色痰，同时伴有发热、咳嗽、胸痛及气急。肺部可闻及湿啰音，外周血白细胞及中性粒细胞增多。胸片检查有助于诊断。

（2）肺脓肿：起病急，表现为发热、寒战、胸痛及咳嗽，可咳出大量有臭味的脓血痰。胸部叩诊浊音，听诊呼吸音低；血象示白细胞及中性粒细胞增多；胸片显示肺部可有空洞。内有气液平，洞内壁较规则。

（3）肺结核：多见于青壮年，可表现为低热、疲乏、盗汗、消瘦及咳嗽等症状，痰中可带血，空洞型肺结核患者可大咯血。红细胞沉降率（血沉）快，结核菌素试验阳性。

（4）肺真菌病：多见于老人、小儿、体弱及长期应用激素者，有发热、乏力及咳嗽等症状，多咳脓血痰或血痰，肺部可闻及湿啰音。痰液镜检及痰培养可见到真菌的孢子。

（5）肺寄生虫病：①阿米巴肺脓肿，该病有发热、乏力、胸痛及咳嗽等症状，其咳出的痰呈棕褐色而带腥臭味，痰液镜检可找到阿米巴滋养体。②肺吸虫病，可有发热、胸痛及咳嗽等症状，咳出的痰呈铁锈色或棕黄色，患者有时虽反复咯血，但全身一般情况较好。外周血检查示嗜酸性粒细胞增多，并可用皮内抗原试验协助诊断。③肺棘球蚴病，早期多无症状，当包虫形成的囊肿增大且合并感染后可出现发热、胸痛、咳嗽及咯血等症状。皮内抗原试验有助于诊断，胸片可见圆形或卵圆形阴影。

（6）肺梗死：多见于长期卧床、下肢静脉血栓形成或心房颤动的患者。可出现突然发热、胸痛、咳嗽、咯血、呼吸困难、发绀、出汗、烦躁及休克等症状。心电图及X线片可明确诊断。

（7）支气管肺囊肿：平时多无症状，当支气管、肺泡发生继发感染后，可出现发热、咳嗽，咯出少量血或痰中带血。

（8）系统性红斑狼疮：该病累及肺部时，可出现发热、咳嗽及咯血等，同时可伴有关节痛、皮疹、淤点及蛋白尿等累及其他脏器的症状。

（9）特发性含铁血黄素沉着症：常见于儿童，发病急性期可有面色苍白、发热、咳嗽、咯血、气急及发绀等症状。在疾病的慢性期，以上症状可反复出现，并伴肝脾大。

知识点5：咯血伴剧咳性疾病　　副高：掌握　正高：熟练掌握

（1）慢性支气管炎：慢性咳嗽、咳痰及喘息为其主要症状。秋冬季节多发，天气转暖时多可自然缓解，感冒、劳累、受凉可使病情加重。有时会咳出较多的黏液性脓痰，偶可带血。两肺可闻及散在干、湿啰音，胸片见支气管纹理增粗。

（2）支气管内膜结核：多见于有结核病史的青壮年女性，可有刺激性咳嗽、反复少量咯血或痰中带血。有时会咳出较多的黏液性脓痰，有时有低热、盗汗及消瘦等毒血症状。

（3）肺癌：多见于男性老年人，常有吸烟史。患者可有反复或持续性剧烈咳嗽，有时为刺激性咳嗽，可咳出少量血或痰中带血，少见大咯血，有时可在痰液中见到灰白色小颗粒状破溃的组织。除咳嗽外，患者可有胸痛及消瘦。

知识点6：咯血伴痰多的疾病 副高：掌握 正高：熟练掌握

支气管扩张以青少年居多，患者幼时可有麻疹、百日咳及肺炎的病史。临床表现为长期咳嗽、反复咯血及咳出大量的痰。痰液可多达几百毫升，将其静置后可分为三层，痰液恶臭。肺部湿啰音持续存在，但全身状况较好。胸片、CT检查可协助诊断。

知识点7：咯血伴皮下出血 副高：掌握 正高：熟练掌握

咯血伴皮下出血多半是全身血液病表现的一个出血症状。

知识点8：咯血的处理要点 副高：掌握 正高：熟练掌握

（1）少量咯血时可对症处理，视病情予以血凝酶（立止血）、酚磺乙胺（止血敏）、卡巴克络（安络血）等止血药物。

（2）如突然发生急性大咯血，同时出现休克或窒息等并发症，全科医师应就地施救。消除患者的紧张情绪，有剧烈咳嗽者可用镇咳剂，嘱患者不可屏气，以防加重窒息。待血压上升，呼吸畅通，病情稳定后即转至上级医院进一步诊治。

（3）疑有肺结核、支气管内膜结核时，应早诊断、早报告、早隔离、早治疗，待患者痰培养阴性、病情稳定后可回社区医院继续治疗观察。

（4）肺炎、慢性支气管炎患者以及支气管扩张、支气管肺囊肿感染的患者可在社区医院治疗，如病情无好转甚至加重应转至上级医院。

（5）肺癌、肺真菌病、肺寄生虫病、系统性红斑狼疮及血液病等患者宜转至专科医院诊治，待诊断明确及病情稳定后可回社区医院治疗。但全科医师应对肺寄生虫病患者加强饮食卫生及改变生活习惯的宣教。

（6）肺梗死、肺脓肿患者也需转至上级医院处理。

知识点9：咯血的非药物治疗 副高：掌握 正高：熟练掌握

咯血的非药物治疗方法包括：介入治疗和手术治疗，介入治疗分为经气管镜腔内介入治疗止血及经支气管动脉栓塞治疗。选择性支气管动脉栓塞术治疗大咯血的有效率可达80%左右，尤其是对心、肺功能差，不能耐受手术的顽固性大咯血者，是一种较好的替代手术的治疗方法。手术治疗的适应证有：①反复急性呼吸道感染或大量咯血者；②病灶局限于一个肺段或肺叶而症状明显者；③一个肺叶和相邻一二个肺段（如左下叶加舌段，右下叶加中叶）有明显病变者；④年龄＜40岁，心、肺功能良好者。

知识点10：咯血的健康指导　　副高：掌握　正高：熟练掌握

（1）加强体育锻炼，建议有慢性支气管炎患者用冷水洗脸及鼻腔，增强呼吸道的防寒能力。

（2）秋冬季节交替或冷空气袭击时，有慢性呼吸道疾病及心脏病者，应及早添加衣服，以免诱发上呼吸道感染。

（3）勿过度劳累，注意劳逸结合，劝导戒烟。

（4）注意环境卫生，加强居室通风。对已患肺结核者，建议去空气较好的乡村休养，争取早日痊愈。

知识点11：呕血与黑粪的概念　　副高：掌握　正高：熟练掌握

呕血是食管、胃及十二指肠内血管破裂，血液通过呕吐反射从口腔吐出。呕血前先感胃不适，有恶心，然后出现呕血，呕出血色呈暗红色或咖啡色，常混有食物残渣，呈酸性。部分血液流入小肠，经过结肠，最后由肛门排出暗红色或柏油色的便，称为黑粪。

呕血及黑粪同是上消化道出血的主要表现。呕血与黑粪可同时出现，也可不同时出现，有时少量出血，不出现呕血但可有黑粪，有时未见黑粪，但粪便隐血可呈阳性。

知识点12：呕血、黑粪的常见病因　　副高：掌握　正高：熟练掌握

（1）溃疡：胃及十二指肠黏膜受胃酸－胃蛋白酶的消化作用，同时感染幽门螺杆菌，使黏液－黏膜的屏障功能降低，黏膜受损，形成溃疡而出血。

（2）炎症：高浓度酒及某些药物损害食管、胃黏膜，引起黏膜充血、炎症、糜烂而出血。

（3）门静脉高压：肝硬化门静脉高压致使食管及胃底部静脉曲张，曲张的静脉受食物擦伤或胃酸侵蚀，血管破裂而出血。

（4）肿瘤：恶性肿瘤的瘤细胞浸润黏膜，引起糜烂、溃疡及坏死，使黏膜血管破坏而出血。

（5）物理、化学损伤：剧烈呕吐、内镜检查时的损伤、强酸及强碱进入等因素，使黏膜损害，引起血管破裂而出血。

（6）血管病变：动静脉畸形，如动脉瘤破入食管、胃、十二指肠和上段空肠。

（7）全身疾病：如血液病、尿毒症、创伤性应激及系统性红斑狼疮等疾病引起出血。

知识点13：呕血伴中上腹痛疾病　　副高：掌握　正高：熟练掌握

（1）胃、十二指肠溃疡：大约半数的上消化道出血为十二指肠溃疡出血。患者有长期节律性中上腹痛病史，常因受冷或劳累等因素而诱发，可伴恶心、呕吐、面色苍白、乏力、出汗及心悸等症状，出血后有黑粪或呕血。血常规示红细胞减少、血红蛋白降低，可急诊做胃

镜止血并明确诊断。

（2）胃炎：慢性胃炎临床表现为非节律性中上腹钝痛或隐痛，较少患者有反复少量出血或以黑粪为主，有时仅见粪便隐血阳性，胃镜检查有助于诊断。

（3）胃癌：中老年患者多见。有非节律性的持续性中上腹痛或反复呕血，出血量由少量到中等量；同时伴有消瘦、厌食、乏力、面色苍白及黑粪等症状，或持续大便隐血阳性，胃肠钡餐检查或胃镜检查可明确诊断。

知识点14：呕血伴吞咽困难疾病　　副高：掌握　正高：熟练掌握

食管癌：中年以上的男性患者多见。临床表现为进行性吞咽困难，咽食后感胸骨后痛，并有食物反流。病程后期可出现呕血、黑粪、呛咳、声音嘶哑、消瘦及脱水等症状。食管镜检可明确诊断。

知识点15：呕血伴黄疸疾病　　副高：掌握　正高：熟练掌握

壶腹周围癌：该病早期因反复少量出血而多见黑粪，可伴中上腹痛、黄疸及营养不良等症状，胃镜检查可帮助诊断。

知识点16：呕血伴肝脾大疾病　　副高：掌握　正高：熟练掌握

（1）肝硬化：患者有肝炎、血吸虫病及酗酒等既往史。可见面色晦暗、黄疸、蜘蛛痣、肝掌及腹壁静脉曲张等体征，乏力、中上腹饱胀常为呕血的前驱症状。腹部可扪及肿大的脾脏，质地较硬，肝功能及凝血功能异常。

（2）肝癌：患者大多有慢性乙型或丙型肝炎及肝硬化病史。常诉中上腹胀气，然后出现呕血，血色鲜红伴凝血块，同时出现黑粪、消瘦、面色苍白、腹水及昏迷等。腹部可扪及肿大的肝及脾，质地硬，表面呈结节状。

知识点17：呕血伴血液病　　副高：掌握　正高：熟练掌握

白血病、再生障碍性贫血及血小板减少性紫癜等容易因血小板减少而发生出血，如呕血、黑粪及皮肤淤斑等。骨髓穿刺可明确诊断。

知识点18：呕血的处理要点　　副高：掌握　正高：熟练掌握

（1）溃疡病及胃炎患者有少量出血，可以在社区治疗。如出血量大，应转至上级医院做急诊胃镜止血。

（2）肝硬化食管静脉曲张破裂出血、胃或肝的肿瘤并发出血，应插三腔管及对症处理后送上级医院诊治。

（3）物理、化学损伤及全身性疾病伴出血的患者，应转上级医院处理。

（4）晚期肿瘤无有效治疗方法或放弃治疗者，可在社区给予对症处理及临终关怀。

（5）呕血时应让患者安静，避免紧张，可让血呕出，不能强忍，注意勿让血液吸入气管造成窒息。

（6）大出血者在转院途中给予输液，以维持血容量，避免失血性休克。

知识点19：呕血的健康指导　　副高：掌握　正高：熟练掌握

呕血和黑粪都因疾病引起，需要重视。常见的预防办法：①避免进刺激性食物，忌大量饮酒，忌暴饮暴食；②避免服用损害胃黏膜药物，若必须服用可同时给予胃黏膜保护剂；③反复出现呕血和黑粪者需尽快查明病因，并密切随访。

第十二节　胸　　痛

知识点1：胸痛的概念　　副高：掌握　正高：熟练掌握

胸痛主要由胸壁、胸腔内器官或邻近组织的病变引起。任何理化因素刺激肋间神经感觉纤维，脊髓后根传入纤维，支配气管、支气管及食管的迷走神经感觉纤维，支配心脏及主动脉的感觉纤维，膈神经的感觉纤维等，均可引起胸痛。

知识点2：胸痛的病因　　副高：掌握　正高：熟练掌握

（1）胸壁疾病：胸部外伤、皮下蜂窝织炎、急性乳腺炎、带状疱疹、流行性胸痛，非化脓性肋软骨炎、肋间神经炎、肋骨骨折、多发性骨髓瘤、急性白血病和肋骨转移瘤等。

（2）呼吸系统疾病：肺炎、气胸、肺癌、胸膜炎（包括结核性、化脓性、自身免疫性等）、胸膜原发性或转移性肿瘤。

（3）心血管疾病：冠心病、心绞痛、心肌梗死、心肌炎、急性心包炎、二尖瓣或主动脉瓣病变、主动脉瘤、肥厚型心肌病、主动脉夹层瘤、肺栓塞、肺动脉高压和心脏神经官能症等。

（4）纵隔疾病：纵隔炎症、气肿或肿瘤。

（5）消化系统疾病：反流性食管炎、食管痉挛、胰腺炎、胆囊炎、消化性溃疡等。

（6）其他：膈下脓肿、膈疝和肝脓肿等。

胸痛的少见病因有早期带状疱疹、过度通气综合征、脾梗死、多发性骨髓瘤、白血病、酒精相关性胸痛、神经症等。

知识点3：胸痛的诊断要点　　副高：掌握　正高：熟练掌握

接诊胸痛患者时应详细询问病史，仔细体检，通过胸痛的特征来判断可能的病因；必要时可借助实验室检查及辅助检查如血常规、心肌酶谱、X线、心电图等协助诊断。

知识点4：胸壁病变致胸痛的共同特征 副高：掌握 正高：熟练掌握

疼痛大多固定于病变处，咳嗽、深呼吸或举臂时加重，局部有压痛点。

（1）皮肤肌肉病变：炎症时，局部有红、肿、热、痛及压痛；因损伤或剧烈咳嗽引起的胸肌或肋间肌损伤，常有相关病史和局部压痛。

（2）肋骨病变：肋软骨炎多见于肋骨与肋软骨交界处，呈针刺样痛或隐痛，局部稍隆起并有压痛；肋骨骨折、骨髓炎或肿瘤等所致的疼痛和压痛一般均限于肋骨本身。

（3）肋间神经病变：肋间神经痛呈阵发性刺痛或灼痛。带状疱疹表现为丘疹、水疱，沿神经分布而不越过中线，但有时皮疹尚未出现而已经出现胸痛时则需注意鉴别与随访。流行性胸痛系病毒感染所致的神经炎，常伴有高热、畏寒、头痛、咳嗽、恶心、呕吐或腹泻等全身症状。

知识点5：呼吸系统疾病致胸痛的共同特征 副高：掌握 正高：熟练掌握

有咳嗽、咳痰或气促等呼吸系统原发疾病的表现，疼痛可随咳嗽或呼吸加重，胸壁局部无压痛。

（1）胸膜病变：胸膜炎的疼痛多位于胸廓下部腋前线、腋中线附近，呈刺痛或刀割样痛，深吸气时明显，局部可闻及摩擦音；胸膜癌的疼痛呈持续性钝痛，难以忍受。

（2）自发性气胸：突然发生的剧烈胸痛，伴呼吸困难。查体患侧叩诊呈鼓音，呼吸音减弱或消失。X线可显示气胸线及被压缩的肺组织。

（3）肺部病变：肺炎引起的胸痛位于患侧，可放射到肩部、腹部，常伴发热、咳嗽、咳痰及毒血症；肺癌所致的胸痛呈缓慢发生的钝痛或隐痛，可伴咯血、胸闷、消瘦；肺梗死引起的胸痛则常突然发生，可伴胸闷、气促、咯血，多有长期卧床、下肢深静脉血栓或肿瘤等病史，CT或放射性核素检查可帮助诊断。

知识点6：心血管疾病致胸痛的共同特征 副高：掌握 正高：熟练掌握

（1）冠心病：心绞痛常为压榨样痛，位于胸骨后或心前区，有时可向左肩、左臂内侧及下颌部放射，持续数分钟，休息或含服硝酸甘油可缓解。心肌梗死的疼痛持续较久，为数小时至数天，严重者可出现心律失常、心力衰竭和休克，有时可呈急腹症表现；心肌酶谱异常，心电图呈动态演变，坏死性Q波、ST段抬高及T波倒置为其特征。

（2）急性心包炎：疼痛呈持续性或间歇性，咳嗽、呼吸时加重，常伴发热、白细胞增多，心电图示多数导联ST段抬高，但无病理性Q波。

（3）主动脉夹层：疼痛呈撕裂样，常放射至背、腹、腰和下肢，两上肢的血压和脉搏可有明显差别，心脏超声、磁共振血管造影（MRA）有助于诊断。

知识点7：食管或纵隔病变致胸痛的共同特征　　副高：掌握　正高：熟练掌握

疼痛常位于胸骨后，可向肩部放射，吞咽时可加重，伴吞咽困难。

（1）食管疾病：反流性食管炎常表现为胸骨后烧灼样痛，可伴恶心、反酸，平卧位或俯卧位加重；食管癌则多表现为进行性吞咽困难，进食后胸骨后灼痛，X线钡剂检查或内镜可帮助诊断。

（2）纵隔病变：急性纵隔炎多由外伤后感染引起，为化脓性，常伴高热、寒战、血白细胞数增高；纵隔肿瘤因压迫神经、胸椎或肋骨可致持续性疼痛，常伴咳嗽、呼吸困难、声音嘶哑、吞咽困难及上腔静脉阻塞综合征等压迫症状。

知识点8：致命性胸痛和非致命性胸痛常见疾病鉴别　　副高：掌握　正高：熟练掌握

按胸痛对于生命的威胁程度可分为致命性胸痛和非致命性胸痛。致命性胸痛很可能在短时间内危及患者生命，需要予以及时有效的处理。

（1）致命性胸痛常见疾病鉴别：①不稳定型心绞痛；②急性心肌梗死；③主动脉夹层；④肺栓塞；⑤自发性气胸。

（2）非致命性胸痛常见疾病鉴别：①稳定型心绞痛；②食管反流；③胃、十二指肠溃疡；④胆囊疾病；⑤胰腺炎；⑥肺炎、胸膜炎；⑦支气管炎；⑧肋软骨炎；⑨带状疱疹；⑩自主神经紊乱。

知识点9：胸痛的处理要点　　副高：掌握　正高：熟练掌握

（1）尽早明确病因，针对病因进行治疗。胸痛可由对身体无大碍的胸壁皮肤的擦伤而产生，也可因威胁生命的急性心肌梗死而导致，应积极寻找病因。

（2）心血管疾病所致的胸痛常较危险，严重时可危及生命。给予相应的镇痛、维持生命体征的治疗后须尽早转诊；有些不明原因的胸痛需进一步检查，存在潜在危险的胸痛亦应及时转诊。

（3）肺癌和食管癌属高发病率的肿瘤，冠心病及主动脉夹层也有日渐增多的趋势。全科医师可通过宣传、教育及行为干预帮助人们纠正不良的生活习惯，建立健康的生活方式，以尽量减少或避免这些疾病的发生。

（4）镇痛治疗：酌情选用去痛片、阿司匹林等；如疼痛严重或系癌症所致，可按三级镇痛的原则予以治疗。肋间神经疼痛、局部肌肉疼痛或肋软骨炎可予扶他林乳剂外搽，必要时可给予1%普鲁卡因局部封闭治疗，但需小心，以免引发气胸等并发症。

知识点10：基层医师接诊急、危重症患者的任务分层　　副高：掌握　正高：熟练掌握

对于一些急、危重症（也包括其他各科急症），基层医师的任务可划分为4层：①在最短的时间内，判断患者的生命体征是否稳定，对不稳定者立即予以急救。②对生命体征稳定

的患者，通过简单问诊和重点查体，做出初步诊断，判断患者是否存在危及生命的疾病。如有，立即给予相应处理和预防措施。③对病情相对稳定的患者。通过详细问诊、体检及必要的辅助检查。做出初步诊断，给予相应处理。④对诊断不清的急、危重症患者立刻安排转诊并做好院前处理；对诊断明确、病情相对稳定但需进一步检查或治疗的患者，可择机转上级医院。

知识点11：致命性胸痛常见疾病的院前处理 副高：掌握 正高：熟练掌握

急性心肌梗死为致命性胸痛常见疾病，一旦确诊，需尽快做好院前处理并立即转送上级医院。一些致命性胸痛常见疾病的院前处理如下。

（1）急性心肌梗死的院前处理：①让患者平卧、制动；②监测生命体征和心电图；③吸氧、开放静脉通道；④静脉滴注或含服硝酸甘油、口服阿司匹林300mg；⑤维持血压、做好心肺复苏的准备；⑥立即联系专业急救人员转送至上级医院。

（2）不稳定型心绞痛的院前处理：①首先应根据临床特点对患者进行危险度分层。②低危患者：尽快（24～48小时）与上级医院联系转诊。阿司匹林100mg，每日1次；美托洛尔25mg，每日2次；单硝酸异山梨酯20mg，每日2次；辛伐他汀20mg，每晚睡前1次；硝酸甘油（备用）。减少体力活动；戒烟。胸痛发作时硝酸甘油0.5mg舌下含服，可重复，同时转送至上级医院。③对中、高危患者立即转诊至上级医院。高危患者应有急救人员护送。

（3）急性主动脉夹层的院前处理：①监测血压、心率、心电图等，建立静脉通道；②镇静镇痛：吗啡10mg或哌替啶50mg＋异丙嗪25mg肌内注射；③控制血压和心率：β受体阻滞药、硝普钠等；④禁止抗凝、抗血小板治疗；⑤立即在急救人员护送下转至上级医院。

（4）急性肺栓塞的院前处理：①卧床、吸氧；监测呼吸、血压、心率、氧饱和度、心电图等；②合并休克者给予多巴胺或去甲肾上腺素；③立即在急救人员护送下转至上级医院。

知识点12：胸痛的健康指导 副高：掌握 正高：熟练掌握

胸痛可由各种疾病引起，因此应根据各种病因进行预防。对于心血管疾病患者应加强生活方式的干预，积极控制血压、血脂和血糖等，预防动脉粥样硬化。对于肺癌、食管癌等患者应加强戒烟、控制大气污染等进行预防。对于结核病患者则应积极预防接种卡介苗。

发生胸痛时应注意是否有相关的诱因或合并症状，如劳累、情绪波动，伴有发热、咳嗽、咳痰、咯血，深呼吸以及进食、吞咽困难等。另外，还应注意胸痛发生的时间和性质，可为临床医师提供更多的信息，有助于胸痛的诊断。

第十三节 呼吸困难

知识点1：呼吸困难 副高：掌握 正高：熟练掌握

呼吸困难是患者主观上感到呼吸费力，气不够用，客观上表现为呼吸频率、深度和节律的异常。严重时可出现鼻翼扇动、肋间隙凹陷、端坐呼吸、喘鸣及发绀等。当通气需要和所达到的通气水平出现不协调，并超出一定范围时，便出现了呼吸困难。呼吸困难是呼吸衰竭的主要临床症状之一。

知识点2：呼吸困难的临床表现　　副高：掌握　正高：熟练掌握

（1）肺源性呼吸困难

1）吸气性呼吸困难：表现为喘鸣、吸气费力，重者可出现三凹征，即胸骨上窝、锁骨上窝和肋间隙明显凹陷。

2）呼气性呼吸困难：表现为呼气费力，呼气明显延长而缓慢，常伴有哮鸣音。

3）混合性呼吸困难：表现为吸气与呼气均感费力，呼吸频率加快，幅度变浅，常伴有呼吸音减弱或消失。

（2）心源性呼吸困难：表现为活动时出现或加重，休息时减轻或缓解，仰卧位可加重，坐位时可减轻。轻者短时间内可缓解，重者表现为哮喘，面色青紫，咳粉红色泡沫样痰。

（3）中毒性呼吸困难：可出现深长而不规则的呼吸，频率可快可慢。

知识点3：呼吸困难的诊断要点　　副高：掌握　正高：熟练掌握

了解呼吸困难是在何种情况下发生的以及起病的缓急，伴随症状有哪些；除了患者呼吸系统的表现，还应注意有无发热、中毒等全身症状；通过体格检查判断呼吸困难的形式和程度，血象、X线、心电图、肺功能检查等有助于诊断。注意肺源性呼吸困难、心源性呼吸困难、中毒性呼吸困难的鉴别诊断。

知识点4：呼吸困难的常见疾病　　副高：掌握　正高：熟练掌握

（1）呼吸系统疾病：气道阻塞，肺疾病，胸壁、胸廓与胸膜疾病，膈疾病与运动受限。

（2）心血管系统疾病：各种原因所致的心力衰竭、心脏压塞、缩窄性心包炎等。

（3）其他：肥胖、酸中毒、急性感染、血液病等也可引起呼吸衰竭。

知识点5：呼吸困难的处理原则　　副高：掌握　正高：熟练掌握

（1）一般处理：安静休息，吸氧，保证呼吸道通畅，清除口鼻咽部积物，保证水、电解质、酸碱平衡。有慢性疾病者应劝导其戒烟，避免感冒等上呼吸道感染；教会哮喘患者识别导致哮喘发作的因素及如何使用气雾剂；鼓励患者进行适度的锻炼以增强体质、改善心肺功能；提醒成人加强对儿童的监护，谨防其将微小物品塞入口鼻。

（2）对症对因治疗：呼吸道感染所致者抗感染、止咳、化痰、平喘，平喘药可选用茶碱类、β_2受体激动药、抗胆碱能药物、糖皮质激素；心源性呼吸困难者给予强心、利尿、扩血管治疗；胸腔积液、积气者予以抽水、排气治疗；呼吸衰竭、急性呼吸窘迫综合征（ARDS）应予机械辅助通气治疗；有明显呼吸道阻塞时，应予气管插管或气管切开。

（3）任何呼吸系统病变所致的呼吸衰竭、心肌梗死、大量心包积液、尿毒症、严重酸中毒、器质性神经系统病变、外源性中毒等情况，应尽早转诊。

第十四节 腹 痛

知识点1：腹痛的概念 副高：掌握 正高：熟练掌握

腹痛是指各种原因引起的腹腔内外脏器的病变，临床表现为腹部疼痛。腹痛可分为急性与慢性两类，病因复杂，包括炎症、肿瘤、出血、梗阻、穿孔、创伤及功能障碍等。

知识点2：腹痛的分类 副高：掌握 正高：熟练掌握

腹痛按发生机制的不同，可分为以下四类。

（1）内脏性腹痛：因腹腔内空腔性器官的平滑肌痉挛或腔内压力增高而被伸展、扩张所引起；亦可因实质性器官包膜受到内在的膨胀力或外在的牵引而引起。痛觉冲动自内脏感觉神经末梢经有关脊神经传入中枢。内脏痛的特点是定位较模糊，性质常为绞痛、灼痛、胀痛或钝痛，可伴恶心、呕吐、面色苍白、出汗等自主神经功能紊乱的症状。

（2）躯体性腹痛：腹腔内外病变或创伤等刺激，经分布于腹部皮肤、腹壁肌层、腹膜壁层及肠系膜根部神经末梢传入中枢。特点是定位清楚，疼痛位于病变处，性质为刺痛或刀割样，常呈持续性，不随体位而改变。

（3）牵涉痛：腹腔脏器病变时在相应神经节段的体表或深部感受到的疼痛。内脏性牵涉痛多在距离原发病灶较远处的体表部位，痛觉尖锐。

（4）精神性痛：又称中枢性腹痛，因精神因素引起，来自中枢兴奋灶，导致疼痛。腹部无病因可查，多伴有各种临床所见精神异常。

知识点3：慢性腹痛疾病 副高：掌握 正高：熟练掌握

慢性腹痛起病缓慢、病程长，疼痛多为间歇性，以钝痛或隐痛居多。

（1）慢性胃炎：大多无明显症状，部分呈无规律的上腹痛、餐后饱胀，可伴反酸、嗳气等不适。抗胆碱能药物及制酸剂可缓解疼痛。必要时可行纤维胃镜或上消化道钡餐帮助诊断。

（2）胃、十二指肠溃疡：病程呈慢性反复发作性，多在冬春、秋冬之交发病。主要表现为节律性上腹痛，胃溃疡多餐后痛，十二指肠溃疡多餐前痛、夜间痛，纤维胃镜可明确诊断。

（3）胆囊炎、胆结石：常因油腻饮食诱发，可反复发作，多表现右上腹阵发性绞痛或胀痛，并向右肩背部放射；若合并胆管炎，可出现寒战、高热和黄疸。体检示右上腹压痛，

Murphy征阳性。急性发作时，血白细胞总数及中性粒细胞比例可增高，实时超声检查可协助诊断。

知识点4：急性腹痛疾病　　副高：掌握　正高：熟练掌握

急性腹痛起病急、病情重、转变快，常涉及是否手术治疗的紧急决策。

（1）急性胰腺炎：多于饮酒或暴饮暴食后发生。腹痛位于上腹部，呈持续性伴阵发性加剧，疼痛可向腰背部带状放射，常伴发热、恶心、呕吐及腹胀。严重者出现休克或多器官衰竭的表现。轻症者体检仅上腹压痛，重症者可有腹肌紧张与反跳痛，血压下降。血白细胞总数及中性粒细胞比例增高，血清淀粉酶显著升高。腹部超声检查可协助诊断。

（2）急性阑尾炎：多数患者腹痛始于中上腹，后转移至右下腹，常伴发热、恶心、呕吐。查体示右下腹肌紧张，麦氏点压痛、反跳痛，结肠充气试验阳性（压迫左下腹可引起右下腹疼痛）。血白细胞计数及中性粒细胞比例增高。腹部超声检查可协助诊断。

（3）肠梗阻：主要表现为腹痛、腹胀、呕吐及停止排便排气。腹部检查可见肠型或蠕动波，绞窄性肠梗阻者可有局部肌紧张、压痛和反跳痛；机械性肠梗阻者肠鸣音亢进；麻痹性肠梗阻者肠鸣音减弱或消失。X线检查可见气胀、肠袢及液平。

（4）急性腹膜炎：由腹腔内器官穿孔引起，常见的如急性阑尾炎坏疽穿孔、胃十二指肠穿孔、胆囊炎胆囊穿孔等。表现为突然发生的剧烈腹痛，从原发部位延及全腹，可伴恶心、呕吐，甚至出现四肢发凉、脉细、血压下降等休克的表现。查体示腹肌紧张可呈板样，全腹压痛、反跳痛，肠鸣音减弱或消失。血白细胞总数及中性粒细胞比例明显增高；胃肠穿孔时，X线检查见膈下游离气体，超声检查显示腹水。

（5）胆道蛔虫病：多见于青少年，曾有排蛔虫或吐蛔虫史。表现为上腹部“钻顶样”阵发性绞痛，伴有恶心、呕吐，有时可吐出蛔虫；如虫体阻塞胆道可出现黄疸；如继发感染则有发热及血白细胞计数增加；间歇期可无任何症状。

（6）肾结石、输尿管结石：常表现为突发的一侧腰腹绞痛，阵发性加剧，疼痛向下腹部、外生殖器及大腿内侧放射，常伴肉眼血尿或镜下血尿，可有恶心、呕吐、面色苍白及大汗。X线检查或超声波检查可发现结石。

（7）异位妊娠：临床表现为女性患者停经后出现急性腹痛、阴道流血，可伴面色苍白、四肢厥冷、脉搏细数和血压下降等休克表现。查体腹肌紧张、满腹压痛及反跳痛，阴道检查有宫颈抬举痛。尿妊娠试验阳性。腹腔或后穹隆穿刺不凝血可确诊。

知识点5：腹痛病变部位的判断方法　　副高：掌握　正高：熟练掌握

（1）按腹痛的部位判断病变的部位：①中上腹：食管、胃、十二指肠、胰腺疾病；②右上腹：肝、胆和结肠右曲部位疾病；③左上腹：胰、脾、结肠左曲疾病；④右下腹：阑尾和回盲部位病变；⑤麦氏点：急性阑尾炎；⑥左下腹：降结肠、乙状结肠、直肠的病变；⑦侧腹部（腰部）：肾、输尿管的病变；⑧下腹部耻骨上：膀胱和妇科疾病；⑨脐周：小肠病变；⑩部位不定：肠虫病。

（2）按照腹痛的性质和程度判断病变的部位：①空腔器官痉挛：阵发性绞痛；②胆管蛔虫症：剑突下钻顶性疼痛，阵发性、剧烈；③急性胰腺炎：持续性疼痛，呈阵发性加重；④内脏穿孔：剧痛；⑤腹腔内出血：开始腹痛剧，后转为持续性钝痛；⑥肝大：持续性隐痛或胀痛；⑦消化性溃疡：慢性、周期性和节律性疼痛。

（3）按照腹痛的伴随症状判断腹痛的病因：①腹痛伴腹泻：急性胃肠炎；②腹痛伴血尿：尿路结石；③急性腹痛伴呕吐、腹胀、肛门停止排气：肠梗阻；④急性腹痛伴血便：肠套叠和肠系膜血管栓塞；⑤急性腹痛伴休克：肝、脾等腹腔脏器破裂、出血；⑥腹痛伴寒战、高热：急性化脓性胆管炎症和腹腔脏器脓肿；⑦上腹痛伴泛酸、嗳气：消化性溃疡。

知识点6：腹痛的处理要点　　副高：掌握　正高：熟练掌握

（1）首先明确病因，针对病因进行治疗。

（2）急腹症的处理原则：①密切观察患者的病情变化，注意维持其生命体征。②根据疼痛程度选用解痉镇痛剂如阿托品、山莨菪碱（654-2）或布桂嗪（强痛定），如明确为胆绞痛或肾绞痛，可给予哌替啶（度冷丁）肌内注射。③抗感染，防治休克，维持水、电解质及酸碱的平衡。④有手术指征时，应及时手术治疗。

（3）慢性腹痛：多由脏器慢性炎症、溃疡性病变或功能性因素引起，经内科药物治疗后病情改善；如内科治疗无效，须警惕肿瘤性疾病，及早行相关检查，以明确诊断。

（4）若腹痛是疑难或危重疾病所致，应及时转诊，以免贻误病情。

知识点7：腹痛的转诊事项　　副高：掌握　正高：熟练掌握

腹痛患者出现以下情况需及时转诊至专科医院。

（1）诊断不明的腹痛需转专科医院就诊。

（2）需要手术治疗的腹痛患者，应尽快安排转诊。

（3）诊断不明确的腹痛患者，转诊前尽量不用镇痛药物。

（4）伴休克及水、电解质、酸碱平衡紊乱的严重患者，应在社区医院测量并记录血压、心率、呼吸等生命体征，给予补液、扩容、使用升压药、补充电解质等，维持生命体征稳定，同时积极护送转诊。

（5）功能性腹痛伴抑郁，社区处理后效果不明显，可转精神专科治疗。

知识点8：腹痛的健康指导　　副高：掌握　正高：熟练掌握

急性腹痛应及时就诊，明确病因，并给予积极治疗。已明确腹痛是因胃肠穿孔所致者，应禁食，补充能量及电解质，并应及时应用广谱抗生素，为及时手术治疗奠定良好的基础。

第十五节　腹　　泻

知识点1：腹泻的概念　　副高：掌握　正高：熟练掌握

各种因素作用于胃肠道，使胃肠道的分泌、消化、吸收及运动等功能出现障碍，导致排便次数增多，性状改变，即为腹泻，俗称“拉肚子”。腹泻也是机体的一种防卫机制，使毒素从体内排出，避免中毒。但是长期腹泻或大量稀水便，可影响体内水、电解质代谢及营养物质的吸收，不利于身体健康，应及时纠正。

知识点2：腹泻的分类　　副高：掌握　正高：熟练掌握

从病理生理角度，腹泻可分为以下几种。

（1）高渗性腹泻：由于肠道摄入了高渗性食物或药物，肠道食糜变成了高渗状态，肠壁内水分进入肠腔，刺激肠道运动加速，导致腹泻。

（2）吸收障碍性腹泻：由于肠道黏膜受损害，吸收面积减少，肠道对水及电解质的吸收减少，对脂肪酸吸收减少，肠腔水、电解质及脂肪酸等增加，刺激肠运动加速，导致腹泻。

（3）分泌性腹泻：由于细菌的毒素与肠道黏膜受体结合，激活肠壁内腺苷环化酶，肠黏膜内cAMP增加，促使肠壁增加向肠腔分泌水及电解质，导致腹泻。

（4）运动性腹泻：肠内毒素、药物及消化不全的中间产物等，刺激肠道运动增加，导致腹泻。

知识点3：急性腹泻的临床表现　　副高：掌握　正高：熟练掌握

起病急，病程在2～3周之内，可分为水样泻和痢疾样泻，前者粪便不含血或脓，可不伴里急后重，腹痛较轻；后者有脓血便，常伴里急后重和腹部绞痛。感染性腹泻常伴有腹痛、恶心、呕吐及发热，小肠感染常为水样泻，大肠感染常含血性便。

知识点4：急性腹泻的病因　　副高：掌握　正高：熟练掌握

急性腹泻病程一般不超过3周。病因如下。

（1）食物中毒：如进食未煮熟的扁豆、毒蕈中毒、河豚中毒、重金属中毒、农药中毒等。

（2）肠道感染（包括病毒、细菌和寄生虫感染）、旅行者腹泻（病原体常为产毒性大肠埃希菌、沙门菌、梨形鞭毛虫及溶组织阿米巴等）、药物引起的腹泻（泻药、高渗性药、拟胆碱能药、抗菌药和某些降压药、抗心律失常药）等。

（3）其他疾病：溃疡性结肠炎急性发作、急性坏死性肠炎、食物过敏等。

知识点5：慢性腹泻的临床表现 副高：掌握 正高：熟练掌握

大便次数增多，每日排便在3次以上，便稀或不成形，粪便含水量大于85%，有时伴黏液、脓血，持续两个月以上，或间歇期在2～4周内的复发性腹泻。病变位于直肠和/或乙状结肠的患者多有里急后重，每次排便量少，有时只排出少量气体和黏液，粉色较深，多呈黏冻状，可混血液，腹部不适位于腹部两侧或下腹。小肠病变引起腹泻的特点是腹部不适多位于脐周，并于餐后或便前加剧，无里急后重，粪便不成形，可成液状，色较淡，量较多。慢性胰腺炎和小肠吸收不良者，粪便中可见油滴，多泡沫，含食物残渣，有恶臭。血吸虫病、慢性痢疾、直肠癌、溃疡性结肠炎等病引起的腹泻，粪便常带脓血。肠易激综合征和肠结核常有腹泻和便秘交替现象。病因不同可伴有腹痛、发热、消瘦、腹部包块等症状。

知识点6：慢性腹泻的病因 副高：掌握 正高：熟练掌握

慢性腹泻病程在2个月以上。病因如下。

（1）肠道感染性疾病：痢疾、肠结核、梨形鞭毛虫病、血吸虫病、肠道念珠菌病。

（2）肠道非感染性炎症：炎性肠病、放射性肠炎、缺血性结肠炎、憩室炎、尿毒症性肠炎。

（3）肿瘤：大肠癌、结肠腺瘤病（息肉）、小肠恶性淋巴瘤、胺前体摄取脱羧细胞瘤、胃泌素瘤、类癌、肠血管活性肠肽瘤等。

（4）小肠吸收不良：慢性胰腺炎、胰腺癌、肝内胆汁淤积、盲袢综合征、短肠综合征等。

（5）动力性腹泻：肠易激综合征、胃大部切除术后、部分性肠梗阻、甲状腺功能亢进症等。

（6）药源性腹泻：泻药，抗生素如林可霉素、克林霉素等，降压药如利血平、胍乙啶等。

（7）胃部和肝胆胰疾病：萎缩性胃炎、慢性肝炎、慢性胰腺炎、慢性胆囊炎。

（8）全身疾病：甲状腺功能亢进症、糖尿病、系统性红斑狼疮、烟酸缺乏病、食物及药物过敏。

知识点7：腹泻伴发热疾病 副高：掌握 正高：熟练掌握

（1）急性胃肠炎：多有不洁食物史。临床症状除腹泻外，有恶心、呕吐、发热及腹痛等症状，粪便检查见白细胞增多。

（2）病毒性肠炎：以小儿多见，发病于夏秋季节。患者除稀水样便外，可伴有发热、恶心、呕吐等症状，一周后能自愈。病毒分离可检出轮状病毒。

（3）细菌性痢疾：患者多有不洁食物史。临床除脓血便外，有里急后重、发热及呕吐等症状。部分患者病情较重，可出现抽搐及休克等中毒症状，即中毒性痢疾。粪便镜检有脓细胞，粪便培养有助诊断。

（4）白色念珠菌肠炎：多见于婴幼儿、老年人、营养不良体弱者及有长期应用抗生素病史者，有发热、鹅口疮及腹泻等症状。粪便可呈豆腐渣样，镜检可见到孢子或假菌丝，便培养有助诊断。

（5）霍乱：可有发热，伴严重的呕吐及腹泻，粪便呈米泔水样，极易发生水及电解质紊乱。如粪检发现革兰阴性弯曲弧菌，诊断可以成立。

知识点8：腹泻伴腹痛疾病　　副高：掌握　正高：熟练掌握

（1）克罗恩病：表现为慢性腹泻、脓血便伴脐周痛、发热及消瘦；严重者易出现肠出血及肠穿孔，可形成脓肿、瘘管及肠梗阻。通过X线片、肠镜及病理检查可明确诊断。

（2）阿米巴痢疾：常呈慢性腹泻，粪便性状为果酱样，并伴有下腹痛及低热。粪便镜检发现有大量红细胞及阿米巴滋养体。

知识点9：腹泻伴包块疾病　　副高：掌握　正高：熟练掌握

（1）肠结核：起病较慢，可有低热、盗汗、消瘦、腹痛、腹泻或腹泻与便秘交替出现的症状。右下腹部可扪及包块，X线钡剂造影有助诊断。

（2）肠道肿瘤：多见于40岁以上。临床上有低热、消瘦、腹泻及腹痛等症状。腹部常可扪及包块；大便隐血可持续阳性，癌胚抗原检查呈阳性；可借助X线钡剂造影、纤维肠镜及病理检查帮助诊断。

知识点10：其他腹泻疾病　　副高：掌握　正高：熟练掌握

全身感染性疾病、过敏性紫癜及尿毒症等都可有腹泻的症状。

知识点11：腹泻的诊断要点　　副高：掌握　正高：熟练掌握

腹泻的诊断关键是对原发疾病或病因的诊断，需从起病情况与病程、发病年龄、发病人群、腹泻次数与粪便性质、伴随症状和体征、常规化验特别是粪便检验中获得依据。

急性腹泻应根据病史、发病季节、伴随的全身症状等，首先鉴别是病毒、细菌、寄生虫等引起的感染性腹泻，还是食物中毒、药物或其他疾病引起的腹泻。致病菌的明确有赖于粪便培养，一些寄生虫如贾第虫等需行肠黏膜活检。

慢性腹泻可通过病史、体检、肛门指检、粪便常规培养及找虫卵和寄生虫、粪便脂肪测定、消化道内镜和活检等来明确诊断。首先应明确腹泻是源于小肠还是结肠。

如为小肠性腹泻，应进一步作钡剂造影检查、小肠镜和其他实验室检查，以确定是器质性抑或功能性。如属结肠性腹泻，应做结肠镜检查，观察有无肿瘤、溃疡性结肠炎、克罗恩病等。

知识点12：腹泻的处理要点 副高：掌握 正高：熟练掌握

（1）急性胃肠炎：补液以纠正水、电解质紊乱，口服抗生素，进低脂、易消化的流质或半流质饮食。

（2）如就诊人数较多，且于同一学校、食堂、餐馆用餐者，可疑为食物中毒。应留取呕吐物、粪便及餐具等以备查验，同时报防疫部门。轻症病例可就地对症处理，重危者应转送上级医院。

（3）细菌性痢疾：在社区医院宜先留大便培养及做药物敏感实验，再按经验给予抗生素治疗，疗效不佳或中毒性菌痢者应转诊。

（4）肠结核、克罗恩病、肠道肿瘤、霍乱患者均应转送上级医院。

（5）腹泻明确由过敏性紫癜、尿毒症等疾病引起者，经治疗原发病后腹泻仍未缓解者，应送上级医院诊治。

知识点13：腹泻的健康指导 副高：掌握 正高：熟练掌握

（1）避免不洁饮食，防止病从口入。

（2）病因未明确前，应慎用止泻药、镇痛药，以免造成误诊，耽误病情。

（3）严格在医师指导下使用抗生素，切勿滥用。

（4）乳糖不耐受症者不宜使用乳制品；成人乳糜泻应禁食麦制品（包括大麦、小麦、燕麦和裸麦）；慢性胰腺炎患者平时应补充多种消化酶。

（5）反复腹泻，粪便腥臭或伴黏液、脓血者应及时就医。

（6）由各种原发病引起腹泻者，需积极治疗原发病。

第十六节 呕　　吐

知识点1：呕吐的概念 副高：掌握 正高：熟练掌握

呕吐是指由于各种原因导致胃内容物及部分肠内容物从食管逆流出口腔的一种身体的反射动作。呕吐在一定程度上能使进入体内的毒素排出体外，避免中毒；但长时间的反复呕吐，可造成脱水、酸碱平衡失常以及营养吸收不良等。

知识点2：呕吐伴局限性腹痛疾病 副高：掌握 正高：熟练掌握

（1）胃、十二指肠溃疡：消化性溃疡是消化系统最常见的疾病。患者既往有溃疡病史，除呕吐外，可有节律性的中上腹隐痛、钝痛或剧痛，进食后能缓解，可伴反酸、嗳气，胃镜检查可明确诊断。

（2）急性细菌性胃炎：多有进食不洁食物史且同食者均有发病，患者可有中上腹痛伴呕吐、发热、乏力、口干及尿少等症状，呕吐物及粪便检验有助诊断。

（3）急性病毒性肝炎：患者常有肝炎接触史。表现为呕吐、右上腹疼痛、发热、食欲不振、乏力、恶心、黄疸及肝大等症状，血清中丙氨酸转氨酶、天冬氨酸转氨酶及胆红素水平增高。

（4）急性胆囊炎、胆石症：患者可有进食油腻食物史。临床上除呕吐外，可有右上腹疼痛、阵发性加剧并向右肩及腰部放射，也可有发热、恶心和黄疸等症状。Murphy征阳性。血白细胞及中性粒细胞增多，超声检查可见胆囊壁水肿、增厚或胆囊结石。

（5）急性阑尾炎：典型的急性阑尾炎有转移性右下腹疼痛，麦氏点压痛或有肌卫及反跳痛，同时出现发热、呕吐症状。血象示白细胞及中性粒细胞增多，临床诊断一般不难。

（6）输尿管结石：患者可有腹部绞痛，疼痛可向外阴部放射，常有尿频、尿急、血尿或呕吐的症状，结合X线片及超声常可明确诊断。

知识点3：呕吐伴弥漫性腹痛疾病　　副高：掌握　正高：熟练掌握

（1）急性腹膜炎：除有呕吐外，有全腹疼痛、拒按、触之成板样硬，同时有发热、恶心、面色苍白、心悸、脉细速及休克等症状。白细胞及中性粒细胞增多，超声及腹腔穿刺检查可作为辅助诊断的方法。

（2）肠梗阻：临床表现为全腹疼痛伴明显腹胀、恶心及呕吐；腹部可见肠型，听诊肠鸣音消失或亢进，腹部X线检查有助诊断。

知识点4：呕吐伴腹胀疾病　　副高：掌握　正高：熟练掌握

（1）幽门梗阻：患者多有溃疡病史。表现为上腹部饱胀，恶心呕吐，呕吐后腹胀稍缓解。呕吐物常为宿食，腹部体征可见蠕动波，触之有震水声，诊断可借助胃镜及X线片。

（2）肝硬化失代偿：患者有慢性肝病史，肝功能异常，有腹水或明显气胀，或二者兼有，患者食欲减退明显，有时可有恶心、呕吐。腹部超声检查可助诊断。

知识点5：呕吐伴头痛疾病　　副高：掌握　正高：熟练掌握

（1）脑梗死：脑出血患者可有头痛、呕吐、流涎、口角歪斜及肢体软弱无力或偏瘫等症状，CT检查可见梗死灶或出血灶。

（2）蛛网膜下腔出血：常突然发生剧烈头痛，持续难忍，出现呕吐、视物模糊及昏迷等症状，CT或脑脊液检查可明确诊断。

（3）脑肿瘤：有持续性头痛，但不很剧烈，常伴有呕吐、视物模糊、面瘫、听力减弱及肢体无力等，CT检查可明确诊断。

知识点6：呕吐伴发热疾病　　副高：掌握　正高：熟练掌握

（1）中枢神经系统感染：起病急，患者全身中毒症状重，有发热、头痛、呕吐、嗜睡、抽搐及昏迷等症状；布鲁津斯基征、凯尔尼格征阳性；脑脊液检查能明确诊断。

（2）其他系统感染性疾病：小儿和老年人的呼吸道、消化道及泌尿道的感染常伴有发热、咽痛、咳嗽、呕吐、腹泻、尿频及尿痛等症状。血白细胞及中性粒细胞增多，通过相关各系统主要检查可以诊断原发疾病。

知识点7：呕吐伴心理障碍疾病　　副高：掌握　正高：熟练掌握

神经官能性呕吐：此病以女性多见，常有精神心理障碍病史。临床上除呕吐外，无其他任何症状。尽管发生呕吐，但仍能正常工作和生活。

知识点8：呕吐伴胸痛疾病　　副高：掌握　正高：熟练掌握

心肌梗死：患者常有高血压、高脂血症及心绞痛的病史，如突然发生胸痛、心悸、出冷汗、脉细速及休克等症状，根据临床表现、心肌酶谱及心电图检查可确诊。

知识点9：呕吐伴眩晕疾病　　副高：掌握　正高：熟练掌握

梅尼埃病：多见于女性患者。发病时可有呕吐、眩晕而不能睁眼，卧床后症状稍有缓解，数天后可恢复，常见眼球震颤而无阳性神经系统体征。

知识点10：其他呕吐疾病　　副高：掌握　正高：熟练掌握

（1）糖尿病酮症酸中毒：患者多有糖尿病史。除呕吐外，可闻及烂苹果气味，重者可发生水、电解质紊乱。高血糖及血尿酮体阳性有助于诊断。

（2）早期妊娠：凡月经过期的育龄妇女，喜食酸味食物，伴疲乏、恶心、呕吐及晕倒等症状时，应做尿妊娠试验以明确诊断。

知识点11：呕吐的鉴别诊断　　副高：掌握　正高：熟练掌握

集体就餐者在进食同一种食物后于短时间内（<12小时）多人发生呕吐，多因食物中毒（细菌性或毒物性）所致；精神性呕吐常在餐后不久发生（常有诱因）；幽门梗阻或十二指肠淤积综合征亦多有餐后呕吐，应努力找出原发疾病。晨吐在育龄妇女应考虑为早孕反应；慢性鼻窦炎患者因入睡时在咽部积存脓性分泌物，亦可引起有恶心、呕吐；幽门梗阻则多在夜间呕出大量白天所进饮食及胃液；反射性呕吐多为恶心、呕吐，中枢性呕吐多无恶心，颅内压增高者多为喷射性呕吐；幽门梗阻患者的呕吐物不含胆汁，但有腐酵味，十二指肠淤积综合征患者的呕吐物中含有胆汁，取俯卧位可以使呕吐减轻或消失；低位小肠梗阻、麻痹性肠梗阻或结肠梗阻患者的呕吐物呈粪臭味；呕吐大量酸性胃液见于活动性十二指肠溃疡，过去有腹部手术史者应考虑有无肠粘连，胃大部切除术后注意倾倒综合征。

知识点12：呕吐的处理要点　　副高：掌握　正高：熟练掌握

呕吐的治疗原则是：恶心、呕吐的治疗主要是病因治疗和对症治疗，积极治疗原发病，防止和减少并发症。

（1）全科医师应安慰患者，使其保持安静。为患者擦净呕吐物，嘱漱口清洁口腔及卧床休息，暂时禁食。

（2）应保留患者的呕吐物、大小便及食具，以备查验。

（3）对消化性溃疡患者给予必要的、足够疗程的药物治疗。对幽门梗阻的患者应先嘱其禁食，并做胃肠减压，同时给予静脉补液以纠正水、电解质紊乱，并转至专科医院以明确病因。

（4）对常见感染性疾病伴呕吐患者，如抗感染治疗无效或病情加剧，应转上级医院进一步治疗。

（5）中枢系统感染、脑部疾病、败血症、急性肝炎、胆囊炎、腹膜炎及肠梗阻等危重患者应立即转上级医院，以免延误诊治。

知识点13：呕吐的健康指导　　副高：掌握　正高：熟练掌握

（1）注意饮食的清洁卫生。频繁或剧烈呕吐时，帮助患者拍背，注意体位，防止呕吐物呛入气道引起吸入性肺炎。

（2）有消化性溃疡的患者正规药物治疗后，应定期随访胃镜；注意季节变化，尽量避免辛辣、刺激性食物，须戒烟、戒酒。

（3）由原发疾病引起的呕吐，患者须及时就医，积极治疗原发病。

（4）排除各种器质性病变因素后，若呕吐仍未得到纠正，建议患者咨询心理医师。

第十七节　黄　　疸

知识点1：黄疸的概念　　副高：掌握　正高：熟练掌握

黄疸即高胆红素血症，是指血中胆红素增高使巩膜、皮肤、黏膜及其他组织和体液发生黄染的现象。正常血清总胆红素不超过17μmol/L（1.0mg/dl），如胆红素超过正常值而肉眼未能发现黄疸时，称为隐性黄疸或亚临床黄疸；超过34μmol/L（2.0mg/dl）时，肉眼可见黄疸，称为显性黄疸。

知识点2：黄疸的分类　　副高：掌握　正高：熟练掌握

（1）按病因学分类：①溶血性黄疸；②肝细胞性黄疸；③梗阻性黄疸；④先天性非溶血性黄疸。临床上以前三种多见。

（2）按胆红素的性质分类：①以非结合胆红素（UCB）升高为主的黄疸，血清中非结合胆红素占80%～85%；②以结合胆红素（CB）增高为主的黄疸，血清中结合胆红素所占比例>30%。

（3）根据胆红素代谢和胆汁排泄的过程分类：①肝前性黄疸，胆红素产生过多；②肝细胞性黄疸，肝细胞对胆红素摄取、结合和排泄障碍；③肝后性或阻塞性黄疸，胆汁淤积。

知识点3：溶血性黄疸　　副高：掌握　正高：熟练掌握

溶血性黄疸是由于红细胞本身缺陷或其受外在溶血因素（生物、物理、化学、免疫因素）的损害，红细胞在单核巨噬细胞系统内提早被破坏，或直接在血管内破坏。黄染通常为轻度，呈浅柠檬黄色，常因贫血而伴有皮肤苍白。查体可有不同程度的肝脾大，起病急骤时伴剧烈溶血反应。实验室检查可见：粪便内粪胆原与尿内尿胆原阳性；血清胆红素增加，一般很少超过85μmol/L（5.0mg/dl），以非结合性胆红素升高为主；溶血表现除贫血外，外周血网织红细胞增多、骨髓红细胞系统增生活跃、血清铁含量增加；自身免疫性溶血时，抗人体球蛋白试验阳性。新生儿或婴儿的溶血疾病，胆红素常显著增高。

知识点4：肝细胞性黄疸　　副高：掌握　正高：熟练掌握

肝细胞在胆红素的摄取、转化、转运及排出各个环节中的任何障碍均可引起黄疸，如病毒性肝炎、其他病毒感染、中毒性肝炎、酒精性肝炎、肝硬化以及急性妊娠脂肪肝等。急性肝炎患者多有低热、乏力、食欲不振和肝区疼痛表现，查体肝大，有明显压痛。实验室检查可见：尿胆红素阳性，粪胆原多无改变；血清总胆红素增加，一般不超过170μmol/L（10.0mg/dl），其中结合胆红素常增高，占30%以上；肝功能损害表现为血清转氨酶升高、前清蛋白和清蛋白下降、血浆凝血酶原时间延长、胆固醇及胆碱酯酶下降等。

知识点5：梗阻性黄疸　　副高：掌握　正高：熟练掌握

梗阻性黄疸是肝内毛细胆管、小胆管、肝胆管或胆总管的机械性阻塞所致（肿瘤、结石、瘢痕、炎症等）。黄疸早期呈金黄色、稍后呈黄绿色、晚期呈绿褐色，常伴有皮肤瘙痒与心动过缓，查体可及肿大肝脏。实验室检查可见：尿中胆红素阳性，尿胆原减少或消失，粪胆原减少，粪便色淡，可呈陶土色；血清总胆红素升高，其中结合胆红素可占50%以上；胆管梗阻表现如碱性磷酸酶（ALP）、γ-谷氨酰转肽酶（γ-GT）、胆汁酸升高。腹部B超和CT检查、内镜下胆胰管造影（ERCP）和经皮肝穿刺胆管造影（PTC）、磁共振胆胰管成像（MRCP）等均有助于梗阻性黄疸的诊断。

知识点6：先天性非溶血性黄疸　　副高：掌握　正高：熟练掌握

先天性非溶血性黄疸临床比较少见，多有家族史，由肝细胞内有关酶的先天性缺陷（量和质的变异），使胆红素的摄取、转化、肝内运行和排泄发生障碍所致。

知识点7：胆汁淤积性黄疸 副高：掌握 正高：熟练掌握

胆汁淤积性黄疸根据淤胆的解剖部位分为肝外阻塞性、肝内阻塞性和混合性胆汁淤积三种。

（1）肝外阻塞性胆汁淤积：引起胆总管内阻塞的原因有胆石症、胆管蛔虫病、胆管炎、癌肿浸润、手术后胆管狭窄。胆管外阻塞的原因有壶腹周围癌、胰头癌、肝癌、肝门或胆总管周围淋巴结癌肿转移等。最终肝内胆管因胆汁淤积而破裂，胆汁直接或经淋巴反流入体循环，使血中结合胆红素增高。

（2）肝内阻塞性胆汁淤积：包括肝内泥沙样结石、原发性肝癌侵犯肝内胆管或形成癌栓，病毒性肝炎、药物性黄疸、原发性胆汁性肝硬化、妊娠多发性黄疸等。

（3）混合性胆汁淤积：原发性硬化性胆管炎、PBC、PSC与AIH重叠综合征。

知识点8：黄疸的伴随症状 副高：掌握 正高：熟练掌握

（1）黄疸伴发热：见于急性胆管炎、肝脓肿、钩端螺旋体病、败血症、大叶性肺炎。病毒性肝炎或急性溶血可先有发热，而后出现黄疸。

（2）黄疸伴上腹部疼痛者：可见于胆管结石、肝脓肿或胆管蛔虫病；右上腹剧痛、寒战高热和黄疸为夏科（Charcot）三联征，提示急性化脓性胆管炎。持续性右上腹钝痛或胀痛可见于病毒性肝炎、肝脓肿或原发性肝癌。

（3）黄疸伴肝大：若肝轻度至中度肿大，质地软或中等硬度且表面光滑，见于病毒性肝炎、急性胆管感染或胆管阻塞。明显肿大，质地坚硬，表面凹凸不平有结节者见于原发或继发性肝癌。肝大不明显而质地较硬，边缘不整，表面有小结节者见于肝硬化。

（4）伴胆囊大者：提示胆总管有梗阻，常见于胰头癌、壶腹癌、胆总管癌、胆总管结石等。

（5）伴脾肿大者：见于病毒性肝炎、钩端螺旋体病、败血症、疟疾、肝硬化、各种原因引起的溶血性贫血及淋巴瘤等。

（6）伴腹水者：见于重症肝炎、肝硬化失代偿期、肝癌等。

（7）伴有严重贫血：多见于溶血性黄疸。

（8）伴有皮肤瘙痒：多见于梗阻性黄疸。

（9）伴有疲乏、无力、食欲缺乏和厌油：多见于肝细胞性黄疸。

知识点9：黄疸的处理要点 副高：掌握 正高：熟练掌握

黄疸的治疗按不同病因而定，除遗传性疾病外，去除病因是治疗的首要原则。

（1）糖皮质激素及免疫抑制剂：可用于自身免疫性溶血性黄疸。

（2）保肝药物：对于急慢性肝病的治疗主要是改善肝功能，临床上有多种药物如还原型谷胱甘肽（泰特）、腺苷蛋氨酸（思美泰）、甘草甜素（强力宁）及维生素类（B族维生素、维生素C、维生素K_1等)。

(3)利胆药物:如熊去氧胆酸,主要用于原发性胆汁性肝硬化。

(4)人工肝治疗:通过吸附原理去除血清胆红素,可明显缓解黄疸。

(5)介入治疗:可采用内镜下、超声、X线下的介入疗法治疗胆管结石、胰腺结石,并可进行肿瘤的局部化疗。

(6)手术治疗:早期手术切除是治疗癌肿引起的肝外梗阻性黄疸的最佳方法。对Ⅰ型克里格勒-纳贾尔综合征(Crigler-Najjar syndrome)患者需行肝移植术。

(7)中药治疗:应用中药疏肝利胆治疗肝内胆汁淤积及胆系结石,临床上对部分患者疗效较好。

知识点10:黄疸的转诊事项　　副高:掌握　正高:熟练掌握

黄疸的转诊指征:①黄疸病因诊断不明确者;②无痛性梗阻性黄疸患者,有证据证明可能是恶性肿瘤的患者;③胆结石、胆囊炎、胆道感染严重,经药物治疗无效或出现严重并发症者;④肝硬化患者,急、慢性肝衰竭患者,孕期急性脂肪肝患者,特别对肝硬化失代偿期,急、慢性肝衰竭患者和孕期急性脂肪肝患者要立即转院治疗。

知识点11:黄疸的健康指导　　副高:掌握　正高:熟练掌握

若出现皮肤、巩膜黄染,应及时到医院就诊,尽早明确黄疸病因,及时治疗。

第十八节　便　　秘

知识点1:便秘的概念　　副高:掌握　正高:熟练掌握

便秘是指排便间隔时间延长,甚至多日不排便,粪质坚硬,排便困难。正常的排便条件:①有足够的进食量,食物中适量的纤维和足够的水量;②胃肠的蠕动、消化和吸收正常;③胃肠道内无梗阻;④排便反射正常,腹肌和膈肌收缩有力。各种影响因素如饮食习惯、精神因素、机械因素、全身疾病等影响上述条件均可致便秘。

知识点2:便秘的分类　　副高:掌握　正高:熟练掌握

通常便秘可分为器质性和功能性两种。

知识点3:器质性便秘　　副高:掌握　正高:熟练掌握

(1)胃肠道梗阻:如幽门梗阻、结肠肿瘤、肠结核及肠粘连,或肠外病变压迫肠道如卵巢囊肿、子宫肌瘤和腹腔肿块等。

（2）直肠肛门疾患：如直肠炎、肛裂、肛周脓肿和痔疮等引起肛门括约肌反射性痉挛而致便秘。

（3）药物、毒物中毒：铋剂、抗胆碱能药物、抗抑郁药物和镇静剂的应用可能引起便秘。铅、砷、汞、磷等中毒亦易引起便秘。

（4）神经系统或其他系统疾病：脑炎、脑肿瘤、脊髓病变、多发性神经根炎、糖尿病、甲状腺功能减退等。

知识点4：功能性便秘　副高：掌握　正高：熟练掌握

功能性便秘：①食物中缺乏水分、纤维素；②生活规律改变如长期卧床等；③排便动力缺乏如多胎妊娠、肥胖及消瘦等所致的腹肌衰弱；④老年性的肠平滑肌无力；⑤痉挛性便秘如肠易激综合征等。

知识点5：便秘的临床表现　副高：掌握　正高：熟练掌握

粪便干结、排便费力常是唯一的主诉，患者还可出现食欲减退、恶心、腹胀以及腹痛等不适症状。因用力排出坚硬的粪块，可引起肛门疼痛、肛裂，诱发痔疮等。

体格检查须重视肛门指诊。胃肠X线钡餐检查或钡灌肠有助于了解胃肠运动功能和便秘的病因，必要时可行纤维肠镜及活检。

知识点6：便秘的伴随症状　副高：掌握　正高：熟练掌握

便秘的伴随症状有利于判断病因：伴腹痛、腹胀和呕吐提示肠梗阻的可能；伴消瘦、贫血或粪便性状改变应考虑肠癌；便秘与腹泻交替出现可见于肠易激综合征、肠结核或结肠肿瘤；如有食量小、偏食、体力活动少提示习惯性便秘的可能。

知识点7：便秘的处理要点　副高：掌握　正高：熟练掌握

（1）针对病因进行治疗。

（2）药物治疗：酌情应用导泻剂，如果导、石蜡油和硫酸镁等。中药制剂如三黄片、牛黄解毒丸、麻仁丸、大黄及番泻叶等。但老年体弱便秘时间过久者慎用强效的泻药如硫酸镁、番泻叶等。

（3）灌肠：经以上处理无效或便秘时间较长的患者可考虑开塞露肛塞或肥皂水灌肠。

（4）如便秘系肠梗阻、肿瘤、全身性疾病或毒物所致者，应及时转诊。

知识点8：便秘的健康指导　副高：掌握　正高：熟练掌握

全科医师应教育便秘者调整饮食，多饮水，多进食富含纤维的蔬菜、水果，养成定时排便的习惯。平时应根据年龄、体质进行体育锻炼或活动，并注意劳逸结合。

第十九节 便 血

知识点1：便血的概念 副高：掌握 正高：熟练掌握

便血是指血液从肛门排出，排出的粪便混有血液，或便前、便后带血，甚至全为血液。各种病因致肠壁血管受损或全身凝血机制障碍均可引起便血。便血只是一个症状，并非一种疾病。

知识点2：便血的分类 副高：掌握 正高：熟练掌握

便血可分成上消化道出血和下消化道出血。上消化道出血系Treitz韧带以上包括食管、胃、十二指肠、胰、胆等病变及胃空肠吻合术引起的出血；下消化道出血系Treitz韧带（又称十二指肠悬肌、屈氏韧带）以下，包括肛管、直肠、结肠、小肠等病变引起的出血。

知识点3：便血的临床表现 副高：掌握 正高：熟练掌握

（1）鲜血便：多为急性（即时）出血，血液流出血管外很短时间就经肛门随粪便排出，或便后直接流出。流出的血液外观类似外伤出血，颜色鲜红或紫红、暗红，时间稍久后可以凝固成血块。

（2）脓血/黏液血便：即排出的粪便中既有脓（黏）液，又有血液。脓（黏）液血便往往见于直肠或结肠内的肿瘤及炎症。

（3）黑便：又称柏油便，粪便呈黑色或棕黑色，为上消化道出血最常见的症状之一。如果出血量较少，且出血速度较慢，血液在肠内停留时间较长，排出的粪便即为黑色；若出血量较多，在肠内停留时间较短，则排出的血液呈暗红色；出血量特别大，而且很快排出时也可呈鲜红色。

（4）隐血便：小量（微量）消化道出血不会引起粪便颜色改变，仅在粪便隐血试验时呈阳性，称为隐血便。所有引起消化道出血的疾病都可以发生隐血便，常见溃疡、炎症及肿瘤。便隐血试验可检测粪便中的少量（微量）血液成分。肠息肉（癌）的早期粪便隐血可呈现阳性，定期进行粪便隐血检测是结直肠肿瘤筛查（初筛）的重要途径。

知识点4：便血的诊断要点 副高：掌握 正高：熟练掌握

便血通常是下消化道出血的表现，主要部位在肛管、直肠、结肠或Treitz韧带（又称十二指肠悬肌屈氏韧带）以下的小肠，可由局部或全身疾病引起。血粪的颜色取决于出血部位在肠内位置的高低、出血速度、出血量及血液在肠内停留的时间。便血主要由肠道肿瘤、息肉、憩室、炎性肠病、痔、肛裂、血管病变等引起。

知识点5：便血的病因 副高：掌握 正高：熟练掌握

（1）肛管疾病：常见的有痔、肛裂、肛瘘、肛管损伤。

（2）直肠、结肠疾病：可见于直肠损伤、非特异性结肠炎或直肠炎、肠结核、直肠息肉、直肠癌、放射性直肠炎、急性细菌性痢疾、阿米巴痢疾、慢性结肠炎、炎性肠病、结肠癌。结肠憩室、结肠息肉病、直肠类癌和直肠乳头状瘤少见。

（3）小肠疾病：可见于急性出血性坏死性小肠炎、小肠肿瘤、梅克尔憩室以及肠套叠等。

（4）血管疾病：可见于门静脉高压、缺血性肠病、肠系膜动脉栓塞等。

知识点6：便血的年龄诊断 副高：掌握 正高：熟练掌握

梅克尔憩室、遗传性结肠息肉病引起的便血症状起病于青少年期，遗传性息肉家族中大约有半数成员患此病，伴有贫血。炎性肠病、结肠癌、直肠癌是中年人便血的主要原因。结肠憩室病、缺血性肠病、动脉硬化症所致便血常见于老年患者。

知识点7：便血的病程诊断 副高：掌握 正高：熟练掌握

起病急，伴有发热或有关的全身症状，见于流行性出血热、钩端螺旋体病；以突然便血、腹痛、腹泻、毒血症为特点，首先考虑出血性坏死性肠炎等；发生便血较急、病情发展迅速、出血量较大，伴剧烈腹痛者，多见于肠套叠、肠扭转、肠系膜动脉栓塞；起病缓慢、持续时间长、便血反复发生，见于结肠息肉、结肠憩室。

知识点8：便血的粪便性状及颜色诊断 副高：掌握 正高：熟练掌握

便血的颜色取决于消化道出血的部位、出血量与血液在胃肠道停留的时间。粪便变细可见于低位结肠癌或直肠癌；糟状粪便可见于直肠息肉；黏液脓血便伴里急后重应考虑细菌性痢疾、直肠溃疡或炎性病变及直肠癌可能；排便后有鲜血滴出多见于痔；排便或便后肛门疼痛，少量鲜血附于粪便表面多为肛裂。

知识点9：便血的伴随症状及体征诊断 副高：掌握 正高：熟练掌握

伴持续发热应考虑伤寒；伴低热、盗汗等结核毒血症状见于肠结核；伴便秘与腹泻交替、黏液便或脓血便可考虑克罗恩病、溃疡性结肠炎等；伴右下腹包块应结合有关症状考虑回盲部结核、阿米巴病或血吸虫病可能；右侧腹部包块质地坚硬、推之不活动要警惕右侧结肠癌等；伴左下腹包块可能为左侧结肠癌或溃疡性结肠炎；黑粪伴脐周或左上腹痛、包块应考虑小肠肿瘤、淋巴瘤、平滑肌肉瘤等；伴皮肤紫癜同时有腹痛要考虑过敏性紫癜；伴皮肤黏膜出血、淤斑但无腹痛可见于血液病、尿毒症、重症肝病及急性传染病等；肠息肉一般无症状，便血量不多，大息肉可出现腹痛。炎性假息肉发生于炎性基础上。

注意便血的原发病鉴别，可根据便血的特点及伴随症状、实验室检查、影像学检查等综合判定。此外，动物血、药物等有可能导致粪便颜色改变，应注意询问并鉴别。

知识点10：便血的处理要点 副高：掌握 正高：熟练掌握

（1）病因治疗：寻找出血部位和病因，针对病因治疗。

（2）对症治疗：注意休息，给予流食或少渣半流食；适当应用止血药；观察血压、脉搏、呼吸、肠鸣音、便血次数以及便血量；出血量大且血压下降，应及时输液并转送上级医院。

对于便血患者应进行直肠指诊，肛门镜检查亦简易可行。检查血常规、便常规及便隐血，须排除某些食物和药物的因素造成便隐血。对原因不明的便血须转上级医院进一步检查，如选择X线钡剂灌肠、直肠镜、纤维结肠镜等检查能协助诊断。胶囊小肠镜检查能诊断小肠疾病。放射性核素或选择性动脉造影则有助于血管病变的诊断。

知识点11：便血的健康指导 副高：掌握 正高：熟练掌握

（1）多饮水，多吃蔬菜、水果等高纤维食物，保持排便通畅。

（2）生活规律、膳食平衡、避免高脂饮食及刺激性食物。

（3）积极治疗胃及结肠的癌前病变。

（4）积极治疗炎症性肠病。

（5）定期随访有肠息肉或肠肿瘤家族史的高危人群。

腹水

第二十节 水肿和腹水

知识点1：水肿的概念 副高：掌握 正高：熟练掌握

水肿是指体内过多的液体潴留在组织间隙，导致组织的肿胀。正常机体组织间隙的液体是恒定的，通过体内外和血管内外之间液体交换来维持；若体内某脏器功能紊乱或受某些因素影响，液体交换失衡，组织间隙液体增多，便会形成水肿。

知识点2：水肿的发病机制 副高：掌握 正高：熟练掌握

（1）组织间液的生成大于回流：当毛细血管压力大于组织间液时，液体则由血管进入组织间隙；而组织液回流与毛细血管胶体渗透压有关，当毛细血管胶体渗透压大于组织间液时，液体从间隙回流入毛细血管；当组织间液生成大于回流时，间隙液体增多，形成水肿。

（2）体内水、钠的潴留：机体内水、钠的调节主要依赖肾脏。当肾小球滤过率下降或肾小管重吸收增加，则体内水、钠潴留，使血管内水、钠流向组织间隙，出现水肿。

知识点3：水肿的分类 副高：掌握 正高：熟练掌握

水肿可分为全身性水肿和局限性水肿（局部水肿）两大类。根据水肿的程度可分为轻、中、重度水肿。①轻度：仅见于眼睑、眶下软组织，胫骨前、踝部的皮下组织，指压后可见组织轻度凹陷，体重可增加5%左右。②中度：全身疏松组织均有可见性水肿，指压后可出现明显的或较深的组织凹陷，平复缓慢。③重度：全身组织严重水肿，身体低垂部皮肤紧张、发亮，甚至可有液体渗出，有时可伴有胸腔、腹腔、鞘膜腔积液。

知识点4：压凹性全身性水肿 副高：掌握 正高：熟练掌握

（1）肾性水肿：发生水肿最常见疾病是肾脏疾病。小儿多为急性肾炎，成人多见慢性肾炎。除水肿外，还伴有血尿、蛋白尿和高血压等；尿镜检有蛋白、红细胞及管型，肾功能及脂质代谢测定可显示异常。

（2）心源性水肿：以老年人多见，患者有高血压心脏病、肺源性心脏病及冠心病史，并伴有心功能不全的表现如心悸、气急、发绀、肝大、腹水及高血压等。可通过心电图及超声心动图帮助诊断。

（3）肝源性水肿：多见于慢性肝炎及肝硬化患者。除水肿外，还有黄疸、蜘蛛痣、肝掌、肝脾大及腹壁静脉曲张等体征；肝功能多有异常，胃肠道钡餐检查可见食管-胃底静脉曲张。

（4）营养不良性水肿：患者多有摄入少、消耗多、吸收不良及脂肪泻等病史。临床表现有水肿、消瘦、疲乏、肌无力及皮下脂肪少等，血清清蛋白降低。

（5）妊娠水肿：因妊娠后期胎儿增大压迫腹腔内静脉所致的两下肢水肿属生理性，休息或平卧后可缓解。如水肿合并有高血压、蛋白尿，且水肿并不随休息后减轻，相反逐渐加重，此类水肿为病理性水肿，为妊娠期高血压疾病的部分表现。

（6）药物性水肿：常在水肿前有服药史，且伴荨麻疹、瘙痒及关节痛等，停药后水肿即能消退。

知识点5：非压凹性全身性水肿 副高：掌握 正高：熟练掌握

（1）黏液性水肿：常见于甲状腺功能减退，一般表现为水肿伴皮肤苍白而粗糙、表情淡漠、语言不清、毛发稀疏和唇厚舌大等。甲状腺功能测定可明确诊断。

（2）系统性红斑狼疮性水肿：患者可有持续性发热、面部蝶形红斑、水肿、关节痛和蛋白尿等。血清自身抗体测定可呈阳性。

知识点6：压凹性局部水肿 副高：掌握 正高：熟练掌握

炎症性水肿：常见于痈、丹毒及蜂窝织炎等。局部有水肿伴红、热及疼痛，相邻浅表淋巴结可肿大及触痛；重症者可高热、局部水肿及充血区域扩大。外周血中白细胞及中性粒细胞增多，血培养常可找到致病菌。

知识点7：非压凹性局部水肿　　副高：掌握　正高：熟练掌握

（1）淋巴性水肿：如丝虫病等因淋巴回流受阻产生水肿。水肿局限于淋巴管梗阻以下区域，呈无痛性、渐进性肿胀，易反复感染，因此使皮肤变厚而僵硬；有时导致肢体畸形。

（2）血管神经性水肿：患者多因服用食物、药物或接触变应原而致皮肤荨麻疹、瘙痒及疼痛；重者因咽喉部水肿可致窒息而危及生命。血象示嗜酸性粒细胞增多。

知识点8：水肿的处理要点　　副高：掌握　正高：熟练掌握

（1）疑有心源性、肝源性、肾源性等全身性水肿的患者，应转上级医院诊治，恢复期可回社区随访。

（2）单纯的妊娠水肿或其他轻度水肿可给予氢氯噻嗪、呋塞米等利尿药，同时注意电解质平衡。

（3）药物性水肿应立即停药或中止接触变应原，用激素、抗过敏等处理后，如症状仍未明显改善，应转至专科医院治疗。

（4）对局部炎症而致水肿的患者，应积极抗感染治疗。

（5）全身性水肿者宜清淡饮食，减少食盐摄入量。

知识点9：水肿的健康指导　　副高：掌握　正高：熟练掌握

（1）小儿如有反复发作的急性化脓性扁桃体炎，建议行扁桃体切除术，避免诱发肾炎。

（2）老年人应安合适的义齿帮助咀嚼消化，保证每日摄入一定量的蛋白质。

（3）营养不良、体弱或大病后初愈而血清清蛋白较低者，应予高蛋白饮食。

（4）高龄妊娠妇女，加强产前检查，如有高血压表现，应及早转至妇产科医院治疗。

（5）需站立工作或长时间乘坐飞机、火车、汽车者，应定时活动下肢或走动，以免久坐或久站所致下肢水肿。

（6）过低枕头易致面部水肿，因此睡眠应取大小高低合适的枕头。

知识点10：腹水的概念　　副高：掌握　正高：熟练掌握

腹水属局限性水肿的一种，是指过多的液体在腹腔内积聚。在正常情况下腹腔内有少量液体约20ml，起润滑作用；在疾病状态下腹腔内积聚的液体量增多，则形成腹水。当液体量超过200ml时称为腹水。当腹腔内液体超过1000ml时，体检时移动性浊音阳性。

知识点11：腹水的病因　　副高：掌握　正高：熟练掌握

腹水既可单独存在，也可是全身性水肿的临床表现之一。其最常见的病因是肝硬化，尤其是血吸虫性肝硬化和肝炎后肝硬化；其他肝源性病因包括酒精性肝炎，尚无肝硬化的重型酒精性肝炎和肝静脉阻塞。若有腹水则提示肝病为亚急性或慢性，因为急性肝病时不发生腹水；门静脉血栓形成时除非同时存在肝功能损害，否则不会发生腹水。

腹水的非肝源性病因有全身性疾病（如心力衰竭、肾病综合征、严重低清蛋白血症及缩窄性心包炎）引起的全身体液潴留和腹腔内疾病（如癌变和结核性腹膜炎）。甲状腺功能减退、胰腺炎偶可引起明显腹水。

知识点12：各类疾病腹水的特征　　副高：掌握　正高：熟练掌握

（1）肝病或腹部疾病引起的腹水通常不伴有外周水肿，即使有外周水肿，前者也比后者严重，而全身疾病则相反。同时可以根据患者的病史、症状与体格检查区分腹水的病因。

（2）肝源性腹水的患者常有病毒性肝炎史、血吸虫病史、酗酒史。

（3）恶性腹水的患者有肿瘤病史，临床表现有原发癌症状、恶病质，迅速发生腹水，利尿剂治疗效果不满意。

（4）肾源性腹水的患者有肾病史、慢性肾小球肾炎或肾病综合征病史，往往是在出现面部、眼睑及下肢水肿后再出现腹水。

（5）结核性腹水的患者常为青壮年，既往有肺结核、肠结核、胸膜结核或其他器官结核病史，起病缓慢、症状较轻，常伴有中低度的发热、盗汗、食欲不振、腹胀、腹痛及腹泻。

（6）下腔静脉阻塞患者有肿瘤、血栓形成病史，临床上表现为上腹痛、肝脏进行性肿大伴压痛，腹水增长迅速、量大，腹壁静脉曲张、肝颈静脉回流异常。

（7）慢性心功能不全导致的腹水，患者有严重的心血管病史（冠心病、高血压心脏病、风湿性心脏瓣膜病、心肌病以及肺源性心脏病等），出现呼吸困难、颈静脉怒张、肝大及压痛，除腹水外先在下肢、脚踝等部位出现水肿，再发展至全身性水肿。心包炎引起的腹水，患者有心包疾病史，临床表现为心前区疼痛、呼吸困难，出现腹水，伴有颈静脉怒张、肝大及压痛、下肢水肿。

（8）有严重营养障碍性疾病如恶性肿瘤、结核病的晚期，或者严重的蛋白丢失性胃肠病，在全身性水肿的基础上出现腹水，在营养改善后腹水能迅速消退。

（9）甲状腺功能减退症的患者，在原发病加剧时可出现黏液性水肿、腹水；进行甲状腺激素替代治疗后，症状缓解，腹水消失。

知识点13：腹水的诊断要点　　副高：掌握　正高：熟练掌握

（1）合并少量腹水时往往无临床症状，查体可无移动性浊音，B超可明确。中等量以上的腹水已有明显的体征：腹围增加，腹部膨胀，移动性浊音阳性，诊断性穿刺易抽得腹水，

B超及X线摄片可见腹腔内积液，诊断不难。大量腹水可引起非特异性不适和呼吸困难。体检时可见腹壁紧张，脐变平或突出，并可引出液波。

（2）若病因不能明确，应做诊断性腹腔穿刺。可抽取50～100ml腹水进行大体肉眼观察，按临床需要查蛋白定量、血细胞计数、细胞学检查、细菌培养、抗酸染色和肿瘤标志物测定。若外观浑浊，中性粒细胞计数超过300×10^6/L，则提示有感染；而血性腹水往往提示有肿瘤或结核；腹水呈稀薄牛奶状（乳糜状），常因淋巴管堵塞或淋巴瘤所致。

肝硬化时腹水透明并呈淡黄色，蛋白浓度若低于30g/L，则支持肝病或全身性疾病的诊断；若高于30g/L则考虑其他疾病，但肝硬化时腹水蛋白浓度偶可高于40g/L。以血清与腹水清蛋白梯度＞11g/L为标准，比较腹水总蛋白水平指标能更可靠地诊断门脉高压性腹水。肝硬化腹水有时并发感染而无明显感染途径可查（自发性细菌性腹膜炎），由于腹水常掩盖腹膜炎的体征，临床诊断较困难。肝硬化患者若出现不能解释的病情恶化及发热现象，尤其是伴有腹部不适时应尽早做诊断性腹腔穿刺并做细菌培养。检查结果若发现腹水中中性粒细胞计数超过300×10^6/L，应考虑自发性细菌性腹膜炎的诊断，及时进行抗感染治疗。患者存活率取决于是否得到早期、有效的抗生素治疗。

知识点14：腹水的鉴别诊断　　副高：掌握　正高：熟练掌握

临床上应将腹水与以下原因所致的腹部膨隆加以鉴别。

（1）肥胖：体检中肥胖患者的腹部呈球形，脐部凹陷，无移动性浊音，身体其他部位也显示不同程度的肥胖表现。

（2）胃肠胀气：体检中全腹叩诊呈鼓音，腹部叩诊无移动性浊音。

（3）卵巢囊肿：体检中患者的腹部向前膨隆，脐向上移位，两侧腹部叩诊呈鼓音，腹部外形不对称。

（4）腹腔内其他囊肿与肾盂积水：患者的病程长，无明显症状，腹部膨隆不对称。

知识点15：腹水的处理要点　　副高：掌握　正高：熟练掌握

（1）首先治疗原发病：只有在原发疾病得到治疗和控制后，腹水才可能得到控制。

（2）卧床休息及限制饮食中钠盐摄入：饮食中每日钠摄入量应限制在1g左右，几日内患者就可出现利尿反应而且很少会引起严重的电解质紊乱。饮食中钠摄入量限制不严格常是造成腹水持续不退的原因。若血清钠水平不低于130mmol/L，则毋需限制液体摄入。

（3）利尿剂治疗：螺内酯（安体舒通）每日100～300mg，顿服或分次口服常可取得很好的利尿效果，而且不出现严重低钾血症。若此药效果不佳，应合用噻嗪类或袢利尿剂如氢氯噻嗪（双氢克尿塞）每日50～100mg，或呋塞米（速尿）每日40～160mg，分次口服。应注意作用强的利尿剂可造成血容量丢失，患者无外周水肿存在时就更明显。血容量丢失会导致肾衰竭和电解质紊乱（如低钾血症），又可诱发肝性脑病。

（4）排放腹水：可迅速减轻腹内压力，缓解心、肺、肾及胃肠道等的压迫症状，减轻患者的痛苦。这种缓解只是暂时的，腹水常会在短时间内迅速增长，反复排放腹水反而会导致体液及蛋白质的大量丢失、水电解质紊乱、直立性低血压，诱发肝性脑病等严重后果。因此，排放腹水不能作为首选的治疗方法。对于个别患者，腹水影响到呼吸功能及心、肾功能时，方可考虑进行腹腔穿刺放腹水，以减轻腹内压，增加肾血流量，暂时改善呼吸功能及心肾功能；在排放腹水后，应加压包扎腹部，防止腹内压锐减，出现低血压等不良反应。首次放液一般不超过800ml，并在放腹水后适当补充清蛋白。治疗性腹腔穿刺是另一种治疗方法，只要能在腹腔穿刺的同时经静脉输入清蛋白（约40g），以防止血容量减少，每日放腹水4～6L是安全的，甚至单独放腹水也很安全。治疗性腹腔穿刺可缩短患者住院日，并很少会引起电解质紊乱和肾衰竭。

（5）腹水自身回输技术：常伴有并发症，在治疗顽固性腹水中的作用尚有争议。

（6）经颈静脉肝内门体分流术：能通过降低门静脉压力成功地治疗顽固性腹水，但它是一种有创性方法并且操作复杂。

（7）血管扩张药：当腹水为漏出液且量大而利尿效果欠佳时，为改善肾脏的血流供应，可适当应用血管扩张药，如静脉滴注川芎嗪或多巴胺有利于增强利尿效果。

知识点16：腹水的健康指导　　副高：掌握　正高：熟练掌握

（1）多卧床休息，保持排便通畅。

（2）按时服用利尿剂，并观察是否有恶心、呕吐、肌肉软弱无力、心跳不规律、抽搐、口渴、头晕和反应变慢等现象。

（3）饮食宜清淡，注意补充高钾食物，如水果（尤其是香蕉、西梅、橙）、蔬菜（蘑菇）、谷类、花生、瘦肉、鱼、洋芋以及豆类等。

（4）每日早餐前自行测量体重并记录，以了解腹水控制的情况。

（5）保护皮肤，减少肥皂等清洁剂的使用，沐浴后涂擦乳液。穿着宽松衣服，经常更换，避免潮湿，减少出汗。

（6）若有发热、怕冷、腹痛、腹围增加或体重过度增加或降低，大小便带血等现象，应及时就诊。

（7）定期门诊复检。

第二十一节　血　　尿

知识点1：血尿的概念　　副高：掌握　正高：熟练掌握

正常人尿色呈黄色，每高倍视野可偶见1～2个红细胞。若镜下见到较多红细胞称为镜下血尿，肉眼见尿液呈棕色或红色称为肉眼血尿。有时正常人在剧烈运动、重体力劳动时或长期站立后也可有镜下少量红细胞，但镜下持续出现少量红细胞则不应视为正常而应详细检查。

知识点2：血尿伴尿少、水肿疾病　　副高：掌握　正高：熟练掌握

（1）急性肾小球肾炎：以儿童、青少年多见，发病的2～3周前常有链球菌感染的病史，继而出现尿少、水肿、高血压及血尿等。

（2）慢性肾小球肾炎：以中青年为主，男性多见。起病缓慢，除镜下血尿外，可有少尿、水肿、高血压、蛋白尿及管型尿等。

（3）隐匿性肾炎：临床上仅见单纯性镜下血尿或微量蛋白尿，而无其他症状及体征。

（4）急进性肾小球肾炎：起病急而病情重，患者有血尿、少尿、水肿、高血压、蛋白尿及管型尿等症状。

知识点3：血尿伴疼痛疾病　　副高：掌握　正高：熟练掌握

（1）肾结石、输尿管结石：除血尿外，可有剧烈的肾绞痛，疼痛可沿两侧腹部向下及向外阴部放射。

（2）膀胱结石、尿道结石：除血尿外，常伴有尿频、尿急、尿痛、尿中断及排尿困难的症状。

（3）肾肿瘤：肾肿瘤的临床表现有肾区持续性钝痛，有时出血较多凝成血块阻塞在输尿管处，可引发剧烈绞痛，并向外阴部放射。

知识点4：血尿伴尿频、尿急疾病　　副高：掌握　正高：熟练掌握

（1）急性肾盂肾炎：临床表现有发热、寒战、恶心、呕吐及全身酸痛等毒血症状，可伴有尿频、尿急。

（2）肾结核：患者多有活动性结核病灶，除血尿外，最明显的症状是尿频及尿急，尿呈米汤样并混有血丝，其次可有低热、盗汗及消瘦等。

（3）前列腺炎：临床表现可有发热、寒战、尿频、尿急、尿痛及血尿等症状，特殊表现是在会阴部、腰骶部及直肠内出现胀痛，排便时加剧。

（4）前列腺肿瘤：多为老年人，早期有尿频及排尿困难的症状，若有继发感染则血尿、排尿困难可加重，并出现后背部及腰部疼痛。

（5）膀胱肿瘤：血尿为膀胱肿瘤的主要症状。继发感染后可出现尿频、尿急及排尿困难等。

知识点5：血尿伴皮下出血疾病　　副高：掌握　正高：熟练掌握

（1）紫癜性肾炎：首先在两下肢及臀部出现对称性出血样皮疹伴有荨麻疹及血管性水肿，部分患者有关节痛及腹痛，随后可出现肉眼或镜下血尿伴有蛋白尿、管型尿及水肿等。

（2）系统性红斑狼疮性肾炎：以中年妇女居多。除镜下血尿外，可伴有多系统受累的症状，如发热、关节痛、贫血、皮疹及蛋白尿等。

（3）血液病：常见白血病、再生障碍性贫血及血小板减少性紫癜等疾病，其血尿多为血小板减少所致。

知识点6：血尿的处理原则　　副高：掌握　正高：熟练掌握

（1）一般处理：首先需排除因月经、阴道流血及肛门痔瘘出血而污染尿液所致，其次需排除与血尿颜色相似的血红蛋白尿、卟啉尿以及服用某些药物或因沾上某些染料试剂颜色的尿液。多饮水，注意休息，防继发性感染。对症处理。

（2）病因治疗及其他处理：感染者给予抗感染治疗，肾、输尿管、膀胱及尿道结石或肾、膀胱及前列腺肿瘤患者，均需转诊治疗。肾结核患者多数伴有活动性结核病灶，故宜转至结核病防治所治疗，待病情稳定后可回社区继续抗结核治疗。急进性、慢性、紫癜性及红斑狼疮性肾炎患者，因病情较重或复杂，宜转至上级医院治疗。

第二十二节　蛋　白　尿

知识点1：蛋白尿的概念　　副高：掌握　正高：熟练掌握

蛋白尿是肾病的常见临床表现，患者可在体检时或因其他肾病表现就诊时被检测出蛋白尿。大量蛋白尿时，患者尿中常出现大量持久的细小泡沫。因此在门诊工作中，常有人因尿中存在泡沫而怀疑自己有蛋白尿就诊。但是如果各项尿的检测都正常，则可以除外蛋白尿，单纯尿中出现泡沫不能等同于蛋白尿。

知识点2：蛋白尿的病理机制　　副高：掌握　正高：熟练掌握

尿液是血液经过肾小球滤过、肾小管和集合管重吸收和排泌所产生的终末代谢产物。正常的肾小球滤过膜允许分子量为2万～4万（单位dalton）的蛋白顺利通过，因此肾小球滤过的原尿中主要为小分子蛋白（如溶菌酶、β_2微球蛋白、轻链蛋白等），清蛋白（分子量6.9万）及分子量更大的免疫球蛋白含量较少。经肾小球滤过的原尿中95%以上的蛋白质被近曲小管重吸收，故正常人终尿中蛋白含量极低，大约每日排泄尿蛋白仅20～80mg。其中约一半蛋白成分来自远曲小管和髓袢升支分泌的Tamm-Horsfall蛋白及其他尿道组织蛋白，另一半蛋白成分为清蛋白、免疫球蛋白、轻链、β_2微球蛋白和多种酶等血浆蛋白。当尿内蛋白质增多时，尿蛋白排泄量超过150mg/24h，称为蛋白尿。

知识点3：生理性蛋白尿　　副高：掌握　正高：熟练掌握

生理性蛋白尿指在发热、剧烈运动后出现的一过性蛋白尿，患者的肾无器质性改变；常见原因为发热、寒冷、高温、剧烈运动、紧张等应激状态。常为轻度蛋白尿，尿蛋白定量一般＜0.5g/24h，很少超过1g/24h。原因去除后尿蛋白迅速消失。诊断生理性蛋白尿要特别慎重，因为肾脏器质性病变早期也可以有类似的表现，长期对患者进行随访是非常必要的。

知识点4：病理性蛋白尿的分类 副高：掌握 正高：熟练掌握

病理性蛋白尿根据蛋白尿形成机制，可以分为下面几类。

（1）肾小球性蛋白尿：由于肾小球滤过屏障异常引起的蛋白尿。肾小球性蛋白尿见于多种肾小球疾病，其特点是尿蛋白含量一般较多，多在1g/24h以上，成分以清蛋白等中大分子为主。根据尿中大分子蛋白（如免疫球蛋白）的程度，可以分为选择性蛋白尿和非选择性蛋白尿。蛋白尿的选择指数是用于描述肾小球对高分子量蛋白通透性的变化，通常用高分子量蛋白如IgG、IgM或α_2-巨球蛋白与低、中分子量蛋白如清蛋白或转铁蛋白的清除比率来表示。选择指数=（尿高分子量蛋白/血浆高分子量蛋白）×（血浆清蛋白/尿清蛋白）。选择性蛋白尿是指选择指数<0.10，非选择性蛋白尿指选择指数>0.50。选择性蛋白尿见于微小病变肾病患者，但蛋白尿的选择性和非选择性不能作为肾小球疾病病因诊断依据。

（2）肾小管性蛋白尿：由于肾小管病变，肾小管重吸收蛋白的能力下降，使得正常时从肾小球滤过的小分子蛋白（如β_2-微球蛋白、α_1-微球蛋白等）没能有效地被肾小管重吸收从而出现的蛋白尿称为肾小管性蛋白尿，一般其蛋白量<2g/24h。常见于各种间质性肾炎、肾小管酸中毒、重金属中毒、药物及肾移植术后。

（3）溢出性蛋白尿：血液循环中存在大量的可以从正常的肾小球滤过的小分子蛋白，超过了肾小管的重吸收极限，从而出现的蛋白尿，见于多发性骨髓瘤时的轻链尿、横纹肌溶解的肌红蛋白尿、血管内溶血时的血红蛋白尿。

（4）组织性蛋白尿：为肾组织破坏及分泌所产生的蛋白尿，一般尿蛋白量0.5g/24h，很少>1g/24h，见于肾盂肾炎、尿路肿瘤等疾病。

知识点5：直立性蛋白尿 副高：掌握 正高：熟练掌握

直立性蛋白尿是蛋白尿的一种特殊类型，指尿蛋白在直立时出现、平卧时消失，确定的方法是将24小时尿蛋白定量分为夜间8小时卧位及白天16小时非卧位的尿蛋白定量，若24小时尿蛋白总量>150mg而8小时卧位尿蛋白定量<50mg即可认为是直立性蛋白尿，直立性蛋白尿常见于青少年，占2%～5%，超过30岁以上者很少见，一般尿蛋白定量<1g/24h，>2g/24h者罕见，直立性蛋白尿的病因构成多样，曾有人对患者进行肾活检病理检查，47%完全正常，45%存在轻微异常，8%具有明显的肾小球疾病的病理改变。还有很多研究发现它与左肾静脉受压有关，在一组直立性蛋白尿患者的研究中，左肾静脉受压占13/15例，而正常人中仅占9/80例，因此，有人认为本病的病凶与直立性血尿一样，来自胡桃夹现象，但目前还没有充分的证据解释为什么在多数患者中没有直立性蛋白尿和血尿共存的现象。总之，直立性蛋白尿至少有两组病因构成：左肾静脉受压和早期的肾脏器质性病变。

知识点6：蛋白尿的的诊断标准　　副高：掌握　正高：熟练掌握

尿常规中对尿蛋白的检测为定性检测，24小时尿蛋白定量可对蛋白尿进行准确定量，了解蛋白尿的程度，判断疗效。正常值<0.15g/24h。根据24小时尿蛋白定量，将>3.5g/24h者称为大量蛋白尿，<1.0g/24h者称为少量蛋白尿，两者之间称为中等量蛋白尿。

知识点7：蛋白尿的诊断要点　　副高：掌握　正高：熟练掌握

（1）须排除假性蛋白尿：当尿中混入血液、脓液、炎症或肿瘤分泌物以及月经血、精液或前列腺液、淋巴液或药物影响，尿液长时间放置或冷却后，常规尿蛋白定性检查也可呈阳性反应。离心沉淀或过滤后，蛋白定性检查会转为阴性。排除了上述因素造成的假性蛋白尿，便可确定为真性蛋白尿。

（2）通过各种实验室检查确定蛋白尿的蛋白量、尿蛋白组成成分、蛋白尿的选择性、性质。

（3）根据病史、症状和体征、实验室检查、辅助检查确定产生蛋白尿的疾病，必要时可行肾穿刺活检。

知识点8：蛋白尿的处理要点　　副高：掌握　正高：熟练掌握

生理性蛋白尿毋需治疗，去除诱因后，随着时间的推移，可逐渐缓解。根据病理性蛋白尿病因、程度等不同，可采取相应的个体化治疗方法。

（1）饮食治疗：为防止过多的蛋白从尿中漏出，导致肾小管空泡变性，故应摄入容易吸收和被利用的动物蛋白（优质蛋白）。

（2）原发病治疗：对各种继发性蛋白尿应积极治疗原发病，如控制血糖、感染、高血压，抗过敏治疗等。

（3）血管紧张素转换酶抑制剂（ACEI）及血管紧张素受体阻断剂（ARB）治疗。

（4）激素治疗：糖皮质激素降尿蛋白的作用可能与免疫抑制和抗炎作用机制密切相关。首选药物是泼尼松，分为大剂量口服和冲击治疗两种方法。大剂量口服疗法要坚持“首始要足，减量要慢，维持要长”的原则。

（5）细胞毒性药物治疗：常与激素同时应用，可以减少激素疗程和用量，减少激素副作用发生。它能影响生物合成的不同环节，妨碍细胞分裂增殖，抑制免疫反应，从而降低蛋白尿。主要用于治疗肾病综合征及狼疮性肾炎等病。

（6）中药治疗：雷公藤能改变肾小球基膜的电荷状态，并具有免疫调节和抗炎作用，从而阻止蛋白滤出。

（7）其他治疗：抗凝、降脂治疗对控制蛋白尿有一定的疗效。

第二十三节 尿 失 禁

知识点1：尿失禁的概念 副高：掌握 正高：熟练掌握

尿失禁是指膀胱括约肌损伤或神经功能障碍而丧失排尿自控能力，使尿液不自主地流出。按照症状可分为充溢性尿失禁、无阻力性尿失禁、反射性尿失禁、急迫性尿失禁、压力性尿失禁5类。

知识点2：尿失禁的病因 副高：掌握 正高：熟练掌握

（1）先天性疾患：如尿道上裂。

（2）创伤：如妇女生产时的创伤，骨盆骨折等。

（3）手术：成人为前列腺手术、尿道狭窄修补术等；儿童为后尿道瓣膜手术等。

（4）其他：各种因引起的神经源性膀胱。

知识点3：尿失禁的症状 副高：掌握 正高：熟练掌握

尿失禁的典型症状：逼尿肌无反射、尿失禁、尿频、尿急、前列腺增生、大小便潴留。

（1）充溢性尿失禁：由于下尿路有较严重的机械性或功能性梗阻引起尿潴留，当膀胱内压上升到一定程度并超过尿道阻力时，尿液不断地自尿道中滴出，患者的膀胱呈膨胀状态。

（2）无阻力性尿失禁：患者在站立时尿液全部由尿道流出。

（3）反射性尿失禁：患者不自主地间歇排尿，排尿没有感觉。

（4）急迫性尿失禁：可由部分性上运动神经元病变或急性膀胱炎等强烈的局部刺激引起，患者有十分严重的尿频、尿急，由于强烈的逼尿肌无抑制性收缩而发生尿失禁。

（5）压力性尿失禁：当腹压增加时，如咳嗽、打喷嚏、上楼梯或跑步时即有尿液自尿道流出。

知识点4：尿失禁的诊断要点 副高：掌握 正高：熟练掌握

（1）排尿记录：能客观记录患者规定时间内的排尿情况，如每次排尿量、排尿时间、伴随症状等。这些是尿失禁诊断的基础。

（2）体检：有无脑卒中、脊髓损伤和其他中枢或周围神经系统疾病等与尿失禁相关的体征，有无心力衰竭、四肢水肿等。

（3）实验室检查：如尿常规、尿培养、肝肾功能、电解质、提示有多尿现象，应行血糖、血钙和白蛋白等相关检查。

（4）尿动力学检查：通过病史和体检，多数能了解尿失禁的类型和病因。如经验性保守治疗失败，或准备手术治疗等都应进行尿动力学检查等。

知识点5：尿失禁的鉴别诊断　　副高：掌握　正高：熟练掌握

（1）逼尿肌运动失调：症状与压力性尿失禁相似，但是逼尿肌异常收缩，尿道外括约肌功能减退所引起的尿失禁；膀胱颈抬高试验阴性；膀胱尿道造影示膀胱尿道后角正常膀胱颈位置正常；咳嗽时逼尿肌压力升高。

（2）膀胱膨出：有尿失禁的病史，还有下腹和会阴部下坠感，测膀胱残余尿量多，用力时阴道前壁膨出。膀胱尿道造影尿道后角及尿道倾斜角均在正常范围内；膀胱膨出行阴道前壁修补后症状改善，但压力性尿失禁症状无改善，甚至加重。

知识点6：尿失禁的处理要点　　副高：掌握　正高：熟练掌握

（1）保守治疗：①运动疗法：每日进行45～100次紧缩肛门及阴道运动，可以明显改善尿失禁症状；②中医针灸疗法：针刺中极、关元、足三里、三阴交等穴位，可提升盆底肌的张力，从而改善膀胱功能；③雌激素替代疗法：世界各国专家都积极主张用雌激素替代疗法补充更年期妇女体内雌激素不足，以防治老年性阴道炎、压力性尿失禁、冠心病、骨质疏松症等。

（2）手术治疗：保守治疗适于轻度尿失禁患者，对于中、重度患者，必须采取手术治疗，如尿道悬吊术、膀胱颈悬吊术。方法是使用生物相容性很好的悬吊带，通过微创手术进行膀胱颈悬吊。手术后，患者体内的纤维组织会逐渐长入聚丙烯网带内，故能有效长久保持尿道支撑，也把这种吊带称为“柔性支架”。

第二十四节　贫　　血

知识点1：贫血的概念　　副高：掌握　正高：熟练掌握

贫血是指单位容积血液中血红蛋白量（Hb）、红细胞计数（RBC）和/或血细胞比容（HCT）低于正常值的病理状态。贫血标准为成年男性Hb＜120g/L，成年女性Hb＜110g/L，孕妇Hb＜100g/L。其发生的原因是红细胞生成减少、失血或红细胞破坏过多等。

知识点2：贫血的分类　　副高：掌握　正高：熟练掌握

贫血有多种分类方法，可根据贫血进展速度、红细胞形态、血红蛋白浓度及骨髓红系增生情况进行分类。目前所用的分类方法各有其优缺点，临床上常合并应用。

（1）按贫血进展速度：急性贫血和慢性贫血。

（2）按形态学：按照红细胞平均体积（MCV）、红细胞平均血红蛋白含量（MCH）和红细胞平均血红蛋白浓度（MCHC）3项红细胞指数对贫血进行分类，包括小细胞性贫血、小细胞低色素贫血、大细胞性贫血、正常细胞性贫血。

（3）按血红蛋白浓度：将贫血分为轻度（Hb > 90g/L）、中度（Hb 60 ~ 90g/L）、重度（Hb 30 ~ 60g/L）和极重度（Hb < 30g/L）。

（4）按骨髓红系增生情况分：增生性贫血（如溶血性贫血、缺铁性贫血、巨幼细胞贫血等）和增生低下性贫血（如再生障碍性贫血）。

知识点3：贫血伴营养不良疾病 副高：掌握 正高：熟练掌握

（1）缺铁性贫血：多见于儿童、妇女及长期慢性病患者，在贫困地区较为多见。除面色苍白外，有纳呆、嗜异食性、毛发枯萎、反甲、头晕、视物模糊及智能障碍等。

（2）巨幼细胞性贫血：多见于营养不良及慢性胃病者，有面色苍白、纳呆、舌炎、腹泻、黄疸、震颤及智力低下等。

知识点4：缺铁性贫血和巨幼细胞性贫血的鉴别 副高：掌握 正高：熟练掌握

从临床表现上看，都存在头晕、耳鸣、乏力、心悸等临床症状，但缺铁性贫血可伴随有口角炎、舌乳头萎缩，严重者可有反甲、异嗜症等临床症状；而巨幼细胞贫血可见镜面舌、下肢对称性的深部感觉消失及抑郁症等临床症状。实验室检查两者都存在血红蛋白下降、红细胞减少，但缺铁性贫血主要表现为小细胞低色素性贫血，外周血及骨髓可见红细胞中空浅染现象；而巨幼细胞性贫血表现为大细胞性贫血，骨髓可见三系不同程度的巨幼改变，血清高半胱氨酸水平。

知识点5：贫血伴出血疾病 副高：掌握 正高：熟练掌握

（1）失血性贫血：有急慢性出血史，临床表现为皮肤和黏膜苍白、出汗、心悸、气急及心率增快等，大量出血可发生休克。

（2）特发性血小板减少性紫癜：常见症状有皮肤淤点或淤斑，鼻出血、血尿及便血等。

（3）血友病：患者常有皮肤淤斑，皮下及关节血肿，外伤后出血不止，月经量多等。

（4）再生障碍性贫血：皮肤苍白呈进行性加重，皮肤黏膜见淤斑，易感染。

知识点6：贫血伴骨痛疾病 副高：掌握 正高：熟练掌握

若有原因不明的发热、贫血伴骨痛、骨折、皮肤淤斑、血尿、排尿困难及下肢无力等应考虑多发性骨髓瘤的可能。

知识点7：贫血伴发热疾病 副高：掌握 正高：熟练掌握

白血病：发热伴进行性贫血、关节痛、皮肤黏膜淤斑、浅表淋巴结肿大及肝脾大。

知识点8：贫血伴黄疸疾病　　副高：掌握　正高：熟练掌握

溶血性贫血：伴黄疸、发热、腰背酸痛、血红蛋白尿，肝、脾轻度肿大。

知识点9：贫血的临床表现　　副高：掌握　正高：熟练掌握

贫血是“症”，是由不同疾病所致。其临床表现包括两方面：一是原发病的表现，因病而异；二是贫血本身对机体各系统的影响，如神经系统的贫血症候群、皮肤黏膜因血流分布调整而出现的苍白、呼吸、循环系统的代偿表现、消化、生殖、内分泌系统腺体功能减低、造血系统血细胞量和/或质的改变等。

（1）神经系统：头痛、眩晕、萎靡、晕厥、失眠、多梦、耳鸣、视物模糊、记忆力减退、注意力不集中是常见贫血症状。

（2）皮肤黏膜：苍白是贫血时皮肤、黏膜的主要表现。其机制主要是贫血通过神经体液调节引起有效血容量重新分布，重要脏器（如脑、心、肾、肝、肺等）供血保障正常不变，而相对次要脏器（如皮肤、黏膜）则供血必然减少；另外，即使血液经皮肤、黏膜，由于单位容积血液内红细胞和血红蛋白含量减少，也会引起皮肤、黏膜颜色变淡。粗糙、缺少光泽甚至形成溃疡是贫血时皮肤、黏膜的另一类表现，这与贫血导致皮肤、黏膜供血减少和营养不足有关。

（3）呼吸系统：轻度贫血，由于机体有一定的代偿和适应能力，平静时呼吸次数可能不增加；当活动后机体出于低氧和高二氧化碳状态，刺激呼吸中枢，进而引起呼吸加快加深。重度贫血时，即使平静状态也可能有气短甚至端坐呼吸。这可能是组织对缺氧的一种反应，也可能与贫血时心脏活动增加甚至贫血性心脏病有关。

（4）循环系统：急性失血性贫血时循环系统的主要表现是对低血容量的反应，如外周血管的收缩、心率的加快、主观感觉的心悸等。非失血性贫血，由于血容量不低，故循环系统的主要表现是心脏对组织缺氧的反应。轻度贫血时，安静状态下可能无明显表现，仅活动后有心悸、心率加快；中、重度贫血时，无论何种状态均可出现心悸和心率加快，且贫血愈重，活动量愈大，心脏负荷愈重，症状愈明显；长期贫血，心脏超负荷工作且供血不足，会导致贫血性心脏病，此时不仅有心率变化，还可有心律的异常和心脏结构的异常，甚至心功能不全。

（5）消化系统：消化系统疾病可引起贫血，如胃和十二指肠溃疡、肝硬化继发食管静脉曲张、消化系统肿瘤及痔等因失血可引起失血性贫血；萎缩性胃炎、溃疡性结肠炎、肠道寄生虫感染等可引起营养性贫血；慢性肝病可引起肝病相关性贫血。凡是能引起贫血的消化系统疾病在贫血前和/或贫血同时无疑应该有原发病的症状、体征和实验室表现。某些消化系统以外的疾病可引起贫血，也同时累及消化系统，如肿瘤性疾病、自身免疫性疾病、感染性疾病（结核病、艾滋病、败血症等）、肾衰竭及某些内分泌病等。贫血本身也可影响消化系统，出现功能甚至结构的改变，如消化腺分泌减少甚至腺体萎缩，进而导致消化功能减低、消化不良，出现腹部胀满、食欲缺乏、排便规律和性状的改变等。

（6）泌尿系统：肾性贫血在贫血前和贫血同时有原发肾疾病的临床表现，如肾结构和功能的改变、尿量和尿常规检查的异常及肾小球旁细胞分泌红细胞生成素（EPO）的减少等。结缔组织病可同时影响造血系统和肾，导致贫血与肾病并存，特别是出现较严重的蛋白尿。血管外溶血出现胆红素尿和高尿胆原尿；血管内溶血出现游离血红蛋白和含铁血黄素尿，严重者甚至可发生游离血红蛋白堵塞肾曲小管，进而引起少尿、无尿、急性肾衰竭。

（7）内分泌系统：贫血对内分泌系统的影响是广泛的。上至下丘脑/垂体，下至各特异激素分泌器官，当贫血严重至影响营养物质供应时。都可能发生不同程度的功能甚至结构改变，长期贫血还会影响甲状腺、性腺、肾上腺、胰腺功能，会改变红细胞生成素和胃肠激素的分泌。

（8）生殖系统：贫血对生殖系统的影响主要是影响生殖腺的分泌，如长期贫血会使睾丸的生精细胞缺血、坏死，进而影响睾酮的分泌，降低血清睾酮浓度，减弱男性特征；对女性，除了影响女性激素分泌外，还可能因合并凝血因子及血小板量和/或质的异常而导致月经过多。临床上常用男性激素治疗低增生性贫血。

（9）免疫系统：贫血本身也会引起免疫系统的改变，如红细胞的减少会降低红细胞在抵御病原微生物感染过程中的调理作用，红细胞膜上C3的减少会影响机体的非特异性免疫功能。当贫血患者需要反复输血作为支持治疗时，输血会影响T细胞亚群的比值。

（10）造血系统：贫血时造血系统的改变主要在外周血和造血器官。外周血的改变主要表现在血细胞数量、形态和生化成分上；某些情况下还可合并血浆或血清成分的异常。血细胞量的改变，首先是红细胞减少，相应的血红蛋白、血细胞比容降低，以及网织红细胞量的改变；其次是有时合并白细胞和/或血小板量的异常（包括白细胞分类的异常）。

知识点10：贫血的处理原则 副高：掌握 正高：熟练掌握

（1）病因治疗：缺铁性贫血及巨幼细胞性贫血饮食指导，再辅以药物治疗。血小板减少性紫癜应规范治疗，平时需防止感染和出血。疑有白血病、骨髓瘤、再生障碍性贫血及溶血性贫血患者，应转至专科医院，以获得明确的诊断和及时的治疗。

（2）对症治疗：重度贫血者输血，改善体内缺血缺氧状态，失血者查明原因，感染者抗感染治疗，注意休息。

知识点11：贫血的健康指导 副高：掌握 正高：熟练掌握

（1）饮食规律，营养搭配合理：改善烹调习惯，蔬菜烹煮时间不要过长。平时可适当多吃含铁丰富的食物，如瘦肉、猪肝、蛋黄、海带、发菜、紫菜、木耳、香菇、豆类等。

（2）工作中会接触到一些化学制剂或物理射线者，应严格执行保护措施，遵守操作规程，避免对造血系统造成损伤。

（3）对各种失血性疾病，如钩虫病、痔、功能性子宫出血等，应积极进行治疗。

（4）对有胃肠道疾病者（口炎性腹泻、乳糜泻、胃全切除术后、回肠切除术后等）及素食者，应及时补充维生素B_{12}和叶酸。

（5）加强孕妇、产后及哺乳妇女的营养，定期产前及产后检查。

（6）注意婴幼儿的合理喂养，及时添加辅食，定期体检。

第二十五节 淋巴结肿大

知识点1：淋巴结肿大 副高：掌握 正高：熟练掌握

正常人体有500～600个淋巴结，分布于身体浅表，如腋下、腹股沟、颈侧等部位及胸腹腔等处，浅表淋巴结一般不易触及，如触及＞0.5cm，质地异常的淋巴结，则属病理状态，即淋巴结肿大。而胸腔、腹腔淋巴结仅在X线胸片、B超及手术中发现。

知识点2：全身淋巴结肿大伴发热 副高：掌握 正高：熟练掌握

（1）传染性单核细胞增多症：有全身淋巴结肿大、发热、咽痛、皮疹、关节痛及肝脾大等。

（2）淋巴结结核：该病是淋巴结肿大常见原因，患者肺等部位常有结核病灶，淋巴结肿大伴压痛，粘连融合成一团，伴低热、盗汗、消瘦及乏力等。

（3）急性白血病：全身淋巴结肿大外有发热、苍白、皮肤黏膜淤斑、肝脾大等。

（4）系统性红斑狼疮：全身淋巴结肿大、发热、皮疹、关节痛、心悸等。

知识点3：局部淋巴结肿大 副高：掌握 正高：熟练掌握

（1）伴有压痛：急性单纯性淋巴结炎，有局部淋巴结肿大伴压痛，质地软，无粘连。周围组织可有红、热及压痛，有发热。

（2）无压痛：①慢性淋巴结炎，为一种非特异性淋巴结炎。可因口腔、牙龈及咽部慢性炎症引起颌下、颏下及颈部淋巴结肿大。②恶性淋巴瘤，某一组或相邻两组淋巴结肿大，质硬，平滑无压痛。有不规则或周期性发热、苍白、盗汗、消瘦、皮肤瘙痒及肝脾大等。

知识点4：淋巴结肿大的处理原则 副高：掌握 正高：熟练掌握

无痛性局部淋巴结肿大者，多为慢性淋巴结炎，可不必治疗。急性单纯性淋巴结炎可给予抗感染治疗，全身淋巴结肿大伴发热者宜转诊，明确病因治疗。

知识点5：淋巴结肿大的健康指导 副高：掌握 正高：熟练掌握

预防淋巴结肿大，要养成良好的生活习惯，不要熬夜，多休息；保持良好的心态，稳定情绪，拥有健康良好的饮食习惯，平时多吃水果蔬菜等，忌吃辛辣、刺激性强的食物；保持情绪乐观、心情舒畅，切忌暴怒郁闷和思虑过度。积极锻炼身体，合理运动，增强体质。

第二十六节 疲 劳

知识点1：疲劳的概念 副高：掌握 正高：熟练掌握

疲劳又称疲乏，是主观上一种疲乏无力的不适感觉。疲劳不是特异症状，很多疾病都可引起疲劳。不同疾病引起不同程度的疲劳，有时可作为就诊的首发症状。

知识点2：疲劳的诊断要点 副高：掌握 正高：熟练掌握

（1）病史：了解症状的时间长短，工作强度，睡眠状况，既往健康状况，有无毒物接触史，有无其他伴随症状，妊娠等情况。

（2）体格检查：注意体温，营养状况，皮肤黏膜有无黄染，肝掌、蜘蛛痣，淋巴结是否肿大；甲状腺是否肿大、有无杂音，心肺功能，肝、脾是否肿大，有无压痛、叩痛，四肢有无水肿等。

知识点3：疲劳的鉴别诊断 副高：掌握 正高：熟练掌握

疲劳应与以下症状相鉴别：①紧张性疲劳；②运动性疲劳；③情绪性疲劳；④听觉疲劳；⑤视疲劳。

知识点4：疲劳的处理要点 副高：掌握 正高：熟练掌握

（1）养成良好的生活习惯，科学用脑，积极休息，不滥用药物。

（2）保持良好的心态，稳定的情绪，有健康的饮食习惯，平时多吃水果蔬菜等，以提高自身免疫力。

第二十七节 消 瘦

知识点1：消瘦的概念 副高：掌握 正高：熟练掌握

消瘦是指人体因疾病或某种因素而致体重减轻，较正常标准体重减少10%以上，或体重指数（BMI）<18.5。这里所指的消瘦一般都是短期内呈进行性的，有体重下降前后测的体重数值对照，且有明显的衣服变宽松、腰带变松，鞋子变大以及皮下脂肪减少，肌肉瘦弱，皮肤松弛，骨骼突出等旁证。至于脱水与水肿消退后的体重下降，不能称为消瘦。

知识点2：体质性消瘦 副高：掌握 正高：熟练掌握

体质性消瘦为生理性，常有遗传或体质因素。体重多维持在恒定水平但较标准体重略减轻；消瘦为非进行性，工作、学习、生活无异于健康人，无疾病的客观证据。

知识点3：外源性消瘦　　副高：掌握　正高：熟练掌握

外源性消瘦通常受饮食、生活习惯和心理等各方面因素的影响。食物摄入量不足、偏食、厌食、漏餐、生活不规律和缺乏锻炼等饮食生活习惯以及工作压力大，精神紧张和过度疲劳等心理因素都是导致外源性消瘦的原因。

知识点4：内分泌与代谢病所致的消瘦　　副高：掌握　正高：熟练掌握

导致消瘦的内分泌与代谢疾病如下。

（1）甲状腺功能亢进症：以女性为多见。典型者可有心悸、怕热、多汗、消瘦等高代谢症候群，并可有突眼、震颤、甲状腺肿大等表现，诊断不难。

（2）糖尿病：1型糖尿病多见于青少年，起病急；2型糖尿病多见于成人，常有家族史，多数起病慢；主要表现为消瘦、烦渴、多饮、多尿、多食。

（3）垂体功能减退症：可有产后无乳，闭经，阴毛、腋毛脱落，性欲减退，生殖器萎缩等性腺功能不足的表现。

（4）嗜铬细胞瘤：多数表现为阵发性、少数为持续性血压升高伴阵发加剧，其中头痛、心悸、多汗三联征对诊断有重要意义。

（5）肾上腺皮质功能减退症：主要表现为消瘦、乏力、厌食、血压降低。皮肤黏膜色素沉着为本病特征之一。

知识点5：恶性肿瘤致消瘦　　副高：掌握　正高：熟练掌握

对于年龄较大而且有消瘦表现的患者，应警惕恶性肿瘤的可能。

知识点6：慢性感染致消瘦　　副高：掌握　正高：熟练掌握

慢性感染可有发热、盗汗、厌食、乏力、贫血等表现。

知识点7：消化道疾病致消瘦　　副高：掌握　正高：熟练掌握

消化道疾病可有吞咽困难、恶心、呕吐、腹泻、食欲减退等表现。

知识点8：神经性厌食致消瘦　　副高：掌握　正高：熟练掌握

神经性厌食年轻女性多见，发病与严重的情绪障碍有关，部分因盲目的节食减肥所致。食欲明显减退，消瘦明显，一般无腹泻。

知识点9：其他重要脏器病变致消瘦　　副高：掌握　正高：熟练掌握

心力衰竭、肝硬化、尿毒症等疾病有消瘦现象。

知识点10：消瘦的处理原则　　副高：掌握　正高：熟练掌握

（1）一般治疗：体质性消瘦，毋需特殊处理，可鼓励患者多运动、多进食。神经性厌食应予积极的心理治疗以及改善患者营养状态。营养不良者提供足够的能量及蛋白质、多种维生素、微量元素等营养素，可据情况予口服营养、经胃管营养或静脉营养治疗。重度低清蛋白血症者可输注清蛋白。重度贫血者可多次少量输血。

（2）病因治疗：针对各种消瘦的原因进行原发病的治疗。

第二十八节　瘫　　痪

知识点1：瘫痪的概念　　副高：掌握　正高：熟练掌握

瘫痪是指随意运动功能的减低或丧失，是神经系统常见的症状。瘫痪是由上、下运动神经元，锥体束及周围神经病变所致。

知识点2：瘫痪的病因　　副高：掌握　正高：熟练掌握

皮质运动投射区和上运动神经元径路、脊髓、周围神经、神经肌肉接头或运动肌肉本身受到病变的损害，均可引起瘫痪，常见的病因有颅脑外伤、肿瘤、炎症、脑血管病、变性、中毒及内科疾病。

知识点3：瘫痪的常见疾病　　副高：掌握　正高：熟练掌握

（1）肌萎缩侧索硬化：肌萎缩侧索硬化是一种致命性疾病，可引起机体主要肌群的痉挛性或弛缓性瘫痪。逐渐进展为全面瘫痪。早期表现还包括进行性肌无力，且肌束震颤、肌肉萎缩，常于手部、上肢起始。痉挛及反射亢进较常见。若累及呼吸系统，可出现呼吸困难、呼吸抑制。进行性脑神经麻痹可引起构音困难、吞咽困难、流涎、窒息，以及咀嚼困难。

（2）Bell麻痹：Bell麻痹是因第Ⅶ对脑神经损伤所引起的短暂性、非对称性面肌麻痹。受累肌肉萎缩，闭眼困难。其他表现还包括多泪、流涎、角膜反射减弱或消失。

（3）食物中毒：细菌、毒素可迅速引起进展性肌无力，可于使用污染食物2～4天后出现瘫痪，呼吸肌麻痹可导致呼吸困难、呼吸暂停。早期表现包括恶心、呕吐、腹泻、视物模糊、单侧瞳孔散大、构音困难、吞咽困难。

（4）脑脓肿：额叶或颞叶进行性脑脓肿可引起偏瘫，晚期可伴随其他表现，如视功能障碍、双侧瞳孔大小不等、意识障碍、共济失调以及感染的体征。

（5）脑肿瘤：额叶运动度质的肿瘤可导致对侧偏瘫。偏瘫呈渐进性，若不及时治疗可发展为持续性瘫痪。在早期，前额部头痛和运动异常可为其唯一表现。最终可出现癫痫、失语症以及颅内压增高（意识障碍和呕吐）等。

（6）转换障碍：癔症性瘫痪是转换障碍的典型表现，其特征是无物理病因的随意运动丧失。瘫痪可累及多组肌群，引起不可预测的运动异常，可伴随表演性行为（操纵性、戏剧性、不合理性）或异常冷漠。

（7）脑炎：脑炎晚期可出现不同类型的瘫痪。早期症状和体征包括意识丧失迅速（昏迷）、发热、头痛、畏光、呕吐、脑膜刺激征（颈项强直、Kernig征和Brudzinski征阳性）、失语，共济失调、眼源性麻痹、肌阵挛、癫痫。

（8）吉兰–巴雷综合征：吉兰–巴雷综合征的特征是迅速发展的不可逆转的进行性瘫痪，常从下肢无力开始。逐渐进展为对称性瘫痪。有时可损害脑神经，引起吞咽困难、构音困难等。呼吸肌麻痹可呈致命性。还可引起短暂性感觉错乱、直立性低血压，心动过速、出汗以及胃肠和膀胱功能障碍。

（9）头外伤：脑损伤可引起瘫痪，导致脑水肿，颅内压增加，发生突然。因损伤不同，其部位和特征也不同。其他相关表现不一，包括感觉错乱、感觉丧失、头痛、视物模糊或复视、恶心、呕吐或局部神经受损。

（10）偏头痛：偏头痛为单侧搏动性头痛，早期可出现轻偏瘫、暗点、感觉异常、意识模糊、眩晕、畏光以及其他短暂性症状，疼痛减轻后以上症状仍可持续。

（11）多发性硬化：多发性硬化晚期可出现瘫痪。瘫痪从单瘫发展为四肢麻痹，再进展为持续性瘫痪。大多数患者早期可出现视力或感觉障碍（感觉异常），晚期可出现肌无力，痉挛状态、反射亢进、意向性震颤、步态共济失调、吞咽困难、构音困难、阳痿、便秘、尿频、尿急、尿失禁等。

（12）重症肌无力：重症肌无力表现为部分肌群的肌无力及易疲劳，甚至瘫痪。早期可为短暂性瘫痪，随着疾病的进展，可发展为持续性瘫痪。其他表现可因受累神经肌肉的不同而不同，如闭眼困难、上睑下垂、复视、面部运动减少、吞咽困难、鼻音、鼻反流。颈部肌肉无力可引起下颌下垂。呼吸系统受累可引起呼吸困难、浅呼吸以及发绀。

（13）神经梅毒：神经梅毒晚期可出现不可逆性瘫痪，其他晚期表现还可出现痴呆、脑神经受累、痉挛及反射异常。

（14）帕金森病：震颤、运动迟缓、铅管或齿轮样强直是帕金森病的典型表现。过度强直可进展为四肢瘫痪。经过治疗后瘫痪可好转。

（15）外周神经受损：外周神经中度损伤可引起神经支配的区域运动及感觉功能丧失，可出现肌肉松弛、萎缩、反射消失。若横断为不完全性，瘫痪为暂时性。

（16）周围神经病：周围神经病可引起肌无力，导致松弛性瘫痪和肌肉萎缩。伴随表现还包括感觉异常、振动感觉丧失、腱反射减退或消失、神经痛、皮肤改变、如无汗症。

（17）脊髓灰质炎：脊髓灰质炎可引起隐匿性、持续性、弛缓性瘫痪，以及反射减退。感觉功能亦可受损，但多为失去随意肌肉控制。

（18）脊髓损伤：完全脊髓横断损伤可引起损伤平面以下持续性痉挛性瘫痪，脊髓休克恢复后反射异常可好转。部分脊髓横断损伤因损伤部位及程度不同，致瘫痪及感觉异常不同。

（19）脊髓肿瘤：脊髓肿瘤可引起受累神经支配区域轻瘫、疼痛、感觉异常以及感觉丧失。最终，可出现痉挛性瘫痪，伴深反射亢进（马尾部肿瘤导致反射减退）以及尿失禁。若不治疗，瘫痪可为持续性。

（20）脑卒中：脑卒中（包括脑梗死或脑出血）累及运动皮质可出现对侧轻瘫或偏瘫。起初为渐进性，瘫痪可为暂时性或持续性。其他伴随症状和体征包括头痛、呕吐、痉挛、意识障碍、精神敏度下降、构音困难、吞咽困难、对侧感觉异常或感觉丧失、失用症、失认症，视力损伤、情绪不稳定，胃肠及膀胱功能障碍。

（21）蛛网膜下腔出血：蛛网膜下腔出血是潜在致命性疾病，可引起突发短暂性瘫痪，随着水肿减退可缓解，若合并组织损伤，可进展为持续性瘫痪。其他急性表现包括中度头痛、瞳孔散大、畏光、失语症、意识丧失、颈项强直、呕吐、抽搐。

（22）脊髓空洞症：脊髓空洞为脊髓退化性疾病，可引起节段性轻瘫，导致四肢松弛性瘫痪，反射消失，颈肩部及上肢痛觉及温度觉丧失。

（23）胸主动脉瘤：胸主动脉动脉瘤破裂致脊髓动脉损伤，可导致突发短暂性双侧瘫痪。重度胸痛，并向颈胸背部及腹部放射，胸部撕裂感为其显著表现。伴随表现还包括晕厥、面色苍白、出汗、呼吸困难、心动过速，发绀、舒张期心脏杂音、桡动脉或股动脉搏动突然消失、四肢血压不一。患者呈休克表现.但收缩压正常或有所升高。

知识点4：瘫痪的症状　　副高：掌握　正高：熟练掌握

瘫痪的典型症状：截瘫、脑干病变、感觉障碍、面纹消失、面肌强直、营养障碍。

（1）单瘫：四肢中的一肢出现瘫痪。

（2）偏瘫：同一侧上肢及下肢肌肉瘫痪。

（3）截瘫：两下肢的瘫痪。

知识点5：瘫痪的诊断要点　　副高：掌握　正高：熟练掌握

必须首先根据患者的症状、体征将病变定位于神经肌肉系统的特定水平，才能确定肌无力的病因。肌无力分布对神经根病、神经丛病及周围神经病，以及神经源性与肌源性病变的鉴别很有意义。

知识点6：瘫痪的处理要点　　副高：掌握　正高：熟练掌握

（1）手术治疗：主要为选择性脊神经根切断术。

（2）针灸治疗。

（3）物理康复治疗：包括推拿、理筋。

（4）药物治疗：按病因针对导致随意运动障碍的原发病进行治疗。

第二十九节　腰　　痛

知识点1：腰背痛的概念　　副高：掌握　正高：熟练掌握

腰背痛主要是指下部腰椎、腰骶区或骶髂区感觉到的疼痛。常伴有坐骨神经痛，疼痛向一侧或两侧臀部或下肢的坐骨神经分布区放射。

知识点2：急性腰背痛的诊断　　副高：掌握　正高：熟练掌握

急性腰背痛患者的疼痛为自限性，既往通常无慢性疼痛的主诉，患者的起病往往与过度劳累、扭伤、外伤或应激反应等有关。仔细询问病史和认真体检可以帮助医师进行诊断。

知识点3：慢性腰背痛的诊断　　副高：掌握　正高：熟练掌握

慢性腰背痛的诊断可以从病史中了解起病情况、疼痛的特征和对疼痛部位进行精确的定位。如疼痛为局部性（在病变部位感觉到且在查体时有压痛点），往往为纤维肌痛症；如疼痛为弥漫性，则原发性纤维肌痛症较为多见；如疼痛由深部组织引起，可见于腰椎慢性骨关节炎引起的腰痛；如疼痛呈放射性，常见于坐骨神经痛；如疼痛为牵涉性，常见于浆膜炎、肾盂肾炎、骨质疏松症、压缩骨折或骨髓炎。疼痛、肌紧张和脊柱旁肌肉压痛而引起的背部活动受限，是所有影响肌肉骨骼和神经系统的疾病共有的特点。

知识点4：坐骨神经痛　　副高：掌握　正高：熟练掌握

坐骨神经痛是疼痛沿坐骨神经走向放射，多数患者可放射至臀部和下肢的后侧，伴或不伴下背部疼痛。坐骨神经痛以椎间盘突出或脊髓内肿瘤压迫周围神经根最为常见；可能是脊椎前移、肿瘤或骨的异常（如骨关节炎、脊椎炎）在椎管内或椎间孔产生压迫而引起疼痛；也可能是神经在椎管外，骨盆或臀部受压引起疼痛。椎管狭窄症也属于坐骨神经痛，但比较罕见，主要是由腰椎椎管变窄引起。当压迫椎间孔前的神经根时，临床表现类似间歇性跛行而常常被误认为血管疾病。

知识点5：原发性骨质疏松症　　副高：掌握　正高：熟练掌握

原发性骨质疏松症以腰背痛多见，疼痛沿脊柱向两侧扩散，仰卧或坐位时疼痛减轻，直立时后伸或久立、久坐时疼痛加剧；日间疼痛轻，夜间和清晨醒来时加重；弯腰、肌肉运动、咳嗽、大便用力时加重。老年骨质疏松症时，椎体骨小梁萎缩、数量减少，导致椎体压缩变形，脊柱前屈；腰大肌为了纠正脊柱前屈；收缩加强，引起腰部肌肉疲劳甚至痉挛，会出现疼痛症状。如果合并胸腰椎压缩骨折，会出现急性疼痛，在相应部位的脊柱棘突可有强烈压痛及叩击痛，通常2～3周后疼痛可逐渐减轻，部分患者可呈慢性腰痛。如果压迫相应的脊神经可产生四肢放射痛、双下肢感觉运动障碍、肋间神经痛、胸骨后疼痛类似心绞痛，也可出现上腹痛类似急腹症；如果压迫脊髓、马尾等部位还会影响膀胱、直肠功能。

知识点6：精神因素致慢性腰背痛的诊断　　副高：掌握　正高：熟练掌握

有生理或心理障碍的患者，常有轻微外伤史，伤后引起不成比例的剧烈疼痛，以致失去活动能力，但查不到损伤或其他原发性疾病。这类患者常存在焦虑和抑郁等因素，而其持续存在的症状不能用下背部痛做充分解释。仔细获取患者对疼痛的描述和检查所见往往是非特异性的，或与任何已知的神经解剖路径或疾病过程不一致。焦虑性腰背痛的特点是症状反复出现，患者常指不出固定的痛点，疼痛的范围较大，或伴有头晕目眩、失眠多梦、耳鸣及心悸等，患者的精神状态欠佳。结合患者可能受到过负性生活事件影响的经历，通常可以确诊。

知识点7：腰痛的鉴别诊断　　副高：掌握　正高：熟练掌握

（1）肾结石、输尿管结石：肾结石所导致的腰痛大多很剧烈，而且多向大腿内侧放射，严重时会伴有大汗及恶心的症状。

（2）泌尿系统感染：肾盂肾炎的腰痛多为一侧，此外，还伴有发热，肾区叩击疼痛，血尿、尿频、尿急、尿痛等症状。

（3）肾炎以及肾病综合征：患者常常伴有腰部的隐隐不适和腰酸、疼，但这种腰痛远不如肾盂肾炎及肾结石引起的疼痛强烈。

知识点8：急性腰背痛的处理要点　　副高：掌握　正高：熟练掌握

急性腰背痛发作的患者几乎均可在短时间内完全恢复，但有时可以出现症状反复发作或由急性转成慢性，尤其当患者正在从事的工作超过其生理心理承受能力时。

急性腰背痛的治疗原则为缓解肌肉痉挛，以两髋和两膝弯曲的体位卧床休息1～2日即可，局部热疗、按摩、口服镇痛剂。急性痉挛的患者通常不需要牵引，可以口服肌肉松弛剂，但老年人应慎用。如果疼痛仅由肌肉痉挛引起，可以进行推拿，但在进行推拿时必须注意，推拿可加重炎性关节的疼痛或使椎间盘进一步破裂。深部热疗可减轻急性期肌痉挛和疼痛。若症状允许，为了加强背部支持结构的力量及防止病情演变为慢性或复发，还应进行增强腹部肌肉力量的锻炼和腰骶屈曲运动（减少腰段脊柱前突和增加腹内压）。

知识点9：慢性腰背痛的处理要点　　副高：掌握　正高：熟练掌握

慢性下背部痛的治疗包括病因治疗和缓解疼痛。对患椎间关节炎的患者，可采用专门的背甲和加强腹肌锻炼，腰骶屈曲运动也可改善肌紧张症状和预防复发。解热镇痛剂可用来缓解疼痛，但是应该避免使用麻醉性镇痛剂。软组织内使用激素和利多卡因进行封闭治疗是解除局部压痛、恢复患者活动能力的最有效方法，尤其对于肌筋膜或肌纤维综合征引起的慢性腰背痛，疗效更为理想。慢性韧带或肌肉损伤者可穿腰骶背甲以夹住受损的肌肉直至训练后肌力恢复，但要使疼痛完全缓解还需要减轻体重。针对病因采用外科手术治疗对缓解顽固性疼痛或椎间盘疾病与椎管狭窄所致神经症状可能是必要的，骨科医师应对此类患者进行评估后再施行手术。若明确为精神因素，全科医师在细致地询问病史和体格检查后，应迅速消除患者的疑虑，最好给予非成瘾性药物和理疗，耐心地等待症状的缓解。必要时使用小剂量三环类抗抑郁药以改善睡眠及减轻慢性肌肉痉挛。如果经过相当长的时间症状仍未改善，应转诊到心理咨询门诊治疗。

知识点10：腰背痛的健康指导　　副高：掌握　正高：熟练掌握

（1）健康指导应贯穿于整个康复治疗过程，让患者形成良好的生活习惯。

（2）提醒患者在日常生活、学习、劳动中注意保持正确的腰部姿势和体位，避免长时间坐位工作、学习，同时应避免腰部长时间处于某一固定的姿势。建议患者在工作、学习45分钟至1小时后要活动腰部，以免加重腰肌劳损而诱发或加重腰椎间盘突出所引起的疼痛。

（3）嘱患者避免风寒湿的侵袭，注意腰部的保暖，选择睡硬板床。

（4）腰椎间盘突出患者常存在腰椎失稳的问题，需要提醒患者避免弯腰负重，防止加重腰椎间盘突出。

（5）指导患者在工作中正确使用劳动保护用具，加强工作时腰部的保护，如患者需要经常弯腰劳动、挑抬重物或长时间开车，可使用腰带加强腰部的稳定性，防止腰部力量减弱和腰肌萎缩，以避免产生腰背痛。

（6）建议患者加强锻炼，因为这些患者腹部肌肉的力量会较弱，导致腰背部承受过多和持久的压力，所以在运动时需要增加一些腹部肌肉的训练，如卷腹和桥式支撑。还要经常进行适当幅度的伸展动作，注意在伸展运动前，需做热身活动，最好把伸展运动的时间安排在10分钟的热身活动后或整个训练结束后进行。

第三十节　关　节　痛

知识点1：关节痛的概念　　副高：掌握　正高：熟练掌握

关节痛常见于四肢关节，由关节本身或全身性病变所引起，并常累及关节周围组织而引起关节功能障碍，可分为急性关节痛和慢性关节痛。急性关节痛起病急，常伴有发热和关节红、肿、热、痛的急性炎症与功能障碍的表现；慢性关节痛起病缓慢，疼痛常可迁延数月、数年，甚至几十年，且伴有不同程度的关节畸形及关节功能障碍。

知识点2：关节痛的病因　　副高：掌握　正高：熟练掌握

关节痛与细菌或病毒感染、急慢性损伤、嘌呤代谢障碍、免疫功能紊乱以及年老退行性变等因素有关。

知识点3：关节痛的诊断要点 副高：掌握 正高：熟练掌握

确诊关节痛以后应了解疼痛是急性发作还是慢性持续性发生，是单个关节疼痛还是多关节疼痛，是大关节痛还是小关节痛，是游走性疼痛还是固定的疼痛，是否伴有全身症状。

知识点4：急性关节痛疾病 副高：掌握 正高：熟练掌握

（1）急性感染性关节炎：起病急骤，关节灼热、肿胀、疼痛剧烈、活动障碍，以髋关节、膝关节为多见，伴有明显的畏寒或寒战、高热等全身症状。关节压痛，浮髌试验阳性。白细胞计数和中性粒细胞比例增高。关节穿刺涂片及细菌培养阳性。

（2）病毒性关节炎：常发生于病程的前驱期，累及肢体的小关节，以成年女性多见。常和皮疹同时出现，关节炎症一般在2周内消退，不遗留任何关节损害。

（3）成人斯蒂尔病：发热、皮疹、关节炎是本病三个主要症状。可以累及单关节或多关节，以膝、腕等大关节为主，不对称，为反应性关节炎，很少留有后遗症。有淋巴结肿大、肝脾大和发热等全身症状。血白细胞计数和中性粒细胞比例升高，C反应蛋白阳性。

（4）风湿性关节炎：主要累及肘、腕、膝等大关节，呈多发性和游走性，关节局部红、肿、热、痛，多数患者关节炎症2~3周内消退，不遗留关节损害。可伴有心脏炎症及发热、多汗、疲乏等全身症状。抗链球菌溶血素“O”升高、血沉加快、C反应蛋白阳性。典型病例发病前有咽峡炎或扁桃体炎等上呼吸道链球菌感染史，以青少年多见。

（5）急性痛风性关节炎：中年以上男性多见，常在劳累、受寒、暴食、酗酒后夜间突然发作，足踇趾的跖趾关节常为首发，局部疼痛剧烈，皮肤略红，皮温升高。血尿酸及白细胞计数升高。反复多次发作后关节变性强直。X线片可见受累关节骨质有虫蚀样、穿凿样透亮缺损。

（6）药物过敏性关节炎：在用药过程中或用药后出现关节痛，常伴有皮疹、发热和血管神经性水肿。

（7）过敏性紫癜：皮肤对称性紫癜以四肢多见，伴关节痛、腹痛和皮疹。

知识点5：慢性关节痛疾病 副高：掌握 正高：熟练掌握

（1）系统性红斑狼疮性关节炎：多见于年轻女性，持续性或游走性的关节疼痛，伴有不规则发热，皮疹，口腔溃疡或黏膜糜烂，贫血及心、肾、肺等多脏器损害。白细胞减少、蛋白尿、抗核抗体和抗线粒体抗体阳性。X线检查可无关节侵蚀性改变。

（2）类风湿关节炎：关节受累呈对称性，常侵犯小关节，依次为腕、近端指间关节、掌指关节和跖趾关节。以关节肿痛、晨僵以及功能受限为主要特征。晚期关节畸形，部分患者出现类风湿结节。血常规、血沉、类风湿因子、C反应蛋白的检查，以及手和足的X线检查有助于诊断。

（3）外伤性关节炎：外伤或慢性劳损后出现关节肿胀、压痛，活动障碍，活动过多时疼痛明显，以运动员和重体力劳动者多见。

（4）结核性关节炎：关节疼痛在负重和活动时加重，早期可见关节明显肿胀及肌萎缩，后期关节畸形、功能障碍，有寒性脓肿与瘘管形成。有结核病史，并伴有低热、盗汗、消瘦及乏力等全身症状。血沉加快、结核菌素试验阳性、关节腔液培养结核菌阳性及X线检查有助于诊断。

（5）骨关节炎：起病缓慢，多见于老年人。以膝、髋等负重关节肿胀、疼痛为主，活动时疼痛加重，休息时缓解，有轻度晨僵感，一般不超过半小时。X线检查可提示骨质增生等退行性改变。

（6）大骨节病：好发生于东北、华北、西北等地的儿童及青少年，起病缓慢，以膝、指、踝关节受累多见。关节对称性肿大，屈曲、畸形、痉挛，呈O形腿或X形腿。幼龄发病可致侏儒。血清钙与碱性磷酸酶升高，结合X线片可诊断。

（7）良性膝关节疼痛：慢性膝关节疼痛，遇寒冷潮湿加重，保暖、休息后减轻。关节无红肿及活动障碍，无全身症状，检查正常。

（8）血清阴性脊柱关节病：血清阴性脊柱关节病是一组具有相似特征的疾病，包括强直性脊柱炎、赖特综合征、银屑病关节炎、肠病性关节炎、反应性关节炎和未分化脊柱关节病。

（9）肩周炎：一般50岁左右缓慢起病，单侧肩关节疼痛伴活动障碍和上肢发麻，无全身症状。

知识点6：慢性关节痛疾病的共同特点　　副高：掌握　正高：熟练掌握

慢性关节痛疾病的共同特点：①血清类风湿因子阴性；②均可影响脊柱，并有不同程度的骶髂关节炎；③非对称性周围关节炎，下肢关节多于上肢关节；④病理改变以肌腱、韧带、筋膜的附着点炎症为主；⑤有家族聚集倾向；⑥与白细胞抗原B27有相关性。

知识点7：关节痛的处理要点　　副高：掌握　正高：熟练掌握

（1）消炎镇痛，常用的非甾体抗炎药有水杨酸类、萘普生、双氯芬酸和美洛昔康等。

（2）骨关节炎、肩周炎和良性膝关节疼痛等可采用理疗或局部封闭。

（3）类风湿关节炎、急性痛风性关节炎和药物过敏性关节炎等可采用激素治疗。

（4）急性感染性关节炎需积极的抗生素治疗，若治疗后症状无明显改善，应转上级医院。

（5）结核性关节炎、系统性红斑狼疮性关节炎、大骨节病以及血清阴性脊柱关节病等应转上级医院检查以明确诊断、进一步治疗。

知识点8：关节痛的健康指导　　副高：掌握　正高：熟练掌握

（1）骨关节炎患者应控制体重，减少下肢关节负重，鼓励合理饮食和适当活动。肩周炎、良性膝关节疼痛患者要多活动多锻炼，防止关节凝固、功能障碍。

（2）急性期、活动期关节炎以肢体休息为主，受累关节不宜过度活动，缓解期可做关节功能锻炼，维持肌肉张力，防止肌萎缩。

（3）痛风性关节炎应禁酒，多饮水，限制高蛋白、高嘌呤食物。

（4）应消除系统性红斑狼疮患者的恐惧心理，强调规律用药的意义和长期随访的必要性，避免变应原及紫外线的照射。

（5）类风湿关节炎属终生性疾病，全科医师应加强对患者的健康教育，积极治疗，树立信心，消除悲观失望情绪，减轻痛苦，提高生活质量。

第三十一节 皮 疹

知识点1：皮疹的概念 副高：掌握 正高：熟练掌握

皮疹是一种皮肤病变。从单纯的皮肤颜色改变到皮肤表面隆起或发生水疱等有多种多样的表现形式。其特点是有时痒，有时不痒。

知识点2：皮疹的分类 副高：掌握 正高：熟练掌握

（1）斑疹：只有局部皮肤颜色变化，既不高起皮面也无凹陷，大小可不一，形态可不规则，指压可退色，直径一般<1cm，可融合成片或形成环形红斑。

（2）丘疹：一种较小的实质性皮肤隆起伴有颜色改变的皮肤损害，表面可为扁平、凹状、乳头状等。

（3）玫瑰疹：常于胸腹部出现的一种鲜红色、小的圆形斑疹，压之褪色。

（4）斑丘疹：在斑疹的底盘上出现丘疹即为斑丘疹，形态介于斑疹和丘疹之间的稍隆起皮肤损害。

（5）荨麻疹：又称风团，是局部皮肤暂时性的水肿性隆起，大小不等，形态不一，颜色或苍白或淡红，消退后不留痕迹，是皮肤速发型变态反应所致。

（6）水疱：为局限性、隆起性、内含液体的腔隙性皮损，直径一般<1cm，>1cm的称大疱。

知识点3：皮疹的病因 副高：掌握 正高：熟练掌握

（1）急性皮疹性传染病：猩红热、风疹、水痘、麻疹、登革热、斑疹伤寒、丹毒、马鼻疽等。

（2）结缔组织疾病：主要见于急性播散性红斑狼疮。

（3）变态反应与过敏：风湿热患者中1/3可出现各种皮疹。

（4）血液病：急性发疹也可见于某些血液病，如急性白血病。

知识点4：皮疹的诊断要点　　副高：掌握　正高：熟练掌握

仔细观察皮疹的形态、颜色、出现时间、出疹顺序、皮疹出现的部位以及出疹脱屑与否等皮疹的特点，对明确疾病的诊断有重要意义。

知识点5：出疹性疾病的鉴别诊断　　副高：掌握　正高：熟练掌握

（1）风疹：先有轻、中度发热及呼吸道症状，1～2天皮肤出现粉红色小斑疹、斑丘疹，最早见于面部，1天内蔓延至颈部、躯干、四肢，分布稀疏，有轻微痒感。枕骨下及后颈部淋巴结肿大。

（2）麻疹：初期高热、流泪、流涕、咳嗽，2～3天后口腔颊黏膜出现Koplik斑，第4天开始出现皮疹，先见于耳后、发际、颜面，迅速蔓延到颈部、上肢、躯干、下肢．为一种玫瑰红色斑丘疹，压之褪色，分布较密，可相互融合。出疹时体温可达41℃，颈部淋巴结肿大，肝、脾肿大，并可伴发支气管肺炎、中耳炎、脑炎等。

（3）水痘：多发于儿童。起病急，发热，24小时内出现皮疹，主要分布于头、面部及躯干，两鬓角和耳后较早出现皮疹。水痘的皮疹特征：变化快，初起为红色小丘疹，很快变成小水疱，部分水疱可继发脓疱，较大水疱或脓疱可见脐窝，继而点状结痂，在同一部位的皮肤上可同时见到这3期皮疹，并常伴浅表淋巴结肿大。

（4）猩红热：急性高热，起病后第2天开始出疹，开始为颈部、腋下、腹股沟，可迅速蔓延至全身，皮疹48小时达到高峰，为弥漫性细小密集的点状皮疹，疹间皮肤一片潮红。皮疹消退伴有糠皮样脱屑。

（5）急性荨麻疹：全身大片皮肤出现红色风团，瘙痒剧烈。

（6）药疹：形态多种多样，最常见为猩红热麻疹样药疹。药疹分布广泛，可有发热、头痛等全身症状。药疹的皮疹骤然发生，除固定性药疹外多呈全身对称分布，颜色鲜红，剧烈瘙痒。

（7）幼儿急疹：又称婴儿玫瑰疹，多发生在2岁以下婴幼儿。临床表现为突发高热，体温39～40℃或以上，持续3～5天体温骤降，退热时全身出现淡红色斑疹、斑丘疹，肘、膝以下及掌跖等部位多无皮疹，经1～2天皮疹消退，不留任何痕迹。患儿常有枕后及颈部淋巴结肿大。本病特点是“热退疹出”。

知识点6：皮疹的处理要点　　副高：掌握　正高：熟练掌握

（1）不要抓破，尤其有水疱和丘疹的部位，只要损伤一点就有感染的危险。

（2）衣着特别是衬衣和贴身衣服，不要有刺激性，质地柔软的棉布最好。

（3）不吃刺激性和油腻的食物。

（4）排便要通畅，便秘时可服轻泻药或灌肠。

（5）保持皮肤和黏膜的清洁。

（6）仔细观察有无全身症状及其发疹类型。

（7）尽量避免较长时间或短期大剂量外用皮质激素类的药物。

第三十二节 紫 癜

知识点1：紫癜的概念 副高：掌握 正高：熟练掌握

紫癜是皮肤和黏膜出血后颜色改变的总称。临床表现为出血点、紫癜和淤斑，通常不高出皮面，仅在过敏性紫癜时可稍隆起，开始为紫红色，压不褪色，以后逐渐变浅，至2周左右变黄而消退。

知识点2：紫癜的病因 副高：掌握 正高：熟练掌握

（1）细菌感染：感染细菌（以β溶血性链球菌所致的上呼吸道感染最多见，此外尚有金黄色葡萄球菌、肺炎球菌、结核杆菌）、病毒（风疹、水痘、麻疹、流感）和肠道寄生虫。

（2）药物因素：药物抗生素（青霉素、链霉素、红霉素、氯霉素）、磺胺类、异烟肼、解热镇痛药（水杨酸类、保泰松、奎宁等）等。

（3）异性蛋白排异：食物鱼、虾、蟹、蛋、乳等食物异性蛋白。

（4）其他因素：如寒冷、花粉、虫咬、疫苗接种等。

知识点3：紫癜的症状体征 副高：掌握 正高：熟练掌握

自发性轻微的皮肤淤点或淤斑，以双下肢为主，偶可在上肢，但很少在躯干部，无诱发因素。淤斑或淤点大小不等，分布不均，不高出表面，压不褪色也不疼痛。出现淤斑前局部有微微疼痛，常在第2天清晨穿衣时自觉腿部皮肤隐痛，检查时发现淤斑。淤斑可自行消退，留下青黄色色素沉着斑块，以后逐渐消失。紫癜常反复发作，在月经期加重。患者一般无内脏和其他部位出血。黏膜出血少见，有时牙龈少量出血，月经量增多，经期延长。拔牙、手术、创伤、分娩时出血量可稍多，但不会造成严重大出血。

知识点4：紫癜的诊断要点 副高：掌握 正高：熟练掌握

（1）素来体健。大多下肢自发出现淤点或淤斑，可自行消退。没有家族史。

（2）束臂试验阳性或阴性，但止血功能常规检查一般正常。

（3）可排除其他原因引起的紫癜。

知识点5：紫癜的鉴别诊断 副高：掌握 正高：熟练掌握

紫癜应与阿司匹林样缺陷和轻型血管性假血友病相鉴别。

（1）阿司匹林样缺陷：是一种常染色体显性遗传性疾病，血小板释放功能障碍。临床上皮肤瘢分布不均，黏膜出血明显，外伤或手术时出血较严重。

（2）轻型血管性假血友病：有黏膜或内脏出血。

知识点6：紫癜的处理要点　　副高：掌握　正高：熟练掌握

（1）注意休息，避免情绪波动及精神刺激，去除可能的变应原。

（2）控制和预防感染，在有明确的感染或感染灶时使用敏感的抗生素，但应避免盲目地预防性使用抗生素。

（3）注意饮食，过敏性紫癜多由变应原引起，忌食生葱、生蒜、辣椒、酒类等刺激性食物；避免与花粉等变应原接触。

（4）为防止复发，病患治愈后应坚持巩固治疗1个疗程。

第三十三节　视力障碍

知识点1：视力障碍的概念　　副高：掌握　正高：熟练掌握

眼功能包括形觉、色觉和光觉。视力是比较精确地表示形觉的功能，包括中心视力和周边视力。中心视力通过黄斑中心获得，周边视力则指黄斑以外的视网膜功能。视力发生障碍，虽然轻微，但也说明视力功能受到了影响。

知识点2：视力障碍的病因　　副高：掌握　正高：熟练掌握

造成视力障碍的原因包括：①炎症；②屈光不正，如近视、远视、散光、老视；③斜视、弱视；④眼外伤，眼球穿孔伤、钝挫伤、爆炸伤；⑤青光眼；⑥各种眼病后遗症；⑦全身循环障碍和代谢障碍以及遗传性疾病所致各种眼病变；⑧视网膜血管病和视网膜脱落；⑨老年性和变性病变，如老年性白内障、角膜变性、老年性黄斑变性；⑩肿瘤等。

知识点3：视力障碍的诊断要点　　副高：掌握　正高：熟练掌握

（1）病史：详细询问视力障碍的发生发展过程。

（2）体格检查：视力障碍可由全身性疾病引起，因此全面体检很重要。眼部检查必须系统、全面地从眼外到眼内进行检查。先右后左，以防遗漏重要体征。

（3）实验室检查：血压、血常规、尿常规、红细胞沉降率、血糖、结核菌素试验、病理检查等有重要参考价值。

（4）影像学检查：眼底荧光血管造影可了解眼底血液循环（达毛细血管水平）的细微结构、动态变化以及功能上的改变。

知识点4：视功能障碍的鉴别诊断　　副高：掌握　正高：熟练掌握

（1）慢性闭角型青光眼：大多数早期出现轻微的虹视、视蒙，或眼部轻微不适，或有轻微的尖昏、头痛等，发作期短暂，可反复发作。由于周边前粘连是点滴形成的，随其反复发作，粘连范围逐渐扩大，眼压升高缓慢，症状轻微，常不引起患者的重视。患者感觉到视力、视野损害到医院就诊时，往往视神经已受到严重损害。

（2）角膜擦伤：角膜浅表组织容易被擦伤，表现为角膜受损处呈条纹形，往往呈多条粗细不一、长短不一的片状痕迹。严重者角膜上皮被挂伤撕脱，或一侧残留在角膜上，或大片的角膜上皮完全不见，前弹力层完全暴露。患者感觉伤眼异物感明显、疼痛、畏光、流泪、眼睑痉挛、视物模糊不清。

（3）前葡萄膜炎：分为急性和慢性两种，慢性前葡萄膜炎患者可无感觉或症状很轻微。急性前葡萄膜炎患者表现为眼红、疼痛、畏光、流泪、视力下降等。

（4）眼内炎：急性眼内炎的临床表现为眼部疼痛、视力迅速下降、畏光、流泪、眼睑红肿、球结膜充血及水肿。严重者球结膜肿胀露于睑裂外，眼球压痛明显，角膜水肿，可出现环形浸润或基质脓肿等。

知识点5：视力障碍的处理要点　　副高：掌握　正高：熟练掌握

多食富含维生素B_1的食物，如奶类及其制品、动物肝肾、蛋黄、胡萝卜、香菇、芹菜、橘子等。当感觉眼有剧痛、呕吐、头痛等症状时，要去医院进行检查。

第三十四节　鼻　出　血

知识点1：鼻出血的概念　　副高：掌握　正高：熟练掌握

鼻出血是耳鼻喉科常见的症状之一，可由鼻腔病变引起，也可由全身疾病所致，偶有鼻腔邻近病变出血经鼻腔流出者。中医认为本病归属“鼻衄”范畴。

知识点2：鼻出血的原因　　副高：掌握　正高：熟练掌握

（1）全身因素：①急性发热性传染病，如急性上呼吸道感染、流感等；②心血管疾病，如高血压、动脉硬化等；③肝肾疾病，如肝硬化、尿毒症等；④血液疾病，如白血病、血小板减少性紫癜、血友病；⑤营养障碍或维生素缺乏，如维生素C、维生素K缺乏等；⑥药物，服用水杨酸类药物或使用抗凝药物（如法华林）；⑦免疫性疾病，如风湿热；⑧遗传行疾病，如遗传性毛细血管扩张症等。

（2）局部因素：①创伤性，如挖鼻、擤鼻、鼻骨骨折、鼻部手术；②畸形，如鼻中隔偏曲或穿孔；③炎症，如急慢性鼻炎、鼻窦炎、干燥性鼻炎、过敏性鼻炎；④肿瘤，如鼻腔、鼻窦、鼻咽良恶性肿瘤；⑤鼻腔特殊感染，如鼻结核、白喉、梅毒；⑥其他，如鼻腔异物、咽扁桃体肥大、原发性鼻出血。

知识点3：鼻出血的诊断要点　　副高：掌握　正高：熟练掌握

（1）病史：有鼻腔出血病史，部分患者有反复发作的病史。

（2）症状：鼻腔单侧或双侧出血，或口内吐血。对意识不清的鼻出血患者，须观察有无频繁的吞咽动作。个别严重者可伴有头晕、口渴、面色苍白、出冷汗及胸闷，需进一步定位检查。

（3）迅速找到出血位置：将含有0.1%肾上腺素棉片放于出血鼻腔内，1分钟后取出，在鼻腔下寻找出血部位。

如头部外伤数日后发生严重鼻出血，应检查患者视力、眼肌功能，警惕中颅窝骨折、颈内动脉破裂形成的假性动脉瘤。

（4）体格检查：要注意全身检查与耳鼻咽喉专科检查相结合。明确出血部位，仔细检查鼻腔，尤其是鼻中隔前下方（利特尔区），后部、各鼻甲、鼻道、鼻顶等处；了解有无鼻黏膜病变、黏膜血管曲张、鼻中隔偏曲或穿孔、鼻腔异物、炎症、息肉等；鼻咽部有无病变、局部有无皮肤损伤、局部肿胀、皮下淤斑、鼻骨塌陷偏斜，颈部有无淋巴结肿大。全身检查要包括生命体征、神志、面色和口唇颜色等一般情况，有无皮肤黏膜淤斑、淤点、皮疹，有无全身淋巴结肿大及心、肺、腹部的体征检查情况。

（5）辅助检查需注意血常规、凝血功能、生化、肝肾功能检查；还需注意鼻部CT、鼻窦穿刺、鼻镜及鼻内镜检查，必要时还需血管造影检查等。

知识点4：鼻腔出血部位　　副高：掌握　正高：熟练掌握

（1）鼻中隔前下方：该处鼻黏膜内有来自筛前动脉、鼻腭动脉、上唇动脉的分支，在黏膜浅层互相吻合成网状，是常见的出血部位。

（2）鼻中隔前端底部：若该处有搏动性出血，可用手指压迫该侧上唇。如果出血减少或停止，表示上唇动脉鼻中隔支破裂，治疗时须考虑上唇动脉结扎术。

（3）鼻腔顶部：头面部外伤时应注意鼻腔顶部检查，血液自鼻腔顶部下流，提示筛前动脉破裂。筛前动脉在筛窦气房中走行，筛窦骨折时可发生严重出血。

（4）不明出血部位：如出血发生在鼻中隔偏曲后方、鼻中隔后缘、中鼻甲后方、下鼻甲前后端及鼻底、鼻壁，可借助鼻内镜发现确切的出血部位。

知识点5：鼻出血的鉴别诊断　　副高：掌握　正高：熟练掌握

（1）呕血：常有上腹部疼痛等胃病或肝病史。出血前常上腹部疼痛，恶心呕吐，出血可呈喷射状，凶猛时可同时从口鼻中涌出。有血便，很少有痰中带血。

（2）咯血：常有支气管肺癌或心脏病史，咯血前常咳嗽、胸闷，胸部不适，喉痒感，血液为咳出，凶猛时亦可同时从口鼻涌出。由暗红至鲜红色，混有气泡或痰液，常呈碱性，痰中带血，可持续数日，除非咽下血液，一般无血便。

知识点6：鼻腔局部止血方法 副高：掌握 正高：熟练掌握

（1）压迫法：手指捏紧两侧鼻翼10～15分钟，或用可吸收性明胶海绵浸1%麻黄碱或0.1%肾上腺素棉片局部压迫。

（2）烧灼法：用于部位固定的反复少量出血者，包括化学试剂、激光、射频或微波烧灼等。

（3）填塞法：用于出血较多或鼻腔后部出血者，包括前鼻孔填塞、后鼻孔填塞，鼻腔填塞、鼻咽填塞。

（4）注射治疗：局部注射血管硬化剂。

（5）冷冻法：用于部位明确的反复少量出血者。

（6）鼻中隔手术治疗：用于鼻中隔偏曲所致出血者。

（7）血管结扎法：用于极少数严重鼻出血者，包括颈外动脉、上颌动脉结扎术。

（8）栓塞法：用于一些难以控制的严重出血者。

知识点7：鼻出血的处理要点 副高：掌握 正高：熟练掌握

（1）出血量较少、出血部位明确者：可进行简易止血法，用手指紧捏患者两侧鼻翼10～15分钟，冷敷前额和后颈；或将浸以1%麻黄碱的棉片塞入鼻腔暂时止血。

（2）反复少量出血且能找到出血点者：可用化学药物烧灼法或电烧灼法破坏出血点组织，使血管封闭或凝固而达到止血目的。临床上常用的化学药物有30%～50%的硝酸银或30%的三氯乙酸。烧灼范围越小越好，避免烧灼过深，避免烧灼时间过长，避免同时烧灼鼻中隔两侧对称部位，以免损伤正常组织或引起鼻中隔穿孔。

（3）出血较剧、渗血面较大或出血部位不明者：应迅速给予鼻腔前鼻孔或前后鼻孔填塞止血术。有以下几种方式：①鼻腔可吸收性材料填塞；②鼻腔纱条填塞，常用材料为凡士林油纱条、抗生素油膏纱条及三碘甲烷（碘仿）纱条；③后鼻孔填塞法，鼻腔纱条填塞未能奏效者，可采用此法；④部分患者可行鼻内镜下止血术；⑤极少数患者若鼻腔填塞无效，可根据出血部位行相应的血管栓塞术或结扎术。

知识点8：鼻出血的健康指导 副高：掌握 正高：熟练掌握

戒除挖鼻不良习惯，不用力擤鼻；积极治疗鼻部疾病；注意出血原因的确定，积极治疗全身性疾病；勿将异物置入鼻腔内；保持鼻腔湿润；多食水果蔬菜，保持排便通畅；保持心情平和，不动怒、不激动。有些儿童春季容易发生鼻出血，因此，这部分儿童要少参加剧烈的活动，避免鼻外伤。

第三十五节　闭　　经

知识点1：闭经的概念　　副高：掌握　正高：熟练掌握

根据闭经出现的时间分为原发性和继发性闭经。原发性闭经是指年龄超过16岁，女性第二性征已发育，月经还未来潮，或年龄超过14岁尚无女性第二性征发育者。继发性闭经是指正常月经建立后月经停止6个月，或按自身原来月经周期计算停经3个周期以上者。

知识点2：原发性闭经的原因　　副高：掌握　正高：熟练掌握

（1）全身性疾病，如青春期前后严重的营养不良、重症结核病。

（2）青春期前的先天性肾上腺皮质增生、肾上腺皮质肿瘤。

（3）发生在青春期前的垂体肿瘤。

（4）先天性卵巢缺如或结构不良，如先天性卵巢发育不全。

（5）生殖器先天畸形，如无子宫、实体子宫、处女膜闭锁、阴道闭锁、宫颈闭锁等。

知识点3：继发性闭经的原因　　副高：掌握　正高：熟练掌握

（1）下丘脑性闭经：如长期营养缺乏造成的贫血、结核、癌症、机体对营养物质的需要量相对增加而摄入不足；精神过度紧张、恐惧、忧伤、过度劳累、气候环境改变、手术休克、畏惧妊娠或盼子心切等；运动过多以及某些药物如长期服用奋乃静、利血平等可导致闭经。

（2）垂体性闭经：如垂体肿瘤、希恩综合征、乳溢－闭经综合征等。

（3）卵巢性闭经：如卵巢早衰、卵巢功能性肿瘤、多囊卵巢综合征。

（4）子宫性闭经：如刮宫术后宫腔粘连、子宫内膜功能层损伤、子宫内膜切除术后、子宫内膜结核、化脓性子宫内膜炎。

知识点4：闭经的诊断要点　　副高：掌握　正高：熟练掌握

（1）病史：发育史、家族史，有无急慢性疾病，有无精神刺激或生活环境的改变，有无产后大出血史和产后感染史，有无刮宫史和口服避孕药史。

（2）全面的体格检查和妇科检查，特别应注意发育和营养状况，脂肪和阴毛、腋毛的分布情况，第二性征发育情况和有无生殖道先天畸形。

（3）除一般化验检查外，根据需要应做一些特殊检查，如阴道脱落上皮检查，基础体温测量及性激素测定，染色体核型分析。

知识点5：闭经的处理要点　　副高：掌握　正高：熟练掌握

应根据不同的病因予以恰当的治疗；激素类药物应在妇科医师明确诊断之后使用。

知识点6：闭经的健康指导　　副高：掌握　正高：熟练掌握

（1）合理安排生活和工作，注意劳逸结合，避免精神过度紧张，培养良好的心理状态以消除生活中的各种压力。

（2）注意加强营养，特别要摄入含蛋白质和维生素丰富的食物。

（3）要积极治疗慢性疾病如结核、肝炎、贫血等。

第三十六节　月经失调

知识点1：月经失调的概念　　副高：掌握　正高：熟练掌握

月经失调是一种常见的妇科疾病，临床表现为月经周期或出血量的异常，或是月经前、经期时的腹痛及全身症状，病因可能是器质性病变或功能失常。

知识点2：月经失调的诊断要点　　副高：掌握　正高：熟练掌握

（1）月经周期提前或错后7日以上，或先后无定期。

（2）月经量少或点滴即净。

（3）月经量多或行经时间超过8日以上。

若持续一段时间出现以上情况，则有可能是月经失调，应当引起重视。

知识点3：月经失调的鉴别诊断　　副高：掌握　正高：熟练掌握

（1）月经先期：①月经周期提前7日以上，甚至半月余一行，连续3个月经周期以上。②月经周期提前半月，应与经间期出血，以及青春期、更年期月经先期相鉴别。

（2）月经后期：①月经周期超过35日，连续3个月经周期以上。②育龄妇女周期延后，应与妊娠、青春期、更年期月经后期相鉴别。③妇科检查及B超或气腹造影，以排除子宫及卵巢器质性疾病。

（3）月经先后无定期：①月经周期或前或后，均超过7日以上，并连续3个月经周期以上。②月经周期紊乱应与青春期、更年期月经紊乱相鉴别。③妇科检查及B超等排除器质性病变，测基础体温，阴道涂片，宫颈黏液结晶检查以了解卵巢功能情况。

（4）月经过多：①月经周期基本正常，经量明显增多，在50ml以上，或时间超过7日。②妇科检查及B超检查，排除子宫肌瘤等器质性疾病。③排除血小板减少症及凝血功能障碍所致月经过多。

（5）月经过少：①月经周期基本正常，经量很少，不足30ml，甚或点滴即净。②应与早孕相鉴别。③排除因结核病引起的月经过少。

知识点4：月经失调的处理要点　　副高：掌握　正高：熟练掌握

已确诊为神经内分泌功能失调所致的月经病，治疗上应根据病情的轻重及患者的具体情况，采取不同的治疗方案。

知识点5：月经失调的健康指导　　副高：掌握　正高：熟练掌握

（1）月经初潮起，学习了解卫生常识，消除恐惧及紧张心理，预防原发性痛经产生或提高痛阈减轻疼痛程度，注意经期及性生活卫生，防止经产期间上行感染，积极预防和治疗可能引起经血潴留的疾病。

（2）经期注意保暖，忌寒、凉、生冷刺激，防止寒邪侵袭。注意休息，减少疲劳，加强营养，增强体质；尽量控制剧烈的情绪波动，保持心情愉快；经期绝对禁止性生活。

（3）经期注意饮食调理，经前和经期忌食生冷、辛辣香燥的食物，而且注意不能滥用药，应根据痛经的原因，辨证施治。

第三十七节　白带异常

知识点1：白带的概念　　副高：掌握　正高：熟练掌握

白带是女性从阴道里流出来的一种白色液体，分为生理性白带和病理性白带两类，病理性白带多是由炎症引起。白带的形成与雌激素有着密切的关系，当雌激素的分泌达到高峰时，会出现白带量多、白带透明，白带像蛋清样具有黏性并能拉成丝状。

知识点2：常见的病理性白带　　副高：掌握　正高：熟练掌握

临床上常见的病理性白带包括无色透明黏性白带、白色或灰黄色泡沫状白带、凝乳状白带、水样白带等。

知识点3：白带异常的病因　　副高：掌握　正高：熟练掌握

（1）生理性白带增多：健康女性白带增多与体内雌激素水平增高成正比，如排卵期或妊娠期白带增多，在子宫内膜生长过长的情况下，或应用雌激素药物后均可出现白带增多。这些都是生理性增多，属于正常范围，不必担心害怕。

（2）病理性白带：阴道炎症、慢性宫颈炎、老年性阴道炎、子宫内膜炎、宫腔积液或阴道内异物、子宫肌瘤、生殖器疱疹、淋病、尖锐湿疣、子宫脱垂、慢性盆腔炎等。

知识点4：白带异常的诊断要点 副高：掌握 正高：熟练掌握

（1）体格检查：以自外向内顺序进行检查，首先通过视诊检查外阴、尿道、尿道旁腺及前庭大腺情况，然后通过阴道窥器观察阴道壁及宫颈。

（2）实验室检查：①pH测定；②胺的气味；③微生物培养。

（3）器械检查：显微镜下观察白带。在排液外观的引导下，再通过显微镜观察较易获得正确诊断。

知识点5：白带异常的处理要点 副高：掌握 正高：熟练掌握

正常情况下，阴道内以阴道杆菌占优势，还有少量厌氧菌、支原体及念珠菌，这些菌群形成一种正常的生态平衡。但当人体免疫力低下、内分泌激素发生变化，或外来因素如组织损伤、性交，破坏了阴道的生态平衡时，这些菌群就会变成致病菌，冲破阴道屏障而引起感染。故应每日用清水清洗外阴，切忌过度清洁、频繁使用药性洗液及消毒护垫等，以免破坏阴道弱酸性环境。

妊娠时性激素水平、阴道内糖原和酸度都会增高，容易受真菌侵袭。对于孕妇，不宜使用口服药物，应选择针对局部的预防和辅助治疗方案。

第三十八节 听力下降

知识点1：听力下降的概念 副高：掌握 正高：熟练掌握

医学上通常将听力下降都统称为耳聋。耳聋是各种原因引起的听力损失或听力减退的统称。听力损失较轻者称为重听。

知识点2：耳聋按病变的性质分类 副高：掌握 正高：熟练掌握

（1）器质性聋：因器质性病变引起的耳聋，如胆脂瘤型慢性中耳乳突炎、听神经瘤等患者的耳聋。

（2）功能性聋：指无器质性疾病的假性耳聋或听觉分析功能减退所致的耳聋，如癔病性聋等。

知识点3：耳聋按发病的时间特点分类 副高：掌握 正高：熟练掌握

（1）突发性聋：突然发生的感音性聋，多为病毒感染或急性血管阻塞或出血，或蜗窗膜破裂所致。

（2）波动性聋：发作时出现低频听力下降，间歇期听力可恢复到原有水平。这是梅尼埃病的早期表现，而病变后期则失去波动性特点。

（3）进行性聋：渐进发生加重的耳聋。随年龄增长听力逐渐衰退的老年聋、听神经瘤和耳硬化症耳聋，是中耳、耳蜗和神经渐进性衰老或破坏的病理改变所致。

知识点4：耳聋按病变部位的分类　　副高：掌握　正高：熟练掌握

（1）传导（音）性聋：病变主要在外耳与中耳，系传导变压装置发生障碍，影响声波传导所致，如外耳道耵聍栓塞、中耳炎鼓膜大穿孔等所致。传导性聋的特点是气导听力损失一般不超过60dB，而骨导听力基本属于正常范围；听力检查：林纳试验（RT）（－）或（±），即气导时间（AC）≤骨导时间（BC）；韦伯试验（WT）→患侧；施瓦巴赫试验（ST）（＋）。

（2）感音神经性聋：病变位于螺旋器的毛细胞、听神经或各级听中枢，对声音的感受与神经冲动的传导等发生障碍，引起感音神经性聋。其中毛细胞病变引起的聋称为感音性聋或耳蜗性聋，如药物中毒性聋，特点是有重振现象。病变位于听神经及其传导经路者称神经性聋或蜗后性聋、迷路后聋，如听神经瘤所致耳聋，其特点是言语辨别率明显下降，能听到声音，但不能辨别其意。病变发生于大脑皮质听中枢者，称为中枢性聋，如脑干胶质瘤等。听力检查：RT（＋），即AC＞BC；WT→健侧；ST（－）。

（3）混合性聋：即传导性聋和感音神经性聋同时存在，既有外耳、中耳病变，又有螺旋器毛细胞或听神经病变。如长期患有慢性化脓性中耳炎者，既有鼓膜穿孔、听小骨破坏所致的传导性聋，又有因长期毒素吸收伤害内耳听器而引起的感音性聋；特点是既有气导听力损失，又有骨导听力损失，气导听力损失可超过60dB。听力检查：RT（＋）或（±），WT→健侧，ST（－）。

知识点5：突发性聋的诊断要点　　副高：掌握　正高：熟练掌握

（1）突然发生听力下降，多为单耳，往往伴有耳鸣，约50%的患者伴发眩晕、恶心及平衡障碍。

（2）患者多有上呼吸道感染史或精神紧张、情绪波动史，或曾有咳嗽、打喷嚏、提重物、屏气、剧烈运动致使颅压增高史，可有心血管病史、糖尿病、动脉硬化、血脂高或血液病或抗凝剂使用史。

（3）听力检查为感音神经性聋。

（4）排除梅尼埃病、听神经瘤和药物中毒性聋等。

知识点6：老年聋的诊断要点　　副高：掌握　正高：熟练掌握

（1）年龄是很重要的诊断依据，大多在60岁左右发病，双耳听力对称性、渐进性下降。

（2）听力损失从高频开始，逐渐发展至低频。

（3）排除其他引起耳聋的疾病。

知识点7：突发性聋的处理要点　　副高：掌握　正高：熟练掌握

（1）扩张血管，改善微循环，可用山莨菪碱（654-2）、丹参、当归、低分子右旋糖酐、尼莫地平等药。

（2）有上呼吸道感染等病毒感染病史者应加用糖皮质激素，如氢化可的松或地塞米松。

（3）抗血栓形成剂和纤维溶栓剂，如东菱克栓酶、尿激酶。

（4）营养神经药物，如维生素B_1、维生素B_{12}、三磷酸腺苷（ATP）。

（5）改善内耳代谢药物，如辅酶A、腺苷辅酶B_{12}。

（6）配合高压氧治疗。

知识点8：老年聋的处理要点　　副高：掌握　正高：熟练掌握

（1）口服扩张血管药及营养神经药，延缓听力衰退。

（2）耳聋发展到一定程度时，可选配助听器。

知识点9：耳聋的健康指导　　副高：掌握　正高：熟练掌握

（1）突发性聋及时发现、及时积极治疗，是争取良好预后，改善听力的关键。

（2）老年人应加强锻炼，增强体质，保持良好心态，延缓衰老，防止老年聋的发生。

第三十九节　牙龈出血

知识点1：牙龈出血的概念　　副高：掌握　正高：熟练掌握

牙龈出血是指牙龈自发性的或由轻微刺激引起的少量流血。轻者仅在吮吸、刷牙、咀嚼较硬食物时唾液中带有血丝；重者在牙龈受到轻微刺激时即出血较多甚至自发性出血。牙龈的慢性炎症是牙龈出血的常见原因，因此牙龈出血多见于牙周炎和牙龈炎患者；但有时也可以是某些系统性疾病的口腔表现。

知识点2：牙龈出血的病因　　副高：掌握　正高：熟练掌握

（1）局部因素

1）牙垢、菌斑、牙石的聚集，食物嵌塞、机械、化学、不良修复体、不良充填体、不良矫治器及张口呼吸等的刺激下，引起牙周组织炎症，如牙龈炎、牙周炎等。牙颈部的龋洞不及时补，任其发展到牙龈缘下，形成棕黑色龋洞后，由于其边缘不整齐，而且锐利，常会刺激牙龈，导致牙龈溃疡而出血。

2）局部组织过敏：局部接触变应原时，引发变态反应，波及牙龈时，牙龈红肿极易出血。

3）牙龈外伤及牙周手术。

（2）全身因素

1）内分泌的改变：在性激素升高、孕酮激素升高的影响下，使牙龈组织在轻微刺激下，引发非特异性炎症，导致牙龈出血、渗出增多、牙龈增生等，如青春期龈炎、妊娠期龈炎及牙龈瘤。

2）全身性疾病：如血液病中的急、慢性白血病，血友病（凝血因子缺乏病），恶性贫血，血小板减少性紫癜，肝硬化，脾功能亢进等所导致的凝血功能低下，均可出现牙龈出血症状。如糖尿病、心血管疾病、肝肾功能异常、肿瘤等的致病方式通常是使全身免疫力下降，进而导致对于局部刺激的抵抗力下降，诱发牙龈炎症；凝血系统障碍；血管的器质性变化、血流的动力学改变等。

3）其他：一些作用于全身的外界因素，如吸烟、抗凝血药物的服用等。

知识点3：牙龈出血的临床表现　　副高：掌握　正高：熟练掌握

（1）被动性出血：主要表现为在刷牙、进食、吸吮时，牙龈的毛细血管破裂出现渗血，血量少，多在涎液中可见有血丝或所吃食物上及牙刷毛中有血液染色，经过冷水含漱后可自行停止。

（2）主动性出血（自发出血）：指轻微刺激可引起牙龈大量出血，或者无任何刺激时牙龈出血，出血范围广泛，量多且不易止住，这种症状往往和病人全身健康状况有关。牙龈出血常伴有口臭。

知识点4：牙龈出血的诊断要点　　副高：掌握　正高：熟练掌握

（1）主诉牙龈进食硬物出血、刷牙出血、自发出血等。

（2）口腔检查，检查患者口腔内是否存在牙龈出血及与之相关的局部因素，如牙龈炎、牙石、牙周袋、局部创伤等。

（3）符合以上任意一条，并排除消化道和呼吸道等来源的出血，即可诊断为牙龈出血。

（4）牙龈出血本身只是许多疾病的症状，而不是一种疾病，有些全身性疾病也能引起牙龈出血，如白血病、血友病、恶性贫血、肝硬化、脾功能亢进等。如果牙龈反复出血，或皮肤时常出现一些青紫色的斑点，同时脸色发黄、全身无力等症状，就应该及时做血液、肝功能等相关检查。

知识点5：牙龈出血的处理要点　　副高：掌握　正高：熟练掌握

（1）如果是由于口腔卫生不良，大量牙垢、牙石导致的刺激出血，可清洁牙齿，去除牙垢、牙石，并口服抗生素1周，牙龈炎症会很快消除，出血也随之停止。

（2）如果是由残根、残冠引起的牙龈出血，应拔除残冠、残根，然后种植义齿；如果是制作不良的牙套或不良修复体导致的牙龈出血，应重新制作牙套或重补牙。

（3）建议选用新型保健牙刷，避免用力横刷牙齿，采用竖刷法，以防止刺激牙龈造成出血。

（4）原因不明的大范围自发性牙龈出血，应及早到医院检查，以便确定是否存在血液系统疾病。

第四十节 瘙 痒

知识点1：瘙痒症的概念　　副高：掌握　正高：熟练掌握

瘙痒症一般无原发性皮损出现，瘙痒为本病特征性表现，此外尚可出现烧灼感、蚁行感。

知识点2：瘙痒症的分类　　副高：掌握　正高：熟练掌握

瘙痒症可分为全身性和局限性瘙痒症。

（1）全身性瘙痒：多种内外因素可引起全身性瘙痒症。最常见的是皮肤干燥，如乏脂性湿疹。许多系统性疾病如尿毒症、胆汁性肝硬化、甲状腺功能亢进或减退、糖尿病、恶性肿瘤及神经精神因素（如抑郁症、情绪紧张、焦虑）等均可引起瘙痒。妊娠、药物或食物过敏等也可引起瘙痒。其他外部因素包括环境因素（如温度、湿度、工作环境中的生物或化学物质刺激）、生活习惯（如使用碱性强的肥皂、清洁护肤化妆用品、贴身穿着的衣物）也可能引起瘙痒。

（2）局限性瘙痒：病因有时与全身性瘙痒相同。感染（真菌、滴虫、阴虱等）、衣物刺激、药物刺激等引起的女阴瘙痒症和阴囊瘙痒症，痔瘘、肛裂、蛲虫感染等引起的肛周瘙痒症等。

女阴瘙痒与阴道真菌感染、阴虱病、阴道滴虫病等有关。阴囊瘙痒症常与局部皮温高、多汗、摩擦、真菌感染有关。

知识点3：瘙痒症的临床表现　　副高：掌握　正高：熟练掌握

（1）全身性瘙痒症：多见于成人，瘙痒常从一处开始，逐渐扩展到全身。呈阵发性，夜间为重，严重者呈持续性瘙痒伴阵发性加剧。烟酒、咖啡、浓茶、情绪变化、刺激性食物、温暖被褥都能促使瘙痒发作和加重。由于搔抓常引起抓痕、血痂、色素沉着或减退等继发性皮损，时间长可出现湿疹样变、苔藓样变，还可继发毛囊炎、疖、淋巴管炎和淋巴结炎。

特殊类型的全身性瘙痒症包括以下几种。①老年性瘙痒症：多发于老年人，常以躯干最痒，多由于皮脂腺功能减退、皮肤干燥萎缩等因素所致，女性患者可能是绝经后综合征的一种表现。②冬季瘙痒症：多见于成年人，儿童也可发病。多发生于秋末和冬季气温急剧变化时，由寒冷诱发，常伴皮肤干燥，患者在进入温暖的室内或脱衣睡觉时加重。③夏季瘙痒症：常以湿热为诱因而引起瘙痒，夏日汗液增多可使瘙痒加重。④妊娠性瘙痒症：常发生于妊娠末期，但也可于妊娠早期发生。部分患者常伴有黄疸，多数分娩后自行缓解或痊愈。

（2）局限性瘙痒症：表现为局部阵发性剧痒，包括：①肛门瘙痒症：多见于中年男性，患蛲虫病的儿童也可患病。瘙痒一般局限于肛门及其周围皮肤，有时可蔓延至会阴、女阴和阴囊。因经常搔抓致使肛门皮肤肥厚，亦可呈苔藓样变或湿疹样变等继发性损害。②阴囊瘙痒症：瘙痒主要局限于阴囊，有时也可累及阴茎、会阴和肛门。由于不断搔抓，引起苔藓样变、湿疹样变及继发感染等。③女阴瘙痒症：瘙痒常发生于大、小阴唇。因不断搔抓，阴唇部常有皮肤肥厚及浸渍，阴蒂及阴道黏膜可有红肿及糜烂。

知识点4：常见引起皮肤瘙痒的系统性疾病　　副高：掌握　正高：熟练掌握

（1）全身性瘙痒

1）尿毒症：全身性瘙痒是尿毒症的一个重要表现，发生率可高达80%以上，瘙痒程度常严重，皮肤可见抓痕。原因与尿毒症引起的继发性甲状旁腺功能亢进，以及皮肤干燥、神经病变、皮肤表面含氮物质沉积等有关。

2）肝胆系统疾病：胆汁性肝硬化、慢性肝炎均可导致瘙痒，其瘙痒症状与肝内及肝外胆汁淤滞有关。瘙痒为阵发性或持续性，伴或不伴黄疸。在黄疸患者中，瘙痒的发生率为20%～50%。一般认为瘙痒的发生与胆盐对皮肤感觉神经末梢的作用有关。

3）霍奇金淋巴瘤和非霍奇金淋巴瘤：均可有瘙痒症状，表现为皮肤瘙痒、丘疹、斑疹、肿块、皮下结节、溃疡和浸润性红斑等。其中以霍奇金淋巴瘤与瘙痒的关系最为密切，主要在老年患者和晚期发生率高，持续时间长，与无瘙痒患者比较预后更差。

4）内分泌疾病：①甲状腺功能亢进症。瘙痒是本病发病和再发的症状之一，已知与发热、血管扩张、代谢亢进、精神因素等有关。②甲状腺功能减退症。本病发生的全身瘙痒与患者皮肤干燥、脱屑有关。③糖尿病。内分泌疾病中有皮肤瘙痒最常见的疾病，但全身性瘙痒的发生率不太高。局限性瘙痒主要为白色念珠菌感染引起的女性外阴瘙痒病。糖尿病的轻重程度和瘙痒之间不呈正相关，但糖尿病得以控制后，往往瘙痒会减轻。

5）感染性疾病：一些寄生虫病如血吸虫病、蛔虫病、旋毛虫病等均可引起皮肤瘙痒。

6）药物：作为药物引起的变态反应，痒而无皮疹较罕见，但口服避孕药、氯丙嗪等肝毒性药物可能会引起胆汁淤积而发生瘙痒。

（2）局限性瘙痒症：病因有时与全身性瘙痒相同。肛门瘙痒症多与蛲虫感染、痔核、肛瘘等有关。女阴瘙痒症多与白带、阴道滴虫病、阴道真菌病、淋病及宫颈癌有关。

知识点5：瘙痒症的诊断与鉴别诊断　　副高：掌握　正高：熟练掌握

瘙痒症的诊断根据初发时仅有瘙痒而无原发性皮损即可考虑。为寻找病因，应详细询问病史，做全面的体格检查和必要的实验室检查。鉴别诊断需与湿疹、虫咬皮炎、虱病、疥疮、异位性皮炎、神经性皮炎和结节性痒疹等病鉴别。

知识点6：瘙痒症的治疗 副高：掌握 正高：熟练掌握

瘙痒症的治疗包括外用药物治疗和内用药物治疗。

（1）外用药物治疗：可用止痒剂如炉甘石洗剂、糖皮质激素霜剂及含止痒剂的霜剂。强效糖皮质激素制剂应限于小范围短期外用，可缓解症状。表面麻醉剂如利多卡因、丙胺卡因或普鲁卡因等亦可选择，皮肤干燥者还可使用润肤剂如维生素E霜剂。

（2）内用药物治疗

1）一般止痒药物：可酌情使用抗组胺药、钙剂、维生素C、硫代硫酸钠及镇静催眠等药物。如瘙痒剧烈或外用药物疗效欠佳者，可口服三环类抗抑郁药，如阿米替林25～50mg/d，或每日静脉注射10%葡萄糖酸钙10ml，老年瘙痒症可口服维生素A和复合维生素B。

2）封闭疗法：全身性瘙痒症可用盐酸普鲁卡因静脉封闭疗法。

（3）物理治疗：全身性瘙痒症可行紫外线照射等物理治疗。

第四十一节 心　悸

知识点1：心悸的概念 副高：掌握 正高：熟练掌握

心悸是指患者常自觉心脏搏动的不适感或心慌感为主的一类症状。凡能引起心脏节律、频率或收缩力改变的病因均可导致心悸。发生时可出现心律失常，也可心律正常。其机制多与心率及心排血量改变有关。全科医师在接诊时必须依据心悸的诊断思路进行全面评估及鉴别分析。

知识点2：心悸的诊断策略 副高：掌握 正高：熟练掌握

心悸的诊断策略包括：①分析心悸的发生机制；②获得心悸发作时的心电图；③评价患者的基础疾病。所有心悸患者，都需要接受初始临床评估，包括病史、体格检查和标准十二导联心电图检查等。

特殊情况需专项检查、专科评价、特殊仪器检查及实验室检查，特殊情况包括：①有或怀疑有心律失常者应进行动态心电图检查；②有与运动有关的心悸应进行激发（负荷）试验；③怀疑有结构性心脏病应进行超声心动图检查；④如果怀疑系统性或药物原因引起心悸时，应在观察患者症状表现和临床特点的基础上，完善特殊的实验室检查；⑤如果考虑心身疾病时，需要评价患者的精神状态，通过特殊问卷或将患者转诊给心理医师诊治。

知识点3：心悸的诊断要点 副高：掌握 正高：熟练掌握

（1）病史询问：性别、年龄、发作诱因、发作特点、类型、持续时间、伴随症状、加重及缓解方式、相关用药史、既往史、基础疾病、个人史、家族史等。

（2）体格检查：①生命体征：血压、心率、呼吸、体温；②皮肤、黏膜、面容及眼征：

有无贫血貌、发绀、二尖瓣面容、突眼等；③颈部特征：颈静脉、颈动脉、有无血管杂音、甲状腺情况；④肺部体征：呼吸音、干湿啰音；⑤心脏体征：有无心脏扩大、心率及心律、心音、杂音；⑥周围血管征：有无水冲脉、毛细血管波动征、枪击音等。

（3）辅助检查：①静息心电图：标准12导联心电图检查（必查）；②其他心电图：动态心电图，运动平板试验等；③实验室检查：血常规、电解质、心肌酶谱、甲状腺功能、血糖、血尿儿茶酚胺、女性激素等；④超声检查：超声心动图检查；⑤影像学检查：胸部X线片或CT或MR；⑥其他相关检查：心理问卷。

知识点4：心悸的伴随症状及病因 副高：掌握 正高：熟练掌握

（1）伴有胸痛、胸闷不适：冠状动脉粥样硬化性心脏病、心肌炎、主动脉瓣狭窄等。

（2）伴呼吸困难：器质性心脏病、心功能不全、肺栓塞、气胸、心肌炎、贫血等。

（3）伴发绀：先天性心脏病、肺栓塞、气胸、心功能不全等。

（4）伴发热：感染性疾病、免疫性疾病、心肌炎、甲状腺功能亢进等。

（5）伴晕厥、黑矇：房室传导阻滞、室性心动过速、心室颤动、病态窦房结综合征。

（6）伴消瘦、多汗、食欲亢进：甲状腺功能亢进。

（7）伴焦虑、多汗、胸闷：自主神经功能紊乱、更年期综合征。

（8）伴Ⅱ级以上心脏杂音：高血压性心脏病、二尖瓣脱垂、冠状动脉粥样硬化性心脏病、风湿性心瓣膜疾病、先天性心脏病、心肌疾病。

知识点5：可能导致心悸发生的药物 副高：掌握 正高：熟练掌握

（1）心血管药物：钙通道阻断药，如硝苯地平、氨氯地平、非洛地平等。血管扩张药，如硝酸异山梨醇酯、硝酸甘油等。拟交感类药，如异丙肾上腺素、麻黄碱等。

（2）抗胆碱药：阿托品、山莨菪碱等。

（3）支气管扩张药：氨茶碱、沙丁胺醇、特布他林等。

（4）抗抑郁药：多塞平、阿米替林等。

（5）减肥药等。

（6）其他药：甲状腺素、乙醇、咖啡因、可卡因、海洛因、安非他明、咖啡因、尼古丁等。

知识点6：心悸的处理要点 副高：掌握 正高：熟练掌握

心悸患者应保持精神乐观，情绪稳定，坚持治疗，坚定信心，应避免惊恐刺激及忧思恼怒等。生活作息要有规律。饮食有节，宜进食营养丰富而易消化吸收的食物，宜低脂、低盐饮食，忌烟酒、浓茶。轻证可从事适当体力活动，以不觉劳累、不加重症状为度，避免剧烈活动。重症心悸应卧床休息，及早发现疾病先兆症状，做好急救准备。

若为心律失常引起的心悸，就需要用抗心律失常药物治疗，这类药物很多，包括胺碘酮、美托洛尔、美西律、维拉帕米、阿托品等；若为贫血，则应该纠正贫血，大多为缺铁性贫血，可行补铁治疗；若为甲亢引起的心悸，这时候不仅要针对心悸治疗，更应该针对甲亢治疗，可采取抗甲亢药物治疗（丙硫氧嘧啶、甲巯咪唑等）或手术治疗（甲状腺大部切除术）或放射碘治疗。若能排除器质性疾病，则可能诊断为神经官能症。

知识点7：心悸的社区转诊事项 副高：掌握 正高：熟练掌握

（1）怀疑或确定有严重的器质性心脏病，需进一步检查及治疗。

（2）原有器质性心脏病，新出现严重心律失常。

（3）宽QRS的心动过速。

（4）新出现三度或二度Ⅱ型房室传导阻滞。

（5）恶性心律失常需要紧急处理。

（6）需要立即或尽快中止的室上性心动过速。

（7）存在晕厥、心力衰竭、休克或其他血流动力学障碍的症状。

（8）需要植入心脏起搏器的缓慢性心律失常。

（9）需要立即终止，植入心律转复除颤器（ICD）或导管消融的室性心动过速。

（10）严重系统性疾病或严重心理疾病。

第十五章　常见急症与急救

第一节　心脏骤停

知识点1：心脏骤停的概念　　副高：熟悉　正高：熟练掌握

心脏骤停也称猝死，是指心脏泵血功能的突然停止，引起全身组织严重缺血、缺氧和代谢障碍，如不及时抢救可危及生命。

知识点2：心脏骤停的病因　　副高：熟悉　正高：熟练掌握

心脏骤停可由多种原因引起，心源性心脏骤停最常见的病因是冠状动脉硬化性心脏病，其他病因包括急性心肌炎、心肌病、心脏瓣膜病、先天性心脏病及原发性电生理紊乱等；非心源性心脏骤停常见的病因，包括电击、溺水、过敏、电解质紊乱、药物中毒、急性脑血管病、创伤等。

知识点3：心脏骤停的临床表现　　副高：熟悉　正高：熟练掌握

心脏骤停或心脏性猝死的临床过程可分为4个时期：前驱期、发病期、心脏停搏期和死亡期。

（1）前驱期：许多患者在发生心脏骤停前有数天或数周，甚至数月的前驱症状，如心绞痛、气急或心悸的加重，易于疲劳及其他非特异性主诉。这些前驱症状并非心脏性猝死所特有，而常见于任何心脏病发作之前。但前驱症状仅提示有发生心血管病的危险，而不能识别发生心脏性猝死的亚群。

（2）发病期：导致心脏骤停前的急性心血管改变时期，通常不超过1小时。典型表现包括：长时间的心绞痛或急性心肌梗死的胸痛、急性呼吸困难、突然心悸、持续心动过速、头晕目眩等。若心脏骤停瞬间发生，事前无预兆警告，则95%为心源性，并有冠状动脉病变。从心脏性猝死者所获得的连续心电图记录中可见在猝死前数小时或数分钟内常有心电活动的改变，其中以心率增快和室性期前收缩的恶化升级为最常见。猝死于心室颤动者，常先有一阵持续的或非持续的室性心动过速。这些以心律失常发病的患者，在发病前大多清醒并在日常活动中，发病期（自发病到心脏骤停）短。心电图异常大多为心室颤动。另有部分患者以循环衰竭发病，在心脏骤停前已处于不活动状态，甚至已昏迷，其发病期长。在临终心血管改变前常已有非心脏性疾病。心电图异常以心室停搏较心室颤动多见。

（3）心脏骤停期：意识完全丧失为该期的特征。如不立即抢救，一般在数分钟内进入死亡期，罕有自发逆转者。心脏骤停是临床死亡的标志，其症状和体征为：①心音消失；②脉搏触不到、血压测不出；③意识突然丧失或伴有短暂抽搐，抽搐常为全身性，多发生于心脏停搏后10秒内，有时伴眼球偏斜；④呼吸断续，呈叹息样，以后即停止。多发生在心脏停搏后20～30秒内；⑤昏迷，多发生于心脏停搏30秒后；⑥瞳孔散大，多在心脏停搏后30～60秒出现。但此期尚未到生物学死亡。如予及时恰当的抢救，有复苏的可能。

（4）生物学死亡期：心脏骤停向生物学死亡的演进，主要取决于心脏骤停心电活动的类型和心脏复苏的及时性。心室颤动或心室停搏，如在4～6分钟内未予心肺复苏，则预后很差。如在8分钟内未予心肺复苏，除非在低温等特殊情况下，否则几无存活。从统计资料来看，立即施行心肺复苏术和尽早除颤，是避免生物学死亡的关键。

知识点4：心脏骤停诊断的条件　　副高：熟悉　正高：熟练掌握

（1）意识突然丧失。

（2）大动脉（颈动脉或股动脉）搏动消失。

根据以上两条即可确诊为心脏骤停。

（3）呼吸继续或停止。

（4）面色苍白或发灰或发绀。

（5）瞳孔散大。

知识点5：现场诊断心脏骤停的条件　　副高：熟悉　正高：熟练掌握

现场判断心脏骤停最主要的是触摸大动脉没有搏动，应在15～30秒内做出诊断。切忌对怀疑心脏骤停的患者反复测量血压和听诊心音，或依靠心电图做出诊断，因这些检查会延误抢救时间。

知识点6：心脏骤停诊断的心电示波或心电图　　副高：熟悉　正高：熟练掌握

心脏失去有效泵血功能，但仍然存在心电活动，可表现为3种类型的心电图。

（1）心室颤动（室颤）：是最常见的类型。心肌发生快速而极不规则、不协调的连续颤动。心电图表现为QRS波消失，代之以不规则的连续的室颤波，频率为200～500次/分。

（2）心室静止：心室肌完全丧失收缩活动，呈静止状态。心电图表现为直线或仅有心房波，多在心脏骤停3～5分钟时出现。

（3）心电－机械分离：为心室肌缓慢断续出现的不完整收缩。此型多为严重心肌损伤的后果，心电图表现为间断出现逐步增宽的QRS波，频率多为20～30次/分以下。复苏较困难，最后以心室静止告终。

知识点7：心脏骤停的基础生命支持　　副高：熟悉　正高：熟练掌握

心脏骤停后，应立即以徒手方法在体外实施急救。其操作顺序如下。

（1）判断心脏骤停：意识丧失同时伴有颈动脉搏动消失者应立即开始现场复苏抢救。

（2）安置复苏体位：取仰卧位，背垫硬板。搬动患者应整体翻转，尤其有颈椎伤者，应防止颈部扭曲。

（3）心肺复苏的ABC步骤：①开放气道（A）；②口对口人工呼吸（B）；③胸外心脏按压（C）。

（4）心前区捶击：主要用于1分钟内目击心脏骤停或心电监测有心室颤动两种情况，此法有时可中止室颤而复律。方法是：将左手掌置于胸外心脏按压部位，右手握空心拳，在距左手背20～30cm的高度以中等力量垂直向下迅速捶击。

（5）单人复苏操作：先做口对口人工呼吸2次，以后按30∶2做胸部按压与口对口人工呼吸，反复进行。以按压－通气比率30∶2为一个循环周期，在连续做5个周期（约2分钟）后，重新评估患者的呼吸、循环体征。

（6）心肺复苏的有效指标：①可触摸到颈动脉搏动；②面色由发绀转为红润；③出现自主呼吸，瞳孔由大变小，对光反射恢复。

（7）终止抢救的标准：①心肺复苏成功。②脑死亡：深昏迷，对痛无反应，无自主活动；自主呼吸停止；瞳孔散大、固定；脑干反射消失；脑电图平波。③经充分的复苏30分钟以上，无心电活动者。

知识点8：心肺复苏ABC步骤　　副高：熟悉　正高：熟练掌握

（1）开放气道（A）：为保持呼吸道通畅，防止因舌根后坠阻塞呼吸道，可以采用仰头举颏法、仰头抬颈法或双手托颌法。与此同时，应及时擦拭清除口腔中的异物或呕吐物、取出义齿，必要时用手指钩取。

（2）口对口人工呼吸（B）：抢救者用置于前额之手的手指轻捏患者的鼻孔使之紧闭，用双唇包绕封住患者的嘴外缘，在密封状态下向患者口腔内用力吹气，每次约1.5秒，吹气量500～600ml，使胸廓上抬；吹气后，放开捏鼻手指，眼视患者胸廓下陷，再吸气，准备下一次吹气。当病人牙关紧闭或口腔有严重损伤时可改用口对鼻人工呼吸。

（3）胸外心脏按压（C）：用示指及中指指尖从气管正中部向旁滑移2～3cm处触摸，如脉搏消失，应立即行胸外心脏按压。按压定位：抢救者位于患者右侧，将右手中指和示指置于患者肋弓下缘，自外向中间移动，达胸骨下切迹上方，用另一手的掌根部紧靠前手示指，放于胸骨下1/3，掌根部长轴与胸骨长轴重合，将前一手置于另一手背上。两手手指交叉扣合、翘起，双肘伸直，垂直向下用力按压，胸骨下压深度4～5cm，频率100次/分。

知识点9：心脏骤停的进一步生命支持　　副高：熟悉　正高：熟练掌握

进一步生命支持主要在医院或救护车内进行。在基本生命支持的基础上，应用器械和药物，维持心肺功能，达到救命和恢复中枢神经系统功能的目的。包括：①建立人工气道；②复苏用药；③心脏电击除颤。

知识点10：建立人工气道　　副高：熟悉　正高：熟练掌握

（1）气管内插管：能减少气道阻力，便于清除呼吸道分泌物，保证有效通气量，是进行人工通气的最好办法。气管内插管加机械通气（呼吸机）是呼吸支持最有效的措施。

（2）环甲膜穿刺：可用于喉腔阻塞而严重窒息的患者。方法是用16号粗针头刺入环甲膜，接上“T”形管输氧，可即刻缓解严重缺氧情况。

（3）气管切开：常用于危重患者及口、面、颈部创伤者。可较长期保持呼吸道通畅，清除气道分泌物，增加有效通气量，也便于加压给氧及气管内滴药等。

知识点11：复苏用药　　副高：熟悉　正高：熟练掌握

复苏用药以静脉给药为首选，也可采用气管滴入法。气管滴入常用药物有肾上腺素、利多卡因、阿托品、纳洛酮及地西泮（安定）等。心内注射给药目前已不用。

知识点12：心脏电击除颤　　副高：熟悉　正高：熟练掌握

心脏电击除颤是终止心室颤动的最有效方法，应尽早应用。一般成人首次除颤电能为200J，无效时再以200～300J行第二次除颤，仍无效再以360J行第三次除颤。持续心肺复苏、纠正缺氧和酸中毒、静脉注射肾上腺素可提高除颤成功率。

知识点13：心脏骤停的延续生命支持及脑复苏　　副高：熟悉　正高：熟练掌握

心搏恢复后机体仍然处于缺氧、代谢异常、酸碱紊乱甚至器官功能障碍等状态，应加强治疗和监测。

（1）维持正常循环功能：要有正常或偏高的动脉压，以保证脑灌注和脑内血流再通。血压低时，可选用乳酸林格液或右旋糖酐静脉滴注补充血容量，必要时加用多巴胺、去甲肾上腺素等血管活性药。

（2）维持呼吸功能：主张采用机械通气、吸入较高浓度氧。

（3）以头部为重点的全身低温疗法：可选用冰袋或冰帽降温。

（4）脱水疗法：常用20%甘露醇降低颅内压，如与呋塞米（速尿）联合使用，脱水降颅压效果更为明显。

（5）皮质激素的应用：首选药为地塞米松（氟美松）。

（6）应用促进脑细胞代谢药物：ATP、辅酶A、细胞色素C等“能量合剂”。

知识点14：心脏骤停的转诊事项　　　副高：熟悉　正高：熟练掌握

心脏骤停早期复苏成功后，应给予复苏后延续生命支持，特别是脑复苏。在没有条件维持延续治疗时，必须在生命体征相对稳定的前提下转诊。转诊前须与有关医院联系，并向家属交代好病情，途中在不中断抢救情况下，力求平稳、快速，患者取平卧位，头顶部的朝向应与车辆前进的方向相反，以保证脑部血供。随车备好抢救药品和必要器械，随时应对可能发生的意外。

第二节　现场急救基本技术

现场急救
基本技术

知识点1：社区急救的内容　　　副高：熟悉　正高：熟练掌握

社区急救服务就是要使伤病员在发生危及生命的情况下，就地获得最及时有效的初步医疗救护。因此，全科医师需掌握：①心肺复苏术；②创伤现场救护技术；③常见危重急症及意外事故的处理。

知识点2：创伤急救基本技术　　　副高：熟悉　正高：熟练掌握

现代创伤主要以多发伤、复合伤等危重损伤出现，因此处理原则为“先救命、后治伤”，即在救命的基础上处理局部的危重急症和外伤，其中包括止血、包扎、固定和搬运四项技术。

知识点3：止血的方法　　　副高：熟悉　正高：熟练掌握

凡是伤口出血的患者均应给予止血。出血可分为动脉出血、静脉出血和毛细血管出血。常用的止血方法如下。

（1）包扎和加压包扎止血：适用于全身小血管或毛细血管受损的表浅伤口。

（2）指压止血：用手指压迫伤口近心端的动脉，阻断动脉血运。此法仅用于短时急救，必须准确掌握出血动脉的压迫点。

（3）加垫屈肢止血：用于出血量较大，而无骨折的上下肢损伤者，应用时需注意肢体远端的血液循环。

（4）填塞止血：用于伤口深、大，出血多，组织损伤严重的应急处理。用纱布、敷料等堵塞伤口，再用加压包扎。

（5）止血带止血：用于四肢大血管损伤，或伤口大、出血多，采取上述止血法无效者。止血带要选用充气止血带或弹性较好的橡皮管或橡皮带。结扎部位上肢应在上臂上1/3段，下肢应在大腿中、下1/3交界处，因此处血管离骨骼较近，易于止血。止血带持续时间一般不超过3小时，且每隔40分钟松解一次，故应注明上止血带时间。

知识点4：包扎的方法 副高：熟悉 正高：熟练掌握

包扎的目的是保护伤口，减少感染；止血、止痛、预防休克；保护内脏、血管、神经等重要组织结构。包扎常用材料为消毒纱布、棉垫、绷带、三角巾、胸带、腹带等。紧急情况下可就地取材，如干净衣物、手巾、床单等。包扎时最常用的是卷轴绷带包扎法。四肢、额部、胸腹部等粗细相等部位的小伤口，可采取环形包扎法；肢体粗细过渡部位可采用螺旋或螺旋反折包扎法；关节屈曲部位采用“8”字形包扎法。包扎方向应自下而上，由左向右，自远心端向近心端包扎，以助静脉血回流。包扎四肢应暴露出指或趾，以便观察外周血运和感觉。如腹部伤口有脏器脱出（如肠、网膜等），不要将脱出物送回腹腔，而用敷料盖上，扣上容器，再做腹部包扎。遇有胸部开放伤，伤口与胸膜腔相通，患者因开放性气胸而呼吸困难，急救者应立即用纱布或清洁敷料封闭伤口，用胶布密封固定，外边再用三角巾或宽布带包扎。

知识点5：固定的方法 副高：熟悉 正高：熟练掌握

骨折固定目的是减少疼痛和出血，防止损伤周围组织、血管、神经或刺破皮肤成为开放性骨折，为搬运患者打下基础。夹板是最理想的外固定材料，现场抢救可就地取材。在紧急情况下也可采用自体固定，即将受伤上肢缚在胸廓上，将受伤下肢固定在健肢上。骨折固定应遵循如下原则。

（1）外固定范围应超过骨折上下相邻的两个关节。

（2）应在骨隆起处垫好棉垫，以防擦伤、压伤皮肤。

（3）固定时应将指（趾）端外露，以便观察血液循环。

知识点6：搬运的方法 副高：熟悉 正高：熟练掌握

搬运目的是使伤员脱离危险区，尽快获得专科救治；防止损伤加重；挽救生命、减少伤残。担架是最常用的工具。紧急需要时可用木板、毛毯、绳索、衣物等自制担架。搬运动作应轻巧、迅速，避免不必要的震动和随便移动。

（1）脊柱伤伤员的搬运：①颈椎伤员搬运法。一人抬头，保持头与躯干成直线。另三人在患者同侧，分别抱住下肢、臀腰部、肩背部，在口令指挥下，协同将患者搬上担架。②胸腰椎伤员搬运法。三人位于患者同侧，分别抱住肩背部、腰臀部、双下肢，在口令指挥下协同将患者搬上硬质担架，腰下垫枕。

搬运和转送脊柱损伤患者，严禁搭头足，更不要让患者起身或坐起，以免脊髓受压。为防止高位截瘫的发生，严重多发伤的现场急救要常规上颈托固定颈椎。

（2）腹腔脏器脱出伤员的搬运：用清洁碗扣住内脏，包扎固定后保持仰卧位，屈曲下肢，做好腹部保温后转送。

（3）昏迷伤员的搬运：使伤病员仰卧或侧卧在担架上，头偏向一侧，在保证呼吸道通畅的前提下搬运转送。

（4）骨盆伤伤员的搬运：用三角巾将骨盆做环形包扎，搬运时使伤员仰卧于硬板或硬质担架上，双膝略弯曲，其下加垫。

知识点7：鼻出血的现场处理 副高：熟悉 正高：熟练掌握

嘱患者轻轻坐下，张口呼吸，并轻压鼻翼约10分钟，这样可促进血液凝固并压迫受伤血管。在出血停止后的几小时内不要让鼻子进水，以免血凝块脱落。若出血持续超过20分钟或怀疑鼻破裂，则应寻求医疗救助。如鼻出血发生在头外伤后，可能是颅脑损伤所致，应密切观察病情变化。

知识点8：叮咬伤的初步处理 副高：熟悉 正高：熟练掌握

被狗、牛或马咬伤需要注射破伤风抗毒素针剂，有时需要注射狂犬病疫苗。如果被蛇咬伤，救护者可清洗伤口周围，给予止痛药以减轻疼痛，患者要安静休息，寻求医疗救助。大多数叮咬伤可能出现局部瘙痒、发红和肿胀，应用炉甘石洗剂或外科酊剂可减轻不适。如果被蜂或大黄蜂叮伤，应首先用小刀片从伤口中轻轻拔除螯针，并观察有无过敏性休克现象。海蜇叮伤虽产生疼痛性烧灼感和肿胀，但较少有危险性，外用炉甘石洗剂或抗组胺类软膏有较好的效果。如果一个人反复被咬伤，有可能发生严重变态反应致过敏性休克，出现因气道痉挛引起的呼吸困难和休克体征，应抗休克治疗并寻求紧急医疗救助。

第三节 休 克

知识点1：休克的概念 副高：熟悉 正高：熟练掌握

休克是指各种严重致病因素（如感染、创伤、低血容量、心源性及过敏等）引起神经-体液因子功能失调与急性循环功能不全，导致有效循环血量急剧减少，全身组织、器官微循环灌注不良，以组织代谢紊乱和细胞受损为特征的临床综合征。休克的发展是一个从组织灌注不足发展为多器官功能障碍至衰竭的病理过程。

知识点2：休克的分类 副高：熟悉 正高：熟练掌握

（1）以血流动力学为指导的分类：分为低血容量性、分布性、心源性、外周阻塞性休克四类。

（2）按照病情轻重程度的分类：分为轻度休克、中度休克、重度休克。

（3）依病因及病理生理特点的分类：分为感染性休克、心源性休克、低血容量性休克、过敏性休克、神经源性休克，其中最常见的是感染性休克。

知识点3：感染性休克 副高：熟悉 正高：熟练掌握

感染性休克是指各种病原微生物及其毒素侵入血液循环，引起全身炎症反应，导致以休克为表现的危重综合征。

知识点4：心源性休克 副高：熟悉 正高：熟练掌握

心源性休克是指心室泵功能损害而直接导致的血压下降，是左心室衰竭最严重的临床表现。

知识点5：低血容量性休克 副高：熟悉 正高：熟练掌握

低血容量性休克是指各种原因引起的全血、血浆或体液和电解质丢失所导致的休克。

知识点6：过敏性休克 副高：熟悉 正高：熟练掌握

过敏性休克是外界某些抗原性物质进入已致敏的机体后，通过免疫机制在短时间内发生的休克，原因是接触变应原，如药物、食物、毒虫、花粉、异种血清等物质。

知识点7：神经源性休克 副高：熟悉 正高：熟练掌握

神经源性休克是动脉阻力调节功能严重障碍、血管张力丧失引起的血管扩张，导致有效血容量减少所致，特点是低血压和心动过缓。

知识点8：休克的临床特征 副高：熟悉 正高：熟练掌握

除原发病的临床表现外，休克的共同表现如下：

（1）休克早期：血压变化不明显，常有交感神经兴奋的症状或体征，如心率加快、呼吸增粗、焦虑或激动、头晕、恶心、呕吐等。此期临床表现易被原发病所掩盖而引起漏诊或误诊。

（2）休克中期：多表现为神志淡漠、迟钝，严重者可出现昏迷。血压明显降低，脉快而弱，浅表静脉萎陷，明显口渴，发绀，呼吸急促，尿少甚至无尿。

（3）休克晚期：昏迷，血压极低或测不到，对升压药不敏感，可伴皮肤、黏膜及内脏出血，常合并多脏器功能衰竭（如呼吸、循环、肝、肾衰竭等）。

知识点9：休克患者的一般监测项目 副高：熟悉 正高：熟练掌握

（1）意识和精神状态：反应中枢神经系统的血流灌注情况。休克初期表现为兴奋、烦躁不安，以后转为淡漠或嗜睡，甚至昏迷，表明神经细胞的反应由兴奋转为抑制。

（2）皮肤色泽和温度：反应外周灌注的情况。微循环灌注不足时，皮肤苍白或发绀，肢端皮肤湿冷，毛细血管充盈时间延长。但在临床的“暖休克”患者，皮肤或有潮红，肢端温暖。

（3）脉率：脉率增快出现在血压下降之前，是休克的早期诊断指标。可通过计算休克指数评估休克进程。休克指数（脉率/收缩压）为0.5，一般表示无休克；休克指数1.0～1.5，表示存在休克；休克指数>2，表示休克严重。

（4）呼吸：在休克早期，呼吸加快，随着休克的进展及代谢性酸中毒的出现，可出现深大呼吸；至休克晚期，呼吸浅速或呼吸困难。

（5）颈静脉和外周静脉充盈情况：静脉萎陷提示血容量不足，颈静脉充盈过度则反映输液过多或心功能不全。

（6）动脉血压检查：血压常作为衡量休克严重程度的重要指标。高血压患者血压数值下降20%以上或较原血压降低30mmHg，应认为血压已降低。

（7）尿量测定：反映肾的灌注情况。当尿量<20ml/h，往往表示肾血流灌注不良或血容量不足。

知识点10：休克的诊断标准　　副高：熟悉　正高：熟练掌握

（1）有诱发休克的病因。

（2）意识障碍。

（3）脉细速（>100次/分），或不能触到。

（4）四肢湿冷，胸骨部位皮肤指压试验阳性，皮肤出现花纹，黏膜苍白或发绀，尿量<30ml/h或尿闭。

（5）收缩压<80mmHg。

（6）脉压<20mmHg。

（7）原有高血压者，收缩压较原水平下降30%以上。

只要符合上述第（1）项，以及第（2）、（3）、（4）项中的2项和第（5）、（6）、（7）项中的1项者即可诊断。

知识点11：休克的治疗目的　　副高：熟悉　正高：熟练掌握

休克治疗目的主要是恢复组织灌注。首先明确引起休克的原因及加重因素，严密观察病情变化，采取综合治疗。有条件可行血流动力学监测。常用检查项目有动脉压监测、中心静脉压和肺毛细血管楔压监测、尿量监测、心输出量和心脏指数、心电图监测、观察外周循环灌注、动脉血气分析等。

知识点12：休克的治疗原则　　副高：熟悉　正高：熟练掌握

尽早去除病因，迅速恢复有效循环血量，纠正微循环障碍，增强心肌功能，恢复人体正常代谢。关键环节是恢复对组织细胞的供氧、促进其有效的利用，重新建立氧的供需平衡和保持正常的细胞功能。

（1）迅速恢复有效循环血量：是纠正休克引起的组织低灌注和缺氧的关键。

（2）积极处理原发病：在治疗休克中，消除引起休克的原发病变是抗休克治疗的基本措施。

（3）纠正酸碱平衡失调：休克时组织低灌注，无氧代谢增加，乳酸蓄积，机体代谢紊乱，可出现酸碱平衡失调，积极防治，纠正和维持患者的酸碱平衡。

（4）应用血管活性药物：在充分容量复苏的前提下可应用血管活性药物，缓解周围血管舒缩功能的紊乱，以维持脏器有效灌注。

（5）改善微循环：对诊断明确的弥散性血管内凝血，可用肝素抗凝。有时还使用抗纤维蛋白溶解药、抗血小板聚集药等。

（6）皮质类固醇和其他药物的应用：可用于感染性休克和其他较严重的休克。

知识点13：休克处理的一般措施　　副高：熟悉　正高：熟练掌握

（1）体位：仰卧头低位，下肢抬高15°～30°，有利于静脉回流，保证脑部供血。昏迷者头偏向一侧。

（2）维持呼吸道通畅、给氧（如鼻导管、正压给氧或高浓度面罩给氧）。

（3）保持正常体温：注意保温和有效的降温。

（4）镇静：必要时可使用镇静剂，避免过多搬动。

知识点14：休克的处理要点　　副高：熟悉　正高：熟练掌握

（1）积极消除病因：根据不同病因采取不同措施。感染性休克应抗感染；需要外科手术者应果断进行手术（如控制内脏大出血、整复肠扭转、切除坏死肠管、修补消化道穿孔、引流脓液等）。

（2）补充血容量：各类休克均存在相对或绝对的血容量不足，因此扩容是抗休克的基本措施。

（3）应用心血管药物：①血管收缩剂：可提升血压，但组织灌流并无改善，需慎重应用。开始宜用小剂量、低浓度。常用药物有间羟胺（阿拉明）、去甲肾上腺素、肾上腺素等。②血管扩张及胆碱能受体阻滞剂：适用于冷休克、长时间大剂量使用血管收缩剂而血压回升不好、伴心动过缓或三度房室传导阻滞的心源性休克。常用药物有多巴胺、异丙肾上腺素、酚妥拉明、硝普钠、山莨菪碱等。③强心剂：用于扩容已足而动脉压低、中心静脉压高者。可用毛花苷丙静脉注射，有禁忌时可选用多巴酚丁胺。

（4）其他处理：①纠正酸中毒，早期因过度换气可有呼吸性碱中毒，随着休克加深，无氧代谢加强，逐渐变成代谢性酸中毒。休克重、时间长，可选用5%碳酸氢钠，常根据二氧化碳结合力或血气分析结果进行纠正。②激素在严重休克和感染性休克中的应用尚有争议。用药原则：早期、足量、短程，同时注意不良反应，低血容量性休克不宜应用。③预防并发症及多脏器功能衰竭，为预防应激性溃疡可静脉滴注 H_2 受体阻断剂。

知识点15：过敏性休克的紧急处理　　副高：熟悉　正高：熟练掌握

过敏性休克临床表现上可见烦躁、弥散性荨麻疹或水肿、背痛、气阻感、咳嗽、支气管痉挛或喉水肿，严重者有低血压、意识丧失、瞳孔散大、大小便失禁和惊厥等，可引起患者突然死亡。紧急处理方法如下：立即脱离变应原，保持气道通畅，吸氧，无呼吸者气管插管；喉头水肿者或气道梗阻无法插管者，立即行气管切开术。静脉用药首选肾上腺素。抗组胺药（如苯海拉明、盐酸异丙嗪等）或激素可辅助肾上腺素。严重支气管痉挛者静脉滴注氨茶碱。血压降低者应用升压药物（如多巴胺、去甲肾上腺素）。

知识点16：休克的转诊事项　　副高：熟悉　正高：熟练掌握

休克的患者是否需转诊，需视引起休克的原发疾病不同区别对待。由于休克是一个序贯性的病理生理过程，某些环节处理不及时或不当，可能使休克进展到晚期而难以逆转。因此，基层医院如不具备一定的医疗条件或临床经验的情况下，主张积极转诊。

（1）严重感染、耐药菌感染及因外科疾病所致感染，在治疗上有一定困难；感染性休克予经验性积极抗感染治疗而病情无好转或病情进展者，均需及时转诊。

（2）各种原因所致的心源性休克，在初步处理后及时转诊，转诊途中应注意患者发生猝死的可能。转诊前向家属交代病情。

（3）创伤所致的休克，病情复杂，特别是多发伤者，应给予包扎、固定、止血等处置，并在积极抗休克治疗同时尽快转诊。

（4）失血性休克而无条件输血，或对引起出血的原发疾病诊断及治疗有困难者，应及时转诊。

（5）过敏性休克经常规抢救治疗效果不佳，或病程推延过久者，需要转诊。

（6）休克同时合并昏迷、急性呼吸窘迫、多脏器功能不全、弥散性血管内凝血者，常提示病情严重，注意早期识别、早期预防和处理，并及时安排转诊。

无论何种原因所致的休克，转诊前均应对患者进行妥善的初步处理和积极抢救，如适当的体位；保暖；吸氧、保持呼吸道通畅；开通静脉、扩容等。转诊前应与预转送的上级医院联系，以便做好接诊及抢救的准备。

第四节　急性呼吸衰竭

知识点1：呼吸衰竭的概念　　副高：熟悉　正高：熟练掌握

呼吸衰竭是指各种原因引起的肺通气和/或换气功能的严重障碍，以致不能进行有效的气体交换而导致全身缺氧和/或二氧化碳潴留，从而引起一系列病理生理改变的临床综合征。可分为急性呼吸衰竭和慢性呼吸衰竭两大类。

知识点2：急性呼吸衰竭的定义 副高：熟悉 正高：熟练掌握

急性呼吸衰竭是因某些突发因素使呼吸功能急剧下降，机体往往来不及代偿，常可危及生命，急性呼吸窘迫综合征（ARDS）是其特殊类型。

知识点3：缺氧的临床特征 副高：熟悉 正高：熟练掌握

（1）危害程度：取决于缺氧的发生速度、严重程度和持续时间。

（2）组织耐受力：神经系统最差；骨骼肌肉系统最强；对呼吸、循环系统先兴奋后抑制；对消化、泌尿系统均为抑制作用。

（3）临床表现：发绀、呼吸困难、呼吸频率加快、呼吸节律不规则、谵妄、昏迷、血压上升、心率加快，进而血压下降，重者心脏停搏。

知识点4：二氧化碳潴留的临床特征 副高：熟悉 正高：熟练掌握

（1）危害程度：主要取决于二氧化碳分压升高的速度和程度，特别是升高的速度。二氧化碳轻度升高可刺激中枢神经系统、呼吸系统、循环系统引起兴奋，持续升高则起抑制作用。

（2）容易发生呼吸性酸中毒、代谢性酸中毒及高钾血症。

（3）临床表现：头痛、嗜睡、反应迟钝、昏迷、多汗、球结膜水肿、扑翼样震颤、血压下降。

知识点5：急性呼吸衰竭的病因 副高：熟悉 正高：熟练掌握

（1）呼吸道疾病：感染、烧伤等致黏膜充血水肿、支气管痉挛、异物阻塞。

（2）肺部病变：①肺实质浸润性疾患，如肺炎、淹溺、误吸；②肺水肿；③肺栓塞。

（3）胸膜病变：大量胸腔积液、气胸、胸外伤等影响肺扩张。

（4）神经肌肉病变：脑炎、脑外伤、脑意外、药物中毒、重症肌无力、严重低钾血症。

知识点6：急性呼吸衰竭的诊断要点 副高：熟悉 正高：熟练掌握

急性呼吸衰竭的诊断主要根据动脉血气分析，即在静息状态、呼吸室内空气、海平面高度的情况下，排除心血管疾病等原因，动脉血氧分压（PaO_2）<60mmHg和/或动脉血二氧化碳分压（$PaCO_2$）>50mmHg，即可诊断。

知识点7：急性呼吸衰竭的处理要点 副高：熟悉 正高：熟练掌握

（1）保持呼吸道通畅：清除呼吸道分泌物；使用气管扩张剂解除气管痉挛；必要时建立

人工气道，首选气管插管。

（2）高浓度吸氧。

（3）机械通气是改善通气最有效的方法。

（4）合理使用呼吸兴奋剂：患者有嗜睡等神志改变，呼吸浅快，节律不规则时使用。

（5）处理酸碱平衡失调。

（6）处理原发病，预防和控制肺部感染。

知识点8：急性呼吸衰竭的转诊事项　　副高：熟悉　正高：熟练掌握

（1）确保患者呼吸道通畅，注意窒息或误吸的可能，随时做好急救准备。

（2）运送过程中，应准备充分供氧。

（3）密切观察病情变化，尤其是呼吸和神志改变，如发现问题应及时给予相应处理。

第五节　急性呼吸困难

知识点1：呼吸困难的概念　　副高：熟悉　正高：熟练掌握

呼吸困难是指患者主观上有空气不足或呼吸费力的感觉，客观上表现为呼吸频率、深度和节律的改变，患者用力呼吸时，可见辅助呼吸肌参与呼吸运动，严重时可出现鼻翼扇动、发绀、端坐呼吸。

知识点2：引起呼吸困难的疾病　　副高：熟悉　正高：熟练掌握

引起呼吸困难的疾病很多，包括：①呼吸系统疾病：气道阻塞，肺部疾病，胸壁、胸膜、胸廓疾病，神经肌肉疾病，膈运动受限；②心血管系统疾病：常见于各种原因引起的左心衰竭、右心衰竭等；③中毒；④神经精神性疾病；⑤血液病。其中，主要病因是呼吸系统疾病和心血管系统疾病，而呼吸系统疾病又是最常见的病因。

知识点3：呼吸困难的分类　　副高：熟悉　正高：熟练掌握

按主要的发病机制，呼吸困难分为5种基本类型：①肺源性呼吸困难；②心源性呼吸困难；③中毒性呼吸困难；④血液病引起的呼吸困难；⑤神经精神因素引起的呼吸困难。

知识点4：肺源性呼吸困难　　副高：熟悉　正高：熟练掌握

肺源性呼吸困难由呼吸器官病变所致，分为3种形式。

（1）吸气性呼吸困难：由呼吸道狭窄所致。吸气费力，严重者出现“三凹征”，此时可伴有干咳或高调吸气性哮鸣音。可见于喉头水肿、喉异物、急性咽后壁脓肿、白喉及喉癌等疾病。

（2）呼气性呼吸困难：由肺组织病变，如弹性减弱及小支气管痉挛、狭窄所致。呼气费力、呼气缓慢、呼气时相延长，常伴有呼气性哮鸣音。可见于急性支气管炎、支气管哮喘、慢性阻塞性肺气肿、尘肺等疾病。

（3）混合性呼吸困难：由肺呼吸面积减少所致。呼气与吸气均费力，呼吸频率增快、变浅，常伴有呼吸音异常。常见于慢性阻塞性肺气肿合并肺部感染，大量胸腔积液，自发性气胸，广泛性肺实质性病变（如急性粟粒型肺结核、大叶性肺炎与支气管肺炎，大片肺不张）及急性肺水肿、肺栓塞等疾病。

知识点5：心源性呼吸困难　　副高：熟悉　正高：熟练掌握

心源性呼吸困难由左心和/或右心功能不全引起。左心功能不全所致的呼吸困难较为严重，主要因素是肺淤血与肺组织弹性减退。右心功能不全发生的呼吸困难主要因素是体循环淤血。心源性呼吸困难的特点为劳累时发生或加重，休息时缓解或减轻，仰卧位时加重，坐位时减轻。

急性左心功能不全时，因急性肺淤血，常表现为阵发性呼吸困难，多在夜间睡眠中发作，称为夜间阵发性呼吸困难。夜间发作是由于睡眠时迷走神经兴奋性增强，致使肺淤血。这种阵发性呼吸困难，常见于高血压心脏病、冠状动脉粥样硬化性心脏病。

知识点6：中毒性呼吸困难　　副高：熟悉　正高：熟练掌握

代谢性酸中毒时，血中酸性代谢产物强烈刺激呼吸中枢，致呼吸深而规则，可伴鼾声，称为酸中毒深大呼吸。急性感染时机体代谢增加，血液温度升高以及血中毒性代谢产物的作用，可刺激呼吸中枢，使呼吸加快。吗啡类、巴比妥类药物急性中毒时，呼吸中枢受抑制导致呼吸变慢或呈潮式呼吸。

知识点7：血液病引起的呼吸困难　　副高：熟悉　正高：熟练掌握

严重贫血、高铁血红蛋白血症、硫化血红蛋白血症或一氧化碳中毒等致红细胞携氧减少，血氧含量降低引起呼吸变慢而深，心率加快。在大出血或休克时，也可因缺血和血压下降，刺激呼吸中枢引起呼吸困难。

知识点8：神经精神因素引起的呼吸困难　　副高：熟悉　正高：熟练掌握

重症颅脑疾病，呼吸中枢因供血减少或直接受损的刺激，致呼吸慢而深，呼吸节律可有改变。

知识点9：呼吸困难的处理要点　　副高：熟悉　正高：熟练掌握

须了解患者有无心、肺、肾病史，以往气喘发作史及诊疗经过，有无内因性及外因性中毒、粉尘吸入史，有无过敏史。体检重点注意咽、喉及胸部体征，有无肝脾大、腹水、水肿等。如有条件，检查白细胞计数及嗜酸性粒细胞计数等。

知识点10：呼吸困难的急救措施　　副高：熟悉　正高：熟练掌握

（1）紧急畅通气道：清除口鼻腔内异物、血块、呕吐物等；缓解舌下坠造成的气道梗阻；头侧偏、放置口咽通气道、托起下颌角等；如为声带水肿，可用粗针头穿刺环甲膜进行临时通气；气管异物可快速压挤上腹部，令异物喷出；鼓励、协助患者咳痰。

（2）迅速吸氧。

（3）哮喘患者可吸入异丙肾上腺素气雾剂，同时给予地塞米松5～10mg肌内注射、静脉注射或静脉滴注；也可静脉滴注氨茶碱。

（4）急性左心衰竭患者要双下肢下垂，肌内注射呋塞米，舌下含服硝酸甘油。

（5）气胸患者患侧制动，同时给予镇静、镇咳治疗。

知识点11：呼吸困难的转诊事项　　副高：熟悉　正高：熟练掌握

有下列情况发生时，应及时转诊。

（1）呼吸困难伴发热，应明确有无肺部感染、急性胸膜炎、急性心包炎等。

（2）呼吸困难伴胸痛，有可能是自发性气胸、大叶性肺炎、肺栓塞、急性心肌梗死、急性心包炎等。

（3）发作性呼吸困难除支气管哮喘外，常可见心源性哮喘，以及各种过敏反应性疾病。

（4）产妇破水后突然出现呼吸困难、发绀、休克，应考虑为羊水栓塞。

（5）胸、腹部大手术后突然呼吸困难，须排除肺不张。长骨骨折后出现呼吸困难，应排除脂肪栓子引起的肺栓塞。

第六节　急性呼吸窘迫综合征

知识点1：急性呼吸窘迫综合征　　副高：熟悉　正高：熟练掌握

急性呼吸窘迫综合征（ARDS）是由肺内原因和/或肺外原因引起的、以急性进行性呼吸窘迫和低氧血症为特征的综合征，病死率高达50%。

知识点2：急性呼吸窘迫综合征的病理改变　　副高：熟悉　正高：熟练掌握

急性呼吸窘迫综合征主要病理改变为肺毛细血管通透性增加，蛋白含量高的水肿液渗漏入肺泡间隔及肺泡内，使肺泡塌陷，肺透明膜形成，顺应性下降，肺内血液分流增加，机体极度缺氧。常合并多脏器衰竭。

知识点3：急性呼吸窘迫综合征的病因　　副高：熟悉　正高：熟练掌握

（1）直接肺损伤：创伤、烧伤、误吸、严重肺部感染、毒物吸入、放射性损伤等。

（2）间接原因：各型休克、败血症、坏死性胰腺炎、药物中毒、大量输血、肺外损伤等。

知识点4：急性呼吸窘迫综合征的临床表现　　副高：熟悉　正高：熟练掌握

急性呼吸窘迫综合征起病较急，可为24～48小时发病，也可长至5～7天。主要临床表现包括：呼吸急促、口唇及指（趾）端发绀，以及不能用常规氧疗方式缓解的呼吸窘迫（极度缺氧的表现），可伴有胸闷、咳嗽、血痰等症状。病情危重者可出现意识障碍，甚至死亡等。查体：呼吸急促，鼻翼扇动，三凹征；听诊双肺早期可无啰音，偶闻及哮鸣音，后期可闻及细湿啰音，卧位时背部明显。叩诊可及浊音；合并肺不张叩诊可及实音，合并气胸则出现皮下气肿、叩诊鼓音等。

知识点5：急性呼吸窘迫综合征的诊断要点　　副高：熟悉　正高：熟练掌握

（1）患者大多为青壮年。

（2）急性起病，在原发病救治过程中（6～48小时）突发呼吸频率加快（30～50次/分），呼吸困难，鼻翼扇动，烦躁不安，发绀明显，辅助呼吸肌运动增强，肺泡呼吸音减弱伴湿啰音。吸氧不能缓解症状。

（3）辅助检查：①X线胸片，早期肺纹理增强，继而迅速出现双肺弥漫性浸润影。②血气分析，吸入氧浓度大于50%时，PaO_2仍低于60mmHg。早期$PaCO_2$正常或偏低，后期可增高。

（4）排除左心衰竭引起的肺水肿和慢性肺部疾病。

知识点6：急性呼吸窘迫综合征的处理要点　　副高：熟悉　正高：熟练掌握

（1）积极治疗原发病。

（2）纠正缺氧：关键在于促进肺泡扩张和积极氧疗。通常均需吸入高浓度（>50%）氧，但为防止发生氧中毒，应尽量避免长期吸入高浓度氧。一般患者均需给予机械辅助通气，有效的通气方式是呼气末正压通气（PEEP）。

（3）合理输液：控制入量呈轻度负平衡（-1000～-500ml），早期尽量给晶体液，以免加重肺泡和间质的水肿。

（4）糖皮质激素的应用：非感染性原因引起者可早期、大量、短程应用；伴有败血症或严重感染者忌用或慎用。

（5）防治并发症：该病患者易并发感染，且感染常为致死原因。适时吸痰，经常翻身拍背，有利于肺部感染的预防。在救治过程中应警惕肾衰竭、消化道出血、弥散性血管内凝血（DIC）及多器官功能衰竭等并发症的出现。

知识点7：急性呼吸窘迫综合征的转诊事项　　副高：熟悉　正高：熟练掌握

急性呼吸窘迫综合征是一种严重的急性呼吸衰竭，病死率极高。治疗中需要特殊设备（如呼吸机），而且病程中可能会出现多器官的损害，需要各专科的通力协作，因此一般不宜在基层医院抢救。若患者诊断明确，应尽早转综合性医院治疗。转诊前及转诊途中应积极给予吸氧及支持治疗，必要时可给予利尿剂、激素及血管扩张剂等治疗。

第七节　自发性气胸

知识点1：自发性气胸的概念　　副高：熟悉　正高：熟练掌握

自发性气胸是指因肺部疾病使肺组织和脏层胸膜破裂，或靠近肺表面的肺大疱、细微气肿疱自行破裂，使肺和支气管内空气通过裂口进入胸膜腔而产生的气胸。

知识点2：自发性气胸按病因的分类　　副高：熟悉　正高：熟练掌握

（1）原发性气胸：无明显肺部病变者。

（2）继发性气胸：继发于多种急、慢性呼吸系统疾病（哮喘、慢性支气管炎、肺气肿、肺结核等）。

知识点3：自发性气胸按胸膜裂口的分类　　副高：熟悉　正高：熟练掌握

（1）闭合性气胸：裂口小，且自行关闭，胸膜腔内压不再增高。

（2）开放性气胸：裂口持续开放，空气自由出入，胸膜腔内压不稳定。

（3）张力性气胸：吸气时裂口开放，呼气时关闭，胸膜腔内压持续增高。

知识点4：自发性气胸的诱因　　副高：熟悉　正高：熟练掌握

自发性气胸的诱因包括剧咳、用力屏气、剧烈运动、提取重物等。

知识点5：自发性气胸的临床表现　　副高：熟悉　正高：熟练掌握

（1）胸痛：突然发生，锐痛，深吸气加重。疼痛部位不固定，可局限在胸部，也可向肩、背、上腹部放射。

（2）呼吸困难：张力性气胸明显，重者可发生呼吸衰竭。

（3）刺激性干咳：自发性气胸时偶有刺激性咳嗽。

（4）休克：血压下降、大汗、发绀、脉细速，可很快昏迷死亡。

（5）其他症状：气胸合并血气胸时，如出血量多，患者会心悸、血压低、四肢发凉等。

知识点6：自发性气胸的体征 副高：熟悉 正高：熟练掌握

患侧胸廓膨隆，运动减弱，肋间隙增宽，叩诊呈鼓音，肝浊音界消失，语颤减弱，呼吸音消失，气管移向健侧。

知识点7：自发性气胸的鉴别诊断 副高：熟悉 正高：熟练掌握

（1）肺大疱：多次反复发作的气胸，由于胸内有粘连，气胸易形成局限性包裹，此时在X线胸片上易与张力性肺大疱相混淆。气胸往往有突然发作的病史，而张力性肺大疱则是长时间反复胸闷，X线胸片上张力性肺大疱在胸壁边缘尤其是肋膈角处可见到纤细的肺大疱边缘线。气胸和张力性肺大疱的鉴别很重要，把张力性肺大疱误诊为气胸而放置胸腔引流管，很容易引起严重的病理生理改变。

（2）支气管断裂：支气管断裂是造成外伤性张力性气胸的原因之一。支气管断裂往往有胸部的外伤史，外伤的特点是加速运动过程中突然停止的过程，支气管断裂引起的张力性气胸，胸腔引流管常有持续性逸气，在X线胸片上可见到"肺下垂征"，即萎陷的肺上缘低于肺门水平，而一般原因引起的气胸，肺萎陷是朝向肺门的。

（3）急性肺栓塞：临床上可有呼吸困难等症状，同时常伴有低热、咯血、休克、白细胞数增高等，一般多有下肢反复发作的静脉血栓形成史或长期卧床史，X线胸片无气胸征象。

（4）其他胸痛、呼吸困难等症状：在临床上应与支气管哮喘、阻塞性肺气肿、心肌梗死、胸膜炎、急腹症等鉴别。

知识点8：自发性气胸的处理要点 副高：熟悉 正高：熟练掌握

（1）保持镇静，减少搬动。

（2）卧床休息，吸氧。

（3）有哮喘和慢性支气管炎的患者可给予氨茶碱，咳嗽者可给予镇咳药。

（4）动态观察：肺压缩在25%以下的闭合性气胸，不伴呼吸困难者，卧床，吸氧，应用抗生素预防感染，2～4周后一般可自行吸收。

（5）胸膜腔穿刺排气：胸腔积气量大伴呼吸困难，尤其是张力性气胸者，应紧急排气。穿刺部位选在患侧锁骨中线第2肋间或腋前线第4～5肋间。

（6）闭式引流排气：积气量大的张力性气胸、开放性气胸、抽气治疗后反复发作者。

（7）胸膜腔粘连术和手术治疗。

知识点9：自发性气胸的转诊事项 副高：熟悉 正高：熟练掌握

自发性气胸是突发性疾病。若胸腔积气量大，常会影响呼吸及循环功能，导致严重后果。闭合性气胸积气量大、呼吸困难明显者，或开放性气胸、张力性气胸者均应转诊至上级医院进行人工气胸器排气或胸腔闭式引流治疗。

转诊前及转诊途中，如果病情危急，应果断采取简易排气法，暂时缓解胸内压的增高，同时给予氧疗和必要的对症处理，为进一步治疗争取时间。

第八节 急性上消化道出血

知识点1：急性上消化道出血的概念 副高：熟悉 正高：熟练掌握

急性上消化道出血是指屈氏韧带以上的消化道（食管、胃、十二指肠），以及胰腺、胆道、胃肠吻合术后的上段空肠的急性出血。临床除呕血和/或黑粪外，常因全身血容量急剧下降出现急性周围循环衰竭。

知识点2：急性上消化道出血的原因 副高：熟悉 正高：熟练掌握

急性上消化道出血常见的原因：胃、十二指肠溃疡，食管－胃底静脉曲张破裂，急性胃黏膜病变，胃癌，胆道出血，食管裂孔疝，贲门撕裂综合征等。

知识点3：急性上消化道出血的诊断 副高：熟悉 正高：熟练掌握

（1）呕血与黑粪：为上消化道出血的特征性表现。出血部位在幽门以上者常为呕血，继之黑粪；如出血部位在幽门以下者则以黑粪为主，可伴少量呕血。

（2）周围循环衰竭：取决于出血量及速度，严重者在出血后短时间内即可发生急性周围循环衰竭，临床表现为头晕、心悸、乏力、出汗、口渴、排便晕厥等。休克可为首发症状（脉细速、脉压小、血压下降、四肢湿冷、尿少、意识障碍等）。

（3）肠源性氮质血症：患者血中尿素氮增高，是进入肠内的血液经消化液处理后大量蛋白分解产物被重新吸收入血所致。

（4）发热：通常为体温不超过38℃的低热，持续3～5日。

知识点4：急性上消化道出血的出血量判断 副高：熟悉 正高：熟练掌握

（1）每日出血量在5ml以上时粪便隐血试验阳性，一次出血50ml以上时发生柏油便。

（2）胃内积血量在250～300ml可引起呕血。

（3）一次出血大于400ml可出现头晕、出汗、脉搏增快或晕厥等临床症状。

（4）短时间内失血量超过1000ml或循环血量的20%为上消化道大出血，可同时出现明显贫血征象和急性周围循环衰竭的表现。

知识点5：上消化道出血的程度分级　　副高：熟悉　正高：熟练掌握

将休克和失血量结合起来分类有助于指导临床治疗。

（1）轻度休克：血容量丢失<20%。临床表现有头晕、心悸、乏力、口干、面色苍白、直立性低血压和心率加快。血红蛋白80～100g/L。

（2）中度休克：血容量丢失20%～40%。除上述表现外还有明显口渴、晕厥、皮肤湿冷、烦躁不安、血压降低、心率加快、尿少或无尿。血红蛋白60～80g/L。

（3）重度休克：血容量丢失>40%。出现神志不清、反应迟钝、脉压小、脉搏细弱、呼吸急促。血红蛋白<60g/L。

知识点6：上消化道出血的特殊检查　　副高：熟悉　正高：熟练掌握

多数患者经过仔细询问病史和体检，结合内镜检查即可确诊。常用的特殊检查如下。

（1）内镜检查：胃镜诊断上消化道出血阳性率达85%～95%。一般在出血后24～48小时内进行，可通过黏膜活检病理检查确定病变的良、恶性。

（2）X线钡餐检查：通常在出血停止3～7日后进行。

（3）选择性腹腔器官动脉造影：最适合活动性出血的检查，可经导管行介入治疗。

（4）吞线试验：可估计出血部位，适用于不能耐受上述检查者。

（5）其他检查：放射性核素扫描、粪便隐血试验、B超检查等。

知识点7：急性上消化道出血的处理要点　　副高：熟悉　正高：熟练掌握

（1）一般急救措施：平卧位休息，保持呼吸道通畅，必要时给予吸氧、插胃管等。

（2）迅速补充血容量：用大号针头，尽快开放多条静脉通路，本着“先盐后糖，先胶体后晶体，先快后慢”的原则，尽量补充血容量，必要时输入同型全血或给予成分输血。

（3）积极止血。

知识点8：消化性溃疡出血的止血方法　　副高：熟悉　正高：熟练掌握

（1）全身止血：保护胃黏膜及抑制胃酸分泌的常用药物包括：①H_2受体阻断药（西咪替丁、雷尼替丁、法莫替丁等）；②质子泵抑制药（奥美拉唑等）；③其他常用止血药物有酚磺乙胺（止血敏）、氨甲苯酸（止血芳酸）、卡巴克洛（安络血）等。

（2）局部止血：①去甲肾上腺素8mg加入4℃生理盐水100ml中分次口服或胃管注入。

②凝血酶可促进纤维蛋白原转化为纤维蛋白，加快凝血过程，故只能局部应用，禁忌静脉注射或肌内注射。可溶于生理盐水或牛奶、豆浆中口服或胃管注入。

（3）胃镜止血：①局部喷洒止血药；②注射止血药或硬化剂；③高频电凝止血；④微波凝固止血；⑤激光止血。

（4）外科治疗：适用于严重持续大出血、药物治疗无效的患者。

知识点9：食管-胃底静脉曲张出血的止血方法　副高：熟悉　正高：熟练掌握

（1）全身止血：①垂体加压素，可收缩内脏小动脉，减少门静脉血流量，降低门静脉压力。可静脉注射或静脉滴注。高血压、冠心病患者及孕妇忌用。②生长抑素及其类似物，能直接作用于内脏血管平滑肌，减少内脏血流量，降低门静脉压力，且能抑制胃酸分泌。制剂有奥曲肽、施他宁。

（2）局部止血：双囊三腔管压迫止血。

（3）胃镜止血：可注射硬化剂或实施曲张静脉套扎术，成功率>90%。

知识点10：出血停止的判断　副高：熟悉　正高：熟练掌握

（1）一般出血停止3日后粪便转黄。

（2）一次出血后48小时以上未再出血，则发生再出血的可能性较小。

（3）密切、动态观察病情，并综合血压、脉搏、神志、腹部情况、粪便性状、外周血象、血尿素氮以及扩容治疗反应等多方面资料判断。

知识点11：再出血的判断　副高：熟悉　正高：熟练掌握

（1）反复呕血、色转鲜红或黑粪次数、质变稀薄、肠鸣音亢进。

（2）胃管抽出较多新鲜血。

（3）周围循环衰竭经扩容不见好转或一度好转又恶化。

（4）尿素氮持续升高或再升高（充分补液、尿量已足，原无肾脏疾患者）。

（5）红细胞计数、血红蛋白含量、血细胞比容持续下降，网织红细胞持续升高。

知识点12：急性上消化道出血的转诊事项　副高：熟悉　正高：熟练掌握

上消化道大出血病因不明，有活动出血、经抢救后再出血或出血后很快发生休克，经紧急处理后血压、脉搏仍不稳定，或全身状况继续恶化者均需迅速转院治疗。

（1）对于转送途中呕血和黑粪不止者，如无禁忌可服去甲肾上腺素盐水，同时注意观察基本生命体征变化，给予积极支持治疗及对症处理。

（2）注意患者体位，防止发生误吸窒息。

（3）出血部位明确，内科保守治疗无效者，应积极转院手术治疗。

第九节 癫痫持续状态

知识点1：癫痫的概念 副高：熟悉 正高：熟练掌握

癫痫是由多种病因引起大脑神经元异常放电所致的脑功能障碍综合征，临床表现为突发、短暂的意识障碍，以及运动和感觉、行为异常，最常见的为抽搐发作。癫痫的发病率与年龄有关。一般认为1岁以内患病率最高，其次为1~10岁，以后逐渐降低。

知识点2：癫痫持续状态 副高：熟悉 正高：熟练掌握

癫痫发作连续30分钟以上，或反复发作超过30分钟以上，且在发作间歇内意识障碍不恢复者称为癫痫持续状态，以癫痫大发作最多见。

知识点3：癫痫的分类 副高：熟悉 正高：熟练掌握

癫痫分为原发性癫痫和继发性癫痫两类。

（1）原发性（特发性）癫痫：常在青少年期起病，与遗传有密切关系，脑部无结构变化或代谢异常。

（2）继发性（症状性）癫痫：继发于多种器质性脑部病变和代谢障碍（外伤、肿瘤、感染、脑血管病、中毒、代谢紊乱及内分泌疾病等）。继发性癫痫的持续状态较原发性者多。

知识点4：癫痫的诱因 副高：熟悉 正高：熟练掌握

癫痫的常见诱因包括：①抗癫痫药突然停用或减量；②环境因素改变；③精神刺激；④感染；⑤疲劳、饥饿、饮酒；⑥内分泌改变等。

知识点5：癫痫的病因 副高：熟悉 正高：熟练掌握

癫痫病因极其复杂，可分三大类，并存在多种影响发病的因素。

（1）特发性癫痫：可疑遗传倾向无其他明显病因，常在某特殊年龄段起病，有特征性临床及脑电图表现，诊断较明确。

（2）症状性癫痫：中枢神经系统病变影响结构或功能等，如染色体异常、局灶性或弥漫性脑部疾病，以及某些系统性疾病所致。

（3）隐源性癫痫：较多见，临床表现提示症状性癫痫，但未找到明确病因，可在特殊年龄段起病，无特定临床和脑电图表现。

知识点6：癫痫持续状态的诊断要点　　副高：熟悉　正高：熟练掌握

（1）有癫痫发作病史。

（2）一次发作达30分钟以上，或频繁发作在30分钟以上，发作间歇期意识障碍不恢复者，均为癫痫持续状态。可分为惊厥性和非惊厥性两类。

（3）脑电图显示癫痫波形。

（4）存在脑部原发病变，如脑炎、脑寄生虫病、脑血管病、颅内占位病变、脑外伤、某些重症感染、药物中毒或代谢性疾病等。

知识点7：惊厥性癫痫持续状态　　副高：熟悉　正高：熟练掌握

惊厥性癫痫持续状态以肌肉抽搐为主，伴有意识丧失。

（1）大发作持续状态：又称全身强直－阵挛性发作的癫痫持续状态，发作时间长、间隔短、有大小便失禁或唇舌咬伤，伴有严重的自主神经紊乱症状，并常有瞳孔散大、对光反射消失、角膜反射消失、病理反射出现。

（2）半身发作持续状态：小儿多见，开始双眼出现同向偏视，继之一侧眼睑和面肌抽搐，同侧上肢阵挛性抽动，发作时间长，意识障碍程度不等。

（3）局限性运动性发作持续状态：发作时常见于面部如眼睑、口角抽动，也可有拇指、前臂或其他肌群的持续性阵挛。

（4）小运动性癫痫持续状态：为频发的肌阵挛和无动性发作。

（5）新生儿癫痫持续状态：临床症状极不典型，多呈轻微抽动，呼吸暂停，肢体强直。

知识点8：非惊厥性癫痫持续状态　　副高：熟悉　正高：熟练掌握

非惊厥性癫痫持续状态无明确肌抽搐，以精神、意识或行为异常为主。分为小发作持续状态（失神持续状态）和颞叶癫痫持续状态。

知识点9：癫痫持续状态的鉴别诊断　　副高：熟悉　正高：熟练掌握

（1）晕厥：有短暂意识丧失，可伴上肢的短促阵挛，但脑电图正常有助于鉴别。

（2）假性癫痫或癔症发作：常有情绪因素，有夸张色彩，哭叫，无咬舌，经暗示治疗可好转。病后能回忆发作经过。脑电图无异常。

知识点10：癫痫发作时的一般处理　　副高：熟悉　正高：熟练掌握

（1）立即将患者放置平卧位，防止跌伤，头偏向一侧，解开衣领、腰带，以利口、鼻腔分泌物流出，保证呼吸道通畅。

（2）用开口器或用干净纱布缠于压舌板上，置于患者上下牙间防止舌咬伤，有活动性义齿者应取出。患者发作时勿过度用力按压肢体，以防造成骨折或脱臼。

（3）吸氧，对呼吸未恢复者应给予人工辅助呼吸。

知识点11：抗惊厥药物的应用 副高：熟悉 正高：熟练掌握

应用抗惊厥药物，可以迅速控制发作，原则上应按照患者发作类型、年龄、全身状况选择在短时间内能控制发作的药物。

（1）地西泮：为首选的一线药物。见效快，半衰期短（0.5～4小时）。静脉注射每次10～20mg。30～60分钟可重复给药一次，一般可重复2～3次。地西泮有呼吸抑制、心动过缓和低血压等不良反应，故应观察呼吸和循环功能。其他镇静剂亦可选用，如硝西泮和氯硝西泮等。

（2）苯妥英钠：为二线维持治疗药物。常用量每次150～250mg，生理盐水溶解，缓慢静脉注射。低血压和心律失常是常见不良反应，用药期间应密切观察，可行心电图和血压监测。

（3）苯巴比妥钠：为二线维持治疗药物。在静脉注射地西泮的同时或地西泮控制抽搐不理想时，可给予苯巴比妥钠0.1～0.2g肌内注射，呼吸抑制和低血压是常见不良反应，故用药前需做好机械通气准备。

（4）其他：如水合氯醛灌肠或鼻饲，应用吸入性麻醉剂等。

知识点12：癫痫持续状态并发症的防治 副高：熟悉 正高：熟练掌握

癫痫持续状态1小时以上者，即有发生脑缺氧、脑水肿的可能性，应酌情给予地塞米松、20%甘露醇和/或利尿剂治疗；为了预防继发感染，应给予抗生素治疗；有高热者，应给予降温处理；对症处理呼吸衰竭；维持水与电解质平衡；预防发作中的外伤等。

知识点13：癫痫持续状态的转诊事项 副高：熟悉 正高：熟练掌握

（1）癫痫持续状态虽然已被控制、但病因不明者，应转至专科或综合医院行CT、MRI、脑电图等检查，进一步明确病因，以便针对原发病治疗。

（2）如果抽搐控制效果不佳，应在有防护的情况下送至有监测条件的医院，必要时采用吸入性全身麻醉药物控制发作。

（3）顽固性癫痫且CT和MRI显示有不明性质独立病灶时，应到专科医院行手术探查或对癫痫放电灶行手术切除。

（4）转诊前与相应的医院联系，转诊途中注意防护，做好必要的抢救准备，同时减少和避免诱发因素。按时应用抗癫痫药物，防止途中癫痫大发作。注意心理治疗，尽量使患者对疾病有所了解，增强信心。

第十节　大　咯　血

知识点1：咯血的概念　　副高：熟悉　正高：熟练掌握

咯血是指喉以下呼吸道任何部位出血，经口咯出。小咯血指每次咯血量少于100ml；中等量咯血指每次咯血量100～200ml；大咯血指每次咯血量大于200ml或24小时内咯血量超过400ml。大咯血可导致周围循环衰竭、继发性贫血和休克；大量血液或血块堵塞呼吸道，可引起窒息，甚至死亡。

知识点2：咯血的病因　　副高：熟悉　正高：熟练掌握

咯血不是独立疾病，引发咯血的原发病种类繁多，可归纳如下。

（1）感染性疾病：肺结核、支气管扩张、肺炎等。

（2）心血管疾病：高血压、风湿性心脏病二尖瓣狭窄、肺栓塞等。

（3）肿瘤性疾病：支气管肺癌、肺转移癌等。

（4）外伤性疾病：肺挫伤、胸部钝器伤等。

（5）全身性疾病：血液病、免疫系统疾病、尿毒症等。

知识点3：大咯血的临床特点　　副高：熟悉　正高：熟练掌握

大咯血有如下几方面的临床特点。

（1）咯血：阵咳后血液从口腔咳出或涌出，一般为红色，可有血块。需与鼻咽部出血、口腔出血及呕血相鉴别。

（2）窒息表现：咯血突然停止，张口瞪目，极度呼吸困难、烦躁、大汗、发绀、濒死感，随即神志不清，呼吸停止。

（3）失血性贫血表现：持续或频繁的大量咯血后，患者出现睑结膜、口唇黏膜、甲床苍白。

（4）周围循环衰竭表现：早期出现头晕、心悸、出汗、口渴、脉快、血压偏低、脉压减小；后期出现血压下降、尿少、皮肤湿冷、意识改变、烦躁不安等。

（5）原发病表现：因原发病不同，可出现相应的临床表现。

病情许可情况下，应及时做X线检查，以便了解病变性质和出血部位，待咯血控制、病情稳定，经常规检查未能明确病因者，可考虑做CT、肺支气管动脉造影和纤维支气管镜检查。

知识点4：大咯血的并发症　　副高：熟悉　正高：熟练掌握

（1）窒息：大咯血患者的主要危险在于窒息，这是导致患者死亡的最主要原因。因此，在大咯血的救治过程中，应时刻警惕窒息的发生。一旦发现患者有明显胸闷、烦躁、喉部作响、呼吸浅快、大汗淋漓、一侧（或双侧）呼吸音消失，甚至神志不清等窒息的临床表现时，应立即采取措施，全力以赴地进行抢救。

（2）失血性休克：若患者因大量咯血而出现脉搏细速、四肢湿冷、血压下降、脉压减少，甚至意识障碍等失血性休克的临床表现时，应按照失血性休克的救治原则进行抢救。

（3）吸入性肺炎：咯血后，患者常因血液被吸收而出现发热，体温38℃左右或持续不退，咳嗽剧烈，白细胞总数升高、核左移，胸片示病变较前增多，常提示合并有吸入性肺炎或结核病灶播散，应给予充分的抗生素或抗结核药物治疗。

（4）肺不张：由于大量咯血，血块堵塞支气管；或因患者极度虚弱，镇静剂、镇咳剂的用量过度，妨碍了支气管内分泌物和血液排出，易造成肺不张。肺不张的处理，首先是引流排血或排痰，并鼓励和帮助患者咳嗽。若肺不张时间不长，可试用氨茶碱、α-糜蛋白酶等，雾化吸入，湿化气道，以利于堵塞物的排出。当然消除肺不张的最有效办法，是在纤维支气管镜下进行局部支气管冲洗，清除气道内的堵塞物。

知识点5：大咯血的处理原则　　副高：熟悉　正高：熟练掌握

处理原则：及时止血，维持呼吸道通畅，预防窒息，积极病因治疗。

知识点6：大咯血窒息的急救处理　　副高：熟悉　正高：熟练掌握

迅速平卧，头偏向一侧，撬开口腔，清除血块，或用鼻导管吸出；也可立即取头低足高位，轻拍背部利于血液或血块咳出。必要时做紧急气管插管或切开进行冲洗吸引，以解除呼吸道阻塞，纠正缺氧状态。自主呼吸消失者，行人工呼吸术或使用人工呼吸器辅助呼吸。

知识点7：大咯血的一般紧急处理　　副高：熟悉　正高：熟练掌握

（1）体位：采取患侧卧位，避免血液流向健侧引起窒息。

（2）吸氧：呼吸困难或发绀者给予鼻导管吸氧。

（3）镇静：安慰患者，稳定情绪，对过度紧张或烦躁不安者可给予地西泮口服或肌内注射。

（4）镇咳：对刺激性干咳者可酌情给予止咳药，如喷托维林或口服可待因，但禁用吗啡等抑制呼吸药物。

知识点8：大咯血的止血措施　　副高：熟悉　正高：熟练掌握

（1）药物止血：用于支气管或肺部疾病引起的大咯血。可采用：①垂体后叶素：收缩小动脉，减少肺部血流量。高血压、冠心病、肺源性心脏病、心力衰竭患者，以及孕妇忌用。②普鲁卡因：扩张血管，降低肺循环压力。用药前须做皮试。③纤维蛋白溶解抑制剂，如

6-氨基己酸等。④抑制毛细血管通透性的药物，如卡巴克洛。

（2）纤维支气管镜下局部止血：寻找到出血部位，在支气管腔内注入凝血酶溶液或去甲肾上腺素溶液止血。

（3）支气管动脉栓塞：用于缺乏手术指征，而药物治疗无效者。

（4）紧急外科手术：适用于内科治疗无效或合并窒息、休克者。

（5）治疗原发疾病：肺结核咯血应抗结核治疗；支气管扩张或肺脓肿、肺炎咯血应抗炎治疗。

知识点9：大咯血的转诊事项 副高：熟悉 正高：熟练掌握

对大咯血不止，伴发窒息或休克者以及原发病诊断有困难者，应及时转送上级医院。运送途中应注意如下事项。

（1）保持呼吸道通畅，尽量保持坐位或半卧位，伴意识障碍需平卧位者，应将其头部偏向一侧。

（2）咳嗽剧烈无痰者可予镇咳剂，咳痰困难者可拍背协助排痰，有条件时给予吸氧。

（3）无禁忌的精神紧张者可给予镇静剂。

（4）应用常规止血措施积极止血。

（5）伴发休克者应采取相应的抗休克措施。

第十一节 昏 迷

知识点1：昏迷的概念 副高：熟悉 正高：熟练掌握

意识障碍可分为觉醒度下降和意识内容变化两方面。前者表现为嗜睡、昏睡和昏迷；后者表现为意识模糊和谵妄。昏迷是严重的意识障碍，表现为意识持续的中断或完全丧失。

知识点2：昏迷的病因 副高：熟悉 正高：熟练掌握

昏迷的病因按病变部位不同可分为两类。

（1）颅内病变：①脑血管病；②颅脑损伤；③颅内占位性病变；④癫痫。

（2）全身性疾病：①重症急性感染，如肺炎、中毒性菌痢、败血症、脑炎等。②内分泌与代谢障碍，如糖尿病昏迷、低血糖昏迷、肝性脑病、甲状腺危象、尿毒症脑病等。③电解质和酸碱失衡，如低钠、酸中毒、肺性脑病等。④心血管疾病，如急性心肌梗死、严重心律失常、高血压危象、肺性脑病等。⑤中毒。⑥物理性损害。

知识点3：昏迷的诊断要点 副高：熟悉 正高：熟练掌握

对昏迷患者应通过知情者获得详细病史，了解发病经过，并行系统查体和有关的实验室检查，全面综合分析，才能做出正确诊断。

知识点4：昏迷的病史诊断 副高：熟悉 正高：熟练掌握

（1）发病缓急：急骤发病多见于中毒、外伤、低血糖、急性脑血管病、阿–斯综合征等；渐进发病多见于代谢性脑病、中毒、中枢神经系统感染等；慢性发病要考虑颅内占位性病变；清醒后再昏迷者多见于硬膜外血肿。

（2）伴随症状：伴脑膜刺激征者常见于脑膜炎、蛛网膜下腔出血、脑出血等；伴抽搐者可见于高血压脑病、脑出血、癫痫、脑缺氧等；伴偏瘫者见于脑卒中、脑外伤等；伴颅内压增高者见于脑出血、肿瘤、血肿和脑水肿等。

（3）既往史：注意有无心、肝、肾、肺等病史；有无糖尿病、高血压和低血糖病史等。

知识点5：昏迷的体征诊断 副高：熟悉 正高：熟练掌握

（1）一般检查：注意皮肤有无出血、发绀、皮疹，黏膜有无苍白、黄染；呼吸有无蒜臭、烂苹果、酒精气味；注意头部、五官、心、肺、腹部体征。

（2）生命体征：动态观察呼吸频率、节律、血压、心率、心律变化。

（3）神经系统：①昏迷程度分级。嗜睡：持续睡眠状态，能唤醒，对刺激有反应，能用语言或运动作出反应；昏睡：需较强刺激方能唤醒，且语言、运动反应较少，刺激停止又迅速进入睡眠；浅昏迷：对声音、强光等刺激均无反应，对疼痛等强烈刺激有运动反应，生命体征平稳，各种生理反射（吞咽、咳嗽、角膜和瞳孔对光反射）存在；深昏迷：对外界刺激均无反应，肌肉松弛，生理反射消失，病理反射出现，生命体征常有改变。②按常规逐项检查。注意眼底、瞳孔、眼球运动，角膜反射等；注意观察面纹是否对称，体位、肢体运动功能，对疼痛的反应，有无病理反射和脑膜刺激征等。

知识点6：对昏迷有诊断意义的体征 副高：熟悉 正高：熟练掌握

（1）呼吸：呼吸深快常见于代谢性酸中毒；浅慢的呼吸常见于颅内压增高或碱中毒；呼吸过慢或叹息样呼吸提示镇静、麻醉药过量。昏迷患者出现潮式呼吸提示间脑受损。当延髓病变时可出现深浅及节律完全不规则的呼吸（共济失调性呼吸），提示病情危重。

（2）循环：颅内压增高多有血压升高和心率减慢；偏瘫者既往有房颤病史，要考虑脑栓塞的可能。

（3）皮肤：皮肤淤点或淤斑可见于流行性脑脊髓膜炎、败血症、血液病等；皮肤黏膜呈樱桃色多见于一氧化碳中毒；皮肤潮红见于感染性疾病及酒精中毒；皮肤苍白见于休克；皮肤黄染见于肝胆疾病。

（4）气味：呼气有烂苹果味见于糖尿病酮症酸中毒；有氨味可能为肝性脑病；有尿臭味要考虑尿毒症的可能；有大蒜味提示为有机磷农药中毒。

（5）瞳孔：下丘脑病变时瞳孔缩小；中脑病变时瞳孔散大；脑桥病变和吸毒过量、地西泮中毒等时瞳孔缩小，有机磷中毒时瞳孔亦缩小。

（6）瘫痪：如有中枢性面瘫与同侧肢体偏瘫，提示为对侧中枢神经系统病变所致昏迷；大脑半球受累多见有偏瘫；颈髓损害出现四肢瘫；脑干病变时出现一侧脑神经麻痹和对侧肢体瘫痪，称为交叉瘫。

（7）去大脑强直：四肢强直伸展，颈后仰，甚至角弓反张，常常为大脑皮质和中脑同时受累所致。

（8）病理反射：双侧病理征阳性，常见于多种原因所致的昏迷，大脑弥漫性损害常出现强握反射，下颌反射亢进和吸吮反射阳性。

知识点7：昏迷的一般处理　　副高：熟悉　正高：熟练掌握

（1）体位：取仰卧位，头偏向一侧。

（2）保持呼吸道通畅，吸氧。

（3）严密监测生命体征。

知识点8：昏迷的对症处理　　副高：熟悉　正高：熟练掌握

（1）减轻脑水肿：用20%甘露醇、甘油果糖注射液、地塞米松、呋塞米等。

（2）消除抽搐：可用地西泮、苯巴比妥钠等药物。抽搐者防止坠床。

（3）病因治疗。

（4）降低脑代谢，促进脑功能恢复：给予改善脑细胞代谢的药物，使用中枢苏醒剂（如胞二磷胆碱、脑活素、冬眠合剂等），头置冰袋等。

知识点9：昏迷的急救处理原则　　副高：熟悉　正高：熟练掌握

接诊昏迷患者应首先评估和判断病情严重程度，分清轻重缓急，随时要注重患者的生命体征，所有诊疗措施都是以患者生命体征平稳为前提的。紧急处理措施包括：①吸氧，保持呼吸道通畅，吸痰，防止患者因呕吐等导致窒息；②迅速建立静脉通路，维持循环稳定；③心电监护，密切监测生命体征；④纠正水电解质和酸碱平衡等。同时尽快明确病因，针对病因进行抢救和治疗。

知识点10：昏迷的转诊事项　　副高：熟悉　正高：熟练掌握

患者病情稳定，生命体征平稳，但需要进一步治疗；或病情复杂、无相应诊治条件者均应转至上级医院治疗。转诊途中应注意以下事项。

（1）保持呼吸道通畅，维持呼吸循环功能，吸氧。

（2）密切监测生命体征，备好急救设备和药品，病情变化随时抢救。

（3）防止各种管道脱落，如输液管、氧气管、导尿管、气管插管、引流管等。

（4）避免长途搬运和颠簸。

（5）与上级医院取得联系，迅速转运。

第十二节 急性中毒总论

知识点1：中毒的概念 副高：熟悉 正高：熟练掌握

中毒是指某种物质进入人体后，通过生物化学或生物物理作用，使组织器官产生功能紊乱和结构损害，引起机体病变。

知识点2：毒物的概念 副高：熟悉 正高：熟练掌握

毒物是指能引起中毒的物质。

知识点3：急性中毒的概念 副高：熟悉 正高：熟练掌握

急性中毒是指一定量的毒物在短时间内突然进入机体，产生一系列的病理生理变化，甚至危及生命。

知识点4：毒物的分类 副高：熟悉 正高：熟练掌握

从临床角度，毒物可分为化学性毒物、植物性毒物和动物性毒物。其中化学性毒物又包括工业性、农业性和日常生活性毒物。

知识点5：毒物的吸收和排出 副高：熟悉 正高：熟练掌握

毒物的吸收方式包括呼吸道、消化道、皮肤和黏膜吸收，以及注射等。毒物吸收后，主要在肝内进行氧化、还原、水解或合成代谢。大多数毒物代谢后毒性降低，但也有少数毒性反而增加。大多数毒物由肾脏和肠道排出，气体和易挥发的部分可以原形从呼吸道排出，少数经皮肤排出还可引起皮炎。

知识点6：急性中毒的诊断要点 副高：熟悉 正高：熟练掌握

（1）中毒病史：生产性中毒者应询问职业史、工种、生产过程、接触毒物的种类和数量、中毒途径、同伴发病情况；非生产性中毒者，要了解生活、精神状态、中毒者本人和家人平时服药情况。注意调查中毒环境，收集患者身边可能盛放毒物的容器、纸袋和剩余毒物。群体中毒时现场核实毒物种类、中毒途径等。

（2）临床表现：包括：①呼吸、呕吐物和体表气味；②皮肤黏膜；③眼；④口腔；⑤神经系统；⑥消化系统；⑦循环系统；⑧呼吸系统；⑨尿色改变等方面的表现。

（3）毒物检测：毒物检测是唯一客观确诊的方法。可以从容器、剩余毒物、可疑食物、水和染毒空气、中毒者的呕吐物、胃内容物、第一次洗胃液、血、尿、粪便中检测毒物及其代谢分解产物。

知识点7：呼吸、呕吐物和体表气味的中毒表现　副高：熟悉　正高：熟练掌握

（1）蒜臭味：有机磷农药、磷、砷化合物。

（2）酒味：酒精及其他醇类化合物。

（3）酚味：来苏。

（4）氨味：氨水、硝酸铵。

（5）其他特殊气味：煤油、汽油等。

知识点8：皮肤黏膜的中毒表现　副高：熟悉　正高：熟练掌握

（1）樱桃红色：一氧化碳、氰化物。

（2）潮红：酒精、阿托品、抗组胺类药物。

（3）发绀：亚硝酸盐。

（4）多汗：有机磷、吗啡。

（5）红斑、水疱：芥子气、氮气。

（6）灼伤：硝酸、盐酸、硫酸。

知识点9：眼的中毒表现　副高：熟悉　正高：熟练掌握

（1）瞳孔缩小：有机磷、巴比妥类、阿片类药物。

（2）瞳孔散大：抗胆碱类、抗组胺类药物。

（3）眼球震颤：苯妥英钠、巴比妥类药物。

知识点10：口腔的中毒表现　副高：熟悉　正高：熟练掌握

（1）流涎：有机磷、砷、汞化合物。

（2）口干：抗胆碱药、抗组胺药。

知识点11：神经系统的中毒表现　副高：熟悉　正高：熟练掌握

（1）嗜睡、昏迷：镇静催眠药、醇类、阿片类、有机磷。

（2）肌肉颤动：有机磷。

（3）抽搐惊厥：有机磷、呼吸兴奋剂、毒鼠强。

（4）瘫痪：肉毒、可溶性钡盐。

知识点12：消化系统的中毒表现 副高：熟悉 正高：熟练掌握

（1）呕吐：有机磷、腐蚀性毒物。
（2）腹绞痛：有机磷、腐蚀性毒物。
（3）腹泻：有机磷、砷、巴豆、蓖麻子。

知识点13：循环系统的中毒表现 副高：熟悉 正高：熟练掌握

（1）心动过速：抗胆碱药、拟肾上腺素药。
（2）心动过缓：有机磷、可溶性钡盐、β受体阻断药。
（3）血压升高：拟肾上腺素药、有机磷。
（4）血压下降：亚硝酸盐类、氯丙嗪、降压药。

知识点14：呼吸系统的中毒表现 副高：熟悉 正高：熟练掌握

（1）呼吸加快：呼吸兴奋剂、抗胆碱药。
（2）呼吸减慢：阿片类、镇静催眠药、有机磷。
（3）哮喘：刺激性气体。
（4）肺水肿：有机磷、窒息性气体。

知识点15：尿色改变的中毒表现 副高：熟悉 正高：熟练掌握

（1）血尿：磺胺、酚。
（2）葡萄酒色：苯胺、硝基苯致溶血。
（3）蓝色：亚甲蓝（美蓝）。
（4）棕黑色：酚、亚硝酸盐。
（5）棕红色：安替比林。
（6）绿色：麝香草酚。

知识点16：急性中毒的处理要点 副高：熟悉 正高：熟练掌握

（1）现场急救，迅速切断毒源。
（2）清除胃肠道尚未吸收的毒物。
（3）排出已吸收入血的毒物。
（4）特异性抗毒治疗。

知识点17：现场急救，迅速切断毒源的方法　　副高：熟悉　正高：熟练掌握

（1）呼吸道染毒患者应迅速搬至上风或侧风方向，清除呼吸道分泌物以保持通畅。

（2）皮肤染毒者脱去衣服，用大量清水或肥皂水反复冲洗15分钟以上。

（3）眼染毒者用大量清水反复冲洗15分钟以上。

知识点18：清除胃肠道尚未吸收的毒物的方法　　副高：熟悉　正高：熟练掌握

（1）润滑剂：用于腐蚀性毒物中毒者，可饮生牛奶或鸡蛋清。

（2）催吐：用于神志清醒、中毒时间小于4小时的中毒患者。机械催吐方法是用压舌板或手指探触咽腭弓和咽后壁使其呕吐；或口服吐根糖浆、硫酸铜等药物催吐。腐蚀性毒物中毒、惊厥、昏迷、肺水肿、食管静脉曲张等情况下禁用催吐。

（3）洗胃：通常在毒物摄入6小时以内洗胃效果较好。饱腹、中毒量大或减慢胃排空毒物中毒超过6小时仍要洗胃。一般成人用10L以上温水（清水），还可采用1∶5000高锰酸钾、2%碳酸氢钠。但敌百虫中毒忌用碱性溶液洗胃，有机磷农药1605（对硫磷）中毒忌用高锰酸钾洗胃。如毒物品种不清者，急诊用清水即可。吞服腐蚀性毒物、石油化工产品和产生泡沫的毒物禁止洗胃。神志不清或昏迷的中毒患者，如必须洗胃可先做气管插管再行洗胃。

（4）活性炭吸附：催吐或洗胃后经口服入或经胃管注入。活性炭能在其表面吸附水溶性或脂溶性的毒物，减少存留在消化道腔内的尚未被吸收的毒物，可阻断某些毒物的肝肠循环。

（5）导泻：可用硫酸钠或硫酸镁等。

知识点19：排出已吸收入血的毒物的方法　　副高：熟悉　正高：熟练掌握

（1）强化利尿：用于排出分布于细胞外液、与蛋白结合少的毒物。

（2）血液净化：因需要设备条件、准备时间、价格昂贵而不作为常规应用，只用于病情危重，出现严重并发症时。①血液透析：适用于水溶性毒物，分子量在1500以下，与血浆蛋白结合力很低，体内分布均匀，且血浆浓度高的毒物。②血液灌流：适用于不可透析性药物中毒。对分子量大、非水溶性、与蛋白结合的毒物用本法比血液透析效果好。③血浆置换：用血液分离机在短时间内连续从患者体内除去不洁净的血浆，输入等量的置换液。

第十三节　电　击　伤

知识点1：电击伤的概念　　副高：熟悉　正高：熟练掌握

电击伤又称触电，是指电流通过人体后引起对人体的损伤，轻者引起组织损伤和功能障碍，重者可发生心脏骤停和呼吸停止。

知识点2：电击伤的损伤程度 副高：熟悉 正高：熟练掌握

电击包括低压电击（≤380V）、高压电击（>1000V）和超高压电击（或雷击，10000万V，30万A）三种类型。电击伤的损伤程度取决于电流强度和性质（交流电或直流电、频率）、电压、电阻、接触时间长短以及电流在体内的径路等。通常交流电比直流电危险，低频率比高频率危险，电流强度越大，接触时间越长，就越危险。

知识点3：电流对人体的作用 副高：熟悉 正高：熟练掌握

电流接触人体后迅速向体内邻近组织扩散，选择电阻小的组织前进。它对人体主要有两方面的作用：一是化学作用，通过离子运动引起肌肉收缩、神经传导异常等；二是热效应，使电能转变为热能而引起组织烧伤。

知识点4：电击伤的发病机制 副高：熟悉 正高：熟练掌握

电击的确切发病机制尚不完全清楚。一般认为，直接组织损伤、热损伤和机械损伤与发病有关。电击产生的热能和电化学作用损伤组织（如皮肤烧伤、肌肉坏死、肌腱撕裂及骨折等），并导致器官功能障碍（如惊厥、心室颤动、呼吸停止）。电流通过人体有“入口”和“出口”，入口较出口处重。入口处常炭化，形成裂口或洞穴，烧伤常深达肌肉、肌腱、骨周。损伤范围常外小内大。

知识点5：电击伤的诊断要点 副高：熟悉 正高：熟练掌握

（1）触电史：如带电作业、意外触电或雷电电击等。

（2）局部表现：主要是通电进出口和电流通过路线上的组织烧伤。触电部位烧伤明显可见，但有时表面烧伤轻微，而深部可达肌肉、神经、血管，甚至骨骼。随着病情发展，可在一周或数周后，出现坏死、感染、出血等；血管内膜受损，可有血栓形成，继发组织坏死、出血，后果严重。肢体剧烈抽搐可引起骨折。

（3）全身表现：主要是中枢神经系统受抑制，特别是自主神经系统。轻者出现头晕、心悸、皮肤面色苍白、口唇发绀，惊恐和四肢无力；部分患者有抽搐、肌肉疼痛。较重者出现持续抽搐、休克或昏迷。低电压电流可引起室颤，继而发生呼吸停止，检查时患者既无心跳，也无呼吸，进入“假死”状态。高电压电流引起呼吸中枢麻痹，患者昏迷、呼吸停止，但心跳存在，血压下降，皮肤发绀，若不及时抢救，10分钟内即可死亡。若是高电压、强电流电击，呼吸中枢、循环中枢同时受累，大多立刻死亡。

知识点6：电击伤的并发症 副高：熟悉 正高：熟练掌握

电击伤可引起永久性失明或耳聋，短期精神异常、肢体瘫痪、局部组织坏死继发感染、高钾血症、酸中毒、急性肾衰竭、心律失常、周围神经病等。

知识点7：电击伤的处理要点　　副高：熟悉　正高：熟练掌握

（1）立即切断电流：使用绝缘物品（如木棍、橡皮手套等）帮助患者脱离电接触，但在潮湿或高电压的情况下也不是绝对安全的。

（2）迅速把患者转移到安全地带，监护心脏和呼吸功能。有气道阻塞者应立即清理呼吸道，必要时建立人工气道。心搏呼吸停止者立即行心肺复苏术。

（3）对于较轻的电击伤者，采取一般对症处理即可；对于严重者，特别是有并发症的患者，应针对不同的并发症进行相应处理。

（4）对有明显电烧伤或合并其他部位损伤的患者，应及时给予相应处理，如保护烧伤创面，适当处理合并的颅脑损伤或四肢骨折等。

（5）全身用药：早期全身应用较大剂量的抗生素，注射破伤风抗毒素。

知识点8：电击伤的转诊事项　　副高：熟悉　正高：熟练掌握

全科医生对经现场初步急救，但有并发症的电击伤患者，应及时送往上级医院进一步治疗，在转送过程中应注意以下事项。

（1）保持呼吸道通畅，必要时给予吸氧。对可能发生呼吸道梗阻者，应预防性建立人工气道，包括气管插管或气管切开。

（2）对有较大烧伤创面的患者，应注意创面保护，防止污染和进一步损伤。

（3）对合并四肢骨折的患者，在搬运过程中应注意适当固定，保护患肢。

（4）电流对心脏的直接作用和组织损伤后产生的缺氧、酸中毒、高钾血症等均可引起心律失常，在转诊过程中应密切观察心律变化，有条件者最好给予心电监护以便及时发现恶性心律失常，并给予相应处理。

（5）有休克者，在转送途中应给予常规抗休克治疗，并注意检查是否合并有内脏损伤。

第十四节　中　暑

知识点1：中暑的概念　　副高：熟悉　正高：熟练掌握

中暑是指长时间暴露在高温环境中，或在炎热环境中进行体力活动引起的热平衡和/或水、电解质紊乱所致的急性疾病。

知识点2：中暑的发病原因　　副高：熟悉　正高：熟练掌握

中暑常由夏季持续性高热气候环境所致，多发生于年老体弱者和在受热浪袭击下的慢性疾病患者，也可因在高温作业环境下进行较大强度体力劳动而引起。

知识点3：中暑的诱发因素 副高：熟悉 正高：熟练掌握

患有各种慢性病、年老体弱、肥胖、营养不良、过度疲劳、大量饮酒、睡眠不足、先天性汗腺缺乏或皮肤广泛受损以及使用影响汗腺分泌的药物（如氯丙嗪、阿托品等），可导致人体热负荷增加或散热功能障碍，这些都是中暑的诱发因素。

知识点4：中暑的分类 副高：熟悉 正高：熟练掌握

中暑分为先兆中暑、轻症中暑、重症中暑。重症中暑可分为3种基本类型：①热射病；②热痉挛；③热衰竭。可以单一类型发生，也可多种类型并存。

知识点5：热射病的发病机制 副高：熟悉 正高：熟练掌握

由于体内产热和受热量超过散热量，引起机体蓄热增加，体温不断升高，致使下丘脑体温调节功能障碍，且体热可直接损害细胞及其内部结构。血管内皮细胞受损可引起全身广泛出血、凝血过程异常、脑组织弥漫性点状出血以及脑水肿等。失水失盐，循环血容量减少，加上皮肤血流量剧增及微循环中动静脉短路的大量开放，造成机体重要脏器缺血缺氧，心肌缺血性损伤，可致心力衰竭、休克；肾缺血可致蛋白尿，甚至急性肾衰竭。夏季露天作业，太阳辐射直接作用于头部，引起颅内组织受热及脑膜温度升高，临床表现为严重的中枢神经系统功能障碍。

知识点6：热射病的临床特征 副高：熟悉 正高：熟练掌握

热射病又称中暑高热，是最常见、最严重的类型。特征为高热、无汗和昏迷。热射病起病急，常在高温环境下连续工作数小时后发病，老年人、体弱者和慢性病患者常在夏季持续高温数日后发病，可有数小时至1日左右的前驱期，表现为乏力、嗜睡、头痛、头晕、恶心、多汗。体温常突然升高，可达40℃以上，但发热前无畏寒，亦不出汗。有的在发热前先有出汗，继之出汗停止。出现高热、皮肤干燥、灼热潮红。中枢神经系统症状明显、嗜睡、意识障碍、木僵、谵妄及昏迷，约60%患者伴有不同程度抽搐。瞳孔缩小，后期散大，对光反射迟钝或消失。呼吸浅而快，后期呈潮式呼吸。循环衰竭时出现发绀、脉搏加快、脉压增大，后期出现血压下降、心律失常，严重时可出现休克、心力衰竭、脑水肿、肺水肿、肝肾衰竭或弥散性血管内凝血。实验室检查可见肝肾功能异常，ALT、AST及LDH升高，出现蛋白尿、氮质血症等。

知识点7：热痉挛的发病机制 副高：熟悉 正高：熟练掌握

高温引起大量出汗，水、电解质大量丢失，导致水和电解质平衡失调，神经肌肉细胞兴奋性发生改变，从而发生肌痉挛。

知识点8：热痉挛的临床特征　　副高：熟悉　正高：熟练掌握

热痉挛主要表现为明显的肌痉挛，伴有收缩痛。常于高温下进行强体力劳动、大量出汗后突然发生。肌痉挛多见于四肢肌肉及腹肌等经常活动的肌肉，特别是腓肠肌。痉挛常呈对称性和阵发性。患者神志清楚，体温不高。实验室检查血清钠离子、氯离子浓度降低，血清肌酸磷酸激酶增高。

知识点9：热衰竭的发病机制　　副高：熟悉　正高：熟练掌握

热衰竭的发病机制目前尚不完全清楚，通常认为是高温（通常伴有高湿）所致大量出汗，同时外周血管扩张、皮肤血流量剧增，但不伴有内脏血管收缩，以致循环血量骤减、循环衰竭、休克、颅内供血不足而引起晕厥。

知识点10：热衰竭的临床特征　　副高：熟悉　正高：熟练掌握

热衰竭起病迅速，多发生于饮水不足的老年人、体弱者和婴儿。一般先表现为头晕、头痛、心悸、多汗、面色苍白、恶心、呕吐、口渴、皮肤湿冷、血压一过性下降、突然晕厥、体温不高或稍高。实验室检查常可发现血液浓缩、高钠血症以及轻度氮质血症。

知识点11：中暑的诊断要点　　副高：熟悉　正高：熟练掌握

（1）高温环境受热史。

（2）分级诊断：为了及时正确地进行治疗和处理，通常将中暑分为三级。①先兆中暑：患者于高温环境中，出现头晕、头痛、口渴、多汗、乏力、心悸、注意力不集中、动作不协调等症状，体温正常或稍高。②轻症中暑：除具有中暑先兆的症状外，体温升高达38.5℃或更高，出现面色潮红、皮肤灼热，或有呼吸循环衰竭早期症状，如面色苍白、恶心、呕吐、大量出汗、皮肤湿冷、血压降低、脉搏增快等。③重症中暑：出现热射病、热痉挛和热衰竭任一型者。

知识点12：中暑的鉴别诊断　　副高：熟悉　正高：熟练掌握

热射病应与乙型脑炎、中毒性菌痢、疟疾等发热性疾病相鉴别，病史以及腰穿脑脊液、粪便实验室检查有助于鉴别诊断。热痉挛伴有腹痛时，应与急腹症相鉴别。热衰竭应与易引起虚脱和低血压的疾病鉴别。

知识点13：中暑的处理要点 副高：熟悉 正高：熟练掌握

（1）先兆中暑：使患者脱离高温现场，至通风阴凉处休息。

（2）轻症中暑：使患者迅速脱离高温现场，至通风阴凉处安静休息。口服含盐清凉饮料及对症处理，并可选服人丹、十滴水、藿香正气丸等。有循环衰竭早期症状者，给予葡萄糖注射液或生理盐水静脉滴注。

（3）重症中暑：使患者迅速脱离高温现场，并根据发病机制和临床类型予以急救。

知识点14：热射病的急救 副高：熟悉 正高：熟练掌握

迅速降低过高体温是热射病急救的关键。

（1）物理降温：最简便的方法是将患者置于通风阴凉处（空调休息室更好），电风扇吹风，冷敷全身或冰浴，同时不断用毛巾搓擦，以保持皮肤血管扩张；头部、腋下和腹股沟处放置冰袋，并用电风扇吹风。也可使用降温毯或自动降温仪进行物理降温。

（2）药物降温：首选药物是氯丙嗪。氯丙嗪可影响体温调节中枢，降低代谢，减少机体产热；阻断交感神经，扩张血管，增加散热；松弛肌肉，防止机体产热增加；降低氧消耗，增加机体对应激的耐受能力。降温过程中，必须始终观察肛温变化，待肛温降至38℃时，应停止药物降温，暂停物理降温，待体温回升后继续以物理降温为主的治疗。

（3）对症及支持治疗：保持呼吸道通畅并吸氧；纠正失水、低血容量及电解质紊乱；低血压者，可用升压药；补液速度不宜过快，以免加重心脏负担；心力衰竭时，可选用毛花苷丙（西地兰）或多巴酚丁胺；疑有脑水肿和急性肾功能不全者，可选用甘露醇和利尿剂；无尿、高钾血症及尿毒症发生时，可行血液透析治疗。昏迷患者，可给予纳洛酮0.4～0.8mg肌内注射或稀释后静脉注射，必要时每隔1小时重复给药，可显著降低重症中暑患者的病死率和缩短昏迷时间。

知识点15：热痉挛的急救 副高：熟悉 正高：熟练掌握

热痉挛的急救主要是补充氯化钠，一般可口服含盐清凉饮料或饮食中加盐，局部按摩，必要时给予10%葡萄糖酸钙10～20ml缓慢静脉注射。

知识点16：热衰竭的急救 副高：熟悉 正高：熟练掌握

热衰竭急救时使患者脱离高温现场，至通风阴凉处休息，口服含盐清凉饮料，即可恢复，一般不必应用升压药。

知识点17：中暑的转诊事项 副高：熟悉 正高：熟练掌握

中暑先兆和轻症中暑患者，脱离高温现场后对症处理即可，不必转诊；热痉挛和热衰竭患者在现场急救后，观察病情变化和对症处理，一般不必转诊；热射病患者，现场急救后应立即转送上级医院继续治疗。

转送过程中，应保持呼吸道通畅、吸氧，继续物理降温和静脉输液，密切观察生命体征变化并予以对症处理，做好现场抢救和治疗记录，送达医院时，向接诊医师认真交班。

第十五节 淹 溺

知识点1：淹溺的概念　　副高：熟悉　正高：熟练掌握

淹溺，又称溺水，是指人淹没于水或其他液体介质后出现窒息、缺氧、原发性呼吸损害和临床死亡的过程。

知识点2：淹溺的损伤机制　　副高：熟悉　正高：熟练掌握

淹溺损伤的主要靶器官是肺，吸入1～3ml/kg液体时明显损害气体交换。溺水后数秒钟是自发性屏气期，可引起潜水反射，表现呼吸暂停、心动过缓和外周血管剧烈收缩，保证心脏和大脑血液供应，继而出现高碳酸血和低氧血，刺激呼吸中枢进入非自发性吸气期。

潜水或溺水前过度通气可引起低碳酸血，抑制呼吸中枢，增加溺死危险。溺水挣扎会增加耗氧量，加重缺氧性脑损害。

知识点3：溺水的类型　　副高：熟悉　正高：熟练掌握

（1）干性溺水：水进入呼吸道，首先引起气道机械性阻塞和反射性喉痉挛，声门紧闭造成缺氧。发生率约20%。

（2）湿性溺水：大量进水引起肺组织损伤，并经肺泡迅速吸收入血。根据吸收入血液的是淡水或是海水，其病理生理过程不同。

知识点4：淡水淹溺的病理生理过程　　副高：熟悉　正高：熟练掌握

淡水淹溺发生于江河湖水中或暴雨成灾时，其病理生理过程为：①水对呼吸道、肺泡壁具有直接损伤作用，引起肺泡塌陷，进一步阻碍了气体交换；②水进入血液循环后引起血浆渗透压降低，使红细胞膨胀而溶血，细胞内K^+和血红蛋白逸出，引起高钾血症和急性肾功能不全；③循环血量骤增，可引起肺水肿。淡水淹溺过程为“低渗性溺水”。

知识点5：海水淹溺的病理生理过程　　副高：熟悉　正高：熟练掌握

海水淹溺多发生于海啸引起的洪涝灾害中，因海水内含3.5%氯化钠和大量钙盐、镁盐，其病理生理过程：①海水对呼吸道和肺泡的化学性刺激作用，肺泡上皮细胞和毛细血管内皮细胞受损后，大量血浆向肺泡腔和肺泡间质渗出，引起肺水肿；②高钙血症可引起心动过缓和各种传导阻滞，甚至心脏骤停；③高镁血症可抑制中枢神经和周围神经功能，使肌肉收缩力减弱、血管扩张、血压降低。海水淹溺过程为“高渗性溺水”。

知识点6：冰水淹溺的病理生理过程 副高：熟悉 正高：熟练掌握

冰水（0~4℃）淹溺者即会发生猝死，原因常为窒息和心搏停止。冰水淹溺减慢身体代谢，对重要器官有保护作用，因此冰水淹溺心脏停搏后60分钟内不宜轻易放弃复苏。

知识点7：淹溺的诊断要点 副高：熟悉 正高：熟练掌握

（1）有水淹溺史和打捞经过。

（2）临床特征：处于濒死期溺水者获救后，常表现为神志不清，呼吸停止，心跳、脉搏微弱，四肢厥冷，血压下降或测不到，上腹部膨隆，双眼结膜充血，甚至心搏停止。患者面色青紫或灰白，面部膨胀水肿，口周及鼻腔内充满泡沫状液体，或污泥杂草，有的患者还合并颅脑及四肢损伤。经心肺复苏后，患者常有呛咳、呼吸急促，两肺布满湿啰音，重者可出现肺水肿、脑水肿及心脏骤停等。

（3）迅速评估溺水者生命状态：如呼吸是否停止、心跳有无、血压及意识状态等。

知识点8：淹溺的水中急救 副高：熟悉 正高：熟练掌握

根据溺水的发病机制和严重后果，对溺水者的水中急救应从落水时立即开始，包括自救和他救两种方法。

知识点9：淹溺的自救 副高：熟悉 正高：熟练掌握

（1）不会游泳者落水后，必须保持冷静，设法呼吸，等待他救的机会。自救方法为：采取仰面体位，头顶向后，口鼻向上露出水面则可进行呼吸，切不可将手上举或挣扎，否则更易下沉。

（2）会游泳者溺水往往是因为腓肠肌痉挛而引起，在及时呼救的同时，设法自救。方法为：把身体抱成一团，浮出水面，深吸一口气，把脸浸入水中，将痉挛下肢的踇趾用力往前上方拉，使踇趾跷起来，持续用力，直至剧痛消失，痉挛也就停止。反复吸气和按摩痉挛疼痛部位，慢慢向岸边游。

知识点10：淹溺的他救 副高：熟悉 正高：熟练掌握

（1）发现有人溺水时，救护者应保持镇静，尽可能脱去外衣裤，特别是鞋靴，迅速游到溺水者附近。

（2）对于挣扎中的溺水者，救护者应从其背后接近，用一只手从背后抱住溺水者头颈，另一只手抓住溺水者手臂，游向岸边。救护时应防止被溺水者紧紧抱住，如已被抱住，应放手自沉，使溺水者手松开，再进行救护。

（3）如果救护者游泳技术不熟练，最好携带救生圈、木板或用小船进行救护，或投下绳索、竹竿等，让溺水者抓住，再拖上岸。

知识点11：淹溺的医疗急救　　副高：熟悉　正高：熟练掌握

（1）清除杂物：立即清除口、鼻中的杂草、污泥，保持呼吸道通畅。

（2）倒水：迅速将患者置于抢救者屈膝的大腿上，头向下，按压其背部使呼吸道和胃内的水倒出。倒水时间不宜过长，以免耽误复苏时间。

（3）心肺复苏：对呼吸、心跳停止者，立即进行心肺复苏术。尽快进行口对口人工呼吸和胸外心脏按压。口对口呼吸吹气量要大，吹气后用双手按压胸廓，加大呼吸通气量和克服肺泡阻力。有条件时应尽早气管插管，使用自动人工呼吸机进行间断正压呼吸或呼气末期正压呼吸，使塌陷的肺泡重新张开，改善供氧和气体交换环境。

（4）防治并发症：应用糖皮质激素预防脑水肿、肺水肿；使用抗菌药物预防肺感染；纠正水、电解质和酸碱平衡失调；对急性呼吸窘迫综合征（ARDS）、急性肾衰竭、弥散性血管内凝血（DIC）等给予相应急救处理。

（5）对症治疗：吸氧；保温，低温者需给予复温治疗；在不影响心肺功能的情况下，淡水溺水者用3%氯化钠注射液500ml静脉滴注；海水溺水者用5%葡萄糖注射液500～1000ml静脉滴注。

知识点12：淹溺的转诊事项　　副高：熟悉　正高：熟练掌握

溺水者大多数有复杂且严重的病理生理变化，常常会引起严重的并发症，因此复苏初步成功后，仍需转送医院进一步观察和治疗。

转送和搬运过程中，应保持呼吸道通畅，继续吸氧，维持静脉通道，密切观察生命体征。送达医院时，认真向接诊医师交班，汇报水中急救和医疗急救经过。

知识点13：淹溺的健康指导　　副高：熟悉　正高：熟练掌握

（1）有慢性或潜在疾病者，不宜进行水上活动。

（2）在溺水多发季节社区内经常开展水上自救、互救知识技能培训。

（3）教育儿童及青少年应在监护人陪同下开展水上活动。

（4）饮酒后及服药后避免进行水上运动。

（5）长期从事水上工作者，应严格定期进行健康检查。

第十六节 烧 伤

知识点1：烧伤的概念　　副高：熟悉　正高：熟练掌握

由热力所引起的组织损伤统称烧伤，如火焰、热液、热蒸汽、热金属等。伤情判断最基本的要求是烧伤面积和深度，还应兼顾呼吸道损伤的程度。

知识点2：烧伤面积的计算　　副高：熟悉　正高：熟练掌握

一般采用九分法计算烧伤面积。按体表面积划分为11个9%的等份，另加1%，构成100%的体表面积。即头颈部＝1×9%；躯干＝3×9%；双上肢＝2×9%；双下肢＝5×9%＋1%，共为11×9%＋1%。儿童头大，下肢小，可按下列方法计算：头颈部面积＝[9＋（12－年龄）]%，双下肢面积＝[46－（12－年龄）]%。此外，不论性别、年龄，患者并指的掌面约占体表面积的1%，可辅助九分法，测量小面积烧伤较为便捷。

知识点3：烧伤深度　　副高：熟悉　正高：熟练掌握

烧伤深度采用三度四分法，即分为Ⅰ度、浅Ⅱ度、深Ⅱ度、Ⅲ度。Ⅰ度、浅Ⅱ度烧伤一般称浅度烧伤；深Ⅱ度、Ⅲ度烧伤则属深度烧伤。

Ⅰ度烧伤：仅伤及表皮浅层，生发层健在。再生能力强。表面红斑状、干燥，烧灼感，3～7天脱屑痊愈，短期内有色素沉着。

浅Ⅱ度烧伤：伤及表皮的生发层、真皮乳头层。局部红肿明显，大小不一的水疱形成，内含淡黄色澄清液体，水疱皮如剥脱，创面红润、潮湿、疼痛明显。上皮再生靠残存的表皮生发层和皮肤附件（汗腺、毛囊）的上皮增生，如不感染，1～2周愈合，一般不留瘢痕，多数有色素沉着。

深Ⅱ度烧伤：伤及皮肤的真皮层，介于浅Ⅱ度和Ⅲ度之间，深浅不尽一致，也可有水疱，但去疱皮后，创面微湿，红白相间，痛觉较迟钝。如不感染，可融合修复，需时3～4周。但常有瘢痕增生。

Ⅲ度烧伤：是全皮层烧伤甚至达到皮下、肌肉或骨骼。创面无水疱，呈蜡白或焦黄色甚至炭化，痛觉消失，局部温度低，皮层凝固性坏死后形成焦痂，触之如皮革，痂下可显树枝状栓塞的血管。因皮肤及其附件已全部烧毁，无上皮再生的来源，必须靠植皮而愈合。只有很局限的小面积Ⅲ度烧伤，才有可能靠周围健康皮肤的上皮爬行而收缩愈合。

知识点4：烧伤休克及其治疗　　副高：熟悉　正高：熟练掌握

烧伤休克可危及生命。液体疗法是防治烧伤休克的主要措施。液体治疗重在及时，而休克期是否以平稳状态渡过至关重要。烧伤休克的发生时间与烧伤严重程度关系密切，面积越大，深度越深者，休克发生越早越重。休克期渡过不平稳者常由补液延迟、长途转运或气道不畅问题未予解决等所致。

烧伤休克的主要表现为：①心率增快、脉搏细弱，听诊心音低弱。②血压的变化：早期往往表现为脉压变小，随后为血压下降。③呼吸浅、快。④尿量减少是低血容休克的一个重要标志，成人每小时尿量低于20ml常示血容量不足。⑤口渴难忍，在小儿特别明显。⑥烦躁不安，是脑组织缺血、缺氧的一种表现。⑦周边静脉充盈不良、肢端凉，患者诉畏冷。⑧血液化验，常出现血液浓缩（血细胞比容升高）、低血钠、低蛋白、酸中毒。

知识点5：烧伤的早期处理原则　　副高：熟悉　正高：熟练掌握

（1）一般处理：疼痛较明显者，给予镇静镇痛药，口服或静脉补液，如无禁忌，可酌情进食。使用抗生素和破伤风抗毒素。

（2）创面初期处理：要剃净创面及其附近毛发，擦净周围健康皮肤，用灭菌水或消毒液（如1∶1000溴苄烷铵、1∶5000双氯苯双胍乙烷等）冲洗创面，用纱布轻轻拭净污垢或异物，忌刷洗或用力擦洗创面。浅Ⅱ度创面的完整水疱皮予以保留，如水疱皮已撕脱，可用无菌油性敷料包扎。已脱落及深Ⅱ度创面的水疱皮均应移除。拭干创面后，可根据以下具体情况选择包扎、暴露或半暴露治疗。

1）根据烧伤面积、深度、部位及污染或感染情况考虑。烧伤面积大者一般趋向采用暴露，面积小而浅者趋向于包扎。严重污染的创面宜用暴露。

2）从保持功能的角度考虑，两种方法均可采用，但以包扎疗法较确实可靠。双手的烧伤宜多用包扎。有骨、关节合并伤者，早期尽可能采用包扎疗法。

3）根据患者神志及全身情况考虑。清醒和作者可用暴露。如神志不清、躁动、不合作者宜用包扎，以免创面再损伤。

4）根据当时的环境条件考虑。需转运或门诊治疗者，均应采用包扎；如气候炎热多考虑采用暴露，天气冷多考虑采用包扎。

（3）中、重度烧伤的早期处理：了解病史，询问伤前体重；进行简单的创面清理以便判断病情，估计面积和深度；测量血压、脉搏、呼吸和体温，检查有无复合伤、中毒或吸入性损伤，保证呼吸道通畅；镇痛镇静；迅速建立静脉通道。检查血型、电解质、肝功能、尿素氮、肌酐、血常规、血气分析、血黏度、渗透压等。

知识点6：烧伤的健康指导　　副高：熟悉　正高：熟练掌握

由于烧伤患者的伤情和个体的差异，以及伤后入院时间不同，患者入院后应强调严密观察，在注意输液的同时，也应注意呼吸道的通畅。否则，不解除气道梗阻，只靠输液，不利于病情的平稳。

第十七节 意外伤害

知识点1：意外伤害的概念 副高：熟悉 正高：熟练掌握

意外伤害是指自然或人为因素造成的、短时间内引起人员的群体伤害和较大经济损失的突发性重大事件，例如大型交通事故、地震、火灾、水灾、战争等。

知识点2：意外伤害的特点 副高：熟悉 正高：熟练掌握

意外伤害的特点是突然发生、伤员数量多、伤情复杂，具有损伤流行病学特征；现场条件恶劣；救治要求高、难度大；经济损失大。

知识点3：意外伤害的损伤机制 副高：熟悉 正高：熟练掌握

意外伤害的成因不同、强度不同、发生的时间和环境不同，对人体所造成的损伤机制、危害程度和临床表现也不相同。常见的致病因素是暴力直接或间接作用于机体所产生的机械性损伤，即创伤和化学、物理致伤因素引起的特殊性损伤。

知识点4：交通损伤 副高：熟悉 正高：熟练掌握

交通损伤包括火车、轮船、飞机及汽车等交通工具所致的损伤。其致伤因素是由碰撞、翻车、坠车、爆炸、起火等引起的暴力作用于人体造成损伤，主要有骨折、颅脑损伤、软组织挫伤、胸腹脏器伤等。

知识点5：地震损伤 副高：熟悉 正高：熟练掌握

地震损伤主要由地面的震动、地裂或塌陷形成房屋和其他建筑物倒塌，使人被挤压或困于倒塌的建筑物废墟之中，暴力直接或间接作用于人体而引起损伤。主要有骨折、软组织挫伤、内脏和其他损伤。

知识点6：火灾损伤 副高：熟悉 正高：熟练掌握

火灾中被浓烟熏死、呛死者，是烧死者的4～5倍，一些火灾中死亡者实际上是先因烟气中毒窒息而死，之后才遭火烧。浓烟致人死亡主要是因为一氧化碳中毒。常用的建筑材料燃烧时可产生大量一氧化碳，而聚氯乙烯、橡胶、尼龙、羊毛、丝绸等纤维类物品燃烧时，能产生剧毒气体，对人体的威胁更大。温度极高的浓烟，在2分钟内就可形成烈火，而且对相距很远的人也能构成威胁。浓烟严重影响人们的视线，使人看不清逃离的方向，而陷入困境。

知识点7：创伤的概念　　副高：熟悉　正高：熟练掌握

创伤是人体受各种致伤因素（如机械性、物理性、化学性或生物性致伤因子）作用而引起的组织破坏和功能障碍，轻者造成体表损伤、疼痛、出血，重者可出现休克、呼吸心脏骤停，致残率和死亡率均很高。

知识点8：创伤的分类　　副高：熟悉　正高：熟练掌握

（1）按致伤因素分类：可分为烧伤、冻伤、挤压伤、刃器伤、火器伤、冲击伤、爆震伤、毒剂伤、核放射伤及多种因素所致的复合伤等。

（2）按受伤部位分类：一般分为颅脑伤、颌面部伤、颈部伤、胸背部伤、腹腰部伤、骨盆伤、脊柱脊髓伤和四肢伤等。诊治时需进一步明确受伤的组织和器官，如软组织损伤、骨折、脱位或内脏破裂等。

（3）按伤后皮肤完整性分类：皮肤保持完整无开放性伤口者称为闭合伤，如挫伤、挤压伤、扭伤、震荡伤、关节脱位和半脱位、闭合性骨折和闭合性内脏伤等。有皮肤破损者称开放伤，如擦伤、撕裂伤、切割伤、砍伤和刺伤等。在开放伤中，又可根据伤道类型再分为贯通伤（既有入口又有出口者）、盲管伤（只有入口没有出口者）、切线伤（致伤物沿体表切线方向擦过所致的沟槽状损伤）、反跳伤（入口和出口在同一点）、一般而言，开放伤易发伤口感染，但某些闭合性伤如肠破裂等也可造成严重的感染。

（4）按伤情轻重分类：一般分为轻、中、重伤。轻伤主要是局部软组织伤，暂时失去作业能力，但仍可坚持工作，无生命危险，或只需小手术者；中等伤主要是广泛软组织伤、上下肢开放骨折、肢体挤压伤、机械性呼吸道阻塞、创伤性截肢及一般的腹腔脏器伤等，丧失作业能力和生活能力，需手术但一般无生命危险；重伤指危及生命或治愈后有严重残疾者。

知识点9：局部反应和全身反应　　副高：熟悉　正高：熟练掌握

在致伤因素的作用下，机体迅速产生各种局部和全身性防御性反应，目的是维持机体自身内环境的稳定。局部反应和全身反应往往同时存在，但不同的损伤，机体的反应也不相同。如局部软组织轻微损伤，一般以局部反应为主，全身反应较轻或持续时间短；而严重的局部损伤，往往有坏死组织存在，此时，不仅局部反应重，全身反应也较明显且持续时间也长，两者还可相互加重以形成恶性循环。

（1）局部反应：创伤的局部反应是由于组织结构破坏，或细胞变性坏死、微循环障碍，或病原微生物入侵及异物存留等所致。主要表现为局部炎症反应，其基本病理过程与一般炎症相同。局部反应的轻重与致伤因素的种类、作用时间、组织损害程度和性质，以及污染轻重和是否有异物存留有关。创伤性炎症反应是非特异性的防御反应，有利于清除坏死组织、杀灭细菌及组织修复。

（2）全身反应：是指致伤因素作用于人体后引起的一系列神经内分泌活动增强并由此而引发的各种功能和代谢改变的过程，是一种非特异性应激反应。

知识点10：创伤的常见并发症　　副高：熟悉　正高：熟练掌握

严重创伤后，由于组织或器官损伤，局部及全身器官功能和代谢紊乱，已发生较多的并发症，可影响患者的伤情及病程的发展和预后。故对创伤并发症应有足够的警惕性，要密切观察，早期诊断，积极采取措施预防和处理。常见的并发症有如下几种。

（1）感染：开放性创伤一般都有污染，如果污染严重，处理不及时或不当，加之免疫功能降低，很容易发生感染。闭合性创伤如果累及消化道或呼吸道，也容易发生感染。初期可为局部感染，重者可迅速扩散成全身感染。特别是广泛软组织损伤，伤道较深，并有大量坏死组织存在，且污染较重者，还应注意发生厌氧菌（破伤风或气性坏疽）感染的可能。

（2）休克：早期常为失血性休克，晚期由于感染发生可导致脓毒症，甚至感染性休克。

（3）脂肪栓塞综合征：常见于多发性骨折，主要病变部位是肺，可造成肺通气功能障碍，甚至呼吸功能不全。

（4）应激性溃疡：发生率较高，多见于胃、十二指肠、小肠和食管也可发生。溃疡可为多发性，有的面积较大，且可深至浆膜层，可发生大出血或穿孔。

（5）凝血功能障碍：主要是由于凝血物质消耗、缺乏，抗凝系统活跃，从而易造成出血倾向。

（6）器官功能障碍：创伤时多伴有组织的严重损失，存在大量的坏死组织，可造成机体严重而持久的炎症反应，加之休克、应激、免疫功能紊乱及全身因素的作用，容易并发急性肾衰竭、急性呼吸窘迫综合征等严重内脏并发症。此外，由于缺血缺氧、毒性产物、炎症介质和细胞因子的作用，还可发生心脏和肝功能损害。

知识点11：创伤初步急救的原则　　副高：熟悉　正高：熟练掌握

创伤初步急救应遵循如下原则：

（1）“先救命、后治伤”：也就是在救命的基础上处理局部的危重急症和外伤。现场初步急救的目的在于挽救和维持生命，减少伤病员的痛苦和并发症，以对症治疗为主。应优先处理下列危及生命的问题：心脏骤停、呼吸困难、心力衰竭、大出血、神志不清、休克、中毒、严重烧伤等，不能因检查而耽误抢救时机。

（2）对开放性损伤的伤口应妥善包扎，起到快速止血、保护伤口、防止感染、减轻疼痛的作用。要先包扎头、胸、腹部伤口，以保护内脏，然后包扎四肢伤口。

（3）使用最简便有效的方法固定骨折，以便减少骨折断端对神经、血管及周围软组织的损伤，缓解疼痛。对颈椎损伤者，上颈托固定颈部，可防止搬运过程中的脊髓损伤。

（4）急救操作要力求迅速、平稳，防止加重损伤。经初步处理后，按正确的搬运方法使患者尽早脱离危险环境。

知识点12：创伤的抢救措施　　副高：熟悉　正高：熟练掌握

（1）保持呼吸道畅通：患者头偏向一侧，头后仰抬下颌，或使用口咽通气道。昏迷者宜用手指清除上呼吸道泥土、呕吐物、分泌物、牙齿等异物。意识清醒者鼓励咳嗽，有条件者给予气管插管、环甲膜穿刺，以解除呼吸道阻塞。

（2）吸氧：建立充分通气，查找呼吸困难的病因给予及时处理。呼吸停止者立即口对口呼吸或应用呼吸面罩及手法加压给氧。

（3）检查心脏功能：脉搏消失、心音消失者应立即行胸外心脏按压以维持循环，建立畅通的静脉通道，应用肾上腺素等血管活性药物及其他复苏药物。

（4）检查是否存在休克：皮肤苍白、出汗、肢冷、毛细血管充盈时间延长（>2秒）、心动过速及脉压减少、低血压、少尿等提示出现休克；严重者因脑灌注不足而出现烦躁、昏迷等，应积极予以抗休克治疗：快速输入晶体盐溶液或平衡液以维持血容量，尽可能缩短低血压时间。

（5）通过快速、简洁的检查迅速判断伤情，特别是对严重创伤或伴有大血管损伤者应选择有效的止血方法尽快止血，并尽早转诊进行急诊清创止血手术。

知识点13：创伤愈合的类型　　副高：熟悉　正高：熟练掌握

（1）一期愈合：指创口小、清洁、无感染、不产生或很少产生肉芽组织的愈合，典型的实例是外科切口的愈合。组织修复以原来的细胞为主，仅含少量纤维组织，局部无感染、血肿或坏死组织，再生修复过程迅速，结构和功能修复良好。

（2）二期愈合：又称间接愈合，多发生也创口较大、坏死组织较多、伴有感染或未经及时而优良的外科处理的伤口。因伤口不能直接对合，而需经肉芽组织填补缺损的组织后方能愈合，其过程为炎症反应肉芽组织增生、瘢痕形成。在创伤治疗时，要采取合理的措施，创造条件，争取达到一期愈合。

知识点14：影响创伤愈合的因素　　副高：熟悉　正高：熟练掌握

影响创伤愈合的因素主要有局部和全身两个方面。

（1）局部因素：①伤口感染是最常见的原因。细菌感染可损害细胞和基质，导致局部炎症持久不易消退，甚至形成化脓性病灶等，均不利于组织修复及创伤愈合；②损伤范围大、坏死组织多，或有异物残留的伤口，伤缘往往不能直接对合，且被新生细胞和基质连接阻隔，必然影响修复；③局部血液循环障碍使组织缺血缺氧，或由于采取的措施不当（如局部制动不足，包扎或缝合过紧等）造成组织继发性损伤也不利于愈合。

（2）全身因素：①营养不良（蛋白质、维生素、铁、铜、锌等微量元素缺乏或代谢异常）；②大量使用细胞增生抑制剂（如皮质激素等）；③免疫功能低下及全身性严重并发症（如多器官功能不全）等。

在创伤处理时，应重视影响创伤愈合的因素，并积极采取相应的措施予以纠正。

知识点15：急性颅脑损伤 副高：熟悉 正高：熟练掌握

颅脑损伤根据损伤部位可分为头皮损伤、颅骨损伤和脑损伤；根据脑组织是否与外界相通分为闭合伤和开放伤。脑损伤除脑组织本身受损外还引起颅内血肿、脑水肿和脑疝等严重并发症。

知识点16：闭合性脑损伤的分类 副高：熟悉 正高：熟练掌握

闭合性脑损伤根据病理改变和严重程度可分为三类损伤。

（1）脑震荡：伤后出现短暂的、一过性意识障碍，一般不超过半小时。清醒后感头痛、头晕、恶心、呕吐等，常有逆行遗忘。查体缺乏器质性损伤证据，仅有皮肤苍白、出冷汗、血压下降、脉搏微弱等表现。

（2）脑挫裂伤：伤后立即出现意识障碍，可伴有神经系统损害的症状和体征，如偏瘫、偏盲、失语、感觉障碍、癫痫发作等。常因出血进入蛛网膜下腔而出现脑膜刺激征。脑挫裂伤易合并脑水肿或颅内血肿等继发损害。CT扫描示挫裂伤处呈点片状高密度改变。

（3）脑干损伤：伤后出现长时间持续昏迷，瞳孔大小、形态变化无常，可呈去大脑强直状态，常伴高热、呼吸循环功能障碍。CT显示脑干有点片状密度增高区。

知识点17：开放性颅脑损伤 副高：熟悉 正高：熟练掌握

开放性颅脑损伤是由于暴力作用头皮、颅骨和脑膜均破裂，重者通过伤口流出脑脊液或脑组织，易致颅内感染，伤口出血多，易造成失血性休克。

知识点18：外伤性颅内血肿的分类 副高：熟悉 正高：熟练掌握

外伤性颅内血肿根据血肿在颅内的位置可分为以下三类。

（1）硬膜外血肿：多由直接暴力引起。特点是伤后多数出现中间清醒期（昏迷→清醒→昏迷），可伴有同侧瞳孔散大和对侧肢体偏瘫。CT扫描是最有价值的诊断手段。

（2）硬膜下血肿：多为重型颅脑损伤，常伴有脑挫裂伤，故伤后意识障碍严重，神经损害体征多见，在观察中若发现头痛加重、神志变化、脉搏呼吸减慢、血压上升，提示颅内压增高。CT可以确诊。

（3）脑内血肿：常合并有较严重的脑伤，意识障碍多呈进行性加重，临床表现以局灶性神经症状为主，颅内高压症状较明显。确诊需CT扫描。

知识点19：颅骨骨折的分类 副高：熟悉 正高：熟练掌握

颅骨骨折根据部位可分为颅盖骨折和颅底骨折。颅盖骨折较为常见，发生率为颅底骨折的3倍。颅底骨折根据其损伤部位可分为前、中、后颅凹骨折，其主要特征是相应部位的软组织皮下淤血。

（1）前颅凹骨折：出现熊猫眼（眼眶皮下淤血、青紫）、鼻出血或脑脊液鼻漏。

（2）中颅凹骨折：鼻和口腔出血，脑脊液鼻漏、耳漏。

（3）后颅凹骨折：枕下或乳突部皮下淤血。

知识点20：颅脑损伤的现场处理　　副高：熟悉　正高：熟练掌握

（1）体位：轻度损伤、意识障碍不重者，宜平卧休息；较重患者，伴有脑水肿者，应采用侧卧或仰卧位，头偏向一侧，以防误吸。头抬高15°～30°，有利于颅内静脉血回流。

（2）保持呼吸道通畅：伤后口腔和鼻咽部可能被呕吐物、分泌物、脑脊液、血块及异物堵塞，应尽快设法掏出或用吸引器抽吸清除。对已有呼吸障碍者，应酌情安置口咽通气道或立即行气管插管。

（3）处理开放性颅脑损伤：清洁伤口周围皮肤，用干纱布包扎。对伤口内异物、碎骨片等，切忌在现场拔除，以免引起大出血。如有脑组织脱出，须加以保护，伤口周围垫以保护圈，最好用消毒碗扣在脱出部位再包扎。

（4）给予吸氧。

知识点21：颅内高压的处理　　副高：熟悉　正高：熟练掌握

各种颅脑损伤造成的脑水肿可导致颅内高压，甚至脑疝。因此，控制颅压、防止脑疝是急救的重要内容。

（1）明确颅内压增高的病因，针对病因治疗。

（2）药物脱水降颅压：20%甘露醇250ml快速静脉滴注，呋塞米（速尿）20～40mg静脉注射，两者联合使用脱水效果更好。激素宜在水肿出现前开始使用，常用地塞米松20～40mg/d。

知识点22：颅脑损伤的对症支持治疗　　副高：熟悉　正高：熟练掌握

（1）对合并休克患者补液时，需注意掌握动态平衡，既要纠正休克，又要避免加重脑水肿和肝、肾功能损害；注意维持水、电解质和酸碱平衡。

（2）对开放性颅脑损伤应常规使用破伤风抗毒素和抗生素预防感染。

（3）伤后的高热多为中枢性。可给予退热剂（安乃近、安基比林等）及物理降温（如冰帽、冰袋、酒精及冰水擦浴），必要时可用镇静剂及冬眠疗法。

（4）应用能量合剂、胞二磷胆碱、脑活素、脑复康等药物改善脑细胞代谢。

知识点23：各类颅脑损伤的处理　　副高：熟悉　正高：熟练掌握

（1）头皮血肿：单纯血肿给予局部加压包扎和预防感染治疗。

（2）头皮裂伤：加压包扎止血。因头皮血供丰富，其清创缝合的时限允许放宽至24小时。术后给予抗感染治疗。

（3）脑震荡：观察病情变化，毋需特殊治疗，症状可在短期内自行好转。嘱患者卧床休息，给予对症处理。

（4）颅底骨折：治疗重点在于防治颅内感染。对骨折导致的耳、鼻出血，脑脊液鼻漏或耳漏，应用消毒棉球擦干，使受伤一侧朝下，保持引流通畅，严禁堵塞。对无休克者可置头高位。同时选用易透过血脑屏障的广谱抗生素。这种脑脊液漏多在1个月内自愈。

（5）脑挫裂伤：通常采用非手术疗法。维持呼吸和循环功能的稳定，保持昏迷患者的气道畅通，纠正休克，注意防止水、电解质和酸碱失衡。脑挫裂伤均合并不同程度的脑水肿，应予以脱水降颅压处理。

（6）颅内血肿：可根据血肿大小、症状体征严重程度分别采用非手术治疗和手术治疗。

知识点24：急性颅脑损伤的转诊事项　　副高：熟悉　正高：熟练掌握

单纯的头皮损伤、脑震荡可在社区治疗，但应注意病情变化，以防漏诊重要损伤。合并颅骨骨折、脑挫裂伤、颅内血肿及开放性颅脑损伤者均需转往设有神经外科的上级医院。转诊过程中需注意以下事项：

（1）对重伤员必须遵循就近转送的原则，以便尽快得到合理的处理。

（2）对危重伤员应先就地进行包扎、止血、固定等应急处理，待病情稍稳定后再转诊。

（3）颅脑损伤者很有可能伴有颈椎损伤，故应避免搬动头部。

（4）转诊时应携带相应急救药品、设备，注意保持气道通畅，防止脑疝。

（5）途中应平稳行驶，严密观察生命体征变化。

知识点25：急性胸部损伤　　副高：熟悉　正高：熟练掌握

严重的胸部损伤常因涉及呼吸、循环两大生命器官（肺和心脏）大血管而有伤情危重、复合性损伤多的特点，因此应该迅速进行初步伤情判断、给予紧急处理、安全转诊。

知识点26：肋骨骨折诊断要点　　副高：熟悉　正高：熟练掌握

（1）局部胸痛：为主要症状。疼痛随深呼吸、咳嗽和打喷嚏而加剧。

（2）查体：可见受伤部位肿胀、压痛和皮下淤斑，可触及骨折断端和骨擦感，胸廓挤压试验阳性。

（3）多根单处肋骨骨折常合并肺挫伤，严重者可致肺炎和肺不张。

（4）胸片：可显示肋骨骨皮质不连续或移位。

知识点27：肋骨骨折处理要点　　副高：熟悉　正高：熟练掌握

单处肋骨骨折无需特别处理，一般给予胸带固定，避免用力、给予镇痛药物即可。开放性骨折应行手术治疗。

知识点28：连枷胸诊断要点　　副高：熟悉　正高：熟练掌握

（1）症状：有明显呼吸困难，咳嗽排痰困难。

（2）查体：致伤暴力较大，使多根、多处肋骨骨折，胸壁出现软化，呼吸时其运动方向与正常胸壁相反。伤侧呼吸音降低或消失，双肺可闻及湿啰音。常合并严重肺挫伤、血胸、气胸。

（3）X线胸片：可见多根、多段移位的肋骨、血胸、气胸、肺不张等。

知识点29：连枷胸处理要点　　副高：熟悉　正高：熟练掌握

连枷胸患者重点是消除反常呼吸，轻者可用棉垫加压包扎，重者应行肋骨牵引或内固定术。

知识点30：创伤性气胸诊断要点　　副高：熟悉　正高：熟练掌握

胸膜腔可因肺、支气管、食管和胸壁损伤破裂而积气。气胸发生后，进气的裂口随即闭合，积气不再增加，叫做闭合性气胸。若裂口在胸壁，使胸膜腔直接与大气相通，叫做开放性气胸。若裂口形成单向活瓣，胸腔内积气不断增加，压力不断升高，叫做张力性气胸。

（1）症状：胸部损伤后突然胸痛或呼吸困难，以张力性气胸为重，常可出现发绀、大汗、烦躁和休克。

（2）查体：伤侧胸廓膨隆，呼吸动度降低，气管偏向健侧，叩诊呈鼓音，听诊呼吸音减弱或消失。

（3）X线胸片：可见胸腔积气、肺不张和纵隔移位。

知识点31：创伤性气胸处理要点　　副高：熟悉　正高：熟练掌握

（1）闭合性气胸：肺压缩在30%以下，不伴明显呼吸困难的气胸者可做动态观察，等待其自行吸收。

（2）开放性气胸：现场应立即用消毒敷料或干净衣物等严密封堵伤口，再用敷料加压包扎，变开放性气胸为闭合性气胸，然后按闭合性气胸处理。

（3）张力性气胸：一经诊断或怀疑，应立即排气减压。急救时可先用粗针头在伤侧第2肋间锁骨中线上穿刺排气，然后将开一小口的橡皮指套缚于针尾。有条件尽早行胸腔闭式引流。

知识点32：创伤性血胸诊断要点　　副高：熟悉　正高：熟练掌握

胸腔积血在500ml以下为少量血胸，临床上无明显症状和体征，X线胸片示肋膈角变浅或消失；500～1500ml为中量血胸；1500ml以上者为大量血胸。中量以上血胸可有如下临床表现。

（1）症状：伤侧胸痛、气促、心悸和乏力。进行性血胸患者症状逐渐加重，甚至很快陷入休克。

（2）查体：有心率增快、脉搏细弱、血压下降等失血表现。气管偏向健侧，伤侧胸部叩诊浊音，呼吸音减弱或消失。

（3）X线胸片：可见伤侧胸腔积液征象，纵隔偏移和肺压缩。

知识点33：创伤性血胸处理要点　　副高：熟悉　正高：熟练掌握

（1）少量血胸：可自行吸收。中量以上血胸：需置胸腔闭式引流管排出积血、促进肺复张，并应密切观察胸内出血是否还在继续、估计失血量。

（2）进行性血胸：应快速补充血容量，纠正休克，并紧急行开胸手术止血。

（3）凝固性血胸：宜早做开胸手术以免血块机化或感染形成脓胸。

知识点34：肺挫伤诊断要点　　副高：熟悉　正高：熟练掌握

肺挫伤是常见的肺实质挫伤，主要病理改变为肺出血、肺水肿和肺不张。

（1）有胸部外伤史。

（2）症状：伤后出现不同程度的胸痛、咳嗽、咯血，严重者可出现明显呼吸困难、发绀、血性泡沫痰。

（3）查体：心动过速和血压下降等。双肺可闻及广泛啰音。

（4）X线胸片：显示单侧或双侧肺大片状密度增高的模糊阴影。

（5）血气分析：伴有呼吸功能不全时，可有血氧分压降低（$PaO_2 < 60mmHg$）。

知识点35：肺挫伤处理要点　　副高：熟悉　正高：熟练掌握

（1）单纯性肺挫伤：主要是对症治疗，如卧床休息、鼓励咳嗽、咳痰、深呼吸、拍背、给予镇痛剂等。患者多在2～3日后胸痛减轻、咯血停止。数天或数周后，肺实质内出血自行吸收。

（2）严重肺挫伤：可发展为急性呼吸窘迫综合征（ARDS），病死率较高，故需早期实施机械通气，可采用PEEP（呼气终末正压）治疗。应限制水和晶体的输入。至于激素、利尿或白蛋白等治疗措施的应用，目前尚有争议。

知识点36：急性胸部损伤的转诊事项　　副高：熟悉　正高：熟练掌握

严重胸部创伤患者大多需要转送上级医院救治，特别是胸腔内有活动性出血、脏器和大血管破裂、难以控制的气胸等均应转院行紧急剖胸手术。转诊途中应注意以下事项。

（1）密切观察患者的呼吸次数、呼吸状态、心律、血压等生命体征的变化。一旦发现问题，应立即采取措施挽救生命。

（2）保持呼吸道畅通，注意有无呼吸道阻塞，及时清除气管内的血液和分泌物，防止窒息。

（3）对严重呼吸困难患者，应立即查找原因，采取有效抢救措施。必要时行气管内插管或切开、胸腔穿刺或胸腔引流等。有胸腔闭式引流者，引流瓶要低于腋中线30cm以下，防止瓶内液体倒流入胸腔。

（4）对有低血压和休克患者应建立静脉通道，继续快速补充血容量。通常不需要使用血管活性药物来升高血压。

知识点37：急性腹部损伤　副高：熟悉　正高：熟练掌握

腹部损伤既可以单独发生，也可作为全身多发性损伤的一部分。它包括开放性和闭合性损伤两大类，其中以腹部闭合性损伤最为常见。开放性损伤诊断相对容易，闭合性损伤在判断有无内脏损伤及损伤程度上则较为困难，处理时应注意避免延误诊断。

知识点38：闭合性腹部损伤的症状　副高：熟悉　正高：熟练掌握

腹内脏器损伤多数伴有恶心、呕吐等消化道症状；胃肠道损伤可出现呕血、便血；肝脾破裂可出现肩部放射痛，头低位症状更明显；十二指肠、胰腺、肾等后腹膜脏器损伤可出现腰背部疼痛；全程血尿提示为肾破裂，镜下血尿多考虑为肾挫伤；胆管系统损伤可出现黄疸等。

知识点39：闭合性腹部损伤的体征　副高：熟悉　正高：熟练掌握

（1）腹部皮肤擦伤、青紫、肿胀，除了提示局部腹壁损伤外，往往就是腹腔内相应受伤的部位。

（2）腹膜炎表现：压痛、反跳痛和腹肌紧张，提示有空腔脏器破裂或胰腺损伤的可能。如胃、十二指肠破裂，消化液刺激可引起“腹部板样僵直”，但在休克、昏迷状态下，腹部刺激症状可被掩盖，一旦休克纠正，神志恢复，腹部体征又可出现。

（3）实质性脏器损伤的腹部刺激症状较轻，腹内积血500ml以上，移动性浊音可阳性；肝、脾损伤可出现肝区或脾区的叩击痛、肝浊音界扩大；肾脏损伤者肾区有叩击痛。

知识点40：闭合性腹部损伤的诊断要点　副高：熟悉　正高：熟练掌握

（1）病史：多由钝性暴力直接造成损伤。

（2）实验室检查：①血常规和血细胞比容测定，可协助判断有无内出血。②尿常规，肉眼血尿或镜下血尿有助于泌尿系损伤的诊断。③血淀粉酶活性升高可作为胰腺损伤的诊断依据；丙氨酸转氨酶、天冬氨酸转氨酶的升高有助于肝脏损伤的诊断。

（3）诊断性腹腔穿刺与灌洗：它是早期诊断腹内脏器损伤简单易行、安全有效的方法之一。腹腔穿刺一般选在脐与髂前上棘连线的中、外1/3交界处，也可选在肋弓下腹直肌外侧或腋前线与脐水平交界处。腹腔积血在200ml以上者阳性率较高，200ml以下者可使用诊断性腹腔灌洗术以提高诊断正确率。

（4）特殊检查：①B超是无创、简便快速的检查手段，可发现腹腔内积血和实质性器官的破裂。②CT是诊断腹腔内实质脏器损伤的有效手段，特别是对胰腺损伤和腹膜后损伤的诊断有较大帮助，而对空腔脏器损伤的诊断则较为困难。

知识点41：开放性腹部损伤的诊断要点　　副高：熟悉　正高：熟练掌握

（1）病史：多有刀刺伤和枪击伤史，使腹部伤口与体外相通。

（2）症状：受伤部位持续性疼痛，可因内脏受伤后腹膜受到刺激而引起反射性呕吐。

（3）体征：①腹部贯通伤可有入口和出口。肠管等可自较大伤口脱出。②腹部压痛、反跳痛和肌紧张等腹膜刺激征提示内脏尤其是空腔脏器损伤。③直肠贯通伤可触及直肠破口或指套上带有血液。

（4）实验室检查：①血液检查，如血常规、血细胞比容、淀粉酶及肝、肾功能检测。②尿检查，血尿提示可能有泌尿系统损伤。③动脉血气分析，能诊断代谢性酸中毒，评价肺通气情况。

知识点42：急性腹部损伤的处理要点　　副高：熟悉　正高：熟练掌握

（1）紧急处理危及生命的问题：如保持呼吸道通畅、呼吸支持、循环支持。严重腹部损伤多伴有休克，应迅速建立两条或两条以上静脉通道，快速输入1～2L晶体液，以恢复循环灌注。

（2）严密监测生命体征、腹部变化，可多次进行B超检查。

（3）抗感染治疗：腹部损伤患者应常规给予抗生素，同时应用抗需氧菌和厌氧菌的药物，如阿米卡星加哌拉西林，或第二、三代头孢菌素加甲硝唑等。

（4）胃肠减压：用于腹内脏器损伤者，应注意吸出物的性状。

（5）禁食者应静脉给予足够的营养，注意维持水、电解质和酸碱平衡。

（6）若有肠管从伤口脱出，不应立即予以还纳，可用大块无菌敷料覆盖后扣上碗或其他容器，再做保护性包扎。

（7）剖腹探查术：可用于所有开放性腹部损伤和部分闭合性腹外伤患者。

知识点43：急性腹部损伤的转诊事项　　副高：熟悉　正高：熟练掌握

具有如下指征的患者应尽快转送上级医院治疗。

（1）需要手术和行诊断性腹腔灌洗者。

（2）有明显腹膜刺激征，并呈进行性加重者。

（3）几乎所有的腹部开放性损伤者。

（4）腹部损伤同时伴有全身其他系统损伤者。

转诊过程中应注意保持呼吸道畅通，充分供氧；继续快速输液扩容，纠正休克；对开放性损伤要在无菌操作下填塞和包扎，以控制出血和预防感染；快速、安全转送，尽早手术治疗。

第三篇
全科专业疾病

第十六章　脑血管疾病

第一节　缺血性脑血管病

一、短暂性脑缺血发作

知识点1：短暂性脑缺血发作　　副高：掌握　正高：熟练掌握

短暂性脑缺血发作（TIA）是短暂的、可逆的、局部的脑血液循环障碍，可反复发作，少则1～2次，多则数十次。其多与动脉粥样硬化有关，或是脑梗死的前驱症状，表现为颈内动脉系统和/或椎-基底动脉系统的症状和体征。

知识点2：颈内动脉系统短暂性脑缺血发作症状　　副高：掌握　正高：熟练掌握

大脑中动脉供血区TIA可出现缺血对侧肢体单瘫、轻偏瘫、面瘫、舌瘫，可伴有偏身感觉障碍和对侧同向偏盲，优势半球受累可出现失语和失用，非优势半球受损可出现空间定向障碍。大脑前动脉供血区缺血可出现人格和情感障碍、对侧下肢无力等。颈内动脉主干TIA主要表现为眼动脉交叉瘫（病变侧单眼一过性黑矇、失明和/或对侧偏瘫及感觉障碍）和Horner交叉瘫（病变侧Horner征、对侧偏瘫）。

知识点3：椎-基底动脉系统短暂性脑缺血发作症状　　副高：掌握　正高：熟练掌握

最常见的是眩晕、平衡障碍、眼球运动异常和复视。可有单侧或双侧面部、口周麻木，单独出现或伴有对侧肢体瘫痪、感觉障碍，呈典型或不典型的脑干缺血综合征。椎基底动脉系统TIA可出现几种特殊表现的临床综合征。

（1）跌倒发作：表现患者转头或仰头时，下肢突然失去张力而跌倒，无意识丧失，常可很快自行站起，为脑干下部网状结构缺血所致。

（2）短暂性全面遗忘症：发作时出现短时间记忆丧失，发作时对时间、地点定向障碍，但谈话、书写和计算能力保持正常，一般症状可持续数小时，然后完全好转，不遗留记忆损害。部分发病可能是大脑后动脉颞支缺血，累及边缘系统的颞叶海马、海马旁回和穹隆所致。

（3）双眼视物障碍发作：双侧大脑后动脉距状支缺血而致枕叶视皮层受累，引起暂时性皮质盲。

此外，椎基底动脉系统TIA患者很少出现孤立的眩晕、耳鸣、恶心、晕厥、头痛、大小便失禁、嗜睡或癫痫等症状，往往合并有其他脑干或大脑后动脉供血区缺血的症状体征。

知识点4：短暂性脑缺血发作临床表现　　副高：掌握　正高：熟练掌握

TIA多发于50～70岁，男性居多。发病突然，迅速出现局灶性神经功能或视网膜功能障碍，持续数分钟至数小时，24小时内症状和体征完全消失，一般不遗留神经功能缺损，无责任病灶证据。反复发作，每次发作的症状相对较恒定，呈刻板样。患者就诊时多数无阳性体征，主要依靠病史诊断。常有高血压、糖尿病、心脏病和高脂血症等病史。

知识点5：短暂性脑缺血发作的病因及发病机制　　副高：掌握　正高：熟练掌握

TIA发病与动脉粥样硬化、动脉狭窄、心脏病、血液成分改变及血流动力学变化等多种病因有关。

（1）血流动力学改变：在各种原因所致颈内动脉系统或椎－基底动脉系统的动脉严重狭窄基础上，血压急剧波动导致原来靠侧支循环维持的脑区发生一过性缺血。血流动力型TIA临床症状比较刻板，发作频率密集，每次发作持续时间短暂，一般不超过10分钟。

（2）微栓塞：微栓子主要来源于动脉粥样硬化的不稳定斑块或附壁血栓的破碎脱落、瓣膜性或非瓣膜性心源性栓子及胆固醇结晶等。微栓子阻塞小动脉导致其供血区域出现缺血，当栓子破碎移向远端或自发溶解时，血流恢复，症状缓解。微栓塞型TIA临床症状多变，发作频率稀疏，每次发作持续时间相对较长。如果持续时间超过30分钟。提示微栓子较大，可能来源于心脏。

知识点6：短暂性脑缺血发作的鉴别诊断　　副高：掌握　正高：熟练掌握

（1）部分性癫痫：尤其是单纯部分发作，常表现为持续数秒至数分钟的肢体抽搐，从躯体一处向周围扩展，常有脑电图异常，CT或MRI检查可发现脑内局灶性病变。

（2）梅尼埃病：多发在50岁以下，虽发作性眩晕、恶心、呕吐与椎－基底动脉TIA相似，但每次发作持续时间往往超过24小时，并伴有耳鸣、耳阻塞感和听力减退等症状，除眼球震颤外，无其他神经系统定位体征。

（3）心脏疾病：阿–斯综合征，常见于严重心律失常。可因阵发性全脑供血不足出现头晕、晕倒和意识丧失等症状，但常无神经系统局灶性症状和体征。

（4）其他：颅内肿瘤、脓肿、慢性硬膜下血肿和脑内寄生虫等亦可出现类TIA发作症状；原发性或继发性自主神经功能不全亦可因血压或心率的急剧变化出现短暂性全脑供血不足，出现发作性意识障碍，应注意排除。

知识点7：短暂性脑缺血发作的病因治疗　　副高：掌握　正高：熟练掌握

对明确病因的患者应尽可能针对病因治疗。对颈动脉有明显的动脉粥样硬化斑、狭窄或血栓形成，影响了脑内供血并有反复TIA的患者，可采用颈动脉内膜剥离术、血栓内膜切除术、颅内外动脉吻合术或血管内介入治疗等。

知识点8：短暂性脑缺血发作的预防性药物治疗　　副高：掌握　正高：熟练掌握

（1）抗血小板聚集剂：抗血小板聚集剂可减少微栓子发生，减少TIA复发，如阿司匹林、氯吡格雷和双嘧达莫。应特别注意抗血小板聚集剂个别有发生出血的风险。

（2）抗凝药物：心源性栓塞性TIA可采用抗凝治疗，主要包括肝素、低分子肝素和华法林。

（3）扩容治疗：纠正低灌注，适用于血流动型TIA。

（4）溶栓治疗：对于新近发生符合传统TIA定义的患者，虽然神经影像学检查发现有明确的脑梗死责任病灶，但目前不作为溶栓治疗的禁忌证。在临床症状再次发作时，如临床已明确诊断为脑梗死，不应等待，应按照卒中指南积极进行溶栓治疗。

知识点9：短暂性脑缺血发作的脑保护治疗　　副高：掌握　正高：熟练掌握

频繁发作的TIA，神经影像学检查显示有脑缺血或脑梗死病灶者，可采用钙通道阻滞药（如尼莫地平、氟桂利嗪）进行脑保护治疗。

知识点10：短暂性脑缺血发作的外科治疗　　副高：掌握　正高：熟练掌握

（1）对于过去6个月内发生过TIA的患者，如果同侧无创性成像显示颈内动脉狭窄>70%或导管血管造影显示狭窄>50%，且围术期并发症和死亡风险估计<6%，可推荐行颈动脉内膜切除术或颈动脉血管成形和支架植入术治疗。

（2）若患者在接受最佳药物治疗期间仍出现症状，可考虑对椎动脉颅外段狭窄患者行血管内治疗和手术治疗。

（3）主要颅内动脉狭窄所致的TIA不推荐行颅外–颅内血管旁路移植术。

知识点11：短暂性脑缺血发作的健康指导　　副高：掌握　正高：熟练掌握

使患者充分了解TIA的发作情况，学会自救自治的基本方法；定期复查脑卒中危险因素的重要临床指标，及时调整治疗方案；发作频繁的患者应要求其转到上级医院行院内治疗。

二、血栓形成

知识点12：脑血栓形成　　副高：掌握　正高：熟练掌握

脑血栓形成是指脑动脉的主干或其皮质支、深穿支因动脉粥样硬化及各类动脉炎等血管病变，导致血管的狭窄或闭塞，进而发生血栓形成，造成脑局部供血区血流中断，导致脑组织缺血缺氧、软化坏死，出现相应的神经系统症状和体征。它是脑梗死中最常见的类型。

知识点13：颈内动脉系统血管闭塞症状和体征　　副高：掌握　正高：熟练掌握

对侧偏瘫，偏身感觉障碍和偏盲，优势半球受累时可有失语（大脑中动脉）；尿潴留、尿急（旁中央小叶受损）；精神障碍，如淡漠、反应迟钝、欣快感、缄默，常有强握反射及吸吮反射。

知识点14：椎－基底动脉系统血管闭塞症状和体征　　副高：掌握　正高：熟练掌握

主干闭塞常引起脑干广泛梗死，出现脑神经、锥体束及小脑症状，如眩晕、呕吐、共济失调、瞳孔缩小、四肢瘫痪、昏迷、去大脑强直、高热、消化道出血等，常因病情危重而死亡；中脑支、脑桥支动脉闭塞可出现动眼神经、展神经和面神经麻痹，对侧肢体瘫痪。

知识点15：脑血栓形成的临床表现　　副高：掌握　正高：熟练掌握

中老年起病，经常在安静或休息状态下发病。发病较缓慢，多逐渐进展或呈阶段性进行，常与脑动脉粥样硬化有关，或见于动脉炎、血液病等。一般发病后1～2日内意识清楚或轻度障碍。患者有肢体麻木、无力，眩晕与TIA等前驱症状。颈内动脉系统和/或椎－基底动脉系统病变的症状和体征在发病后10余小时或1～2日达到高峰。大多患者意识清楚，不伴有头痛、呕吐、颅内压增高症状（脑干栓塞和大面积梗死除外）。

知识点16：脑血栓形成的鉴别诊断　　副高：掌握　正高：熟练掌握

（1）脑栓塞：起病急骤，患者常有心脏病史，有栓子来源的原发疾病，如风湿性心脏病、冠心病、心肌梗死、亚急性细菌性心内膜炎，特别是合并心房颤动。

（2）脑出血：有时脑梗死与小量脑出血的临床表现颇为相似，起病状态和起病速度在所有的鉴别要点中最具有临床意义。大面积脑梗死的临床症状可与脑出血类似，但起病状态及速度等病史资料会有很大的差异。

（3）颅内占位病变：某些硬膜下血肿、颅内肿瘤、脑脓肿等也会呈卒中样发病，出现偏瘫等局限性神经功能缺失症状；有时颅内高压征象尤其是视盘（视乳头）水肿并不明显，会与脑梗死混淆。

知识点17：脑血栓形成的一般治疗 副高：掌握 正高：熟练掌握

一般治疗包括维持生命功能、处理并发症等基础治疗。有意识障碍或呼吸道感染者，应保持呼吸道通畅、给予吸氧，并给予适当的抗生素防治肺炎、尿路感染和压疮；调控血压及血糖水平，血压及血糖过高或过低均会加重缺血性脑损伤，并注意维持水电解质的平衡。脑水肿高峰期为发病后2～5日，可根据临床观察或颅内压监测，给予20%甘露醇150～250ml，每6～8小时一次，静脉滴注；也可用呋塞米40mg或10%白蛋白50ml，静脉注射。

知识点18：脑血栓形成的超早期溶栓治疗 副高：掌握 正高：熟练掌握

超早期溶栓治疗目的是溶解血栓，迅速恢复梗死区血流灌注，减轻神经元损伤。发病6小时以内为溶栓治疗的时间窗，临床上常用重组组织型纤溶酶原激活剂（rt-PA）作为溶栓药物，它是选择性纤维蛋白溶解剂，一般在发病3小时内进行治疗效果较好。

知识点19：脑血栓形成的抗凝治疗 副高：掌握 正高：熟练掌握

抗凝治疗主要包括肝素、低分子肝素和华法林。一般不推荐急性缺血性卒中后急性期应用抗凝药物来预防卒中复发、阻止病情恶化或改善预后。对于长期卧床，特别是合并高凝状态有形成深静脉血栓和肺栓塞趋势的患者，可用低分子肝素预防治疗；对于心房颤动的患者可用华法林治疗。

知识点20：脑血栓形成的脑保护治疗 副高：掌握 正高：熟练掌握

脑保护治疗是在缺血瀑布启动前超早期针对自由基损伤、细胞内钙离子超载、兴奋性氨基酸毒性作用、代谢性细胞酸中毒和磷脂代谢障碍等进行联合治疗。

知识点21：脑血栓形成的降纤治疗 副高：掌握 正高：熟练掌握

降纤治疗是指通过降解血中纤维蛋白原，增强纤溶系统活性，抑制血栓形成。但疗效尚不明确，使用中应注意出血并发症。

知识点22：脑血栓形成的抗血小板聚集治疗 副高：掌握 正高：熟练掌握

常用的抗血小板聚集剂包括阿司匹林和氯吡格雷。通常认为氯吡格雷疗效优于阿司匹林，不建议将氯吡格雷与阿司匹林联合应用治疗急性缺血性卒中。

知识点23：脑血栓形成的健康指导　　副高：掌握　正高：熟练掌握

康复治疗是在一般疗法和特殊疗法的基础上，对患者进行体能和技能训练，以降低致残率，促进神经功能恢复，提高生活质量，应尽早进行。对已确定的脑卒中危险因素应尽早进行干预治疗。阿司匹林用于防治缺血性脑血管病有肯定的预防作用，但要注意适应证的选择，有胃病及出血倾向的患者慎用。

三、脑栓塞

知识点24：脑栓塞及其分类　　副高：掌握　正高：熟练掌握

脑栓塞是指各种栓子随血流进入颅内动脉系统，使血管腔急性闭塞引起相应供血区脑组织缺血坏死及脑功能障碍。脑栓塞根据栓子的来源不同分为心源性、非心源性及来源不明性三种。

知识点25：心源性脑栓塞　　副高：掌握　正高：熟练掌握

心源性脑栓塞占脑栓塞的60%～75%，栓子在心内膜和瓣膜产生，脱落入脑后致病，主要见于下列疾病。①心房颤动：是心源性脑栓塞最常见的原因。心房颤动时左心房收缩性降低，血流缓慢淤滞，易导致附壁血栓，栓子脱落引起脑栓塞。②心脏瓣膜病：指先天性发育异常或后天疾病引起的心脏瓣膜病变，可影响血流动力学，累及心房或心室内膜即可导致附壁血栓的形成。③心肌梗死：面积较大或合并慢性心力衰竭，即可导致血液循环淤滞形成附壁血栓。④其他：心房黏液瘤、二尖瓣脱垂、心内膜纤维变性、先天性心脏病或瓣膜手术均可形成附壁血栓。

知识点26：非心源性脑栓塞　　副高：掌握　正高：熟练掌握

非心源性脑栓塞指源于心脏以外的栓子随着血流进入脑内造成栓塞。常见原因有：①动脉粥样硬化斑块脱落性血栓栓塞：主动脉弓或颈动脉粥样硬化斑块破裂继发血栓形成，血栓脱落形成栓子，沿颈内动脉或椎-基底动脉入脑。②脂肪栓塞：见于长骨骨折或手术后。③空气栓塞：主要见于静脉穿刺、潜水减压、人工气胸。④癌栓塞：浸润性生长的恶性肿瘤可以破坏血管，瘤细胞入血形成癌栓。⑤其他：少见的感染性脓栓、寄生虫栓和异物栓等也可引起脑栓塞。

知识点27：脑栓塞的临床表现　　副高：掌握　正高：熟练掌握

脑栓塞可发生于任何年龄，以青壮年多见。多在活动中急骤发病，无前驱症状，局灶性神经体征在数秒至数分钟达到高峰，多表现为完全性卒中。大多数患者伴有风湿性心脏病、冠心病和严重心律失常等，或存在心脏手术、长骨骨折、血管内介入治疗等栓子来源病史。有些患者同时并发肺栓塞、肾栓塞、肠系膜栓塞和皮肤栓塞等疾病表现。意识障碍有无取决于栓塞血管的大小和梗死的面积。与脑血栓形成相比，脑栓塞容易复发和出血。病情波动较大，病初较重，但因为血管的再通，部分病例临床症状可迅速缓解；有时因并发出血，临床症状可急剧恶化；有时因栓塞再发，稳定或一度好转的局灶性体征可再次加重。

知识点28：脑栓塞的诊断要点　　副高：掌握　正高：熟练掌握

（1）多见于青壮年，任何年龄均可发病。

（2）多在活动中突然发病，局限性神经缺失症。大多在数秒至数分钟发展到高峰，即刻发病，是发病最急的脑卒中。

（3）发病后数天内进行性加重或局限性神经功能缺失。

（4）大约4/5的脑栓塞发生在大脑中动脉主干及其分支，出现偏瘫、失语和癫痫，瘫痪多以面部及上肢为重，下肢较轻。约1/5的脑栓塞发生在椎－基底动脉系统，表现为眩晕、复视、共济失调、交叉性瘫痪和四肢瘫等。

（5）多数患者合并继发性出血性梗死，症状并无明显加重，特别是在发病1周内。

（6）大多数患者有栓子来源的原发疾病，如风湿性心脏病、房颤、心肌梗死和各种手术史。

（7）头颅CT和MRI能够显示脑栓塞的部位和范围。头颅CT在发病24小时后梗死区出现低密度病灶，发生出血性梗死时在低密度梗死区可出现一个或多个高密度影。

（8）鉴别诊断要注意与脑出血和脑血栓形成相鉴别，极迅速的起病过程和栓子来源可提供脑栓塞的诊断证据。

知识点29：脑栓塞的处理要点　　副高：掌握　正高：熟练掌握

脑栓塞的治疗与脑血栓形成性脑梗死的治疗相同。发生于颈内动脉或大脑中动脉主干的大面积脑栓塞，应积极行脱水降颅压治疗及开瓣减压术。抗凝疗法可以预防形成新的血栓，防止栓塞部的继发性血栓扩散，促使血栓溶解。部分心源性脑栓塞患者发病后2～3小时用较强的血管扩张剂可收到满意效果。对症处理如抗癫痫治疗，感染性栓塞可用足量抗生素。禁用溶栓和抗凝治疗，防止感染扩散。脂肪栓塞，可采用肝素、5%碳酸氢钠及脂溶剂，有助于脂肪颗粒溶解。空气栓塞患者可进行高压氧治疗。

发生出血性脑梗死时，应立即停用溶栓药、抗凝药和抗血小板聚集药，防止出血加重和血肿扩大；适当采用止血药物，治疗脑水肿，调节血压；血肿较大，内科保守治疗无效时，考虑手术治疗。

知识点30：脑栓塞的健康指导　　副高：掌握　正高：熟练掌握

预防脑栓塞主要是进行抗凝和抗血小板聚集治疗，能防止被栓塞的血管发生逆行性血栓形成和预防复发。同时治疗原发疾病，纠正心律失常，针对心脏瓣膜病和引起心内膜病变的相关疾病进行有效防治，根除栓子来源，防止复发。

第二节　出血性脑血管病

一、脑出血

知识点1：脑出血的概念　　副高：掌握　正高：熟练掌握

脑出血是指原发性非外伤性脑实质内出血。

知识点2：脑出血的病因　　副高：掌握　正高：熟练掌握

脑出血最常见的原因是高血压合并细小动脉硬化，其他病因包括动静脉畸形、脑淀粉样血管病变、血液病、抗凝或溶栓治疗等。高血压伴发脑内小动脉病变，血压骤升引起动脉破裂出血称为高血压脑出血。

知识点3：脑出血的发病机制　　副高：掌握　正高：熟练掌握

长期高血压可导致脑内小动脉或深穿支动脉壁纤维素样坏死或脂肪透明变性、小动脉瘤或微动脉夹层瘤形成，当血压骤然升高时，血液自血管壁渗出或由动脉瘤壁直接破裂，血液进入脑组织形成血肿。

知识点4：脑出血的临床表现　　副高：掌握　正高：熟练掌握

常发生在50岁以上患者，多有高血压病史，男性居多；通常在活动和情绪激动时突然发生，少数安静状态下起病；少数有头痛、头晕和肢体麻木等前驱症状；常在数分钟至数小时内达到高峰；血压常明显升高，并出现头痛、呕吐、肢体瘫痪、意识模糊、昏迷、脑膜刺激征和癫痫样发作等；临床表现的轻重主要取决于出血量和出血部位。

知识点5：壳核出血的临床表现　　副高：掌握　正高：熟练掌握

壳核出血最常见，占全部脑出血的50%～60%，由豆纹动脉破裂所致。以内囊损害体征为突出表现，包括：病灶对侧偏瘫、侧身感觉缺失和同向性偏盲；双眼球向病灶对侧同向凝视；优势半球出血可有失语；出血量大时可有意识障碍。

知识点6：尾状核头出血的临床表现　　副高：掌握　正高：熟练掌握

尾状核头出血可仅有脑膜刺激征而无明显瘫痪。

知识点7：脑桥出血的临床表现 副高：掌握 正高：熟练掌握

脑桥出血常由基底动脉脑桥支破裂所致。大量（大于5ml）出血，患者迅速进入昏迷状态、双侧瞳孔缩小呈针尖样、呕吐咖啡样胃内容物、中枢性高热、中枢性呼吸障碍、眼球浮动、四肢瘫痪和去大脑强直发作等。

知识点8：丘脑出血的临床表现 副高：掌握 正高：熟练掌握

丘脑出血表现为对侧偏瘫；深感觉、浅感觉均有障碍；特征性眼征，如上视障碍或凝视鼻尖、眼球偏斜或分离性斜视；意识障碍多见且较重；有运动性震颤、帕金森综合征表现，有偏身舞蹈-投掷样运动；丘脑性失语，言语缓慢而不清、重复言语、发育困难、复述差、朗读正常。

知识点9：小脑出血的临床表现 副高：掌握 正高：熟练掌握

小脑出血表现为眩晕、频繁呕吐、枕部剧烈头痛和平衡障碍等；无肢体瘫痪；肌张力降低及颈强直；共济失调和眼球震颤。暴发型小脑出血常突然昏迷，出现枕大孔疝，在数小时内迅速死亡。

知识点10：脑叶出血的临床表现 副高：掌握 正高：熟练掌握

脑叶出血表现为头痛、呕吐、脑膜刺激征及出血脑叶的局灶定位症状。额叶出血可有前额痛、共同偏视、偏瘫、布罗卡失语症（Broca aphasia）；颞叶出血可有韦尼克失语症（Wernicke aphasia）、对侧上象限盲、精神症状；枕叶出血可有视野缺损、黄斑回避现象，多无肢体瘫痪；顶叶出血可有偏身感觉障碍、空间构想障碍。

知识点11：脑干出血的临床表现 副高：掌握 正高：熟练掌握

脑干出血约占10%，绝大多数为脑桥出血，偶见中脑出血，延髓出血极为罕见。①中脑出血：突然复视、眼睑下垂；一侧或两侧瞳孔扩大、眼球不同轴、水平或垂直眼震、同侧肢体共济失调，也可表现为Weber或Benedikt综合征；严重者很快出现意识障碍、去大脑强直。②脑桥出血：突然头痛、呕吐、眩晕、复视、眼球不同轴、交叉性瘫痪或偏瘫、四肢瘫等；出血量较大时，患者很快进入意识障碍、针尖样瞳孔、去大脑强直、呼吸障碍，多迅速死亡，并可伴有高热、大汗、应激性溃疡等；出血量较少时可表现为一些典型的综合征，如Foville、Millard Gubler和闭锁综合征等。③延髓出血：突然意识障碍，血压下降，呼吸节律不规则，心律失常，继而死亡；轻者可表现为不典型的Wallenberg综合征。

知识点12：脑室出血的临床表现 副高：掌握 正高：熟练掌握

脑室出血占3%～5%。突然头痛、呕吐，迅速进入昏迷或昏迷逐渐加深；双侧瞳孔缩小，四肢肌张力增高，病理反射阳性，早期出现去大脑强直，脑膜刺激征阳性；常出现丘脑下部受损的症状和体征，如上消化道出血、中枢性高热、大汗、应激性溃疡、急性肺水肿、血糖升高、尿崩症等；脑脊液压力增高，呈血性；轻者仅表现头痛、呕吐、脑膜刺激征阳性，无局限性神经体征，临床上易误诊为蛛网膜下腔出血，需通过头颅CT扫描来确定诊断。

知识点13：脑出血的诊断及鉴别诊断 副高：掌握 正高：熟练掌握

中老年患者在活动中或情绪激动时突然发病，迅速出现局灶性神经功能缺损症状及头痛、呕吐等颅高压症状应，考虑脑出血可能，结合头颅CT结果，可明确诊断。鉴别诊断如下。

（1）其他类型脑血管疾病：①脑血栓形成：有时与小量脑出血的临床表现相似，但活动中起病、病情进展快、发病当时血压明显升高常提示脑出血，CT检查发现出血灶可确诊。②脑栓塞：起病急骤，局灶性体征在数秒至数分钟达到高峰，常有栓子来源的基础疾病如心源性（心房颤动、风湿性心脏病、冠心病等）、非心源性（颅内外动脉粥样硬化斑块脱落、空气、脂肪滴等）。③蛛网膜下腔出血：突发持续性剧烈头痛、呕吐、脑膜刺激征阳性，伴或不伴意识障碍，无局灶性神经系统体征，CT证实脑池和蛛网膜下腔高密度征象或腰穿提示压力增高和血性脑脊液可确诊。脑出血多有局灶性体征如偏瘫、失语等。

（2）颅内占位病变：颅内肿瘤、硬膜下血肿和脑脓肿可呈卒中样发病，出现偏瘫等局灶性体征及颅内压增高征象，CT或MRI检查有助于确诊。

（3）颅内感染：病毒性、细菌性和真菌性脑膜炎等均可有头痛、呕吐及脑膜刺激征阳性，多数发热在先，发病早期CT检查可正常，腰穿脑脊液检查可鉴别。

（4）其他：对发病突然、迅速昏迷且局灶性体征不明显者，应注意与引起昏迷的全身性疾病如中毒（酒精中毒、镇静催眠药物中毒、一氧化碳中毒）及代谢性疾病（低血糖、肝性脑病、肺性脑病和尿毒症等）鉴别。

知识点14：脑出血的内科治疗 副高：掌握 正高：熟练掌握

（1）一般处理：保持安静，卧床休息2～4周，减少探视。严密观察体温、脉搏、呼吸和血压等生命体征，注意瞳孔和意识变化。保持呼吸道通畅，及时清理呼吸道分泌物，必要时吸氧。加强护理，保持肢体的功能位。有意识障碍、消化道出血者宜禁食24～48小时，然后酌情安放胃管。

（2）水电解质平衡和营养：病后每日入液量可按尿量加500ml计算，有高热、多汗、呕吐或腹泻者，可适当增加入液量。注意防止低钠血症，以免加重脑水肿。血糖过高或过低者，应及时纠正，维持血糖水平在6～9mmol/L。

（3）控制脑水肿，降低颅内压：脑出血后脑水肿约在48小时达到高峰，维持3～5日后逐渐消退，可持续2～3周或更长。脑水肿可使颅内压增高，并致脑疝形成，是影响脑出血病死率及功能恢复的主要因素。积极控制脑水肿、降低颅内压是脑出血急性期治疗的重要环节。

（4）控制高血压：脑出血后血压升高是机体对颅内压增高情况下为保持相对稳定的脑血流量的脑血管自动调节反应，通常可不使用降压药。应根据患者年龄、病前有无高血压、病后血压情况等确定最适宜血压水平。

（5）止血治疗：止血药物如6-氨基已酸、氨甲苯酸、血凝酶（立止血）等对高血压动脉硬化性出血的作用不大，一般不用。如有凝血功能障碍，可短期应用。

（6）并发症的防治：①感染，合并意识障碍的老年患者易并发肺部感染，或因尿潴留及导尿等易合并尿路感染，应给予预防性抗生素治疗。②应激性溃疡，可导致消化道出血，预防可用H_2受体阻断剂。③中枢性高热，宜先行物理降温。④下肢深静脉血栓形成，表现为瘫痪肢体进行性水肿及发硬，勤翻身、被动活动或抬高瘫痪肢体可预防。

知识点15：脑出血的外科治疗　　副高：掌握　正高：熟练掌握

脑出血的外科治疗根据出血部位、病因、出血量及患者年龄、意识状态、全身状况决定。手术宜在超早期（即发病后6～24小时）进行。适用于：脑出血患者出现颅内压增高伴脑干受压的症状及体征；小脑半球出血的血肿≥10ml，或出血灶直径≥3cm，血肿破入第四脑室或脑池受压消失者；脑室出血致梗阻性脑积水者；年轻患者脑叶或壳核中大量出血等。

知识点16：脑出血的健康指导　　副高：掌握　正高：熟练掌握

预防脑出血的关键是防治高血压及动脉硬化，积极进行三级预防：①进行防病知识宣传，开展健康教育；②定期健康体检以发现高危人群，如高血压、糖尿病、冠心病、卒中及高血压家族史，肥胖，吸烟，酗酒等，进行生活干预，指导治疗；③对脑出血患者积极治疗，采取早期康复措施，降低病残率。

二、蛛网膜下腔出血

知识点17：蛛网膜下腔出血　　副高：掌握　正高：熟练掌握

蛛网膜下腔出血（SAH）是多种病因所致的脑底部或脑及脊髓表面血管破裂后，血液直接流入蛛网膜下腔引起相应临床症状的急性出血性脑血管病。

知识点18：继发性蛛网膜下腔出血　　副高：掌握　正高：熟练掌握

继发性蛛网膜下腔出血是指由脑实质内出血、脑室出血、硬膜外或硬膜下血管破裂出血等造成的血液穿破脑组织流入蛛网膜下腔。

知识点19：蛛网膜下腔出血的病因　　副高：掌握　正高：熟练掌握

（1）颅内动脉瘤：最常见，约占SAH病因的50%～80%，其中先天性粟粒样动脉瘤约占75%，还可见高血压、动脉粥样硬化所致的梭形动脉瘤和感染所致的真菌性动脉瘤等。

（2）脑血管畸形：占10%，常见动静脉型，多见于青年人。

（3）其他：烟雾病（moyamoya disease），占儿童SAH的20%；颅内肿瘤、垂体卒中、血液系统疾病、颅内静脉系统血栓和抗凝治疗并发症等。

知识点20：蛛网膜下腔出血的临床表现　　副高：掌握　正高：熟练掌握

发病年龄不限，动脉瘤破裂所致多见于30～60岁之间，血管畸形所致多见于青少年。发病前大多有明显诱因，如剧烈运动、过劳、激动、用力、排便、咳嗽和饮酒等；少数也可在安静条件下发病，动脉瘤未破裂时常无症状。

知识点21：蛛网膜下腔出血的典型临床表现　　副高：掌握　正高：熟练掌握

SAH的典型临床表现为突发剧烈、爆裂样、局限性全头痛；恶心呕吐；绝大多数患者发病数小时内可出现脑膜刺激征，颈项强直，凯尔尼格征（Kernig sign）阳性；血性脑脊液；眼底检查可见视网膜出血、视盘（视乳头）水肿及玻璃体膜下片状出血为特异性诊断；约25%的患者可出现欣快、谵妄和幻觉等精神症状，常于起病后2～3周自行消失；一般无局灶性脑体征。

知识点22：蛛网膜下腔出血常见并发症　　副高：掌握　正高：熟练掌握

（1）再出血：是SAH主要急性并发症，指病情稳定后再次发生剧烈头痛、呕吐、痫性发作、昏迷，甚至去脑强直发作，颈强直、Kernig征加重，复查脑脊液为鲜红色。20%动脉瘤患者病后10～14日可发生再出血，病死率可增加约1倍。动静脉畸形急性期再出血者少见。

（2）脑血管痉挛：发生于蛛网膜下腔中血凝块环绕的血管，痉挛严重程度与出血量相关，可导致约1/3以上病例脑实质缺血。临床症状取决于发生痉挛的血管，常表现为波动性的轻偏瘫或失语，有时症状还受侧支循环和脑灌注压的影响，对载瘤动脉无定位价值，是死亡和致残的重要原因。病后3～5日开始发生，5～14日为迟发性血管痉挛高峰期，2～4周逐渐消失。TCD或DSA有助于确诊。

（3）急性或亚急性脑积水：起病1周内15%～20%患者发生急性脑积水，是由于血液进入脑室系统和蛛网膜下腔形成血凝块阻碍脑脊液循环通路所致。轻者出现嗜睡、思维缓慢、短时记忆受损、上视受限、展神经麻痹、下肢腱反射亢进等体征，严重者可造成颅内高压，甚至脑疝。亚急性脑积水发生于起病数周后，表现为隐匿出现的痴呆、步态异常和尿失禁。

（4）其他：5%～10%患者发生癫痫发作，不少患者发生低钠血症。

知识点23：蛛网膜下腔出血的诊断及鉴别诊断 副高：掌握 正高：熟练掌握

（1）诊断：突发的持续性剧烈头痛、呕吐、脑膜刺激征阳性，伴或不伴意识障碍，检查无局灶性神经系统体征，须高度怀疑SAH。同时CT证实脑池和蛛网膜下腔高密度征象或腰穿检查压力增高和血性脑脊液等可临床确诊。

（2）鉴别诊断：①高血压性脑出血：也可出现血性脑脊液，但此时应有明显局灶性体征如偏瘫、失语等，如果脑出血与SAH临床表现上难以鉴别时，CT和DSA有助于鉴别，脑出血的脑CT显示脑实质内高密度病灶，SAH的头颅CT显示脑池、脑室和蛛网膜下腔高密度出血征。②颅内感染：细菌性、真菌性、结核性和病毒性脑膜炎等均可有头痛、呕吐及脑膜刺激征，但颅内感染是先有发热症状，而SAH起病时无发热，且头颅CT可鉴别。③脑肿瘤：小部分脑肿瘤可发生瘤卒中，形成瘤内或瘤旁血肿合并SAH；癌瘤颅内转移、脑膜癌病或中枢神经系统白血病也可见血性脑脊液，但根据详细病史、脑脊液检出瘤和/或癌细胞及脑CT可鉴别。④一些老年患者头痛、呕吐不明显，而以突发精神障碍为主，需予以重视。

知识点24：蛛网膜下腔出血的内科治疗 副高：掌握 正高：熟练掌握

（1）一般处理：SAH患者应住院治疗及监护，需绝对卧床4～6周；避免一切可引起血压及颅内压增高的诱因，如用力排便、咳嗽、打喷嚏、情绪激动和劳累等；烦躁不安者适当给予镇痛镇静药；低钠血症可口服或静脉滴注生理盐水，不应限制液体。心电监护防止心律失常，注意营养支持，防止并发症等。

（2）降颅压治疗：SAH可引起脑水肿及颅内压增高，严重者可出现脑疝，可用20%甘露醇、呋塞米及清蛋白等脱水降颅压治疗，颅内高压征象明显并有脑疝形成趋势者，可行脑室引流。

（3）预防再出血：用抗纤维蛋白溶解药抑制纤维蛋白溶解酶原的形成，推迟血块溶解，防止再出血的发生。

（4）防治迟发性血管痉挛：钙通道阻滞药可减轻血管痉挛引起的症状。

知识点25：蛛网膜下腔的手术治疗 副高：掌握 正高：熟练掌握

SAH的手术治疗是去除病因、及时止血、预防再出血及血管痉挛、防止复发的有效方法，应在发病后24～72小时内进行。

知识点26：蛛网膜下腔出血的健康指导 副高：掌握 正高：熟练掌握

蛛网膜下腔出血患者10%～50%死于首次发作，患者预后与病因、年龄、动脉瘤部位及瘤体大小、出血量、血压升高及波动、合并症等有关。动脉瘤在发病后2周内再破裂的危险性最大，因此患者发病后要绝对卧床4～6周，防止过度兴奋、情绪激动，维持血压平衡；多吃蔬菜，防止粪便干燥，必要时可服用润肠药。控制高血压、吸烟、酗酒、吸毒等危险因素。

大约1/3的动脉瘤SAH患者发病前数日或数周出现轻微头痛，这是由小量前驱出血或动脉瘤受牵拉所致。头痛持续数日不变，2周后缓慢减轻，头痛再发常提示再次出血，此时应及时就医。

第十七章 心血管系统疾病

高血压

第一节 高 血 压

知识点1：原发性高血压及其发病危险因素 副高：掌握 正高：熟练掌握

原发性高血压是以体循环动脉压升高为主要临床表现的心血管综合征，通常简称为高血压。原发性高血压确切病因尚不清楚，以区别有明确病因导致的继发性高血压。发病的主要危险因素包括：超重和肥胖、膳食高钠低钾、长期大量吸烟、中度以上饮酒、体力活动减少、生活节奏紧张以及遗传等因素。

知识点2：原发性高血压的典型症状 副高：掌握 正高：熟练掌握

（1）大多数起病缓慢，缺乏特异性症状。

（2）常见症状：头晕、头痛、颈项强直、疲劳、心悸等，典型高血压头痛随血压下降后可消失。

（3）较重症状：视物模糊、鼻出血等。

知识点3：原发性高血压的并发症 副高：掌握 正高：熟练掌握

长期高血压得不到有效控制，极易造成左心室肥厚和左心功能不全、冠状动脉粥样硬化性心脏病（冠心病）、脑血管疾病及肾功能不全等并发症，伴有糖尿病的患者其危险明显增高。

知识点4：原发性高血压的诊断要点 副高：掌握 正高：熟练掌握

（1）有家族史。

（2）多发于25～55岁。

（3）交感神经系统活性偏高。

（4）可有肾素-血管紧张素活性增高，细胞内钠离子、钙离子浓度增高等。

知识点5：继发性高血压的诊断要点 副高：掌握 正高：熟练掌握

（1）常见病因：①肾脏疾病，如急、慢性肾小球肾炎，多囊肾，糖尿病肾病，结缔组织病，肾盂积水等；②肾血管性病变，如肾动脉狭窄等；③内分泌性疾病，如甲状腺功能亢进或减低，肢端肥大症，肾上腺皮质肿瘤或增生，肾上腺髓质增生或肿瘤，口服避孕药等；④主动脉缩窄；⑤妊娠期高血压疾病（妊娠中毒症）；⑥神经系统疾病，如颅内压增高、睡眠呼吸暂停综合征、急性应激状态；⑦血容量、心排血量增加（收缩压增高），主动脉瓣关闭不全，心内血液分流；⑧主动脉僵硬度增加（收缩压增高）。

（2）提示线索：①起病在20岁以前；②血压＞180/110mmHg；③靶器官损伤明显；④无诱因的低钾血症；⑤上腹部正中和/或侧部有血管杂音；⑥血管变化大且伴心动过速、出汗、手颤；⑦有肾病史或肾病家族史；⑧常规抗高血压治疗反应很差。

知识点6：高血压相关脏器损害的诊断要点 副高：掌握 正高：熟练掌握

（1）高血压心脏病：①左室肥厚；②左室舒张功能不全；③左心衰竭。若与冠心病或冠心病危险因子同时存在，可加重以上并发症，加重心力衰竭、心肌缺血、心律失常，甚至导致猝死。

（2）脑血管病：出血或缺血性卒中，高血压脑病、短暂性脑缺血发作等。

（3）高血压性肾病：①肾硬化；②肾功能不全。合并糖尿病时，可加速、加重。

（4）主动脉夹层：剧烈胸痛或腹痛、血压急剧升高、四肢血压不对称、血管杂音，磁共振成像（MRI）或CT血管造影（CTA）可助诊断。

（5）急进性高血压：形成高血压危象或高血压紧急状态，出现脑病、肾病、视网膜病变、心力衰竭或心肌缺血。

知识点7：高血压的治疗目的 副高：掌握 正高：熟练掌握

治疗高血压的主要目的就是最大限度地降低心脑血管病的死亡和病残的总危险。

知识点8：高血压的治疗策略 副高：掌握 正高：熟练掌握

（1）所有患者应进行危险分层、量化预后及非药物治疗。降压同时兼顾相关脏器损害的防治，降低病死率。

（2）极高危与高危患者：必须立即开始对高血压及并存的危险因素和临床情况进行药物治疗。

（3）中危患者：病情允许时，先观察其血压及其他危险因素数周，然后决定是否开始药物治疗，或由临床医师决定何时开始药物治疗。

（4）低危患者：先观察数月，然后决定是否开始药物治疗。

知识点9：高血压的非药物治疗 副高：掌握 正高：熟练掌握

非药物治疗包括改善生活方式，消除不利于心理和生理健康的行为和习惯，如减重、合理膳食、增加体力活动和减轻精神压力等；应特别注意代谢综合征的防治。非药物治疗须用于全部高血压人群。

知识点10：高血压药物治疗的原则 副高：掌握 正高：熟练掌握

（1）采用最小有效剂量。

（2）为达到满意降压效果并有效防止靶器官损害，最好选择每日一次给药而有持续24小时作用的药物，使24小时内血压稳定于目标范围内。

（3）联合用药，以减少不良反应，增加疗效。

（4）个体化：根据患者具体情况和耐受性及个人意愿或长期承受能力选择适合患者的药物。注意特殊人群（老年人、肾功能不全者、合并糖尿病患者等）的用药。

知识点11：常用的降压药物 副高：掌握 正高：熟练掌握

临床治疗高血压常用的降压药包括：①利尿剂；②β受体阻断药；③钙通道阻断药（CCB）；④血管紧张素转换酶抑制剂（ACEI）；⑤血管紧张素Ⅱ受体阻断剂（ARB）。

知识点12：高血压联合用药的配伍 副高：掌握 正高：熟练掌握

联合用药比较合理的配伍：①β受体阻断药与钙通道阻断药；②利尿剂与血管紧张素转换酶抑制剂或血管紧张素Ⅱ受体阻断剂；③钙通道阻断剂与血管紧张素转换酶抑制剂或血管紧张素Ⅱ受体阻断剂；④钙通道阻断剂与利尿剂；⑤针对合并症和并发症的其他药物治疗，如糖尿病、高脂血症、冠心病、脑血管病及肾脏疾病等，以减少总的心血管病的危险。

知识点13：高血压的转诊指征 副高：掌握 正高：熟练掌握

转诊原则：经规范降压治疗血压仍未达标；药物治疗有明显的不良反应；出现高血压危象；出现新的疾病。转诊指征如下：

（1）初诊患者：①合并严重的临床情况或靶器官损伤；②患者年龄＜30岁且血压水平达到3级；③疑似继发性高血压；④妊娠和哺乳期妇女；⑤需要进一步明确诊断。

（2）随诊患者：①按治疗方案用药2～3个月，血压仍不达标者；②血压控制平稳的患者，再度出现血压升高且难以控制者；③血压波动较大，临床处理有困难者；④随访过程中出现新的严重临床疾病或靶器官损害者；⑤患者服降压药后出现不能解释或难以处理的不良反应或合并症；⑥高血压伴发多重危险因素或靶器官损害而处理困难者。

知识点14：高血压的健康指导 副高：掌握 正高：熟练掌握

（1）一般人群：普及防病知识，宣传健康生活方式，科学地进行体育锻炼，低脂肪低盐饮食。

（2）高危人群：定期进行健康普查，对高血压危险人群进行监测，积极控制危险因素。

（3）患者群：积极进行治疗性生活干预，指导长期用药、控制血压水平并预防并发症的发生，改善患者的生活质量。

第二节 冠状动脉粥样硬化性心脏病

知识点1：冠状动脉粥样硬化性心脏病 副高：掌握 正高：熟练掌握

冠状动脉粥样硬化性心脏病是指由冠状动脉粥样硬化引起的血管腔狭窄或阻塞导致心肌缺血、缺氧而引起的心脏病，也称缺血性心脏病。

知识点2：冠心病及其种类 副高：掌握 正高：熟练掌握

冠状动脉粥样硬化性心脏病和冠状动脉功能性改变（痉挛）统称为冠状动脉性心脏病，简称冠心病（CHD）。冠心病可分为5种类型：①无症状性心肌缺血；②心绞痛；③心肌梗死；④冠心病心力衰竭和心律失常型；⑤猝死型。

知识点3：冠心病发病的危险因素 副高：掌握 正高：熟练掌握

冠心病发病的主要危险因素包括年龄因素、男性、吸烟、高血压、高脂血症、糖尿病、肥胖及早发冠心病的家族史等。

知识点4：心绞痛的概念 副高：掌握 正高：熟练掌握

心绞痛是指冠状动脉血流量不能满足心肌代谢的需要即心肌氧供求不平衡所引起的临床综合征。

知识点5：心绞痛的分型 副高：掌握 正高：熟练掌握

参照世界卫生组织标准心绞痛可分为稳定型心绞痛和不稳定型心绞痛。

（1）稳定型心绞痛：由体力劳动、情绪激动等所致的一过性心肌耗氧量增加引起。其发作持续时间、发作频率、程度及诱因相对不变，且除外症状为首次发作。

（2）不稳定型心绞痛：除稳定型以外的缺血性胸痛统称不稳定型心绞痛，包括初发、恶化劳累型心绞痛，自发型、心肌梗死后心绞痛等。主要由于冠状动脉粥样硬化斑块出现裂隙、糜烂、溃疡或破裂，极易形成血栓及出现冠脉痉挛。

知识点6：心绞痛的诱因　副高：掌握　正高：熟练掌握

心绞痛常见诱因包括劳累、情绪激动、饱食、受寒和急性循环衰竭等。

知识点7：心绞痛的临床表现　副高：掌握　正高：熟练掌握

典型的心绞痛是发作性胸骨后或心前区疼痛或紧缩感、压迫感，疼痛可向左肩、左上肢放射，通常持续3～5分钟。休息或含服硝酸甘油可在数分钟内缓解。伴有心率加快、血压升高和出汗，有时可出现第四或第三心音奔马律，可伴有心律失常。

知识点8：心绞痛的鉴别诊断　副高：掌握　正高：熟练掌握

心绞痛的鉴别诊断包括引起胸痛的各种疾病。

（1）非冠心病的心脏性疾病：可以诱发胸痛的有心包炎、严重未控制的高血压、主动脉瓣狭窄、肥厚型心肌病、扩张型心肌病、快速性室性或室上性心律失常、主动脉夹层、先天性冠脉起源异常、冠状动脉瘘、心肌桥、大动脉炎等，均有相应的临床表现及体征。

（2）非心脏性疾病

1）消化系统：食管疾病、食管动力性疾病、胆管疾病、溃疡病、胰腺病等。

2）胸壁疾病：肋骨炎、肋软骨炎、纤维织炎、肋骨骨折、胸锁骨关节炎、带状疱疹、颈胸肌神经根病变等。

3）肺部疾病：肺栓塞、肺动脉高压，伴气短、头晕、右心负荷增加、肺炎、气胸、胸膜炎、睡眠呼吸暂停综合征等。

4）精神性疾病：过度换气、焦虑症、抑郁症等。

5）其他：心肌需氧量增加，如高温、甲状腺功能亢进、拟交感毒性药物可卡因的应用、高血压、重度贫血（Hb常$<70g/L$），低氧血症等。

知识点9：心绞痛发作时的治疗　副高：掌握　正高：熟练掌握

（1）休息，立即做心电图（ECG）。

（2）舌下含化硝酸甘油0.6mg或硝酸异山梨酯，严重者静脉滴注硝酸甘油。

（3）必要时吸氧。

（4）对于变异型者钙通道阻断药和长效或短效的硝酸酯类药物也是主要的治疗手段。

知识点10：稳定型心绞痛的治疗　副高：掌握　正高：熟练掌握

常用治疗药物有硝酸酯类、β受体阻断药及钙通道阻断药，单独或联合用药；抗血小板聚集剂阿司匹林及降脂治疗。常用β受体阻断药如美托洛尔，从小剂量开始，不可突然停药，以防反跳现象。常用钙通道阻断药有地尔硫䓬等。

知识点11：不稳定型心绞痛的治疗 副高：掌握 正高：熟练掌握

（1）强化内科治疗，皮下注射低分子量肝素，口服阿司匹林或加用氯吡格雷双联抗血小板聚集治疗。

（2）药物治疗趋于稳定的患者可在其后择期进行冠脉造影，评估冠脉病变及是否需要经皮冠脉介入治疗或冠脉旁路移植治疗。

（3）病情不稳定属于高危患者，应紧急行冠脉造影、早期介入或旁路移植治疗。

知识点12：心绞痛的转诊指征 副高：掌握 正高：熟练掌握

（1）不稳定型心绞痛。

（2）对突然出现阿-斯综合征的患者，应立即实施心肺复苏。待呼吸恢复，心率（律）、血压能够维持即初级复苏成功后再在“120”监护治疗情况下转往上级医院抢救。

知识点13：心绞痛的健康指导 副高：掌握 正高：熟练掌握

（1）严格按照指南控制危险因素，如控制血压、血糖，戒烟，降脂，并给予健康生活方式指导，适当运动，防止肥胖。

（2）合理膳食，如少食含胆固醇高的食物，限制总热量，摄入适当的蛋白质供应身体必需的氨基酸，选择富含维生素和纤维素的蔬菜瓜果，避免饮浓茶及咖啡。

（3）治疗相关疾病，定期随访，坚持服药。对高血压、糖尿病、甲状腺功能减退、肾病综合征及高血脂等应积极治疗。

知识点14：急性心肌梗死 副高：掌握 正高：熟练掌握

急性心肌梗死（AMI）是因冠状动脉突然发生阻塞，局部心肌由于相关动脉血供中断而发生缺血坏死，其中多数由冠状动脉粥样斑块破裂、血栓形成所致。急性心肌梗死分为ST段抬高型和无ST段抬高型两类。

知识点15：急性心肌梗死的症状 副高：掌握 正高：熟练掌握

胸痛是最早并常见的症状，多位于胸骨后，压榨样疼痛，难以忍受。持续时间长，舌下含服硝酸甘油不能缓解。经常伴有大汗、恶心呕吐、头晕和濒死感。部分患者先有不稳定型心绞痛的发作；另有10%～20%的患者无胸痛，多见于糖尿病患者和老年人。

知识点16：急性心肌梗死的体征 副高：掌握 正高：熟练掌握

（1）患者多表现为焦虑、辗转不安、大汗淋漓、面色苍白、四肢冰冷。前壁心肌梗死在发病1～2小时内常伴有交感神经亢进，心率增快和/或血压上升；下壁梗死则可伴有副交感神经亢进，心率减慢和/或低血压。

（2）心脏体征：可有心音减弱，心尖部可出现第三心音（S_3）或第四心音（S_4），心尖部收缩期杂音为乳头肌功能不全所致的二尖瓣反流；透壁性心肌梗死累及心包，可听到心包摩擦音。患者就诊时可以有各种心律失常、低血压、急性左心衰竭和休克表现。

（3）其他体征：发病第1周时体温可升高但一般不超过38℃；血压变化不一，多数透壁性心肌梗死发生后，收缩压较梗死前下降10～15mmHg。

知识点17：急性心肌梗死的并发症　　副高：掌握　正高：熟练掌握

（1）机械性并发症：乳头肌功能不全或断裂，心脏游离壁破裂，室间隔穿孔。

（2）栓塞：附壁血栓脱落引起脑、肾、脾或肢体动脉栓塞。

（3）室壁瘤：多见于广泛前壁心肌梗死，左心室造影、二维超声心动图可显示局部心缘膨出伴矛盾运动，心电图可表现相应的导联ST段持续抬高。

知识点18：急性心肌梗死的鉴别诊断　　副高：掌握　正高：熟练掌握

（1）无胸痛或症状不典型，如疼痛位于上腹、咽、颈、下颌、下肢等部位。

（2）以心力衰竭起病或为突出症状，突然出现呼吸困难并发展为肺水肿等。

（3）以低血压或休克起病，如心肌损伤过重，反应性的代偿性机制不能维持有效的血压，则可出现低血压，心排血量明显降低即心力衰竭时出现休克。

（4）胃肠道症状为主：急性心肌梗死患者可出现上腹或剑突下疼痛，并有恶心、呕吐、腹胀等胃肠道症状，易被误诊为急腹症。

（5）其他需鉴别的疾病，如急性心包炎、急性肺动脉栓塞、主动脉夹层及嗜铬细胞瘤急性发作等。

知识点19：急性心肌梗死的处理要点　　副高：掌握　正高：熟练掌握

急性心肌梗死的治疗原则是尽早行心肌再灌注、缩小梗死范围、防治并发症。

（1）卧床休息，消除焦虑，吸氧。适当给予镇静剂。

（2）镇痛剂仅在必要时使用。

（3）监护血压、心率、心律及呼吸等生命体征。

（4）ST段抬高心肌梗死应尽早行心肌再灌注治疗：①无介入治疗条件而有溶栓指征应及时溶栓治疗；②直接介入治疗或冠脉旁路移植术。

（5）积极治疗并发症：①消除心律失常；②控制低血压和休克；③治疗心力衰竭。

知识点20：急性心肌梗死的转诊指征　　副高：掌握　正高：熟练掌握

当患者出现症状12小时内就诊且为ST段抬高急性心肌梗死时，若血流动力学指标稳定，应积极与急救中心联系将患者转往能提供24小时监护和再灌注治疗的心脏专科医院进行积极救治；若患者血流动力学不稳定，先实施积极抢救治疗，然后转院。

知识点21：急性心肌梗死的健康指导　　副高：掌握　正高：熟练掌握

（1）社区人群：进行有关冠心病医学知识的教育，提倡健康的生活方式，如戒烟、限酒、科学饮食、体育锻炼、控制体重及保持良好的心态等。要定期健康查体。

（2）冠心病高危人群：进行生活干预及用药指导，如控制血脂、血糖、体重等，以预防冠心病。

（3）冠心病（心肌梗死）患者：采用药物及非药物的干预康复措施：坚持用药；去除危险因素；体育锻炼适度；精神愉快；定期随访。对于接受过经皮冠状动脉内成形术治疗的患者在血象正常的情况下，应继续服用氯吡格雷（波立维）治疗6～9个月，预防亚急性血栓，在能耐受的情况下长期服用阿司匹林以防再发梗死。

第三节　心力衰竭

知识点1：心力衰竭的概念　　副高：掌握　正高：熟练掌握

心力衰竭是各种心脏结构或功能性疾病导致心室充盈和/或射血能力受损而引起的一组综合征。由于心室收缩功能下降射血功能受损，心排血量不能满足机体代谢的需要，器官、组织血液灌注不足，同时出现肺循环和/或体循环淤血，临床表现主要是呼吸困难和无力而致体力活动受限和水肿。

知识点2：心力衰竭的类型　　副高：掌握　正高：熟练掌握

（1）左心衰竭、右心衰竭和全心衰竭：左心衰竭指左心室代偿功能不全而发生的心力衰竭，临床上较为常见，以肺循环淤血为特征。单纯的右心衰竭主要见于肺源性心脏病及某些先天性心脏病，以体循环淤血为主要表现。左心衰竭后肺动脉压力增高，使右心负荷加重，长时间后，右心衰竭也继之出现，即为全心衰竭。心肌炎心肌病患者左、右心同时受损，左、右心衰竭可同时出现。

单纯二尖瓣狭窄引起的是一种特殊类型的心力衰竭。它不涉及左室的收缩功能，而是直接因左心房压力升高而导致肺循环高压，有明显的肺淤血和相继出现的右心功能不全。

（2）急性和慢性心力衰竭：急性心力衰竭系因急性的严重心肌损害或突然加重的负荷，使心功能正常或处于代偿期的心脏在短时间内发生衰竭或使慢性心力衰竭急剧恶化。临床上以急性左心衰竭常见，表现为急性肺水肿或心源性休克。

慢性心力衰竭有一个缓慢的发展过程，一般均有代偿性心脏扩大或肥厚及其他代偿机制参与。

（3）收缩性和舒张性心力衰竭：心脏以其收缩射血为主要功能。收缩功能障碍，心排血量下降并有阻塞性充血的表现即为收缩性心力衰竭，也是临床上所常见的心力衰竭。心脏正常的舒张功能是为了保证收缩期的有效泵血。当心脏的收缩功能不全时常同时存在舒张功能障碍。单纯的舒张性（舒张期）心力衰竭如前所述可见于高血压、冠心病的某一阶段，当收缩期射血功能尚未明显降低，而因舒张功能障碍而致左室充盈压增高导致肺的阻性充血。

严重的舒张期心力衰竭见于原发性限制型心肌病、原发性肥厚型心肌病等。

一、急性左心衰竭

知识点3：急性左心衰竭的概念　　副高：掌握　正高：熟练掌握

急性左心衰竭即急性左心功能不全，是指心肌收缩力急剧下降和/或心排血量在短时间内急剧减低、心室充盈压显著升高所致的临床综合征。表现为急性肺水肿、心源性休克或心脏骤停等。

知识点4：急性左心衰竭的病因　　副高：掌握　正高：熟练掌握

常见于急性广泛性心肌梗死、急性弥漫性心肌炎、严重心肌缺氧、急进性高血压、严重主动脉瓣或左室流出道狭窄、心房黏液瘤、急性乳头肌断裂和静脉补液过多过快、急性心脏压塞、持续性室性心动过速、心室颤动以及心室停搏等。

知识点5：急性左心衰竭的诊断要点　　副高：掌握　正高：熟练掌握

（1）急性肺水肿：突然出现严重呼吸困难，端坐呼吸，呼吸30～40次/分，面色苍白，口唇发绀，大汗，阵咳，咳白色或粉红色泡沫痰，心率快，心尖区可闻及奔马律，双肺满布湿啰音和哮鸣音。X线可见典型的以肺门为中心的蝶翼状模糊阴影；血流动力学示肺毛细血管楔压升高（≥20mmHg）。

（2）心源性休克：血压明显下降，伴周围肢体苍白、湿冷和少尿（＜20ml/h），静脉压升高，颈静脉怒张等。

知识点6：急性肺水肿的处理要点　　副高：掌握　正高：熟练掌握

（1）取半坐位，两下肢下垂。

（2）吸氧：面罩给氧，流量为5～10L/min；必要时气管插管，呼吸机辅助呼吸。

（3）镇静：吗啡2～4mg静脉注射，推注时间大于5分钟；或皮下注射5～10mg。

（4）快速利尿：呋塞米20～40mg静脉注射，血压偏低者慎用。

（5）硝酸甘油：舌下含化或静脉给药。

（6）洋地黄：室上性快速心律失常或窦性心律快伴奔马律者，1周内未用过地高辛者，首次剂量毛花苷丙（西地兰）0.4mg静脉注射，半小时后可重复使用，24小时总量1.0～1.2mg；1周内用过地高辛者宜从小剂量开始。也可给予毒毛花苷K 0.25～0.5mg静脉注射。但急性心肌梗死发病24小时内慎用。

（7）多巴酚丁胺：增强心肌收缩力。

（8）伴心源性休克，用多巴胺、去甲肾上腺素等。

（9）病因治疗。

知识点7：心源性休克的处理要点 副高：掌握 正高：熟练掌握

心源性休克经补液扩容、应用血管活性药物等初步处理后，应立即转院处理。

知识点8：急性左心衰竭的健康指导 副高：掌握 正高：熟练掌握

（1）预防及去除病因，是防止急性心功能不全的关键。

（2）一旦出现急性心功能不全症状，应及时转送上级医院就诊，规范治疗。

（3）康复期避免劳累、感染，注意低盐饮食，定期随诊。根据病情调整用药。

（4）忌烟忌酒，忌食辛辣刺激性食物。

二、慢性充血性心力衰竭

知识点9：慢性充血性心力衰竭 副高：掌握 正高：熟练掌握

慢性充血性心力衰竭是指心肌损害或心脏负荷过重引起的心输出量减少、心室充盈压升高，临床上表现为以组织血流灌注不足、肺循环和/或体循环淤血为主要特征的综合征。

知识点10：慢性充血性心力衰竭的病因 副高：掌握 正高：熟练掌握

常见于冠心病、感染性或中毒性心肌炎、心肌病、甲状腺功能亢进性心脏病、高血压及肺动脉高压、主动脉瓣或肺动脉瓣狭窄/关闭不全、严重贫血、心肌病、心脏压塞以及缩窄性心包炎等。

知识点11：慢性充血性心力衰竭的诱发因素 副高：掌握 正高：熟练掌握

常见诱发因素包括：①感染；②过度体力活动和情绪激动；③严重心律失常；④妊娠和分娩；⑤输液、输血过多或过快；⑥电解质紊乱和酸碱平衡失调；⑦洋地黄过量或不足；⑧使用抑制心肌收缩力的药物等。

知识点12：慢性充血性心力衰竭的左心衰竭诊断 副高：掌握 正高：熟练掌握

（1）症状：劳力性呼吸困难，阵发性夜间呼吸困难，端坐呼吸，潮式呼吸及咳嗽、咳痰、咯血。

（2）体征：①原发病体征，可有左心室扩大，心率增快，心尖部有舒张期奔马律，肺动脉区第二心音亢进，交替脉。②双侧肺底细湿啰音，间质性肺水肿时，仅有呼吸音减弱。阵发性呼吸困难或急性肺水肿时，双肺满布粗大湿啰音，可伴有哮鸣音。

知识点13：慢性充血性心力衰竭的右心衰竭诊断　　副高：掌握　正高：熟练掌握

（1）症状：主要由慢性持续性淤血引起各器官功能改变所致。表现为食欲减退、恶心、呕吐；尿量减少、夜尿多、蛋白尿和肾功能减退；肝大和压痛，长期淤血可引起心源性肝硬化。

（2）体征：①心脏增大以右室为主，可伴有心前区抬举性搏动、心率增快、胸骨左缘第三、四肋间有舒张早期奔马律。②体循环淤血表现：颈静脉怒张，肝颈静脉回流征阳性，肝大和压痛，下肢压凹性水肿，胸腔积液和腹水，心包积液，发绀。③晚期患者可有明显营养不良、消瘦甚至恶病质。

另外，全心衰竭同时兼有左心衰竭和右心衰竭的表现。

知识点14：慢性充血性心力衰竭的鉴别诊断　　副高：掌握　正高：熟练掌握

（1）左心衰竭主要应与肺部疾病和非心源性肺水肿相鉴别。后两者的呼吸困难受体位改变的影响不大，而左心衰竭坐位时可减轻。如果鉴别有困难，应注意询问既往史，若患者咳粉红色泡沫样痰，则多为心源性哮喘。肥胖、心脏神经官能症、过度换气等有时也可引起呼吸困难，应注意鉴别。

（2）右心衰竭和/或全心衰竭时，心脏明显扩大、颈静脉充盈、肝大，需与心包疾病（心包积液、缩窄性心包炎）、肾炎以及肝硬化等相鉴别。

知识点15：慢性充血性心力衰竭的治疗原则　　副高：掌握　正高：熟练掌握

慢性充血性心力衰竭的治疗原则为：①消除病因；②减轻心脏负担；③增强心肌收缩力。

知识点16：慢性充血性心力衰竭的一般处理措施　　副高：掌握　正高：熟练掌握

（1）采取低盐饮食并维持水盐平衡，保持干体重恒定。

（2）积极控制心律失常，房颤高危患者须抗凝治疗。

（3）冠心病患者有适应证的进行血运重建。

（4）适当运动可以减少神经-体液因子的激活并增加运动耐力，还可防止下肢血栓形成及肺栓塞。

（5）避免使用负性肌力药。

知识点17：慢性充血性心力衰竭的药物治疗　　副高：掌握　正高：熟练掌握

（1）血管扩张剂：能减轻心前、后负荷而改善心功能。

（2）血管紧张素转换酶抑制剂（ACEI）：①除有药物禁忌或不能耐受者外，适用于收缩功能下降的所有心力衰竭患者。②有潜在肾功能不全者应用ACEI初始要定期观察血肌酐和血钾变化，并根据用药前血肌酐基线水平确定ACEI的初始用量。③双侧肾动脉狭窄、高钾血症、孕妇禁用，严重肾功能不全要慎用或禁用。

（3）利尿剂：主要适用于水、钠潴留导致的症状。①利尿剂能减轻心力衰竭时水潴留导致的症状，但不宜长期使用。治疗应个体化；每周连续应用3～4日的方案往往可收到很好的疗效。②对口服利尿剂反应差的患者可短期静脉应用利尿剂，注意低钠血症和低钾血症的不良反应。

（4）正性肌力药物：如洋地黄、β受体激动药、磷酸二酯酶抑制剂。

（5）β受体阻断药：①除有禁忌或不能耐受者，所有由于左室收缩功能不全导致的纽约心脏病学会（NYHA）分级为Ⅱ级或Ⅲ级的患者经过早期治疗达到干体重恒定后，都应尽早给予β受体阻断药。②β受体阻断药不要用于NYHA分级为Ⅳ级的患者。严重心动过缓、房室传导阻滞或哮喘者禁用。

（6）醛固酮拮抗剂：中、重度心力衰竭患者可考虑应用醛固酮拮抗剂螺内酯，可能改善左室重构。

（7）抗心律失常药物：Ⅰc类抗心律失常药增加心力衰竭患者病死率，应避免使用。Ⅱ、Ⅲ类抗心律失常药物尤其胺碘酮不增加心力衰竭患者病死率，可用于有致死性心律失常者。

知识点18：NYHA分级　　副高：掌握　正高：熟练掌握

纽约心脏病学会（NYHA）分级是心功能评价标准。

Ⅰ级：正常体力活动不受限。

Ⅱ级：正常体力活动轻度受限，可引起疲劳、呼吸困难、心悸或心绞痛。

Ⅲ级：正常体力活动显著受限，即使轻体力活动也引起症状。

Ⅳ级：安静时即有症状。

以上分级以主观感觉为依据，与根据客观指标得出的结论有时并不相符，药物治疗、患者的锻炼特别是肌肉的耐力为重要的影响因素。

知识点19：慢性充血性心力衰竭的健康指导　　副高：掌握　正高：熟练掌握

（1）指导患者按照心功能及体力状况调整活动量，避免劳累，注意限盐。

（2）指导患者合理用药，有效地缓解症状，改善生活质量。

（3）定期随诊，以利于早期发现及消除心力衰竭的诱因，避免心肌损害进一步加重。

第四节 心脏性猝死

知识点1：心脏性猝死的概念 副高：掌握 正高：熟练掌握

心脏性猝死（SCD）是指各种心脏原因所致的突然死亡。可发生于原来有心脏病或无心脏病的患者，常无任何危及生命的前期表现，而是突然意识丧失，在急性症状出现后1小时内死亡，属非外伤性自然死亡，特征为出乎意料的迅速死亡。

知识点2：心脏性猝死的病因 副高：掌握 正高：熟练掌握

心脏性猝死者中大多为冠状动脉粥样硬化性心脏病，尤其是急性心肌梗死。其他包括心瓣膜病、肥厚型和扩张型心肌病、心脏性传导异常和严重室性心律失常等。此外，洋地黄和奎尼丁等药物中毒也可引起猝死。

知识点3：心脏性猝死的临床表现 副高：掌握 正高：熟练掌握

心脏性猝死的临床过程可分为4个时期：

（1）前驱期：在心脏性猝死前的数天或数周，甚至数月可出现胸痛、气促、乏力、软弱、持续性心绞痛、心律失常、心衰等症状，但有些患者也可无前驱症状，即发生心脏骤停。

（2）终末事件期：由于猝死原因不同，终末事件期的临床表现也各异。典型的表现包括严重胸痛、急性呼吸困难、突发心悸或眩晕等。若心脏骤停瞬间发生，事先无预兆，则绝大部分是心源性。在猝死前数小时或数分钟内常有心电活动的改变，其中以心率加快及室性异位搏动增加最为常见。因室颤猝死的患者，常先有室性心动过速。另有少部分患者以循环衰竭发病。

（3）心脏骤停期：①突然的意识丧失常或抽搐、可伴有惊厥；②大动脉（颈动脉、股动脉）搏动消失，脉搏扪不到，血压测不出；③听诊心音消失；④叹息样呼吸或呼吸停止伴发绀；⑤瞳孔散大。

（4）生物学死亡期：心脏骤停发生后，大部分患者将在4～6分钟内开始发生不可逆脑损害，随后经数分钟过渡到生物学死亡。心脏骤停发生后立即实施心肺复苏和尽早除颤，是避免发生生物学死亡的关键。

知识点4：心脏性猝死的诊断要点 副高：掌握 正高：熟练掌握

患者突然意识丧失，可伴全身抽搐；大动脉搏动及心时消失；呼吸呈喘息状，甚至停止；瞳孔散大。

（1）有冠心病史、曾发生过室颤的患者。

（2）不稳定型心绞痛频繁发作伴ST段压低>2mm。

（3）器质性心脏病，心室增大，心功能减退伴有晕厥。

（4）器质性心脏病伴低钾、低镁。

（5）环境因素的改变，如过度吸烟饮酒、过度劳累、突发应激等。

（6）心电图提示频发多源的室性期前收缩，且有以下特点：①室性期前收缩QRS波幅<1.0mV；②室性期前收缩QRS波时间>0.16s；③室性期前收缩QRS波、T波与QRS主波方向相同，且T波高尖对称；④并行心律型室性期前收缩；⑤高度房室传导阻滞、高度室内传导阻滞者。

（7）心室晚电位（VLP）阳性。

知识点5：心脏性猝死的处理要点　　副高：掌握　正高：熟练掌握

一旦诊断心脏骤停，立即采取有效的心肺复苏措施，以维持有效的血液循环，恢复心、呼吸及脑的功能。在复苏后期防治并发症及治疗原发病也很重要。对已患有冠心病、高血压等疾病的患者，应在医生指导下坚持服药治疗。注意对室性心律失常进行危险评估，明确心律失常类型，评估心脏性猝死风险，做出治疗决策。

第五节　心律失常

一、室上性心律失常

知识点1：心律失常及其分类　　副高：掌握　正高：熟练掌握

心律失常是指心脏冲动的频率、节律、起源部位、传导速度与激动次序的异常。按其发生原理，可分为冲动形成异常和冲动传导异常两大类。按心律失常发生时心率的快慢，可将其分为快速性心律失常与缓慢性心律失常两大类。

知识点2：房性期前收缩的概念　　副高：掌握　正高：熟练掌握

房性期前收缩是指起源于窦房结以外心房的任何部位的期前收缩（早搏）。各种器质性心脏病患者均可发生房性期前收缩，并经常是快速性房性心律失常出现的先兆。

知识点3：房性期前收缩的诊断要点　　副高：掌握　正高：熟练掌握

（1）心电图示提前发生的P波，与窦性P波形态不同，PR间期正常、QRS波正常。发生很早的房性期前收缩P波可重叠于前面的T波之上，且其后没有QRS波。

（2）房性期前收缩下传的QRS波通常正常，较早发生的房性期前收缩有时出现宽大畸形的QRS波，称为室内差异性传导。

知识点4：房性期前收缩的临床表现 副高：掌握 正高：熟练掌握

主要症状为心悸、心脏“停跳”感，期前收缩次数过多时自觉“心跳很乱”，可有胸闷、心前区不适、头昏、乏力、脉搏有间歇等。也有无症状者。可能因期前收缩持续时间较久，患者已适应。此外，期前收缩的症状与患者的精神状态有密切关系，不少患者的很多症状是由于对期前收缩不正确的理解和恐惧、焦虑等情绪所致。

知识点5：房性期前收缩的处理要点 副高：掌握 正高：熟练掌握

（1）单纯房性期前收缩一般毋需治疗。注意去除诱因，如戒烟、酒、浓茶、咖啡等。

（2）房性期前收缩若有明显症状或因房性期前收缩触发室上性心动过速时，可给予药物治疗，包括镇静药、β受体阻断药、维拉帕米（异搏定）等；也可选用普罗帕酮（心律平）、奎尼丁及胺碘酮等抗心律失常药。

（3）有器质性心脏病患者，首先应对基础心脏病进行治疗和去除可逆性因素，同时应用抗心律失常药。

知识点6：房性期前收缩的转诊指征 副高：掌握 正高：熟练掌握

转诊指征：出现室性快速性心律失常。

知识点7：房性期前收缩的健康指导 副高：掌握 正高：熟练掌握

积极治疗原发病，消除期前收缩的原因，如纠正电解质紊乱，改善心肌供血，改善心脏功能等；预防外感；正确、按时服药。避免精神紧张，保持精神乐观、情绪稳定；起居有规律，勿过劳；戒烟酒，减少本病的诱发因素；饮食有节，少食肥甘厚腻的食品。

知识点8：阵发性室上性心动过速（室上速） 副高：掌握 正高：熟练掌握

阵发性室上性心动过速简称室上速，是指起源于心房或房室交界区的快速而规则的异位心律，频率在150～250次/分。

知识点9：阵发性室上性心动过速的病因 副高：掌握 正高：熟练掌握

室上速可发生在任何年龄患者，年轻患者多无心脏病基础。可以是房室旁路（预激综合征）引起的房室折返性心动过速；或由房室结双径路引起的房室结折返性心动过速；或触发性及自律性增高房性心动过速。

知识点10：阵发性室上性心动过速的症状　　副高：掌握　正高：熟练掌握

室上速可伴有心悸气短，多无显著症状；部分患者可出现心力衰竭、低血压或心肌缺血加重导致心肌梗死。

知识点11：阵发性室上性心动过速的心电图表现　　副高：掌握　正高：熟练掌握

（1）心动过速，频率通常在150～250次/分，节律规则。

（2）P波可见（房室折返性心动过速、房性心动过速）；P波不可见（房室结折返性心动过速，P波融合于QRS波之中）。

（3）QRS波形态与时限大多正常，伴有室内差异性传导或有束支传导阻滞时，QRS波形态与时限异常。有些患者在窦性心律时，能见到预激波（δ波），可作为与预激综合征有关的房室折返性心动过速的诊断线索。

知识点12：阵发性室上性心动过速的处理要点　　副高：掌握　正高：熟练掌握

急性期治疗，即终止心动过速，转复为窦性心律。

（1）迷走神经刺激法：如Valsalva动作是一种安全有效的终止方法，宜采取卧位进行。

（2）药物治疗：①维拉帕米（异搏定），通过抑制房室传导终止心动过速，成人5mg，稀释到20ml生理盐水中，于5分钟内缓慢静脉注射，无效者15分钟后可重复1次。②普罗帕酮（心律平），用于既往有心房颤动（房颤）、心房扑动（房扑）伴预激病史的室上速患者。成人70mg，10分钟内缓慢静脉推注，无效者15分钟后可重复1次。③胺碘酮（乙胺碘呋酮），缓慢静脉推注可用于既往有房颤、房扑伴预激病史的室上速患者或宽QRS波心动过速患者，成人75～150mg稀释后缓慢静脉推注，10～15分钟后可重复1次，注意可能的致低血压不良反应。④毛花苷丙（西地兰），静脉推注宜用于伴有心功能不全的室上速患者，禁用于既往有房颤、房扑伴预激病史的室上速患者。

知识点13：阵发性室上性心动过速的转诊指征　　副高：掌握　正高：熟练掌握

有以下情况时应转诊：室上速患者虽经治疗不能有效控制心室率或出现血流动力学不稳定，应转往上级医院救治。经导管射频消融术应到上级医院心脏专科进行。

知识点14：阵发性室上性心动过速的健康指导　　副高：掌握　正高：熟练掌握

偶尔发作时毋需药物预防，症状严重或有器质性心脏病、发作频繁者可以选用洋地黄、长效的钙通道阻滞药或β受体阻断药。对反复发作者可以考虑经导管射频消融、外科手术等治疗。

知识点15：心房颤动（房颤）的概念　　副高：掌握　正高：熟练掌握

心房颤动简称房颤，是临床上最常见的持续性室上性心律失常；大多发生于器质性心脏病患者，少数患者可无器质性心脏病，但其发生率随年龄增高。

知识点16：心房颤动的类型　　副高：掌握　正高：熟练掌握

根据发作特点和对治疗的反应，通常将房颤分为四种类型。

（1）初发心房颤动：有症状的（首次发作）及无症状的（首次发现）；发生时间不明（无症状的首次发现）。可反复也可不反复发作。除非症状严重，一般毋需预防性用药。

（2）阵发性心房颤动：持续时间小于7日，能够自行终止者，需要预防复发、控制室率、抗凝，必要时给予导管消融治疗。

（3）持续性心房颤动：持续时间大于7日，不能自行终止，可反复发作。需预防性抗心律失常药治疗，抗凝、转复或控制室率，或导管消融治疗。

（4）持久性心房颤动：不能终止，终止后又复发，持续时间1年以上，控制室率、抗凝。

知识点17：心房颤动的临床表现　　副高：掌握　正高：熟练掌握

（1）最常见的是心悸、气短，也可出现乏力、头晕及心功能不全、栓塞症状等。

（2）心脏听诊第一心音强弱不定，心律极不规则。当心室率快时可发生脉搏短绌，原因是许多心室搏动过弱以致未能开启主动脉瓣、无心脏射血，或因动脉血压波太小未能传导至外周动脉。

（3）可出现脑动脉栓塞、周围动脉栓塞、肺栓塞、心功能不全、心脏性猝死等并发症。

知识点18：心房颤动的心电图表现　　副高：掌握　正高：熟练掌握

（1）正常P波消失，代之以快速而极不规则的F波，F波频率350～600次/分，在V_1导联上最清楚。

（2）心室律极不规则，QRS波形态一般正常，当出现室内差异性传导或原先有束支阻滞时QRS波增宽、形态异常。

知识点19：心房颤动的处理要点　　副高：掌握　正高：熟练掌握

房颤的治疗目的是控制心室率，恢复并维持窦性心律，抗凝治疗预防栓塞并发症。

（1）β受体阻断药：急性快速性房颤患者，用洋地黄类药物不能满意控制心室率时，可加用β受体阻断药。禁用于预激伴房颤者。

（2）钙通道阻滞药：如地尔硫䓬、维拉帕米等，对快速性房颤急性期的心室率控制效果肯定，使用时应注意缓慢给药，注意监测血压。本类药如维拉帕米禁用于预激伴房颤者。

（3）毛花苷丙：成人剂量0.2～0.4mg静脉缓慢注射，每2小时可追加0.2～0.4mg直到心室率控制满意，首日负荷总量1～1.2mg。禁用于房扑、房颤伴预激病史者。

（4）胺碘酮（乙胺碘呋酮）：缓慢静脉推注可用于既往有房颤、房扑伴预激病史的室上速患者或宽QRS波心动过速患者，成人75～150mg稀释后缓慢静脉推注，10～15分钟后可重复1次。注意可能的致低血压不良反应。

（5）其他治疗方法：①电学治疗，包括电除颤、人工心脏起搏器、导管射频消融术；②手术治疗，如外科迷宫手术。

知识点20：心房颤动的转诊指征 副高：掌握 正高：熟练掌握

快速房扑或房颤、治疗不能有效控制心室率或出现血流动力学不稳定患者应转往上级医院救治。心房颤动需同步直流电复律或导管消融等治疗须在上级医院心脏专科内进行。

知识点21：心房颤动的健康指导 副高：掌握 正高：熟练掌握

积极治疗原发病。若发作程度较轻，可以根据原发心脏病的状况及体力状态而进行适当的活动或休息。心房颤动患者多较忧郁、烦躁、情绪低落，应消除患者的思想顾虑和恐惧感，使其保持心情平和，增强其治疗疾病的信心。避免五志过极及长期精神紧张焦虑。

知识点22：心房扑动（房扑）的概念 副高：掌握 正高：熟练掌握

心房扑动可以认为是在房性心动过速与心房颤动之间的中间型。当心房异位起搏点频率达到250～350次/分且呈规则时，引起心房快而协调的收缩称为心房扑动。心房扑动的心室率不快时，患者可无症状。房扑伴有极快的心室率，可诱发心绞痛与充血性心力衰竭。房扑往往有不稳定的倾向，可恢复窦性心律或进展为心房颤动，但亦可持续数月或数年。

知识点23：心房扑动的心电图表现 副高：掌握 正高：熟练掌握

（1）正常P波消失，代之以锯齿状的F波，在Ⅱ、Ⅲ、aVF或V_1导联尤为清楚。

（2）心室律规则或不规则，可见不同比例的房室传导阻滞，以2∶1、3∶1、4∶1房室传导多见；QRS波形态一般正常，当出现室内差异性传导或原先有束支传导阻滞时，QRS波增宽、畸形。

知识点24：心房扑动的临床表现 副高：掌握 正高：熟练掌握

（1）心房扑动呈1∶1下传时（多在婴幼儿发生）可使心室率快达250次/分左右，可出现低血压、头晕、心悸、心绞痛，甚至心源性休克。

（2）颈静脉搏动快于心室率。

（3）心脏听诊：最常见的是快而规则的心率，150次/分左右，房室比例为2∶1下传。当房室比例呈3∶1或4∶1下传时，则心率减慢，此时仔细听诊可听到快而低的心房收缩音。

知识点25：心房扑动的处理要点　　副高：掌握　正高：熟练掌握

（1）除针对原发疾病外，房扑的治疗与房颤相同。

（2）对预激综合征合并房扑者或伴有心力衰竭、心源性休克需紧急复律者，呈1∶1房室传导心室率达200次/分以上者，最有效的方法是同步直流电转复。

对房扑伴快速心室率出现血流动力学不稳定或心绞痛患者，应首先考虑电复律，低能量（50～100J）同步直流电复律安全有效。

二、室性心律失常

知识点26：室性期前收缩（室早）的概念　　副高：掌握　正高：熟练掌握

室性期前收缩是由希氏束分支以下异位起搏点提前产生的心室激动，是最常见的一种心律失常。可见于正常人，由精神紧张、过度疲劳等导致。更多见于患有高血压、冠心病、急性心肌梗死、心肌病、心肌炎、二尖瓣脱垂、洋地黄或奎尼丁中毒、低血钾等患者。

知识点27：室性期前收缩的诊断要点　　副高：掌握　正高：熟练掌握

（1）多数患者有心悸不适，部分患者可无自觉症状。原有心功能不全者，频发室性期前收缩可诱发心力衰竭或使原有症状加重。

（2）心电图表现：①提前出现宽大畸形的QRS波，时限≥0.12秒，T波与QRS主波方向相反。②其前无P波或其后偶有逆行P波。③完全代偿间歇。

（3）对室性期前收缩应按Lown分级，评定良性（Lown分级＜Ⅲ级）、恶性（Lown分级＞Ⅲ级）。

知识点28：室性期前收缩的处理要点　　副高：掌握　正高：熟练掌握

治疗方法根据病因而定。

（1）无器质性病变的心脏病，心脏结构和功能正常而无明显伴随症状者不需要治疗。

（2）QT间期延长者应当治疗，先天性长QT综合征，应用β受体阻断药治疗；后天性长QT综合征，去除病因进行治疗，如补钾、镁，增加心率，停用可疑致心律失常药物等。

（3）有器质性心脏病的应治疗病因，症状严重时可考虑药物治疗，如β受体阻断药、美西律、普罗帕酮、胺碘酮等，但应注意药物的不良反应。

知识点29：室性期前收缩的转诊指征　　副高：掌握　正高：熟练掌握

（1）出现频发室性期前收缩，药物不能控制。

（2）出现心室扑动（室扑）或心室颤动（室颤）。

知识点30：室性期前收缩的健康指导　　副高：掌握　正高：熟练掌握

对于有器质性心脏病患者出现期前收缩的预防，主要是积极进行病因治疗，如改善冠状动脉供血不足，限制急性心肌梗死的范围，纠正电解质紊乱等。药物中毒引起如洋地黄或某些抗心律失常药物过量者，应减量或停用；精神紧张、情绪激动或过度疲劳引起者，应放松精神、注意休息或适当应用镇静药。

知识点31：室性心动过速（室速）的概念　　副高：掌握　正高：熟练掌握

室性心动过速（VT）是指起源于希氏束分叉以下的3～5个以上宽大畸形QRS波组成的心动过速，简称室速。VT可起源于左心室及右心室，并可发生血流动学状态的恶化，可能蜕变为室扑、室颤，导致心脏性猝死，需要积极治疗。

知识点32：室性心动过速的病因　　副高：掌握　正高：熟练掌握

（1）非器质性心脏病：特发性室速、电解质紊乱和酸碱平衡失调、药物和毒物作用。

（2）器质性心脏病：冠心病、二尖瓣脱垂、心肌炎、心肌病和致右室发育不良性心肌病等。

知识点33：室性心动过速的心电图表现　　副高：掌握　正高：熟练掌握

心电图表现为宽QRS波心动过速，QRS波时限超过0.12秒，T波与QRS主波方向相反，心室夺获是特征性表现之一，部分患者可见房室分离现象或室性融合波，频率多在100～250次/分。室速常发生于各种器质性心脏病患者。

知识点34：室性心动过速的临床表现　　副高：掌握　正高：熟练掌握

（1）症状：室性心动过速发作时的临床表现并不一致。患者可出现心慌、胸闷、胸痛，黑矇、晕厥，其临床特征是发病突然，经治疗或自限性突然消失，发作时患者突感心悸、心率加快、精神不安、恐惧、心前区不适，头或颈部发胀及跳动感。非持续性室性心动过速的人通常无症状，仅在体检或24小时动态心电图中发现。

（2）体征：听诊心率轻度不规则，第一、二心音分裂，收缩期血压可随心搏变化，如发生完全性房室分离，第一心音强度经常发生变化，颈静脉间歇出现巨大a波，当心室搏动逆传并持续夺获心房，心房与心室几乎同时发生收缩，颈静脉呈现规律而巨大的a波。

知识点35：室性心动过速的处理要点　　副高：掌握　正高：熟练掌握

室速时出现血流动力学不稳定的患者，应立即行同步直流电复律，首先试用100J，如无效用150～200J。注意如器质性心脏病室速与室上速鉴别不清时可考虑胺碘酮，因为它可以有效地终止室速或室上性心动过速。另外，应与逆向型房室折返性心动过速、预激综合征（预激）合并房颤相鉴别。

知识点36：室性心动过速的转诊指征　　副高：掌握　正高：熟练掌握

阵发性室速经抢救后血流动力学稳定的患者应建议到上级医院心脏专科明确病因。特发性室速考虑导管射频消融治疗或安置植入型心律转复除颤器者应转往上级医院。

知识点37：室性心动过速的健康指导　　副高：掌握　正高：熟练掌握

应努力寻找和治疗诱发及使室速持续的可逆性病变，例如缺血、低血压及低血钾等。治疗充血性心力衰竭有助于减少室速发作的次数。窦性心动过缓或房室传导阻滞时，心室率过于缓慢，易发生室性心动过速，可给予阿托品治疗或植入人工心脏起搏。

知识点38：心室扑动与心室颤动的概念　　副高：掌握　正高：熟练掌握

心室扑动和心室颤动分别为心室肌快而微弱地收缩或不协调地快速乱颤，其结果是心脏无排血，心音和脉搏消失，心、脑等器官和周围组织血液灌注停止，阿-斯综合征发作和猝死。心室扑动常为心室颤动的前奏，也常是临终前的一种致命性心律失常。

知识点39：心室扑动与心室颤动的临床症状　　副高：掌握　正高：熟练掌握

临床症状包括突然意识丧失、抽搐、面色苍白或青紫、呼吸停顿、心音及脉搏消失，血压为零，甚至死亡。

知识点40：心室扑动与心室颤动的心电图表现　　副高：掌握　正高：熟练掌握

心电图检查可确诊。其表现如下。

（1）室扑：QRS波与T波不能辨认，代之以快速匀齐的正弦波，频率多在250次/分以上。

（2）室颤：QRS波消失，代之以形状不同、大小各异、极不均匀的波动。

知识点41：心室扑动与心室颤动的处理要点　　副高：掌握　正高：熟练掌握

（1）应立即对患者实施非同步直流电除颤及心肺复苏处理，除颤仪电能为200～300J。

（2）药物除颤，利多卡因静脉注射或普鲁卡因胺。若是洋地黄中毒引起室颤，应用苯妥英钠静脉注射。

知识点42：心室扑动与心室颤动的转诊指征　　副高：掌握　正高：熟练掌握

转诊指征：不适合在社区门诊治疗，及时住院抢救。

知识点43：心室扑动与心室颤动的健康指导　　副高：掌握　正高：熟练掌握

立即进行人工呼吸和胸外心脏按压术。急向医院求救或速送附近医院急救。在抢救治疗的同时，还应注意纠正酸碱平衡失调和电解质紊乱。

三、房室传导阻滞

知识点44：房室传导阻滞的概念　　副高：掌握　正高：熟练掌握

房室传导阻滞（AVB）是指房室交界区脱离了生理不应期后，心房冲动传导延迟或不能传导到心室,导致心律失常，使心脏不能正常收缩和泵血。房室传导阻滞可发生于房室结、希氏束以及束支等不同部位。根据阻滞程度的不同，可分为一度、二度和三度房室传导阻滞。

知识点45：房室传导阻滞的临床表现　　副高：掌握　正高：熟练掌握

一度传导阻滞是指从心房到心室的电激动传导速度减慢，通常无症状。二度传导阻滞又可分为两型，一种是指从心房到心室的传导时间逐渐延长，直到有一个心房的激动不能传递到心室；另一种是指心房的激动突然阻滞不能下传至心室。临床表现可引起心悸与心搏漏跳。三度传导阻滞也称完全性房室传导阻滞，是指全部的心房激动都不能传导至心室，其特征为心房与心室的活动各自独立、互不相干，且心房率快于心室率。三度传导阻滞的症状取决于心室率的快慢与伴随病变，症状包括疲倦、乏力、头晕、黑矇，甚至晕厥，严重者可发生阿–斯综合征，甚至猝死。

知识点46：房室传导阻滞的心电图表现　　副高：掌握　正高：熟练掌握

（1）一度房室传导阻滞：每个心房激动都能下传心室，但PR间期>0.20秒。

（2）二度房室传导阻滞：分为Ⅰ型和Ⅱ型：①Ⅰ型又称文氏阻滞。表现为PR间期进行性延长，直至一个P波受阻不能下传心室。②Ⅱ型房室传导阻滞：心房冲动传导突然阻滞，但PR间期恒定不变。

（3）三度房室传导阻滞：全部心房激动均不能下传心室。P波与QRS波无关。P波多于R波，心率慢，心室起搏于交界区时频率为45～50次/分。心室起搏于希氏束以下时频率<40次/分。

知识点47：房室传导阻滞的处理要点　　副高：掌握　正高：熟练掌握

（1）正常人或运动员可发生文氏房室传导阻滞，特别在夜间睡眠休息时，与迷走神经张力增高有关。一度与二度房室传导阻滞心室率不慢者，一般毋需治疗。

（2）二度Ⅱ型和三度房室传导阻滞如心室率过慢，伴有血流动力学障碍，甚至有晕厥者，应给予适当治疗。对于心率慢（<40次/分），或有心脑供血不足症状、活动量受限或曾有晕厥者，宜植入永久性心脏起搏器。

（3）三度房室传导阻滞有可能恢复者（如急性下壁心肌梗死、急性病毒性心肌炎等），可植入临时性心脏起搏器。

知识点48：房室传导阻滞的转诊指征　　副高：掌握　正高：熟练掌握

转诊指征：出现二度以上房室传导阻滞。

知识点49：房室传导阻滞的健康指导　　副高：掌握　正高：熟练掌握

房室传导阻滞由心脏房室之间的传导障碍引起。根据病情不同分为一、二、三度。发现传导阻滞后应积极查找病因。如患二度Ⅱ型或三度房室传导阻滞药物治疗无效时，可植入永久性人工心脏起搏器，术后可以维持正常生活及工作。

四、病态窦房结综合征

知识点50：病态窦房结综合征的概念　　副高：掌握　正高：熟练掌握

窦房结本身的病变和/或窦房结周围组织的病变导致窦房结起搏和/或窦房传导障碍，产生多种心律失常的综合征称为病态窦房结综合征，简称病窦，也称窦房结功能不全。

知识点51：病态窦房结综合征的病因　　副高：掌握　正高：熟练掌握

病态窦房结综合征的病因主要是各种原因的病变损害窦房结、窦房结周围神经或心房肌的病变以及窦房结供血不足等。病窦综合征中大多数的病程发展缓慢，从出现症状到症状严重可长达5～10年或更长。少数急性发作，见于急性心肌梗死和急性心肌炎。

知识点52：病态窦房结综合征的临床表现　　副高：掌握　正高：熟练掌握

临床表现轻重不一，可呈间歇发作。多以心率缓慢所致的脑、心、肾等脏器供血不足引起的症状，尤其是脑血供不足引起的症状为主。

轻者可出现乏力、头昏、视物模糊、失眠、记忆力差、反应迟钝或易激动等，常易被误诊为神经症，特别是老年人还易被误诊为脑卒中或衰老综合征。

严重者可引起短暂黑矇、先兆晕厥、晕厥或阿-斯综合征发作。

严重心动过缓或心动过速除引起心悸外，还可加重原有心脏病症状，引起心力衰竭或心绞痛。除此，心排血量过低时还严重影响肾脏等的灌注而致尿少、消化不良。慢-快综合征还可能导致血管栓塞症状。

知识点53：病态窦房结综合征的心电图表现　　副高：掌握　正高：熟练掌握

非药物引起的显著、持续窦性心动过缓，心率<50次/分，窦性停搏，窦房阻滞。相当多的患者可表现为心动过缓-心动过速综合征，心电图可出现房扑、房颤、房速与心动过缓交替发作。

知识点54：病态窦房结综合征的处理要点　　副高：掌握　正高：熟练掌握

如果患者出现与心动过缓有关的心、脑等供血不足的症状，窦性停搏≥3秒，建议转往上级医院植入永久性心脏起搏器。无症状的窦性心动过缓不是起搏器的绝对适应证。

知识点55：病态窦房结综合征的健康指导　　副高：掌握　正高：熟练掌握

病窦常由窦房结及其周围组织退行性病变或纤维化所致，应积极查找病因，对症处理，对心率过于缓慢者可植入人工心脏起搏器以维持正常生活及工作。保持心情舒畅，注意劳逸结合，适当锻炼如打太极拳、散步等。

第六节　心肌疾病

知识点1：心肌炎的概念与分类　　副高：掌握　正高：熟练掌握

心肌炎是指心肌局限性或弥漫性的急性或慢性炎症病变，分为感染性和非感染性两大类。其病因包括感染性因素（病毒、细菌、真菌、立克次体、螺旋体、原虫等）、自身免疫性疾病、物理因素及化学因素。

知识点2：病毒性心肌炎的概念　　副高：掌握　正高：熟练掌握

病毒性心肌炎是指由病毒感染所致的心肌炎。它的发生主要与呼吸道或肠道病毒感染有关，以柯萨奇病毒、埃可病毒最常见；此外，腺病毒、EB病毒、流感病毒、脊髓灰质炎病毒以及水痘-带状疱疹病毒等感染也可引起病毒性心肌炎。

知识点3：病毒性心肌炎的病变　　副高：掌握　正高：熟练掌握

病毒性心肌炎可有以心肌损害为主的实质性病变和以间质为主的病变，常有心包炎和心包积液。

知识点4：心肌炎的症状　　副高：掌握　正高：熟练掌握

心肌炎可发生于各年龄的人群，以青壮年发病较多。心肌炎的症状轻重表现不一，病灶呈局限性者病情轻，呈弥漫性者病情重。但小病灶累及传导系统时可产生严重后果。轻者可无自觉症状，或仅有心电图异常。成人常见的症状有心悸、胸闷、气短、胸痛、发热和上呼吸道症状。重者可表现为心力衰竭、心源性休克、严重心律失常或猝死。

知识点5：心肌炎的体征　　副高：掌握　正高：熟练掌握

心肌炎常有心动过速，与体温不成比例或在静息状态下出现，心尖第一心音减弱，可出现舒张早期奔马律；伴心包炎时可闻及心包摩擦音。心力衰竭者可出现肺部啰音、心脏增大、颈静脉怒张和肝大等体征。柯萨奇病毒B感染者常有淋巴结肿大和脾大。

知识点6：心肌炎的处理要点　　副高：掌握　正高：熟练掌握

（1）尚无特异抗病毒药物，以对症治疗为主。急性期应卧床充分休息，给予心肌营养药物。糖皮质激素仅用于重症急性心肌炎早期，应避免滥用。出现心力衰竭、心律失常应对症处理。

（2）中西医结合治疗，抗病毒、调节机体免疫。

知识点7：心肌炎的转诊指征　　副高：掌握　正高：熟练掌握

对于已经出现心力衰竭或室性心律失常的可疑心肌炎患者应在进行紧急救治的同时联系转往上级医院诊治。

知识点8：心肌炎的健康指导　　副高：掌握　正高：熟练掌握

（1）加强卫生宣传，预防呼吸道感染，提高呼吸道耐寒能力，增强免疫力。

（2）对于心肌炎恢复期患者的复诊要常规做ECG检查，监测心律及心功能情况。急性心肌炎6个月内避免剧烈运动，对症用药。

知识点9：心肌病的概念　　副高：掌握　正高：熟练掌握

心肌病是指心肌受累致心室受损的一组疾病，表现为心室不适当的肥厚或扩张。

知识点10：心肌病的分类　　副高：掌握　正高：熟练掌握

世界卫生组织将心肌病按其解剖和病理生理特点分为：扩张型、肥厚型和限制型三类。

（1）扩张型心肌病：以双侧心室扩大、收缩功能受损为特征。常发生充血性心力衰竭，故也称充血型心肌病。

（2）肥厚型心肌病：以心肌肥厚、心肌收缩力增强而舒张功能受损为特征。

（3）限制型心肌病：以心肌异常僵硬伴心室舒张受损而收缩功能正常为特征。

肥厚型心肌病

知识点11：扩张型心肌病的概念　　副高：掌握　正高：熟练掌握

扩张型心肌病的心脏扩张是四个心腔均扩大。心肌细胞退行性变，间质广泛纤维化。其病因常常为一个或多个损害心肌的原因引起，如过度饮酒、药物中毒、缺血性心肌病、内分泌紊乱、病毒性心肌炎、围生期和结缔组织疾病等，尚有少数患者系家族性心肌病。

知识点12：扩张型心肌病的临床表现　　副高：掌握　正高：熟练掌握

（1）多以充血性心力衰竭症状起病。早期表现为心悸、气短、乏力、呼吸困难，晚期可表现为右心衰竭、全心衰竭。

（2）心界扩大，心尖及三尖瓣区可闻及收缩期杂音（因二尖瓣、三尖瓣相对关闭不全）。可有左心衰竭、右心衰竭的体征。可闻及室性奔马律。

（3）可合并有各种心律失常。

知识点13：扩张型心肌病的鉴别诊断　　副高：掌握　正高：熟练掌握

扩张型心肌病应与瓣膜病、冠心病、高血压心脏病等相鉴别。超声心动图是有效的鉴别手段。

知识点14：扩张型心肌病的处理要点　　副高：掌握　正高：熟练掌握

（1）心力衰竭常规治疗：如强心剂、利尿剂及ACEI药物治疗。地高辛剂量宜小，为避免洋地黄中毒，维持量常用每日0.125mg。

（2）β受体阻断药：经心力衰竭常规治疗病情稳定，心功能Ⅱ、Ⅲ级（NYHA分级），干重恒定者卡维地洛治疗剂量从3.125～6.25mg，每日2次开始，逐渐加量，目标剂量50～100mg，每日分2次口服。

（3）抗心律失常治疗：不同类型的心律失常给予相应治疗。

（4）抗凝治疗：超声心动图示有血栓者或合并房颤者应用。可用华法林等。

知识点15：扩张型心肌病的转诊指征 副高：掌握 正高：熟练掌握

对已经出现急性心力衰竭、严重心律失常或休克等并发症的或可能有血栓栓塞的患者应转往上级医院治疗。

知识点16：扩张型心肌病的健康指导 副高：掌握 正高：熟练掌握

预防呼吸道感染和心肌炎的发生，对于有家族史者应嘱其做定期体检。已患病者应当预防感染、对症用药，预防病情加重。

知识点17：肥厚型心肌病的概念 副高：掌握 正高：熟练掌握

肥厚型心肌病以心肌非对称性肥厚为特征，可分为梗阻型和非梗阻型。其发病有基因遗传性特征。

知识点18：肥厚型心肌病的临床表现 副高：掌握 正高：熟练掌握

（1）有呼吸困难、心悸、心前区闷痛、易疲劳、心绞痛和晕厥等表现。心脏性猝死常为其首发症状。晚期多有房颤发生。

（2）心尖抬举性搏动及第四心音。左室流出道梗阻时胸骨左缘第3～4肋间可闻及粗糙收缩期杂音。凡是能影响心肌收缩力、改变左室容量及射血速度的因素均可使杂音的响度有明显变化，如β受体阻断药、蹲踞使心肌收缩力减低或左室容量增加，杂音减轻；舌下含服硝酸甘油或做Valsalva动作时，由于左室容量变小、外周阻力降低而压力阶差加大，流出道的杂音可增强。

知识点19：肥厚型心肌病的处理要点 副高：掌握 正高：熟练掌握

肥厚型心肌病的治疗目的是减轻症状、预防并发症，以减少心源性猝死的危险。

（1）避免高强度及竞争性的运动。

（2）应用β受体阻断药。

（3）钙通道阻滞剂（维拉帕米），对β受体阻断药无效者可应用。

（4）胺碘酮，对伴有室速者可以使用。

知识点20：限制型心肌病 副高：掌握 正高：熟练掌握

限制型心肌病比较少见，其室壁过度僵硬及心室充盈受限导致舒张功能异常。晚期可有收缩功能异常。心肌纤维化、肥厚和心内膜增厚等是导致此病的原因。乏力、呼吸困难和运动耐力下降是患者的常见主诉，严重者还会出现水肿、端坐呼吸、肝脏肿大、少尿、腹水及消化道淤血的症状。超声心动图、CT和MRI及心导管、心内膜活检等检查可确诊。治疗以减轻心力衰竭的症状为主。无有效药物能延长寿命。

第七节　心脏瓣膜病

知识点1：心脏瓣膜病的概念　副高：掌握　正高：熟练掌握

心脏瓣膜病是炎症、黏液样变性、退行性变、先天性畸形、缺血性坏死、创伤等原因引起的单个或多个瓣膜结构（包括瓣叶、瓣环、腱索或乳头肌）的功能异常，导致瓣口狭窄和/或关闭不全为主要临床表现的一组心脏病。

知识点2：风湿性心脏病　副高：掌握　正高：熟练掌握

我国的心脏瓣膜疾病主要是由风湿热引起瓣膜损害，称为风湿性心脏病（风心病）。

风湿性心脏病最常累及二尖瓣，其次为主动脉瓣，三尖瓣及肺动脉瓣相对少见。联合瓣膜病是指两个或两个以上瓣膜病变同时存在。最常见的是风湿性二尖瓣病变与主动脉瓣病变共存，三尖瓣及肺动脉瓣病变几乎不单独出现。

知识点3：二尖瓣狭窄的概念　副高：掌握　正高：熟练掌握

二尖瓣狭窄是风湿性心脏瓣膜病中最常见的类型，也可见于老年瓣膜钙化，但很少见于先天畸形。根据二尖瓣瓣口面积，可将二尖瓣狭窄分为轻、中、重度。

知识点4：二尖瓣狭窄的症状　副高：掌握　正高：熟练掌握

（1）呼吸困难：常为最早出现的症状，端坐呼吸，阵发性夜间呼吸困难，咳嗽，喘息。

（2）心悸：多由心动过速或房颤所致。

（3）咯血：可为咳粉红色泡沫痰或咯鲜血，由左房压力增高、肺淤血所致。

（4）咳嗽、声嘶：由左心房极度增大压迫左主支气管或喉返神经引起。

知识点5：二尖瓣狭窄的体征　副高：掌握　正高：熟练掌握

（1）二尖瓣面容、两颧紫红。

（2）心尖部可触及舒张期震颤。

（3）重度者心界向两侧扩大。

（4）听诊心尖部可闻及舒张期“隆隆样”杂音，第一心音亢进及开瓣音，肺动脉瓣听诊区第二心音亢进。

（5）可合并房颤和血栓栓塞。

知识点6：二尖瓣狭窄的处理要点 副高：掌握 正高：熟练掌握

（1）无症状者无需特殊治疗，但要定期复查。

（2）减少体力活动，避免重体力劳动。

（3）预防及控制呼吸道感染，尤其要预防和治疗溶血性链球菌感染。

（4）对有肺水肿者要限盐、利尿。

（5）有合并房颤者，使用洋地黄制剂控制心室率。

（6）中重度狭窄者无严重关闭不全、钙化不严重者可行经皮球囊二尖瓣扩张成形术。

（7）钙化明显有严重关闭不全合并者，可行二尖瓣置换术。

知识点7：二尖瓣关闭不全的概念 副高：掌握 正高：熟练掌握

二尖瓣瓣叶、瓣环、腱索、乳头肌、左心室5个部分中的任何一处异常均可引起二尖瓣关闭不全，如风湿性炎症、感染性心内膜炎、扩张型心肌病和瓣膜退行性钙化，以及腱索断裂、乳头肌功能失调、二尖瓣脱垂等。

知识点8：二尖瓣关闭不全的症状 副高：掌握 正高：熟练掌握

（1）急性：轻度反流，仅有轻微劳力性呼吸困难。重度反流（如乳头肌断裂），很快出现急性左心衰竭，甚至心源性休克。

（2）慢性：轻度二尖瓣关闭不全患者，可长期没有症状。当左心功能失代偿时，患者出现乏力、心悸、胸痛、劳力性呼吸困难等因心排血量减少导致的症状。随后，病情加重，出现端坐呼吸、夜间阵发性呼吸困难，甚至急性肺水肿，最后导致肺动脉高压、右心衰竭。

知识点9：二尖瓣关闭不全的体征 副高：掌握 正高：熟练掌握

（1）心界可向左扩大。

（2）心尖部闻及全收缩期杂音，向左腋下传导。

（3）二尖瓣脱垂患者可闻及喀喇音。

（4）可合并心力衰竭、房颤、血栓栓塞以及感染性心内膜炎等。

知识点10：二尖瓣关闭不全的处理要点 副高：掌握 正高：熟练掌握

（1）有合并心力衰竭者，按心力衰竭处理。

（2）有合并栓塞者，抗凝治疗。

（3）有合并心律失常者，应用抗心律失常药或其他适当治疗措施。

（4）急性患者应转往有条件的医院，行二尖瓣修补术或置换术。

（5）三尖瓣关闭不全、室间隔缺损、主动脉狭窄、左右室流出道梗阻均可出现收缩期杂音，应注意鉴别。

知识点11：主动脉瓣狭窄的概念　副高：掌握　正高：熟练掌握

主动脉瓣狭窄主要由风湿热的后遗症、先天性主动脉瓣结构异常或老年性主动脉瓣钙化所致。

知识点12：主动脉瓣狭窄的症状　副高：掌握　正高：熟练掌握

（1）轻度患者可在10～20年内无症状。

（2）心力衰竭：劳力性呼吸困难、端坐呼吸、肺水肿等。

（3）胸痛：有心绞痛者，常由活动诱发，休息后可缓解。

（4）劳力性晕厥：在活动时发生。

（5）严重室性心律失常可致猝死。

知识点13：主动脉瓣狭窄的体征　副高：掌握　正高：熟练掌握

（1）脉压小，颈动脉搏动弱。

（2）心界向左侧扩大。

（3）胸骨右缘第2肋间可闻及粗糙收缩期杂音，并向颈部传导。

（4）常见并发症为心力衰竭、心律失常、房颤、室性心律失常、房室传导阻滞等及心内膜炎。

知识点14：主动脉瓣狭窄的处理要点　副高：掌握　正高：熟练掌握

（1）内科治疗：预防心内膜炎和控制各种心律失常。

（2）限制体力活动。

（3）手术治疗：①瓣膜置换术。主要适应证为有晕厥或心绞痛病史者；心电图示左心室肥厚。②主动脉瓣膜成形术。主要适应证为儿童和青年的先天性主动脉狭窄；严重主动脉狭窄的心源性休克不能耐受手术者；重度狭窄危及生命，而因心力衰竭手术风险大的过渡治疗措施；严重主动脉瓣狭窄的妊娠妇女。

知识点15：主动脉瓣关闭不全的概念　副高：掌握　正高：熟练掌握

主动脉瓣关闭不全可由主动脉瓣和瓣环以及升主动脉的病变造成。慢性发病者主要由风湿性炎症、马方综合征、系统性红斑狼疮、强直性脊柱炎所致主动脉瓣病变引起，或由高血压、主动脉夹层、梅毒、贝赫切特病等致主动脉根部病变引起。急性主动脉瓣关闭不全，多由感染性心内膜炎、主动脉创伤和主动脉夹层所致。

知识点16：主动脉瓣关闭不全的症状　　副高：掌握　正高：熟练掌握

（1）活动性及阵发性夜间呼吸困难、端坐呼吸。

（2）心悸、心绞痛。

（3）急性患者可有低血压或休克。

（4）可并发心力衰竭、心律失常和感染性心内膜炎。

知识点17：主动脉瓣关闭不全的体征　　副高：掌握　正高：熟练掌握

（1）心尖搏动弥散。

（2）心浊音界向左下扩大。

（3）主动脉瓣听诊区可闻及舒张期杂音。

（4）脉压明显增大，出现周围血管征，如水冲脉、枪击音、毛细血管搏动征等。

知识点18：主动脉瓣关闭不全的处理要点　　副高：掌握　正高：熟练掌握

主动脉瓣关闭不全患者应限盐、利尿，给予血管扩张剂。重度者行心瓣膜置换术。

感染性心
内膜炎

第八节　感染性心内膜炎

知识点1：感染性心内膜炎的概念　　副高：掌握　正高：熟练掌握

感染性心内膜炎（IE）是由心内膜表面感染病原微生物所致的一类疾病。寄居于口腔和上呼吸道的链球菌、葡萄球菌、肠球菌和革兰阴性杆菌是主要的病原微生物，其中链球菌和葡萄球菌占所有感染病菌的80%以上。此外，感染性心内膜炎也可由其他细菌、真菌、分枝杆菌、立克次体、衣原体和病毒等引起。

知识点2：感染性心内膜炎的分类　　副高：掌握　正高：熟练掌握

感染性心内膜炎多见于青壮年，可分为急性和亚急性两类。急性者主要由金黄色葡萄球菌引起，起病急，伴高热、寒战，全身中毒症状严重，进展迅速，多在发病后数天至6周内死亡；亚急性者草绿色链球菌最常见，起病隐匿，有全身不适、疲倦、低热及体重减轻等非特异性症状，中毒症状较轻，进展相对缓慢，病程常超过6周。

知识点3：感染性心内膜炎的症状 副高：掌握 正高：熟练掌握

（1）感染症状：发热是心内膜炎最常见的症状。几乎所有的患者都有过不同程度的发热、热型不规则、热程较长，个别患者无发热。此外患者有疲乏、盗汗、食欲减退、体重减轻、关节痛、皮肤苍白等表现，病情进展较慢。

（2）栓塞症状：视栓塞部位的不同而出现不同的临床表现，一般发生于病程后期，但约1/3的患者为首发症状。皮肤栓塞可见散在的小淤点，指趾屈面可有隆起的紫红色小结节，略有触痛，即Osler结节；内脏栓塞可致脾大、腹痛、血尿、便血，有时脾大很显著；肺栓塞可有胸痛、咳嗽、咯血和肺部啰音；脑动脉栓塞则有头痛、呕吐、偏瘫、失语、抽搐，甚至昏迷等。病程久者可见杵状指、趾，但无发绀。

知识点4：感染性心内膜炎的体征 副高：掌握 正高：熟练掌握

（1）周围体征：周围表现如皮肤淤点、甲下条纹状或片状出血、Roth斑、Osler斑、Janeway结节以及杵状指等多为非特异性表现。

（2）贫血：50%～70%的感染性心内膜炎患者可出现进行性贫血，多表现为正常细胞正常色素性贫血，无网织红细胞增生。多为轻中度贫血，后期可达重度贫血，主要是感染抑制骨髓所致。

（3）心脏杂音：80%～85%的自体瓣膜心内膜炎患者有心脏杂音，有强度和性质的变化或出现新杂音，腱索断裂或瓣膜穿孔是感染性心内膜炎新杂音产生的重要原因，常提示预后不良。除心瓣膜的进行性损害之外，贫血等因素导致的心率加快和心排血量变化也可引起杂音强度的变化。

（4）脾大：30%的感染性心内膜炎患者可有脾大，其质地柔软，一般为轻中度肿大，可伴轻度压痛。发生脾栓塞时，疼痛剧烈。脾大是感染性心内膜炎与风湿性心脏病鉴别诊断的一个重要依据。

（5）骨关节与肌肉疼痛：比较常见，特点是孤立的单关节疼痛和不对称性单侧肌肉痛，可出现于病程的早期，抗生素治疗数周后才渐消失。骨关节与肌肉疼痛可由骨膜炎、关节炎或骨膜出血等引起，也可由局部血管栓塞所致。晚期可以发现杵状指（趾）。

知识点5：感染性心内膜炎的并发症 副高：掌握 正高：熟练掌握

感染性心内膜炎的并发症包括：①心力衰竭；②心肌脓肿；③急性心肌梗死；④心肌炎；⑤动脉栓塞；⑥肾脏损害：肾动脉栓塞、肾梗死、免疫复合物所致继发性肾小球肾炎、肾脓肿；⑦神经系统损害；⑧细菌性动脉瘤。

知识点6：感染性心内膜炎的诊断要点 副高：掌握 正高：熟练掌握

凡是发热患者有一种或多种感染性心内膜炎的主要表现，如存在基础的心脏病变或者易患人群发现新出现的杂音或杂音强度、性质有改变，贫血、血尿、脾大，白细胞增多，伴有或不伴栓塞。有明显心脏瓣膜病患者出现不能解释的长期发热或年轻患者有不能解释的卒中或蛛网膜下腔出血，应考虑感染性心内膜炎的诊断。血培养阳性和超声心动图检出赘生物对进一步明确诊断有重要价值。

知识点7：感染性心内膜炎的处理要点　　副高：掌握　正高：熟练掌握

感染性心内膜炎的治疗原则是消除致病微生物，减少并发症，降低病死率，防止复发。

（1）抗生素：用药原则是早期、足量使用杀菌药，静脉用药，疗程要足（4周以上）。一旦有证据怀疑为感染性心内膜炎，在血培养后应尽早治疗。选用可杀灭深藏于赘生物中的细菌，同时长期应用无严重毒性作用的抗生素如青霉素、氨苄青霉素等，或根据药敏结果选择杀菌水平在4倍以上的抗生素，联合应用抗生素时应注意不良反应。

（2）抗凝治疗：自体瓣膜避免应用抗凝治疗，人工瓣膜用华法林抗凝者有发生脑出血的风险，应予检测。

（3）外科治疗：大多患者经内科抗感染治疗可以痊愈。如有赘生物较大（直径>10mm），心肌或瓣周脓肿等证病情恶化、充血性心力衰竭加重以及出现肺水肿的患者，应选择瓣膜置换手术和病灶清除治疗，以避免过度的心脏损害。

（4）治愈及复发：经治疗后体温恢复正常，脾脏缩小，自觉症状消失4~6周，每2周血培养1次均为阴性，持续2个月尿液检查正常者，可认为治愈。复发常发生于停止抗生素治疗6周之内，常常出现于病原体对药物不敏感、药物剂量和疗程不足以及有严重栓塞等情况时。复发时如考虑与瓣膜病变有关，应积极行人工瓣膜置换术；或者联合使用强力抗生素，加大用药剂量和延长疗程。

知识点8：感染性心内膜炎的健康指导　　副高：掌握　正高：熟练掌握

具有易患因素（如人工瓣膜置换术后、体-肺循环分流术后、心脏瓣膜病和先天性心血管病）的患者，接受可致暂时性菌血症的手术和器械操作时，应采取预防感染性心内膜炎的措施。口腔和呼吸道的手术或者器械检查，应选择针对链球菌的抗生素；生殖系统和消化道的手术或者器械检查，应选择针对肠球菌的抗生素。

第十八章　呼吸系统疾病

第一节　急性上呼吸道感染

知识点1：急性上呼吸道感染的概念　　副高：掌握　正高：熟练掌握

急性上呼吸道感染，简称上感，是鼻腔、咽或喉部急性炎症的统称。常见病原体为病毒，仅少数由细菌引起。上感患者不分年龄、性别、职业和地区，具有较强的传染性，有时可引起严重的并发症。全年皆可发病，冬春季较多。

知识点2：急性上呼吸道感染的病因　　副高：掌握　正高：熟练掌握

急性上呼吸道感染有70%～80%是由病毒引起的，主要包括冠状病毒、流感病毒、副流感病毒、呼吸道合胞病毒、腺病毒、鼻病毒、柯萨奇病毒、埃可病毒等；而细菌感染占20%～30%，可直接感染或继发于病毒感染之后，以溶血性链球菌最为多见，其次为流感嗜血杆菌、肺炎链球菌和葡萄球菌等。

知识点3：急性上呼吸道感染的分型　　副高：掌握　正高：熟练掌握

根据病原体、病变范围、临床特征不同，急性上呼吸道感染常可分为普通感冒、流行性感冒（流感）和以咽炎为主要表现的上呼吸道感染。

知识点4：普通感冒的概念　　副高：掌握　正高：熟练掌握

普通感冒俗称“伤风”，是最常见的上呼吸道病毒感染。起病较急，潜伏期1～3天不等，随病毒而异，初期有咽部干、痒或烧灼感，可有打喷嚏、鼻塞、流清水样鼻涕等症状。2～3日后，鼻涕变稠，常伴咽痛，也可出现流泪、咳嗽、声音嘶哑等。一般无全身症状和发热，有时可出现低热、轻度畏寒和头痛。体检时可见鼻黏膜充血、水肿、有分泌物，咽部轻度充血等。

并发咽鼓管炎时可有听力减退等症状。脓性痰或严重的下呼吸道症状提示合并鼻病毒以外的病毒感染或继发细菌性感染。如无并发症，5～7天可痊愈。

知识点5：流行性感冒的概念 副高：掌握 正高：熟练掌握

流行性感冒是由流感病毒引起的急性传染病。潜伏期1～2日。起病急骤，以全身症状为主，呼吸道症状轻微。不同个体之间的临床表现及病情严重程度也不同。可分为以下几型。

（1）单纯型：最常见，类似于普通感冒。

（2）肺炎型：常见于老年人、2岁以下的儿童或原先有慢性基础疾病者。临床表现为高热、烦躁、呼吸困难、咳血痰和明显发绀；肺部呼吸音减低，可闻及湿啰音和/或哮鸣音；X线胸片可见单、双侧广泛性小结节性浸润。上述症状常进行性加重，抗感染药物治疗无效。病程1～4周，多数患者可逐渐恢复，少数因呼吸和/或循环衰竭死亡。

（3）中毒型：较少见，肺部体征不明显，常持续高热、谵妄，甚至昏迷，儿童可发生抽搐。

（4）胃肠型：以恶心、呕吐、腹胀、腹泻等消化道症状为主要表现。

知识点6：以咽炎为主要表现的上呼吸道感染 副高：掌握 正高：熟练掌握

以咽炎为主要表现的上呼吸道感染以咽痒、咽痛为主要症状，可伴有流涕、鼻塞、咳嗽，并可有头痛、发热等全身不适。查体见咽部黏膜充血、水肿，咽侧后壁、扁桃体淋巴滤泡增殖肿胀，有时见黏液或脓性分泌物，下颌淋巴结常肿大并有压痛。病程一般3～7日，可自愈。约10%患者伴发下呼吸道感染，特别是老年人或有慢性病者应予以重视。

知识点7：急性上呼吸道感染的鉴别诊断 副高：掌握 正高：熟练掌握

急性上呼吸道感染应与下列疾病相鉴别。

（1）过敏性鼻炎：临床症状与急性上呼吸道感染相似。不同之处在于过敏性鼻炎：①起病急骤，可在数分钟内突然发生，可在1～2小时内恢复正常；②主要症状为鼻腔发痒、频繁打喷嚏、流出大量清水样鼻涕、无发热，咳嗽少；③发作与气温突变或接触变应原有关，如脱离变应原，数分钟或1～2小时内症状即消失；④查体可见鼻腔黏膜苍白、水肿；⑤鼻分泌物涂片可见大量嗜酸性粒细胞。

（2）急性传染病：如麻疹、流行性出血热、流行性脑脊髓炎、脊髓灰质炎、伤寒、斑疹伤寒，在患病早期常有上呼吸道感染症状，容易与急性上呼吸道感染混淆。对在传染病流行季节和流行地区有上呼吸道感染症状的患者，应密切观察。进行必要的实验室检查。

知识点8：急性上呼吸道感染的处理要点 副高：掌握 正高：熟练掌握

（1）对症治疗：轻者毋需特殊处理。重症或发热患者应卧床休息，多饮水，口服解热镇痛剂，如阿司匹林、感冒冲剂等；鼻塞流涕者可用1%麻黄碱或滴鼻净和抗组胺药：氨苯那敏（扑尔敏）、氯雷他定（息斯敏）等；咳嗽、咳痰可用止咳祛痰剂；咽痛可用溶菌酶、草珊瑚含片、华素片或雾化治疗等。

（2）抗病毒药：金刚烷胺和金刚乙胺对甲型流感的预防和治疗有效，但对乙型流感无效。奥司他韦对流感病毒和禽流感病毒H5N1和H9N2有抑制作用。其他如吗啉双胍、利巴韦林（病毒唑）、干扰素和阿糖胞苷等也有一定功效。中药如板蓝根、大青叶、柴胡、双黄连等也广泛应用。

（3）抗生素：若有细菌感染，可酌情选用适当的抗感染药物，如青霉素类、大环内酯类、氟喹诺酮类等。对单纯病毒感染者不必应用抗菌药物。

知识点9：急性上呼吸道感染的转诊事项 副高：掌握 正高：熟练掌握

大多数上呼吸道感染患者预后良好。但对于婴幼儿、年老体弱，有严重并发症的患者要严密观察，随访病情。发现病势进展，及时转诊，特别是流行性感冒中的肺炎型，有时来势凶猛，需提高警惕，及时转至上级医院治疗。

知识点10：急性上呼吸道感染的健康指导 副高：掌握 正高：熟练掌握

（1）避免受凉、淋雨、过度疲劳，加强身体锻炼，降低流感的发生。

（2）年老体弱者或有基础心肺疾病患者，在流感流行前应做疫苗注射或服药，以减少流感的发生率及死亡率。

（3）流感发生时应及时报告疫情，做好患者的隔离，与患者接触后要洗手，及时采取预防措施。

第二节 慢性支气管炎

知识点1：慢性支气管炎的概念 副高：掌握 正高：熟练掌握

慢性支气管炎简称慢支，是指气管、支气管黏膜及其周围组织的慢性非特异性炎症。临床以咳嗽、咳痰或伴有喘息症状为主，常有反复急性发作，冬季尤甚。

知识点2：慢性支气管炎的临床表现 副高：掌握 正高：熟练掌握

缓慢起病，病程长，反复急性发作而病情加重。主要症状为咳嗽、咳痰，或伴有喘息。急性加重系指咳嗽、咳痰、喘息等症状突然加重。急性加重的主要原因是呼吸道感染，病原体可以是病毒、细菌、支原体和衣原体等。

（1）咳嗽：一般晨间咳嗽为主，睡眠时有阵咳或排痰。

（2）咳痰：一般为白色黏液和浆液泡沫性，偶可带血。清晨排痰较多，起床后或体位变动可刺激排痰。

（3）喘息或气急：喘息明显者常称为喘息性支气管炎，部分可能合伴支气管哮喘。若伴肺气肿时可表现为劳动或活动后气急。

早期多无异常体征。急性发作期可在背部或双肺底听到干、湿啰音，咳嗽后可减少或消失。如合并哮喘可闻及广泛哮鸣音并伴呼气期延长。

知识点3：慢性支气管炎的分型 副高：掌握 正高：熟练掌握

慢性支气管炎可分为单纯型和喘息型两类。单纯型慢性支气管炎表现为咳嗽、咳痰两项症状；喘息型慢性支气管炎除咳嗽、咳痰外，还有喘息症状，并经常或多次出现哮鸣音。

知识点4：慢性支气管炎的分期 副高：掌握 正高：熟练掌握

（1）急性发作期：指1周内出现脓性或黏液脓性痰，痰量明显增加，或伴有发热、白细胞计数增高等炎症表现；或1周内咳嗽、咳痰、喘息中任何一项症状明显加剧。

（2）慢性迁延期：指不同程度的咳嗽、咳痰或喘息症状迁延不愈1个月以上。

（3）临床缓解期：指经治疗后或自然缓解，症状基本消失，保持2个月以上。

知识点5：慢性支气管炎的诊断标准 副高：掌握 正高：熟练掌握

慢性支气管炎以咳嗽、咳痰为主要症状，伴或不伴有喘息，每年发作持续3个月或以上，连续2年或以上，并排除其他心、肺疾患；如每年发病持续时间不足3个月，但有明确的客观检查依据支持，也可诊断为慢性支气管炎。

知识点6：慢性支气管炎的诊断要点 副高：掌握 正高：熟练掌握

（1）病史：慢性咳嗽、咳痰症状。有长期吸烟或经常吸入刺激性气体及尘埃史。

（2）症状：长期、反复、逐渐加重的咳嗽是慢性支气管炎的一个主要特点，晨间咳嗽较重；咳痰多为白色泡沫黏痰，合并感染时可出现黄脓痰；部分患者有支气管痉挛，可引起喘息；并发慢性阻塞性肺疾病（COPD）时，可伴有轻重程度不等的气短。

（3）体征：早期轻症可无任何异常体征。急性发作期在背部及肺底部可有散在干、湿啰音。伴喘息症状者可闻及哮鸣音。并发肺气肿时有肺气肿体征。

知识点7：慢性支气管炎的鉴别诊断 副高：掌握 正高：熟练掌握

（1）支气管哮喘：哮喘常于幼年或青年突然起病，通常无慢性咳嗽、咳痰史，以发作性喘息为特征；发作时双肺布满哮鸣音，缓解后可无症状；常有个人或家族过敏史。支气管激发试验阳性可鉴别。

（2）支气管扩张：具有咳嗽、咳痰反复发作的特点，合并感染时有大量脓痰，或有反复或多少不等的咯血史；肺部以湿啰音为主，多位于一侧且固定在下肺，可有杵状指；X线检查可见下肺纹理粗乱呈卷发状，支气管造影或CT可以鉴别。

（3）肺结核：多有结核中毒症状或局部症状（如发热、乏力、盗汗、消瘦、咯血等），经X线检查和痰结核菌检查可以明确诊断。

（4）肺癌：患者多在40岁以上，特别是有多年吸烟史，发生刺激性咳嗽，常有反复或持续的痰血，或慢性咳嗽性质发生改变。X线检查可见块状阴影或结节状影或阻塞性肺炎，痰脱落细胞检查、胸部X线、CT、MRI检查或纤维支气管镜检查常可明确诊断。

（5）肺间质纤维化：临床经过缓慢，开始仅有咳嗽、咳痰，偶有气短感。仔细听诊在部下后侧可闻爆裂音。血气分析示动脉血氧分压降低，而二氧化碳分压可不升高。

知识点8：慢性支气管炎急性发作期和慢性迁延期处理要点

副高：掌握　正高：熟练掌握

急性发作期和慢性迁延期的治疗应以控制感染和祛痰、止咳为主。

（1）控制感染：根据感染的主要致病菌和严重程度或病原菌药敏实验选用抗菌药物。轻者可以口服，较重者用肌内注射或静脉滴注。常用的药物有青霉素类、大环内酯类、氨基糖苷类、氟喹诺酮类、头孢菌素类。

（2）祛痰、镇咳：常用药包括氯化铵合剂、溴已新、复方甘草合剂、盐酸氨溴索等。对年老体弱无力咳痰者或痰量较多者，应以祛痰为主，协助排痰，避免使用强镇咳剂如可待因等，以免抑制中枢及加重呼吸道阻塞和炎症，导致病情恶化。

（3）解痉平喘：常选用氨茶碱、特布他林等口服或用沙丁胺醇、异丙托溴铵等吸入剂或雾化吸入，必要时也可试用糖皮质激素，泼尼松（强的松）20～40mg/d。

（4）雾化吸入：生理盐水气雾湿化吸入或加溴已新、异丙托溴铵等，以加强局部消炎及稀释痰液作用。

知识点9：慢性支气管炎缓解期的处理要点

副高：掌握　正高：熟练掌握

缓解期治疗应注意避免各种致病因素。戒烟，避免有害气体和其他有害颗粒的吸入。加强锻炼，增强体质，提高机体抵抗力，预防复发。

知识点10：慢性支气管炎的转诊事项

副高：掌握　正高：熟练掌握

采取双向转诊，即若治疗效果欠佳或出现呼吸衰竭、气胸等并发症需转向上级医院，病情稳定后可转回社区医院治疗及随访。

知识点11：慢性支气管炎的健康指导

副高：掌握　正高：熟练掌握

（1）戒烟是防止肺功能进一步损害的可靠措施。

（2）加强耐寒锻炼、增强体质，提高抗病能力。

（3）在气候骤变和寒冷季节，注意保暖，避免受凉，预防呼吸道感染。

（4）动态监测肺功能，控制病情发展。

（5）加强个人劳动保护，避免烟雾、粉尘及刺激性气体对呼吸道的影响。

（6）改善环境卫生，做好防尘、防大气污染工作。

第三节 慢性阻塞性肺疾病和慢性肺源性心脏病

知识点1：慢性阻塞性肺疾病的概念　　副高：掌握　正高：熟练掌握

慢性阻塞性肺疾病（COPD）简称慢阻肺，是一种具有气流受限特征的疾病，气流受限不完全可逆、呈进行性发展。

知识点2：慢性阻塞性肺疾病的病因　　副高：掌握　正高：熟练掌握

COPD的确切病因目前尚不清楚，凡是与慢支与肺气肿发生有关的因素都可能参与COPD的发病，如吸烟、吸入职业粉尘和化学物质、空气污染、呼吸道感染、遗传因素、气道高反应性、肺发育不良、肺生长不良。

知识点3：慢性阻塞性肺疾病的分期　　副高：掌握　正高：熟练掌握

（1）急性加重期：指患者短期内咳嗽、咳痰、气短和/或喘息加重，痰量增多，呈脓性或黏脓性，可伴发热等炎症明显加重的表现，并需改变基础COPD的常规用药者。

（2）稳定期：指在较长时间内患者咳嗽、咳痰、气短等症状稳定或症状轻微。

知识点4：慢性阻塞性肺疾病的诊断标准　　副高：掌握　正高：熟练掌握

根据吸烟等高危因素史、临床症状、体征等资料，临床可以高度怀疑COPD，明确诊断需依赖于肺功能检查证实有不完全可逆的气道阻塞和气流受限，这是COPD诊断的必备条件。另外，要排除其他已知病因气流受限的疾病。肺功能检查吸入支气管扩张剂后第1秒用力呼气量比用力肺活量（FEV_1/FVC）$<70\%$，同时$FEV_1<80\%$预计值，可确定不完全可逆性气流受限，明确诊断为COPD，对于$FEV_1/FVC<70\%$，同时$FEV_1>80\%$预计值者，可诊断为轻度COPD。少数患者无咳嗽、咳痰症状，仅在肺功能检查时发现$FEV_1/FVC<70\%$，同时FEV_1占预计值低于正常值下限，在排除其他疾病后，可诊断为COPD。

知识点5：慢性阻塞性肺疾病的诊断要点　　副高：掌握　正高：熟练掌握

（1）症状：起病缓慢，病程较长，通常均有咳嗽、咳痰等慢性支气管炎的症状，COPD早期可有活动后气短，随着病情逐渐发展休息时也感气短，稍活动即呼吸困难，提示有重度肺气肿。

（2）体征：早期无异常，肺气肿者呈桶状胸，叩诊过清音，心浊音界缩小或消失，肝浊音界下降，呼吸音、语颤音均减低，部分患者双肺可闻及干、湿啰音。皮肤黏膜发绀，心力衰竭者可出现颈静脉怒张、肝脏增大等。

知识点6：慢性阻塞性肺疾病的鉴别诊断　副高：掌握　正高：熟练掌握

（1）支气管哮喘：大多在儿童或青少年期起病，多数呈季节性，夜间和清晨症状明显，以发作性喘息为特征，发作时双肺布满哮鸣音，常有家庭或个人过敏史，症状经治疗后可缓解或自行缓解。哮喘的气流受限多为可逆性，其支气管舒张试验阳性。

（2）冠心病：以老年人居多，除有憋气外，可有心脏增大、心律失常、心力衰竭。心电图一般有缺血表现或以左心增大为主。心脏有关检查可助诊。部分老年人肺心病、冠心病同时存在；用心电图可助诊：P波加电轴正常或左偏，或加左束支传导阻滞。QRS波电轴右偏或右心肥厚，同时左心导联出现恒定的缺血型ST-T波改变。

（3）弥漫性泛细支气管炎：大多数为男性非吸烟者，几乎所有患者均伴有慢性鼻窦炎。X线胸片和高分辨CT示弥漫性小叶中央型结节影和过度充气征。

知识点7：慢性阻塞性肺疾病的处理要点　副高：掌握　正高：熟练掌握

（1）急性加重期的治疗：控制性氧疗是COPD急性加重期治疗基础，吸入氧浓度为28%～30%。多数COPD急性加重由细菌感染诱发，故抗感染在COPD急性加重期的治疗中很重要。COPD急性加重并有脓痰是应用抗生素的指征。同时可加用支气管扩张剂和糖皮质激素。

（2）稳定期治疗：戒烟、应用支气管舒张药物如抗胆碱药物、β受体激动药、茶碱类，同时给予祛痰药物。对于COPD并发慢性呼吸衰竭者，长期家庭氧疗（LTOT）可提高生活质量和生存率，一般用鼻导管吸氧，氧流量为1.0～2.0L/min，每日吸氧时间＞15小时，目的是使患者在海平面、静息状态下，达到$PaO_2 \geq 60mmHg$和/或SaO_2升至90%。康复治疗如缩唇呼吸、腹式呼吸、呼吸肌锻炼，改善全身营养，可应用免疫调节药物如核酪注射液、胸腺肽等。

知识点8：慢性阻塞性肺疾病的转诊事项　副高：掌握　正高：熟练掌握

采取双向转诊：COPD急性发作治疗后无好转，出现呼吸衰竭、气胸等并发症，转至上级医院或专科医院治疗，病情稳定后转回社区医院随访。

知识点9：慢性阻塞性肺疾病的健康指导　副高：掌握　正高：熟练掌握

（1）戒烟，加强卫生宣教。

（2）避免或减少有害粉尘、烟雾或气体吸入，改善工作条件。

（3）加强锻炼，增加抗寒能力及全身免疫功能。

（4）老年体弱及易患感冒者，注射疫苗、核酪、干扰素等，以预防呼吸道感染。

（5）锻炼膈肌：腹式呼吸，每次10～15分钟；或患者收拢口唇，然后吹气多次。

（6）对慢性支气管炎者进行通气功能监测（FEV_1、FEV_1/FVC、$FEV_1\%$），以早发现气流阻塞并早防治。

（7）根据肺功能情况及日常生活的费力程度，应降低到最小耗氧量。

知识点10：慢性肺源性心脏病 副高：掌握 正高：熟练掌握

慢性肺源性心脏病简称慢性肺心病，是由肺组织、肺动脉血管或胸廓的慢性病变所引起的肺循环阻力增加、肺动脉高压，进而引起右心室肥厚、扩大，甚至发生右心衰竭的心脏病。

知识点11：慢性肺心病的肺、心功能代偿期（包括缓解期） 副高：掌握 正高：熟练掌握

（1）慢性咳嗽、咳痰、喘息，活动后可感心悸、气短、呼吸困难和劳动耐力下降，并有不同程度发绀等缺氧症状。

（2）体检可见明显肺气肿体征，右心室虽扩大，但常因肺气肿存在而心浊音不易叩出，心音遥远。肺动脉瓣区第二心音亢进（此体征也可因肺气肿存在而不明显），提示有肺动脉高压存在。剑突下可见心脏收缩期搏动，三尖瓣区可听到心脏收缩期杂音，听诊剑突下心音强于心尖部，多提示有右心室肥厚和扩大。部分病例因严重肺气肿胸腔内压升高，阻碍了腔静脉回流，可出现颈静脉充盈，又因膈肌下降，肝下缘可在肋下触及，酷似右心功能不全的体征，但此时静脉压无明显升高，肝脏无淤血，前后径并不增大，且无压痛，可予鉴别。

知识点12：慢性肺心病的肺、心功能失代偿期（包括急性加重期） 副高：掌握 正高：熟练掌握

（1）多数患者以呼吸衰竭为主，急性呼吸道感染是最常见的诱因。多为通气障碍型呼吸衰竭，低氧血症与高碳酸血症同时存在。当严重呼吸衰竭伴有精神神经障碍，排除其他原因引起者称肺性脑病。

（2）失代偿期出现右心衰竭、心慌、气短、颈静脉怒张、肝大、下肢水肿，甚至全身水肿及腹水，少数患者还可伴有左心衰竭，也可出现心律失常。

知识点13：慢性肺心病的处理要点 副高：掌握 正高：熟练掌握

急性加重期治疗原则是积极控制感染；通畅气道，改善呼吸功能；纠正缺氧与二氧化碳

潴留；纠正酸碱失衡和电解质紊乱；控制呼吸衰竭和心力衰竭。

第四节　支气管哮喘

知识点1：支气管哮喘的概念　　副高：掌握　正高：熟练掌握

支气管哮喘简称哮喘，是由嗜酸性粒细胞、肥大细胞、T淋巴细胞（Th_2）、中性粒细胞、平滑肌细胞、气道上皮细胞和细胞组分参与的气道慢性炎症性疾病。这种气道炎症导致气道高反应性的增加和广泛、易变的可逆性气流受限，表现为反复发作性喘息、气急、胸闷和咳嗽症状。

知识点2：支气管哮喘的诊断标准　　副高：掌握　正高：熟练掌握

具有典型哮喘的临床症状和体征，或临床表现不典型者（如无明显喘息或体征），同时具备气流受限客观检查中的任一条，并除外其他疾病所引起的喘息、气急、胸闷及咳嗽，可以诊断为哮喘。而气流受限的客观检查主要有：①支气管舒张试验阳性（吸入支气管舒张剂后，FEV_1增加>12%，且FEV_1绝对值增加>200ml）；②支气管激发试验阳性；③呼气流量峰值（PEF）平均每日昼夜变异率（连续7天，每日PEF昼夜变异率之和/7）>10%，或PEF周变异率{（2周内最高PEF值－最低PEF值）/［（2周内最高PEF值+最低PEF）×1/2］×100%}>20%。

知识点3：支气管哮喘的诊断要点　　副高：掌握　正高：熟练掌握

（1）症状：反复发作性喘息、气急，大多有季节性，日轻夜重，常与吸入外源性变应原、冷空气、物理、化学性刺激以及上呼吸道感染、运动等有关。非典型的支气管哮喘表现为发作性胸闷或顽固性咳嗽，后者又称“咳嗽变异性哮喘”，以顽固型咳嗽为唯一的临床表现，无喘息症状，临床上易误诊为“支气管炎”等疾病。

（2）体征：发作时听诊双肺可闻及散在哮鸣音，以呼气期为主，症状和体征可以自行缓解或应用支气管扩张剂后缓解，缓解期患者可无任何哮喘症状。

知识点4：支气管哮喘的鉴别诊断　　副高：掌握　正高：熟练掌握

（1）支气管肺癌：中央型肺癌导致支气管狭窄或伴有类癌综合征时，可出现喘鸣音或哮喘样呼吸困难、肺部可闻及喘鸣音，痰中可找到癌细胞，胸部X线、CT、MRI检查或纤维支气管镜检查常可明确诊断。

（2）心源性哮喘：多见于左心心力衰竭。心源性哮喘多有高血压、冠心病、风湿性心脏病等病史和体征，常咳出粉红色泡沫样痰，两肺可闻及广泛的湿啰音和哮鸣音，左心界扩大，心率增快，心尖部可闻及奔马律，胸部X线检查可见心脏扩大，肺淤血征，若难以鉴别，可注射氨茶碱缓解症状后做进一步检查，忌用肾上腺素和吗啡，以免造成危险。

（3）喘息性慢性支气管炎：多见于老年人，常伴有慢性咳嗽、咳痰史，喘息常年存在，有加重期，有肺气肿体征，两肺可闻及少量哮鸣音或湿啰音。

知识点5：支气管哮喘的处理要点 副高：掌握 正高：熟练掌握

（1）哮喘治疗目的：控制症状，减少发作，提高生活质量，尽可能根治。

（2）哮喘治疗的综合方案：哮喘患者的教育、肺功能的测定、环境因素如外源性变应原的控制、慢性哮喘的分级治疗、哮喘急性发作的治疗及随访。

（3）哮喘治疗药物：主要有β受体激动药、茶碱类药物（静脉用药应注意用药浓度）、抗胆碱能药物（青光眼、前列腺肥大患者和妊娠3个月内的妇女慎用）、糖皮质激素（分吸入、口服、静脉用药）、白三烯调节剂。

（4）哮喘的分级治疗：按照某一级方案治疗后3个月未有哮喘发作，可考虑“降级”治疗；如果按照某一级方案治疗后哮喘症状未能控制或反而加重，在排除了环境中致喘原未能控制或患者依从性差等因素后，应及时“升级”治疗。

（5）哮喘急性发作的治疗：急性发作时，应给予鼻导管或面罩吸入较高浓度的氧气，以纠正缺氧。轻中度患者定量气雾剂（β受体激动药或抗胆碱能药物）每20分钟吸入2～4喷，多可缓解症状。静脉推注氨茶碱，中度哮喘可给予口服糖皮质激素，重度患者静脉给予足量、短程激素。

（6）重度哮喘发作的急救：重度哮喘又称哮喘持续状态，除以上治疗外，应根据失水及心脏情况及时静脉补充液体、纠正酸中毒、酌情应用广谱抗生素、纠正电解质紊乱、处理并发症如气胸等。

知识点6：支气管哮喘的转诊事项 副高：掌握 正高：熟练掌握

采取双向转诊：一旦患者出现支气管哮喘急性发作，或哮喘持续状态均需及时转诊至上级医院处理，待病情稳定后，再转至下一级医院就诊。

知识点7：支气管哮喘的健康指导 副高：掌握 正高：熟练掌握

（1）患者教育：①教育患者在哮喘的管理中与医师建立伙伴关系。②教育患者如何评估和监测自己的哮喘严重度。③教育患者如何控制和避免触发因素，如避免室内外的变应原（室尘螨、真菌、动物、蟑螂、花粉）和其他触发因素（病毒感染、空气污染、阿司匹林、吸烟、天气变化、运动等）。④教育患者制订一个长期治疗计划。⑤教育患者发作时要镇静，休息，及时合理用药，保持足够的液体摄入量。⑥学会正确使用微型PEF测量器。

（2）特殊考虑：①体力活动或运动前应当吸入β_2受体激动药，以防诱发运动性哮喘。②合并过敏性鼻炎患者应局部使用皮质激素治疗，否则易同时出现哮喘症状。③避免应用阿司匹林或β_2受体阻断药。④感冒后应坚持吸入糖皮质激素数周，以便能更好地控制哮喘症状。

第五节 支气管扩张

知识点1：支气管扩张的概念 副高：掌握 正高：熟练掌握

支气管扩张（支扩）是指支气管及其周围肺组织的慢性炎症导致的支气管壁肌肉和弹性组织破坏，管腔形成不可逆性扩张、变形。典型的症状有慢性咳嗽、咳大量脓痰和反复咯血。主要致病因素为支气管感染、阻塞和牵拉，部分有先天遗传因素。

知识点2：支气管扩张的诊断标准 副高：掌握 正高：熟练掌握

根据慢性咳嗽、大量脓痰、反复咯血及肺部感染等病史，肺部闻及固定而持久的局限性湿啰音，结合X线发现符合支扩的影像改变等，即可做出诊断；对于临床怀疑支扩，但后前位X线胸片无明显异常的患者，依据胸部CT尤其是高分辨CT扫描结果可做出诊断。

知识点3：支气管扩张的诊断要点 副高：掌握 正高：熟练掌握

（1）病史：部分患者童年有荨麻疹、百日咳或支气管肺炎的病史，以后常有反复发作的呼吸道感染，但大多询问不出特殊病史。

（2）症状：多呈慢性经过，常见咳嗽、咳大量脓痰、咯血及反复肺内感染（多在同一部位发生），反复慢性感染可引起全身中毒症状，如发热、盗汗等。

（3）体征：早期支扩可无异常体征，病变严重或继发感染时，病变部位可听到固定而持久的局限性湿啰音，痰咳出后湿啰音可暂时减少或消失，病程较长的患者可有发绀、杵状指（趾）。

知识点4：支气管扩张的鉴别诊断 副高：掌握 正高：熟练掌握

（1）慢性支气管炎：多发于40岁以上患者，常有吸烟史，咳嗽咳痰症状以冬春季节为主，痰为白色泡沫样黏痰，感染急性发作时可呈脓性，痰量较少，无反复咯血史，肺部的干、湿啰音散在分布。

（2）支气管肺癌：多发于40岁以上的男性吸烟患者，行胸部X线检查、纤维支气管镜检查、痰细胞学检查等可做出鉴别诊断。

（3）肺脓肿：起病急骤，有寒战、高热等中毒症状，当咳出大量脓痰后体温下降，全身毒血症状减轻。X线检查可发现脓肿阴影或脓腔。

（4）肺结核：可有慢性咳嗽、咳痰，但常有午后低热、盗汗、消瘦等全身结核中毒症状，而且痰量少，病变多位于上叶，体征为肺尖或锁骨下区轻度浊音和细湿啰音。X线检查可发现病灶，可有钙化，痰内可查见抗酸杆菌。

（5）先天性肺囊肿：多于继发感染后出现咳嗽、咳痰、咯血，病情控制后胸片表现为多个边界清晰的圆形阴影，壁薄，周围肺组织无浸润。

知识点5：支气管扩张的处理要点 副高：掌握 正高：熟练掌握

支气管扩张的内科治疗重点为控制感染和促进痰液引流；必要时考虑外科手术切除。

（1）控制感染：在支气管扩张急性感染期，控制感染是关键，根据症状、痰色、细菌培养选用抗生素。无条件做细菌培养时应兼顾抗革兰阳性和阴性细菌药物，同时注意真菌、厌氧菌感染。

（2）保持气道通畅，排出痰液：①祛痰剂：溴己新（必嗽平）、羧甲司坦（强力痰灵）、盐酸氨溴索、祛痰灵口服或用生理盐水雾化吸入（合并咯血、咳嗽剧烈时不用）。②体位引流：使患肺位置抬高，引流支气管开口朝下，利于痰液排出，每次15～30分钟，每日2～3次。引流同时拍背（年老、体弱、严重心肺功能不全者慎用，避免头高足低位引流），有助于排痰，痰黏时先用糜蛋白酶雾化吸入。

（3）外科手术：病变范围局限于单侧或小于两个肺叶，反复咯血、反复继发扩张部位重度感染者为手术适应证，但心肺功能差，年老体弱者不宜手术。

知识点6：支气管扩张的转诊事项 副高：掌握 正高：熟练掌握

（1）咯血量大（一次咯血量大于100ml或大于300ml/24h）应立即转送上级医院。嘱患者安静，消除紧张情绪。同时可给予垂体后叶素10～20U加入生理盐水或葡萄糖注射液500ml静脉滴注，垂体后叶素对高血压患者、冠心病患者、孕妇禁忌，应注意。

（2）反复感染咯血，伴有高热等全身中毒症状明显的患者应转诊。

（3）反复感染咯血较多，病灶范围不超过两个肺叶，年龄在10～40岁，全身情况良好，心肺功能无严重障碍可转至上级医院考虑手术治疗。

（4）病情稳定、手术治疗后应返回社区医院就诊。

知识点7：支气管扩张的健康指导 副高：掌握 正高：熟练掌握

（1）加强耐寒锻炼，增强体质，减少呼吸道感染。

（2）积极防治婴幼儿期呼吸道感染以预防继发性支气管扩张。

（3）对咯血患者应耐心解释疾病特点，避免忧虑紧张使病情加重。

第六节 各类肺炎

知识点1：肺炎的概念 副高：掌握 正高：熟练掌握

肺炎是指终末气道、肺泡和肺间质的炎症，以感染最常见，如细菌、病毒、真菌、寄生虫等，其他还有理化因子、免疫损伤等。临床主要症状为发热、咳嗽、咳痰、痰中带血，可伴胸痛或呼吸困难等。

知识点2：肺炎按解剖学或影像学分类　　　副高：掌握　正高：熟练掌握

（1）大叶性肺炎：又称肺泡性肺炎、肺炎球菌肺炎，是由肺炎双球菌等细菌感染引起的呈大叶性分布的肺部急性炎症。

（2）小叶性肺炎：又称支气管肺炎，多发生于冬春寒冷季节及气候骤变时，最常由细菌、病毒或霉菌及肺炎支原体等病原引起，也可由病毒、细菌"混合感染"。

（3）间质性肺炎：以肺间质为主的炎症，临床表现主要有咳嗽和活动后呼吸困难。

知识点3：肺炎按发病场所分类　　　副高：掌握　正高：熟练掌握

（1）院外获得性肺炎：又称社区获得性肺炎，指在医院外或入院后48小时以内感染的肺炎。其最为常见，临床病情轻重不一。

（2）院内获得性肺炎：又称医院获得性肺炎，指因其他疾病住院48小时后发生的肺炎，是医院内感染位居第二位的常见病。

知识点4：肺炎按病原体分类　　　副高：掌握　正高：熟练掌握

（1）细菌性肺炎：常见细菌包括肺炎链球菌、流感嗜血杆菌、卡他莫拉菌、金黄色葡萄球菌、肺炎克雷伯杆菌、铜绿假单胞菌等。

（2）病毒性肺炎：多见于儿童，主要有腺病毒、呼吸道合胞病毒、流感病毒、麻疹病毒等。

（3）支原体肺炎：由肺炎支原体引起的肺部的急性炎症，常同时伴发咽炎、支气管炎和肺炎。

（4）衣原体肺炎：由人类致病的衣原体（如鹦鹉热衣原虫、沙眼衣原体和肺炎衣原体）引起。

（5）真菌性肺炎：多数为条件致病性真菌，引起肺炎的真菌主要有白色念珠菌、曲霉菌、隐球菌和毛霉菌。

（6）寄生虫性肺炎：阿米巴原虫、立克次体、弓形虫、肺吸虫、血吸虫等。

知识点5：肺炎按病程分类　　　副高：掌握　正高：熟练掌握

肺炎根据病程可分为急性、亚急性和慢性肺炎，因其时间界定并不很明确，所以应用较少。

知识点6：社区获得性肺炎（CAP） 副高：掌握 正高：熟练掌握

社区获得性肺炎（CAP）指在社区环境中机体受微生物（如细菌、真菌、衣原体、支原体、病毒、寄生虫等）感染而发生的肺炎，包括在社区感染，尚在潜伏期因其他原因住院后而发病的肺炎，并排除在医院内感染出院后发病的肺炎。

知识点7：社区获得性肺炎的临床诊断 副高：掌握 正高：熟练掌握

（1）新近出现的咳嗽、咳痰，或原有呼吸道疾病症状加重，并出现脓性痰；伴或不伴胸痛。

（2）发热，体温高于38℃。

（3）新近出现或进展性肺部浸润性病变。

（4）肺实变体征和/或湿性啰音。

（5）血白细胞：$>10\times10^9$/L或$<4\times10^9$/L，伴或不伴核左移。

以上第（1）项加第（2）~（5）项中任何一项，并排除肺结核、肺部肿瘤、非感染性肺间质性疾病、肺水肿、肺不张、肺栓塞、肺嗜酸性粒细胞浸润症、肺血管炎等，CAP的临床诊断即可确立。

知识点8：社区获得性肺炎的病原学诊断 副高：掌握 正高：熟练掌握

门诊治疗患者可以不列为常规，但对怀疑通常抗菌治疗方案不能覆盖的病原体感染（如结核）或初始经验抗菌治疗无反应患者需要进一步做病原学检查。住院患者应做2次血培养、痰涂片与培养。重症CAP应做军团菌有关检测。

知识点9：社区获得性肺炎的处理要点 副高：掌握 正高：熟练掌握

（1）病情评估：应通过病情严重程度的评估对CAP患者做出门诊、住院或是转上级医院治疗的安排。

（2）抗感染治疗：临床诊断一旦确立，应尽早开始经验性抗感染治疗，48~72小时根据治疗反应并结合病原学诊断报告调整治疗。

知识点10：社区获得性肺炎的健康指导 副高：掌握 正高：熟练掌握

（1）勤洗手，预防有些病原体通过接触呼吸道分泌物经手传播。

（2）保持生活、工作环境的空气流通，勤开窗，多通风。

（3）锻炼身体，均衡饮食，注意保暖。

（4）当身体不适或出现上呼吸道症状时，应及时到医院就诊。

知识点11：医院获得性肺炎　　副高：掌握　正高：熟练掌握

医院获得性肺炎（HAP）是指患者入院时不存在、也不处于感染潜伏期，而于入院48小时后在医院内发生的，由细菌、真菌、支原体、病毒或原虫等病原体引起的各种类型的肺实质炎症，包括在医院内获得感染而于出院后48小时内发病的肺炎。细菌是HAP最常见的病原，约占90%，1/3为混合感染。误吸口咽部定植菌是HAP最主要的发病机制。

知识点12：医院获得性肺炎的临床诊断　　副高：掌握　正高：熟练掌握

X线显示新出现或进展性肺部浸润性病变有合并以下之一者：①新近出现咳嗽、咳痰，或原有呼吸道疾病症状加重，并出现脓性痰；伴或不伴胸痛；②发热，体温>38℃；③肺实变体征和/或湿啰音；④血白细胞计数>10×10^9/L或<4×10^9/L，伴或不伴核左移。在除外其他基础疾病如：肺不张、心力衰竭和肺水肿、药物性肺损伤、肺栓塞和急性呼吸窘迫综合征（ARDS）等后可做出临床诊断。

知识点13：医院获得性肺炎的病原学诊断　　副高：掌握　正高：熟练掌握

有些基础疾病和危险因素有利于对感染病原体的估计。常规做血培养、痰培养，对部分重症肺炎在经验性治疗无效时，可衡量利弊选择行侵袭性技术，如防污染样本毛刷（PSB）和支气管肺泡灌洗（BAL）采样，进行病原学检查。

知识点14：医院获得性肺炎的处理要点　　副高：掌握　正高：熟练掌握

（1）病情评估：通过病情严重程度的评估对HAP患者做出继续住院或是转上级医院治疗的安排。重症HAP患者应转入上级医院，除重症外均归入中轻症。

（2）抗感染治疗。

知识点15：医院获得性肺炎的抗感染治疗　　副高：掌握　正高：熟练掌握

（1）早发、轻中症HAP：可选择静脉使用第二、三代头孢菌素，β-内酰胺类/β-内酰胺酶抑制剂，青霉素过敏者选用氟喹诺酮类如左氧氟沙星、莫昔沙星、加替沙星。

（2）晚发、重症HAP：可选择静脉使用左氧氟沙星或环丙沙星或氨基糖苷类联合下列药物之一：抗假单胞菌β-内酰胺类（头孢吡肟、哌拉西林、头孢他啶或头孢哌酮）；广谱β-内酰胺类/β-内酰胺酶抑制剂如哌拉西林/他唑巴坦、头孢哌酮/舒巴坦；亚胺培南或美罗培南。存在金黄色葡萄球菌感染危险因素时，应加用万古霉素、替考拉宁或利奈唑胺。

（3）疗程：采取个体化。疗程长短取决于感染的病原体、严重程度、基础疾病及临床治疗反应等。大多情况下有效的抗感染治疗疗程可缩短至7～8日，部分患者可用至14日，出现肺脓肿、伴有免疫功能损害者应适当延长疗程。

知识点16：医院获得性肺炎的健康指导　　副高：掌握　正高：熟练掌握

（1）患者取半坐位以减少吸入危险性。

（2）诊疗器械尤其是呼吸治疗器械应严格消毒、灭菌，切实执行无菌操作制度。医护人员洗手是减少和防止交叉感染的最简便和有效措施之一。

（3）尽量缩短人工气道留置和机械通气时间。减少鼻胃插管和缩短留置时间。尽量避免或减少使用H_2受体阻断剂和抗酸剂，或以硫糖铝替代。

（4）加强营养支持疗法。

（5）本地诊疗条件差时应积极转上级医院救治。

知识点17：支原体肺炎的概念　　副高：掌握　正高：熟练掌握

支原体肺炎是肺炎支原体引起的急性呼吸道感染伴肺炎。由口、鼻分泌物经空气传播，引起散发和小流行的呼吸道感染，多见于儿童和青少年，目前在成人中也比较多见，秋冬季较多。呼吸道感染有咽炎和支气管炎，少数累及肺。

知识点18：支原体肺炎的临床表现　　副高：掌握　正高：熟练掌握

支原体肺炎潜伏期2～3周，起病缓慢。以气管-支气管炎、肺炎、耳鼓膜炎等的形式出现，其中以肺炎最为严重。发病初有乏力、头痛、咽痛、发冷、发热、肌肉酸痛、食欲减退、恶心、呕吐等，头痛显著。发热高低不一，可高达39℃。2～3日后出现明显的呼吸道症状，如阵发性刺激性咳嗽。病情一般较轻，有时可重，但很少有死亡。发热可持续2～3周。体温恢复正常后尚可有咳嗽，咳嗽可延长至6周左右。极少数病例可伴发中枢神经症状，如脑膜炎、脑膜脑炎、多神经根炎，甚至精神失常等。出血性鼓膜炎、胃肠炎、关节炎、血小板减少性紫癜、溶血性贫血、心包炎、心肌炎、肝炎等。

体检可见咽部中度充血；鼓膜常有充血，约15%有鼓膜炎；颈淋巴结可肿大；少数病例有斑丘疹、红斑或唇疱疹。胸部通常无明显异常体征，约半数可闻及干性或湿性啰音。

知识点19：支原体肺炎的处理要点　　副高：掌握　正高：熟练掌握

早期使用适当抗生素可减轻症状及缩短病程。本病有自限性，多数病例不经治疗可自愈。目前大环内酯类抗生素为首选，如红霉素、罗红霉素、阿奇霉素。对大环内酯不敏感者可选用喹诺酮类，如左氧氟沙星、莫西沙星也可用于支原体肺炎的治疗。疗程一般10～14日。

知识点20：支原体肺炎的健康指导　　副高：掌握　正高：熟练掌握

（1）饮食调节。

（2）预防上呼吸道感染。

（3）防止过度疲劳，注意生活规律性。

（4）进行适度锻炼。

（5）积极治疗慢性心肺疾病。

支气管肺癌

第七节　支气管肺癌

知识点1：支气管肺癌的概念　　副高：掌握　正高：熟练掌握

支气管肺癌（简称肺癌）是指肿瘤细胞起源于支气管黏膜或腺体的恶性肿瘤，吸烟是肺癌的主要致病因素。

知识点2：支气管肺癌的发病机制　　副高：掌握　正高：熟练掌握

支气管肺癌的发病机制目前尚未完全明确，认为与以下因素有关：吸烟（直接和间接吸烟）、电离辐射、大气污染、职业（石棉、砷、沥青、烟尘、锡矿、铀矿等）、室内环境污染（煤烟、烹调的油烟等）、营养与饮食因素（微量元素硒及锌缺乏）、遗传因素（肺癌家族史）及有慢性肺疾患人群（如肺结核、肺纤维化等）。

知识点3：支气管肺癌的分类　　副高：掌握　正高：熟练掌握

（1）按解剖学部位分类：中央型肺癌（癌肿发生在段支气管至主支气管）和周围型肺癌（癌肿发生于段支气管以下）。

（2）按组织学分类：小细胞肺癌（SCLC）和非小细胞肺癌（NSCLC）两大类，前者包括燕麦细胞型、中间细胞型、复合燕麦细胞型；后者包括鳞癌、腺癌、大细胞癌和鳞腺癌。

知识点4：支气管肺癌的临床表现　　副高：掌握　正高：熟练掌握

大多患者就诊时已有症状，只有5%的患者发现肺癌时无症状。其临床表现与肺癌的发生部位、类型、大小、有无转移和并发症有关。

知识点5：支气管肺癌的临床分期　　副高：掌握　正高：熟练掌握

肺癌的TNM临床分期是治疗方案制订的基础。T代表原发肿瘤分期，N代表淋巴转移分期，M代表远处转移分期。综合TNM分期标准，肺癌临床分为0、Ⅰ、Ⅱ、Ⅲ及Ⅳ期。临床分期越高，预后越差。

知识点6：原发肿瘤引起的症状和体征 副高：掌握 正高：熟练掌握

原发肿瘤引起的症状和体征包括：①咳嗽、部分刺激性咳嗽，无痰或少许泡沫痰，肺泡细胞癌可有大量黏液痰；②咯血，多为痰中带血或间断性血痰，偶有大咯血；③喘鸣；④气急、胸闷；⑤发热；⑥其他，厌食、乏力、体重下降等。

知识点7：肿瘤局部扩展引起的症状和体征 副高：掌握 正高：熟练掌握

肿瘤局部扩展引起的症状和体征包括：①胸痛，多为隐痛，如骨、胸壁、脊椎受侵犯，可有固定部位的持续性剧痛；②肿瘤压迫大气道可出现呼吸困难；③食管受压受侵引起吞咽困难；④喉返神经受侵或受压，出现声带麻痹、声音嘶哑、呛咳；⑤上腔静脉阻塞综合征，上腔静脉受压或阻塞时出现颈静脉怒张，颜面、颈部及上肢水肿及胸壁浅表静脉曲张；⑥颈交感神经麻痹出现Horner征，引起患侧眼睑下垂、眼球内陷、瞳孔缩小、球结膜充血及额部少汗见于肺上沟瘤；⑦臂丛神经受压引起同侧臂痛、麻痹、肌肉萎缩。

知识点8：肿瘤远处转移引起的症状和体征 副高：掌握 正高：熟练掌握

肿瘤远处转移引起的症状和体征包括：①脑、中枢神经系统转移，常出现头痛、呕吐、视力减退、偏瘫、抽搐、精神异常等；②肝转移，出现肝大、疼痛、肝内结节、黄疸、腹水等；③骨转移，可表现为局部的疼痛及压痛；④其他，皮下可出现转移结节，锁骨上、颈部、腋下等处淋巴结肿大。

知识点9：肿瘤作用于其他系统引起的肺外表现 副高：掌握 正高：熟练掌握

（1）异位内分泌综合征：如抗利尿激素分泌异常综合征、异位促肾上腺皮质激素综合征、神经肌肉综合征、高钙血症、类癌综合征等。

（2）其他：多发性周围神经炎、肌无力样综合征、肥大性肺性骨关节病。

知识点10：支气管肺癌的鉴别诊断 副高：掌握 正高：熟练掌握

（1）肺炎：通常肺炎抗菌治疗大多有效，病灶吸收快而完全；而癌性阻塞性肺炎吸收较缓慢，或炎症吸收后出现块状阴影，可通过纤维支气管镜检查和痰脱落细胞学检查加以鉴别。

（2）肺脓肿：起病急，中毒症状明显；X线胸片上空洞壁厚、内有液平，周围有炎症改变。而癌性空洞多无明显中毒症状，胸片上空洞呈偏心性、壁厚、内壁凹凸不平，纤维支气管镜检查和痰脱落细胞学检查有助于鉴别。

（3）肺结核：常伴有低热、盗汗等结核中毒症状，痰查结核杆菌阳性，结核菌素试验多呈强阳性，抗结核治疗有效。

知识点11：支气管肺癌的处理要点　　副高：掌握　正高：熟练掌握

（1）有肺癌的可疑征象者应及时转上级医院，完善相关检查，以达到尽快诊断和治疗目的。

（2）转院前社区处理：①心理教育，安慰鼓励患者，完善各项检查及治疗。②对症治疗，镇咳、祛痰、抗炎、止血、镇痛等。③对老年体弱者，加强支持疗法。

（3）肺癌的治疗主要是根据患者的机体状况、肿瘤的病理学类型和临床分期，采取相应的综合治疗措施。治疗的主要方式包括：非小细胞肺癌首选手术治疗，辅以化疗和放疗；小细胞肺癌多选用化疗加放疗加手术。其他还有免疫生物治疗、生物靶向治疗和中医药治疗。

（4）出院后护理及康复：①鼓励患者加强营养，适度锻炼；②正确认识化疗、放疗所引起的副作用，特别是脱发；③有恶心、呕吐或腹泻症状，应用止吐剂或输液治疗。

知识点12：支气管肺癌的健康指导　　副高：掌握　正高：熟练掌握

（1）加强环境保护，注重含维生素饮食。

（2）加强体育锻炼，保持精神愉快，减少精神压力。

（3）戒烟。对重度吸烟者，要定期检查。

（4）开展普查，以便早发现早治疗。

（5）积极开展职业性肺癌的预防及阻断治疗（高发区用硒、锌、维生素A等治疗）。

（6）积极防治慢性呼吸道疾病。

（7）对鳞癌、腺癌（周围型）早期手术切除较好，小细胞肺癌化疗、放疗后再考虑手术治疗等。

（8）术后定期随诊，第1年每3个月复查一次，第2～3年每3～6个月复查一次，警惕转移。

（9）脱离有致癌因素的职业。

第八节　肺　栓　塞

知识点1：肺栓塞的概念　　副高：掌握　正高：熟练掌握

肺栓塞是以各种栓子阻塞肺动脉系统为发病原因的一组疾病或临床综合征的总称，包括肺血栓栓塞症、脂肪栓塞综合征、羊水栓塞及空气栓塞等。

知识点2：肺血栓栓塞症　　副高：掌握　正高：熟练掌握

肺血栓栓塞症是由来自静脉系统或右心的血栓阻塞肺动脉或其分支所致的疾病，以肺循环和呼吸功能障碍为主要临床和病理生理特征。肺血栓栓塞症是肺栓塞中最常见的类型，一般所称的肺栓塞即指肺血栓栓塞症。栓塞后如肺组织产生严重的血供障碍，可发生坏死，即称为肺梗死。

知识点3：肺栓塞的诊断标准 副高：掌握 正高：熟练掌握

肺栓塞临床表现缺乏特异性，所以漏诊率高。对出现不明原因的呼吸困难、胸痛、晕厥或休克等临床表现者，特别是伴有单侧或双侧不对称下肢肿胀、疼痛等症状，应进行心电图、X线胸片、动脉血气分析、心脏超声和下肢血管超声等检查。依据这些结果可以初步疑诊肺栓塞或排除其他疾病，应常规行D-二聚体检测，阴性结果基本可以排除肺栓塞诊断。

经以上检查后仍怀疑肺栓塞的患者，应尽快行肺栓塞的确诊检查，包括放射性核素肺通气/灌注扫描、肺血管CT血管造影（CTA）和电子束CT、磁共振显像和肺动脉造影等，只要其中有一项阳性，结合临床表现，即可确诊。对确诊肺栓塞的患者，应注意查找深静脉血栓，并寻找可能的危险因素。

知识点4：肺栓塞的症状 副高：掌握 正高：熟练掌握

肺栓塞的临床表现无特异性，临床病情轻重差异较大。呼吸困难和气促是肺栓塞最常见的症状，常于活动后加重或出现，胸痛可见于大多数患者，咯血也较常见，肺梗死三联征是指同时出现呼吸困难、胸痛、咯血，也可表现为晕厥、腹痛、烦躁不安、咳嗽等症状。怀疑肺栓塞时应注意是否存在深静脉血栓形成的症状和体征，尤其是下肢深静脉血栓形成的症状和体征。肺栓塞根据临床表现可分为猝死型、急性心源性休克型、急性肺心病型、肺梗死型、突发性不明原因型。

知识点5：肺栓塞的体征 副高：掌握 正高：熟练掌握

肺栓塞的呼吸系统体征为呼吸急促、发绀，肺部有时闻及哮鸣音和/或湿啰音，合并肺不张和胸腔积液时出现相应的体征。循环系统体征主要是肺动脉高压和右心功能不全以及左心心搏量急剧减少的体征。

知识点6：肺栓塞的鉴别诊断 副高：掌握 正高：熟练掌握

肺栓塞应与肺炎、胸膜炎、气胸、肺不张、肺部肿瘤、支气管哮喘、冠心病、急性心肌梗死、主动脉夹层动脉瘤破裂等进行鉴别。

知识点7：肺栓塞的一般处理 副高：掌握 正高：熟练掌握

监测呼吸、心率、血压、心电图、血气变化，绝对卧床，保持大便通畅，避免用力，胸痛剧烈者可用可待因、哌替啶（度冷丁）。低氧血症予吸氧，重度呼吸衰竭可无创机械通气或气管插管，但避免做气管切开，以免大出血。溶栓抗凝中应用机械通气，尽量减少正压通气对循环影响。血压下降或休克可用多巴胺或间羟胺（阿拉明）等血管活性药物。

知识点8：肺栓塞的溶栓治疗　　副高：掌握　正高：熟练掌握

溶栓治疗是治疗严重肺栓塞的最重要方法。适应证为大块肺栓塞，其特征为右心室功能不全，伴低血压或心源性休克。溶栓的绝对禁忌证有活动性内出血和近期自发性颅内出血。溶栓的时间窗一般为14日（最早为5日，现扩大为14日）。常用的溶栓药物为链激酶、尿激酶、重组组织型纤溶酶原激活物。溶栓结束后，应每2～4小时测定一次凝血酶原时间或活化部分凝血活酶时间，当其水平降至正常值的2倍时，应开始肝素抗凝治疗。

知识点9：肺栓塞的抗凝治疗　　副高：掌握　正高：熟练掌握

抗凝治疗是肺栓塞的基础性治疗方法，可以显著提高患者的生存率，降低血栓栓塞的复发率。常用抗凝药物为普通肝素、低分子肝素、华法林。适应证：低危险组应给予抗凝治疗；大块肺栓塞患者，先行溶栓治疗，随后抗凝治疗；次大块肺栓塞患者无论是否溶栓，都应行抗凝治疗。禁忌证：活动性内脏出血（除外肺梗死引起的咯血）、血小板减少症、凝血机制障碍、未控制的严重高血压等。抗凝治疗的疗程是6个月。

除内科治疗方法外，还可采取外科手术治疗，包括肺栓子切除术、腔静脉阻断术。

知识点10：肺栓塞的转诊事项　　副高：掌握　正高：熟练掌握

采取双向转诊：次大块肺栓塞、大块肺栓塞应转至上级医院进一步治疗，病情稳定后转回社区医院抗凝治疗。

知识点11：肺栓塞的健康指导　　副高：掌握　正高：熟练掌握

（1）长途旅行（如乘车、乘飞机）者应适量活动，多饮水以促进血液循环及促排尿，被动增加活动。

（2）机械预防：穿加压弹力袜，使用间歇序贯充气泵、下腔静脉滤器。

（3）药物预防：小剂量低分子肝素、口服抗凝剂、华法林。

第九节　胸腔积液

知识点1：胸腔积液的概念　　副高：掌握　正高：熟练掌握

胸腔积液是以胸膜腔内病理性液体积聚为特征的一种常见临床症候。按其发生机制可分为漏出性胸腔积液和渗出性胸腔积液两类。

知识点2：胸腔积液的诊断要点 副高：掌握 正高：熟练掌握

（1）胸痛、呼吸困难等症状。

（2）查体呼吸减弱，甚至消失，语颤减弱或消失，叩诊浊音，呼吸音减弱或消失等体征。

（3）X线胸片、B超等提示胸腔积液。

（4）必要时胸膜腔穿刺（胸穿）抽液可确诊胸腔积液。胸穿抽出不凝固血液，则可确诊血胸。如胸腔穿刺抽得脓液，可确诊脓胸。但是要进一步确诊胸腔积液性质，进一步明确导致胸腔积液的原发疾病，必须进行胸腔积液化验等一系列检查。

（5）胸膜毛细血管内静水压增高、胸膜通透性增加、胸膜毛细血管内胶体渗透压降低、壁层胸膜淋巴回流障碍以及胸部损伤等，均可引起胸腔积液。

知识点3：胸腔积液的处理要点 副高：掌握 正高：熟练掌握

（1）少量或无症状的胸腔积液，可以不予处理，除非是为了必要的检查。更重要的是治疗原发疾病。

（2）积液较多，影响呼吸，甚至威胁生命时，应立即予胸腔穿刺抽液以控制症状。

第十节 气 胸

知识点1：气胸的概念 副高：掌握 正高：熟练掌握

肺、支气管、食管及胸壁的损伤造成胸膜腔与外界相通，造成积气状态，即产生气胸。气胸可分为闭合性气胸、开放性气胸及张力性气胸三种。

知识点2：闭合性气胸 副高：掌握 正高：熟练掌握

闭合性气胸指肺裂伤或胸壁穿透伤后，少量空气进入胸膜腔，小的伤口常自行闭合，胸膜腔即不再与外界相通，腔内气体可逐渐被吸收，肺组织因胸膜腔负压而逐渐膨胀。严重时患者可出现胸闷、胸痛和气促症状，需急诊处理。

知识点3：闭合性气胸的诊断要点 副高：掌握 正高：熟练掌握

（1）肺压缩低于1/3者为小量气胸，患者可无明显的呼吸困难及循环功能紊乱。肺压缩1/3～1/2为中量气胸，肺压缩>1/2以上为大量气胸，两者均有胸痛和憋气；中量气胸和大量气胸的患者气管向健侧移位，伤侧胸部叩诊呈浊音，呼吸音减弱或消失，有时出现皮下气肿。

（2）X线检查可显示肺压缩程度并明确诊断。

（3）胸腔穿刺抽出气体则可确诊。

知识点4：闭合性气胸的处理要点 副高：掌握 正高：熟练掌握

（1）小量气胸：可自行吸收，无需特殊治疗。但应注意观察其发展变化。

（2）中量气胸和大量气胸：可经锁骨中线第2肋间抽气或行胸腔闭式引流，以促使肺复张。

知识点5：开放性气胸的概念 副高：掌握 正高：熟练掌握

开放性气胸是指胸壁有直接通向胸膜腔的创口，随着呼吸运动，空气可经创口自由进出。由于患者胸腔负压消失，肺受压萎陷，健侧肺也受到一定压缩，严重影响通气功能；肺和胸膜所受的损伤性刺激及纵隔摆动的刺激，可引起胸膜肺休克；残气的对流加重了缺氧；负压的消失及纵隔摆动可影响静脉血回流，导致循环功能紊乱。

知识点6：开放性气胸的诊断要点 副高：掌握 正高：熟练掌握

（1）有严重的呼吸困难、发绀、出冷汗、脉搏细弱、血压下降等表现。

（2）胸壁有创口通胸膜腔，呼吸时可听到空气进出创口而发出的“嘶–嘶”声。听诊呼吸音消失，有时听到纵隔摆动的声音。

（3）X线检查可发现肺压缩程度及纵隔摆动。

知识点7：开放性气胸的处理要点 副高：掌握 正高：熟练掌握

（1）急救：立即封闭创口，使开放性气胸变为闭合性气胸。消毒伤口周围皮肤后，在患者深呼吸之末，用5～6层油纱布封闭伤口，无菌纱布敷盖，胶布固定，再加压包扎。

（2）对症治疗：患者取半坐位，鼓励患者咳嗽，经常翻身，给氧、补液及输血等，有休克者予以纠正。在正压全麻下，对伤口彻底清创，剪除坏死及不健康的肌肉组织，摘除异物和游离骨片，修整肋骨残端，缝合肌壁肌肉。皮肤及皮下组织不必全部缝合，以利引流。

（3）给予抗生素：防治继发感染。

知识点8：张力性气胸 副高：掌握 正高：熟练掌握

张力性气胸是指较大的肺泡破裂或较大较深的肺裂伤或支气管破裂，裂口与胸膜腔相通，且形成单向活瓣，也称高压性气胸。裂伤组织呈活瓣式，吸气时空气进入胸腔，呼气时空气不易排出，随呼吸运动胸腔内压逐渐升高，使患侧肺被压缩，因纵隔移向健侧，健侧肺亦受压，发生严重的呼吸困难，又因上、下腔静脉受压扭曲，心房被压，严重阻碍静脉血液回流至心脏，从而迅速发生呼吸循环衰竭。

知识点9：张力性气胸的诊断要点 副高：掌握 正高：熟练掌握

（1）有胸部外伤史。

（2）患者呼吸极度困难、发绀，且呈休克状态。

（3）颈部气管向对侧移位，肋间隙增宽，呼吸音消失。半数患者伴有血胸。

（4）X线检查见整侧肺被压缩，纵隔向对侧移位。

（5）胸腔诊断性穿刺：取2ml注射器配以1号针头，注射器内吸入1ml等渗盐水。患者取坐位，以水平方向在锁骨中线第2肋间刺入胸腔，如有气体溢出，针栓被推向外方，即可诊为张力性气胸。

知识点10：张力性气胸的处理要点 副高：掌握 正高：熟练掌握

（1）急救：张力性气胸的急救治疗原则为立即排气，降低胸膜腔内压力。立即用一个粗针头，缚上1个橡皮指套（顶部剪开1cm切口）插入伤侧锁骨中线第2肋间排气；或在上述部位插入一个有侧孔的粗导尿管，接水封瓶排气。

（2）胸腔闭式引流：单纯排气可由锁骨中线第2肋间插管；若并发血胸，为了同时排气排血，可选腋中线第6肋间插管。待5～6日后排气排液停止，X线检查肺已复张时可拔管。

（3）开胸探查：若胸膜腔插管后，漏气仍严重，患者呼吸困难未见好转，提示肺、支气管的裂伤较大或断裂，应及早剖胸探查，修补裂口，或作肺段、肺叶切除术。

第十一节 呼吸衰竭

知识点1：呼吸衰竭的概念 副高：掌握 正高：熟练掌握

呼吸衰竭（简称呼衰）是指由各种原因导致严重呼吸功能障碍，引起动脉血氧分压（PaO_2）降低，伴或不伴有动脉血二氧化碳分压（$PaCO_2$）增高而出现一系列病理生理紊乱的临床综合征。按病程可将呼吸衰竭分为急性和慢性两种。

知识点2：呼吸衰竭的诊断要点 副高：掌握 正高：熟练掌握

（1）除原发病症状外，主要是缺氧和二氧化碳潴留的临床表现。呼吸困难、发绀。可有神经精神症状，严重者甚至出现嗜睡、抽搐、意识丧失甚至昏迷等。心悸、心动过速常见，有时可伴有心绞痛。严重、持续呼吸衰竭可导致上消化道出血、尿量减少、水钠潴留、水肿甚至急性肾衰竭。

（2）动脉血气分析示PaO_2低于60mmHg，伴或不伴有$PaCO_2$高于50mmHg。

知识点3：呼吸衰竭的处理要点　　副高：掌握　正高：熟练掌握

呼吸衰竭的治疗原则是治疗病因，去除诱因，保持呼吸道通畅，纠正缺氧，解除二氧化碳潴留，治疗与防止缺氧和二氧化碳潴留引起的各种症状。纠正酸碱失衡、心律紊乱、心力衰竭等并发症。

第十九章 消化系统疾病

第一节 胃 炎

知识点1：胃炎的概念 副高：掌握 正高：熟练掌握

胃炎是指任何病因引起的胃黏膜炎症，可为弥漫性，也可为局限性。多数患者并无症状，主要依靠胃镜检查和病理组织学检查进行诊断。胃炎按临床发病的缓急，可分为急性胃炎和慢性胃炎两大类。

知识点2：急性胃炎 副高：掌握 正高：熟练掌握

急性胃炎是由多种病因引起的急性胃黏膜炎症，是可逆性病变。临床通常分为急性单纯性胃炎和急性糜烂性胃炎两类。

知识点3：急性糜烂性胃炎 副高：掌握 正高：熟练掌握

急性糜烂性胃炎的主要病损是胃黏膜糜烂和出血，因此常称为急性糜烂出血性胃炎、应激性溃疡等，目前统称为急性胃黏膜病变。病程较短，出血停止后24～48小时，内镜下可见黏膜的病变可能已不复存在，但一般组织学上恢复正常则需较长时间。引起急性糜烂性胃炎的常见病因包括药物、应激、乙醇。

知识点4：急性胃炎的病因 副高：掌握 正高：熟练掌握

急性胃炎的病因主要包括急性应激、化学性损伤和急性细菌感染等。

（1）急性应激：严重创伤、大手术、大面积烧伤、脑血管意外、过度劳累、紧张、情绪激动、各种变态反应等。

（2）药物：非甾体抗炎药、皮质激素等。

（3）感染：幽门螺杆菌感染。

（4）胆汁反流：主要是胆汁、胰液。

（5）细菌或其毒素及病毒感染。

（6）其他：如吸烟、烈酒、咖啡、浓茶、饮食等理化因素刺激。

知识点5：急性胃炎的发病机制　　副高：掌握　正高：熟练掌握

急性胃炎的病因多样复杂。胃黏膜缺血、防御能力下降和胃酸反流、H^+回渗进入黏膜是其主要的发病机制。最常引起胃炎的药物是非甾体类抗炎药，其机制主要是抑制前列腺素的合成，前列腺素缺乏时使胃黏膜对胃酸侵袭的易感性增强。胆汁反流破坏胃黏膜屏障而损伤胃黏膜。进食细菌或其毒素污染的食物，可引起急性胃肠炎，又称食物中毒。另外，病毒感染引起的急性胃炎也不少见，幽门螺杆菌感染几乎均可引起胃黏膜炎症。

知识点6：急性胃炎的临床表现　　副高：掌握　正高：熟练掌握

（1）大多数无症状，只少数有消化不良的表现。

（2）上腹不适、疼痛、食欲减退、恶心、呕吐、腹泻，严重者可伴有发热、脱水、电解质紊乱、酸中毒、休克等症状。

（3）上消化道出血可以呕血和/或黑粪为首发症状。

（4）可无特殊体征，上腹部压痛是常见体征。

（5）胃镜检查一般在出血后48小时内进行，可见到以多发糜烂、出血为特征的急性胃黏膜损伤。

（6）多数病因明确，如饮食不洁史、服药史及严重应激状态。

知识点7：急性胃炎的处理要点　　副高：掌握　正高：熟练掌握

（1）对症治疗：恶心、呕吐或上腹痛者应用甲氧氯普胺（胃复安、灭吐灵）镇吐、莨菪碱解痉镇痛。脱水者补充水和电解质。

（2）细菌感染可选用抗生素治疗。

（3）上消化道出血可选用抑制胃酸分泌的H_2受体阻断剂或质子泵抑制剂，以及具有胃黏膜保护作用的铝制剂，如磷酸铝凝胶、硫糖铝等。上消化道大出血者，应以补充血容量，纠正水电解质紊乱、酸碱平衡失调和休克等综合措施进行抢救。同时转上级医院。

知识点8：急性胃炎的健康指导　　副高：掌握　正高：熟练掌握

急性胃炎是自限性的病理过程，去除致病因素后可以自愈，一般预后良好。对高度疑有急性胃黏膜病损的患者，可预服制酸剂或抑制胃酸分泌的药物，避免对胃黏膜有刺激的药物和理化因素的刺激。

知识点9：慢性胃炎的概念　　副高：掌握　正高：熟练掌握

慢性胃炎是指不同病因引起的胃黏膜慢性炎症或萎缩性病变。其中幽门螺杆菌感染

（Hp感染）是主要病因。慢性胃炎的发病率在各种胃病中位居首位。

知识点10：慢性胃炎的病因及发病机制　　副高：掌握　正高：熟练掌握

（1）Hp感染：Hp感染与慢性胃炎密切相关。机制是：①Hp尿素酶分解尿素产生的氨以及Hp产生的空泡毒素、多种酶等直接损伤胃黏膜上皮细胞；②Hp抗体可造成自身免疫损伤。

（2）遗传因素和自身免疫因素：慢性萎缩性胃炎患者的血清中存在自身抗体如壁细胞抗体和内因子抗体。它们使壁细胞总数减少，导致胃酸分泌减少。内因子抗体与内因子结合后阻滞维生素B_{12}与内因子结合，导致恶性贫血。

（3）物理因素：如烈酒、浓茶、咖啡，以及过热、过冷、过于粗糙的食物等因素，可以导致胃黏膜的损伤。

（4）化学因素：非甾体抗炎药、皮质激素等，前者抑制环氧合酶，使胃肠道黏膜中具有保护作用的内源性前列腺素合成减少，削弱黏膜屏障作用；烟草中的尼古丁既可影响黏膜血流又可致幽门括约肌功能紊乱，造成胆汁反流。

（5）胃十二指肠反流：各种原因的胆汁反流物可破坏黏膜屏障。

（6）其他：见于心力衰竭、门静脉高压等全身性疾病。

知识点11：慢性胃炎的临床表现　　副高：掌握　正高：熟练掌握

（1）症状：病程迁延，大多无明显症状。部分有非特异性的消化不良症状，如上腹饱胀、无规律性上腹隐痛、反酸、嗳气、呕吐等。畏食和体重减轻者，可伴有贫血。有典型恶性贫血时，可出现舌萎缩和周围神经病变，如四肢感觉异常。

（2）体征：多不明显，上腹可有轻度压痛。

知识点12：慢性胃炎的诊断　　副高：掌握　正高：熟练掌握

胃镜检查和黏膜活组织检查是主要的诊断方法，可将慢性胃炎分为浅表性胃炎和萎缩性胃炎。

（1）浅表性胃炎：胃镜表现为黏膜粗糙不平、红斑、出血点或出血斑，病理可呈Hp阳性。

（2）萎缩性胃炎：胃镜表现为颗粒状，黏膜血管显露，色泽灰暗，皱襞细小。病理改变有胃黏膜中至重度萎缩、肠化生、不典型增生及Hp阳性。

另外，慢性胃炎应与胃癌、消化性溃疡、慢性胆道疾病等相鉴别。

知识点13：慢性胃炎的处理要点　　副高：掌握　正高：熟练掌握

（1）去除各种可能的致病因素。

（2）清除攻击因子：①根除Hp；②抑酸或抗酸治疗；③针对胆汁反流或服用非甾体抗炎药等情况，服用中和胃酸、吸附胆酸并兼有保护胃黏膜药物。

（3）增强胃黏膜防御能力：常用药物有胶体铋、硫糖铝、磷酸铝凝胶等。

（4）动力促进剂：适用于上腹饱胀、早饱等症状为主者。常用药物有多潘立酮、西沙必利、莫沙必利等，可消除或减少胆汁反流。

（5）中药治疗：萎缩性胃炎者可加用胃复春等。

（6）其他：对贫血的患者应用铁制剂、叶酸和肌内注射维生素B_{12}。对有明显精神因素者，可用抗抑郁药和镇静药。

知识点14：慢性胃炎的健康指导　　副高：掌握　正高：熟练掌握

应避免各种可能的致病因素，及时到医院做胃镜检查和胃黏膜活体组织学检查。消除萎缩性胃炎是癌前病变的错误理解。对疑似恶性贫血者一定要做血清学检查。

第二节　消化性溃疡

消化性溃疡

知识点1：消化性溃疡（PU）的概念　　副高：掌握　正高：熟练掌握

消化性溃疡（PU）主要是指胃肠道黏膜被胃酸和胃蛋白酶消化而发生的溃疡，好发于胃和十二指肠，亦可发生于食管下段、胃空肠吻合口周围及含有异位胃黏膜的美克尔憩室。溃疡的形成和发展与胃酸和胃蛋白酶的消化作用有关，故称为消化性溃疡。

知识点2：十二指肠溃疡与胃溃疡的比较　　副高：掌握　正高：熟练掌握

临床上十二指肠溃疡（DU）较胃溃疡（GU）多见，且男性多于女性。DU好发于青壮年，GU的发病年龄较DU晚几年，10%～15%的消化性溃疡患者无症状，称无症状性溃疡。

知识点3：消化性溃疡的病因　　副高：掌握　正高：熟练掌握

（1）幽门螺杆菌（Hp）感染：Hp感染是消化性溃疡的主因。Hp感染致防御因素减弱，其致病机制尚未完全阐明，目前有以下几种假设：①胃泌素－胃酸学说；②屋漏学说；③十二指肠、胃上皮化生学说。

（2）胃酸和胃蛋白酶：PU的最终形成是由胃酸和胃蛋白酶自身消化所致。

（3）药物：非甾体抗炎药（NSAID）最为明显，发病机制包括局部作用和系统作用两方面。NSAID致具有细胞保护作用的内源性前列腺素合成减少，从而削弱了胃十二指肠黏膜的防御作用。

（4）胃、十二指肠运动异常：部分十二指肠溃疡患者胃排空增快，这可使十二指肠球部酸负荷增大；部分胃溃疡患者有胃排空延迟，这可增加十二指肠液反流入胃，加重胃黏膜屏障损害。

（5）应激和心理因素：可通过迷走神经机制影响胃十二指肠分泌、运动和黏膜血流的调控。

（6）其他：如遗传、吸烟、饮食、环境、病毒感染等。

知识点4：消化性溃疡的病理　　副高：掌握　正高：熟练掌握

消化性溃疡多为单发，也可多发，多数发生在幽门管区。溃疡的黏膜缺损超过黏膜肌层，不同于糜烂，深者则可贯穿肌层，甚至浆膜层。溃疡基底部分为四层：①急性炎性渗出物；②嗜酸性坏死层；③肉芽组织；④瘢痕组织。

知识点5：消化性溃疡的临床表现　　副高：掌握　正高：熟练掌握

消化性溃疡的临床表现不尽相同，有些患者可无症状，而以出血、穿孔等并发症为首发症状。

（1）上腹疼痛：是消化性溃疡的主要症状。特点是：①长期性，慢性过程呈反复发作。②节律性，节律性疼痛是消化性溃疡的特征之一，与进食有关。DU的疼痛多发生在空腹或夜间，进食或服制酸剂后可缓解。GU多在进食后1小时内出现，在下次进餐前自行缓解。③周期性，疼痛与缓解期相互交替，发作有季节性。周期性疼痛是PU的又一特征。④疼痛程度和性质可为钝痛、灼痛，或饥饿样痛、烧灼样痛、呈持续性疼痛。⑤诱发疼痛的因素，如不良精神情绪、抗炎药、饮食不当、过劳及气候变化等。

（2）其他症状：反酸、嗳气、畏食、上腹饱胀、胃烧灼感、恶心、呕吐等消化不良症状。

（3）体征：缺乏特异性，多数有上腹部局限性压痛。DU压痛点常偏右。

知识点6：特殊类型的消化性溃疡　　副高：掌握　正高：熟练掌握

（1）球后溃疡：多发生在十二指肠乳头近端，具有DU的临床特点，疼痛较为剧烈，易并发出血。

（2）幽门管溃疡：上腹痛节律性不强，易诱发梗阻、出血和穿孔，缺乏典型的溃疡症状。

（3）无症状性溃疡：又称无痛性溃疡，当发生出血、穿孔等并发症时始被发现。

（4）老年人消化性溃疡：幽门管区黏膜随年龄增长扩大上移，故GU的部位较高，并发症较多。

（5）复合性溃疡：胃和十二指肠同时发生溃疡。

（6）巨大溃疡：直径大于2cm的溃疡。

（7）其他：应激性溃疡、难治性溃疡、食管溃疡等。

知识点7：消化性溃疡的鉴别诊断　　副高：掌握　正高：熟练掌握

消化性溃疡须与有上腹疼痛症状的其他疾病相鉴别。

（1）癌性溃疡：早期胃癌的胃镜表现，最易与良性溃疡相混淆，活检做病理检查可确诊。

（2）慢性胆囊炎和胆石症：对不典型的患者，应借助B超检查。

（3）胃泌素瘤：有顽固性、多发性、易出现并发症的难治性溃疡者，应警惕胃泌素瘤，测血清胃泌素可确诊。

（4）功能性消化不良：对于症状酷似消化性溃疡者，应做内镜检查。

知识点8：消化道溃疡的并发症　　副高：掌握　正高：熟练掌握

（1）出血：是消化性溃疡最常见的并发症，也是上消化道大出血的最常见原因。

（2）穿孔：溃疡深达浆膜层时可并发穿孔，内容物溢入腹腔，导致急性弥漫性腹膜炎。

（3）幽门梗阻：幽门溃疡可致暂时幽门梗阻。在溃疡愈合后，可引起持久性的器质性幽门狭窄。

（4）恶变：少数GU可发生癌变，DU发生癌变较少。长期慢性GU病史，年龄在45岁以上，溃疡顽固不愈者应提高警惕。

知识点9：消化性溃疡的处理要点　　副高：掌握　正高：熟练掌握

消化性溃疡的治疗目的是缓解症状、促进愈合、防止并发症和避免复发。

（1）一般治疗：生活要有规律，避免过度劳累和精神紧张，饮食宜少食多餐，禁烟、酒，避免辛辣饮食及对胃黏膜有刺激的药物。

（2）药物治疗：①减少攻击因素的药物：H_2受体阻断剂、质子泵抑制剂、胆碱能受体阻断剂、胃泌素受体阻断剂、前列腺素制剂、抗酸剂；②增强胃黏膜防御因素的药物：胃黏膜保护剂有多种，如硫糖铝、胶体次枸橼酸铋和前列腺素类似物等；③根除Hp治疗：根除Hp可使大多数溃疡达到完全治愈目的。根除Hp的治疗方案大体上可分为以质子泵抑制剂为基础和以铋剂为基础的方案。

（3）手术治疗适应证：①急性穿孔；②器质性幽门梗阻；③大量或反复出血经内科保守治疗无效者；④难治性溃疡；⑤溃疡疑为癌变者。

（4）维持治疗：消化性溃疡的复发率高达70%以上，维持治疗能减少溃疡并发症，并能降低复发率。一般采用H_2受体阻断剂常规剂量的一半，睡前服1次。

知识点10：消化性溃疡的健康指导　　副高：掌握　正高：熟练掌握

应避免与溃疡复发相关的各种危险因素，如出现症状，应及时诊治，内镜检查非常必要。

第三节 胰 腺 炎

知识点1：急性胰腺炎的概念 副高：掌握 正高：熟练掌握

急性胰腺炎（AP）是胰酶在胰腺内被激活后引起胰腺组织自身消化的化学性炎症。临床以急性上腹痛、恶心、呕吐、发热、血和尿淀粉酶增高为主要临床特点。病情轻重不一，轻者以胰腺水肿为主，预后良好；重者胰腺出血坏死，伴休克等并发症，病死率高。临床病理常把急性胰腺炎分为水肿型和出血坏死型两种。

知识点2：急性胰腺炎的病因及发病机制 副高：掌握 正高：熟练掌握

（1）胆道疾病：约50%的急性胰腺炎由胆道结石、胆道感染或胆道蛔虫引起，尤其胆结石最为常见，约占2/3。

（2）饮酒和暴饮暴食：它使胰腺外分泌过度旺盛，十二指肠乳头水肿，奥狄括约肌痉挛，胰液排出受阻，胰管内压增高，而引起急性胰腺炎。饮酒除刺激胃窦的G细胞和胃体的壁细胞使胰腺外分泌增加外，还可以使胰液蛋白沉淀，形成蛋白栓子，阻塞胰管，胰液排出障碍。

（3）手术和创伤：外科手术后并发胰腺炎的约占10%。创伤常见者为腹部钝挫伤和逆行胆胰管造影（ERCP）检查后。

（4）急性传染病：多并发于流行性腮腺炎。

（5）内分泌与代谢障碍：甲状旁腺功能亢进时的高钙血症，使胰管钙化，胰腺分泌增加。高脂血症使胰液内脂质沉着，以及妊娠、糖尿病昏迷等均可引发急性胰腺炎。

（6）药物：使胰液分泌和黏稠度增加，如糖皮质激素、噻嗪类利尿剂等。

（7）特发性胰腺炎：与自身免疫有关，发病率10%～20%。某些病例还可能与未发现的微小结石有关。

（8）家族遗传性胰腺炎：常在幼年时发生典型的急性胰腺炎。

知识点3：急性胰腺炎的症状 副高：掌握 正高：熟练掌握

（1）中上腹部疼痛：为持续性进行性加重，似刀割样，弯腰抱膝位可减轻疼痛，是急性胰腺炎的主要表现，多呈突然发作。若为出血坏死性胰腺炎，发病后短暂时间内即出现全腹痛、急剧腹胀，同时很快出现轻重不等的休克。

（2）恶心、呕吐：呕吐为反射性，也可能由肠道胀气、麻痹性肠梗阻或腹膜炎引起。呕吐后腹痛无缓解。

（3）发热：若为轻型胰腺炎，一般体温在39℃以内，持续3～5日。若为重型胰腺炎，则体温常在39～40℃，常出现谵妄，持续数周不退，并出现毒血症的表现。

（4）休克：由急性周围循环衰竭有效循环血容量不足引起。

（5）水电解质及酸碱平衡失调：脱水、呕吐致代谢性碱中毒。重症休克可有代谢性酸中毒。

知识点4：急性胰腺炎的体征　副高：掌握　正高：熟练掌握

急性水肿型胰腺炎腹部体征较轻。急性重症胰腺炎体征明显。主要体征如下：

（1）上腹压痛，重症胰腺炎并有肌紧张和反跳痛。

（2）黄疸：常为暂时梗阻性黄疸，少数为肝细胞性黄疸。

（3）卡伦征：脐周皮肤青紫。

（4）格雷·特纳征：两侧胁腹部皮肤呈灰紫色斑。

（5）急性腹膜炎体征。

（6）麻痹性肠梗阻体征。

（7）腹水和胸腔积液，多呈血性或紫褐色，其中淀粉酶含量异常增高。

知识点5：急性胰腺炎的并发症　副高：掌握　正高：熟练掌握

（1）局部并发症：胰腺脓肿和胰腺假性囊肿。多发生于坏死型胰腺炎。

（2）全身并发症：消化道出血、胰性脑病、糖尿病、弥散性血管内凝血（DIC）、败血症、真菌感染、多脏器功能衰竭及慢性胰腺炎。

知识点6：急性胰腺炎的鉴别诊断　副高：掌握　正高：熟练掌握

（1）消化性溃疡穿孔：有较典型的溃疡病史，腹痛突然加剧，腹肌紧张，肝浊音消失，X线透视见膈下有游离气体等。

（2）胆石症和急性胆囊炎：常有胆绞痛史，疼痛位于右上腹，常放射到右肩部，Murphy征阳性，血及尿淀粉酶轻度升高，B超及X线胆道造影可明确诊断。

（3）急性肠梗阻：腹痛为阵发性，腹胀、呕吐，肠鸣音亢进，有气过水声，无排气，可见肠型，腹部X线可见液气平面。

（4）肠系膜血管栓塞：多见于老年人、房颤患者，肠系膜血管造影可确诊。

知识点7：急性胰腺炎的处理要点　副高：掌握　正高：熟练掌握

（1）输液补充血容量，维持水、电解质及酸碱平衡。

（2）重症胰腺炎患者营养支持非常重要，通常采用全胃肠外营养。

（3）解痉止痛：可用抗胆碱能药物，如阿托品等。禁用吗啡，以免引起奥狄括约肌痉挛。

（4）减少胰腺外分泌：禁食及胃肠减压。

（5）生长抑素类似物奥曲肽，首剂100μg静脉注射，以后每小时250μg，持续静脉滴注，3～7日。

（6）抗菌药物：应选择抗菌谱广、胆汁中排泄浓度高、对肠道移位的细菌敏感，且对胰腺有较好渗透性的抗生素，如喹诺酮类、头孢菌素类抗生素，并联合应用对厌氧菌有强大杀菌作用的替硝唑或甲硝唑。

（7）抑制胰酶活性：胰酶的作用及炎症因子的放大效应主要在急性胰腺炎发病机制的早期起作用，故抑制胰酶活性的药物应在早期应用。

（8）中医中药：常用清胰汤。

（9）外科治疗：严格掌握手术适应证。如内科治疗无效，应及时转院治疗。

感染性胰腺坏死经CT强化扫描一旦存在，经积极治疗无好转者，即行手术。胰腺脓肿和胰腺假性囊肿可选择手术治疗或经皮穿刺引流。

知识点8：急性胰腺炎的健康指导　　副高：掌握　正高：熟练掌握

（1）注意生活规律，勿酗酒、暴饮暴食。

（2）积极治疗原发病，尤其是胆道疾病。

（3）应定期到医院检查。

（4）重症胰腺炎预后差，病死率高，应及时转院治疗。

知识点9：慢性胰腺炎的概念　　副高：掌握　正高：熟练掌握

慢性胰腺炎（CP）是指胰实质的反复性或持续性炎症。临床表现为消化不良症状、腹痛、腹部包块、腹泻、消瘦、黄疸、糖尿病等。慢性胰腺炎多见于中老年人，以40～60岁多见。

知识点10：慢性胰腺炎的病因及发病机制　　副高：掌握　正高：熟练掌握

（1）胆道疾病：胆石症、胆道蛔虫、急慢性胆囊炎、胆管炎和奥狄括约肌功能障碍。

（2）急性胰腺炎遗留不可逆的胰腺外分泌功能不全。

（3）胰腺手术创伤或外伤损伤胰腺。

（4）免疫功能异常：如系统性红斑狼疮常合并慢性胰腺炎。

（5）慢性酒精中毒：酒精使胰腺分泌增加，使难溶性蛋白质和钙浓度升高形成胰管内钙化蛋白栓，导致胰管梗阻，胰液排出受阻。

（6）内分泌与代谢障碍高钙血症、高脂血症。

（7）遗传性胰腺炎：一种常染色体显性遗传性疾病。

（8）胰腺附近脏器病变：如十二指肠后壁溃疡穿孔可引起慢性胰腺炎。

（9）特发性慢性胰腺炎原因不明。

知识点11：慢性胰腺炎的症状　　副高：掌握　正高：熟练掌握

（1）腹痛：反复发作性或持续性腹痛，疼痛剧烈，常位于中上腹或左上腹，可放射至腰背部。疼痛具有胰性疼痛体位的特点。恶心呕吐常与腹痛伴发。

（2）腹泻、脂肪泻：大便恶臭，表面有油光或含有油滴。

（3）腹部包块：并发胰腺假性囊肿时出现。

（4）消化不良综合征：由胰腺外分泌功能障碍引起。胰消化酶分泌减少，不能耐受油腻食物。

（5）糖尿病：由胰岛内分泌功能不全引起。慢性胰腺炎胰岛功能受损致胰岛分泌减少，出现糖耐量异常。

（6）黄疸：由肿大的胰腺压迫胆总管引起。

知识点12：慢性胰腺炎的体征　　副高：掌握　正高：熟练掌握

慢性胰腺炎患者腹部压痛与疼痛不相称，多仅有轻度压痛。

知识点13：慢性胰腺炎的并发症　　副高：掌握　正高：熟练掌握

慢性胰腺炎的并发症包括：①糖尿病；②胰腺假性囊肿；③上消化道出血；④胰腺癌。

知识点14：慢性胰腺炎的诊断要点　　副高：掌握　正高：熟练掌握

典型的慢性胰腺炎有五联征，即持续性上腹疼痛、胰腺钙化、胰腺假性囊肿、脂肪泻和糖尿病。但极少数患者具有五联征表现。胰腺组织学检查具有特征性改变，对诊断有重要价值。诊断最重要、最困难的是与胰腺癌鉴别。

知识点15：慢性胰腺炎的处理要点　　副高：掌握　正高：熟练掌握

慢性胰腺炎的治疗原则是去除病因，控制症状，纠正改善胰腺内外分泌功能不全及防治并发症。

（1）一般治疗：去除病因，防止急性发作。

（2）药物治疗：①胰酶制剂，多酶片及胰酶；②抗酸药或H_2受体阻断剂，可减少胰酶被激活，增加疗效；③镇痛药，合理应用麻醉镇痛药；④合并糖尿病者，给予胰岛素治疗；⑤营养不良者应补充营养，严重吸收不良者应给予要素饮食或全胃肠外营养。

（3）手术治疗：内科治疗效果不理想、有合并症、不能除外胰腺癌者，应考虑手术治疗。

知识点16：慢性胰腺炎的健康指导 副高：掌握 正高：熟练掌握

（1）预防：生活规律，勿饮酒，避免暴饮暴食，积极治疗胆道疾病，防止急性发作。

（2）预后：慢性胰腺炎诊断上有一定困难，且不易根治。预后一般不良，晚期多死于并发症，少数转变为胰腺癌，故应定期到医院检查。

第四节 炎性肠病

一、溃疡性结肠炎

知识点1：溃疡性结肠炎的概念 副高：掌握 正高：熟练掌握

溃疡性结肠炎（UC）又称非特异性溃疡性结肠炎，是一种原因不明的直肠和结肠炎性病变，病变主要累及黏膜和黏膜下层。临床表现为腹泻、黏液脓血便、腹痛。病情轻重不一，病程迁延反复，呈慢性过程。可发生在任何年龄，多见于20～40岁，儿童和老年人也有发病，男女发病率无明显差别。

知识点2：溃疡性结肠炎的症状 副高：掌握 正高：熟练掌握

（1）腹泻：粪便中有黏液、脓血，也可只排黏液、脓血、血便而无粪质。轻者每日2～3次，重者数十次。

（2）腹痛：为轻度至中度腹痛，是左上腹或下腹部阵发性痉挛性绞痛，有“疼痛→便意→便后缓解”的特点。

（3）里急后重：由直肠炎性刺激所致。

（4）其他：如腹胀等。

知识点3：溃疡性结肠炎的体征及表现 副高：掌握 正高：熟练掌握

（1）体征：轻症只有左下腹轻压痛，重症可有腹部压痛或反跳痛和肌紧张。

（2）全身表现：发热、消瘦、贫血、水电解质平衡紊乱、低蛋白血症等。

（3）肠外表现：关节炎、结节性红斑、虹膜炎等。

知识点4：溃疡性结肠炎的分型 副高：掌握 正高：熟练掌握

溃疡性结肠炎按照病程、病情、病期与范围可进行综合分型。

（1）按病程分类：可分为初发、慢性复发、慢性持续和急性暴发型。

（2）按病情程度分类：可分为轻、中、重度三级。轻度指每日腹泻3次以下，病变局限于直肠或乙状结肠，少或无便血；重度患者每日腹泻6次以上，病变广泛，常有血便；介于轻、重度之间为中度。

（3）按病期分类：可分为活动期和缓解期。

（4）按病变范围分类：可分为直肠炎、直肠乙状结肠炎、左半结肠炎、右半结肠炎、全结肠炎及倒灌性回肠炎。

知识点5：溃疡性结肠炎的并发症 副高：掌握 正高：熟练掌握

溃疡性结肠炎的并发症包括：①大出血；②肠穿孔；③结肠狭窄和/或肠梗阻；④癌变；⑤中毒性巨结肠；⑥假性息肉；⑦直肠和肛周疾病，如肛瘘、肛周脓肿等。

知识点6：溃疡性结肠炎的诊断要点 副高：掌握 正高：熟练掌握

溃疡性结肠炎在排除急性感染性肠炎、阿米巴肠病、肠道血吸虫病、肠结核、真菌性肠炎等其他疾病的基础上，按下列要点诊断：①具有上述典型临床表现者为临床疑诊，安排进一步检查；②同时具备上述结肠镜和/或放射影像学特征者可临床拟诊；③如再具备上述黏膜活检和/或手术切除标本组织病理学特征者，可以确诊；④初发病例如临床表现、结肠镜及活检组织学改变不典型者，暂不确诊UC，应给予随诊。

知识点7：溃疡性结肠炎的鉴别诊断 副高：掌握 正高：熟练掌握

（1）克罗恩病：病变呈节段性分布，常见于右侧结肠和回肠，常可扪到腹块，腹痛排便后不缓解。

（2）慢性细菌性痢疾：有细菌性痢疾病史，粪便培养可发现痢疾杆菌。

（3）慢性阿米巴肠病：病变主要侵犯右侧结肠，溃疡较深，边缘潜行，溃疡间结肠黏膜正常，粪便中可找到阿米巴滋养体或包囊。抗阿米巴治疗有效。

（4）结肠癌：一般发病年龄较高，病情呈进行性发展，粪便带血，腹痛，腹部包块，结肠镜检查可鉴别。

（5）肠易激综合征：表现为肠功能紊乱，腹痛、腹泻，呈间歇性反复发作，X线钡剂灌肠检查、结肠镜检查、粪便培养均无阳性发现。

（6）其他：病毒性肠炎、假膜性肠炎、肠结核等也应与溃疡性结肠炎鉴别。

知识点8：溃疡性结肠炎的一般治疗 副高：掌握 正高：熟练掌握

溃疡性结肠炎的治疗目标是诱导并维持临床缓解及黏膜愈合，防治并发症，改善患者生活质量。在急性发作期，应住院治疗。

（1）充分休息，饮食以少渣、易消化、高热量、高营养为标准；如不能进食，给予静脉高营养治疗。

（2）纠正水、电解质平衡失调。

（3）贫血者可输血，低蛋白血症者输血清清蛋白。

（4）抑郁、焦虑者，可予心理治疗。

（5）控制继发感染可选用抗生素。对重症有继发感染者，应积极抗菌治疗。

（6）腹痛明显者可给予山莨菪碱（654-2），使用抗胆碱能药物时应慎重，在重症患者有诱发中毒性巨结肠的危险。

（7）腹泻可服用双八面体蒙脱石（思密达）。

知识点9：溃疡性结肠炎的药物治疗 副高：掌握 正高：熟练掌握

（1）柳氮磺胺吡啶（SASP）：为首选药物，在发作期为4～6g/d，分4次口服，病情缓解后改为2g/d，分次口服，维持1～2年。主要不良反应为白细胞减少、消化道不良反应及肝肾功能损伤。磺胺类药物过敏者禁服。SASP栓剂直肠内给药，适用于直肠炎及直肠溃疡。

（2）肾上腺皮质激素：最为重要，适用于重型或暴发型患者。首选氢化可的松琥珀酸钠，200～300mg/d静脉滴注或保留灌肠；或地塞米松10mg/d，静脉滴注或保留灌肠，1周后改用泼尼松1mg/（kg·d），分3次口服，病情控制后药量递减，直到停药。减量期间加用氨基水杨酸制剂逐渐接替激素治疗。

（3）氨基水杨酸制剂：美沙拉秦3～4g/d，分次口服，缓解期可减量口服。奥沙拉秦2～3g/d，分次口服。不良反应有排便次数增多，适用于便秘型或排便不畅的结肠炎患者。此类药物不良反应有白细胞减少、肝酶增高、消化道不良反应、心动过速等，但均较柳氮磺胺吡啶不良反应轻，停药即可恢复。

（4）免疫抑制剂：用于以上药物治疗无效患者，硫唑嘌呤常用。

（5）中药和局部用药：如锡类散+地塞米松+庆大霉素保留灌肠，每日1次；或甲硝唑+泼尼松龙保留灌肠。对直（乙）结肠黏膜炎症、糜烂、溃疡有很好的疗效。

知识点10：溃疡性结肠炎的健康指导 副高：掌握 正高：熟练掌握

溃疡性结肠炎病因不明，目前尚无治疗该病的有效方法，因此应尽量避免相关的诱发因素。急性期过后，仍需接受较长时间的治疗，以延长患者的临床缓解期和减少并发症；对心理障碍患者要及时进行心理治疗；有恶变倾向的患者应及时到医院进行检查；营养不良的患者宜尽量改善生活质量，延长生存期。溃疡性结肠炎的预后一般尚好，轻型、首次发作及有长期缓解者预后较好。暴发型、有并发症、反复急性发作及高龄患者预后较差。

二、克罗恩病

知识点11：克罗恩病的概念 副高：掌握 正高：熟练掌握

克罗恩病又称局限性肠炎、局限性回肠炎、节段性肠炎或肉芽肿性肠炎，是原因不明的胃肠道慢性炎性肉芽肿性疾病。最常累及部位为末端回肠、结肠和肛周。

知识点12：克罗恩病的病理特点 副高：掌握 正高：熟练掌握

全壁性增殖性炎症，侵犯肠系膜和肠系膜淋巴结。病变同时累及回肠末端及邻近右侧结肠者最多见。病变呈节段性分布，与正常肠段界线清晰，呈跳跃区特征。病理变化可分为急性炎症期、溃疡形成期、狭窄期和瘘管形成期。

知识点13：克罗恩病的临床表现 副高：掌握 正高：熟练掌握

克罗恩病的临床表现与肠内病变的部位、范围、严重程度、病程长短及有无并发症有关。通常起病缓慢，病程较长，临床分为活动期和缓解期。常见症状如下。

（1）腹痛：常位于右下腹或脐周，多于餐后发生，一般为痉挛性疼痛，排便后可暂时缓解。如持续性腹痛、压痛明显，提示腹膜受累或腹腔脓肿。如全腹剧痛，同时有肌紧张，提示穿孔并发腹膜炎。腹痛也可由部分或完全性肠梗阻引起。

（2）腹泻：粪便呈糊状，一般无脓血或黏液，病变累及直肠者，有黏液血便，常伴有里急后重。主要由病变肠段炎症渗出、蠕动增加和继发性吸收不良引起。

（3）腹部包块：以右下腹和脐周多见。由于肠粘连、肠壁增厚、肠系膜淋巴结肿大、内瘘或局部脓肿形成所致。肿块边缘不清楚，质地中等，有压痛，因粘连而多固定。

（4）瘘管形成：溃疡穿孔至肠外组织或器官，形成瘘管。

（5）发热：一般为间歇性低热或中等度热。有时先出现发热，后来才出现消化道症状。发热系由肠道炎症或继发性感染引起。

（6）肛门直肠周围病变：部分患者有肛门直肠周围瘘管、脓肿形成及肛裂等病变。

（7）肠外表现：消瘦、贫血、关节炎、虹膜睫状体炎、脉络膜炎、结节性红斑、口腔溃疡、硬化性胆管炎、血管炎、慢性活动性肝炎。

知识点14：克罗恩病的鉴别诊断 副高：掌握 正高：熟练掌握

（1）溃疡性结肠炎：根据患者的临床表现、X线检查、结肠镜检查等不难鉴别。活体病理检查发现非干酪性肉芽肿在克罗恩病多见。

（2）急性阑尾炎：常有转移性右下腹疼痛和麦氏点压痛，白细胞计数增高明显，且腹泻少见，可以鉴别。

（3）急性出血坏死性肠炎：本病有地区性和季节性，发病前常有不洁饮食史或暴饮暴食史或服用抗生素史。也可呈节段性分布，但多以空肠病变为主，且腹痛以左上腹和左中腹为主，便血多见。病程短，毒血症明显，很少复发。

（4）肠结核：病变主要累及回盲部，但不呈节段性分布。瘘管形成较少。结核菌素试验阳性，抗结核治疗有效。

（5）小肠恶性淋巴瘤：局限在小肠和邻近肠系膜淋巴结者，应做X线检查、腹部B超、CT检查以确诊。

（6）胶囊小肠：内镜检查有助于小肠疾病（如肿瘤、出血、炎症、溃疡、克罗恩病）的诊断。

（7）其他：如盲肠癌、细菌性痢疾、阿米巴肠病、小肠淋巴瘤、缺血性肠炎等也应注意鉴别。

知识点15：克罗恩病的一般治疗　　副高：掌握　正高：熟练掌握

克罗恩病的治疗目标是诱导缓解和维持缓解，防治并发症，改善生存质量。有活动性病变者宜卧床休息，补充营养和维生素，给予高营养无渣食物。不能进食的患者采用全胃肠外营养。及时纠正水和电解质平衡紊乱。腹痛可用山莨菪碱（654-2）或其他抗胆碱能药物。腹泻可用双八面体蒙脱石。为控制肠道继发性感染，可选用广谱抗生素、喹诺酮类药物，针对肠道厌氧菌感染可给予甲硝唑、替硝唑。瘘管形成，特别是内瘘，可试用醋酸奥曲肽注射液（善宁）。

知识点16：克罗恩病的药物治疗　　副高：掌握　正高：熟练掌握

（1）柳氮磺胺吡啶（SASP）：对轻、中型患者有一定疗效，尤其是结肠克罗恩病，为首选药物。现有SASP栓剂，可经肛门给药，适用于病变累及肛门直肠者。使用中应定期监测血白细胞。用法参考溃疡性结肠炎的治疗。

（2）肾上腺皮质激素：适用于克罗恩病的活动期，对控制症状有效。但远期疗效不肯定，不能防止复发，长期用药不良反应较多。一般用泼尼松1mg/（kg·d），分次口服，待病情缓解后逐渐减量，维持半年以上，并以氨基水杨酸制剂做长期维持治疗。严重者可每日静脉滴注地塞米松10mg或氢化可的松200～300mg，病情缓解后改用泼尼松口服。病变以左半结肠为主者可用激素保留灌肠。

（3）氨基水杨酸制剂：可参考溃疡性结肠炎的治疗。

（4）免疫抑制剂：适用于对激素治疗效果不佳或对激素依赖的慢性活动性病例，加用这类药物后可逐渐减少激素用量乃至停用。常用硫唑嘌呤、环孢素等。

（5）其他：可用干扰素、转移因子等治疗。

知识点17：克罗恩病的健康指导　　副高：掌握　正高：熟练掌握

（1）克罗恩病的病因不明，目前尚无有效预防措施。

（2）克罗恩病可经治疗好转，也可自行缓解，但多数患者反复发作，迁延不愈，预后不佳。10年病死率为10%。

（3）对可疑为克罗恩病的患者，应及时转至上级医院，进行相应的检查，及时明确诊断，以利合理治疗。

（4）对患者进行药物治疗指导，尽可能延长患者的缓解期和减少并发症。

（5）大部分患者需手术治疗，对手术后的患者进行定期随访。

（6）对于长期患病、营养不良的患者予以肠道外静脉高营养治疗，尽量改善患者的生活质量，延长生存期。

（7）进行必要的心理治疗，以减轻患者的躯体症状。

第五节　功能性胃肠病

知识点1：功能性胃肠病的概念　　副高：掌握　正高：熟练掌握

功能性胃肠病（FGID）是指表现为慢性或反复发作的胃肠道症状，而无法找到形态学或生化异常解释的一类消化系统疾病。这些症状因发生的主要部位和症状特征而有不同命名，涉及部位包括食管、胃和十二指肠、肠道、胆道、肛门等。目前认为，FGID不是一种单一疾病，而是一组由生物、心理、社会因素共同作用而引起的胃肠感知动力障碍性疾病，是消化系统的常见病，通常需要在排除炎症、感染、肿瘤及其他结构性异常等器质性病变后根据症状作出诊断。

知识点2：功能性胃肠病的分类　　副高：掌握　正高：熟练掌握

罗马Ⅲ标准的功能性胃肠病的分类（成人）如下：

（1）功能性食管疾病：①功能性胃灼热；②推测来源于食管的功能性胸痛；③功能性吞咽困难；④癔球症。

（2）功能性胃、十二指肠疾病：①功能性消化不良；②嗳气疾病；③恶心、呕吐疾病；④成人反刍综合征。

（3）功能性肠疾病：①肠易激综合征；②功能性胀气；③功能性便秘；④功能性腹泻；⑤非特异性功能性肠疾病。

（4）功能性腹痛综合征。

（5）胆囊功能障碍和Oddi括约肌（SO）功能障碍：①功能性胆囊疾病；②功能性胆道SO疾病；③功能性胰腺SO疾病。

（6）功能性肛门直肠疾病：①功能性大便失禁；②功能性肛门直肠疼痛；③功能性排便障碍。

知识点3：肠易激综合征的概念　　副高：掌握　正高：熟练掌握

肠易激综合征（IBS）是一组持续或间歇发作，以腹痛、腹胀、排便习惯和/或粪便性状改变为临床表现，而缺乏胃肠道结构和生化异常的肠道功能紊乱性疾病。

知识点4：肠易激综合征的病因和发病机制　　副高：掌握　正高：熟练掌握

肠易激综合征的病因和发病机制至今尚不完全清楚，可能与多种因素有关。目前认为，上胃肠道动力障碍是主要的病理生理学基础，精神因素和应激因素也一直被认为与其发病有密切关系，该病与胃酸分泌、内脏感觉异常、HP感染都可能有关。

知识点5：肠易激综合征的临床表现　　副高：掌握　正高：熟练掌握

（1）症状：根据主要症状分为腹泻主导型、便秘主导型、腹泻便秘交替型。精神、饮食、寒冷等因素可诱使症状复发或加重。①腹痛是肠易激综合征的主要症状，伴有排便次数或形状的异常，腹痛多于排便后缓解，部分患者易在进食后出现，腹痛可发生于腹部任何部位，局限性或弥漫性，疼痛性质多样。②腹泻呈持续性或间歇性，粪量少，呈糊状，含大量黏液；禁食72小时后症状消失；无夜间腹泻，部分患者可因进食诱发；患者可有腹泻与便秘交替现象。③便秘：排便困难，粪便干结，量少，可带较多黏液，便秘可间断或与腹泻相交替，常伴排便不尽感。④腹胀：白天较重，尤其在午后，夜间睡眠后减轻。近半数患者有胃灼热、恶心、呕吐等上消化道症状，背痛、头痛、心悸、尿频、尿急、性功能障碍等胃肠外表现较器质性肠病显著多见，部分患者尚有不同程度的心理精神异常表现，如焦虑、抑郁、紧张等。

（2）体征：通常无阳性发现，部分患者有多汗、脉快、血压高等自主神经失调表现，有时可于腹部触及乙状结肠曲或痛性肠袢。

知识点6：肠易激综合征的诊断标准　　副高：掌握　正高：熟练掌握

目前国际公认的肠易激综合征（IBS）罗马Ⅲ诊断标准。诊断前症状出现至少6个月，近3个月符合以下标准：反复发作的腹痛或不适（不适意味着感觉不舒服而非疼痛），最近3个月内每个月至少有3天出现症状，合并以下2条或多条：①排便后症状缓解；②发作时伴有排便频率改变；③发作时伴有粪便性状（外观）改变。

肠易激综合征的诊断标准以症状学为依据，诊断建立在排除器质性疾病的基础上，故诊断肠易激综合征的最关键的是除外器质性疾病。

知识点7：肠易激综合征的处理要点　　副高：掌握　正高：熟练掌握

全科医师对肠易激综合征患者的治疗目的是消除患者顾虑，改善症状，提高生活质量。

（1）一般治疗：告知患者并详细解释疾病的性质，以解除患者顾虑和提高对治疗的信心，这是治疗的最重要一步；调整饮食，详细了解患者的饮食习惯及其与症状的关系，避免敏感食物，减少产气食物（奶制品、大豆、扁豆等），高纤维素食物（如麸糠）可刺激结肠运动，对改善便秘有明显效果。

（2）对症治疗：对于肠易激综合征的患者应遵循根据主要症状类型进行对症治疗和根据症状严重程度进行分级治疗，注意治疗措施的个体化和综合运用的治疗原则，可选用止泻、镇痛、解除精神紧张、改善胃肠道症状的药物。目前无任何应使用抗生素的指征，使用抗生素可能导致胃肠道菌群比例失调加重症状。

（3）药物治疗

1）胃肠解痉药：抗胆碱能药物最常用，尚可部分拮抗胃结肠反射和减少肠内产气，减轻餐后腹痛。钙通道阻滞药，如硝苯地平（硝苯吡啶）、匹维溴铵。

2）止泻药物：腹泻型可选用洛哌丁胺等药物。

3）胃肠道动力相关性药物：洛哌丁胺、多潘立酮（吗丁啉）、西沙必利等。

4）泻药：通常避免使用，但对严重便秘者可短期使用，首选半纤维素或渗透性泻药，睡前服乳果糖15～30ml效果亦较好，尤其适用于老年人。

5）精神药物：对具有明显精神症状的患者，适当予以镇静药、抗抑郁药，抗焦虑药有一定帮助。

6）消除胃肠道胀气：二甲硅油、药用炭（活性炭）具有消气去泡作用，临床常用。

7）肠道益生菌：部分腹泻型患者可能有肠道菌群的紊乱，应用肠道益生菌类制剂有帮助。

8）5-HT4受体部分激动药替加色罗对便秘型IBS有效，并可明显改善患者的腹痛症状，5-HT3受体阻断药阿洛司琼对腹泻为主的IBS有效。

知识点8：功能性消化不良的概念　　副高：掌握　正高：熟练掌握

功能性消化不良（FD）是指由胃和十二指肠功能紊乱引起的症状，经检查排除引起这些症状的器质性疾病的一组临床综合征。

知识点9：功能性消化不良的临床表现　　副高：掌握　正高：熟练掌握

餐后饱胀、早饱感、上腹痛、上腹灼热感常见，恶心呕吐并不常见，常以某1个或某1组症状为主，至少持续或累积4周/年以上，在病程中症状也可发生变化。起病多缓慢，病程长年累月，呈持续性或反复发作，不少患者由饮食、精神等因素诱发。

知识点10：功能性消化不良的诊断标准　　副高：掌握　正高：熟练掌握

（1）有上腹痛、上腹胀、早饱、嗳气、恶心、呕吐等症状，至少持续4周或在一年中累计超过12周。

（2）上述症状排便后不能缓解（排除症状由肠易激综合征所致）。

（3）排除可以解析的器质性疾病：内镜检查未发现胃及十二指肠溃疡、糜烂、肿瘤等器质性病变，未发现食管炎，也无上述病史；实验室、B超、X线检查排除肝胆胰疾病。

（4）无糖尿病、肾病、结缔组织病及精神病等。

知识点11：功能性消化不良的药物治疗　　副高：掌握　正高：熟练掌握

（1）抑制胃酸分泌药：一般用于以上腹痛、上腹灼热感为主要症状的患者，可选择性地用H_2受体阻断药或质子泵抑制药。

（2）促胃肠动力药：一般适用于上腹胀、早饱、嗳气为主要症状患者。选择性地服用多潘立酮、伊托必利等。

（3）根除幽门螺杆菌治疗：对小部分有幽门螺杆菌感染的FD患者可能有效，对于症状严重者可试用。

（4）精神心理药物（抗抑郁药）上述治疗疗效欠佳而伴随精神症状明显者可试用，常用的有三环类抗抑郁药、选择性抑制5-羟色胺再摄取剂、氟哌噻吨美利曲辛片等，宜从小剂量开始，注意药物的不良反应。建议在专科医师指导下服用。

（5）其他：可用黏膜保护剂，如氢氧化铝凝胶、铋剂、硫糖铝、麦滋林-S等。

知识点12：功能性消化不良的健康指导　　副高：掌握　正高：熟练掌握

对功能性消化不良的患者进行健康教育时应建议其建立良好的生活习惯，避免烟、酒及服用非甾体抗炎药；无特殊食谱但应避免个人生活经历中诱发症状的食物；注意根据自己的心理状态特点进行心理调节与治疗，失眠、焦虑者可适当予以镇静药。

第六节　常见恶性肿瘤

一、食管癌

食管癌

知识点1：食管癌的概念　　副高：掌握　正高：熟练掌握

食管癌是起源于食管胃交界线（GEJ）近端的鳞状上皮和柱状上皮的恶性肿瘤，包括鳞癌和腺癌，进行性吞咽困难是食管癌中晚期最典型的临床症状。

知识点2：食管癌的病因及发病机制　　副高：掌握　正高：熟练掌握

食管癌的确切病因尚不明确，一般认为是多种因素综合作用的结果。

（1）亚硝酸类化合物：食管癌高发区食物中亚硝酸及其前体一级胺、二级胺、亚硝酸盐、硝酸盐的含量显著增高，在适当条件下形成亚硝胺。亚硝胺是公认的化学致癌物。

（2）真菌毒素：各种霉变食物能产生致癌物质。真菌可使硝酸盐还原为亚硝酸盐，增加二级胺的含量，促进亚硝胺合成。

（3）食管损伤：包括物理性、化学性刺激，常进食热烫食物等。

（4）食管疾病：如巴瑞特食管是食管腺癌的主要癌前病变。

（5）饮食因素：食管癌患者与进食粗糙食物、进食过热、过快有关，因为这些因素导致食管上皮损伤，增加了对致癌物的易感性。

（6）营养不良和微量元素缺乏：食管癌高发区一般是贫困不发达地区，饮食中缺乏动物蛋白、脂肪、新鲜蔬菜和水果，摄入维生素A、维生素B_2和维生素C缺乏，食物和饮水中微量元素缺乏。

（7）遗传因素：食管癌有较显著的家族聚集现象，还存在着遗传易感性。

（8）癌基因：多种因素引起癌基因激活、异常表达和抑癌基因失活。

知识点3：食管癌的分类 副高：掌握 正高：熟练掌握

（1）按大体形态分类：①早期，即原位癌和早期浸润癌。肉眼所见分为隐伏型、糜烂型、斑块型和乳头型，其中以斑块型为最多见。②中晚期，分为髓样型（巨块型）、蕈伞型、溃疡型、缩窄型和腔内型，其中髓样型多见。

（2）按组织学分类：①鳞状上皮癌，约占90%。②腺癌，少数。

食管上、中段绝大多数为鳞癌，下段多为腺癌。

知识点4：食管癌的扩散和转移方式 副高：掌握 正高：熟练掌握

（1）淋巴转移是食管癌的主要转移途径，上段食管癌常转移至锁骨上淋巴结及颈淋巴结，中下段则多转移至气管旁淋巴结、贲门淋巴结及胃左动脉旁淋巴结。但各段均可向上端或下端转移。

（2）食管癌可发生食管壁内扩散，食管黏膜及黏膜下层有丰富的淋巴管相互交通，癌细胞可沿淋巴管向上下扩散。肿瘤也可直接向四周扩散。穿透肌层及外膜，侵及邻近组织和器官。

（3）血行转移较少见，主要向肝、肺、肾、肋骨、脊柱等转移。

知识点5：食管癌的症状 副高：掌握 正高：熟练掌握

（1）早期症状：①吞咽时胸骨后烧灼感或针刺样疼痛；②食物通过缓慢并有滞留感或异物贴附感；③咽下哽噎感。可能是局部病灶刺激食管蠕动异常或痉挛，或局部炎症、糜烂、表浅溃疡等所致。部分患者早期无症状。

（2）中晚期症状：①进行性吞咽困难；②食物反流；③咽下疼痛，进食时更明显；④消瘦与恶病质；⑤转移表现：浅表淋巴结肿大，压迫喉返神经致声哑，骨转移引起骨痛，肝转移引起黄疸等，当肿瘤侵及邻近器官并发穿孔时，可产生相应的症状；⑥上消化道出血，以溃疡型多见。

知识点6：食管癌的鉴别诊断 副高：掌握 正高：熟练掌握

（1）食管外压性改变：食管邻近的大血管先天性异常、主动脉瘤、胸内甲状腺瘤、纵隔肿瘤、纵隔淋巴结肿大、老年性主动脉弓屈曲延长等均可压迫食管，并产生吞咽梗阻症状。但食管镜下食管黏膜完好，影像学检查显示食管外压性改变，鉴别诊断并不困难，但当纵隔恶性肿瘤侵犯食管时，鉴别诊断有时较困难。

（2）食管功能失常：神经症、功能性食管痉挛、神经性吞咽无力、贲门失弛缓症等均可产生吞咽困难和进食梗阻症状，通过病史和影像学检查大多可鉴别，必要时应进行食管镜检查。

（3）食管良性肿瘤：如食管平滑肌瘤、食管腺瘤、食管乳头状瘤、食管息肉等，通过食管镜可以进行鉴别诊断。

（4）食管其他恶性肿瘤：食管其他类型恶性肿瘤均少见，如食管肉瘤、食管癌肉瘤、黑色素瘤、淋巴肉瘤等，这些疾病虽有其自身的发病及影像学特点，但最终均需经病理学检查才能鉴别。

（5）其他良性疾患：食管良性狭窄、憩室、血管瘤、食管结核、食管静脉曲张也需与食管癌鉴别。

知识点7：食管癌的处理要点　　副高：掌握　正高：熟练掌握

食管癌的根治关键在于早期诊断。

目前比较有肯定疗效的是手术和放射治疗。手术切除率达80%～90%，术后5年生存率可达30%以上。放射治疗主要适用于肿瘤无法切除、高龄、无法耐受手术、有严重合并症的食管癌患者。

食管癌对化疗敏感性低，单独用药疗效很差，故主张联合化疗。化疗一般用于食管癌切除术后或无法手术的中晚期食管癌。

内镜下食管支架置放术治疗食管癌性狭窄，可缓解梗阻，延长生存期。

知识点8：食管癌的转诊指征　　副高：掌握　正高：熟练掌握

（1）疑似有食管癌应立即转诊至消化内科、胸外科或普外科继续治疗。

（2）新发现有食管的新生物、Barrett食管等的患者，应转至上级医院进行诊断和病理检查。

（3）有食管癌家族史、食管慢性疾患（如反流性食管炎、贲门失弛缓症、食管憩室等）及存在高危因素的患者，也需要定期到上级或专科医院检查。

知识点9：食管癌的健康指导　　副高：掌握　正高：熟练掌握

在食管癌高发区应注意进行病因学预防，食物要防霉去胺，吃新鲜蔬菜水果，补充足够的维生素，改变不良的饮食习惯。加强对食管疾病的随访和治疗。高危人群要及时去医院检查，做到早查、早诊、早治。

二、胃癌

知识点10：胃癌的概念　　副高：掌握　正高：熟练掌握

胃癌是起源于胃黏膜上皮的恶性肿瘤，是最常见的恶性肿瘤之一，居消化道肿瘤病死率之首。在组织学上以胃腺癌为主。任何年龄均可发生，但大多数发生于中老年。

知识点11：胃癌的病因及发病机制 副高：掌握 正高：熟练掌握

胃癌主要是幽门螺杆菌（Hp）感染、环境因素和遗传因素协同作用的结果。

（1）幽门螺杆菌感染：Hp感染是人类胃癌发病的重要因素，主要引起以下改变。①促进胃黏膜上皮过度增殖；②诱导胃黏膜细胞凋亡；③代谢产物直接转化胃黏膜；④DNA转换到黏膜细胞中致癌；⑤诱发同种生物毒性炎症反应。

（2）环境因素：饮水和食物中亚硝酸盐含量高的地区胃癌发病率高。硝酸盐在还原酶的作用下形成亚硝酸类化合物而致癌。较少摄入新鲜蔬菜、水果，而较多进食重盐饮食，烟熏及腌制的鱼、肉，霉变食品，可能增加患胃癌的危险性。总之，胃癌的发生是外界因素和机体内部因素相互作用的结果。

（3）遗传因素：胃癌患者有血缘关系的亲属其胃癌发病率较对照组高4倍。A型血的人较O型血的人胃癌发病率高。

（4）胃的癌前期状态和癌前期病变：如慢性萎缩性胃炎伴肠上皮化生和异型增生、恶性贫血、胃息肉、残胃、良性胃溃疡等均有较强的恶变倾向。

知识点12：胃癌的分类 副高：掌握 正高：熟练掌握

（1）大体形态类型：①早期胃癌，病变局限于黏膜或黏膜下层，不论范围大小和有无淋巴结转移，可单发或多发。可分隆起型（息肉型）、平坦型（胃炎型）和凹陷型（溃疡型）三型。病灶直径<1cm者称小胃癌，<0.5cm者称微小胃癌。②进展期胃癌，即中晚期胃癌。癌组织已侵及肌层和全层，常有转移。其大体形态可分为隆起型（息肉性）、局限溃疡型、浸润溃疡型和弥漫浸润型四型。弥漫浸润累及胃大部或全胃时称皮革胃。

（2）组织学类型：根据组织结构可分为四型。①腺癌（高分化、中分化与低分化）；②未分化癌；③黏液癌；④特殊类型癌：类癌等。

知识点13：胃癌的症状 副高：掌握 正高：熟练掌握

胃癌早期多数患者无明显症状，仅上腹不适、消化不良、恶心等非特异性上消化道症状。病情进展时可能有如下症状：

（1）上腹疼痛加剧。

（2）消瘦、体重下降。

（3）食欲不振、乏力。

（4）幽门梗阻时呕吐。

（5）黑粪，早期时可粪便隐血试验阳性。

（6）部分患者可出现类似十二指肠溃疡的症状，按慢性胃炎和十二指肠溃疡治疗，症状可暂时缓解，易被忽视。

知识点14：胃癌的体征及表现 副高：掌握 正高：熟练掌握

（1）体征：①上腹部包块或压痛；②幽门梗阻时，可见胃形、蠕动波、振水音。

（2）晚期出现贫血、水肿、左锁骨上淋巴结肿大、腹水等。

（3）转移时可见肝大、直肠前窝内肿块、卵巢肿块等。

知识点15：胃癌的转移途径 副高：掌握 正高：熟练掌握

（1）淋巴转移：是胃癌的主要转移途径，胃癌的淋巴结转移通常是循序渐进，但也可发生跳跃式淋巴转移。终末期胃癌可经胸导管向左锁骨上淋巴结转移。

（2）胃癌可发生腹膜种植转移：当胃癌组织浸润至浆膜外后，肿瘤细胞脱落并种植在腹膜和脏器浆膜上，形成转移结节。直肠前凹的转移癌，直肠指检可以发现。癌细胞腹膜广泛播散时，可出现大量癌性腹水。

（3）直接浸润：分化差浸润生长的胃癌突破浆膜后，易扩散至网膜、结肠、肝、脾、胰腺等邻近器官。

（4）血行转移：胃癌细胞进入门静脉或体循环向身体其他部位播散，形成转移灶。

知识点16：胃癌的诊断要点 副高：掌握 正高：熟练掌握

40岁以上男性，短期内出现原因不明的上腹部不适、饱胀、隐痛，食欲下降，进行性消瘦，贫血等，经治疗后反复发作或无效者，或疼痛规律改变者，均应考虑胃癌。诊断主要依赖X线钡餐检查和胃镜检查加活检及病理组织学检查。

知识点17：胃癌的并发症 副高：掌握 正高：熟练掌握

（1）出血：表现为呕血和/或黑粪。

（2）幽门或贲门梗阻。

（3）穿孔：多发生于幽门前区的溃疡型癌。

知识点18：胃癌的处理要点 副高：掌握 正高：熟练掌握

（1）缓解症状：解痉药物、止血药、止吐药以及输液防止电解质平衡紊乱。

（2）手术治疗：是唯一有可能根治胃癌的手段。对早期胃癌做胃部分切除。对进展期胃癌，如无远处转移，应尽可能手术切除。对远处有转移者，只做姑息手术。

（3）化学治疗：常用于辅助手术治疗，以抑制癌细胞扩散和杀灭残存的癌细胞。一般早期胃癌无淋巴结转移者，术后不予化疗。中晚期胃癌患者术后应给予化疗。单药效果差，联合用药效果佳。

知识点19：胃癌的转诊指征　　副高：掌握　正高：熟练掌握

（1）疑似有胃癌应立即转诊至消化内科或胃肠外科。

（2）既往幽门螺杆菌感染、慢性萎缩性胃炎、胃腺瘤、胃溃疡、胃黏膜巨大皱襞症等病史，应定期至上级医院或专科医院进行诊断、病理检查和治疗。

知识点20：胃癌的健康指导　　副高：掌握　正高：熟练掌握

（1）吸烟者戒烟。

（2）注意饮食卫生，节制饮酒，避免多食刺激性食物，防止暴饮暴食。

（3）食物要保鲜，节制盐腌或烟熏食物。

（4）避免高盐饮食，多食新鲜蔬菜、水果及奶制品。

（5）增加食物中蛋白质含量。

（6）积极治疗萎缩性胃炎、胃溃疡及Hp感染。

（7）普查：①40岁以上，既往无胃病史而出现消化道症状者或已有溃疡病史但症状和疼痛规律明显改变者；②有胃癌家族病史者；③有慢性疾患及胃癌前期病变者；④有原因不明的消化道慢性失血或贫血，或短期内体重明显减轻者。

（8）随诊：术后5年内，每6个月复查一次，包括体检、血常规、粪便隐血、胸部透视、腹部B超以及必要时做钡餐及胃镜检查。5年后可每年随诊1次。

三、原发性肝癌

知识点21：原发性肝癌的概念　　副高：掌握　正高：熟练掌握

原发性肝癌简称肝癌，是指从肝细胞或肝内胆管细胞发生的恶性肿瘤，病死率高，在各种恶性肿瘤中仅次于肺癌和胃癌而位居第三。

知识点22：原发性肝癌的病因及发病机制　　副高：掌握　正高：熟练掌握

（1）病毒性肝炎：是原发性肝癌的最主要病因。病毒可能是通过与生长调控基因相互作用而诱导肝细胞癌变。慢性乙型肝炎可能是肝癌的最主要病因。

（2）黄曲霉毒素：是动物肝癌最强的致癌剂。流行病学研究证明，肝癌高发区居民黄曲霉毒素的摄入量明显高于低发区居民。

（3）遗传因素：在高发区肝癌有明显的家族聚集现象，可能与肝癌癌基因表达有关。

（4）不洁饮水中的某些藻类物质所发生的毒素有肝毒性和促癌作用。

（5）其他致癌因素或致癌物质：有酒精中毒，亚硝胺，农药，微量元素铜、铁、锌较高，硒缺乏，某些寄生虫等。

知识点23：原发性肝癌的分型　　副高：掌握　正高：熟练掌握

（1）大体形态分型：可分为巨块型、结节型和弥漫型三种。其中结节型最多，其次为巨块型，弥漫型最少见。弥漫型肝癌的诊断多有困难，甚至超声和CT检查亦难以发现。

（2）组织学分型：主要为肝细胞癌，约占95%。其余为胆管细胞型及混合型。

知识点24：原发性肝癌的转移　　副高：掌握　正高：熟练掌握

（1）肝内转移：发生最早，也最常见。多先在同侧肝叶内播散，之后累及对侧肝叶。

（2）肝外转移：①血行转移，以肺转移率最高，还可血行转移至全身各部，以肾上腺、骨、肾、脑等器官较为常见；②淋巴转移，肝门淋巴结转移最常见，也可转移至锁骨上、主动脉旁、胰、脾等处淋巴结；③种植转移，偶尔发生，女性可有卵巢转移癌；④直接浸润，肝癌一般较少发生邻近脏器的直接浸润，但偶尔也可直接蔓延、浸润至邻近腹膜及器官组织。

知识点25：原发性肝癌的症状　　副高：掌握　正高：熟练掌握

（1）早期肝癌表现不典型，容易被忽视。

（2）临床期肝癌的症状：①肝区疼痛；②胃肠症状；③全身表现，如体重下降、乏力、消瘦、恶病质、黄疸、发热、腹水等。

（3）转移灶症状：常出现在肺、骨骼、颅内等部位。

（4）伴癌综合征：如自发性低血糖等。

知识点26：原发性肝癌的体征　　副高：掌握　正高：熟练掌握

（1）肝区肿块。

（2）皮肤、巩膜黄染。

（3）腹水。

（4）合并肝硬化的有脾大、腹壁静脉曲张。

（5）肝区血管杂音及摩擦音。

知识点27：原发性肝癌的鉴别诊断　　副高：掌握　正高：熟练掌握

（1）继发性肝癌（肝恶性瘤）：继发性肝癌与原发性肝癌比较，继发性肝癌病情发展缓慢，症状较轻，其中以继发于胃癌的最多；其次，肺、结肠、胰腺、乳腺等的癌灶常转移至肝。常表现为多个结节型病灶，甲胎蛋白（AFP）检测除少数原发癌在消化的病例可阳性外，一般多为阴性。

（2）肝硬化：肝癌多发生在肝硬化的基础上，两者鉴别常有困难。鉴别在于详细病史、体格检查联系实验室检查。肝硬化病情发展较慢、有反复，肝功能损害较显著，血清AFP

阳性多提示癌变。

（3）活动性肝病：AFP和丙氨酸转氨酶必须同时检测。

（4）肝脓肿：表现发热、肝区疼痛、有炎症感染症状表现，白细胞数常增多，肝区叩击痛和触痛明显，左上腹肌紧张，周围胸腔壁常有水肿。

（5）肝海绵状血管瘤：该病为肝内良性占位性病变，常因查体时B超或核素扫描等偶然发现。鉴别诊断主要依靠AFP测定、B型超声及肝血管造影。

（6）肝包虫病：患者有肝进行性增大，质地坚硬和结节感、晚期肝大部分被破坏，临床表现极似原发性肝癌。

（7）邻近肝区的肝外肿瘤：如胃癌、上腹部高位腹膜后肿瘤，来自肾、肾上腺、结肠、胰腺癌及腹膜后肿瘤等易与原发性肝癌相混淆。除甲胎蛋白多为阴性可助区别外，病史、临床表现不同，特别是超声、CT、MRI、胃肠道X线等检查等均可做出鉴别诊断。

知识点28：原发性肝癌的治疗　　副高：掌握　正高：熟练掌握

（1）手术治疗：传统的治疗肝癌的方法是首选手术切除，但不是所有的肝癌患者都适合手术。只有心肺功能较好，肝肿瘤较局限，没有转移条件的患者才适宜手术。

（2）介入治疗。

（3）放疗：很多早期不能手术的小肝癌采用现代放疗可获得根治，且肝功能损伤较小。

知识点29：原发性肝癌出院后社区处理　　副高：掌握　正高：熟练掌握

（1）心理教育。

（2）对症处理：①肝功能不正常者保肝治疗；②脾功能亢进有出血倾向者，给予止血药；③肝区疼痛，可用镇痛药，但慎用哌替啶；④癌性发热者可用抗生素或消炎栓剂；⑤腹水多者可用利尿药，必要时静脉输入清蛋白。

知识点30：原发性肝癌出院后护理与康复　　副高：掌握　正高：熟练掌握

（1）保持心态平静，勿急、勿怒、勿躁。

（2）限制盐碱摄入量。

（3）蛋白摄入要适量，过多摄入易导致肝昏迷（肝性脑病）。

（4）因有食管静脉曲张，应防止过硬食物以免引起出血。

（5）肝区避免重压和外伤。

（6）适当用镇痛药，如可口服吗啡类。

知识点31：原发性肝癌的健康指导　　副高：掌握　正高：熟练掌握

（1）预防：①讲卫生，注意饮用水安全，防止污染；②防止食物霉变，重点是花生和玉米及其制品要防止被黄曲霉毒素污染；③戒酒。饮酒越多，脂肪肝也就越严重，还可诱发肝纤维化，进而引起肝硬化甚至肝癌；④积极防治乙型、丙型肝炎，管好血液制品；⑤开展普查工作。

（2）预后：早期切除率高，生存率高；单个癌结节的预后优于多个癌结节。肝癌手术5年生存率，最高43.1%。小肝癌切除后5年生存率达50%～70%。

（3）随访：肝癌手术后3年内，每3个月复查AFP、腹部B超。如果发现亚临床复发灶或肺部转移灶，争取再次手术机会。3年后每半年复查一次，5年后每年随访一次。

四、胰腺癌

知识点32：胰腺癌的概念　　副高：掌握　正高：熟练掌握

胰腺癌主要是指胰外分泌腺腺癌，发病率高，恶性程度高，发展速度快，预后较差。胰腺癌是消化道恶性肿瘤中较难早期诊断的癌症。临床发现的胰腺癌多属中晚期。发病率男性高于女性。

知识点33：胰腺癌的分型　　副高：掌握　正高：熟练掌握

胰腺癌可发生于胰腺任何部位，其中胰头癌占60%，胰尾癌占20%，弥漫性癌约占10%。

按组织学分型：①导管细胞腺癌，占胰腺癌的90%以上，多数为高分化腺癌；②胰腺细胞癌，占少数；③其他癌，如腺样鳞状细胞癌、黏液性囊腺癌、胰母细胞癌及胰岛细胞癌等。

知识点34：胰腺癌的症状　　副高：掌握　正高：熟练掌握

（1）腹痛：疼痛是胰腺癌的主要症状。①腹痛位于上腹，胰头癌偏右、体尾癌偏左，常伴有腰背部痛；②呈持续性阵发性加剧；③强迫体位是胰腺癌的特点，仰卧、脊柱伸展时加剧，而弯腰、俯卧可减轻腹痛。

（2）体重减轻和恶病质：由不能进食、消化吸收不良、肿瘤引起的消耗导致。

（3）黄疸：大多数由胰头癌压迫胆总管引起。黄疸为进行性，虽可以有轻微波动，但不可能完全消退。

（4）其他：最常见的是食欲不振和消化不良，与胆汁、胰液不能进入十二指肠有关。另外常有恶心、呕吐、腹胀、腹泻，脂肪泻则为晚期表现。多数患者有低热；个别患者可有抑郁、焦虑等精神症状；少数患者出现胰源性糖尿病、上消化道出血。

知识点35：胰腺癌的体征　　副高：掌握　正高：熟练掌握

胰腺癌早期一般无明显体征。典型病例可有消瘦、上腹部肿块、上腹压痛和黄疸。若黄疸同时扪及囊状、无压痛、表面光滑并可推移的胀大胆囊，称库瓦西耶征（Courvoisier sign），是诊断胰腺癌的重要体征。晚期患者可有腹水，多为腹膜转移所致。

知识点36：胰腺癌的鉴别诊断　　副高：掌握　正高：熟练掌握

胆管癌、Vater壶腹癌与胰头癌的解剖位置邻近，而且三者的临床表现十分相近，因此应注意鉴别。此外，还应与慢性胰腺炎、胆石症、肝癌、胆囊炎、黄疸型肝炎相鉴别。胰腺癌早期诊断十分困难，当出现典型表现时，诊断胰腺癌并无困难，但往往已属晚期，丧失了手术根治机会。

知识点37：胰腺癌的处理要点　　副高：掌握　正高：熟练掌握

（1）胰腺癌的治疗仍以手术根治为主，包括胰头十二指肠切除术、扩大胰头十二指肠切除术、保留幽门的胰十二指肠切除术等。但因早期诊断困难，一般手术切除率不高，手术病死率高，5年生存率亦低。对不能手术者常做姑息性短路手术、化学疗法、放射治疗和各种对症支持治疗。

（2）联合放疗和化疗，可延长存活期。

（3）各种支持疗法对晚期胰腺癌非常重要，可选用静脉高营养等治疗。严重腹痛者，按阶梯镇痛治疗。

（4）胰腺癌对大多数化疗药物不敏感。多采用联合化疗。

知识点38：胰腺癌的健康指导　　副高：掌握　正高：熟练掌握

（1）预防：①胰腺癌的预防关键是早发现、早诊断、早治疗。②胰腺癌筛检的对象为吸烟、饮酒、慢性胰腺炎、新近糖耐量异常、有肿瘤家族史者。③全科医师对可疑病例应及时转专科医院进一步诊治。

（2）预后：胰腺癌早期诊断困难，一旦确诊却已属中晚期，故预后甚差，病死率高。

五、大肠癌

知识点39：大肠癌的概念　　副高：掌握　正高：熟练掌握

大肠癌包括结肠癌和直肠癌。前者是发生在升结肠、横结肠、降结肠和乙状结肠的肿瘤，后者是乙状结肠直肠交界处至齿状线之间的肿瘤。41～65岁结肠癌发病率高。

知识点40：大肠癌的分型　　副高：掌握　正高：熟练掌握

（1）肿块型：肿瘤向肠腔内生长，好发于右侧结肠，特别是盲肠。

（2）浸润型：肿瘤沿肠壁浸润，容易引起肠腔狭窄和肠梗阻，多发生于左侧结肠。

（3）溃疡型：肿瘤向肠壁深层生长并向周围浸润，是结肠癌常见类型。

知识点41：大肠癌的临床表现 副高：掌握 正高：熟练掌握

大肠癌早期常无特殊临床表现，病情发展到一定程度才出现下列五大症状：①肠刺激症状和排便习惯的改变：腹泻或便秘，或腹泻和便秘交替；直肠癌患者可发现粪便变形，变细；②便血：鲜红或较暗，一般出血量不多，间歇性出现。果酱样粪便提示肿瘤位置较高，血与粪便相混；③肠梗阻：左侧结肠梗阻多见。先出现腹胀、腹部不适，然后出现阵发性腹痛，以至排气排便停止；④腹部肿块：常以右半结肠癌多见（90%以上）。肿块初期可推动，侵袭周围后固定；⑤全身中毒症状：贫血、消瘦、发热、无力等；肿瘤继发感染，引起发热和中毒症状，以右半结肠癌多见。

随着病情发展，大肠癌患者还会出现肿瘤转移之扩散部位的不同症状以及晚期表现，包括恶病质和全身衰竭。

知识点42：大肠癌的病因 副高：掌握 正高：熟练掌握

大肠癌的病因并不明确，但全科医师应重视以下线索：①过多的动物脂肪及动物蛋白饮食；②缺乏新鲜蔬菜及纤维素食品；③缺乏适度的体力活动；④家族中有大肠癌患者；⑤家族性肠息肉病（已被公认为癌前期疾病）；⑥结肠腺瘤（半数以上的结肠癌来自腺瘤癌变）；⑦溃疡性结肠炎以及结肠血吸虫病肉芽肿。

知识点43：大肠癌的转移途径 副高：掌握 正高：熟练掌握

（1）直接浸润：结肠癌可以直接浸润到膀胱、子宫、输尿管。横结肠癌可侵犯胃壁，甚至形成内瘘。直肠癌可直接浸润子宫、膀胱等邻近脏器，下段直肠癌可直接侵入前列腺、精囊腺、阴道、输尿管等。

（2）淋巴转移：结肠癌主要为经淋巴转移，首先到结肠壁和结肠旁淋巴结，再到肠系膜血管周围和肠系膜血管根部淋巴结。淋巴转移同样是直肠癌的主要扩散途径。上段直肠癌向上沿直肠上动脉、肠系膜下动脉及腹主动脉周围淋巴结转移。下段直肠癌向上方和侧方转移为主。

（3）血行转移：结肠癌血行转移多见于肝，其次为肺、骨等。直肠癌侵入静脉后沿门静脉转移至肝，也可由髂静脉转移至肺、骨和脑等。

（4）种植转移：结肠癌脱落细胞可在腹膜种植转移。直肠癌种植转移的机会较少。

知识点44：大肠癌的处理要点 副高：掌握 正高：熟练掌握

（1）结肠癌根治性手术切除范围须包括癌肿所在肠袢及其系膜和区域淋巴结。术式包括：①右半结肠切除术；②横结肠切除术；③左半结肠切除术；④乙状结肠癌的根治切除术；⑤结肠癌并发急性肠梗阻，实施大手术有危险时，可先作盲肠造口解除梗阻，二期手术行根治性切除；⑥对肿瘤不能切除者，则行姑息性结肠造口。

（2）手术切除仍然是直肠癌的主要治疗方法。术式包括：①局部切除术；②腹会阴联合直肠癌根治术；③经腹直肠癌切除术；④经腹直肠癌切除、近端造口、远端封闭手术；⑤后盆腔脏器清扫；⑥全盆腔清扫；⑦晚期直肠癌，当患者发生排便困难或肠梗阻时，可行乙状结肠双腔造口。

知识点45：大肠癌的转诊指征　　副高：掌握　正高：熟练掌握

（1）疑似有大肠癌应立即转诊至综合性医院消化内科或胃肠外科。

（2）新发现有结肠腺瘤性息肉，特别是家族性多发性结肠息肉病的患者，应转至上级医院进行诊断，必要时应作病理检查。

（3）既往有溃疡性结肠炎病史，也需要定期到上级或专科医院检查及治疗。

知识点46：大肠癌的健康指导　　副高：掌握　正高：熟练掌握

（1）依据大肠癌的流行病学特征，全科医师应为40岁以上的大肠癌一级亲属提供初步筛查服务，包括：①饮食习惯、排便状况（黏液血便、慢性腹泻、慢性便秘）、近期体重改变情况；②肠道腺瘤或息肉史；③粪便隐血试验；④初步考虑直肠疾病者，应行直肠指诊等。

（2）肿瘤患者家属同样承受巨大的心理压力，生活节律也会被改变。这些变化可能成为患者家属潜在疾病（特别是心脑血管疾病）发作的诱因，全科医师应该给予相应的处理。当发现患者家属有心理问题时，全科医师应帮助患者家属寻求心理医师的帮助。

第二十章 泌尿系统疾病

第一节 尿路感染

知识点1：尿路感染的概念 副高：掌握 正高：熟练掌握

尿路感染指各种病原微生物在尿路内大量生长繁殖所致的尿路炎症反应。通常伴有菌尿和脓尿。

知识点2：尿路感染的分类 副高：掌握 正高：熟练掌握

（1）按尿路感染发生的部位可分为上尿路感染（主要是肾盂肾炎）和下尿路感染（主要是膀胱炎）。

（2）按病原可分为细菌性尿路感染、结核性尿路感染、真菌性尿路感染、衣原体性尿路感染、支原体性尿路感染等。临床一般所指的尿路感染是细菌性尿路感染。

（3）按是否伴有复杂情况可分为复杂性尿路感染和单纯性尿路感染。若伴有尿路梗阻、尿流不畅、结石、尿路先天性畸形及膀胱－输尿管反流或其他慢性肾实质性疾病或在某些全身性疾病的基础上发生的尿路感染，称为复杂性尿路感染；否则称单纯性尿路感染。

（4）按有无临床症状可分为有症状尿路感染和无症状性细菌尿。

知识点3：尿路感染的病原微生物 副高：掌握 正高：熟练掌握

尿路感染的病原微生物主要是细菌，大部分为革兰染色阴性肠杆菌，少部分为革兰染色阳性球菌，极少数为病毒、真菌、衣原体、支原体及滴虫等。

单纯性尿路感染病原谱中，大部分为大肠埃希菌，少部分为表皮葡萄球菌、克雷伯肠杆菌、异常假单胞菌及粪肠球菌。复杂性尿路感染的病原菌谱中，大肠埃希菌不足50%，其余为葡萄球菌属、克雷伯菌属、假单胞菌属、沙雷菌属和肠杆菌属、变形杆菌属等。

临床上尿路感染常常为单一细菌感染，但长期使用抗生素或免疫抑制药治疗、长期留置导尿管或输尿管插管，以及机体抵抗力差、泌尿器械检查者，可见多种细菌混合感染、厌氧菌及真菌感染。其中真菌感染（主要为念珠菌属）多发生于留置导管、糖尿病、使用广谱抗生素或免疫抑制药的患者。

知识点4：尿路感染的易感因素　　副高：掌握　正高：熟练掌握

尿路感染的易感因素包括尿路梗阻、泌尿系统畸形或功能异常、医疗器械操作、女性尿路解剖生理特点、性生活损伤和机体免疫力低下等。糖尿病、各种慢性肾脏疾病、重症慢性消耗性疾病如恶性肿瘤等患者，长期使用激素或免疫抑制剂者，妊娠或月经期妇女等是易感人群。

知识点5：尿路感染的感染途径　　副高：掌握　正高：熟练掌握

（1）上行感染：是指病原菌由尿道、膀胱、输尿管上行至肾盂而到达肾髓质引起感染性炎症，可累及单侧或双侧，占尿路感染95%，尿路器械使用、性生活后、排尿终末时后尿道尿液的反流等因素有可能导致细菌进入膀胱，全身抵抗力低下及尿流不畅者更易发生。成年女性尿路感染的发生率为男性的8～10倍。

（2）血行感染：继发于全身败血症或菌血症，病原菌经血液循环到达肾。多见于金黄色葡萄球菌、铜绿假单胞菌属、沙门菌属、白色念珠菌属及结核分枝杆菌等。当肾结构或功能受损时，如尿路梗阻、瘢痕或肾小管内药物沉积引起肾内梗阻、血管异常（肾血管收缩、高血压等）、钾缺乏、多囊肾、糖尿病、肾损伤等，则易感性明显增加。

（3）直接感染：很少见，当外伤或泌尿系统周围脏器的感染性炎症时，病原菌直接侵入引起的感染性炎症。

（4）淋巴道感染：罕见，下腹部和盆腔器官的淋巴管与肾毛细淋巴管有吻合支相连；相应器官感染的病原菌可经此通路感染肾。

知识点6：尿路感染的临床表现　　副高：掌握　正高：熟练掌握

尿路感染的临床表现可无、可轻、可重，具体如下。

（1）急性膀胱炎：主要表现为尿频、尿急、尿痛即尿路刺激征，常有白细胞尿，约30%有血尿，偶有肉眼血尿。通常无明显的全身感染症状。

（2）急性肾盂肾炎：可有或无尿路刺激征，可有或无腰痛、肋脊角压痛、叩击痛，可有或无全身感染症状如寒战、发热、头痛、恶心、呕吐、血白细胞增多等，血培养可能阳性。

（3）慢性肾盂肾炎：单纯性尿路感染，即使反复发作，也极少能发生慢性肾盂肾炎。复杂性尿路感染，在尿路有功能性梗阻（膀胱-输尿管反流）或器质性梗阻（结石、畸形）时，才可能会发生慢性肾盂肾炎。多数患者可有尿路感染反复发作的病史，部分患者可无明显临床症状或表现为乏力、低热、食欲不振和体重减轻等一般症状，常有慢性间质性肾炎的表现，如肾小管功能受损时可出现夜尿增多、低渗尿和低比重尿。慢性肾盂肾炎如未能有效控制，病情持续进展，可发展为尿毒症，出现尿毒症症状。

（4）无症状性细菌尿：是一种隐匿性尿路感染。

知识点7：尿路感染的并发症　　副高：掌握　正高：熟练掌握

（1）肾周围脓肿：多由肾盂肾炎直接扩展至肾周组织引起的化脓性炎症，小部分是血源性感染，常并发于糖尿病、尿路梗阻等。本病起病隐袭，数周后出现明显临床症状，表现为肾盂肾炎症状加重，有高热，常出现单侧明显腰痛和腰肋角压痛和叩痛，伴活动受限，可进行超声检查、腹部X线片、CT及磁共振检查，进一步明确诊断。

（2）肾乳头坏死：肾乳头坏死可波及整个锥体，由乳头尖端至肾皮质和髓质交界处，有大块坏死组织脱落，可引起尿路阻塞。常发生于患有糖尿病、痛风性肾病等基础疾病的尿路感染者。临床表现为肾盂肾炎症状加重，出现高热、剧烈腰痛和血尿，尿中有坏死物排出并阻塞输尿管等；可合并革兰阴性杆菌败血症和肾功能急剧下降。

（3）肾结石和尿路梗阻：由感染形成，是一种特殊类型的结石，主要为变形杆菌等感染可产生尿素酶分解尿素，使尿液碱性化，尿中磷酸盐超饱和析出结晶，形成结石。反复尿路感染炎症形成的瘢痕和结石可引起尿路梗阻，加重肾损伤，易使肾盂肾炎变为慢性，甚至导致肾衰竭。

（4）革兰阴性杆菌败血症：多见于复杂性尿路感染患者，大多数患者可有寒战、高热、全身出冷汗及休克，病情急剧、凶猛，预后不良。

知识点8：尿路感染的诊断要点　　副高：掌握　正高：熟练掌握

尿路感染的诊断，往往不能单纯依靠临床症状和体征，而要依靠实验室检查，特别是细菌学检查。凡是有真性菌尿者，都可诊断为尿路感染。有真性菌尿而无临床症状者诊断为无症状性细菌尿。有真性菌尿并伴有尿路刺激征者多数为急性膀胱炎，但约有1/3是急性肾盂肾炎；目前临床上还没有比较满意的实验室检验方法来确切区分膀胱炎和肾盂肾炎。真性菌尿患者伴有发热>38℃，有明显肋脊角疼痛和叩击痛，血白细胞增多，可诊断为急性肾盂肾炎。慢性肾盂肾炎的诊断：低热，尿路感染反复发作，间歇期症状轻微，常规抗菌治疗效果不佳，既往多次尿培养阳性，慢性间质性肾炎表现，如持续性肾小管浓缩功能减退，出现多尿、夜尿增多及尿比重减低等均可提供临床诊断线索，但确诊必须靠影像学检查，如静脉肾盂造影（IVP）见有局灶粗糙的肾皮质瘢痕，并有相应肾盏变形。

知识点9：尿路感染的鉴别诊断　　副高：掌握　正高：熟练掌握

（1）肾结核：以血尿为主，但肾结核者尿路刺激征更明显，尿沉渣可找到抗酸杆菌，静脉肾盂造影可发现肾结核的影像特征。

（2）慢性肾炎：患者有血尿，而水肿、蛋白尿不明显时可误诊为慢性肾盂肾炎，临床应予以鉴别。

（3）尿道综合征：患者虽有明显的尿频、尿急、尿痛等尿路刺激征，但多次培养检查均无真性细菌尿，可以鉴别。

（4）全身感染性疾病：全身症状突出而尿路刺激征不明显的尿路感染易被误诊为全身

感染性疾病，详细询问病史（有无糖尿病、各种免疫功能低下的慢性疾病），及时做尿常规、血培养及中段尿培养容易鉴别。

（5）前列腺炎：可有尿频、尿急和尿痛，尿液检查可有白细胞和红细胞，易与下尿路感染混淆。一般根据病史、症状、体征、前列腺液和B超检查可进行鉴别。

知识点10：尿路感染的处理要点 副高：掌握 正高：熟练掌握

（1）多饮水、增加尿量，促进细菌和炎性分泌物排出；有发热等全身症状应注意休息。

（2）尽可能纠正梗阻、结石等易感因素；注意治疗基础疾病，如糖尿病等。

（3）除女性急性单纯性尿道炎、膀胱炎外，应进行尿细菌培养，并根据药敏试验指导治疗。

（4）一般而言，单纯性下尿路感染，短期治疗有效，而上尿路感染需要长期治疗。

（5）尽量避免耐药菌群的产生，减少不良反应。

（6）治疗方案完成后应进行评估和随访，观察及评估治疗效果。

知识点11：尿路感染的转诊指征 副高：掌握 正高：熟练掌握

（1）男性泌尿系感染或反复发作患者，应转上级医院行中段尿细菌定量培养、泌尿系X线或B超检查，了解致病菌及有无前列腺疾病、结石、梗阻、反流、畸形等易感因素，并做相应治疗。

（2）对有糖尿病、尿路梗阻或机体免疫力低下的严重肾盂肾炎患者应仔细观察。怀疑有上述并发症可能者，应立即转诊。

（3）基础疾病复杂或严重，控制不佳，或需要手术治疗。

知识点12：尿路感染的健康指导 副高：掌握 正高：熟练掌握

尿路感染是临床常见病，尤其女性是预防的重点。

（1）每日多饮水，每2～3小时排尿1次，以冲洗膀胱和尿道，避免细菌在尿路繁殖。

（2）注意会阴部的清洁卫生，减少尿道口的感染机会。女性患者在月经、妊娠和产褥期，特别要注意预防。

（3）尽量避免使用尿路器械，必须使用时宜严格执行有关规定。对于留置导尿的患者，给予抗生素可以推迟尿路感染的发生。

（4）有膀胱-输尿管反流患者，要养成“二次排尿”的习惯，即每一次排尿后几分钟内，再排尿一次。

（5）与性生活有关的反复发作的尿路感染患者，于性生活后应立即排尿，并按常用量服1个剂量的抗菌药物预防，有效率可达80%。女性尿路感染反复发作，可能与其配偶的包皮过长藏匿污垢有关，应劝其配偶进行治疗。

第二节 肾小球肾炎

知识点1：急性肾小球肾炎的概念 副高：掌握 正高：熟练掌握

急性肾小球肾炎简称急性肾炎，是一组原发于肾小球的与感染有关的免疫性疾病。可发生于各种细菌（以链球菌多见）、病毒、立克次体、螺旋体、原虫等感染后。可分为链球菌感染后急性肾炎和非链球菌感染后急性肾炎。病理上以肾小球内皮细胞增生为主。临床起病急，伴不同程度高血压、少尿、水肿、血尿、蛋白尿，可有一过性氮质血症，具有自愈倾向。

知识点2：急性肾小球肾炎的诊断标准 副高：掌握 正高：熟练掌握

（1）起病较急，病情轻重不等，多在感染后2～4周发病。体内可存在原发感染病灶，如扁桃体炎、咽炎、中耳炎、皮肤感染等。常出现水肿，轻者晨起眼睑水肿，重者很快发展为全身压凹性水肿。

（2）通常有血尿（镜下及肉眼血尿）、蛋白尿，可有管型尿（如红细胞管型、颗粒管型），常有高血压及水钠潴留症状，如水肿，有时短暂氮质血症，B超双肾无缩小。

（3）部分病例有急性链球菌或其他病原微生物的感染史，多在感染后1～4周发病，血清补体C3降低，病后6～8周多恢复，70%～80%的病例有抗链球菌溶血素O效价增高。

（4）多数预后良好，一般数月内痊愈。

知识点3：急性肾小球肾炎的鉴别诊断 副高：掌握 正高：熟练掌握

急性肾小球肾炎应与急进性肾小球肾炎进行鉴别。急进性肾小球肾炎是一组以急性肾炎综合征为临床表现但呈进行性少尿性肾衰竭，病理以肾小球内囊内大量新月体形成为特征的肾小球疾病，又称新月体肾炎。

另外，狼疮性肾炎、过敏性紫癜肾炎、细菌性心内膜炎肾损害、血管炎肾损害等可呈现急性肾炎综合征表现，应予以鉴别。

知识点4：急性肾小球肾炎的处理要点 副高：掌握 正高：熟练掌握

急性肾小球肾炎治疗以休息及对症治疗为主。对急性肾衰竭患者应给予透析，待其自然恢复。急性肾小球肾炎为自限性疾病，不宜应用糖皮质激素及细胞毒药物。

（1）休息：急性期必须卧床休息，至肉眼血尿消失、水肿消退及氮质血症恢复，一般1～2周。血压恢复正常后可逐渐增加活动。

（2）饮食：低钠（3g/d）、富含维生素饮食，常规予以维生素C、维生素B_1、维生素B_6、复合维生素B。限制蛋白质的摄入，以减轻肾脏负担。有氮质血症时，在一周内须严格限制蛋白质的摄入，每日蛋白质摄入量在20～30g，选用生理价值较高的食物，如牛奶、鸡蛋。

在肾功能正常者，可增加摄入蛋白质量，每日供给蛋白质40～50g即可。

（3）清除感染病灶：如扁桃体炎、咽峡炎、中耳炎、牙周脓肿等，青霉素80万单位肌内注射，每日2次，持续7～10日。避免应用肾毒性药物。

（4）利尿消肿：控制饮水量及钠盐入量，水肿明显者可给呋塞米（速尿）或氢氯噻嗪（双氢克尿塞）。

（5）降压：轻度高血压时只用利尿剂，中度或重度高血压时可选用降压药钙通道阻滞剂，如硝苯地平5～10mg，3次/日，血管紧张素转换酶抑制剂如卡托普利12.5mg，3次/日，贝那普利（洛汀新）10～20mg，1次/日。

知识点5：急性肾小球肾炎的转诊指征　　副高：掌握　正高：熟练掌握

急性肾小球肾炎患者如并发急性肾衰竭、高血压脑病、急性心力衰竭和急进性肾炎，应尽快转诊，及早确诊，合理治疗。

知识点6：急性肾小球肾炎的健康指导　　副高：掌握　正高：熟练掌握

（1）预防上呼吸道或其他部位的感染，做好呼吸道疾病的隔离，防止中耳炎、化脓性扁桃体炎、皮肤脓疱病的发生。

（2）扁桃体肿大且感染灶持续存在的患者，可行扁桃体摘除术。

（3）患者平时注意锻炼身体，提高机体免疫力。

（4）本病预后良好，经及时治疗很少有严重并发症发生。因有持续镜下血尿，应做好随访工作。

知识点7：慢性肾小球肾炎的概念　　副高：掌握　正高：熟练掌握

慢性肾小球肾炎简称慢性肾炎，是多种病因、多种病理类型的一组原发性肾小球疾病。病情迁延，病变缓慢进展，最终将发展成为慢性肾衰竭。临床上以水肿、高血压、蛋白尿、血尿及肾功能损害为基本表现，但是由于病理类型及病期不同，其主要临床表现可不同，疾病表现多样化。慢性肾炎可发生于任何年龄，但以青中年为主，男性多见。

知识点8：慢性肾小球肾炎的诊断标准　　副高：掌握　正高：熟练掌握

（1）起病缓慢，病情迁延，临床表现可轻、可重，或时轻时重，随着病情发展，可有肾功能减退、贫血、电解质紊乱等情况出现。

（2）可有高血压、水肿、蛋白尿、血尿及管型尿等表现中的一种或数种，临床表现多种多样，有时可伴有肾病综合征或重症高血压。

（3）病程中可有肾炎急性发作，常因感染（如呼吸道感染）诱发，发作时可有类似急性肾炎的表现，有些病例自动缓解，有些病例病情加重。

（4）凡尿化验异常、水肿及高血压病史达1年以上，无论有无肾功能损害均应考虑此病，在除外继发性肾小球肾炎及遗传性肾小球肾炎后，临床上可诊断为慢性肾炎。

知识点9：慢性肾小球肾炎的鉴别诊断 副高：掌握 正高：熟练掌握

慢性肾小球肾炎的诊断应注意排除隐匿性肾炎（无症状血尿或蛋白尿）、继发性肾炎、Alport综合征、慢性肾盂肾炎、原发性高血压及缺血性肾损害等疾病。

知识点10：慢性肾小球肾炎的处理要点 副高：掌握 正高：熟练掌握

慢性肾小球肾炎的治疗应以防止或延缓肾功能进行性恶化、改善或缓解临床症状及防治严重并发症为主要目的，而不以消除尿红细胞或轻微尿蛋白为目标。可采取下列综合治疗措施：①积极控制高血压；②限制食物中蛋白质及磷的摄入量；③应用抗血小板药，大剂量双嘧达莫、小剂量阿司匹林有抗血小板聚集作用；④糖皮质激素和细胞毒药物；⑤避免加重肾损害的因素，如感染、劳累、妊娠及应用肾毒性药物均可能损伤肾，导致肾功能恶化，应予避免。

知识点11：慢性肾小球肾炎的健康指导 副高：掌握 正高：熟练掌握

（1）坚持治疗，锻炼身体，预防呼吸道及泌尿道的感染。

（2）定期观察肾功能各项指标，注意贫血及水、盐、酸碱平衡情况。无水肿时尽量多饮水，使尿量达2000ml/d为宜。

（3）宜选用富含维生素A、维生素B_2及维生素C的食物。

（4）患者有高血压及水肿时给予低盐饮食，每日摄入食盐3g。

（5）饮食中蛋白质的含量，成人0.8～1.0g/（kg·d），并选用生理价值高的蛋白质，如蛋类、乳类、肉类等蛋白质。

（6）对伴有高血压或高脂血症者，须限制膳食中的饱和脂肪酸与胆固醇的含量。

知识点12：隐匿性肾小球肾炎的概念 副高：掌握 正高：熟练掌握

隐匿性肾小球肾炎又称无症状性血尿和/或蛋白尿，患者无水肿、高血压及肾功能损害，仅表现为肾小球源性血尿和/或蛋白尿的一组肾小球病。其病理类型多表现为肾小球轻微病变、轻度系膜增生性肾炎、局灶节段增生性肾炎、IgA肾病。

知识点13：隐匿性肾小球肾炎的诊断要点 副高：掌握 正高：熟练掌握

（1）无急、慢性肾炎或其他肾脏病史。

（2）尿蛋白定量小于1g/d。

（3）以镜下血尿为主，偶见肉眼血尿，为肾小球源性血尿，应排除非肾小球性血尿。

（4）临床上无水肿、高血压及肾功能损害。

知识点14：隐匿性肾小球肾炎的鉴别诊断　　副高：掌握　正高：熟练掌握

（1）表现为血尿的患者应排除奥尔波特综合征（Alport syndrome）的早期、薄基底膜肾病、轻型狼疮肾炎、过敏性紫癜性肾炎等。

（2）表现为蛋白尿的患者应排除功能性蛋白尿、体位性蛋白尿。

知识点15：隐匿性肾小球肾炎的处理要点　　副高：掌握　正高：熟练掌握

隐匿性肾小球肾炎毋需特殊治疗。可采取如下措施：

（1）患者应做定期（至少每3～6个月一次）检查，监测尿沉渣、尿蛋白、肾功能和血压的变化，女性患者在妊娠前及孕期更需加强监测。

（2）保护肾功能，避免肾损伤的因素。

（3）对反复发作的慢性扁桃体炎与血尿、蛋白尿发作密切相关者，可待急性期过后行扁桃体摘除术。

（4）不主张积极用激素或免疫抑制剂治疗。如需要时可试用中药抗免疫药物。肾内科动态随访血压、尿常规等。

知识点16：隐匿性肾小球肾炎的健康指导　　副高：掌握　正高：熟练掌握

隐匿性肾小球肾炎的预后大多良好，病程长者可持续几十年，而肾功能可无明显损害。主要是预防感冒，提高免疫力，及时治疗上呼吸道感染。

第三节　肾病综合征

原发性肾小球疾病

知识点1：肾病综合征的概念　　副高：掌握　正高：熟练掌握

肾病综合征（NS）是由不同病因引起的肾小球疾病中的一组临床症候群，主要表现为大量蛋白尿、低蛋白血症、高脂血症及水肿。肾病综合征的主要并发症有感染、血栓及急性肾衰竭、蛋白质及脂质代谢紊乱。

知识点2：肾病综合征的临床分类　　副高：掌握　正高：熟练掌握

肾病综合征临床上可分为原发性肾病综合征和继发性肾病综合征两类。

（1）原发性肾病综合征：指原发性肾小球疾病，如微小病变型肾病、膜性肾病、系膜增生性肾炎、局灶性节段性肾小球硬化等引起的肾病综合征。

（2）继发性肾病综合征：指继发于肾脏以外的疾病或全身性疾病，如狼疮性肾炎、过敏性紫癜性肾炎、糖尿病肾病、乙型肝炎病毒相关性肾炎、骨髓瘤性肾炎等。

知识点3：肾病综合征的临床表现　　副高：掌握　正高：熟练掌握

（1）大量蛋白尿：是NS患者最主要的临床表现。成人每24小时尿蛋白定量超过3.5g，尿蛋白主要是清蛋白。

（2）低蛋白血症：血浆清蛋白低于30g/L，主要是由大量血浆清蛋白随尿排出所致。

（3）高脂血症：血浆胆固醇、三酰甘油（甘油三酯）、低密度脂蛋白及极低密度脂蛋白等均可明显增加，常与低蛋白血症并存。

（4）水肿：水肿程度轻重不一，以组织疏松处最为明显，常出现于眼睑及下肢，严重者可全身水肿或见胸腔积液、腹水，甚至心包积液。水肿的原因：一是肾小球滤过下降，而肾小管对水、钠重吸收尚好，从而导致水钠潴留，此时常伴全身毛细血管通透性增加，组织间隙水钠潴留；二是大量蛋白从尿中丢失，导致低血浆蛋白血症。

知识点4：肾病综合征的病理类型　　副高：掌握　正高：熟练掌握

肾病综合征的常见病理类型包括5型：微小病变性肾病、系膜增生性肾炎、膜性肾病、膜增生性肾小球肾炎（系膜毛细血管性肾炎）、局灶节段性肾小球硬化。不同病理类型临床表现、疗效、预后不同，应区别对待。

知识点5：肾病综合征的诊断标准　　副高：掌握　正高：熟练掌握

（1）大量尿蛋白超过3.5g/d。

（2）低蛋白血症（血清清蛋白＜30g/L，儿童清蛋白＜25g/L）。

（3）高脂血症（血清胆固醇＞6.5mmol/L）。

（4）水肿，多为高度水肿。

以上4项可简称为“三高一低”。其中第（1）和第（2）项为诊断的必备条件。诊断原发性肾病综合征须排除继发性肾病综合征。

知识点6：继发性肾病综合征的临床表现　　副高：掌握　正高：熟练掌握

继发性肾病综合征除了有“三高一低”的基本临床表现外，还有原发病的表现，如糖尿病肾病、系统性红斑狼疮、过敏性紫癜、肾淀粉样病变、恶性肿瘤、代谢性疾病等的临床特点。

知识点7：肾病综合征的处理要点　　副高：掌握　正高：熟练掌握

（1）一般治疗：卧床休息，水肿时应低盐饮食（＜3g/d），优质蛋白饮食

0.8～1.0g/（kg·d）。因高蛋白饮食加重肾小球负担，加重蛋白尿并促进肾病变进展，目前一般不主张应用。有氮质血症肾功能不全时宜摄入低蛋白质饮食0.6g/（kg·d）。补充维生素B_1、维生素B_6、维生素C、维生素D，限磷补钙。

（2）对症治疗：①利尿消肿（如噻嗪类利尿剂、潴钾利尿剂、渗透性利尿剂等）；②减少蛋白尿（如血管紧张素转换酶抑制剂或血管紧张素Ⅱ受体阻断剂）；③降血脂治疗；④抗血小板聚积及抗凝药物应用。

（3）主要治疗：抑制免疫与炎症反应。可采用糖皮质激素治疗、细胞毒性药物、免疫抑制剂等。

知识点8：肾病综合征的健康指导　　副高：掌握　正高：熟练掌握

成人肾病综合征最好根据肾活检病理类型结合临床治疗。初治未能缓解的肾病综合征应转到肾病专科医师处治疗。出现并发症，如严重感染、急性肾衰竭、严重的栓塞现象等应转入综合医院治疗。

已缓解的肾病综合征在用药或减药过程中有相当一部分患者容易复发，指导患者定期或不定期检查，并要注意预防感冒，预防肠道感染及增强机体抵抗力。

第四节　间质性肾炎

知识点1：急性间质性肾炎的概念　　副高：掌握　正高：熟练掌握

急性间质性肾炎（AIN）又称急性肾小管-间质肾炎，是一组由多种病因引起的以肾间质（炎细胞浸润）及肾小管（退行性变）急性病变为主要病理表现的疾病。临床通常表现为急性肾衰竭、肾小球、肾血管一般不受累或受累相对较轻。按病因可分为急性药物过敏性AIN、感染相关性AIN、特发性AIN三类，其中以药物过敏性AIN最为常见。

知识点2：药物过敏性急性间质性肾炎的临床表现　　副高：掌握　正高：熟练掌握

（1）全身过敏表现：主要表现为药疹、药物热及外周血嗜酸性粒细胞增多。部分病例还可见关节痛、淋巴结肿大、肝功能损害及血小板减少等。但是，由非甾体抗炎药引起者全身过敏表现常不明显。

（2）尿化验异常：表现为无菌性白细胞尿（可伴白细胞管型，早期尿中可能发现较多嗜酸性粒细胞）、血尿（约1/3病例可出现肉眼血尿）及蛋白尿（多为轻度蛋白尿，但非甾体抗炎药在导致药物过敏性AIN同时，也可引起肾小球病变，故可出现大量蛋白尿，甚至肾病综合征）。

（3）肾功能损害：常出现少尿性或非少尿性急性肾衰竭（ARF），除肾小球功能损伤（血清肌酐及尿素氮迅速升高）外，肾小管功能损害也常十分明显，从而出现肾性糖尿及低渗透压尿等异常。由于发生ARF，B超等影像学检查常发现患者双肾增大。

知识点3：药物过敏性急性间质性肾炎的诊断要点 副高：掌握 正高：熟练掌握

（1）询问近期用药史。

（2）药物过敏表现，常有药疹、药物热及外周血嗜酸性粒细胞增多。

（3）尿检异常，常表现为无菌性白细胞尿、血尿，而尿蛋白较轻。

（4）肾功能急剧转坏，常呈ARF，并常伴严重肾小管功能损伤出现肾性糖尿及低渗透压尿等。

通常认为有以上第（1）、（2）条，再加上第（3）、（4）条中任何一条即可临床诊断本病。非典型病例常无第（2）条，必须依靠肾活检病理检查确诊。

知识点4：药物过敏性急性间质性肾炎的鉴别诊断 副高：掌握 正高：熟练掌握

（1）感染相关性急性间质性肾炎：只局限于感染（常为肾外感染）引起变态反应导致的间质性肾炎。也有人将肾盂肾炎或亚急性心内膜炎等细菌感染导致的肾间质化脓性炎症划归此病范畴。引起感染相关性AIN的微生物包括细菌、病毒、支原体、螺旋体等。鉴别主要靠相应感染的确定。

（2）马兜铃酸肾病：含马兜铃酸的中草药引起的肾损害称为马兜铃酸肾病。急性起病者临床出现急性肾衰竭，其病理常为急性肾小管坏死；慢性起病者临床出现慢性进行性肾衰竭，部分病例进展较快，病理特点为肾间质寡细胞性纤维化，即无或极少炎细胞浸润；肾小管功能障碍型临床出现肾小管酸中毒和/或范科尼综合征（Fanconi syndrome）。

知识点5：药物过敏性急性间质性肾炎的处理要点 副高：掌握 正高：熟练掌握

急性间质性肾炎的治疗目标是去除病因、促进肾功能恢复以及防治并发症。

（1）去除变应原：应及时停用致敏药物。轻症病例停用致敏药物后，AIN即能自发缓解。

（2）糖皮质激素：一般用泼尼松口服，起始量不必过大，每日30～40mg即可，用药不必过久，疾病好转即逐渐减量，共服2～3个月。应用这类激素常能加快疾病缓解。

（3）细胞毒药物：大多数病例无需应用细胞毒药物。

（4）透析治疗：ARF病例具有透析指征时，即应予透析治疗。

知识点6：药物过敏性AIN的健康指导 副高：掌握 正高：熟练掌握

如AIN治疗及时、得力，大多数病例预后良好。应防止滥用抗生素、磺胺类及非甾体抗炎药。

知识点7：慢性间质性肾炎的概念 副高：掌握 正高：熟练掌握

慢性间质性肾炎（CIN）也称慢性肾小管间质性肾炎，是一组以肾间质（纤维化）及肾小管（萎缩）慢性病变为主要病理表现的疾病。临床上以肾小管功能损害为主要表现，疾病后期则表现为慢性肾功能衰竭。

知识点8：慢性间质性肾炎的病因　　副高：掌握　正高：熟练掌握

（1）药物：①含马兜铃酸的中草药及中成药，如关木通、广防己等。②抗生素，如利福平、美洛林、头孢呋辛、先锋罗欣等。③镇痛药，如对乙酰氨基酚、阿司匹林等。④非甾体抗炎药，如双氯芬酸、吲哚美辛、羟基保泰松、吡罗昔康、布洛芬等。⑤利尿剂，如氢氯噻嗪、氨苯蝶啶、呋塞米。⑥造影剂，如泛影葡胺、胆影葡胺等。⑦重金属，如镉、铅、锂。⑧化疗及免疫抑制药，如顺铂、甲氨蝶呤、丝裂霉素、阿霉素、白介素-2、环孢素A等。

（2）代谢紊乱：高钙血症、肾钙质沉积症、高草酸尿症、高钾血症、高尿酸血症、胱氨酸尿症。

（3）免疫性疾病：系统性红斑狼疮（SLE）、干燥综合征、移植肾排异、韦格纳肉芽肿、血管炎。

（4）慢性尿路感染：引起慢性尿路感染的微生物包括细菌、病毒、支原体、螺旋体等。

（5）遗传性疾病：常染色体显性遗传多囊肾、遗传性肾炎、髓质海绵肾、髓质囊性病、血管疾病、栓塞性疾病。

知识点9：慢性间质性肾炎的临床表现　　副高：掌握　正高：熟练掌握

慢性间质性肾炎除原发性疾病症状以外还可有以下临床表现。

（1）疾病缓慢隐匿发展，早期一般无水肿、高血压表现。

（2）肾小管功能明显受损，重吸收、浓缩功能降低，出现口渴、多饮、多尿，低比重尿、低渗透压尿、肾性糖尿、肾小管酸中毒、低钾肌无力。

（3）后期可出现肾小球功能损害（血肌酐增高）、高血压、贫血。

（4）尿液检查蛋白尿不多、血尿不多见、水肿不明显，镜检可见少量红细胞、白细胞及管型。

（5）病理检查肾常萎缩，以肾间质纤维化（伴或不伴炎细胞浸润）及肾小管萎缩为主要表现。

知识点10：慢性间质性肾炎的鉴别诊断　　副高：掌握　正高：熟练掌握

慢性间质性肾炎主要应与慢性肾小球疾病鉴别。慢性肾小球疾病高血压出现的早，水肿发生也早，尿蛋白较多，24小时尿蛋白定量可大于2g，镜检常常发现红细胞及管型，肾小球功能受损明显，肾小管功能不全发生较晚。

知识点11：慢性间质性肾炎的处理要点　　副高：掌握　正高：熟练掌握

慢性间质性肾炎强调早预防、早诊断、早治疗，治疗目标是消除原发病因，延缓肾功能不全进展。

（1）消除致病因子：及时停用致病药物，治疗原发病。

（2）对症处理：如治疗肾小管酸中毒、贫血、高血压。

（3）替代治疗：尿毒症时行替代治疗。

知识点12：慢性间质性肾炎的健康指导 副高：掌握 正高：熟练掌握

预防和及时治疗药物过敏性AIN，可减少CIN的发生。对早期慢性间质性肾炎的病例，应积极寻找并消除致病因子，治疗原发疾病，延缓肾损害进展。

第五节 肾 衰 竭

知识点1：急性肾衰竭的概念 副高：掌握 正高：熟练掌握

急性肾衰竭（ARF）或称急性肾损伤（AKI），是指多种原因引起的肾小球滤过功能在数日至数周内呈进行性急剧下降而发生的临床综合征。主要表现为肾小球滤过率下降至正常值的50%以下，伴有血尿素氮及肌酐等含氮废物潴留，水、电解质及酸碱失衡。ARF病程中常出现少尿或无尿。

知识点2：急性肾衰竭的分类 副高：掌握 正高：熟练掌握

（1）广义ARF：分为肾前性急性肾衰竭（急性功能性肾衰竭）、肾性急性肾衰竭（急性器质性肾衰竭）、肾后性急性肾衰竭（梗阻性肾衰竭）。

（2）狭义ARF：仅指急性肾小管坏死（ATN）。

知识点3：肾前性急性肾衰竭的病因 副高：掌握 正高：熟练掌握

肾前性急性肾衰竭由肾脏血流灌注不足引起，常见原因如下。

（1）有效血容量减少：大出血，如创伤、外科手术、消化道出血、产后出血等；消化液丢失：呕吐、腹泻等；过多利尿；皮肤丢失体液：高热、烧伤等；第三腔隙丢失：胰腺炎、挤压综合征、低蛋白血症、大量胸（腹）腔积液等。

（2）心排血量减少：常见于心肌病、心包疾病、肺动脉高压、心力衰竭及休克等。

（3）全身血管扩张：过量应用扩张血管的药物、败血症等。

（4）肾脏血管收缩：应用去甲肾上腺素、肝脏疾病及高钙血症等。

知识点4：肾性急性肾衰竭的病因 副高：掌握 正高：熟练掌握

（1）肾脏大血管病变：肾动脉病变有血栓形成、血栓栓塞、大血管炎；肾静脉病变有血栓形成和腔外压迫等。

（2）肾脏微血管和肾小球病变：临床多表现为急进性肾炎综合征及小血管炎、恶性高血压等。

（3）急性肾小管坏死：①肾缺血，肾前性急性肾衰竭各种缺血病因如未及时去除，则可引起急性肾小管坏死。②肾中毒，外源性有肾毒性的物质进入体内及内源性有毒物质浓度过高均可引起急性肾小管坏死。

（4）急性间质性肾炎：其中药物引起的急性间质性肾炎最常见，药物以抗生素、磺胺类及非甾体抗炎药最常见。其他如自身免疫性疾病，血液系统恶性肿瘤白血病、淋巴瘤、多发骨髓瘤等亦可引起。

知识点5：急性肾衰竭的诊断要点　　副高：掌握　正高：熟练掌握

（1）短期内肾小球滤过率下降至50%以下，血尿素氮（BUN）、肌酐（Scr）迅速上升，少尿或无尿，可诊断为ARF。

（2）B超检查肾、尿路及前列腺常可确定有无尿路梗阻，若有梗阻，此ARF即为肾后性急性肾衰竭（梗阻性肾衰竭）。

（3）肾前性ARF与ATN的鉴别：有致病诱因如严重感染、严重创伤、大手术、败血症、休克、误型输血、化学制剂中毒、DIC等引起肾缺血或肾中毒病史，在补液、扩容或控制心力衰竭、纠正心律失常后尿量增多者多为肾前性ARF；尿量仍不增多者为ATN。鉴别有困难时可用尿液诊断指标。

（4）ARF与CRF的鉴别：短期内血清肌酐清除率（Ccr）突然下降，Hb＞100g/L或正常，B超检查肾脏正常或增大、肾皮质厚度正常，支持ARF；肾性贫血者，特别是Hb＜60g/L，肾皮质回声增强，皮质变薄，肾脏缩小者，支持CRF；鉴别困难者可肾活检。

知识点6：急性肾衰竭的处理要点　　副高：掌握　正高：熟练掌握

（1）详细查找引起急性肾衰竭的原因，纠正血容量不足，尽可能终止肾毒性药物作用。

（2）维持机体水、电解质平衡。对少尿型者早期可使用呋塞米等强效利尿剂。

（3）病情需要者及早转有关医疗单位处理。

（4）透析指征：①无尿或少尿超过2日；②血清肌酐（Scr）＞442μmol/L（5mg/dl）；③血清尿素氮（BUN）＞21mmol/L（60mg/dl）；④二氧化碳结合力（CO_2CP）＜13mmol/L；⑤血清钾＞6.5mmol/L；⑥有肺水肿或脑水肿先兆；⑦尿毒症症状极重，通过透析才能维持生命者。

知识点7：急性肾衰竭的健康指导　　副高：掌握　正高：熟练掌握

急性肾衰竭发病临床有增多的倾向，多由用药不当引起。因此一定要注意合理用药，并要加强用药的监护。

知识点8：慢性肾衰竭的概念　　副高：掌握　正高：熟练掌握

慢性肾衰竭（CRF）（俗称尿毒症）是指原发性或继发性慢性肾脏疾病导致的进行性肾功能损害所出现的一系列症状或代谢紊乱的临床综合征。主要病因有原发性肾小球肾炎、慢性肾盂肾炎、高血压肾小动脉硬化、糖尿病肾病、继发性肾小球肾炎、肾小管间质病变、遗传性肾脏疾病以及长期服用解热镇痛剂及接触重金属等。

知识点9：慢性肾衰竭的诊断要点　　副高：掌握　正高：熟练掌握

（1）对有慢性肾脏疾病者监测肾功能重要的指标为血清肌酐及肌酐清除率。

（2）对病史不明确者出现不明原因的食欲下降、恶心、呕吐、疲乏无力、贫血、高血压、夜尿增多、尿中有蛋白或细胞成分者，应提高警惕，及时检查肾功能。

（3）对已诊断为慢性肾衰竭者要注意查找加重肾衰竭的诱因，如有效血容量不足，感染，尿路梗阻，慢性心力衰竭和严重心律失常，使用肾毒性药物，急性应激状态，严重高血压或血压急剧波动，高磷或高钙血症，水、电解质及酸碱平衡失调，高蛋白饮食等。

（4）鉴别诊断应与肾前性急性肾衰竭、肾后性急性肾衰竭、肾性急性肾衰竭相鉴别。

知识点10：慢性肾衰竭的处理要点　　副高：掌握　正高：熟练掌握

慢性肾衰竭的治疗包括治疗基础疾病和祛除使慢性肾衰竭加重的因素，延缓慢性肾衰竭的发展（非透析疗法），并发症的治疗和替代治疗。

（1）非透析疗法：为延缓肾衰竭的进展所采取的饮食治疗、降压、纠正贫血、肠道吸附疗法、调整电解质等措施，称为非透析疗法。

（2）肾脏替代治疗：替代治疗包括血液透析、腹膜透析、肾移植。

知识点11：慢性肾衰竭的健康指导　　副高：掌握　正高：熟练掌握

全科医师要使患者及其家属了解慢性肾衰竭是不可逆性疾病。不及时治疗可进行性加重，鼓励患者要有乐观情绪，树立与疾病作斗争的勇气。相信科学，不乱用对肾脏有害的药物。肾功能减退时用药应掌握以下原则。

（1）了解常用药物的药动学和药效学特点。

（2）了解患者的肾功能情况及其他病理生理状况，如肝功能、血清蛋白水平、酸碱平衡状态、电解质状况等。

（3）熟悉肾功能不全及其他病理生理状况时用药方法，首先选用肾毒性相对较小的药物，如不必调整药物剂量者：利福平、红霉素、青霉素G、哌拉西林、异烟肼等。

（4）如确需应用某些有肾毒性的药物，则应根据相应的方法减少药物剂量，或延长用药间隔，如林可霉素、两性霉素B、甲硝唑、氨基糖苷类、头孢菌素类、多黏菌素、乙胺丁醇、氧氟沙星、万古霉素等。减少每日或每次给药剂量而给药间期不变：轻度、中度和重度肾功能减退分别给予正常量的1/2～2/3、1/5～1/2、1/10～1/5。但万古霉素在肾衰竭时半衰期明显延长，非特别需要一般避免使用。

（5）对某些特殊治疗药物，如有条件可测定其血药浓度，如地高辛、氨茶碱、苯妥英钠、氨基糖苷类抗生素等。

（6）应根据肾功能减退的程度调整某些药物特别是以原形经肾排泄的药物剂量，个体化用药，并注意药物间的相互作用。

（7）认真进行临床观察，及时发现药物的不良反应，及时处理。

第二十一章 血液系统疾病

第一节 缺铁性贫血

知识点1：缺铁性贫血的概念 副高：掌握 正高：熟练掌握

缺铁性贫血（IDA）是体内铁的不足导致血红蛋白合成减少而形成的小细胞低色素性贫血，在临床上最为常见。IDA是铁缺乏症的最终阶段。

知识点2：缺铁性贫血的病因 副高：掌握 正高：熟练掌握

缺铁性贫血的病因包括：铁摄入不足（多见于婴幼儿、青少年、妊娠和哺乳期妇女）、慢性失血导致的铁丢失过多及铁的吸收障碍（常见于胃大部切除术后）。

知识点3：缺铁性贫血的临床表现 副高：掌握 正高：熟练掌握

（1）引起缺铁和贫血的原发病的表现。如妇女月经量多，消化道溃疡或肿瘤导致的黑便、血便等。

（2）贫血自身的症状。如乏力、易倦、头晕、视物模糊、耳鸣、心悸、气短、心率增快等。

（3）细胞中含铁酶和铁依赖酶活性降低引起的细胞功能紊乱的表现。缺铁可影响小儿的生长发育，出现体重低，体力下降，智力低下，易激惹，注意力不集中，消化和免疫功能减低等。

知识点4：缺铁性贫血的诊断要点 副高：掌握 正高：熟练掌握

缺铁性贫血的诊断应包括确定贫血是否为缺铁性和确定缺铁的病因两部分。

（1）缺铁性贫血的诊断标准：①小细胞低色素性贫血；②血清铁＜10.7μmol/L，总铁结合力＞64.44μmol/L，运铁蛋白饱和度＜0.15；③血清铁蛋白＜14μg/L。

（2）寻找缺铁的病因：包括查大便隐血和虫卵，胃肠道钡餐检查、胃镜检查及妇科检查月经过多的原因等。

知识点5：缺铁性贫血的鉴别诊断 副高：掌握 正高：熟练掌握

缺铁性贫血应与其他能引起小细胞低色素性贫血的情况相鉴别，如①珠蛋白生成障碍性贫血和铁粒幼细胞性贫血；②由感染、肿瘤等所致的慢性贫血。

知识点6：缺铁性贫血的处理要点　　副高：掌握　正高：熟练掌握

（1）去除病因：婴幼儿、青少年和妊娠妇女营养不足引起的IDA，应改善饮食。月经多引起的IDA应看妇科调理月经。寄生虫感染应驱虫治疗。恶性肿瘤应手术或放、化疗等。

（2）补充铁剂：①口服铁剂，铁剂的补充治疗以口服为宜，每日铁元素150～200mg即可。常用的有硫酸亚铁、右旋糖酐铁、琥珀酸亚铁以及多糖铁复合物。多糖铁复合物不仅含铁量高且不良反应轻，疗效与硫酸亚铁相当。②肌内注射铁剂，如果患者对口服铁剂不能耐受、不能吸收或失血速度快须及时补充者，可改用注射铁剂。右旋糖酐铁是最常用的注射铁剂，常用剂量为100mg/d，首剂50mg，如无不良反应，第2次可增加到100mg。因其可引起致命的过敏反应，故应严格掌握适应证。③静脉注射铁剂，如果患者对肌内注射铁剂的疼痛不能耐受，可使用静脉注射铁剂。常用的静脉注射铁剂为蔗糖铁，100～200mg加入100ml生理盐水中静脉滴注，输注时间不能低于30分钟。注射用铁的总需量（mg）:（需达到的血红蛋白浓度－患者的血红蛋白浓度）×0.33×患者体重（kg）。

知识点7：缺铁性贫血的健康指导　　副高：掌握　正高：熟练掌握

（1）多次进行献血的人员要注意补充铁剂。

（2）婴幼儿要及时添加适当的富含铁的辅助食品，纠正偏食。

（3）妊娠后期和哺乳期妇女应每日补充适量铁剂。

（4）钩虫病流行地区，要大力开展消灭寄生虫的卫生防疫工作，防止患者重复感染，同时给予口服铁剂。

（5）对胃切除或胃次全切除的患者，也需及时补充铁剂。

第二节　巨幼细胞贫血

知识点1：巨幼细胞贫血的概念　　副高：掌握　正高：熟练掌握

巨幼细胞贫血是体内叶酸或维生素B_{12}缺乏，导致细胞DNA合成障碍而引起的大细胞性贫血。

知识点2：巨幼细胞贫血的类型　　副高：掌握　正高：熟练掌握

（1）营养性巨幼细胞贫血：大多是膳食质量、结构不佳，烹调欠科学，吸收不良或需要增加营养所致。

（2）恶性贫血：系内因子缺乏致维生素B_{12}吸收障碍所致。

知识点3：巨幼细胞贫血的临床表现 副高：掌握 正高：熟练掌握

（1）消化系统表现：常有舌痛、舌质红、舌乳头萎缩，呈“牛肉样”舌，食欲不振、腹胀、腹泻。

（2）血液系统表现：缓慢起病，逐渐发生贫血，部分患者伴有轻度溶血，可有黄疸，合并有血小板减少时可有皮肤紫癜、鼻黏膜出血，严重时可出现眼底出血及白色棉花样渗出。

（3）神经系统表现：维生素B_{12}缺乏时由于髓鞘质合成障碍，末梢神经、脊髓及脑部均可受到损害，侵及脊髓后索及侧索即称为脊髓联合变性，部分患者神经系统症状可出现在贫血症状之前。

知识点4：巨幼细胞贫血的诊断要点 副高：掌握 正高：熟练掌握

巨幼细胞贫血根据病史、临床表现、血象和骨髓象一般诊断不难。为进一步明确是叶酸缺乏还是维生素B_{12}缺乏，则需要测定血清叶酸、红细胞叶酸及血清维生素B_{12}。

知识点5：巨幼细胞贫血的处理要点 副高：掌握 正高：熟练掌握

（1）治疗基础病，去除病因。加强营养知识教育纠正偏食及不良的烹调习惯。

（2）叶酸及维生素B_{12}缺乏的治疗：①口服叶酸5～10mg，每日3次，直至血象恢复正常，如同时有铁缺乏可适时给予铁剂，如同时有维生素B_{12}缺乏存在，则需同时口服或注射维生素B_{12}，否则维生素B_{12}缺乏所致的神经损害将会日益加重。②肌内注射维生素B_{12} 0.1～0.5mg/d连续2周，以后每周2次，持续1～2个月，至血红蛋白、红细胞、白细胞恢复正常为止。内因子缺乏所致的恶性贫血、全胃切除，需终身维持用药。

知识点6：巨幼细胞贫血的健康指导 副高：掌握 正高：熟练掌握

（1）对婴幼儿合理喂养，纠正偏食习惯。

（2）加强孕妇、产妇及哺乳妇女的营养。

（3）改善膳食质量，改善烹调习惯，勿将蔬菜烹煮时间过长。

（4）对有胃肠道疾病（如口炎性腹泻、乳糜泻、全胃切除、回肠切除等）的患者以及素食者，应定时补充相应的维生素B_{12}或叶酸。

（5）患者在补充治疗后应警惕低血钾症的发生。

第三节 溶血性贫血

知识点1：溶血性贫血的概念 副高：掌握 正高：熟练掌握

溶血性贫血是各种原因使红细胞破坏过早、过多，寿命缩短，骨髓造血系统的代偿性增生不足以补偿红细胞的耗损所引起的贫血。造成红细胞破坏加速的原因可分为红细胞本身的内在缺陷和红细胞外部因素异常。

知识点2：溶血性贫血的分类 副高：掌握 正高：熟练掌握

溶血性贫血有多种临床分类方法。按发病和病情可分为急性溶血和慢性溶血；按溶血部位可分为血管内溶血和血管外溶血。临床意义较大的是按病因和发病机制分类。

知识点3：溶血性贫血的临床表现 副高：掌握 正高：熟练掌握

溶血性贫血的临床表现主要与溶血过程持续的时间和溶血的严重程度有关。

慢性溶血多为血管外溶血，发病缓慢，表现贫血、黄疸和脾大三大特征。因病程较长，患者呼吸和循环系统往往对贫血有良好的代偿，症状较轻。由于长期的高胆红素血症可影响肝功能，患者可并发胆石症和肝功能损害。在慢性溶血过程中，某些诱因如病毒性感染，患者可发生暂时性红系造血停滞，持续一周左右，称为再生障碍性危象。

急性溶血发病急骤，短期大量溶血引起寒战、发热、头痛、呕吐、四肢腰背疼痛及腹痛，继之出现血红蛋白尿。严重者可发生急性肾衰竭、周围循环衰竭或休克。其后出现黄疸、面色苍白和其他严重贫血的症状和体征。

知识点4：溶血性贫血的诊断步骤 副高：掌握 正高：熟练掌握

（1）有无溶血：由反映红细胞破坏加速及反映红细胞代偿性增高的实验室检查结果证实。

（2）溶血的部位：一般而言，红细胞内在缺陷所致的溶血多为血管外溶血，红细胞外因素所致的溶血多为血管内溶血。

（3）溶血的病因：各类溶血性贫血均有其特异的实验室检查，如红细胞膜缺陷性溶血性贫血需有特殊的红细胞形态异常，红细胞渗透脆性试验及酸化甘油溶血试验等异常。阵发性睡眠性血红蛋白尿症需行酸化血清溶血试验、蛇毒因子溶血试验及阴性CD55和/或CD59细胞的检测。红细胞酶缺陷性溶血性贫血应有血红蛋白电泳异常的证实。免疫性溶血性贫血应有抗人球蛋白试验的证实，并尽量寻找导致免疫性溶血性贫血的原发病。

知识点5：溶血性贫血的处理要点 副高：掌握 正高：熟练掌握

（1）消除病因及诱因：获得性溶血性贫血如有病因可寻，去除病因后可望治愈。药物诱发的溶血性贫血停用药物后，病情可能很快恢复。感染所致溶血性贫血在控制感染后，溶血即可终止。

（2）对症治疗：多数溶血性贫血只能对症治疗以改善生活质量，无法根治。常用的对症治疗方法包括：①肾上腺皮质激素，为治疗自身免疫性溶血性贫血的首选药，对阵发性睡眠性血红蛋白尿症也有效。②免疫抑制剂，对自身免疫性溶血性贫血有一定的疗效，特别是不能耐受大剂量肾上腺皮质激素者或肾上腺皮质激素疗效不佳时。③成分输血，对多数急性溶血性贫血及慢性溶血性贫血出现溶血危象，成分输血是主要疗法之一。但应注意，由于发病机制不同，给某些类型的溶血性贫血患者输血可引起严重的不良反应。④碱化尿液保护肾脏，急性溶血时，大量红细胞被破坏，游离血红蛋白通过肾脏排泄，易导致急性肾功能损害。应给予补液、碱化尿液、利尿等处理。口服或静脉给予碳酸氢钠。同时记录患者24小时的液体出入量，尿量少者给予利尿剂。

知识点6：溶血性贫血的健康指导　副高：掌握　正高：熟练掌握

（1）机械损伤、物理和化学等因素引起的溶血性贫血，主要应从病因上加以预防。

（2）对葡萄糖-6-磷酸脱氢酶（G-6-PD）缺乏症患者，平时应避免使用伯氨喹类氧化性药物及其他已明确可引起溶血的药物，避免食用蚕豆。

（3）珠蛋白生成障碍性贫血是一组常染色体遗传性疾病，凡家族史有死胎、流产者，应做好优生优育的宣传、咨询工作，做好婚前检查，对未来配偶做血红蛋白电泳筛选。

（4）免疫性新生儿溶血的预防：凡已知妇女血型为Rh阴性而其丈夫是Rh阳性的孕妇，需加强计划生育，如果已怀孕要加强产前检查，对分娩过程及产后进行监控。

第四节　再生障碍性贫血

知识点1：再生障碍性贫血的概念　副高：掌握　正高：熟练掌握

再生障碍性贫血，简称再障，是一组由化学、物理、生物等因素及不明原因所致的骨髓干细胞和/或微环境损伤，外周血全血细胞减少为特征的疾病。根据骨髓衰竭的严重程度和临床病程进展情况分为重型和非重型再障以及急性和慢性再障。

知识点2：再生障碍性贫血的发病机制　副高：掌握　正高：熟练掌握

再生障碍性贫血的发病机制目前尚未完全明确。可能的发病机制为：①造血干细胞内在的缺陷；②造血微环境支持功能缺陷；③免疫反应介导造血干细胞损伤；④遗传因素。

知识点3：慢性再生障碍性贫血的诊断标准　副高：掌握　正高：熟练掌握

（1）临床表现：发病缓慢，贫血、出血和感染均较轻。一般无肝脾大。

（2）血常规：血红蛋白下降速度较慢，网织红细胞、白细胞、中性粒细胞及血小板值常较急性再障为高。

（3）骨髓象：①造血细胞（粒细胞系统、红细胞系统、巨核细胞系统）三系或二系减少，至少一系增生不良，如增生良好，红细胞系统中常有晚幼红细胞比例升高，巨核细胞明显减少。②骨髓小粒中非造血细胞及脂肪细胞增多。

病程中如病情恶化，临床表现、血常规、骨髓象与急性再障相似，则称重型再障Ⅱ型。

知识点4：急性再生障碍性贫血（重型再障Ⅰ型）的诊断标准

副高：掌握　正高：熟练掌握

（1）临床表现：发病急，贫血呈进行性加剧，常伴严重感染及内脏出血。皮肤、黏膜出血广泛而严重，且不易控制。

（2）血常规：除血红蛋白下降较快外，需具备下列各项中的2项：①网织红细胞$<1\%$，绝对值$<15\times10^9$/L；②白细胞明显减少，中性粒细胞绝对值$<0.5\times10^9$/L；③血小板$<20\times10^9$/L。

（3）骨髓象：①多部位增生减低，三系造血细胞明显减少，非造血细胞增多。如增生活跃，有淋巴细胞增多。②骨髓小粒中非造血细胞及脂肪细胞增多。

知识点5：再生障碍性贫血的鉴别诊断

副高：掌握　正高：熟练掌握

再生障碍性贫血须与其他能引起全血细胞减少的疾病相鉴别。

（1）骨髓增生异常综合征：肝脾大较多见，骨髓增生活跃，三系细胞呈病态造血。

（2）恶性组织细胞病：多伴高热，出血倾向重，常伴肝脾大及黄疸。骨髓中可见一定数量的异常组织细胞。

（3）阵发性睡眠性血红蛋白尿症：常有反复发作的血红蛋白尿、黄疸、脾大，酸溶血试验及尿含铁血黄素试验阳性，用流式细胞仪测定CD55、CD59阴性细胞增多。

知识点6：再生障碍性贫血的处理要点

副高：掌握　正高：熟练掌握

（1）支持疗法：血红蛋白太低影响患者呼吸、循环功能者可输注红细胞；出血严重甚至有脑出血危险时可输注血小板悬液，积极防治感染。

（2）慢性再生障碍性贫血的治疗：①雄激素，常用的是睾酮的衍生物，司坦唑醇6～12mg/d，起效时间在服药2个月后，在取得明显血液学改善后，应逐渐减量，维持治疗至少1年。治疗中应注意保护肝脏。②环孢素，2～5mg/（kg·d），疗程为数周至数月，对15%～75%的病例有效。③中医中药治疗，应用补肾中药治疗再障可取得一定的疗效，疗程应在半年以上。临床结果表明，雄激素+环孢素+中药联合治疗，疗效优于单药治疗。

（3）急性再生障碍性贫血的治疗：①骨髓移植。②免疫抑制剂，抗胸腺球蛋白或抗淋巴细胞球蛋白与环孢素联合用药疗效高于单一用药，大剂量甲泼尼龙及大剂量免疫球蛋白治疗也取得了一定的疗效。③造血细胞生长因子，包括粒细胞集落刺激因子（G-CSF）、粒-巨噬细胞集落刺激因子（GM-CSF）及促红细胞生成素（EPO）等。

知识点7：再生障碍性贫血的健康指导 副高：掌握 正高：熟练掌握

（1）田间喷洒农药时，必须做好劳动保护。

（2）家庭装修时，尽量选用环保材料，装修完毕后应通风，空置3个月以上再入住。

（3）慎用或禁用氯霉素、合霉素。

（4）某些工作环境中，空气中的苯含量明显超过国家规定标准，应有相应的防护措施以保护劳动者健康。

（5）工作人员在工作过程及环境中接触放射线时应做好防护。

第五节 白 血 病

知识点1：白血病的概念 副高：掌握 正高：熟练掌握

白血病是造血系统的恶性肿瘤，是血细胞中，主要是白细胞中的某一系列细胞肿瘤性增生，并在肝、脾、淋巴结等各脏器广泛浸润，外周血中白细胞有质和量的异常，红细胞与血小板数减少，导致贫血、出血、感染和浸润等征象。白血病的病因目前尚未完全明确，较为公认的因素有：电离辐射、化学因素、病毒、遗传因素及其他血液病。

知识点2：急性白血病的概念 副高：掌握 正高：熟练掌握

急性白血病（AL）是一种或多种造血干细胞及祖细胞恶变，失去正常的增殖、分化及成熟能力，无控制地持续增殖，逐步取代骨髓并经血液浸润至全身组织及器官。

知识点3：急性白血病的分类 副高：掌握 正高：熟练掌握

根据白血病恶变发生的细胞系列将急性白血病分为急性淋巴细胞白血病（ALL）和急性非淋巴细胞白血病（急性髓细胞白血病AML）。

知识点4：急性白血病的临床表现 副高：掌握 正高：熟练掌握

（1）感染和发热：发热是常见症状，除急性白血病本身引起的肿瘤性发热（体温一般不超过38℃）外，发热的主要原因是感染，常见部位有咽部、扁桃体、肺、牙龈、皮肤、肠道、肛周软组织。最常见的感染病原体是细菌；部分感染可由病毒引起；由于长期的化疗、大剂量糖皮质激素和广谱抗生素的应用，患者易发生真菌感染。

（2）出血：以皮肤出血斑点、鼻腔和口腔黏膜出血、牙龈渗血为常见，女性患者月经过多或经期延长，病情严重时可出现颅内出血、消化道或呼吸道大出血，危及生命。急性早幼粒细胞白血病常并发弥散性血管内凝血（DIC），表现为多部位出血，皮下大片淤斑，且易因颅内出血而死亡。

（3）贫血：早期即可出现，呈进行性加重。贫血的主要原因是红细胞的生成被异常增生的白血病细胞干扰，出血、化疗可进一步加重贫血。

（4）白血病浸润的表现：肝、脾、淋巴结肿大，骨痛、关节痛，急性白血病常有胸骨压痛，对诊断具有重要意义。牙龈、皮肤组织、中枢神经系统、呼吸道、胃肠道、泌尿生殖系统皆可被浸润。绿色瘤常见于小儿急性淋巴细胞白血病及青年急性原粒细胞白血病。

知识点5：急性白血病的诊断要点　　副高：掌握　正高：熟练掌握

急性白血病的确诊主要依靠患者的临床表现、血象和骨髓细胞形态学检查。骨髓涂片中原始细胞占有核细胞总数的20%以上时即诊断为急性白血病（需除外类白血病反应），结合细胞化学染色、免疫表型特点及细胞遗传学检查可进一步明确其亚型。

知识点6：急性白血病的处理要点　　副高：掌握　正高：熟练掌握

（1）支持治疗：是治疗白血病的重要基础。对于贫血严重的患者应输注红细胞，当血小板显著减少并有严重出血危及生命时，可输注血小板。预防与治疗感染是支持治疗的另一个重要方面，对中性粒细胞缺乏的患者可应用粒细胞集落刺激因子，以缩短粒细胞缺乏的持续时间。

（2）化学治疗：是急性白血病最重要和最基本的治疗手段，且是其他治疗的基础。化疗分为诱导缓解治疗和缓解后治疗。早期、足量、联合和个体化是化疗的重要原则。一旦确诊为白血病，应动员患者接受正规、系统的化疗，以免延误治疗时机。

（3）骨髓移植：是目前治愈白血病的有效方法。对急性髓细胞白血病（除外急性早幼粒细胞白血病），年轻患者如有人白细胞抗原（HLA）相匹配的同胞供者，应在第一次完全缓解后进行异基因骨髓移植。对急性淋巴细胞白血病，除儿童标危组外，有条件者均应进行异基因骨髓移植。

（4）免疫治疗：①应用非特异的免疫兴奋剂（卡介苗、棒状杆菌或左旋咪唑）；②应用细胞因子（如白介素-2）激活细胞免疫以减少残留白血病；③应用单克隆抗体以作用于白血病细胞。

知识点7：急性白血病的健康指导　　副高：掌握　正高：熟练掌握

（1）长期接触放射线、化学制剂的人员，应警惕白血病。

（2）白血病患者应注意营养、休息，保持乐观情绪，少去公共场所以防止感染。

（3）白血病患者缓解出院后，应遵医嘱定期复查，巩固治疗，发现病情变化及时就医。

（4）对持续缓解3年以上者，应鼓励其恢复正常工作和学习。

知识点8：慢性粒细胞白血病的概念　　副高：掌握　正高：熟练掌握

慢性粒细胞白血病（CML）是一种获得性造血干细胞恶性克隆性疾病，主要为持续性、进行性外周血白细胞数增高，分类中有不同分化阶段的粒细胞，但以中幼粒细胞以下偏成熟的为主，脾大，90%以上患者骨髓细胞中有特征性的Ph染色体或bcr/abl融合基因。

知识点9：慢性粒细胞白血病的临床表现　　副高：掌握　正高：熟练掌握

病情进展比较缓慢，大多数慢性粒细胞白血病患者诊断时处于慢性期，白细胞低于30×10^9/L时多无症状，仅在血常规检查时发现白细胞数增高，外周血中有中晚幼粒细胞，随疾病进展患者可有乏力、体重减轻、上腹胀满或左上腹有肿块，约90%的患者脾大，程度不等，肋下可及至巨脾达盆腔，质硬常有明显的切迹。50%的患者有轻中度肝大。淋巴结肿大罕见。少数患者有皮肤浸润。发热少见。剧烈的骨痛及关节痛、出血、不明原因的发热、脾进行性肿大或髓外浸润等多见于急变期。

知识点10：慢性粒细胞白血病的诊断要点　　副高：掌握　正高：熟练掌握

一旦有不明原因的持续性白细胞数增高、脾大，有典型的血象、骨髓象变化，中性粒细胞碱性磷酸酶减低或消失，Ph染色体阳性和/或检测到bcr/abl融合基因，诊断即可确定。

知识点11：慢性粒细胞白血病的鉴别诊断　　副高：掌握　正高：熟练掌握

（1）类白血病反应：一般无贫血、出血以及肝、脾、淋巴结肿大；白细胞计数$<50\times10^9$/L，中性粒细胞中有中毒颗粒，中性粒细胞碱性磷酸酶增高，原发病控制后白细胞数恢复正常，不伴有Ph染色体及bcr/abl融合基因。

（2）真性红细胞增多症、原发性血小板增多症、原发性骨髓纤维化：Ph染色体及bcr/abl融合基因检测是可靠的鉴别方法。

知识点12：慢性粒细胞白血病的处理要点　　副高：掌握　正高：熟练掌握

（1）异基因造血干细胞移植：是目前唯一能治愈慢性粒细胞白血病的方法，对较年轻患者，有HLA相匹配同胞供者的应首选异基因造血干细胞移植治疗。

（2）α-干扰素联合治疗：可使少部分患者达到部分细胞遗传学缓解，延长患者的中位生存期。

（3）酪氨酸激酶抑制剂：伊马替尼为第一代酪氨酸激酶抑制剂，达沙替尼和尼罗替尼是第二代酪氨酸激酶抑制剂。临床研究证实，酪氨酸激酶抑制剂选择性抑制P210 bcr/abl，最小限度地抑制正常造血，其抑制活性的发挥最终使白血病细胞凋亡。酪氨酸激酶抑制剂是无条件做造血干细胞移植的慢性粒细胞白血病患者，首选的治疗方案之一。

（4）其他药物：如患者无条件进行异基因造血干细胞移植或不能使用酪氨酸激酶抑制剂，亦不能耐受α-干扰素治疗，羟基脲是首选药物，其他常用的化疗药物包括白消安、靛玉红或甲异靛、巯嘌呤、硫鸟嘌呤等。

知识点13：慢性粒细胞白血病的健康指导　　副高：掌握　正高：熟练掌握

（1）对慢性期患者，全科医师应让家属和患者了解疾病过程，配合医师进行治疗，做好自我护理，建立良好的生活方式，注意休息、营养，按时服药，定期门诊复查。

（2）凡出现不明原因的发热、贫血、出血症状加重，脾大，应及时就医以防急变。

（3）规范治疗后的慢粒慢性期患者生存情况可以接近于健康同龄人。

第六节　淋　巴　瘤

淋巴瘤

知识点1：淋巴瘤的概念　　副高：掌握　正高：熟练掌握

淋巴瘤是原发于淋巴结或淋巴组织的恶性肿瘤，有淋巴细胞和/或组织细胞的大量增生，恶性程度不一。病因尚不清楚，一般认为可能和基因突变，以及病毒及其他病原体感染、放射线、化学药物、合并自身免疫病等有关。

知识点2：淋巴瘤的分类　　副高：掌握　正高：熟练掌握

按组织学特点，淋巴瘤基本上可分为霍奇金淋巴瘤（HL）和非霍奇金淋巴瘤（NHL）。而在我国非霍奇金淋巴瘤发病率明显高于霍奇金病。

知识点3：淋巴瘤的临床表现　　副高：掌握　正高：熟练掌握

淋巴瘤最典型的临床表现是无痛性、浅表淋巴结进行性肿大。单发或多发，好发于颈部、腋下和腹股沟。部分患者淋巴瘤首先发生于淋巴结外器官，多见于非霍奇金淋巴瘤，咽环部位最常见，也可见于胃肠道、脾、皮肤等处。肿大淋巴结的分布区域在霍奇金淋巴瘤与非霍奇金淋巴瘤有所不同，霍奇金淋巴瘤时淋巴结肿大常发生在相互邻近的区域，而非霍奇金淋巴瘤的病变呈跳跃式分布。深部淋巴结肿大在不同部位可引起相应的压迫、梗阻、浸润或组织破坏而导致相应症状。淋巴瘤患者常有发热、消瘦、出汗、体重下降、皮肤瘙痒等全身症状。

知识点4：淋巴瘤的诊断要点　　副高：掌握　正高：熟练掌握

淋巴瘤的临床表现和辅助检查仅提示淋巴瘤的可能性，要明确诊断必须依靠淋巴结的组织病理学检查结果。

知识点5：淋巴瘤的鉴别诊断　　副高：掌握　正高：熟练掌握

（1）感染性疾病中常与淋巴瘤混淆的是传染性单核细胞增多症和淋巴结结核，需要鉴别。

（2）鼻咽癌、乳腺癌、胃癌等实体瘤常有淋巴结转移，急、慢性白血病等往往有淋巴结浸润，需与淋巴瘤鉴别。

知识点6：淋巴瘤的处理要点　　副高：掌握　正高：熟练掌握

由于淋巴瘤的类型与分期不同，治疗方法也不尽相同。

（1）霍奇金淋巴瘤：Ⅰ期和Ⅱ期患者，经放疗可达到治愈的目的。Ⅲ期和Ⅳ期患者应给予联合化疗。

（2）非霍奇金淋巴瘤：预后远不如霍奇金淋巴瘤。其治疗方法有：①以全身化疗为主，为达到长期生存或治愈，往往需要强烈化疗并给予造血干细胞支持。②辅以局部放疗，经联合化疗后，如有局部病灶持续存在，可针对病灶给予放疗。③手术切除。有适应证者，尤其是胃、肠淋巴瘤，也可在化疗前行手术切除。④生物靶向治疗，单克隆抗体CD20对CD20阳性的B细胞淋巴瘤有很好的疗效。⑤生物调节治疗，如干扰素、单克隆抗体、细胞生长因子等，消灭残留病变，可能防止复发。

知识点7：淋巴瘤的健康指导　　副高：掌握　正高：熟练掌握

（1）淋巴瘤的发病原因可能与某些感染或自身免疫疾病有关，故对EB病毒、HIV病毒、幽门螺杆菌等感染或干燥综合征患者，要特别注意是否并发了淋巴瘤。

（2）由于治疗的进步，淋巴瘤的预后较其他肿瘤要好，尤其是霍奇金淋巴瘤，不少患者可治愈。要鼓励患者积极治疗，有条件者接受造血干细胞移植。

第七节　特发性血小板减少性紫癜

知识点1：特发性血小板减少性紫癜的概念　　副高：掌握　正高：熟练掌握

特发性血小板减少性紫癜（ITP）是因免疫机制使血小板破坏增多的临床综合征。根据临床表现、发病年龄、血小板减少的持续时间和治疗效果，可将其分为急性型和慢性型。

知识点2：特发性血小板减少性紫癜的临床表现　　副高：掌握　正高：熟练掌握

（1）急性特发性血小板减少性紫癜：多见于儿童，发病前常有上呼吸道感染史。起病急骤，可有发热、畏寒，通常有较严重的全身性皮肤、黏膜出血，皮肤淤斑可融合成片或形成血疱，口腔黏膜血疱，少数患者可有胃肠道和泌尿道出血，颅内出血常为本病的致死原因。

（2）慢性特发性血小板减少性紫癜：多见于成人，女性发病率高于男性。起病缓慢，出血症状相对较轻，出血呈持续性或反复发作性，表现为皮肤出血点、淤斑，以四肢远端多见，黏膜出血以鼻、牙龈出血多见，女性多表现为月经过多，可有轻度脾大。

知识点3：特发性血小板减少性紫癜的诊断标准　副高：掌握　正高：熟练掌握

（1）多次化验检查血小板计数减少。

（2）脾不增大或仅轻度增大。

（3）骨髓检查巨核细胞数增多或正常，有成熟障碍。

（4）以下各项中应具备任何一点：①泼尼松治疗有效；②脾切除治疗有效；③血小板相关抗体PAIgG增多；④血小板相关补体PAC3增多；⑤血小板寿命测定缩短。

（5）排除其他继发性血小板减少症。

知识点4：特发性血小板减少性紫癜的处理要点　副高：掌握　正高：熟练掌握

（1）一般支持疗法：平时注意休息，防止外伤，可用一般止血药物，如氨甲环酸、酚磺乙胺、巴曲酶等。

（2）肾上腺皮质激素：治疗特发性血小板减少性紫癜的主要药物，剂量为1mg/（kg·d），待血小板恢复正常后可逐渐减量至维持剂量，维持3～4周后可考虑停药。

（3）脾切除：适用于泼尼松治疗无效者；泼尼松治疗有效，但停用或减量后复发者；需较大剂量泼尼松维持者。

（4）其他免疫抑制剂：如硫唑嘌呤、环磷酰胺、长春新碱等用于慢性特发性血小板减少性紫癜经肾上腺糖皮质激素治疗及脾切除后疗效不佳，或不宜用肾上腺皮质激素治疗而又不适于脾切除者。

（5）大剂量丙种球蛋白静脉注射：用于难治性特发性血小板减少性紫癜及血小板计数明显低下，出血严重者的紧急抢救。

（6）输注血小板悬液：血小板严重减少、严重出血病例的抢救及脾切除手术的术前准备或手术时采用。

知识点5：特发性血小板减少性紫癜的健康指导　副高：掌握　正高：熟练掌握

（1）预防感染，某些特发性血小板减少性紫癜患者，治愈后常由于各种感染导致疾病复发。

（2）慢性患者适当限制活动，反复发作者，当血小板计数$<50\times10^9$/L时，勿做较强的体力劳动，避免各种外伤，学会自我护理预防出血。

（3）应避免使用可能引起血小板减少或抑制其功能的药物，如阿司匹林、双嘧达莫、吲哚美辛、保泰松等。

第二十二章 内分泌代谢疾病

第一节 糖 尿 病

知识点1：糖尿病的概念 副高：掌握 正高：熟练掌握

糖尿病是由于胰岛素的缺乏或相对不足，以及胰岛素的敏感性下降——胰岛素抵抗引起的以血葡萄糖（血糖）水平增高为特征、由遗传因素与环境因素长期共同作用而导致的一种慢性全身性代谢性疾病；患者常有糖、蛋白质、脂肪代谢异常，继发水、电解质、酸碱代谢的全面紊乱，是一种代谢紊乱综合征。

知识点2：糖尿病的临床表现 副高：掌握 正高：熟练掌握

糖尿病的临床表现包括两方面：糖、脂肪及蛋白质代谢紊乱综合征；器官并发症及伴发病的功能障碍表现。糖尿病典型的症状为“三多一少”，即多饮、多尿、多食及体重下降。也可以伴随其他非典型症状，如疲乏无力、伤口愈合不良、久病不愈、眼部不适、视力下降、白内障、外阴瘙痒、阴茎龟头炎，常出现低血糖、下肢麻木、疼痛、皮肤改变等。

1型糖尿病多为儿童、青少年发病，也称青年发病型糖尿病，多数患者有以上典型的“三多一少”症状，且发病急剧，往往会出现酮症酸中毒。1型糖尿病多数患者血中胰岛素水平很低，部分患者胰岛细胞抗体（ICA）及谷氨酸脱羧酶抗体（GAD）阳性。

2型糖尿病多在中年以上发病，现在有明显的年轻化趋势，其中肥胖者居多，起病隐匿缓慢，多数无明显的典型症状，或仅有其中的一两个症状，或有一些非典型症状；许多2型糖尿病患者可没有任何症状，而在查体中发现，或在诊治其他疾病时发现。也有一部分患者以糖尿病并发症的表现而就诊。

知识点3：1型糖尿病和2型糖尿病的区别 副高：掌握 正高：熟练掌握

（1）1型糖尿病：病因和发病机制尚不清楚；其显著的病理生理学和病理学特征是胰岛B细胞数量显著减少和消失所导致的胰岛素分泌显著下降或消失；起病较急，症状明显；有明显的体重下降、多饮多尿症状；常见酮症；胰岛素细胞抗体、谷氨酸脱羧酶抗体、人胰岛细胞抗原-2抗体阳性；并存相关自身免疫性疾病概率较高；需胰岛素治疗。

（2）2型糖尿病：病因和发病机制目前亦不明确；其显著的病理生理学特征为胰岛B细

胞功能缺陷所导致的胰岛素分泌减少（或相对减少）或胰岛素抵抗所导致的胰岛素在机体内调控葡萄糖代谢能力下降或两者共同存在；起病缓慢，症状不显著；肥胖者多见；多有2型糖尿病家族史；酮症酸中毒发生率低；胰岛素细胞抗体、谷氨酸脱羧酶抗体、人胰岛细胞抗原-2抗体多为阴性；并存自身免疫性疾病较少；以生活方式调整、口服降糖药、胰岛素为主要治疗方案。

知识点4：糖尿病的鉴别诊断 副高：掌握 正高：熟练掌握

（1）继发性血糖增高：应激反应、肾上腺皮质功能亢进、嗜铬细胞瘤等。

（2）尿糖阳性需与非糖尿病性糖尿相鉴别：包括肾性糖尿、食后糖尿、饥饿性糖尿、应激性糖尿及神经性糖尿。

（3）药物对糖耐量的影响：包括噻嗪类利尿剂、呋塞米、糖皮质激素、避孕药、阿司匹林、吲哚美辛、氟哌啶醇等的长期应用。

知识点5：糖尿病的并发症 副高：掌握 正高：熟练掌握

（1）急性并发症：①糖尿病酮症酸中毒（DKA）；②高渗性非酮症性糖尿病昏迷，简称高渗昏迷；③糖尿病乳酸酸中毒；④低血糖。

（2）慢性并发症：①大血管病变，包括心脏病、高血压、脑血管意外及下肢血管病变；②微血管病变，主要包括肾脏病变及眼底病变；③神经病变，除导致躯体不适外，还是导致糖尿病足和截肢的主要原因。

（3）继发性感染：①易并发毛囊炎、疖、痈等皮肤化脓性感染；②易患肺结核；③真菌感染，如真菌性阴道炎，甚至内脏真菌感染；④各种细菌感染，如上呼吸道感染、泌尿系感染、胆道感染等。

知识点6：糖尿病足的临床分级 副高：掌握 正高：熟练掌握

0级：肢端供血不足，颜色发绀或苍白，肢端发凉、麻木、感觉迟钝或丧失，肢端刺痛或灼痛，常伴有足趾或足的畸形等。

Ⅰ级：有开放性病灶。水疱、血疱、鸡眼或胼胝，冻伤或烫伤及其他皮肤损伤所引起的浅表溃疡，但病灶尚未波及深部组织。

Ⅱ级：感染病灶已侵犯深部肌肉组织。常有轻度蜂窝织炎、多发性脓灶及窦道形成，或感染沿肌间隙扩大，造成足底、足背贯通性溃疡或坏疽，脓性分泌物较多，足或跖趾皮肤灶性干性坏疽，但肌腱韧带尚无破坏。

Ⅲ级：肌腱韧带组织破坏。蜂窝织炎融合形成大脓腔，脓性分泌物及坏死组织增多，足或少数足趾干性坏疽，但骨质破坏尚不明显。

Ⅳ级：严重感染已造成骨质破坏，骨髓炎，骨关节破坏或已形成假关节，部分足趾或部分手足发生湿性或干性严重坏疽或坏死。

Ⅴ级：足的大部或全部感染或缺血，导致严重的湿性或干性坏疽，肢端变黑，常波及踝关节及小腿。

知识点7：糖尿病肾病的临床分期 副高：掌握 正高：熟练掌握

Ⅰ期：肾脏体积增大，肾小球滤过率（GFR）升高，肾小球入球小动脉扩张，肾小球内压增加。

Ⅱ期：肾小球毛细血管基底膜增厚，尿白蛋白排泄率（UAER）多数在正常范围，或呈间歇性增高。

Ⅲ期：微量白蛋白尿期，即尿白蛋白排泄率持续在20～200μg/min，或30～300mg/d。

Ⅳ期：临床蛋白尿期，尿蛋白逐渐增多，UAER＞200μg/min，或＞300mg/d，蛋白尿从间歇性逐渐发展为持续性。肾小球滤过率下降，可伴有水肿和高血压，肾功能逐渐减退。

Ⅴ期：尿毒症期，多数肾单位闭锁，UAER降低，血肌酐、尿素氮升高，血压升高，可伴有水肿及贫血等。

知识点8：糖尿病的处理要点 副高：掌握 正高：熟练掌握

糖尿病的治疗，要特别强调早期诊断、规范化长期综合治疗和治疗措施的个体化。治疗目标是控制高血糖，纠正代谢紊乱，防止或延缓并发症的发生和发展。

糖尿病的治疗应遵循五项原则：糖尿病教育及心理治疗、饮食疗法、运动疗法、药物治疗及糖尿病监测。

知识点9：糖尿病患者饮食控制的原则 副高：掌握 正高：熟练掌握

（1）维持合理体重，计算理想体重（kg）＝身高（cm）−105。

（2）每日摄入总热能以休息时每千克理想体重25～30kcal，轻体力劳动30～35kcal，中体力劳动35～40kcal，重体力劳动40kcal以上。

（3）脂肪：供能不超过总热能的30%，饱和脂肪酸不超过总热卡的10%，胆固醇摄入量少于300mg/d。

（4）糖类：供能不超过总热量的50%～60%，每日定时进三餐，糖类均匀分配，可适量摄入糖醇和非营养性甜味剂。

（5）蛋白质：供能占总热量的10%～15%，显性蛋白尿者，限制每日蛋白0.8g/kg，自肾小球滤过率（GFR）下降起，给予低蛋白饮食，限制每日蛋白0.6g/kg，并注意补充复方α-酮酸制剂。

（6）饮酒：糖尿病患者不推荐饮酒，如饮酒需将热量计入摄入总热能；每日不超过1～2份标准量（一份标准量为啤酒285ml，清淡啤酒375ml，红酒200ml或白酒30ml，各约含乙醇10g）。

（7）膳食纤维：豆类、富含纤维的谷物类（每份食物=5g纤维）、水果、蔬菜和全麦食品均为膳食纤维的良好来源，推荐膳食纤维每日摄入量为14g/kcal。

（8）盐：每日食盐摄入量＜6g。

知识点10：糖尿病患者的接诊要点　副高：掌握　正高：熟练掌握

（1）问诊：一般包括年龄、饮食、营养状况等；病程特点，包括有无三多一少症状、以往治疗方案、有无慢性并发症等；询问有无高血压、血脂紊乱、代谢综合征等合并症。

（2）体格检查：包括身高、体重、腰围、臀围、血压、眼底检查等，足部检查包括膝反射、动脉搏动、足部溃疡、痛觉、温度觉等。

（3）辅助检查：包括血糖、糖化血红蛋白、血脂、肝肾功能、尿微量清蛋白/尿肌酐、心电图、视力、眼底、肌电图等检查。

知识点11：糖尿病的转诊指征　副高：掌握　正高：熟练掌握

（1）近期血糖波动较大，调整药物剂量无效者。

（2）可疑糖尿病患者诊断不能明确者。

（3）各型糖尿病患者口服降糖药无效者。

（4）出现并发症或伴发症者。

（5）患者处于应激状态者。

知识点12：糖尿病的健康指导　副高：掌握　正高：熟练掌握

对糖尿病应采取三级预防。

（1）一级预防：在糖尿病没有发生时，通过糖尿病教育，改变生活方式等，对糖尿病危险人群进行预防。

（2）二级预防：糖尿病发生后（早期），尚未出现合并症、未造成脏器损害。积极治疗糖尿病，降低血糖，控制代谢紊乱，防止并发症及脏器损害。

（3）三级预防：在糖尿病中、晚期出现并发症或脏器损害，治疗目的是尽量提高生命质量，延缓生命。

第二节　甲状腺功能亢进症

知识点1：甲状腺功能亢进症的概念　副高：掌握　正高：熟练掌握

甲状腺功能亢进症（简称甲亢）是由多种原因引起甲状腺合成释放甲状腺激素过多，导致机体出现代谢亢进和交感神经兴奋的高代谢综合征，Graves病是其中最常见的类型（又称毒性弥漫性甲状腺肿）。多见于青中年女性。

知识点2：甲状腺功能亢进症的临床表现 副高：掌握 正高：熟练掌握

（1）T_3、T_4分泌过多：①高代谢综合征，怕热、多汗、皮肤潮湿、消瘦乏力。②心血管系统，心悸、气短、窦性心动过速（90～120次/分）、心律失常，以房早和房颤多见，心尖部第一心音亢进，常有1～2级收缩期杂音。脉压增大，心脏可增大。③消化系统，多食、排便次数增多、粪便不成形。④精神神经系统：烦躁易怒，紧张失眠，不安多虑，可出现手、眼睑及舌震颤，偶有抑郁型，出现表情淡漠。⑤肌肉骨骼系统，肌无力和肌萎缩多见，一般近侧肌群首先受累，也称慢性甲亢性肌病，青年男性可伴周期性瘫痪，还可造成骨钙丢失而致骨质疏松。⑥生殖系统，男性可有阳痿，女性常有月经稀少或闭经。⑦造血系统，外周血白细胞计数偏低、淋巴细胞绝对值增多，可有轻度贫血。⑧偶可见肝功能受损、转氨酶升高及胆汁淤积性黄疸。

（2）甲状腺肿：甲状腺呈弥漫性肿大，可触到震颤并闻及甲状腺动脉血管杂音。

（3）眼征：多数患者有非浸润性突眼、睑裂增宽、瞬目稀少、集合运动减弱、畏光、流泪、复视、眼睑不能闭合。

（4）特殊表现：①胫前黏液性水肿。②皮肤与甲床色素沉着、指（趾）甲脆软、末端与甲床分离。③甲状腺杵状指（趾）。④男性乳房增生等。

（5）不典型者：常见于老年（尤其70岁以上）患者，一般甲状腺不大或有结节，厌食、消瘦、衰弱、淡漠无欲、反应迟钝、房颤、心力衰竭等，预后差，并易发生甲亢危象。

知识点3：甲状腺功能亢进症的诊断及鉴别诊断 副高：掌握 正高：熟练掌握

甲亢的诊断并不困难，只要考虑到甲亢，进行甲状腺功能检查即可诊断。其鉴别诊断为：

（1）非甲状腺疾病，如神经官能症。

（2）非甲亢的甲状腺疾病，如单纯性甲状腺肿。

（3）其他原因所致的甲亢，如毒性结节性甲状腺肿。

（4）腹泻者应与慢性结肠炎鉴别。

（5）消瘦低热者应与结核、恶性肿瘤鉴别。

（6）心律失常者应与冠心病、风湿性心脏病等心脏疾病鉴别。

知识点4：甲状腺功能亢进症的处理要点 副高：掌握 正高：熟练掌握

（1）一般治疗：适当休息，补充足够热量和B族维生素，焦虑不安、失眠较重者可给予镇静剂。

（2）抗甲状腺药物治疗：是临床最常采用的方法。目前应用的药物有两种，咪唑类和硫氧嘧啶类，代表药物分别有甲巯咪唑（他巴唑，MMI）和丙基硫氧嘧啶（PTU）。应首选PTU。

（3）放射性^{131}I治疗：属于破坏性治疗，简便、安全、治愈率高、复发率低，成为目前较多采用的治疗方法。主要适用于长期药物治疗无效或停药复发的、有严重甲亢心脏病的、对抗甲状腺药产生不良反应的、不愿或不能手术的，以及术后复发的甲亢患者。妊娠、哺乳或20岁以下的患者属绝对禁忌，有严重肝肾病变或严重活动性突眼的患者也不适宜。

（4）手术治疗：也属于破坏性治疗，为甲状腺次全切除术，适用于中、重度甲亢长期服药无效、甲状腺肿大有明显压迫症状、胸骨后甲状腺肿的患者。

（5）介入栓塞治疗：方法是在数字减影X线电视监视下，经股动脉将导管送入甲状腺上动脉，缓慢注入与造影剂相混合的栓塞剂（聚乙烯醇、白芨粉或明胶海绵），直至血流基本停止，可放置螺圈以防复发。通常栓塞面积可达80%～90%，与手术切除的甲状腺量相似。

知识点5：甲状腺功能亢进症的健康指导　　副高：掌握　正高：熟练掌握

（1）宣传教育。

（2）筛查易患人群，早期诊断，早期治疗。

（3）转诊原则：①疑似患者诊断不清；②确认患者药物治疗不理想；③出现并发症及伴发症者。

第三节　痛　风

知识点1：痛风的概念　　副高：掌握　正高：熟练掌握

痛风是由嘌呤代谢紊乱所致的以高尿酸血症为主要特征的一组临床综合征。主要包括急性发作性关节炎、痛风石形成、痛风石性慢性关节炎、尿酸盐肾病和尿酸性尿路结石，重者可出现关节残疾和肾功能不全。

知识点2：痛风的分类　　副高：掌握　正高：熟练掌握

痛风可分为原发性和继发性两大类。原发性痛风是先天性嘌呤代谢紊乱和/或尿酸排泄障碍所致，继发性痛风指继发于其他疾病过程中的一种临床表现，也可因某些药物所致。

知识点3：痛风的临床分期　　副高：掌握　正高：熟练掌握

依临床表现，痛风可分为无症状期、急性关节炎期、间歇期、慢性关节炎期。

（1）无症状期：仅有血尿酸的升高。

（2）急性关节炎期：表现为起病急骤、单关节受累（75%以踇趾、跖趾关节起病），病变关节及周围软组织红肿、发热、剧痛和拒按，高峰期3～5日，1周左右可自行缓解。

（3）间歇期：症状全部消失，关节活动恢复正常，受累关节局部皮肤出现瘙痒和脱屑；多数患者在2年内有第二次发作，以后发作日益频繁且日趋加重，逐渐进展为慢性关节炎期。

（4）慢性关节炎期：关节炎发作频繁，疼痛加剧，受累关节增多，尿酸盐结晶在关节附近肌腱、腱鞘、皮肤结缔组织中沉积，形成痛风结节（痛风石）。晚期尿酸盐在关节内沉积增多，引起关节骨质缺损及周围组织纤维化，使关节发生僵硬畸形，活动受限。

知识点4：痛风患者的肾脏损害　　副高：掌握　正高：熟练掌握

病程较长的痛风患者约1/3有肾脏损害，常表现为以下3种形式：尿路结石、痛风性肾病和急性肾衰竭。尿酸性肾结石的临床表现为患侧阵发性绞痛，向会阴部放射，常伴有肉眼血尿或镜下血尿、尿路感染和梗阻。早期痛风性肾病仅表现为夜尿增多、尿比重低和微量蛋白尿；随着病情进展，患者有血压升高、腰痛、乏力、头痛、轻度水肿和持续性蛋白尿；晚期痛风性肾病时，水肿、高血压、低蛋白血症明显，可出现贫血等肾功能不全的症状，最后发展为尿毒症。

知识点5：痛风的鉴别诊断　　副高：掌握　正高：熟练掌握

（1）假性痛风：由关节软骨钙化所致，多见于用甲状腺素进行替代治疗的老年人，最常受累为膝关节。急性发作时症状酷似痛风，但血尿酸不高，关节滑液检查可发现有焦磷酸钙结晶或磷灰石，X线检查软骨呈线状钙化，与痛风性关节炎不同。

（2）类风湿关节炎：多见于青、中年女性，好发于双手、腕等小关节，表现为游走性、对称性多关节炎，伴晨僵。类风湿因子阳性，血尿酸不高，X线检查可见关节面粗糙，关节间隙变窄，与痛风性骨质缺损有明显不同。

（3）化脓性关节炎与创伤性关节炎：痛风初发时常与化脓性关节炎或创伤性关节炎相混淆，但后两者血尿酸不高。创伤性关节炎有外伤史，化脓性关节炎滑囊液内含大量白细胞，可培养出致病菌。两者关节滑液检查无尿酸盐结晶。

（4）肾结石：反复发作的肾结石要与原发性甲状旁腺功能亢进所致多发性结石鉴别。后者有持续性骨痛、病理性骨折和手足搐搦，放射性核素骨扫描示全身骨代谢异常，甲状旁腺激素水平明显升高，可与痛风鉴别。

知识点6：痛风的一般治疗　　副高：掌握　正高：熟练掌握

避免高嘌呤饮食，主要包括动物内脏（胰、脑、肝、肾）、肉类、汤汁、沙丁鱼、蟹、蛤等。大量饮水，使每日尿量维持在2000ml以上。多食素食为主的碱性食物，如蔬菜、水果。保持理想体重、控制血脂、避免过量饮酒等有助于预防血尿酸水平升高。

知识点7：痛风急性关节炎期的治疗　　副高：掌握　正高：熟练掌握

卧床休息，使用抗炎镇痛药物，包括非甾体抗炎药、秋水仙碱和糖皮质激素。

（1）非甾体抗炎药（NSAID）：最常使用的有吲哚美辛、双氯芬酸钠、布洛芬、对乙酰氨基酚等，这类药物有一定的不良反应，包括变态反应、消化道出血。有消化性溃疡病史、肾脏疾病、肝脏疾病、心功能不全以及服用抗凝药的患者慎用。

（2）秋水仙碱：对控制痛风急性发作具有非常显著的疗效，经典口服用法为0.5～1.0mg，每1～2小时一次，直至出现不良反应或剂量达到6mg为止，一般24小时内见效。秋水仙碱见效快，但不良反应大，80%以上的患者在治疗剂量时可发生腹泻，甚至发生出血性肠炎。有肝肾疾患、胆道梗阻或骨髓抑制患者均不宜服用。长期使用可抑制体细胞的正常有丝分裂，引起脱发、肌肉痛、白细胞减少、再生障碍性贫血。

（3）糖皮质激素：对急性关节炎发作有迅速的缓解作用，但停药后容易复发，长期服用易致糖尿病、高血压等，仅用于秋水仙碱、非甾体解热镇痛药治疗无效或有禁忌患者的短期服用。单关节病变者，适合关节腔内注射甲泼尼龙；多关节病变者可肌内注射地塞米松。病情轻者口服泼尼松，首日0.5mg/kg，此后每日5mg，1周后停用或改用其他治疗。

知识点8：痛风慢性关节炎期的治疗　　副高：掌握　正高：熟练掌握

治疗目标是预防急性痛风关节炎发作、保护肾脏、消除痛风石，采用抑制尿酸合成、加速尿酸排泄的方法，将血尿酸降至357μmol/L（6mg/dl）以下。

（1）抑制尿酸合成的药物：别嘌醇可抑制尿酸生成，每日0.2～0.6g，分2～3次口服，维持量0.1～0.2g/d。此药的不良反应是胃肠刺激、皮疹、骨髓受抑制和肝损害。肾功能不全患者用量减半。

（2）促尿酸排泄的药物：适用于肾功能正常，尿酸排出不多的患者，已有尿酸性结石形成者，不宜使用。常用的有丙磺舒，每日0.75～1.5g，分次口服，维持量为每日0.25～0.5g，5%的患者发生皮疹、胃肠道刺激等不良反应；或苯溴马隆，每日1次，50～100mg，维持量50mg，每日1次或隔日1次，此药偶有恶心、腹胀或腹泻。使用促尿酸排泄药物时，应每日餐前口服碳酸氢钠或枸橼酸钾，以碱化尿液，保持尿pH在7～8，此外注意多饮水，每日尿量在2000ml以上为宜。

知识点9：痛风间歇期的治疗　　副高：掌握　正高：熟练掌握

痛风间歇期应注意调整饮食，减少嘌呤的摄入，定期检测血、尿的尿酸水平，保持血尿酸在350μmol/L左右，尿尿酸低于800mg/d。

知识点10：痛风的健康指导 副高：掌握 正高：熟练掌握

（1）仅有高尿酸血症而无症状者，应调整饮食结构，避免进食高嘌呤类食物，多饮水，避免诱发因素，可不用药物治疗。饮食控制后血尿酸仍高于9mg/dl时，可用降尿酸药。

（2）有发作先兆时及早用药，急性期缓解后不能立即停药，需小量维持治疗数周至数月，以防止复发。

（3）急性发作停止前不能应用尿酸排泄促进剂或尿酸合成抑制剂，以免血尿酸急剧下降而再次诱发急性发作（血尿酸急速下降，使组织中沉积的尿酸结晶溶解释放，再次发生高尿酸血症而导致痛风急性发作）。

（4）急性发作停止后，再应用尿酸排泄促进剂或尿酸合成抑制剂，并应从小剂量开始，逐渐加大剂量。

第四节 骨质疏松症

知识点1：骨质疏松症的概念 副高：掌握 正高：熟练掌握

骨质疏松症（OP）是一种以低骨量和骨组织微结构破坏为特征，骨质脆性增加和易于骨折的全身性骨代谢性疾病。本质是骨代谢的动态平衡紊乱，骨吸收超过骨形成。

知识点2：骨质疏松症的分类 副高：掌握 正高：熟练掌握

骨质疏松症可分为原发性和继发性两类，原发性OP在社区中最常见，又可分为绝经后OP（常在妇女绝经后5～10年内发生）和老年性OP（一般指70岁后发生的骨质疏松）。继发性OP指由任何影响骨代谢的疾病和/或药物导致的骨质疏松。

知识点3：骨质疏松症的病因 副高：掌握 正高：熟练掌握

（1）遗传因素：骨质疏松症的发生与遗传因素密切相关。不仅骨量峰值50%～80%是由遗传因素决定，而且多种基因可能同时影响骨量的获得和骨转换的调控。

（2）内分泌因素

1）雌激素缺乏：绝经后卵巢分泌的雌激素水平低落是引起绝经后妇女骨质疏松的主要原因。雌激素缺乏，可以引起1,25-羟化维生素D_3的生成和活性降低，减少肠道中钙质吸收；可以增强骨对PTH的敏感性，使骨吸收增多；可以直接抑制成骨细胞活性、增强破骨细胞功能，加速骨量丢失。

2）甲状旁腺激素（PTH）水平增高：PTH有调节与维持血钙在正常水平的作用。老年人由肾脏合成的1,25-羟化维生素D_3减少，导致肠道钙吸收减少，血钙水平降低，从而刺激PTH分泌，促进破骨细胞功能，以保持血钙稳定。

3）降钙素水平降低：降钙素的作用与PTH相拮抗，它使破骨细胞转入非活动状态，从而抑制骨的溶解破坏、促进成骨细胞生成新的骨组织，将钙储存于骨中。女性的降钙素水平比男性低，绝经后妇女的降钙素水平比绝经前低，因而认为血降钙素水平降低是女性容易发生骨质疏松的原因之一。

4）1,25-羟化维生素D_3减少：老年人室外活动少、光照少、肾功能减退，血中1,25-羟化维生素D_3浓度降低，导致肠道钙吸收降低，血钙水平下降，并继发甲状旁腺功能亢进，PTH分泌增加，骨吸收增加致骨量减少。

（3）营养因素：饮食中蛋白质、维生素C、钙摄入不足，可促进骨质疏松的发生。

（4）失用因素：老年人活动减少及骨折后石膏固定、卒中后长期卧床、关节炎所致关节畸形等原因的失用，导致肌肉萎缩，骨形成减少，骨吸收增加，骨密度降低。

（5）其他：吸烟、酗酒、咖啡摄入过多、长期使用糖皮质激素等均可引起本病。

知识点4：骨质疏松症的临床表现　　副高：掌握　正高：熟练掌握

（1）疼痛：骨质疏松轻者可无明显症状，或仅表现为腰背酸痛、周身酸痛，负荷增加时疼痛加重或活动受限，严重时翻身、坐起及行走有困难，并伴有下肢肌肉萎缩。

（2）脊柱变形：骨质疏松严重者可有脊柱椎体压缩性骨折。椎体前部楔形骨折导致脊柱后突，引起驼背；椎体旁侧压缩性骨折可致脊柱侧凸，上述骨折严重时会导致胸廓畸形，腹部受压，影响心肺功能。

（3）骨折：骨质疏松症患者轻度外伤或日常活动即可发生骨折，称为脆性骨折。发生脆性骨折的常见部位为胸椎、腰椎、髋部、桡、尺骨远端和肱骨近端。其他部位亦可发生骨折。发生过一次脆性骨折后，再次发生骨折的风险明显增加。

知识点5：骨质疏松症的诊断要点　　副高：掌握　正高：熟练掌握

骨质疏松症的确诊有赖于X线检查和骨密度测定。世界卫生组织（WHO）推荐的骨质疏松症诊断标准：①骨密度值低于同性别、同种族健康成人的骨峰值不足1个标准差属正常。②低骨量：降低1～2.5个标准差为骨量低下。③骨质疏松症：降低≥2.5个标准差为骨质疏松。④严重骨质疏松：骨密度降低的程度符合骨质疏松的诊断标准，同时伴有一处或多处骨折时为严重骨质疏松。

知识点6：骨质疏松症的处理要点　　副高：掌握　正高：熟练掌握

（1）维生素D碳酸钙合剂：1～2片/日，口服。

（2）性激素：①雌激素，主要用于绝经期后和老年女性OP患者；②雄激素，主要适用于男性患者的治疗。

（3）降钙素（密钙息）：每次50～100U，1～2次/日，皮下注射或肌内注射，有效后减为每周注射2次。

（4）氯化钠：50mg/d，同时每日服大量钙剂。

（5）二膦酸盐：主要用于骨吸收明显增强的代谢骨病。常用的有依替膦酸二钠、阿仑膦酸钠、帕米膦酸钠。

（6）有疼痛者，阿司匹林0.3～0.6g，1～3次/日，口服；或吲哚美辛25mg，3次/日，口服。有骨畸形者，局部固定或采用其他校正措施。有骨折者，牵引、固定、复位或手术治疗等。

第五节 甲状腺功能减退症

知识点1：甲状腺功能减退症的概念 副高：掌握 正高：熟练掌握

甲状腺功能减退症简称甲减，是由多种原因引起的甲状腺激素（TH）合成、分泌或效应不足所致的一组内分泌疾病。病因较复杂，以原发性者多见。

知识点2：甲状腺功能减退症的分型 副高：掌握 正高：熟练掌握

甲状腺功能减退症按起病年龄可分为三型：呆小病、幼年型甲减、成年型甲减。病情严重时各型均可表现为黏液性水肿。按其病因可分为原发性甲减、继发性甲减及周围性甲减三类。

知识点3：呆小病、幼年型甲减、成年型甲减的临床表现 副高：掌握 正高：熟练掌握

（1）呆小病：表情呆滞、发音低哑、颜面苍白、眶周水肿、两眼距增宽、鼻背扁塌，唇厚流涎，舌大外伸，四肢粗短、鸭步。

（2）幼年型甲减：身材矮小，智慧低下，性发育延迟。

（3）成年型甲减：多见于中年女性，男女之比为1∶（5～10）。除手术切除或放疗损毁腺体者外，多数起病隐匿，发展缓慢，有时长达10余年后才有典型表现。

知识点4：甲状腺功能减退症的诊断要点 副高：掌握 正高：熟练掌握

（1）典型临床表现为畏寒少汗、体温偏低、乏力、少言、动作缓慢、畏食而体重不减或增加。还可有记忆力减退、智力低下、反应迟钝、嗜睡、精神抑郁、神经质表现等精神神经系统表现。

（2）诊断除临床表现外，主要依靠检测TT_4、FT_4、TT_3、FT_3降低，TSH升高。

知识点5：甲状腺功能减退症的鉴别诊断 副高：掌握 正高：熟练掌握

早期轻型甲减多不典型，需与贫血、特发性水肿、肾病综合征、肾小球肾炎及冠心病等

鉴别，同时还应排除低T_4或T_3综合征。

知识点6：甲状腺功能减退症的处理要点　　副高：掌握　正高：熟练掌握

（1）甲状腺制剂终身替代治疗：早期轻型患者以口服甲状腺片或左甲状腺素为主。检测甲状腺功能，维持TSH在正常值范围。

（2）对症治疗：中、晚期重型患者除口服甲状腺片或左甲状腺素外，需对症治疗如给氧、输液、控制感染、控制心力衰竭等。

第二十三章 风湿性疾病

第一节 类风湿关节炎

知识点1：类风湿关节炎的概念 副高：掌握 正高：熟练掌握

类风湿关节炎（RA）是常见的以多发关节肿痛为主要表现的慢性自身免疫性疾病。病因尚未明确，可能与遗传、感染、性激素等有关。

知识点2：类风湿关节炎的临床表现 副高：掌握 正高：熟练掌握

（1）关节受累的表现：RA受累的关节均为有滑膜结构的可动关节，表现为红、肿、热、痛及功能障碍，多为双侧对称性。掌指关节、近端指间关节以及腕、肘、肩、跖趾、膝和踝关节等均可受累，手和腕关节最常受累，上肢关节受累较下肢多见，RA对脊柱的影响几乎均局限于颈部，寰枢椎关节最常受累。受累关节常常有晨僵感。晚期常造成各种畸形。

（2）关节外表现：RA虽以关节炎症为特征，亦可侵犯其他组织和器官，可出现类风湿结节、血管炎（如皮肤溃疡、周围神经病变等）、心脏病变、肺间质病变、胸膜炎及贫血等多种关节外表现。

知识点3：类风湿关节炎的诊断标准 副高：掌握 正高：熟练掌握

目前采用1987年美国风湿病学会制定的RA诊断标准。

（1）晨僵：指受累关节或周围组织晨起发僵、活动后减轻的现象，每日持续至少1小时。

（2）3个或3个以上关节炎：指14个关节区域（双侧近端指间、掌指、腕、肘、膝、踝和跖趾关节）中至少3个或者3个以上的关节区域有软组织肿胀或积液。

（3）手关节炎：指腕关节、掌指关节和近端指间关节的肿痛。

（4）对称性关节炎：同时累及左右两侧相同的关节区域，但不要求绝对对称。

（5）类风湿结节：在骨突起部位、关节伸侧出现的皮下结节。

（6）类风湿因子（RF）阳性。

（7）典型的X线改变：包括骨质疏松、骨质破坏、关节间隙变窄等。

以上7条中满足4条或4条以上，其中第（1）～（4）条均需要持续6周或者6周以上，并排除其他关节炎，即可诊断RA。

知识点4：类风湿关节炎的鉴别诊断　　副高：掌握　正高：熟练掌握

（1）风湿性关节炎：多发生于青少年，发病前有链球菌感染史，多累及四肢大关节，表现为游走性关节肿痛。抗链球菌溶血素O升高，RF阴性，X线检查无关节骨质侵蚀。

（2）痛风：多发于中老年男性，关节炎的好发部位为第1跖趾关节或跗关节。急性起病，红肿热痛明显，可有痛风石。血尿酸可升高，也可正常。X线检查可见受累关节骨质穿凿样改变。

（3）骨关节炎：起病过程大多缓慢，为退行性骨关节病变。发病年龄多在45岁以上，以累及负重关节为主，最常见为膝关节、腰椎，手关节受累时多发生在远端指间关节。ESR正常，RF阴性。X线检查可见关节间隙变窄，软骨下骨硬化，边缘性骨赘（骨质增生）及囊性变，无侵蚀性病变。

（4）强直性脊柱炎：多见于青壮年男性，常有家族史，约90%的患者HLA-B27阳性。主要受累关节为骶髂关节、脊柱及下肢关节。X线表现为骶髂关节面模糊，关节间隙变窄、增宽或融合。

（5）系统性红斑狼疮：患者多为育龄女性，表现为皮疹，关节痛，脱发，脏器受损，抗核抗体及多种自身抗体阳性，X线检查无关节侵蚀性破坏。

（6）银屑病关节炎：本病的多关节炎型和类风湿关节炎很相似。但银屑病关节炎患者有特征性银屑疹或指甲病变，或伴有银屑病家族史。常累及远端指间关节，早期多为非对称性分布，血清类风湿因子等抗体为阴性。

知识点5：类风湿关节炎的处理要点　　副高：掌握　正高：熟练掌握

（1）药物治疗：方案应个体化，是主要的治疗手段。RA的治疗原则是早期、联合治疗，即早期使用改变病情药。改变病情药可以控制病情发展，减少骨破坏的发生。而非甾体抗炎药虽然可以很快地减轻患者的关节肿痛，但是对RA引起的免疫反应和骨质破坏不发生根本的影响。临床上常常同时联合使用非甾体抗炎药和改变病情药，必要时加用糖皮质激素，其目的是使作用机制不同的药物最大程度地发挥各自的作用，尽早控制关节炎症，防止骨破坏。在病情严重的情况下，可以两种或两种以上改变病情药物联合使用，如甲氨蝶呤和柳氮磺胺吡啶、甲氨蝶呤和抗疟药、甲氨蝶呤和来氟米特等，或三种药物同时使用。

（2）手术治疗：对经药物积极治疗无效的患者，膝关节滑膜切除术可能有一定的作用。对于晚期RA患者，已发生严重的骨质破坏和关节畸形者，可考虑行人工关节置换术。

知识点6：类风湿关节炎的健康指导　　副高：掌握　正高：熟练掌握

（1）治疗目的是最大限度地改善关节功能，提高生活质量。不能以缓解疼痛为主要目的，滥用激素和非甾体抗炎药。应监测药物不良反应，定期检查血常规、肝肾功能等。

（2）教育患者及家属，让他们了解类风湿关节炎是一种慢性疾病，做好长期治疗的思想准备，同时还要鼓励患者、避免恐惧心理，配合医师共同完成治疗。

（3）有发热及明显关节肿痛的患者可以卧床休息，症状基本控制后，应适当活动，以避免发生关节强直及肌肉萎缩，同时配合适当的物理疗法。饮食应包含足量的蛋白质和维生素。

（4）必须认识到类风湿关节炎是一种全身性疾病，注意有无关节外并发症的发生。该病所表现的疾病过程存在很大的差异，因此不可能使用一个简单的治疗方案解决所有患者的问题。医师需要根据患者的具体情况，考虑到各种可能的相关因素，在专科医师的指导下，制订一个综合的治疗计划。

（5）对于诊断和治疗较困难的患者，或者经过积极的治疗后仍然效果不佳的患者宜考虑转诊，请风湿病专科医师、骨科医师或者其他相关专科医师协助或者指导完成诊断和治疗。

第二节 风 湿 热

知识点1：风湿热的概念 副高：掌握 正高：熟练掌握

风湿热（RF）是A组乙型溶血性链球菌感染后发生的一种自身免疫性疾病，主要累及全身结缔组织，表现为急性或慢性结缔组织炎症。

知识点2：风湿热的临床分型 副高：掌握 正高：熟练掌握

（1）急性发作型：多见于儿童，起病急骤，病情凶险，表现为严重的心脏炎、关节炎、风湿性肺炎、充血性心力衰竭等，如治疗不及时可造成死亡。此型国内较少见。

（2）反复发作型：此型临床最常见，一般多在初发后5年内复发，多重复过去的临床特点，每复发一次心瓣膜的损害就加重一次。

（3）慢性型（迁延型）：指病情减轻、缓解和加重反复交替出现，持续半年以上者。常以心肌炎为主要表现，也可伴有关节炎或关节痛。

（4）亚临床型（隐匿性风湿热）：病情隐匿，临床表现不典型，可有咽痛或咽部不适、疲乏无力、肢体酸痛、面色苍白等非特征性表现，少数患者可有低热。此型患者可经多年隐匿，逐渐发展为慢性风湿性心脏病，也可因再一次链球菌感染等诱因而加剧，出现典型的临床表现。

知识点3：风湿热的前驱症状 副高：掌握 正高：熟练掌握

在风湿热症状出现之前2～5周，往往有咽喉炎或扁桃体炎等上呼吸道链球菌感染的病史。起病时患者可表现为全身疲乏、发热、咽痛、咳嗽、食欲减退等临床症状。

知识点4：风湿热的典型表现 副高：掌握 正高：熟练掌握

（1）发热：半数以上的患者有发热，热型不规则，年龄小的儿童多见高热，成人多为中等度发热。

（2）Sydenham舞蹈病：多发于儿童，4～7岁儿童较多见，成人很少发生，主要由风湿炎症侵犯基底核所致，临床表现为无目的、不自主的躯干或肢体动作，或表现为面部肌肉无意识抽动。

（3）关节炎：发生率达75%以上，呈游走性关节肿痛，多发性，同时侵犯多个大关节。膝、踝、肘、腕、肩关节较常见，急性发病时受累关节呈红、肿、灼热、疼痛和压痛、活动受限，急性期过后一般不遗留关节畸形。

（4）心脏炎：是临床上最重要的表现，儿童患者中65%～80%有心脏病变。急性期的心脏炎是导致患者发生充血性心力衰竭的最常见原因。患者常主诉有心悸、气短、心前区不适、疼痛等。

（5）皮肤表现：出现环形红斑和皮下结节，比较少见，常为一过性。

知识点5：不典型风湿热的表现　　副高：掌握　正高：熟练掌握

（1）不典型心脏炎：由轻症心肌炎或心瓣膜炎引起，表现为活动性心悸、气短、心前区不适。无典型心肌炎、心包炎或心内膜炎的表现。

（2）单纯舞蹈病：多发生于儿童，可无其他风湿热的表现。

（3）关节痛：只表现为游走性关节痛和轻微关节压痛。主要为大关节病变。

知识点6：风湿热的诊断标准　　副高：掌握　正高：熟练掌握

美国风湿病学会于1992年对标准进行了修订，主要针对初发风湿热诊断。

（1）主要表现：心脏炎、多关节炎、舞蹈病、环形红斑、皮下结节。

（2）次要表现：关节痛、发热、急性反应物（如ESR、CRP）增高、PR间期延长。

（3）有前驱的链球菌感染的证据：咽拭子培养或快速链球菌抗原试验阳性，链球菌抗体效价升高。

临床上有2项主要表现或1项主要表现加2项次要表现，并有近期链球菌感染证据者即可诊断为风湿热。

知识点7：风湿热的鉴别诊断　　副高：掌握　正高：熟练掌握

（1）类风湿关节炎：多以对称性手、腕等关节受累为主，关节肿痛伴有晨僵。X线检查，手指关节呈梭形肿胀，骨质疏松，关节间隙变窄，中晚期可见骨质侵蚀破坏和关节畸形。

（2）强直性脊柱炎：表现为慢性腰骶痛或足跟痛，脊柱活动受限，X线检查可见骶髂关节炎症改变，关节面模糊，关节间隙变窄、增宽或融合。

（3）系统性红斑狼疮：可有发热、关节炎、心脏炎等，但常伴有皮疹，抗核抗体及多种自身抗体阳性。

（4）亚急性感染性心内膜炎：多见于原有心脏瓣膜病变的患者，有进行性贫血、脾大、淤血、栓塞等表现，血培养多为阳性。

知识点8：风湿热的处理要点　　副高：掌握　正高：熟练掌握

风湿热的治疗目的是清除链球菌感染病灶；早期明确心脏炎是否存在并加以处理；控制充血性心力衰竭；缓解关节及其他症状。总的治疗原则是早期诊断、合理治疗，防止病情进展造成心脏不可逆的病变。

（1）一般治疗：风湿热活动期必须卧床休息。若心脏有明显受损的表现，在病情好转后仍须控制活动量，直到症状消失且红细胞沉降率（ESR）恢复正常。若有心脏扩大、心包炎、持续性心动过速和明显心电图异常者，在症状消失、ESR正常后仍需卧床休息3～4周。恢复期亦应适当控制活动量3～6个月。

（2）抗风湿治疗：常用药物有水杨酸制剂和糖皮质激素两类。对无心脏炎的患者不必使用糖皮质激素，水杨酸制剂对急性关节炎疗效确切。

（3）抗生素治疗：风湿热一经确诊，应给予1个疗程的青霉素治疗，以控制溶血性链球菌的感染。持续存在的感染或再次感染，均可使风湿热进行性加重，因此控制链球菌感染是治疗风湿热的重要环节。

知识点9：风湿热的健康指导　　副高：掌握　正高：熟练掌握

风湿热是常见疾病，全科医师应当全面了解该病的常见症状和体征，合理、及时地处理相关患者。风湿热与链球菌感染的关系密切，病因较为明确，因此风湿热是一种可以预防的疾病，控制链球菌感染是预防风湿热发病的最重要环节。

（1）预防初发风湿热：平时应做好健康宣传教育工作，预防感染，尤其是上呼吸道感染。反复的上呼吸道感染应进行系统治疗。急性链球菌感染应早期予以积极彻底的抗生素治疗，以青霉素为首选；对青霉素过敏者可选用红霉素。慢性扁桃体炎反复急性发作者（每年发作2次以上），应建议患者手术摘除扁桃体。平时注意保暖，避免受寒及潮湿，预防感冒。

（2）预防风湿热复发：风湿热容易复发，即使在病情稳定以后，如不预防，约60%的患者会在10年内复发。在复发的病例中，首次发病的患者常在1年内复发。儿童时期发病，到成人期也可能复发。随着每一次复发，心脏瓣膜的损害也将加重；采取预防复发的措施可有效防止风湿性心瓣膜病的进展。链球菌再感染是风湿热复发的主要原因，遗传和体质的因素也与复发有关。

（3）对于临床症状明显的急性风湿性心脏炎或伴有严重心律失常、大量心包积液以及充血性心力衰竭的患者，在积极抗风湿治疗的同时，应尽快与上级医院取得联系或者请专科医师处理，有条件者在病情稳定后迅速转到专科医院。

第三节　强直性脊柱炎

知识点1：强直性脊柱炎的概念　　副高：掌握　正高：熟练掌握

强直性脊柱炎（AS）是一种病因不明、以脊柱为主要病变部位的慢性疾病。病变主要累及骶髂关节、脊柱，造成弯腰活动障碍，并可有不同程度的眼、肺、心血管、肾等多个器官的损害。主要病理特征为韧带附着点炎或肌腱端炎。

知识点2：强直性脊柱炎的全身症状　　副高：掌握　正高：熟练掌握

强直性脊柱炎常隐匿起病，进展缓慢，初期症状多不明显，可有乏力、低热、食欲减退、体重下降等全身症状。

知识点3：强直性脊柱炎的脊柱症状　　副高：掌握　正高：熟练掌握

（1）腰背痛：早期常有下腰痛，活动后可缓解或减轻，疼痛常为隐痛，难以定位。绝大多数患者骶髂关节首先受累，以后疼痛可发展为双侧及持续性，并可上行至胸椎、颈椎。

（2）晨僵：患者清晨或久坐起立时腰背发僵，轻微活动后可缓解。晨僵常为患者的早期症状，同时也是监测患者疾病活动性的一个指标。

（3）活动受限：晚期由于整个脊柱自下而上发生强直，患者的脊柱活动明显受限，不能弯腰，甚至驼背畸形及整个脊柱强直。

知识点4：强直性脊柱炎的外周关节症状　　副高：掌握　正高：熟练掌握

四肢关节病变主要以膝、髋、踝及肩关节受累较多，而肘、手和足等关节很少受累。其四肢关节常表现为非对称性，可仅有1个关节受累，常以下肢大关节受累居多。还可发生关节周围组织的炎症改变，出现足跟痛、足底痛以及坐骨部位的疼痛。

知识点5：强直性脊柱炎的关节外表现　　副高：掌握　正高：熟练掌握

（1）眼是最容易受到侵犯的器官之一，表现为虹膜炎或葡萄膜炎，甚至可先于脊柱症状出现。眼病多为急性发病，常为单侧，且与强直性脊柱炎的轻重无关，多为自限性，但易复发。HLA-B27阳性的患者发生眼病的可能性更大。一般需局部治疗或使用糖皮质激素治疗。

（2）强直性脊柱炎也可影响心血管系统，包括主动脉瓣膜下纤维化、主动脉瓣环扩大或关闭不全、心脏扩大和心脏传导障碍等。心脏病变的发生率随病程及年龄而增加。

（3）肺的主要表现为肺上叶纤维化、肺大疱，有的表现为斑片状或条索状阴影，甚至有空洞形成。

（4）肾脏可有淀粉样病变，出现尿蛋白等。

（5）神经系统受累则可表现为马尾综合征，即脊髓的尾部受累表现的症状：小腿和臀部疼痛，肠道和膀胱症状，脊髓造影发现有憩室。

知识点6：强直性脊柱炎的体征 副高：掌握 正高：熟练掌握

（1）枕墙距：患者足跟靠墙直立、双眼平视前方，测量枕骨与墙间的距离，正常应为0cm。

（2）Schober试验：在腰椎背部正中线与双侧髂嵴连线交点以上10cm点和以下5cm点连线，尽量前屈时连线延长小于4cm为异常。

（3）扩胸度：男性平第4肋、女性平乳房下缘，测量深呼气末和深吸气末胸围差，＜5cm为异常。

（4）骶髂关节叩击痛：患者站立，适度弯腰，检查者坐于患者身后，用双手扶住患者两侧髂嵴，拇指确定骶髂关节在体表的投影，右手握拳，以小鱼际适度用力在患者两侧骶髂关节分上、中、下3点叩击，感有深部叩击痛者提示骶髂关节炎。应注意当骶髂关节炎已达4级完全骨性强直时，多数患者叩击痛消失。

（5）其他：还可进行指地距、“4”字试验、骶髂关节压迫试验等检查。

知识点7：骶髂关节X线改变分期 副高：掌握 正高：熟练掌握

0级：正常骶髂关节。

Ⅰ级：可疑或极轻微的骶髂关节炎。

Ⅱ级：轻度骶髂关节炎，局限性的侵蚀、硬化，关节边缘模糊，但关节间隙无改变。

Ⅲ级：中度或进展性骶髂关节炎，伴有以下1项（或以上）变化：近关节区硬化、关节间隙变窄或增宽、骨质破坏或部分强直。

Ⅳ级：严重异常，骶髂关节强直、融合，伴或不伴硬化。

知识点8：强直性脊柱炎的诊断标准 副高：掌握 正高：熟练掌握

（1）临床标准：①下腰痛持续至少3个月，活动后（而非休息）可缓解；②腰椎矢状面和额状面活动受限；③扩胸度较同年龄、性别的正常人明显减小。

（2）放射学标准：双侧骶髂关节炎≥2级或单侧骶髂关节炎≥3级。

（3）确诊标准：符合放射学标准加上临床标准3条中至少1条。

（4）可疑诊断：仅符合临床标准或放射学标准。

知识点9：强直性脊柱炎的鉴别诊断 副高：掌握 正高：熟练掌握

（1）机械性腰痛：青少年由于运动不当或外伤所致的腰痛较为常见，机械性腰痛活动时加重而休息则可以减轻，X线或CT没有骶髂关节的改变。

（2）老年性关节强直性骨肥厚（Forestier病）：脊椎亦发生连续性骨赘，类似AS的脊椎竹节样变，但骶髂关节正常，椎间小关节不受侵犯。

（3）类风湿关节炎：为对称性、多发性小关节如近端指间关节、腕关节受累，可有关节肿胀、变形、晨僵。实验室检查RF升高，X线检查早期有关节梭形肿胀、骨质疏松、关节间隙变窄，中晚期常见骨质侵蚀破坏和关节畸形。

另外，强直性脊柱炎还需与赖特（Reiter）综合征、银屑病关节炎、炎性肠病关节炎及髂骨致密骨炎等鉴别，强直性脊柱炎没有尿道炎、皮肤改变及肠道症状，可以鉴别。

知识点10：强直性脊柱炎的处理要点　　副高：掌握　正高：熟练掌握

（1）药物治疗：可较快地控制强直性脊柱炎患者的症状，消除炎症，缓解病情，使患者能更好地进行运动锻炼。常用的药物有非甾体抗炎药、慢作用药物及糖皮质激素。

（2）物理治疗：理疗一般可用热疗，如热水浴、水盆浴或淋浴、矿泉温泉浴等，以增加局部血液循环，使肌肉放松，减轻疼痛，有利于关节活动，保持正常功能，防止畸形。

（3）手术治疗：严重脊柱驼背、畸形，待病情稳定后可作矫正手术，腰椎畸形者可行脊椎截骨术矫正驼背；对颈7胸1截骨术可矫正颈椎严重畸形。

知识点11：强直性脊柱炎的转诊原则　　副高：掌握　正高：熟练掌握

（1）慢性腰痛、晨僵持续3个月以上，伴有骶髂关节叩击痛者，尤其是青年男性。

（2）需要使用慢作用药、糖皮质激素治疗者。

（3）有眼部病变、肾脏损害、心脏传导障碍、肺纤维化或继发肺感染等关节外表现的患者。

（4）治疗过程中出现白细胞减少、肝功能损害、消化道出血等不良反应者。

总之，只要能得到早期诊断，及时合理的治疗，只有少数患者会发展为严重的脊柱畸形，多数患者能维持正常的工作和生活。

知识点12：强直性脊柱炎的健康指导　　副高：掌握　正高：熟练掌握

（1）培养健康的生活方式，戒烟，经常做深呼吸，伸展脊柱，扩展胸廓。睡硬板床，避免卷曲侧卧。强直性脊柱炎无须特别饮食控制。

（2）使患者了解常用药物的不良反应，避免药物特别是激素的滥用。

（3）对确诊的患者应该进行充分的健康教育，使患者了解强直性脊柱炎是慢性疾病，多呈良性经过，需要长期治疗，患者应该有信心和耐心，与医务工作者配合，以取得最佳的治疗效果。

（4）定期做治疗性体育锻炼是减少和防止畸形和残疾的最重要的方法。游泳是强直性脊柱炎患者很好的运动锻炼方式。运动锻炼不仅可延缓疾病的进展，而且能改善呼吸功能，防止肌肉萎缩，维持骨密度和强度，防止骨质疏松。因此患者应坚持不懈地进行运动锻炼，切忌怕痛而少动甚至不动。

第四节 系统性红斑狼疮

知识点1：系统性红斑狼疮的概念 副高：掌握 正高：熟练掌握

系统性红斑狼疮（SLE）是一种病因未明的、免疫复合物介导的血管炎，是累及多系统、多器官的具有多种自身抗体的弥漫性结缔组织病。多发于青年女性，发病与遗传、内分泌、感染、免疫异常和一些环境因素有关。

知识点2：系统性红斑狼疮的临床表现 副高：掌握 正高：熟练掌握

（1）全身表现：患者出现发热，可能是SLE活动的表现，但应除外感染因素，特别是在免疫抑制治疗中出现的发热，更需警惕。

（2）皮肤与黏膜表现：呈蝶形分布于颊部的红斑是SLE特征性的改变。其他非特异性皮肤损害有光敏感、脱发、盘状红斑、结节性红斑、网状青斑、雷诺现象等。

（3）关节和肌肉表现：对称性多关节疼痛、肿胀，但不引起骨质破坏；可出现肌痛和肌无力，少数可有肌酶谱的增高。

（4）肾脏损害：主要为狼疮性肾炎（LN），表现为血尿、蛋白尿，甚至出现肾衰竭。狼疮性肾炎对SLE预后影响甚大，肾衰竭是SLE的主要死亡原因之一。

（5）神经系统损害：主要为神经精神性狼疮。轻者仅有偏头痛、性格改变、记忆力减退或轻度认知障碍；重者可表现为脑血管意外、昏迷、癫痫持续状态等。

（6）血液系统损害：贫血、白细胞减少和/或血小板减少常见。短期内出现重度贫血常是自身免疫性溶血所致；白细胞减少需注意除外细胞毒药物所致；血小板减少则与血清中存在抗血小板抗体、抗磷脂抗体以及骨髓巨核细胞成熟障碍有关。

（7）肺部表现：系统性红斑狼疮患者常出现胸膜炎，也可有肺实质、肺间质、肺血管损害，但相对少见。

（8）心脏表现：常出现心包炎、心包积液，亦可有心肌炎、心律失常及疣状心内膜炎。

（9）消化系统表现：以腹泻较常见，可有不完全肠梗阻、蛋白丢失性肠病，常见肝酶增高，仅少数出现严重肝损害和黄疸。

（10）其他：可有眼部受累包括结膜炎、葡萄膜炎、眼底改变、视神经病变等。可伴有继发性干燥综合征、继发性抗磷脂综合征等。

知识点3：系统性红斑狼疮的分类标准 副高：掌握 正高：熟练掌握

目前普遍采用美国风湿病学会1997年推荐的SLE分类标准。

（1）颊部红斑：固定红斑，扁平或高起，在两颧突出部位。

（2）盘状红斑：片状高起于皮肤的红斑，黏附有角质脱屑和毛囊栓；陈旧病变可发生萎缩性瘢痕。

（3）光过敏：对日光有明显的反应，引起皮疹，从病史中得知或医师观察到。

（4）口腔溃疡：经医师观察到的口腔或鼻咽部溃疡，一般为无痛性。

（5）关节炎：非侵蚀性关节炎，累及2个或更多的外周关节，有压痛、肿胀或积液。

（6）浆膜炎：胸膜炎或心包炎。

（7）肾脏病变：尿蛋白＞0.5g/24h或（+++），或管型（红细胞、血红蛋白、颗粒或混合管型）。

（8）神经病变：癫痫发作或精神病，除外药物或已知的代谢紊乱。

（9）血液学疾病：溶血性贫血，或白细胞减少，或淋巴细胞减少，或血小板减少。

（10）免疫学异常：抗双链DNA（dsDNA）抗体阳性，或抗Sm抗体阳性，或抗磷脂抗体阳性（包括抗心磷脂抗体，或狼疮抗凝物，或至少持续6个月的梅毒血清试验假阳性，三者中具备一项阳性）。

（11）抗核抗体：在任何时候和未用药物诱发“药物性狼疮”的情况下，抗核抗体滴度异常。

知识点4：系统性红斑狼疮的诊断要点 副高：掌握 正高：熟练掌握

育龄女性有多系统受累表现和有自身免疫的证据，应警惕系统性红斑狼疮的可能。美国风湿病学会1997年推荐的SLE分类标准的11项中，符合4项或4项以上者，在排除感染、肿瘤和其他结缔组织病后，可诊断为SLE。值得注意的是，SLE患者病情的初始或许不具备分类标准中的4条，随着病情的进展方出现其他项目的表现。11条分类标准中，免疫学异常和高效价抗核抗体更具有诊断意义。一旦患者免疫学异常，即使临床诊断不够条件，也应密切随访，以便尽早做出诊断和及时治疗。

有发热、皮疹的应与皮肌炎、成人斯蒂尔病（AOSD）、系统性血管炎、感染性疾病及肿瘤性疾病等相鉴别；以关节炎为主的应与类风湿关节炎、急性风湿热等相鉴别；以肾脏受累为主的应与原发性肾小球疾病相鉴别。

知识点5：系统性红斑狼疮的处理要点 副高：掌握 正高：熟练掌握

目前还没有根治系统性红斑狼疮的方法，但恰当的治疗能够使大多数患者达到病情的完全缓解。强调早期诊断和早期治疗，以避免或延缓组织脏器的病理损害。临床医师应根据病情的轻重程度，掌握好治疗的风险与效益之比。临床主要的治疗药物包括：①糖皮质激素；②环磷酰胺；③硫唑嘌呤；④甲氨蝶呤；⑤环孢素；⑥霉酚酸酯；⑦抗疟药：氯喹、羟氯喹。

知识点6：系统性红斑狼疮的健康指导　　副高：掌握　正高：熟练掌握

急性期系统性红斑狼疮患者的死因主要是严重的神经精神性狼疮、急进性狼疮性肾炎和感染；慢性肾功能不全、药物（特别是长期使用大剂量糖皮质激素）的不良反应和冠状动脉粥样硬化性心脏病等是系统性红斑狼疮远期死亡的主因。因此，要加强系统性红斑狼疮患者的健康教育（包括心理健康的教育），使患者正确认识疾病，消除恐惧心理，明白规律用药的意义，学会自我认识疾病活动的征象，配合治疗，遵从医嘱，定期随诊。指导患者调整生活方式，避免日晒、感染、劳累、精神紧张等，改善SLE患者的长期预后。

第二十四章　传　染　病

第一节　病毒性肝炎

知识点1：病毒性肝炎的概念　　副高：掌握　正高：熟练掌握

病毒性肝炎是指由多种肝炎病毒引起的，以消化道症状、肝功能异常为主要表现的一组传染病。

知识点2：肝炎病毒的概念　　副高：掌握　正高：熟练掌握

目前已知的肝炎病毒主要包括甲型肝炎病毒（HAV）、乙型肝炎病毒（HBV）、丙型肝炎病毒（HCV）、丁型肝炎病毒（HDV）及戊型肝炎病毒（HEV）。上述五型肝炎病毒除HBV为DNA病毒外，其余四型均为RNA病毒，而此四型之间也有较大差异，因此从病原学角度来看，五型肝炎均为独立疾病。

知识点3：病毒性肝炎的分类及传播途径　　副高：掌握　正高：熟练掌握

根据流行病学和预后方面的分析，五型病毒性肝炎基本可分为两类。

（1）甲型和戊型肝炎：传染源为患者和亚临床感染者，以粪-口途径传播，常有季节性，可引起暴发流行，无慢性病例。潜伏期：甲型平均4周，戊型平均6周。

（2）乙型、丙型和丁型肝炎：传染源为患者和病毒携带者。传播方式主要有体液或血液传播、母婴传播、生活密切接触。无明显季节性，多为散发，较易变为慢性。潜伏期：乙型肝炎平均70日，丙型肝炎平均50日。丁型肝炎病毒是一个缺陷病毒，必须有HBsAg存在才能复制。

知识点4：病毒性肝炎临床表现——急性肝炎　　副高：掌握　正高：熟练掌握

五型肝炎病毒均可引起急性肝炎。具体表现如下。

（1）急性黄疸型肝炎：有流行病学史，起病急，有乏力、消化道症状，肝大并有压痛、肝区叩击痛及皮肤、巩膜黄染，肝功能主要是丙氨酸转氨酶（ALT）升高；病原学检测阳性、血清胆红素上升。

（2）急性无黄疸型肝炎：表现与急性黄疸型肝炎基本相同，但无黄疸。

知识点5：病毒性肝炎临床表现——慢性肝炎 副高：掌握 正高：熟练掌握

乙型、丙型、丁型肝炎能发展成为慢性肝炎。肝炎病程超过半年未愈可诊断为慢性肝炎。根据临床表现可分为轻、中、重度。

（1）轻度：病情较轻，症状不明显或虽有症状、体征，但生化指标仅1～2项轻度异常。

（2）中度：介于轻度和重度两者之间。

（3）重度：有明显或持续的肝炎症状，可伴有肝病面容、肝掌、蜘蛛痣、脾大并排除其他病因，无门静脉高压症状，ALT和/或天冬氨酸转氨酶（AST）反复或持续升高，清蛋白降低，球蛋白升高等；或具备重度慢性肝炎症状、体征，而实验室检查清蛋白≤32g/L，凝血酶原活动度为40%～50%，以上3项检测中有1项达上述水平，均可诊断为重度慢性肝炎。

知识点6：病毒性肝炎临床表现——重型肝炎（肝衰竭） 副高：掌握 正高：熟练掌握

重型肝炎可分为急性、亚急性、慢性三类。

（1）急性重型肝炎：以急性肝炎起病，10日内出现极度乏力，消化道症状明显，迅速出现Ⅱ度或Ⅱ度以上肝性脑病，肝浊音界进行性缩小，黄疸急剧加深；或黄疸很浅，甚至尚未出现黄疸，但有上述表现。凝血酶原活动度低于40%。

（2）亚急性重型肝炎：起病10日以上，有明显消化道症状，极度乏力，黄疸迅速加深，重度腹胀，可出现腹水或脑病，胆红素大于10倍正常值上限，凝血酶原活动度低于40%并排除其他原因者。

（3）慢性重型肝炎：临床表现与亚急性重型肝炎相同，但有慢性肝炎、肝硬化或乙肝病毒携带史及严重的肝功能损害史。

知识点7：病毒性肝炎临床表现——淤胆型肝炎 副高：掌握 正高：熟练掌握

淤胆型肝炎是由多种原因引起肝细胞和/或毛细胆管胆汁分泌障碍，导致部分或完全性胆汁阻滞的综合征。起病类似急性黄疸型肝炎，但自觉症状常较轻，皮肤瘙痒，粪便灰白，常有明显肝脏肿大，肝功能检查血清胆红素明显升高，以直接胆红素为主，凝血酶原活动度>60%或应用维生素K肌内注射后1周可升至60%以上，血清胆汁酸、γ-谷氨酰转肽酶，碱性磷酸酶、胆固醇水平可明显升高，黄疸持续3周以上，并除外其他原因引起的肝内外梗阻性黄疸者，可诊断为急性淤胆型肝炎。在慢性肝炎基础上发生上述临床表现者，可诊断为慢性淤胆型肝炎。

知识点8：病毒性肝炎临床表现——肝炎肝硬化 副高：掌握 正高：熟练掌握

肝硬化是临床常见的慢性进行性肝病，我国大部分的肝硬化是经慢性乙型肝炎逐渐发展的，而酒精性肝损害和HCV感染所致的肝硬化不可忽视。肝硬化病理学表现为弥漫性肝纤维化及结节形成。

（1）根据肝脏代偿情况分为代偿性肝硬化（指早期肝硬化）、失代偿性肝硬化（指中晚期肝硬化）。

（2）根据肝脏炎症活动情况分为活动性肝硬化、静止性肝硬化。

知识点9：病毒性肝炎的病原学诊断　　副高：掌握　正高：熟练掌握

病原学诊断需检测各型肝炎病毒的抗原抗体系统和病毒基因。

（1）甲型肝炎：抗-HAV-IgM（甲型肝炎病毒IgM抗体），急性期在起病开始至12周内呈阳性。

（2）乙型肝炎：HBsAg（表面抗原）和抗HBs（表面抗原抗体）。HBeAg（e抗原）和抗-HBe(e抗体)。HBcAg(核心抗原）和抗-HBc(核心抗体),HBcAg检测一般实验室未开展，所以HBV的抗原抗体系统常用的有二对半。HBsAg、HBeAg、HBcAg是HBV感染的标志，HBeAg和HBcAg也是病毒复制的标志。抗-HBs是保护性抗体，抗-HBs阳性见于乙肝恢复期、HBV既往感染和乙肝疫苗接种后。抗-HBc分为IgM和IgG两型，抗-HBc-IgM是HBV感染后较早出现，急性乙型肝炎时抗-HBc-IgM阳性。长期存在的抗体是IgG。HBV-DNA(乙型肝炎病毒基因）阳性，代表病毒复制。

（3）丙型肝炎：抗-HCV阳性和/或HCV-RNA阳性。

（4）丁型肝炎：HDV-Ag、抗-HDV-IgM、抗-HDV-IgG一项或两项同时阳性。

（5）戊型肝炎：抗-HEV阳性。

知识点10：病毒性肝炎的诊断要点　　副高：掌握　正高：熟练掌握

（1）甲型肝炎、戊型肝炎通过粪-口途经传播，乙、丙、丁型肝炎通过血液途经传播。

（2）甲型肝炎和戊型肝炎没有慢性携带者。

（3）甲型肝炎的患者IgM抗体阳性表明最近感染了甲型肝炎，IgG抗体阳性表明以前感染过甲型肝炎并获得了终身免疫。

（4）所有的黄疸患者都要测HBV标志物。

（5）感染乙型肝炎一般是无危险的，短期的；但是如果发展为慢性肝炎将会是致命的。因为慢性乙型肝炎会发展为肝硬化和肝癌。

（6）成年人近5%的乙型肝炎患者将会成为慢性携带者。

（7）可以通过HBsAg阳性或者HBeAg阳性来鉴别携带者，后者表明病毒正处于复制期，这种患者有很高的传染性。

知识点11：病毒性肝炎的鉴别诊断　　副高：掌握　正高：熟练掌握

（1）药物性肝损伤。

（2）酒精性肝炎。

（3）其他病原微生物引起的肝损伤。

（4）自身免疫性肝炎。

（5）其他原因引起的黄疸，如溶血性黄疸、肝外梗阻性黄疸等。

知识点12：病毒性肝炎的处理要点 副高：掌握 正高：熟练掌握

各型病毒性肝炎急性期均应住院隔离治疗，统一收治在当地传染病医院，肝炎患者及病毒携带者手术及分娩也应在当地有条件的传染病医院进行，以利于消毒隔离。

知识点13：急性肝炎的处理要点 副高：掌握 正高：熟练掌握

一般为自限性，多可完全康复，治疗以一般及支持疗法为主。

（1）甲型肝炎：不变慢性，主要采取支持与对症治疗。密切观察老年、妊娠、手术后或免疫功能低下患者病情，若出现病情转重，应及时按重型肝炎处理。

（2）乙型肝炎：应区别是急性乙型肝炎还是慢性乙型肝炎急性发作，前者处理同甲型肝炎，后者按慢性乙型肝炎治疗。

（3）丙型肝炎：确诊为急性丙型肝炎者应争取早期抗病毒治疗。

（4）丁型肝炎：同乙型肝炎治疗。

（5）戊型肝炎：同甲型肝炎治疗。

知识点14：慢性肝炎的处理要点 副高：掌握 正高：熟练掌握

根据患者具体情况采用综合性治疗方案。

（1）合理的休息和营养，注意心理辅导。

（2）抗病毒治疗：目前抗HBV药物分为干扰素类和核苷类药物。在专科医师的指导下选择好适应证、药物、剂量、时机、疗程，并做规范的随访。

（3）抗HCV治疗：在专科医师的指导下选择好适应证、药物、剂量、时机、疗程，并做规范的随访进行干扰素加利巴韦林联合治疗。

（4）调节免疫。

（5）改善和恢复肝功能。

（6）抗纤维化治疗。

知识点15：重型肝炎的处理要点 副高：掌握 正高：熟练掌握

急性、亚急性、慢性重型肝炎的治疗原则基本相同，即以支持和对症疗法为基础的综合性治疗。减少肝细胞坏死，促进肝细胞再生，预防和治疗多种并发症。根据病情给予脱氨、补充支链氨基酸、防治脑水肿及支持治疗。对于消化道出血、电解质紊乱、肝肾综合征、感染均需及时予以对症处理。

知识点16：淤胆型肝炎的处理要点　　副高：掌握　正高：熟练掌握

对于淤胆型肝炎，苯巴比妥、考来烯胺等有退黄利胆作用，可酌情选用。无激素禁忌证患者可用肾上腺皮质激素治疗。如不显效应停药作进一步检查以除外梗阻性黄疸。

知识点17：肝炎肝硬化的处理要点　　副高：掌握　正高：熟练掌握

参照慢性肝炎和重型肝炎的治疗，有脾功能亢进或门脉高压明显时可选用手术或介入治疗。

知识点18：病毒性肝炎的健康指导　　副高：掌握　正高：熟练掌握

（1）病毒性肝炎的预防：①控制传染源；②切断传播途径；③保护易感人群；④意外暴露HBV后的预防，可通过血清学检测、主动免疫和被动免疫处理；⑤对慢性HBV携带者及HBsAg携带者，除不能献血和国家法律规定不能从事的特殊职业（如服兵役等）外，可正常生活、学习和工作，但要加强随访。

（2）病毒性肝炎的预后

1）急性肝炎：多数患者在3个月内临床康复。甲型肝炎预后良好，病死率约为0.01%；急性乙型肝炎60%～90%可完全康复，10%～40%转为慢性或病毒携带；急性丙型肝炎易转为慢性或病毒携带；急性丁型肝炎重叠HBV感染时约70%转为慢性；戊型肝炎病死率为1%～5%，妊娠晚期合并戊型肝炎病死率10%～40%。

2）慢性肝炎：轻度慢性肝炎患者一般预后良好；重度慢性肝炎预后较差，约80%5年内发展成肝硬化，少部分可转为肝细胞癌。中度慢性肝炎预后居于轻度和重度之间。慢性丙型肝炎预后较慢性乙型肝炎稍好。

3）重型肝炎：预后不良，病死率50%～70%。年龄较小，治疗及时，无并发症者病死率较低。急性重型肝炎（肝衰竭）存活者，远期预后较好，多不发展为慢性肝炎和肝硬化。亚急性重型肝炎（肝衰竭）存活者多数转为慢性肝炎或肝炎后肝硬化；慢性重型肝炎（慢加急性肝衰竭）病死率最高，可达80%以上，存活者病情可多次反复。

4）淤胆型肝炎：急性者预后较好，一般都能康复。慢性者预后较差，容易发展成胆汁性肝硬化。

5）肝炎肝硬化：静止性肝硬化可较长时间维持生命。活动性肝硬化预后不良。

第二节　肺　结　核

知识点1：肺结核的概念　　副高：掌握　正高：熟练掌握

肺结核是由结核杆菌引起的肺部感染性疾病，多呈慢性过程，少数可急性发病。排菌者为其重要的传染源。绝大多数是由呼吸道传播。

知识点2：肺结核的临床表现及体征　　　　副高：掌握　正高：熟练掌握

大约20%的活动性肺结核患者无症状或症状不明显。有以下临床表现时应考虑肺结核的可能。

（1）咳嗽、咳痰2周以上，可伴胸痛、咯血、气短等症状，抗感染治疗无效者。

（2）发热，午后明显，可伴盗汗、乏力、食欲缺乏、体重减轻、月经失调等。

（3）发病前出现结核变态反应如结节性红斑、疱疹性结膜炎和结节性风湿症等。

（4）结核菌素皮肤试验：未接种卡介苗者出现阳性提示已感染或体内有活动性结核，但应结合临床判定。当强阳性时表现处于超敏感状态，发病率高。

（5）体征常不明显，与肺部病变范围、病理性质有关。

知识点3：特殊人群和不典型肺结核　　　　副高：掌握　正高：熟练掌握

某些特殊人群患肺结核可在症状、体征和胸部X线表现及临床经过等诸多方面与一般肺结核患者有许多不同的特点，即“不典型肺结核”，较易延误诊断。

（1）免疫损害者是指原发免疫缺陷性疾病及接受放化疗和免疫抑制药物治疗的患者。由于皮质激素或其他免疫抑制药物和因素的干扰或掩盖，肺结核的症状隐匿或轻微，可缺乏呼吸道症状，也可由于免疫防御机制受损以突发高热起病，病变进展迅速呈暴发性经过。

（2）免疫损害患者的肺结核，以血行播散型肺结核居多，合并胸膜炎或肺外结核多。

（3）极度免疫功能低下患者可首先出现高热，侵犯肝、脾和淋巴结等全身症状，而肺部X线阴影出现时间明显延长或长时间表现为无典型粟粒样病变的无反应性结核病（暴发性结核性败血症）。

（4）艾滋病合并肺结核时可表现为肺门、纵隔淋巴结肿大，中下肺野浸润病变多，类似原发肺结核表现，且有合并胸膜炎与肺外结核多、结核菌素试验（PPD试验）阴性等特点。

（5）糖尿病合并肺结核时X线特点以渗出干酪为主，可呈大片状、巨块状，易形成空洞，好发于肺门区及中下肺野，病变进展快，应注意与急性肺炎、肺化脓症、肺癌鉴别。

（6）支气管结核所致肺结核多在中下肺野或邻近肺段，由于有支气管狭窄，常可合并细菌感染致病变表现不典型，易与肺炎混淆，肺不张也常是支气管结核的并发症。

知识点4：肺结核的临床类型　　　　副高：掌握　正高：熟练掌握

Ⅰ型：原发型肺结核，肺内渗出病变、淋巴管炎和肺门淋巴结肿大的哑铃状改变的原发综合征。

Ⅱ型：血行播散性肺结核，包括急性粟粒型肺结核和慢性或亚急性血行播散型肺结核两型。

Ⅲ型：继发性肺结核，包括病变以增殖为主、浸润病变为主、干酪病变为主或空洞为主的多种改变。

Ⅳ型：结核性胸膜炎，病侧胸腔积液，小量为肋膈角变浅，中等量以上积液为致密阴影，上缘呈弧形。

Ⅴ型：肺外结核。

知识点5：肺结核的鉴别诊断　　副高：掌握　正高：熟练掌握

（1）原发综合征应与淋巴瘤、胸内结节病、中心型肺癌和转移癌鉴别。

（2）急性血行播散型肺结核，应与伤寒、脑膜炎、败血症、肺尘埃沉着病（尘肺）、肺泡细胞癌、含铁血黄素沉着症相鉴别。

（3）浸润型肺结核要与各类肺炎、肺脓肿、肺真菌病、肺癌、肺转移癌、肺囊肿和其他肺良性病变鉴别。

知识点6：肺结核的处理要点　　副高：掌握　正高：熟练掌握

肺结核的治疗原则是遵循早期、规律、全程、适量、联合五项原则。整个化疗方案分为强化和巩固两个阶段。应全面推行在医务人员直接面视下督导化疗。确保对肺结核患者实施并完成规范化疗，减少耐药性的产生，最终治愈。临床上患者对抗结核药物的耐受性及肝肾功能情况不同和存在耐多药结核患者，因此化疗方案要注意到个体化，确保合理化疗的完成及提高耐药结核病痰菌转阴率。

知识点7：肺结核的健康指导　　副高：掌握　正高：熟练掌握

（1）建立完善的防治体系：充分发挥各级防治机构的作用，以控制传染源、减少发病率、降低病死率。

（2）早期发现和彻底治疗：充分发挥化疗的作用，认真贯彻直接监视下的短期治疗。卡介苗接种前比较普遍的看法是卡介苗不足以预防感染，但能显著降低儿童发病率及严重性，特别是使结核性脑膜炎等严重结核病减少，并可减少此后内源性恶化的可能。我国规定新生儿出生时即应接种卡介苗，每隔5年左右对结核菌素转阴者补种，直至15岁。卡介苗接种后2～3周，局部出现红肿、破溃，数周内自行痊愈。少数有腋窝或锁骨上淋巴结肿大，可以热敷。对已患肺结核、急性传染病愈后未满1个月或患有慢性疾病的患儿禁忌接种。

第三节　细菌性痢疾

知识点1：细菌性痢疾的概念　　副高：掌握　正高：熟练掌握

细菌性痢疾简称菌痢，是痢疾杆菌所致的一种常见肠道传染性疾病。痢疾杆菌为革兰阴性杆菌，属志贺菌属，该菌属分4群，包括志贺菌、福氏菌、鲍氏菌、宋内菌。菌痢病人和带菌者是该病的主要传染源，主要通过粪－口途径传播。

知识点2：细菌性痢疾的临床表现 副高：掌握 正高：熟练掌握

细菌性痢疾潜伏期一般为1～3天（数小时至7天），流行期为6～11月，发病高峰期在8月。临床上表现为发热、腹痛、腹泻、里急后重、排脓血样便。根据临床表现可分为急性菌痢和慢性菌痢。

知识点3：急性菌痢的分类 副高：掌握 正高：熟练掌握

急性菌痢按照病情的轻重不同，可分为以下四种临床类型。

（1）普通型（典型）：起病急，有中度毒血症表现，畏寒、发热、腹痛、腹泻，腹泻伴里急后重，稀便迅速转为黏液脓血便，每日10次以上，有左下腹压痛及肠鸣音亢进。

（2）轻型（非典型）：不发热或低热，主要表现为腹泻，一日数次，稀便可有黏液，常无脓血，轻微腹痛，无明显里急后重，全身中毒症状不明显。

（3）重型：多见于老年、体弱、营养不良患者。有严重全身中毒症状及肠道症状。急起发热，腹泻每日30次以上，常为稀水脓血便，腹痛、里急后重明显。后期可出现严重腹胀及肠麻痹，常伴呕吐，严重失水可引起外周循环衰竭。

（4）中毒型菌痢：多见于2～7岁体质好的儿童，成人少见。分为休克型、脑水肿型及混合型。主要特点为起病急骤，来势凶猛，全身中毒症状明显。休克型以面色苍白、四肢湿冷、血压下降等循环衰竭症状为主。脑水肿型以反复抽搐、神志不清、发生脑疝时呼吸节律不齐等症状为主。混合型具有上述两型的特点。

知识点4：慢性菌痢的分类 副高：掌握 正高：熟练掌握

病程超过2个月的患者为慢性菌痢。可分为以下三种类型。

（1）慢性迁延型：急性菌痢发作后迁延不愈，时轻时重。长期反复出现腹痛、腹泻、便秘与腹泻交替出现，大便经常或间歇带有黏液或脓血，常有左下腹压痛，长期间歇排菌。病程长者可见消瘦、乏力、贫血等症状。

（2）慢性型急性发作：有急性菌痢史，可因进食生冷食物、劳累、受凉等诱因引起急性发作。

（3）慢性隐匿型：有菌痢史，但无临床症状，大便病原菌培养阳性，作乙状结肠镜检查可见黏膜炎症或溃疡等菌痢的表现。

知识点5：细菌性痢疾的诊断及鉴别诊断 副高：掌握 正高：熟练掌握

根据流行病史、症状、体征及实验室检查结果，可初步作出诊断，病原学检查可确诊。

细菌性痢疾主要应与阿米巴痢疾、细菌性食物中毒、其他病原菌引起的肠道感染相鉴别，中毒性菌痢应与其他感染性休克、流行性脑脊髓膜炎、流行性乙型脑炎鉴别。慢性菌痢应与结肠癌、直肠癌、慢性溃疡性结肠炎鉴别，乙状结肠镜、纤维结肠镜有助于鉴别诊断。

知识点6：细菌性痢疾的处理要点　　副高：掌握　正高：熟练掌握

各地区医疗机构在夏秋季应设立肠道门诊，并与其他门诊诊室相隔离，住院部预留收治菌痢患者的隔离病房。

（1）急性菌痢：①一般治疗，消化道隔离至症状消失，粪便培养连续两次阴性。卧床休息，以流质、半流质食物为主。高热脱水者口服补液盐溶液（ORS液），吐泻严重者可静脉输液。②抗生素治疗，应参考药物敏感试验，选用或联用下列抗生素，如喹诺酮类、庆大霉素、氨苄西林、头孢类抗生素及复方新诺明、黄连素等，疗程5～7日。③对症治疗，保持水、电解质和酸碱平衡，有失水者，无论有无脱水表现，均应口服补液，严重脱水或有呕吐不能由口摄入时，采取静脉补液。

（2）中毒性菌痢：病情凶险，应注意早期诊断，采取综合抢救措施，包括抗感染、控制高热与惊厥、循环衰竭的治疗、防治脑水肿与呼吸衰竭。

（3）慢性菌痢：①根据药敏试验，联合应用抗生素，连用2～3个疗程。②选用微生物制剂调整肠道菌群，如乳酸杆菌、双歧杆菌制剂。③生活规律，注意饮食，适量体育活动。

知识点7：细菌性痢疾的健康指导　　副高：掌握　正高：熟练掌握

（1）管理传染源：患者及带菌者应隔离治疗，特别是从事饮食业者、保育及水厂工作者，应调离工作岗位。

（2）注意饮食卫生，切断传染途径。

（3）保护易感人群：口服活菌苗可使人体获得免疫性，免疫期可维持6～12个月。

第四节　霍　　乱

知识点1：霍乱的概念　　副高：掌握　正高：熟练掌握

霍乱是由霍乱弧菌所致的烈性肠道传染病，发病急，传播快，属国际检疫传染病，《中华人民共和国传染病防治法》将其列为甲类传染病。霍乱弧菌存在于水中，最常见的感染原因是食用被患者粪便污染过的水。

知识点2：霍乱弧菌　　副高：掌握　正高：熟练掌握

霍乱弧菌为革兰染色阴性，短小弯曲，如逗点状，运动活泼，分O1群（又可分为两种生物型，即古典生物型和埃尔托生物型）及非O1群的O139霍乱弧菌两种。

知识点3：霍乱的临床分期 副高：掌握 正高：熟练掌握

霍乱的潜伏期最短3～6小时，最长7日，多数为1～3日。典型病例临床经过可分为三期。

（1）泻吐期：大多数病例突起剧烈腹泻，继而呕吐，个别病例先呕吐后腹泻。腹泻为无痛性，亦无里急后重。每日排便可自数次至十数次，甚至频频不可计数。粪便性质初为黄色稀水便，量多，进而变为水样便或米泔水样便。少数病例出现洗肉水样便。呕吐为喷射状，次数不多，也渐成米泔水样。部分病例可伴有恶心，一般无发热。

（2）脱水期：由于持续而频繁的腹泻和呕吐，患者迅速出现脱水和循环衰竭。常有腹直肌和腓肠肌痉挛。可出现少尿、无尿等肾功能障碍。患者外观表现非常明显，严重者眼窝沉陷，声音嘶哑，皮肤干燥皱缩，腹下陷呈舟状，唇舌干燥，四肢冰凉，体温常降至正常以下。

（3）反应期及恢复期：脱水得到纠正后，患者迅速恢复。呕吐、腹泻停止，体温、脉搏及血压恢复正常，尿量增多。约1/3患者出现发热性反应，体温一般38～39℃，持续1～3日可自行消退。

知识点4：霍乱的分型 副高：掌握 正高：熟练掌握

（1）轻型：每日腹泻不超过10次，无脱水表现，血压、脉搏正常。

（2）中型：泻吐次数较多，每日腹泻10～20次，有脱水表现，血压下降，脉搏细速，24小时尿量在400ml以下。

（3）重型：脱水严重，休克状态，血压甚低或测不出，脉细速常无法触及，无尿。

（4）中毒型霍乱：即干性霍乱，起病急骤，不待吐泻症状出现即迅速进入中毒性循环衰竭而死亡。

知识点5：霍乱的临床表现 副高：掌握 正高：熟练掌握

霍乱患者是突然起病，多数以剧烈腹泻开始，继以呕吐，多无腹痛，无里急后重，一般无发热。每日排便次数自数次至十数次或更多，初为稀便，后即为水样便，少数为米泔样或洗肉水样便。严重吐泻引起水和电解质丧失，可出现脱水及周围循环障碍。

知识点6：霍乱的诊断及鉴别诊断 副高：掌握 正高：熟练掌握

霍乱的诊断标准：①凡有腹泻、呕吐等症状，粪便培养霍乱弧菌阳性者；②霍乱流行期在疫区有典型霍乱症状而粪便培养阴性无其他原因可查者，如有条件可做双份血清凝集素试验，效价4倍或4倍以上可诊断；③疫源检测中发现粪便培养阳性前5天内有腹泻症状者，可诊断为轻型霍乱。

霍乱应与病毒性肠炎、急性细菌性痢疾、食物中毒性胃肠炎、大肠埃希菌性肠炎相鉴别。

知识点7：霍乱的处理要点　　副高：掌握　正高：熟练掌握

（1）在地方性流行或疫区内，凡有典型临床表现者，即应按霍乱患者处理。腹泻不严重，但有密切接触史，按高度疑似患者处理。

（2）患者应及时严格隔离至症状消失6日后，粪便连续培养，每日一次，连续两次阴性，可解除隔离出院。①补液治疗：补充液体和电解质是治疗本病的关键环节。轻、中型患者可采取口服补液，重症患者要先静脉补液，输液量及速度视病情轻重、脱水程度、血压、脉搏、尿量及血浆比重等而定。②抗菌药物治疗：作为液体疗法的辅助治疗，能减少腹泻量和缩短排菌期。常用药物有诺氟沙星、多西环素、磺胺甲噁唑与甲氧苄啶的复方制剂（SMZ-TMP）等。

（3）疫点消毒：对患者的排泄物、呕吐物用干漂白粉按排泄量的1/5比例进行消毒。受污染的水源、食具、衣物等可用0.5%过氧乙酸或3%漂白粉澄清液喷洒或擦抹消毒。

知识点8：霍乱的健康指导　　副高：掌握　正高：熟练掌握

（1）采取预防为主的措施，防止病从口入。

（2）加强教育宣传，普及霍乱知识，提高人们的卫生水平。

（3）做好“三管一灭”，即管水、管粪、管饮食、灭蝇。

第五节　肾综合征出血热

知识点1：肾综合征出血热的概念　　副高：掌握　正高：熟练掌握

肾综合征出血热也称流行性出血热，是由汉坦病毒引起的，以鼠类为主要传染源的一种急性传染病。

知识点2：肾综合征出血热的五个阶段　　副高：掌握　正高：熟练掌握

肾综合征出血热临床表现不一，复杂多变，典型病例具有发热、出血和肾脏损害三大主要特征，以及发热期、低血压休克期、少尿期、多尿期和恢复期五个阶段。

（1）发热期：起病急剧，体温多在39～40℃，为稽留热或弛张热，热程多为3～7日，个别可在10日以上。除发热外，主要表现为全身中毒症状（三痛：头痛、腰痛、眼眶痛），毛细血管损害（三红：颜面、颈、上胸部位潮红），肾损害（蛋白尿和镜检发现管型）。

（2）低血压休克期：多数患者发热末期或热退同时出现血压下降，少数热退后发生。主要为失血浆性低血容量休克的表现。

（3）少尿期：尿量减少，甚至无尿，主要表现为尿毒症，酸中毒和水、电解质紊乱。

（4）多尿期：肾脏组织损害逐渐修复，但由于肾小管回吸收功能尚未完全恢复，以致尿量显著增多。可出现失水和电解质紊乱，特别是低钾血症。

（5）恢复期：非典型和轻型病例，可以出现越期现象，而重症患者可出现发热期、休克期和少尿期之间相互重叠。

知识点3：肾综合征出血热的临床表现 副高：掌握 正高：熟练掌握

肾综合征出血热的临床表现为发热中毒症状的“三痛”、充血出血外渗征的“三红”和肾损害。病程的五期经过。不典型者可以越期或重叠。患者热退，症状反而加重，是与其他感染性疾病不同的特点，有助于诊断。

知识点4：肾综合征出血热的鉴别诊断 副高：掌握 正高：熟练掌握

（1）肾脏疾病：急性肾小球肾炎及其他原因引起的急性肾衰竭。

（2）急性发热性疾病：上呼吸道感染。

（3）传染性疾病：钩端螺旋体病、伤寒、脑脊髓膜炎、病毒性肝炎。

（4）血液系统疾病：血小板减少性紫癜等。

知识点5：肾综合征出血热的处理要点 副高：掌握 正高：熟练掌握

肾综合征出血热的治疗以综合疗法为主，总原则：“三早一就”，即早期发现、早期休息、早期治疗和就地治疗。早期可应用抗病毒治疗，同时强调根据不同病期的病理生理改变，采取合理的液体疗法的重要性。治疗中要注意防治休克、肾衰竭和出血。

（1）发热期：治疗原则是控制感染、减轻外渗、改善中毒症状和预防弥散性血管内凝血（DIC）。抗病毒治疗应在发病4～7日内应用，可选用干扰素或利巴韦林。

（2）低血压休克期：要积极补充血容量、纠正酸中毒和改善微循环障碍。

（3）少尿期：可采取“稳、促、导、透”的原则，即稳定机体内环境、促进利尿、导泻和透析治疗。

（4）多尿期：原则是维持电解质平衡，防治继发感染。补液以口服为主，输液量不超过尿量的60%～70%。

（5）恢复期：注意补充营养，定期复查肾功能。

知识点6：肾综合征出血热的健康指导 副高：掌握 正高：熟练掌握

（1）自动免疫，注射疫苗，提高免疫力。

（2）进入疫区的人员，应从饮食、住宿、个人防护等方面加强预防措施。

（3）做好防病知识教育，防鼠、灭鼠是消灭本病的关键，切断传染途径。

第六节　传染性非典型肺炎

传染性非典型肺炎

知识点1：传染性非典型肺炎的概念　　副高：掌握　正高：熟练掌握

传染性非典型肺炎又称严重急性呼吸综合征（SARS），是一种因感染SARS相关冠状病毒而导致的以发热、头痛、干咳、胸闷为主要症状的呼吸道传染病，严重者出现快速进展的呼吸系统衰竭。极强的传染性与病情的快速进展是此病的主要特点。目前尚无特效治疗。

知识点2：传染性非典型肺炎的临床表现　　副高：掌握　正高：熟练掌握

潜伏期1～16天，常见为3～5天。起病急，以发热为首发症状，可有畏寒，体温常超过38℃，呈不规则热或弛张热，稽留热等，热程多为1～2周；伴有头痛、肌肉酸痛、全身乏力和腹泻。起病3～7天后出现干咳、少痰，偶有血丝痰，肺部体征不明显。病情于10～14天达到高峰，发热、乏力等感染中毒症状加重，并出现频繁咳嗽，气促和呼吸困难，略有活动则气喘、心悸，被迫卧床休息。这个时期易发生呼吸道的继发感染。

病程进入2～3周后，发热渐退，其他症状与体征减轻乃至消失。肺部炎症改变的吸收和恢复则较为缓慢，体温正常后仍需2周左右才能完全吸收恢复正常。轻型患者临床症状轻。重症患者病情重，易出现呼吸窘迫综合征。儿童患者的病情似较成人轻。有少数患者不以发热为首发症状，尤其是有近期手术史或有基础疾病的患者。

知识点3：传染性非典型肺炎的鉴别诊断　　副高：掌握　正高：熟练掌握

传染性非典型肺炎的诊断必须排除其他可以解释患者流行病学史和临床经过的疾病。临床上要注意排除上呼吸道感染、流行性感冒、细菌性或真菌性肺炎、获得性免疫缺陷综合征（AIDS）合并肺部感染、军团菌病、肺结核、流行性出血热、非感染性间质性肺疾病、肺嗜酸性粒细胞浸润症、肺血管炎等呼吸系统疾患。

知识点4：传染性非典型肺炎的处理要点　　副高：掌握　正高：熟练掌握

（1）10%葡萄糖注射液500ml，利巴韦林1.0g，静脉滴注，每日1～2次。

（2）5%葡萄糖注射液250ml，双黄连注射液60mg/kg，静脉滴注，每日1次。

（3）神经氨酸酶抑制剂奥司他韦（达菲），成人剂量每日150mg，儿童剂量每日3mg/kg，分2次口服，疗程5日。

（4）氧疗。

（5）一般治疗和对症治疗：①卧床休息，避免疲劳、用力；②避免剧烈咳嗽，咳嗽剧烈者给予镇咳，咳痰者给予祛痰药；③发热，体温超过38.5℃者可使用解热镇痛药，高热者给予物理降温，儿童忌用阿司匹林，因该药有可能引起Reye综合征；④糖皮质激素的应用；⑤合并感染者，氧氟沙星0.2g，静脉滴注，每日2次；或者10%葡萄糖注射液250ml，阿奇霉素10mg/kg，静脉滴注，每日1次。

知识点5：传染性非典型肺炎的健康指导　　副高：掌握　正高：熟练掌握

传染性非典型肺炎为传染性极强的呼吸道传染病，一旦发现，应做好个人防护，并且及时向当地疾病预防控制机构报告。保持乐观稳定的心态，均衡饮食，多喝汤饮水，注意保暖，避免疲劳，足够的睡眠以及在空旷场所作适量运动等，有助于提高人体对该病的抵抗能力。

第七节　获得性免疫缺陷综合征

知识点1：获得性免疫缺陷综合征的概念　　副高：掌握　正高：熟练掌握

获得性免疫缺陷综合征（AIDS）即艾滋病，是由人类免疫缺陷病毒（HIV）引起的一种严重传染病。HIV是一种能攻击人体免疫系统的病毒，主要存在于传染源的血液、精液、阴道分泌物、胸腹水、脑脊液、羊水和乳汁等体液中。

知识点2：获得性免疫缺陷综合征的临床分期　　副高：掌握　正高：熟练掌握

获得性免疫缺陷综合征的全过程分为急性期、无症状期和艾滋病期。潜伏期通常为2～10年。

知识点3：急性HIV感染期　　副高：掌握　正高：熟练掌握

急性HIV感染期一般发生在初次感染HIV后2～4周。部分感染者出现HIV病毒血症和免疫系统急性损伤所产生的临床症状。大多数患者临床症状轻微，持续1～3周后缓解。临床表现以发热最为常见，可伴有咽痛、盗汗、恶心、呕吐、腹泻、皮疹、关节痛、淋巴结肿大及神经系统症状。少数感染者，潜伏期后可有发热、全身不适、咽痛、肌痛、关节痛、皮疹等表现。持续3～14日后，症状消失。

知识点4：无症状HIV感染期　　副高：掌握　正高：熟练掌握

所有HIV感染者都经过数月至数年的无症状期，具有传染性。血液中可检出HIV-RNA和抗HIV抗体。HIV感染初期，血液中虽有抗原存在，但抗HIV抗体尚未出现，此时检测抗HIV抗体阴性，称为窗口期。窗口期一般数周到6个月。

知识点5：艾滋病期　　副高：掌握　正高：熟练掌握

艾滋病期为感染HIV后的最终阶段。患者$CD4^+T$淋巴细胞计数明显下降，多低于$200/mm^3$，血浆HIV病毒载量明显升高。该期主要临床表现为HIV相关症状、各种机会性感染及肿瘤。HIV相关症状：主要表现为持续1个月以上的发热、盗汗、腹泻；体重减轻常超过10%。部分患者表现为神经精神症状，如记忆力减退、精神淡漠、性格改变、头痛、癫痫及痴呆等。另外还可出现持续性全身淋巴结肿大，其特点为：①除腹股沟以外有2个或2个以上部位的淋巴结肿大；②淋巴结直径≥1cm，无压痛，无粘连；③持续时间3个月以上。

知识点6：获得性免疫缺陷综合征的诊断要点　　副高：掌握　正高：熟练掌握

（1）临床表现：①急性感染，根据高危因素和临床表现通过特异性病原学检查确诊。②慢性感染，结合流行病学史、严重机会感染、肿瘤、CD4/CD8比例倒置，并进行特异性病原学检查确诊。

（2）实验室检查：HIV/AIDS实验室检测包括HIV抗体、病毒载量、$CD4^+T$淋巴细胞、P24抗原检测等。HIV1/2抗体检测是HIV感染诊断的金标准，病毒载量测定和$CD4^+T$淋巴细胞计数是判断疾病进展和治疗时机、评价疗效和预后的两项重要指标。抗-HIV先行酶联免疫吸附试验（ELISA）筛查，如连续两次阳性，再做确诊试验确诊。

知识点7：获得性免疫缺陷综合征的鉴别诊断　　副高：掌握　正高：熟练掌握

获得性免疫缺陷综合征应与原发性免疫缺陷病、继发性免疫缺陷病、传染性单核细胞增多症、中枢神经系统疾病相鉴别。

知识点8：获得性免疫缺陷综合征的处理要点　　副高：掌握　正高：熟练掌握

目前获得性免疫缺陷综合征无特效治疗的方法，重在于综合治疗，可给予抗病毒、免疫调节、抗机会性感染及抗肿瘤等措施。抗病毒治疗是艾滋病治疗的关键。随着采用高效抗逆转录病毒联合疗法的应用，大大提高了抗-HIV的疗效，显著改善了患者的生活质量和预后。

知识点9：获得性免疫缺陷综合征的健康指导　　副高：掌握　正高：熟练掌握

（1）控制传染源：对HIV/AIDS感染者和患者的血液、分泌物、排泄物等进行消毒。适当隔离进展期患者。

（2）切断传播途径：①严禁吸毒，杜绝不洁注射；②严格血及血制品管理；③加强AIDS的宣传教育，提倡安全性行为鼓励使用安全套；④切断母婴传播；⑤控制医源性感染；⑥保护易感人群，对高危人群要定期进行HIV感染检测。医务人员实施有创性操作或手术要常规筛查HIV抗体。

第八节 麻 疹

知识点1：麻疹的概念 副高：掌握 正高：熟练掌握

麻疹是麻疹病毒引起的急性呼吸道传染病。患者是唯一的传染源。自发病前2日至出诊后5日内，眼结膜分泌物，鼻、口咽、气管的分泌物中都含有病毒，具有传染性。主要通过飞沫直接传播。

知识点2：典型麻疹的临床表现 副高：掌握 正高：熟练掌握

潜伏期6～18日，平均7日。典型麻疹的临床经过可分为三期。

（1）前驱期：也称发疹前期，表现为发热、上呼吸道炎症、眼结膜充血、畏光、流泪、柯氏斑发生在病程的2～3日（出现于双侧近第一臼齿颊黏膜上，为0.5～1cm白色小点，周围有红晕，逐渐增多，互相融合，2～3日内消失）。

（2）出疹期：发热3～4日开始出皮疹。皮疹先见于耳后、发际，渐及颊、面、颈，自上而下蔓延到全身，最后到手掌及足底。皮疹初为淡红色斑丘疹，大小不等，为充血性皮疹，少数病例可呈出血性皮疹。此期可出现高热、嗜睡、淋巴结轻度肿大。出疹期为3～5日。

（3）恢复期：出疹3～4天后开始热退，皮疹按出疹的先后顺序消退，留浅褐色色素斑，伴脱屑。

知识点3：成人麻疹的不典型临床表现 副高：掌握 正高：熟练掌握

成人麻疹全身中毒症状常较小儿为重，临床表现时常不典型，具体表现为：①出疹与发热时间不符，可在发热后次日出疹；②皮疹不典型，皮疹虽以斑丘疹多见，亦可有疱疹、出血点样皮疹等其他各种形态的皮疹；③柯氏斑有时缺如，有时存在多日；④出疹顺序亦可有所变化；⑤成人麻疹并发肝损伤较儿童普遍，重者可导致腹水；⑥孕妇患麻疹妊娠时间短者易致流产、死胎。有时不典型病例常依靠测定麻疹病毒IgM抗体阳性来做出诊断。

知识点4：麻疹的诊断要点 副高：掌握 正高：熟练掌握

典型麻疹的诊断并不难。在麻疹流行期间接触过麻疹患者的易感者，出现起病急、发热、上呼吸道卡他症状、结膜充血、畏光、口腔内有柯氏斑即可做出临床诊断。在出现典型皮疹和退疹等表现后可确诊。非典型患者及难以确诊者，可通过血清特异性抗体测定等实验室检查协助诊断。

知识点5：麻疹的鉴别诊断 副高：掌握 正高：熟练掌握

（1）药物疹：近期有服药或接触药物史，皮疹呈多样性，有痒感，无黏膜斑和卡他症状，停药后此症可渐消退。

（2）风疹：前驱期短，全身症状轻，无柯氏斑。发热1～2日即出疹，为稀疏斑丘疹，主要在面部和躯干，1～2日退疹，不留色素沉着，不脱屑。常伴耳后、枕后淋巴结肿大。

（3）幼儿急疹：症状轻，热退后出现玫瑰色散在皮疹，面部及四肢远端皮疹极少，经1～2日皮疹退尽。

（4）猩红热：前驱期发热、咽痛，起病1～2日出疹，皮疹为针尖大小，隆起，疹间皮肤充血，压之褪色，面部无皮疹，口周苍白圈，皮疹持续4～5日随热降而退，出现大片脱皮。白细胞明显增多。

知识点6：麻疹的处理要点　　副高：掌握　正高：熟练掌握

麻疹的处理原则为对症处理治疗，加强护理和防治并发症。

（1）一般治疗：卧床休息，房内保持适当的温度和湿度，常通风保持空气新鲜。有畏光症状时房内光线要柔和；给予容易消化的富有营养的食物，补充足量水分；保持皮肤、黏膜清洁，口腔应保持湿润清洁，可用盐水漱口，每天重复几次。一旦发现手心脚心有疹子出现，说明疹子已经出全，患者进入恢复期。密切观察病情，出现合并症立即看医师。

（2）对症治疗：高热时可用小量退热剂；烦躁可适当给予苯巴比妥等镇静剂；剧咳时用镇咳祛痰剂；继发细菌感染可给抗生素。麻疹患儿对维生素A需要量大，世界卫生组织推荐，在维生素A缺乏区的麻疹患儿应补充维生素A。

知识点7：麻疹的健康指导　　副高：掌握　正高：熟练掌握

（1）预防：管理传染源，患者隔离至出疹后5日。有并发症患者应隔离至出疹后10日。接触麻疹的易感儿童应隔离3周。

（2）切断传播途径：未患过麻疹的小儿均应接种麻疹减毒活疫苗。易感者接触患者后2日内接种疫苗仍可防止发病或减轻病情。体弱、患病、年幼的易感者接触麻疹后，可采用被动免疫。接触患者5日内注射人血丙种球蛋白3ml可防止发病。

第九节　血吸虫病

知识点1：血吸虫病的概念　　副高：掌握　正高：熟练掌握

血吸虫病是由裂体吸虫属血吸虫引起的一种慢性寄生虫病，主要流行于亚洲、非洲、拉丁美洲。血吸虫病主要分为：①肠血吸虫病，主要由曼氏血吸虫和日本血吸虫引起；②尿路血吸虫病，由埃及血吸虫引起。我国主要流行的是日本血吸虫病。

知识点2：日本血吸虫病的概念　　副高：掌握　正高：熟练掌握

日本血吸虫病是日本血吸虫寄生在门静脉系统所引起的疾病。由皮肤接触含尾蚴的疫水而感染，主要病变为肝脏与结肠由虫卵引起的肉芽肿。

知识点3：日本血吸虫病的诊断要点　　副高：掌握　正高：熟练掌握

（1）与流行病区疫水有接触史是诊断的必要条件。

（2）急性血吸虫病有发热、皮炎、荨麻疹、肝大与肝压痛、脾大、腹痛、腹泻或排脓血便，血中嗜酸性粒细胞显著增多，粪便中可查到虫卵。

（3）慢性血吸虫病患者以肝脾大为主，患者或无明显的症状和体征，但有疫水接触史，粪便沉孵法是重要的诊断方法。

（4）晚期以门静脉周围纤维化病变为主，可发展成为门静脉高压、肝硬化、巨脾与腹水。

（5）免疫学检查方法敏感性及特异性较高，但要注意假阳性和假阴性。

知识点4：急性血吸虫病的处理要点　　副高：掌握　正高：熟练掌握

（1）病原治疗：①成人吡喹酮总剂量为120mg/kg，儿童为140mg/kg，4～6日疗法，每日剂量分2～3次服用，其中50%必须在前2日服完，体重超过60kg者仍按60kg计。②一般病例也采用每次10mg/kg，每日3次，连用4日。

（2）对症治疗：①高热、中毒症状严重者给以补液以保证水和电解质平衡，加强营养及全身支持疗法；②合并其他寄生虫者应先驱虫治疗，合并伤寒、痢疾、败血症、脑膜炎者应先抗感染后用吡喹酮治疗。

知识点5：慢性血吸虫病的处理要点　　副高：掌握　正高：熟练掌握

成人吡喹酮总剂量为60mg/kg，儿童为70mg/kg，2日疗法，等分4次口服，成人体重以60kg为限，儿童体重以不超过30kg为准，超过30kg者与成人用量相同。

知识点6：晚期血吸虫病的处理要点　　副高：掌握　正高：熟练掌握

晚期血吸虫病按肝硬化治疗，采取内科治疗与外科治疗结合，病原学治疗与对症治疗结合以及中西医结合的原则。

知识点7：异位血吸虫病的处理要点　　副高：掌握　正高：熟练掌握

（1）脑型血吸虫病：常见于慢性血吸虫病患者，常有癫痫样发作症状者，吡喹酮剂量适当加大，疗程延长，并加用抗癫痫药物。有脑水肿者，可用20%甘露醇脱水，病原治疗的吡喹酮剂量可适量加大、延长疗程。

（2）肺异位血吸虫病：在病原治疗基础上，根据病情对症治疗。

知识点8：血吸虫病的健康指导 副高：掌握 正高：熟练掌握

（1）不在有钉螺分布的湖水、河塘、水渠里游泳、戏水。
（2）因生产生活不可避免接触疫水者，在接触疫水前涂抹防护油膏，预防血吸虫感染。
（3）接触疫水后，要及时到当地血防部门进行必要的检查和早期治疗。

第二十五章 外科疾病

第一节 一般创伤

知识点1：多发性创伤的概念 副高：熟悉 正高：掌握

多发性创伤是指同一致病因子同时或相继造成两个或两个以上部位的损伤。一个部位的多处损伤是部位多发伤，如脾、小肠破裂为腹部多发伤；而两个或两个以上致病因子同时或相继造成的损伤被称为复合伤，如高外触电后坠落伤是复合伤。

知识点2：多发性创伤的诊断要点 副高：熟悉 正高：掌握

（1）有无高动能暴力伤病史。

（2）判断有无休克、昏迷。

（3）判断有无可迅速危及生命的三大表现：①呼吸障碍，呼吸道是否通畅，呼吸是否受限。②循环障碍，有无低血容量、心脏受损及血管张力紊乱。严重的循环障碍可表现为休克或心力衰竭。③大量活动性出血，包括外出血和内出血。未被控制的大出血可以导致死亡。

在对生命状态的准确评估基础上，可按CRASH PLAN顺序作出诊断。两个单词的九个字母各代表一个脏器或部位，也就是诊断的顺序：C心脏，R呼吸，A腹部，S脊柱，H头部；P骨盆，L肢体，A动脉，N神经。

知识点3：多发性创伤诊断的注意事项 副高：熟悉 正高：掌握

（1）开放伤与闭合伤、明显伤与隐蔽伤可能并存。

（2）对颅脑外伤和颌面外伤者，要注意是否合并颈椎骨折或脱位。

（3）对颅脑伤昏迷或脊髓伤截瘫者，要注意隐蔽的腹内脏器伤。

（4）对下胸部的肋骨骨折，要注意有无肝脾破裂；左侧的多发性肋骨骨折及血气胸，要注意有无心肌挫伤、外伤性心肌梗死及心脏压塞。

（5）严重腹部挤压伤，除注意腹腔内脏器损伤外，还要注意有无膈肌破裂。

（6）骨盆骨折者要常规放置尿管检查尿液，注意有无泌尿道损伤。

（7）对股骨近端骨折，要注意是否合并同侧髋关节脱位。

（8）坠落伤直立姿势下肢着地者，除骨折外要注意脊柱伤及有无颅底骨折。

（9）对四肢爆炸伤，除注意局部损伤外，应注意有无超高压所致的胸腹内脏损伤。

（10）对濒死伤员应通过实验室及影像学检查，争分夺秒地先排除呼吸、循环障碍及有效控制大出血。

（11）急症CT主要用于颅脑伤诊断，B超主要用于腹腔实质脏器伤诊断，X线平片主要用于胸部及骨骼系统的检查，多普勒主要用于血管、血流的检查，介入放射学可用于骨盆骨折伴有大血管伤的检查，同时还可注入栓塞物控制动脉破裂的出血。此外，胸、腹腔穿刺是判断血胸、血腹等内脏伤的重要手段。

知识点4：多发性创伤的处理要点　　副高：熟悉　正高：掌握

（1）先治疗，后诊断，边治疗，边诊断，先处理危及生命的损伤。

（2）排除呼吸障碍：①通畅气道；②吸氧，使用鼻导管、面罩或呼吸机；③重新膨胀肺脏，恢复正常呼吸动作，改善通气。

（3）扩容、抗休克：①快速建立通畅静脉通路；②止血，急救时主要是临时止血。

（4）心跳、呼吸停止者按心、肺复苏要求抢救。胸部伤，尤其开放伤要警惕急性心脏压塞发生。要立即心包穿刺排血减压。

（5）脊柱、骨盆损伤患者要避免搬动时造成新的损伤。四肢骨折要临时夹板固定。开放伤口要肌内注射破伤风抗毒素1500U。

知识点5：多发性创伤的转诊事项　　副高：熟悉　正高：掌握

多发伤患者应及时转送上级医院，转送过程中应注意：

（1）患者取平卧位，或根据伤情需要，保持患者的特殊体位。

（2）转送途中继续抗休克治疗。

（3）保持呼吸道通畅并持续给氧。

（4）严密观察患者的生命体征，并做好记录，随时注意患者的伤情变化。

（5）留置导尿管，监测尿量。

（6）保护创面和创口，避免污染，注意固定骨折夹板和伤口绷带的松紧度，记录止血带的使用时间，保持伤肢的血液循环。

知识点6：软组织损伤的概念　　副高：熟悉　正高：掌握

软组织损伤是指软组织或骨骼肌肉受到直接或间接暴力，或长期慢性劳损引起的一大类创伤综合征。软组织专指体表的软组织，包括皮肤、皮下组织、筋膜、肌膜、肌肉、肌腱、韧带以及走行其中的血管、神经等组织。软组织是相对骨、关节结构而言，不包括体腔内的脏器。

知识点7：软组织损伤的分类　　副高：熟悉　正高：掌握

根据受伤部位皮肤完整性是否受到破坏、深部组织与体外环境是否接触，软组织损伤可分为开放性损伤和闭合性损伤。

（1）闭合性损伤：可分为挫伤、捩伤及震荡伤。①挫伤：是钝力或重物打击造成的皮下软组织损伤；②捩伤：是指关节附近的韧带因关节的过度活动而被损伤，发生部分断裂，也可伴有附近肌肉及肌腱纤维的部分断裂；③震荡伤：是钝力打击造成暂时性功能障碍或丧失，而无肉眼可见的解剖损害，如脑震荡短暂昏迷。

（2）开放性损伤：可分为擦伤、裂伤、割伤、刺伤、穿入伤及贯通伤。穿入伤为高速武器所致，有入口无出口；贯通伤则有入口及出口两个伤口，致伤物不留在组织内。

（3）其他类损伤：包括撕脱伤、挤压伤等，损伤的性质不由皮肤是否有伤口而决定。①撕脱伤：指关节韧带、肌腱因外力使其自骨端附着处断裂，当伴有关节脱位时也可分类为骨关节损伤；也可指头皮、皮肤被外力撕脱的开放性损伤。若沿肢体周径的皮肤均撕脱时称为脱套伤。②挤压伤：指肢体或躯干被重物持续砸压所致的损伤。

知识点8：软组织损伤的分期 副高：熟悉 正高：掌握

（1）早期：疼痛剧烈，局部迅速肿胀，1～2日内出现淤紫、功能障碍。

（2）中期：为伤后3～7日，淤血逐渐吸收，肿胀减退，疼痛减轻，功能轻度障碍。

（3）后期：为伤后2～4周，大部分淤肿疼痛消失，功能恢复正常。

有的软组织损伤因病情重，治疗不当，病程迁延，形成难治愈的陈旧性软组织损伤。

知识点9：软组织损伤的处理要点 副高：熟悉 正高：掌握

（1）治疗软组织损伤的前提是全身生命体征基本稳定，危及生命的伤情得到控制。不同软组织损伤的处理要分清主次，优先治疗主要损伤。治疗原则为恢复解剖和功能的完整性，而且以保留和重建功能为重点。

（2）开放伤应肌内注射破伤风抗毒素，预防破伤风。根据伤情合理使用抗菌药物，预防伤处继发感染。

（3）闭合伤的处理：①挫伤急性期（24小时内）避免热敷，可给予冷敷。避免使用有刺激性的药物外敷。②捩伤应对受损关节行功能位固定（一般用石膏托，也可用弹力绷带或膏药），或向外力作用的反方向给予屈或伸位固定1～2周。避免伤后1～2日内实施按摩、推拿。

（4）开放伤的处理：①止血。②清创。一切软组织开放伤，均应被视为已被污染，超过8小时的伤口原则上应按感染伤口对待，污染伤口内的异物及被污染的组织均应清除，使伤口变为清洁伤口。③修复和闭合伤口。感染伤口不能闭合，要保证引流通畅。单纯表皮损伤，只需局部以生理盐水冲洗，周围消毒即可，可以免去包扎。

知识点10：软组织损伤的转诊事项 副高：熟悉 正高：掌握

（1）除外有脱位、骨折及内脏伤可能的闭合伤应转诊。

（2）复杂的开放伤需转诊。伤口可用无菌敷料包裹，严重出血肢体可按要求使用止血带。

第二节　外科感染

一、疖

知识点1：疖的概念　　副高：熟悉　正高：掌握

疖是一个毛囊及其所属皮脂腺的急性感染，常发生在毛囊丰富的头面、颈、腋、背、腹股沟及会阴部。多个疖同时发生或在各部反复发作称为疖病，常发生于体弱、营养不良、小儿及糖尿病患者。致病菌大多为金黄色葡萄球菌和表皮葡萄球菌。

知识点2：疖的诊断要点　　副高：熟悉　正高：掌握

（1）开始为局部圆锥形红肿、隆起、疼痛、硬、有明显压痛，逐渐增大，中央软化，出现黄色脓栓。若病变较大亦可形成脓肿，局部有波动感。脓栓或脓肿破溃排脓后症状逐渐消失，较大脓肿局部淋巴结可肿大。

（2）面部特别是位于上唇及两侧鼻唇沟间（危险三角）者病情严重，触摸挤压可促使感染向颅内扩散，导致海绵静脉窦炎。患者可有高热寒战，昏迷，眼眶部红肿变硬，伴脑膜炎表现。

（3）通常无明显的全身症状。但若发生在血液丰富的部位，全身抵抗力减弱时，可引起不适、畏寒、发热、头痛和厌食等毒血症状。

（4）白细胞增多，应查血糖、尿糖及酮体。

知识点3：疖的处理要点　　副高：熟悉　正高：掌握

（1）对炎症结节可用热敷或物理疗法（透热、红外线或超短波），也可外敷抗生素软膏。

（2）有脓栓时以石炭酸点破中心取出脓栓，形成脓肿者切开引流。

（3）除伴全身症状者外一般不用抗生素。

（4）对未成熟的疖，尤其是面部，不应任意挤压，以免感染扩散。

知识点4：疖的健康指导　　副高：熟悉　正高：掌握

（1）注意清洁卫生，勤洗澡及更换衣服。

（2）有糖尿病时要控制饮食，并积极治疗，使病情稳定。

二、痈

知识点5：痈的概念 副高：熟悉 正高：掌握

痈是多个相邻的毛囊及其所属皮脂腺或汗腺的急性化脓性感染，多发生在颈、背部皮肤厚韧处，多见于全身抵抗力低下及糖尿病患者。临床表现为大片浸润性紫红斑，可见化脓、组织坏死。致病菌主要为金黄色葡萄球菌。

知识点6：痈的诊断要点 副高：熟悉 正高：掌握

（1）初起为局部片状暗红色充血、水肿和发硬区，有明显疼痛和压痛，边界不清。发展扩大后中央变软，出现多个脓头，形成蜂窝状排脓口，皮下有大量脓液及坏死组织。

（2）可有发热、寒战、乏力、食欲不振等感染全身症状。

（3）白细胞增多。需查血红蛋白、血浆蛋白、血糖、尿糖及酮体。

知识点7：痈的处理要点 副高：熟悉 正高：掌握

（1）全身支持疗法：应用抗生素控制感染，注意休息，加强营养。有糖尿病者给予药物和饮食治疗。

（2）局部处理：初期为红肿阶段，治疗与疖同。如全身症状严重或红肿范围大，中央部位坏死，应行手术治疗。

知识点8：痈的健康指导 副高：熟悉 正高：掌握

积极治疗原发病，增强机体抵抗力，保持个人卫生。

三、脓肿

知识点9：脓肿的概念 副高：熟悉 正高：掌握

脓肿是指急性感染过程中，组织、器官或体腔内，因病变组织坏死、液化而出现的局限性脓液积聚，四周有完整的脓壁。可能导致脓毒血症、败血症而危及生命。常见的致病菌为金黄色葡萄球菌。

知识点10：脓肿的检查方法 副高：熟悉 正高：掌握

（1）浅部：脓肿表现为局部红、肿、热、痛及压痛，继而出现波动感。

（2）深部：脓肿为局部弥漫性肿胀，疼痛及压痛，波动不明显，试验穿刺可抽出脓液，也可用超声波协助诊断。

知识点11：脓肿的诊断要点　　副高：熟悉　正高：掌握

（1）可有急性化脓性感染病史。

（2）局部红肿疼痛且有波动感，试穿有脓液。

（3）全身症状有发热、乏力等。

（4）白细胞计数增高。

（5）深部脓肿经B超检查可呈液性暗区。

知识点12：脓肿的处理要点　　副高：熟悉　正高：掌握

（1）及时切开引流，切口应选在波动明显处并与皮纹平行，切口应够长，并选择低位，以利引流。深部脓肿，应先行穿刺定位，然后逐层切开。

（2）术后及时更换敷料。

（3）全身应选用抗菌消炎药物（头孢唑啉钠）治疗。伤口长期不愈者，应查明原因。

知识点13：脓肿的健康指导　　副高：熟悉　正高：掌握

（1）宜吃清淡营养的饮食，吃维生素含量丰富的食物。

（2）忌吃辛辣刺激的食物，忌烟酒和咖啡。

（3）早发现早诊断，及时处理，避免病情恶化。平时要注意清洁卫生，避免出现脓肿。

四、急性蜂窝织炎

知识点14：急性蜂窝织炎的概念　　副高：熟悉　正高：掌握

急性蜂窝织炎是发生在皮下、筋膜下、肌间隙及深部蜂窝疏松组织的急性、弥漫性、化脓性感染，因组织疏松感染易于扩散。致病菌主要是溶血性链球菌，其次为金黄色葡萄球菌，少数由厌氧性细菌和大肠杆菌引起。

知识点15：急性蜂窝织炎的诊断要点　　副高：熟悉　正高：掌握

（1）感染处有明显红肿、发热及疼痛，感染迅速向四周扩展，红肿及疼痛加剧，红肿区与正常皮肤间无明显界限，边缘不隆起，此点可与丹毒相鉴别。如形成脓肿，局部有波动感，中心部可坏死、溃破流脓。

（2）深部感染时红肿不明显，有剧痛及压痛，皮肤可有明显水肿。B超可显示脓腔，穿刺有脓液。

（3）多伴全身感染中毒症状，严重者可发生败血症或感染中毒性休克。

此外，急性蜂窝织炎应与丹毒、坏死性筋膜炎、气性坏疽相鉴别。

知识点16：急性蜂窝织炎的处理要点 副高：熟悉 正高：掌握

（1）局部理疗或热敷，抬高患肢，制动休息，酌情给镇痛剂，高热时给退热剂。

（2）静脉应用抗生素，使用原则是根据细菌培养及药敏试验结果选用有针对性、敏感的药物。

（3）及时切开引流脓肿，排除脓液，充分引流，做脓液培养及药敏试验。

知识点17：急性蜂窝织炎的健康指导 副高：熟悉 正高：掌握

（1）注意皮肤清洁，勤洗澡，勤换衣服，避免皮肤损伤。

（2）感染早期可用热敷、抬高患肢、制动休息，无效时及时就医。

五、丹毒

知识点18：丹毒的概念 副高：熟悉 正高：掌握

丹毒是溶血性链球菌经皮肤或黏膜小裂伤侵入皮肤网状淋巴管及皮下发生的感染。好发于下肢及面部，起病急、蔓延快，且常反复发作。

知识点19：丹毒的诊断要点 副高：熟悉 正高：掌握

（1）急骤发病，有感染全身症状。患者常有头痛、畏寒、高热、乏力、食欲减退和全身不适等。

（2）感染部位大片红疹隆起于皮肤，疼痛，边界清楚，色泽鲜红，指压时红色可消退，松指后恢复红色。局部温度增高，有明显压痛。红肿严重者局部会发生水疱，极少发生坏死化脓。

（3）所属淋巴结肿大、压痛。

（4）丹毒反复发作，引起肢体纤维组织增生及淋巴水肿，最后形成象皮肿。

另外，应注意与深静脉血栓形成、接触性皮炎、昆虫咬伤、带状疱疹、类丹毒等相鉴别。

知识点20：丹毒的处理要点 副高：熟悉 正高：掌握

（1）静脉应用有效抗生素，直至症状消退、体温正常后3日。

（2）抬高患肢，局部用50%硫酸镁或中药湿热敷。

（3）可采用紫外线照射、超短波、红外线等进行治疗。

（4）已经化脓的丹毒，可选择手术切开排脓。

（5）同时治疗足癣感染、丝虫病及其他感染病灶。

知识点21：丹毒的健康指导 副高：熟悉 正高：掌握

（1）治疗足癣防止感染，及时引流浅表感染灶及治疗丝虫病。防止丹毒复发。

（2）小心保护有淋巴回流障碍的肢体，避免损伤，禁止在该处行注射治疗。

（3）在接触丹毒患者或者换药后，应当洗手消毒，以防止医源性传染。

六、手化脓性感染

知识点22：手化脓性感染的概念　副高：熟悉　正高：掌握

手急性化脓性感染主要由外伤引起，很少由血源性感染，以甲沟炎、脓性指头炎、化脓性腱鞘炎和手掌间隙感染多见，致病菌以金黄色葡萄球菌为主。

知识点23：手化脓性感染的诊断及处理要点　副高：熟悉　正高：掌握

（1）甲沟炎：局部红肿、疼痛，当发展至甲下脓肿时，若不及时处理可发展为指骨骨髓炎，有时甲旁脓肿破溃后由于治疗不当可转为慢性甲沟炎，常急性发作。早期可用热敷、理疗或抗炎软膏外敷，已形成脓肿者应行切开引流或拔甲术。

（2）脓性指头炎：全身可有炎症感染症状，如高热，局部红肿、搏动性疼痛。由于手指末节掌面的皮肤与指骨骨膜间有许多纵行纤维索，将软组织分成许多密封小腔，感染后脓液不易扩散，但小腔内压力很高，患指疼痛剧烈，且可引起指骨缺血、坏死、骨髓炎。诊断时注意拍摄X线片以除外骨髓炎。当患指出现跳动痛时提示脓肿形成，动脉受压，应及时切开减压引流。切口应在手指侧面纵行切开，切口近端不可超过手指末节和中节交界处，亦不可做鱼口状切口。

（3）急性化脓性腱鞘炎和手掌深部间隙感染：典型体征是手掌除末节外呈明显均匀性红肿，皮肤极度紧张，患指呈微屈状态，稍微伸指即引发剧痛，即使形成脓液，也不出现波动感。治疗原则为早期积极抗感染治疗，脓肿形成后及时切开引流，好转后尽早功能锻炼。根据感染及脓肿部位按照手切开减压手术要求设计切口。

知识点24：手化脓性感染的健康指导　副高：熟悉　正高：掌握

感染时需抬高患手，放在功能位，严重患者应及时就诊行切开引流。好转后积极锻炼手指及手掌功能。

七、破伤风

知识点25：破伤风的概念　副高：熟悉　正高：掌握

破伤风是破伤风杆菌侵入体内，生长繁殖，产生毒素引起肌痉挛的一种急性特异性感染。破伤风杆菌能产生痉挛毒素和溶血毒素。痉挛毒素可引起全身横纹肌的紧张收缩和阵发性痉挛，是引起临床表现的主要毒素。破伤风感染一般发生在开放性损伤、烧伤、木刺铁钉伤等，尤其是伤口深在，有缺血、坏死、异物残留和伴有需氧菌感染者。

知识点26：破伤风的诊断要点 副高：熟悉 正高：掌握

（1）潜伏期6～10日，有外伤、流产、非法堕胎史。

（2）初期有头晕、头痛、乏力、烦躁不安、感咀嚼肌酸胀，流涎。继而牙关发紧，张口逐渐困难。吞咽不便，面部表情肌阵发痉挛，形成特征性的“痉笑”，此后先后发生肌肉强烈阵挛，顺序为嚼肌、面肌、颈项肌、腹背肌、四肢肌、膈肌及肋间肌。背肌一般较腹肌为强，可形成角弓反张。四肢出现屈肘、半握拳、屈膝等。痉挛间歇期肌肉张力仍高，不松弛，腱反射亢进。

（3）光线、声响、震动等刺激均可诱发肌肉痉挛和抽搐，伴大汗淋漓，呼吸困难。

（4）喉头及呼吸肌痉挛可致呼吸停止，易继发肺炎、肺不张。膀胱痉挛造成尿潴留。

知识点27：破伤风的处理要点 副高：熟悉 正高：掌握

（1）处理伤口，清除毒物来源。清创后伤口不必缝合包扎。有的伤口看上去已愈合，应仔细检查痂下有无窦道或死腔。

（2）使用破伤风抗毒素中和游离的毒素，但只在早期有效。

（3）控制和解除痉挛，常用镇静药有地西泮（安定）、三聚乙醛（副醛）、水合氯醛、苯巴比妥（鲁米那）等。

（4）防治并发症。主要并发症在呼吸道，对抽搐频繁、药物又不易控的严重患者，应尽早进行气管切开，以便改善通气。

知识点28：破伤风的健康指导 副高：熟悉 正高：掌握

（1）外伤、烧伤尤其具有较深伤口者需注射破伤风抗毒素，忌存侥幸心理。外伤必须行正规清创术。

（2）容易发生外伤、工伤的单位或集体，应组织注射破伤风类毒素以获得自动免疫。

第三节 体表肿瘤与肿块

一、皮脂腺囊肿

知识点1：皮脂腺囊肿的概念 副高：熟悉 正高：掌握

皮脂腺囊肿又称粉瘤或脂瘤，主要由于皮脂腺排泄管阻塞，皮脂腺囊状上皮被逐渐增多的内容物膨胀所形成的潴留性囊肿。以病损部的黑头粉刺和囊肿感染为主要表现，偶可见癌变。

知识点2：皮脂腺囊肿的诊断要点 副高：熟悉 正高：掌握

囊肿质软，有波动感，与皮肤粘连，基底可活动，表皮略呈蓝色，中心有黑头粉刺点。

挤压后有带臭味的血清样皮脂溢出。感染后可增大红肿、压痛。囊肿在外力下可以破裂而暂时消退，但会形成瘢痕，且易于复发。皮脂腺囊肿应与皮样囊肿、表皮样囊肿、皮下脂肪瘤等相鉴别。

知识点3：皮脂腺囊肿的处理要点　　副高：熟悉　正高：掌握

采取手术切除，注意切除完整囊壁。如已感染者，先控制炎症再手术切除。

知识点4：皮脂腺囊肿的健康指导　　副高：熟悉　正高：掌握

（1）保持面部皮肤清洁，使皮脂腺开口通畅，利于分泌物排泄。

（2）面部皮肤瘙痒时，不能任意抓挠，以免引起面部皮肤感染，破坏皮脂腺开口，导致皮脂腺分泌物潴留，促使皮脂腺囊肿形成。

（3）不挤面部皮肤疖等。

二、脂肪瘤

知识点5：脂肪瘤的概念　　副高：熟悉　正高：掌握

脂肪瘤可单发或多发。好发于皮下，多见于颈、背及肩部，躯干和四肢、胸及腹壁皮下均可发生。深部脂肪瘤多沿肌肉生长，可深达骨膜，但很少侵犯邻近骨骼。

知识点6：脂肪瘤的诊断要点　　副高：熟悉　正高：掌握

脂肪瘤患者皮下可触及圆形、类圆形或分叶状，柔软可推动的结节，与周围组织之间的境界很清楚，当与皮肤粘连时可有轻度触痛。

知识点7：脂肪瘤的处理要点　　副高：熟悉　正高：掌握

一般无症状的脂肪瘤，可观察。当肿瘤过大，影响外观或疼痛时可手术切除。

三、纤维瘤

知识点8：纤维瘤的概念　　副高：熟悉　正高：掌握

纤维瘤是纤维组织构成的良性肿瘤，可发生在身体各部位及任何年龄。主要包括幼年性纤维瘤病、颈纤维瘤病、婴幼儿纤维瘤病、脂肪纤维瘤病等。

知识点9：纤维瘤的诊断要点　　副高：熟悉　正高：掌握

肿物呈实性，质硬韧，大小不定，生长缓慢，活动。

知识点10：纤维瘤的处理要点 副高：熟悉 正高：掌握

治疗纤维瘤可采取手术切除。放疗对病情的局部控制可能有效，保守手术后可用。

四、血管瘤

知识点11：血管瘤的概念 副高：熟悉 正高：掌握

血管瘤是非真性肿瘤，为血管畸形发育而成的错构瘤。它是由胚胎期间成血管细胞增生而形成的常见于皮肤和软组织内的先天性良性肿瘤或血管畸形。

知识点12：毛细血管瘤的诊断要点 副高：熟悉 正高：掌握

毛细血管瘤多见于婴幼儿，颜面、肩、头皮、颈部好发。皮肤见红点或红斑、隆起皮肤，如杨梅果状；亦可见色鲜红，压之褪色，松手后恢复红色。

知识点13：毛细血管瘤的处理要点 副高：熟悉 正高：掌握

对毛细血管瘤液氮冷冻效果较好，或可局部注射平阳霉素、手术切除，疗效均佳。

知识点14：海绵状血管瘤的诊断要点 副高：熟悉 正高：掌握

海绵状血管瘤可在皮下或肌肉、骨或内脏发生。单发或多发，微隆起，圆形，边界不清，柔软，表皮正常或可有毛细血管扩张。肿物也可呈“海绵”状，有压缩性。骨血管瘤需摄X线片确诊。

知识点15：海绵状血管瘤的处理要点 副高：熟悉 正高：掌握

可以小剂量硬化剂注射瘤体，或平阳霉素注射瘤体。慎用放射治疗。局限于肌肉、骨骼者可手术治疗。

知识点16：蔓状血管瘤的诊断要点 副高：熟悉 正高：掌握

蔓状血管瘤可发生在皮下、肌肉、骨骼。肿瘤外观可见迂曲血管，局部可闻及血管杂音。

知识点17：蔓状血管瘤的处理要点 副高：熟悉 正高：掌握

蔓状血管瘤术前做血管造影以充分了解病情，手术切除。

五、色素痣

知识点18：色素痣的概念　　副高：熟悉　正高：掌握

色素痣又称痣细胞痣，是由痣细胞组成的色素性病变，通常称痣、黑素细胞痣或痣黑素细胞痣等，为最常见的皮肤良性肿瘤。偶见于黏膜表面。

知识点19：色素痣的诊断要点　　副高：熟悉　正高：掌握

（1）皮内痣：痣细胞位于皮下或真皮，不高出皮面，表面光滑，可含有毛发，极少恶变。

（2）交界痣：痣细胞位于真皮及表皮交界处，细胞含不等量的黑色素，向表皮下延伸，呈淡棕色至黑色的斑块和丘疹，表面光滑，无毛、平坦或稍高于皮肤，边缘向四周延伸。一般在足底、手掌、外生殖器部位的黑痣均为交界痣，局部刺激或外伤后易恶变为黑色素瘤。

（3）混合痣：皮内痣及交界痣同时存在，但更像皮内痣。多见于儿童和少年。

知识点20：色素痣的处理要点　　副高：熟悉　正高：掌握

通常伴长毛的痣均为良性。有以下情况时应手术治疗：易受摩擦或外伤部位的痣；影响容貌；颜色加深，痣增大；破溃及出血；伴局部瘙痒或疼痛；周围出现黑色小点或卫星结节色素环；边界变模糊，色素呈放射状施展；区域淋巴结增大。手术时应做好广泛手术的准备，可行冰冻病理，如已恶变，则按黑色素瘤原则切除。

六、黑色素瘤

知识点21：黑色素瘤的概念　　副高：熟悉　正高：掌握

黑色素瘤包括黑色素细胞和成黑色素细胞的恶性肿瘤，病因尚不明确，大部分由交界痣恶变，也可由外伤、摩擦、化学物、刺激性外用药、搔抓等诱因引起。好发于中老年人，多见于皮肤及眼内，皮肤以足、小腿、头颈、外阴及前臂多见。恶性度高的可经区域淋巴结转移或血运广泛转移。

知识点22：黑色素瘤的诊断要点　　副高：熟悉　正高：掌握

黑色素瘤早期为棕色或黑色小结节，增大迅速，颜色逐渐加重，边界不清，常溃破、出血、结痂、瘙痒，周围有红晕反应，皮周可见卫星结节。

知识点23：黑色素瘤的处理要点　　副高：熟悉　正高：掌握

当考虑到由痣恶变或诊为恶性黑色素瘤时，忌做活检，应在距肿瘤缘3～5cm处做广泛切除。深部达深筋膜或肌肉的，切忌挤压肿瘤组织，以免引起扩散和转移。肢体、足底的黑色素瘤，应考虑近侧关节以上截肢术，术后结合化疗及免疫治疗。

第四节 颈部疾病

一、单纯性甲状腺肿

知识点1：单纯性甲状腺肿的概念 副高：熟悉 正高：掌握

缺碘引起甲状腺腺体代偿性增大，早期呈弥漫性肿大，故称为单纯性甲状腺肿或非毒性甲状腺肿。形成结节时称结节性甲状腺肿。

知识点2：单纯性甲状腺肿的诊断要点 副高：熟悉 正高：掌握

（1）颈部增粗，甲状腺可压迫气管引起呼吸不畅或困难，可压迫血管使颈部静脉扩张。

（2）甲状腺一侧或双侧出现一个或多个结节，当达一定大小时，可压迫呼吸道导致呼吸困难，个别患者因肿块压迫喉返神经可致声音嘶哑。可并发甲状腺功能亢进而出现烦躁、易怒等症状。

（3）少数（$<5\%$）患者可伴发癌变。

（4）血清T_3、T_4正常，而吸碘率增高。在结节性甲状腺肿时放射性核素扫描可呈冷结节。

（5）B超可显示腺体大小及囊实性改变，颈淋巴结无增大。

（6）颈部X线片或CT片，可显示甲状腺大小、气管压迫情况以及延伸纵隔内情况、良性钙化点等。

本病应注意与桥本甲状腺肿、Riedel甲状腺炎、甲状腺腺瘤等相鉴别。

知识点3：单纯性甲状腺肿的处理要点 副高：熟悉 正高：掌握

（1）青春期和妊娠期生理性甲状腺肿的患者，可食富碘食品及应用含碘盐。

（2）过大的单纯性甲状腺肿或胸骨后甲状腺肿有压迫症状者，可手术治疗。

（3）有合并甲状腺功能亢进者，或考虑伴有恶性变者，可行手术治疗。

（4）结节性甲状腺肿较大者，在甲状腺功能偏低时，可多食含碘食物或短期服用甲状腺片，每日40～60mg。

知识点4：单纯性甲状腺肿的健康指导 副高：熟悉 正高：掌握

（1）缺碘地区应推广应用碘盐。

（2）儿童及孕期妇女应适当补碘。

（3）结节性甲状腺肿患者要定期（半年）复诊。

二、甲状腺瘤

知识点5：甲状腺瘤的诊断要点　　副高：熟悉　正高：掌握

（1）甲状腺瘤多为单发甲状腺肿物，生长慢，无症状。

（2）甲状腺两侧叶或峡部可触及圆形或球形、光滑、界线清楚的肿块，囊性或实性，可随吞咽而上下活动。偶见囊内出血而骤然增大，并伴压痛或疼痛。

（3）B超检查了解肿块大小、囊实性等。

（4）放射性核素扫描（^{131}I或$^{99}T_C$）可示腺瘤功能，囊性变者可呈冷结节或凉结节，占70%～80%，功能正常者为热结节或温结节，占20%～30%，热结节可能为功能性结节。

（5）细针行肿瘤穿刺细胞学检查，可能在鉴别性质上有一定意义。

知识点6：甲状腺瘤的处理要点　　副高：熟悉　正高：掌握

甲状腺瘤有10%的恶变率和可产生压迫症状，因此宜行手术治疗。根据病情可行肿瘤连同部分周围组织一并切除，或部分甲状腺切除，或大部甲状腺或一侧腺叶全切除术。

知识点7：甲状腺瘤的健康指导　　副高：熟悉　正高：掌握

发现甲状腺肿物要及时诊断、随诊。有恶变倾向时应及时切除。

三、甲状腺癌

知识点8：甲状腺癌的病理类型　　副高：熟悉　正高：掌握

甲状腺癌为头颈部常见恶性肿瘤，其病理类型如下：

（1）乳头状腺癌：占70%左右，恶性程度低。经淋巴结转移，少数血运转移至肺和骨。

（2）滤泡状腺癌：恶性程度低，占5%～10%，主要经血液循环转移至肺和骨，也可经淋巴结转移。

（3）髓样癌：中度恶性，占2%～5%，来源于滤泡旁细胞，可分泌降钙素。可经淋巴及血运转移。

（4）未分化癌：多见于老年人，恶性度高，预后差。生长迅速，可经淋巴结转移或血运转移至肺。

知识点9：甲状腺癌的临床表现　　副高：熟悉　正高：掌握

多数患者除甲状腺区有一无痛性肿块外，很少有其他症状。一般活动度尚好，仅约1/10

与气管粘连固定。瘤体较小者可小于1cm，多质硬且难以触及，常以颈淋巴结转移性肿块为主诉；瘤体较大时直径可达10cm以上或更大，常伴有囊性变，穿刺可吸出浅棕色液，易被误诊为囊肿；晚期可累及周围软组织或气管软骨而使肿瘤固定，或累及喉返神经而致声嘶，少数合并不同程度呼吸困难。

知识点10：甲状腺癌的诊断要点　　副高：熟悉　正高：掌握

（1）甲状腺部位肿块、质硬、表面不光滑、边缘不整齐。

（2）乳头状腺癌生长缓慢，但淋巴结可出现转移；滤泡状腺癌较少淋巴结转移，但可出现远处转移；髓样癌常可出现淋巴结转移或血行转移，局部及周围组织浸润较重；未分化癌生长快，对周围组织气管、食管、喉返神经侵犯较多见。特别是声音嘶哑时可考虑恶性高的甲状腺肿瘤。

（3）颈部转移淋巴结多沿颈内静脉分布，硬、活动或固定。

（4）髓样癌可有家族史，因产生5-羟色胺和降钙素，可导致腹泻及心悸、颜面潮红和血钙降低。

（5）B超检查可鉴别肿瘤的良性、恶性及转移范围。

（6）CT及X线检查，可明确气管受压以及肺、骨是否受累。

（7）放射性核素扫描多呈冷结节。

（8）针吸细胞学检查有助于诊断。

知识点11：甲状腺癌的处理要点　　副高：熟悉　正高：掌握

（1）乳头状腺癌、滤泡状腺癌和髓样癌：可行甲状腺全切或患侧甲状腺全切加对侧大部切除，视淋巴结转移情况决定是否行颈部淋巴结清除术。

（2）未分化癌：早期发现者可以手术切除再行放疗。但通常在诊断时已无法切除，侵犯气管造成呼吸困难时，做气管切开术后，采用外放射治疗。

知识点12：甲状腺癌的转诊指征　　副高：熟悉　正高：掌握

（1）疑似有甲状腺癌应立即转诊至普外科或头颈外科。

（2）新发现有甲状腺结节，特别是颈部彩超提示实性低回声结节，应转至上级医院进行诊断，必要时应做病理检查。

知识点13：甲状腺癌的健康指导　　副高：熟悉　正高：掌握

对甲状腺肿物应及时到医院检查确诊，并密切观察变化，定期检查。为减少甲状腺癌的发生，要及时切除有恶变倾向的肿瘤。

第五节　乳房疾病

一、急性乳腺炎

知识点1：急性乳腺炎的概念　　副高：熟悉　正高：掌握

急性乳腺炎是乳腺的急性化脓性感染，是乳腺管内和周围结缔组织炎症，多发生于产后哺乳期的妇女，尤其是初产妇更为多见。哺乳期的任何时间均可发生，但以产后3~4周最为常见，故又称产褥期乳腺炎。

知识点2：急性乳腺炎的诊断要点　　副高：熟悉　正高：掌握

（1）大多为哺乳期妇女，发病前有乳头皲裂破损史及乳汁淤积。

（2）乳房炎症有红、肿、热、痛。

（3）乳房包块，皮温升高，脓肿形成时有波动感，腋下淋巴结肿大、压痛。

（4）全身症状有发热、畏寒等。

（5）白细胞总数升高，核左移。

知识点3：急性乳腺炎的处理要点　　副高：熟悉　正高：掌握

（1）炎症早期停止用患乳哺乳，吸出乳汁，热敷。

（2）使用雌激素或中药退乳。

（3）使用抗生素。选用针对金黄色葡萄球菌的敏感抗生素，根据病情口服、肌内注射或静脉点滴。

（4）脓肿形成时，应及时切开引流。

通常采用局部麻醉，取放射状切口，以避免损伤大乳管，乳晕下的脓肿可取乳晕下弧形切口，乳房深部脓肿或乳房后脓肿，可采用乳房下弧形切口，进入乳房后间隙；浅表脓肿易定位，深部脓肿可采用穿刺定位或借助B超定位，切开脓肿后，手指伸入脓腔，分离乳房间隔，排尽脓液，较大脓肿可在脓腔最低处另做一切口，行对口引流，保证引流通畅；引流物常选用纱布或纱布加硅胶管；术后常规换药治疗。

知识点4：急性乳腺炎的健康指导　　副高：熟悉　正高：掌握

（1）保持乳汁通畅，乳头清洁，防止内陷。

（2）每次哺乳后要将乳汁吸尽。

（3）乳头破溃、皲裂时亦应用吸乳器吸尽乳汁。

（4）使用棉布乳罩托起下垂乳房。

（5）急性炎症应及时就医。

二、乳房囊性增生病

知识点5：乳房囊性增生病的概念　　副高：熟悉　正高：掌握

乳房囊性增生病简称乳腺病，是妇女多发病，常见于中年妇女，是乳腺实质的良性增生，常见于双侧，病因是内分泌障碍，其病理形态复杂，增生可发生于腺管周围并伴有大小不等的囊肿形成或腺管内表现为不同程度的乳头状增生，伴乳管囊性扩张；也有发生于小叶实质者，主要为乳管及腺泡上皮增生。

知识点6：乳房囊性增生病的病因　　副高：熟悉　正高：掌握

乳房囊性增生病是内分泌障碍性增生病，一是体内女性激素代谢障碍，雌、孕激素比例失调，使乳腺实质增生过度和复旧不全；二是部分乳腺实质成分中女性激素受体的质和量异常，使乳房各部分的增生程度参差不齐。

知识点7：乳房囊性增生病的诊断要点　　副高：熟悉　正高：掌握

（1）多发生在30～50岁妇女。

（2）乳房疼痛：一侧或两侧可有放射痛，随月经周期呈周期性改变。往往在月经前疼痛加重，月经来潮后减轻或消失，有时整个月经周期都有疼痛。

（3）乳房肿块：单侧或双侧呈条索状、结节状，多发或片状，边界不清，质韧，有一定活动性，压痛。

（4）双乳头溢液：少数患者可有乳头溢液，呈浆液性，棕黄色。腋窝淋巴结多不肿大。

（5）肿块穿刺细胞学检查、乳腺钼靶X线片、B超检查，排除恶性肿瘤。

知识点8：乳房囊性增生病的处理要点　　副高：熟悉　正高：掌握

（1）乳罩托起乳房，缓解疼痛，2～3个月后复查1次。

（2）激素治疗可用甲睾酮（甲基睾丸素）或三苯氧胺。

（3）必要时手术切除、活检。

（4）可用中草药或中成药调理，包括疏肝理气、调和冲任及调整卵巢功能。

知识点9：乳房囊性增生病的健康指导　　副高：熟悉　正高：掌握

（1）预防和去除机体内分泌紊乱的因素。

（2）自我检查，在经后10日左右进行检查最好。

（3）调节生活节奏，减轻各种压力，配合医师治疗。

（4）最好每3个月至半年到医院检查一次，防止乳腺增生病恶变的可能。

三、乳腺癌

知识点10：乳腺癌的概念　　副高：熟悉　正高：掌握

女性乳腺是由皮肤、纤维组织、乳腺腺体和脂肪组成的，乳腺癌是发生在乳腺腺上皮组织的恶性肿瘤。乳腺癌中99%发生在女性，男性仅占1%。乳腺并不是维持人体生命活动的重要器官，原位乳腺癌并不致命；目前乳腺癌已成为威胁女性身心健康的常见肿瘤。

知识点11：乳腺癌的病因　　副高：熟悉　正高：掌握

乳腺癌的病因尚未完全清楚，据中国肿瘤登记年报显示：女性乳腺癌年龄发病率0～24岁年龄段处较低水平，25岁后逐渐上升，50～54岁组达到高峰，55岁以后逐渐下降。乳腺癌家族史是乳腺癌发生的危险因素，近年发现乳腺腺体致密也成为乳腺癌的危险因素。乳腺癌的危险因素还有月经初潮早（<12岁），绝经迟（>55岁）；未婚、未育、晚育、未哺乳；患乳腺良性疾病未及时诊治、经医院活检（活组织检查）证实患有乳腺非典型增生、胸部接受过高剂量放射线的照射、长期服用外源性雌激素、绝经后肥胖、长期过量饮酒及携带与乳腺癌相关的突变基因。

知识点12：乳腺癌的临床表现　　副高：熟悉　正高：掌握

早期乳腺癌往往不具备典型的症状和体征，不易引起重视，常通过查体或乳腺癌筛查发现。以下为乳腺癌的典型体征：乳腺肿块、乳头溢液、皮肤改变、乳头、乳晕异常、腋窝淋巴结肿。

知识点13：乳腺癌的诊断要点　　副高：熟悉　正高：掌握

（1）有肿块。

（2）发病高峰年龄为45～54岁，男女比例1∶99。

（3）体检：①乳腺肿块，多为单发、质硬、表面不平、边界不清、酒窝征等；②乳头溢液；③乳头或乳晕湿疹样改变；④晚期出现皮肤水肿，橘皮样变，或肿瘤破溃，或与胸壁固定；⑤腋窝淋巴结肿大；⑥血行转移至肺、肝、骨等部位。

知识点14：乳腺癌的鉴别诊断　　副高：熟悉　正高：掌握

（1）积乳囊肿：也称乳汁潴留囊肿或乳汁郁积症，表现为乳房内肿块。

（2）乳腺纤维腺瘤：主要为乳房无痛性肿块，很少伴有乳房疼痛或乳头溢液。

（3）乳腺脂肪坏死：乳腺可触及肿块，肿块多较小、质硬，但较固定，局部皮肤变平。肿块呈球形结节，可位于任何区域，但以乳晕区较多，并较浅表，有压痛。

（4）乳腺囊性增生病。

（5）当乳头溢液时，应与乳腺导管扩张症、乳腺导管管内乳头状瘤、乳腺增生病等相鉴别。

知识点15：乳腺癌住院前的社区处理 副高：熟悉 正高：掌握

（1）心理教育：大多患者确诊后都有心理上难以承受的反应期，多呈现怀疑、否认、痛苦、拒绝治疗，甚至自杀。医务人员应对患者不同的心理状态予以疏导，使其认识到癌不是不治之症，只要接受正确、系统的综合治疗，绝大多数可以治愈；并向患者详细介绍治疗方案、可能出现的不良反应与后遗症，以获得患者的积极配合。

（2）对症处理，缓解症状。

知识点16：乳腺癌出院后的护理与康复 副高：熟悉 正高：掌握

（1）乳房切除术后康复：①重建外形，皮瓣修复，液态硅胶等假体；②心理支持，减轻患者乳房缺陷的心理障碍，帮助患者佩戴假体，做好心理咨询，减轻思想负担；③功能恢复，对患肢行功能训练。

（2）放疗期间护理：①保护照射部位皮肤，瘙痒者可涂甘油软膏；②照射区皮肤不宜摩擦、暴晒以及碱性肥皂的刺激，以防止溃烂感染；③乏力、恶心、呕吐等消化道反应可对症处理；④定期查白细胞及血小板。

（3）化疗护理。

知识点17：乳腺癌的健康指导 副高：熟悉 正高：掌握

（1）预防：①积极开展乳腺癌二级预防（普查），能发现早期患者，从而有效降低乳腺癌病死率；②避免高脂肪、高热量饮食；③积极治疗良性乳腺疾病；④提倡乳腺自查，在镜前观察两侧乳房外形，乳头位置、高低，表皮是否有凹陷、橘皮样改变、隆起、水肿，同时用对侧手指的指腹触摸乳房及腋窝淋巴结，切忌用手指抓摸，自查时间于每次月经期后7～10日进行，若发现：双乳不对称；乳房肿块；乳房皮肤凹陷、水肿；乳头抬高或凹陷，乳头溢液，乳头、乳晕湿疹样改变者，均应及时就医。

（2）预后：越早期治疗，效果越好。5年生存率Ⅰ期80%～90%，Ⅱ期60%～70%。

（3）遵医行为：①随诊，术后1～2年每3个月随诊1次，3年后每半年1次；②加强患肢功能锻炼，防止淋巴水肿及淋巴管炎。

第六节 阑 尾 炎

知识点1：急性阑尾炎的概念 副高：熟悉 正高：掌握

阑尾炎是因多种因素而形成的炎性改变，以青年最为多见，男性多于女性。急性阑尾炎临床较为常见。阑尾腔的梗阻和细菌的存在是阑尾炎的主要原因。

知识点2：急性阑尾炎的类型　　副高：熟悉　正高：掌握

急性阑尾炎的临床类型包括：①急性单纯性阑尾炎；②急性化脓性阑尾炎；③急性坏疽及穿孔性阑尾炎；④阑尾周围脓肿。

知识点3：急性阑尾炎的诊断要点　　副高：熟悉　正高：掌握

（1）大多表现为转移性右下腹痛。开始为上腹或脐周疼痛，数小时后疼痛转移至右下腹部，呈持续性，伴阵发性加剧。少数起病时即为右下腹痛。

（2）右下腹部麦氏点及其周围固定压痛、反跳痛及肌紧张。小儿、老年或腹肌薄弱者肌紧张可能不明显。腹肌发达或阑尾位于盆腔或腹膜后时，触痛则不明显。结肠充气试验可辅助诊断。腰大肌或闭孔肌试验，有助于阑尾位置的定位。

（3）右下腹压痛、摸到不活动边缘不齐肿块时，可能为阑尾脓肿。

（4）食欲不振是最常见的消化道症状，可有恶心、呕吐、发热。

（5）直肠指检在直肠右前方有触痛。

（6）B超检查有助于诊断及鉴别诊断。

（7）白细胞总数及中性粒细胞增多。

知识点4：急性阑尾炎的鉴别诊断　　副高：熟悉　正高：掌握

（1）其他急腹症：如急性胆囊炎、溃疡病穿孔、急性胰腺炎等。

（2）泌尿系结石：临床表现为尿线极细、尿潴留和尿道疼痛。

（3）宫外孕、卵巢滤泡或黄体破裂、急性盆腔炎等。

（4）其他：肠系膜淋巴结炎、麦克尔憩室炎、回盲部肿瘤等。

知识点5：急性阑尾炎的处理要点　　副高：熟悉　正高：掌握

（1）非手术疗法：适于单纯性阑尾炎和阑尾周围脓肿。①卧床，取半卧位，进半流质或流质饮食；②抗生素治疗，可选用广谱抗生素或用庆大霉素、氨苄西林等，并加用甲硝唑（灭滴灵）；③中药可选用大黄牡丹皮汤等方剂加减，还可配合针刺治疗。

（2）手术疗法：①阑尾切除术；②阑尾周围脓肿，经非手术治疗后局部肿块不缩小，症状无改善或全身中毒症状日趋恶化者，应予切开引流，3～6个月后再酌情阑尾切除。

知识点6：慢性阑尾炎的概念　　副高：熟悉　正高：掌握

慢性阑尾炎是指阑尾急性炎症消退后而遗留的阑尾慢性炎症病变。可分为原发性和继发性两种。

知识点7：慢性阑尾炎的诊断要点 副高：熟悉 正高：掌握

由于缺少典型的表现，临床上慢性阑尾炎诊断较难。右下腹痛的原因很多，不少患者的压痛实际是胀气和收缩的盲肠，下移的肾脏的压痛、肠系膜淋巴结炎、慢性附件炎等都可有右下腹痛，因此仅以右下腹痛即诊断慢性阑尾炎根据不足。以餐后和运动后右下腹痛诊断慢性阑尾炎更要慎重。

（1）有典型急性阑尾炎发作史、阑尾周围炎或阑尾脓肿史，以后同一部位反复疼痛。

（2）反复检查证实固定存在和固定位置的阑尾局限性压痛。

（3）X线钡剂灌肠检查见阑尾虽充盈但排空延迟，阑尾不充盈或充盈不规则，阑尾较固定或扭曲，透视下阑尾部位有压痛。

（4）除外胃肠和其他疾病。女性应与妇科病相鉴别。

知识点8：慢性阑尾炎的处理要点 副高：熟悉 正高：掌握

慢性阑尾炎可采取阑尾切除术，但应特别慎重。慢性阑尾炎确诊后，治疗原则上应手术，特别是有急性发作史的病人，更应及时手术。对诊断可疑的病人或有严重合并症的高龄病人，应暂行非手术治疗，在门诊追踪观察。

知识点9：慢性阑尾炎的健康指导 副高：熟悉 正高：掌握

应及时到医院检查确诊，除外其他急腹症的可能，根据病情确定治疗方案。采用非手术疗法者应卧床休息，注意饮食，坚持中西医治疗，观察病情变化，必要时行阑尾切除术。术后尽早下床活动，以防肠粘连。

第七节 肠 梗 阻

知识点1：肠梗阻的概念 副高：熟悉 正高：掌握

肠梗阻是指肠内容物正常运行发生障碍，不能顺利通过肠道，是外科常见的急腹症。由于其变化快，需要早期做出诊断、处理，诊断的延误可使病情发展加重，甚至出现肠坏死、腹膜炎等严重情况。

知识点2：肠梗阻的临床分型 副高：熟悉 正高：掌握

（1）按梗阻原因分：①机械性肠梗阻，临床上最常见，是由于肠内、肠壁和肠外各种不同机械性因素引起的肠内容物通过障碍；②动力性肠梗阻，是由于肠壁肌肉运动功能失调所致，并无肠腔狭窄，又可分为麻痹性和痉挛性两种；③血运性肠梗阻，如肠系膜血管发生血栓形成或栓子栓塞，使肠壁血液循环发生障碍，它可迅速继发肠坏死，处理上与肠麻痹截然不同。

（2）按肠壁血供情况分：①单纯性肠梗阻，无血液循环障碍；②绞窄性肠梗阻，有血液循环障碍，甚至肠管缺血坏死。

（3）按梗阻部位分：①高位肠梗阻；②低位肠梗阻。

（4）按梗阻程度分：①完全性肠梗阻；②不完全性肠梗阻。

（5）按发病缓急分：①急性肠梗阻；②慢性肠梗阻。

（6）闭袢型肠梗阻：指一段肠袢两端均受压且不通畅者，此类型的肠梗阻最容易发生肠壁坏死和穿孔。

知识点3：肠梗阻的症状　　副高：熟悉　正高：掌握

肠梗阻的典型症状为腹痛、腹胀、呕吐和肛门停止排气、排便。但在不同类型和不同原因引起的肠梗阻中，以上症状的有无及严重程度存在着区别。

（1）腹痛：在脐周或梗阻部位，如为阵发性绞痛，多为单纯性机械性肠梗阻或不完全性肠梗阻；而持续性腹痛伴阵发性加重，则为绞窄性肠梗阻的早期特点。

（2）腹胀：高位小肠梗阻不明显，低位小肠梗阻和结肠梗阻时明显。

（3）呕吐：早期是反射性，晚期是反流性呕吐。高位小肠梗阻，呕吐出现早而频繁，内容物是胃液、胆汁。低位小肠和结肠的梗阻，呕吐出现晚，呈粪汁样。

（4）肛门停止排气、排便：在梗阻早期或不完全梗阻时，仍可有少量气和粪便排出。完全性梗阻时，后期完全停止排气、排便。有肠绞窄时，可有血性液体排出。

知识点4：肠梗阻的诊断要点　　副高：熟悉　正高：掌握

（1）全身情况：早期变化不大，随着病情进展可出现脱水、电解质紊乱、酸碱平衡失调。有肠绞窄时及梗阻后期，出现腹膜炎和全身中毒症状、休克等表现。

（2）腹部：可见肠型和肠蠕动波，肠鸣音亢进和气过水音。绞窄性肠梗阻多有局限性腹膜炎体征，腹部外形不对称。闭袢性肠梗阻可摸到有压痛的肠段。小儿肠套叠时，可摸到长圆形坚硬的肿块。

知识点5：肠梗阻的鉴别诊断　　副高：熟悉　正高：掌握

应特别注意单纯性与绞窄性肠梗阻的区别和假性肠梗阻的鉴别。

知识点6：肠梗阻的处理原则　　副高：熟悉　正高：掌握

（1）首先纠正水电解质及酸碱平衡紊乱。

（2）单纯性机械性肠梗阻：先用非手术治疗，6～12小时后不能缓解或有绞窄性肠梗阻现象者，手术治疗。

（3）麻痹性肠梗阻：用非手术疗法，需同时治疗全身或腹腔感染，纠正水、电解质紊乱。

（4）绞窄性肠梗阻：经适当准备后，手术治疗。

（5）结肠梗阻：尽早手术治疗。

知识点7：肠梗阻的治疗方法 副高：熟悉 正高：掌握

（1）禁饮食。

（2）胃肠减压，小肠低位梗阻者用双腔减压管。

（3）纠正水、电解质和酸碱平衡失调。代谢性酸中毒者，注射5%碳酸氢钠或11.2%乳酸钠。

（4）应用抗生素预防或控制感染。

（5）非手术疗法：用胃肠减压管解除单纯部分性机械性肠梗阻近端肠袢内的积液和气体后，可灌注通里攻下药物如中草药复方大承气汤、石蜡油或花生油、豆油、菜油等，要严密动态观察病情变化，及早发现绞窄性肠梗阻。麻痹性肠梗阻针刺足三里、天枢、大肠俞等穴，或做肾周围脂肪囊封闭。

（6）手术治疗：①小肠单纯性梗阻，解除梗阻原因，松解粘连或嵌闭，扭转复位等，或做小肠梗阻近远端肠吻合；②小肠绞窄性梗阻，切除坏死肠段，一期吻合；③结肠完全性单纯性梗阻，在梗阻近端做结肠造瘘，解除梗阻后，再择期手术解决结肠病变，情况许可，也可做一期切除吻合；④结肠绞窄性梗阻，做坏死肠段切除，切端外置，结肠造瘘，再择期做闭合肠瘘手术，情况许可时，可做一期切除吻合；⑤粘连性肠梗阻，松解粘连后，将肠排列折叠，缝合固定或使用内支架，使其形成有规则粘连，防止再发生梗阻。

知识点8：肠梗阻的转诊指征 副高：熟悉 正高：掌握

肠梗阻病因复杂，全科医师一旦确诊急性肠梗阻后，应及时将患者转往上级医院。诊断不明确但高度怀疑绞窄性肠梗阻的患者，必须立即转往上级医院，伴有休克的患者，应尽快建立静脉通道，进行抗休克治疗，待患者病情略稳定后紧急将患者转往上级医院。

知识点9：肠梗阻的健康指导 副高：熟悉 正高：掌握

（1）注意饮食卫生，切勿暴饮暴食。

（2）饱食后勿剧烈运动或突然改变体位。

（3）有腹痛发作时应及早诊治。对患有腹壁疝的病人，应及时治疗，避免因嵌顿、绞窄造成肠梗阻。

第八节　胆石症与胆道感染

知识点1：胆石症的概念　　副高：熟悉　正高：掌握

胆石症也称胆结石，是指胆道系统包括胆囊或胆管内发生结石的疾病，是一种临床常见疾病。根据胆石所在部位可分为胆囊结石、肝外胆管结石和肝内胆管结石。根据胆石成分可分为胆固醇结石、胆色素结石和混合性结石。

知识点2：胆囊结石的概念　　副高：熟悉　正高：掌握

胆囊结石多为胆固醇结石或以胆固醇为主的混合结石。胆囊结石早期对胆囊组织和功能的影响较轻，随时间延长对上述影响增加，将导致胆囊炎、胆囊积水、胆囊萎缩和胆囊癌等。结石也可进入胆总管造成急性胆管炎、急性胰腺炎。

知识点3：胆囊结石的诊断要点　　副高：熟悉　正高：掌握

（1）一般无症状，有餐后上腹胀满、打嗝、嗳气等消化道症状。

（2）结石进入胆囊管后可引起胆囊管梗阻，可骤发上腹中部或右部绞痛，向右肩及后背放射，伴恶心、呕吐，疼痛可持续数分钟或数小时，结石复位后疼痛逐渐减退，但可以反复发生。若结石进入胆总管则引起胆管炎和黄疸。

（3）上腹部可无体征或有轻度压痛，可能触及胆囊，但无局部炎症体征。结石嵌顿超过6小时者可能诱发胆囊炎。

（4）B超检查为首选，准确率达98%，可显示结石大小、数量、胆囊壁厚度，胆囊内有无肿物，胆总管有无扩张。

（5）CT对胆囊结石的诊断无优越性，但能较好判断胆石的成分。

知识点4：胆囊结石的处理要点　　副高：熟悉　正高：掌握

（1）无症状的胆囊结石无需治疗，如合并糖尿病、胆囊钙化、胆囊无功能和反复胰腺炎者，应行胆囊切除术。

（2）有症状的胆囊结石治疗方法：①溶石治疗，口服鹅去氧胆酸或熊去氧胆酸，适用于肝功能正常、胆囊功能良好者，可用于直径＜1cm的阴性结石。疗程长，有时腹泻，停药后复发率高。②体外冲击波碎石，但在碎石的前后要加用溶石治疗法消除结石碎渣，只适用于胆囊功能良好，直径＜2cm的单发的阴性结石。结石可能复发。碎石后，排石时有可能引发急性胆管炎、胰腺炎。③胆囊切除术，腹腔镜手术或开腹手术，合并急性胆囊炎、胆囊穿孔、胆囊内瘘和胆囊癌者不宜应用腹腔镜手术。

知识点5：胆囊结石的健康指导 副高：熟悉 正高：掌握

少吃油腻食物，忌暴饮暴食，有急性发作时要尽早就医，避免病情发展。

知识点6：胆道感染的概念 副高：熟悉 正高：掌握

胆道感染是指胆道系统的细菌性感染，包括急、慢性胆囊炎，急、慢性胆管炎，急性梗阻性化脓性胆管炎等。胆道感染与胆石症常互为因果关系，胆道炎症也可由肠道致病菌逆行感染，或胆道蛔虫病及胆道肿瘤合并感染所致。如胆囊排空功能障碍，致病细菌自血液循环传播亦可引起感染。

知识点7：急性胆囊炎的概念 副高：熟悉 正高：掌握

急性胆囊炎是由于胆囊管阻塞和细菌侵袭而引起的胆囊炎症，多见于中青年女性肥胖者，并与胆囊结石关系极为密切，也可与手术后、大面积损伤、败血症、营养过度或某些药物过量有关，多数患者表现为胆囊坏疽、穿孔及脓肿。急性胆囊炎如发展为胆囊积脓、坏疽、穿孔等并发症时属于重症，需急转院治疗。急性胆囊炎经治疗好转后可转为慢性胆囊炎。

知识点8：急性胆囊炎的诊断要点 副高：熟悉 正高：掌握

（1）右上腹或上腹部发生持续性绞痛或胀痛，向右肩肋部或背部放射，可伴恶心、呕吐、食欲不振等消化道症状及发热。

（2）右上腹有压痛，可触及肿大的胆囊，Murphy征阳性，右上腹可有局限性腹膜炎体征。约20%患者出现黄疸，与胆管受侵有关，胆囊坏疽或化脓者有中毒性休克表现。必须注意，老年人可能体征不明显。

（3）白细胞及中性粒细胞计数增高，血清胆红素和转氨酶可增高。

（4）腹部X线平片可能见到结石影和肿大的胆囊影。

（5）B超是首选检查，确诊率高，可显示肿大的胆囊、胆囊内结石（伴声影），胆囊壁水肿而出现双壁征，胆囊有无穿孔及胆囊周围积液情况。

（6）急性胆囊炎需与溃疡病穿孔、急性胰腺炎、阑尾炎、心绞痛、右肾结石、急性病毒性肝炎等鉴别。

知识点9：急性胆囊炎的处理要点 副高：熟悉 正高：掌握

（1）非手术治疗：适用于炎症及症状较轻的患者，发病超过3日病情有好转者。①禁饮食，胃肠减压，纠正水、电解质及酸碱平衡失调；②注射阿托品或山莨菪碱（654-2）解痉止痛；③应用抗生素。

（2）手术治疗：经非手术治疗后发热不退、局部体征及黄疸加重者应手术治疗。因急性胆囊炎好转后易转为慢性，且胆石容易反复发作，一般主张尽早手术。①腹腔镜胆囊切除术：具有创伤小，恢复快，住院时间短等优点；②胆囊切除术：发病超过4日者因充血、粘连较重，手术困难，手术宜慎重；③胆囊造瘘术：适用于病情不能耐受胆囊切除术者，或充血水肿明显、粘连严重、解剖关系不清切除困难者。

知识点10：急性胆囊炎的健康指导　　副高：熟悉　正高：掌握

（1）忌酒和暴饮暴食。

（2）保持大便通畅，多走动，多运动。

（3）发作后应尽早就医，谨防病情加重。

（4）限制高脂饮食，服用胆汁酸和利胆药物，或用中西医结合治疗。

知识点11：急性重症胆管炎的概念　　副高：熟悉　正高：掌握

急性重症胆管炎又称急性梗阻性化脓性胆管炎（AOSC），是一种危重急症，病死率极高。发病机制主要是胆道梗阻、胆汁滞留和继发细菌感染。其致病菌有大肠埃希菌、变形杆菌、产气杆菌等革兰阴性杆菌和厌氧菌，但常为混合感染。胆总管结石、胆道良性狭窄、胆道肿瘤、壶腹癌等是常见的梗阻原因。

知识点12：急性重症胆管炎的诊断要点　　副高：熟悉　正高：掌握

（1）以胆绞痛、寒战高热、黄疸为特征的夏科三联征，伴恶心、呕吐，迅速发生感染中毒性休克表现。

（2）剑突下压痛，肝大，叩击痛，胆囊肿大，Murphy征阳性。

（3）重症患者发生雷诺（Reynold）五联征，即除夏科三联征外还有中毒性休克和意识障碍。

（4）实验室检查可见白细胞增多，高于20×10^9/L，肝功能有不同程度损害，血胆红素升高，有酸中毒和低血钾。

（5）B超检查可提示梗阻原因、部位和梗阻近侧肝内、外胆管扩张。

（6）经皮经肝胆管造影（PTC）及经内镜逆行胰胆管造影（ERCP）可明确诊断，但PTC后要进行经皮经肝胆管引流术（PTCD）或用十二指肠镜经鼻放置引流管，引流胆汁缓解症状。

（7）CT检查可明确病因。

（8）急性重症胆管炎需与消化性溃疡穿孔、膈下脓肿、急性胰腺炎、肝脓肿等鉴别。

知识点13：急性重症胆管炎的处理要点　　副高：熟悉　正高：掌握

（1）感染中毒性休克患者应积极抗休克，补充维生素K_1，紧急手术治疗。

（2）无休克表现者在纠正水、电解质及酸碱失衡，抗感染，稳定血压，补充维生素K_1后手术治疗。

（3）手术力求简单有效，充分引流梗阻近侧胆管，不宜采取胆囊造瘘术，因难以达到充分引流。患者情况能耐受时采用胆总管切开取石、T型管减压引流，尽可能取净结石；如不能取净，则在取出结石后行胆总管空肠Roux-Y吻合术，胆囊同时切除。胆汁做细菌培养及药敏试验。

知识点14：急性重症胆管炎的健康指导　　副高：熟悉　正高：掌握

（1）低脂饮食，忌过饱和暴饮暴食。

（2）胆石症伴反复发作者宜及早手术治疗，尤其胆总管结石者，避免一旦发生梗阻导致急性重症胆管炎，发生生命危险。

第九节　单纯性下肢静脉曲张

知识点1：单纯性下肢静脉曲张的概念　　副高：熟悉　正高：掌握

单纯性下肢静脉曲张是指下肢浅表静脉（大隐静脉和小隐静脉）变得弯曲、扩张和伸长。发病原因主要是先天性静脉壁软弱和静脉瓣膜缺陷，使静脉易于扩张，静脉瓣膜关闭不全，致使血液倒流，形成静脉曲张。此外，长期站立工作、重体力劳动及妊娠等均是促使下肢静脉曲张发生的因素。

知识点2：单纯性下肢静脉曲张的诊断要点　　副高：熟悉　正高：掌握

（1）通常发病缓慢，病史漫长，常达数年至数十年。初起常在小腿出现隆起静脉，以后静脉逐渐扩张、弯曲，有的屈曲成团，并可波及大腿、踝部及足背。病程长久者，小腿下方及踝部可出现轻度肿胀及皮肤营养变化，如色素沉着、脱屑、瘙痒，甚至皮炎、湿疹和溃疡，经久不愈。

（2）患者感觉患肢发胀、酸痛和沉重。

（3）曲张静脉常易并发血栓性浅静脉炎，局部红肿，呈硬团块或索条状，触痛明显。有时曲张静脉破裂可发生急性出血。

（4）静脉曲张的诊断一般并不困难，但要了解下肢深静脉和交通静脉的功能状况，还要做以下检查：①大隐静脉瓣膜功能试验；②深静脉通畅试验；③多普勒超声及静脉造影。如果怀疑有深静脉瓣膜功能不全、深静脉阻塞或交通静脉瓣膜关闭不全，应到医院做上述检查。

（5）应与原发性下肢深静脉瓣膜功能不全及下肢深静脉血栓形成后遗症鉴别，确诊需依靠下肢静脉造影。

知识点3：单纯性下肢静脉曲张的处理要点　　副高：熟悉　正高：掌握

（1）保守治疗：适用于：①轻度静脉曲张、病变局限者；②年老或体弱不能耐受手术者；③妊娠妇女。此法主要是让患者穿弹力袜或用弹力绷带，适当休息。踝部有溃疡者可用生理盐水或3%硼酸液湿敷，保持创面清洁。

（2）硬化剂注射疗法：适用于手术后残留或复发的曲张静脉或较局限的曲张静脉。

（3）手术疗法：是治疗下肢静脉曲张最彻底的方法，如无禁忌证，一般都应手术治疗。手术包括高位结扎并剥脱曲张的大隐或小隐静脉，结扎功能不全的交通静脉。小腿溃疡久治不愈者可切除溃疡并行植皮术。术后使用弹力绷带或穿弹力袜1～3个月。

知识点4：单纯性下肢静脉曲张的健康指导　　副高：熟悉　正高：掌握

单纯性下肢静脉曲张患者在发病初期即用弹力袜或弹力绷带，以防止进一步发展，避免长久站立的工作和重体力劳动。

第十节　肛门直肠疾病

一、痔

知识点1：痔的概念　　副高：熟悉　正高：掌握

痔俗称痔疮，是指直肠下端、肛管和肛缘静脉丛内的血管曲张扩大形成的软块。

知识点2：痔的分类　　副高：熟悉　正高：掌握

（1）内痔：肛垫移位及病理性肥大，包括血管丛扩张，纤维松弛、断裂。内痔分为4度。①Ⅰ度：便时带血、滴血或喷射状出血，无内痔脱出，便后出血可自行停止；②Ⅱ度：便时带血、滴血或喷射状出血，伴内痔脱出，便后可自行回纳；③Ⅲ度：便时带血、滴血伴内痔脱出，需手法回纳；④Ⅳ度：内痔脱出，不能回纳，内痔可伴发绞窄、嵌顿。

（2）外痔：指血管性外痔，即肛周皮下血管丛扩张为隆起软团块。可分为：①血栓外痔：在肛缘皮下突发坚硬疼痛，内有血块；②静脉曲张性外痔：是在肛门缘的圆形或长形软块，皮下有静脉曲张；③炎性外痔：是肛内缘的皮肤皱褶，有炎症水肿；④结缔组织外痔：痔块无曲张静脉，多半是结缔组织。

（3）混合痔：是内痔和相应部位的外痔相融合，即上、下静脉丛的吻合形成。混合痔脱出肛门外，呈梅花状时，称为环形痔。若脱出被括约肌嵌顿，则形成嵌顿痔。

知识点3：痔的症状　　副高：熟悉　正高：掌握

（1）便血：为鲜红色，轻者便纸染血，排便或下蹲肛门用力时滴血、喷射出血。少量出血常不为患者所注意；持续便血，可引起贫血，出现全身症状。

（2）疼痛：单纯或早期内痔无疼痛，当痔合并血栓、感染与脱出嵌顿时则出现疼痛。

（3）脱出：内痔晚期，痔块增大，肛门括约肌松弛，排便、咳嗽用力时常脱出肛外，需平卧，缩肛休息或手法还纳。脱出后肛门有肠液污染，脱出嵌顿时肛门疼痛，甚至引起排尿和排便困难，多见于老年人。

（4）肛门不适、瘙痒：脱出或肛门松弛，肠液刺激肛门周围皮肤或见湿疹。

知识点4：痔的诊断要点　　副高：熟悉　正高：掌握

（1）单纯内痔指诊不易触及，肛镜见直肠下端黏膜圆形隆起，色紫红，软，触可出血，当内痔合并血栓则可触到黏膜硬结。患者用力时痔脱出肛外的为Ⅲ、Ⅳ度内痔，可见痔黏膜表面糜烂、出血。好发部位在肛门右前、右后与左侧。

（2）外痔合并血栓或感染，多次发作后成为结缔组织外痔（肛门皮赘）。

（3）混合痔兼有内外痔特点，在临床多见。

知识点5：痔的鉴别诊断　　副高：熟悉　正高：掌握

（1）直肠癌：主要症状为便血、排便习惯改变，可有直肠刺激症状，指诊可及菜花样肿物，结肠镜及活检病理可定性。

（2）直肠息肉：儿童多见，多为低位带蒂息肉，呈圆形、实性，活动度好。

（3）直肠脱垂：黏膜呈环形，表面光滑，括约肌松弛。

（4）恶性黑色素瘤。

知识点6：痔的处理要点　　副高：熟悉　正高：掌握

（1）一般治疗：通便、便后坐浴、外用药膏、休息、少食刺激性食物，均可缓解症状。

（2）非手术治疗：①内痔注射治疗；②胶圈套扎，套扎痔根部，阻断其血供以使痔脱落坏死；③物理疗法；④外用药膏或栓剂。

（3）手术治疗：①痔静脉丛剥离术：切除肛缘多余皮肤，剥离静脉团块，在齿线处结扎痔血管，伤口开放，手术简便易行，一次可将全部痔切除；②痔切除缝合术；③痔环切术；④痔吻合器手术。

对于Ⅲ、Ⅳ度内痔，或痔出血经保守治疗无效者，均可行手术治疗。近年手术范围渐扩大，如对痔脱出嵌顿采用急诊手术，减少了患者痛苦，缩短了疗程。

对妊娠、血液病、严重心肾功能不良者不宜手术治疗。

对直肠炎、痔严重感染、近期内痔注射的患者宜择期手术。

知识点7：痔的健康指导　　副高：熟悉　正高：掌握

（1）注重生活规律，饮食宜粗细搭配，忌酒，防止便秘和腹泻。

（2）注意排便卫生，便后温水坐浴。

（3）注意下身保暖，避免久坐久立。

（4）发现排便习惯改变，特别是出现粪便带血时，应请专科医师检查，及早诊断治疗。应特别注意防止将直肠癌误诊为内痔。

二、肛裂

知识点8：肛裂的概念　　副高：熟悉　正高：掌握

肛裂是肛管皮肤及血管破裂、感染形成的肛管溃疡，常反复发作，多不能自愈。特有的肛门疼痛间歇期是诊断的重要依据。临床分成急、慢性，原发与继发肛裂。裂口所形成的溃疡多在肛管后方。轻度肛管损伤、肛门皲裂不视为肛裂。

知识点9：肛裂的诊断要点　　副高：熟悉　正高：掌握

（1）病史：排便时肛门疼痛，其疼痛有间歇期，即排便时肛门疼痛，如刀割样或烧灼样痛，稍后10余分钟内疼痛减轻或消失，继而再现肛门疼痛，持续达数小时。出血为鲜红色，滴下或染便纸。便秘与肛裂有因果关系，而腹泻同样诱发肛裂发作，并常有肛门瘙痒、不适。

（2）体征：肛门后方、齿状线下见椭圆形溃疡，检查中常可见并存肛乳头肥大、外痔等肛门常见病。

（3）若肛裂边缘柔软、整齐，底浅无瘢痕，色淡红，易出血，表明为急性肛裂；若裂口周围有瘢痕，底深不整齐，呈灰白色，不易出血，并有“肛裂三联征”，表明为慢性肛裂。

知识点10：肛裂的处理要点　　副高：熟悉　正高：掌握

（1）一般治疗：热水坐浴，适当休息。便秘可服液体石蜡或中药麻仁滋脾丸等，忌长期服用泻药，如果导、番泻叶等。

（2）外用药：复方安息香酸酊涂于患处；普鲁卡因局部封闭；亚甲蓝局部注射还兼有止痒效果。

（3）手术治疗：①适应证，急性肛裂、症状重、非手术治疗无效者；反复发作的慢性肛裂、肛门病术后和肛裂伴有肛管狭窄者；合并多种肛门病者；特殊类型肛裂者，如牵拉性肛裂，应选择手术治疗。对于幼儿肛裂、轻度初发肛裂、检查损伤所致肛裂，不宜手术。继发于炎性肠病，放疗后和各种特异性感染引发的肛裂，应首先治疗原发疾病，否则疗效不满意。②手术方法，常行肛裂切除术、侧方内括约肌切开术、肛管扩张术等。

知识点11：肛裂的健康指导　　副高：熟悉　正高：掌握

（1）治疗及预防炎性肠病。

（2）进食多纤维食物，忌刺激性饮食。

（3）避免急便时用力过猛致使肛门口裂伤。

（4）养成便后温水坐浴习惯，经常保持肛门清洁卫生。

（5）有肛窦炎、肛乳头炎、肛周湿疹、肛周皮肤病等肛周炎症性疾病应及时治疗。

三、肛瘘

知识点12：肛瘘的概念 副高：熟悉 正高：掌握

肛门直肠瘘简称肛瘘，是肛门周围与直肠、肛管之间的病理性通道，有位于肛周皮肤外口和位于齿状线以上的内口，两者间有管道相通。

知识点13：肛瘘的临床分类 副高：熟悉 正高：掌握

（1）根据肛瘘部位形态分类：内外瘘、内肛瘘、外肛瘘、蹄铁形瘘、直瘘和弯瘘。

（2）根据瘘管所在肛直肠环的位置分类：瘘管在肛提肌和肛直肠环以上者称高位瘘，其下者称低位瘘。

（3）根据肛瘘与括约肌的关系分类：括约肌间肛瘘、括约肌上肛瘘、括约肌外肛瘘。

（4）复杂性肛瘘：常是多个瘘管的瘘口，走行曲折，两种以上瘘类型并存，多半经历手术治疗。

对于高位复杂肛瘘做手术时，须防止损伤肛直肠环引起肛门失禁。

知识点14：肛瘘的诊断要点 副高：熟悉 正高：掌握

（1）病史：常可追述患者肛周脓肿病史，破溃后间断流脓水。应询问有无长期低热、腹泻史，以排除结核性肛瘘和炎性肠病引起的肛瘘。

（2）检查：肛周或臀部可见瘘口，或突起或内陷，有黏液、脓性分泌物。直肠指检示瘘外口硬，有压痛，沿外口可触到一个或数个索条样物，即瘘管，通向肛内，压之脓溢出。个别患者肛瘘外口分布在下腹部、腹股沟、大腿上部以及骶尾部，应与其他疾病鉴别。

知识点15：肛瘘的鉴别诊断 副高：熟悉 正高：掌握

（1）化脓性汗腺炎：肛周皮肤内汗腺发生慢性炎症，侵犯皮肤与皮下组织，但无内口，常多发。

（2）潜毛囊肿或窦道：发生在骶尾部臀间裂皮下，呈囊状，感染则成窦道，久不愈。

（3）骶尾部畸胎瘤或囊肿：为先天性肿瘤，多为外伤感染后形成瘘道。手术需切除囊壁，易复发。多次手术可癌变，多见于青年人。

（4）特殊类型肛瘘、结核性肛瘘、炎性肠病合并肛瘘等。

知识点16：肛瘘的处理要点　　副高：熟悉　正高：掌握

（1）非手术治疗：不能耐受手术的患者，热水坐浴，可起到减轻症状、控制发展的作用，但极少能自愈。

（2）手术治疗：是治愈肛瘘的唯一方法，目的是切开内、外口及其窦道，清除感染的肛腺，还要注意瘘分支探查，以免遗漏复发，手术中对肛瘘内口切除是治疗中的关键。常用手术方法包括：①瘘切开或切除术：为常用手术，对浅部瘘管可将瘘管及管壁一并切除，对深部瘘管则切开并搔扒管壁坏死组织即可，这样愈合快，又可防止肛门失禁。施行瘘切除缝合术，要彻底清创，否则术后易复发。②挂线：对经肛直肠环的高位肛瘘或多发肛瘘，手术时应选择挂线治疗，2~3周后去除挂线。③脱管疗法：中药置入瘘管内祛腐生肌，促使新鲜创面愈合。此方法易复发。

知识点17：肛瘘的健康指导　　副高：熟悉　正高：掌握

（1）饮食宜清淡，避免过饱和大量饮酒。

（2）注意肛门卫生，便后坐浴。

（3）保持排便通畅，防治肠炎、腹泻。

（4）及时治疗肛隐窝炎和肛乳头炎，以避免发展成肛周脓肿和肛瘘。

（5）对肛周脓肿应早期切开引流，肛瘘形成者应采用手术治疗，防止病情发展，甚至发生恶变，造成治愈困难。

四、直肠肛管周围脓肿

知识点18：直肠肛管周围脓肿的概念　　副高：熟悉　正高：掌握

直肠肛管周围脓肿也称肛周脓肿，是指发生在肛门肛管和直肠周围的急性化脓性感染，自溃或切开引流后即成肛瘘。多发于中青年人群。

知识点19：直肠肛管周围脓肿的临床分类　　副高：熟悉　正高：掌握

（1）肛周皮下脓肿：属于最表浅的脓肿，分布在肛缘皮下，以后侧和两侧居多。感染途径是肛窦和肛缘皮肤，病灶多局限，很少向周围蔓延。内口在病灶相对应的齿线位置。局限性红肿，疼痛明显，但很少发热。

（2）会阴筋膜下脓肿：位于肛门前侧，主要是男性，会一直延伸到阴囊根部。这一部位的脓肿分深浅两层。感染途径是肛门前侧齿线处的肛窦和裂伤的肛管皮肤，所以内口一般也位于此处。发病后如果没有得到及时治疗，往往会向阴囊蔓延。临床表现同皮下脓肿。

（3）肛管后间隙脓肿：位于肛门后侧，分深浅两层，浅层和肛周皮下间隙相通。深层通向两侧坐骨直肠窝。感染途径是齿线处后侧肛窦和肛门后侧裂口。内口多在后正中齿线位置。发病后易向两侧蔓延。疼痛明显，发热或不发热，局部红肿明显。

（4）坐骨直肠窝脓肿：这是肛周最大的脓肿，左右各一个，并通过肛管后深间隙相通。感染途径基本都是肛窦，内口位置有两种可能，一是和病灶相对应位置，一是后正中。一侧脓肿会向对侧蔓延，形成马蹄或半马蹄形脓肿。绝大部分复杂肛瘘都是来源于这一部位的脓肿。红肿热痛均明显。患者坐卧不安，饮食不下，非常痛苦。

（5）括约肌间间隙脓肿：是指内外括约肌之间，是众多肛周感染的原发部位。前面谈到肛窦是细菌入侵肛门的最主要入口，但真正进入肛门内部依靠的是肛腺，而大部分肛腺的腺体位于括约肌之间。细菌往往是先在这里感染，然后再向其他个间隙扩散蔓延。其内口没有确定部位，但以后正中齿线位为多，蔓延方向也不定。疼痛明显，早期红肿不明显，肛门可松弛，广泛压痛。

（6）直肠黏膜下脓肿：直肠下端黏膜下，前后左右都有，属于高位脓肿，细菌入侵途径是肛窦，病灶多局限，也很少向周围蔓延，内口和病灶在同一位置。很少发热，以坠胀和便意感为主要表现，指诊可触及直肠下端柔软隆起。

（7）直肠后间隙脓肿：位于直肠后侧，是所有脓肿中位置最高的。细菌感染途径是肛窦，内口在后正中齿线处，发病后有可能向两侧骨盆直肠间隙蔓延，形成高位马蹄脓肿和肛瘘，临床治疗难度大。疼痛显著或不显著，坠胀、便意感，发热，直肠后侧触及较硬隆起，肛直环瘢痕样变。

（8）骨盆直肠窝脓肿：位于直肠下端的两侧，左右各一，盆底之上，腹膜之下，下面对应的坐骨直肠间隙，属于高位脓肿。感染途径是肛窦，内口多位于后正中齿线，发病后有可能借道直肠后间隙向对侧蔓延，也可能向下蔓延至坐骨直肠间隙。表现同直肠后脓肿，可在直肠下端两侧触及较硬隆起。

知识点20：直肠肛管周围脓肿的诊断要点　　副高：熟悉　正高：掌握

（1）疼痛：发生在肛提肌下方脓肿，位置较浅，其疼痛出现早且疼痛程度较为明显；而肛提肌上方脓肿位置深，疼痛轻，出现晚，出现排尿困难方就医的多见。

（2）全身症状：全身不适、头晕、乏力、发热、寒战、食欲不振等。

（3）实验室检查：白细胞及中性粒细胞计数升高。直肠腔内B超有助确诊。

（4）局部检查：肛提肌下方脓肿可见肛门周围或坐骨直肠窝处红肿、变硬、压痛，后期可触及波动感。肛提肌上方脓肿，肛周、会阴外观常无异常，可以没有压痛，更无皮肤波动感，常被误诊。直肠指检时，坐骨直肠窝脓肿可在直肠后方和两侧触及波动肿物，触痛，有些在肛管齿状线处可能触到内口，如已破溃则指套有染脓。高位肌间脓肿多是内口瘘的前期表现，由于缺乏症状，易被忽略。

知识点21：直肠肛管周围脓肿的处理要点　　副高：熟悉　正高：掌握

（1）物理或药物治疗：肛周脓肿初起，可采用热敷、热水浴、通便、理疗、注意休息、抗感染治疗，包括针对需氧菌和厌氧菌的抗生素治疗，充分止痛；也可以内服、外敷清热解毒中药。

（2）手术治疗：随着病程发展，患者出现持续疼痛、发热，应早期行切开引流。切口要充分，术中用示指分开脓腔间隔，以利引流畅通。单纯穿刺抽取脓液方法无效，会加重感染。对于在肛提肌下方的较浅表肛周脓肿，术中内口清楚可见，在充分麻醉下（如蛛网膜下腔阻滞麻醉）可以行一期切开切除术，以免除肛瘘形成后再次手术。但需要有经验的专科医师施行，要防止肛门失禁的发生。

对肛周脓肿应早诊断，尽早行切开引流。长期单用抗生素治疗，会加重病情，使本来较简单的脓肿，扩大蔓延成为复杂性肛瘘。

知识点22：直肠肛管周围脓肿的健康指导　　副高：熟悉　正高：掌握

（1）注意肛门卫生，便后热水坐浴。

（2）增强体质，注意劳逸结合。

（3）养成良好饮食习惯，切忌大量饮酒和暴食。

（4）避免会阴、肛门部外伤，治疗肛周疾病，并防止医源性损伤。

五、肛管直肠脱垂

知识点23：肛管直肠脱垂的概念　　副高：熟悉　正高：掌握

肛管直肠脱垂是指肛管、直肠、乙状结肠向下移位。只是黏膜下移，脱出肛门外为不完全性脱垂，肠壁完全脱出肛门外为完全性脱垂，以上称直肠外脱垂。而只有直肠黏膜在直肠内下移，未脱出肛门外，称为内脱垂。后者常合并会阴下降、直肠前突和耻骨直肠肌痉挛。因其引起的便秘，称为功能性出口梗阻型便秘。

知识点24：肛管直肠脱垂的诊断要点　　副高：熟悉　正高：掌握

（1）病史：多数自幼年开始出现，其诱因多为发病前腹泻、咳喘，少数是因为用力过猛突发。初起脱出部分自行还纳，继续发展则直肠脱出、嵌顿，需急诊处理。

（2）体征：检查时令下蹲排便，可见直肠黏膜堆积、脱出肛门外，黏膜有放射状纵沟，完全脱垂见环状沟，似塔状。多数肛管反复脱出，直肠黏膜水肿、增厚、粗糙和糜烂。发生溃疡时伴有出血。

知识点25：肛管直肠脱垂的处理要点　　副高：熟悉　正高：掌握

（1）非手术治疗：①饮食宜清淡，忌暴饮暴食；②纠正便秘或腹泻；③养成良好排便习惯，避免久蹲；④服用补中益气中药；⑤脱出的直肠，应立即还纳，用丁字带加压固定。

（2）注射疗法：①直肠黏膜下注射法：适于儿童和成年人不完全性直肠脱垂，或全身情况不良、不宜手术治疗者；②直肠周围注射法：注药时勿伤及肠壁，以免引起感染、坏死和大出血。

（3）手术治疗：直肠脱垂手术方法很多，直肠悬吊是其中一种。其要点有：①将直肠固定于骶前间隙；②抬高直肠与膀胱（女性为子宫）陷窝；③缩短直肠前壁，将直肠前壁折叠。

（4）术后处理：术后应平卧床2周，给予清淡流质食物，防止便秘，可口服液体石蜡，半月后下床练习肛门括约肌功能，对肛门括约肌过度松弛者，还可以补充做肛门括约肌折叠术，以缩小肛门，加强括约肌功能。术后半年内不能负重。

知识点26：肛管直肠脱垂的健康指导　　副高：熟悉　正高：掌握

（1）幼儿排便不宜使其久蹲便桶，体弱或腹泻者应积极治疗。

（2）成人应积极纠正其腹压增高因素，如排便、排尿困难，慢性咳喘。

（3）已发生直肠脱垂者，特别是幼儿应及早到专科医院就医，行注射疗法，1～2次可治愈；并需改善不良排便习惯，以减少复发使病情加重。

第十一节　前列腺疾病

一、前列腺炎

知识点1：前列腺炎的概念　　副高：熟悉　正高：掌握

前列腺炎是一组表现为尿频、尿急、尿痛、排尿不尽、排尿不畅等排尿异常的症状，会阴、下腹、阴茎阴囊、腰骶等部位不适或疼痛等一系列症状的临床综合征。

知识点2：前列腺炎的分类　　副高：熟悉　正高：掌握

前列腺炎多见于青壮年男性，可分为症状性和无症状性两类。前列腺炎分为Ⅰ、Ⅱ、Ⅲ、Ⅳ型。Ⅰ、Ⅱ、Ⅲ型为症状性前列腺炎，Ⅳ型为无症状性前列腺炎。Ⅰ型为急性前列腺炎；Ⅱ型为慢性细菌性前列腺炎，易复发；Ⅲ型为慢性无菌性前列腺炎，又称慢性骨盆疼痛综合征；Ⅳ型临床上无任何症状。

知识点3：前列腺炎的诊断要点　　副高：熟悉　正高：掌握

（1）Ⅰ型（急性）前列腺炎：发病急，突然寒战、高热、乏力、肌肉痛、关节痛、腰骶部及会阴部痛，伴有尿频、尿急、尿道灼痛，部分患者出现血尿。直肠指检：前列腺肿胀，触痛明显。尿常规检查有较多白细胞及红细胞，尿培养常能发现致病菌。

（2）Ⅱ、Ⅲ型（慢性）前列腺炎：临床症状变异较大，多有不同程度尿频、尿急、尿痛、夜尿多、排尿不尽、尿后流出少许白色黏液，有时有排尿困难。会阴、肛门、耻骨上、下腹部、腰骶部、腹股沟、大腿内侧及睾丸有不适感或疼痛，偶有射精后痛、血精、早泄和阳痿。直肠指检：前列腺表面质地不均匀，或有轻压痛，前列腺液镜检白细胞增多，磷脂小体减少。同时做尿道、膀胱尿液和前列腺按摩液的细菌定量培养，比较各标本中细菌数量，有助于确定前列腺炎的性质。

（3）Ⅳ型前列腺炎无临床症状，仅在有关前列腺方面的检查时发现炎症证据。

知识点4：前列腺炎的处理要点　　副高：熟悉　正高：掌握

（1）抗感染：临床上几乎所有患者均接受抗生素治疗，但应强调抗生素只对细菌性前列腺炎（Ⅰ、Ⅱ型）有效，应选择脂溶性、容易透过前列腺屏障、与血浆蛋白结合率低的抗生素，可选择喹诺酮类、磺胺类和四环素类等一线药物。如疑有衣原体、支原体感染，选用四环素和红霉素类为宜。提倡根据细菌培养及药物敏感试验结果选用抗生素。

（2）α受体阻断剂：对Ⅱ、Ⅲ型患者均有效。主要有多沙唑嗪、萘哌地尔、坦索罗辛和特拉唑嗪等。

（3）前列腺按摩可促进前列腺管排空，增加局部药物浓度，进而缓解慢性前列腺炎的临床症状。

（4）微波和射频：适用于Ⅲ型患者。经直肠途径，通过热效应，促进前列腺局部的血液循环，改善症状。

（5）热坐浴：会阴部热水浴，水温在42～45℃或热气熏蒸，每晚15～20分钟。

知识点5：前列腺炎的健康指导　　副高：熟悉　正高：掌握

（1）改善生活习惯，避免酒类、辛辣食物和咖啡类饮料，避免久坐、骑车。

（2）健康运动，规律的性生活，心理咨询和心理治疗，对前列腺炎均可获得一定效果。

二、前列腺增生

知识点6：前列腺增生的概念　　副高：熟悉　正高：掌握

良性前列腺增生（BPH）简称前列腺增生，是老年男性的常见病。多在50岁以后出现临床症状。尿流梗阻的程度与增生的程度并不一定成正比，而与增生部分的位置有直接关系。

知识点7：前列腺增生的分期　　副高：熟悉　正高：掌握

前列腺增生的病程一般分为3个时期，逐步进展。

（1）刺激期：表现为尿频，是BPH最早的症状，尤以夜间为甚，可伴有尿急和排尿不尽感；早期尿频与前列腺充血刺激有关，随着梗阻加重，膀胱残余尿量增多，尿频逐渐加重。

（2）代偿期：表现为进行性排尿困难，是BPH最重要的症状；发展缓慢，初为排尿迟缓、费力，逐渐为尿线细而无力、尿流断续、尿呈滴沥状。

（3）失代偿期：以慢性尿潴留为特征，此期过多的残余尿使膀胱失去收缩力，导致尿潴留；在膀胱过度充胀时，少量尿液可从尿道口溢出，发生充溢性尿失禁（假性尿失禁）；各种诱因导致前列腺充血水肿加重时，可发生急性尿潴留。

知识点8：前列腺增生的临床表现　　副高：熟悉　正高：掌握

前列腺增生的早期由于代偿，症状不典型，随着下尿路梗阻加重，症状逐渐明显，临床症状包括储尿期症状、排尿期症状及排尿后症状。由于病程进展缓慢，难以确定起病时间。

（1）储尿期症状：①尿频、夜尿增多尿频为早期症状，先为夜尿次数增加，但每次尿量不多。膀胱逼尿肌失代偿后，发生慢性尿潴留，膀胱的有效容量因而减少，排尿间隔时间更为缩短。若伴有膀胱结石或感染，则尿频愈加明显，且伴有尿痛。②尿急、尿失禁下尿路梗阻时，50%～80%的患者有尿急或急迫性尿失禁。

（2）排尿期症状：排尿困难。随着腺体增大，机械性梗阻加重，排尿困难加重，下尿路梗阻的程度与腺体大小不成正比。由于尿道阻力增加，患者排尿起始延缓，排尿时间延长，射程不远，尿线细而无力。排尿分叉，有排尿不尽感觉。如梗阻进一步加重，患者必须增加腹压以帮助排尿。呼吸使腹压增减，出现尿流中断及淋漓。

（3）排尿后症状：尿不尽、残余尿增多。残余尿是膀胱逼尿肌失代偿的结果。当残余尿量很大，膀胱过度膨胀且压力很高，高于尿道阻力，尿便自行从尿道溢出，称充溢性尿失禁。有的患者平时残余尿不多，但在受凉、饮酒、憋尿，服用药物或有其他原因引起交感神经兴奋时，可突然发生急性尿潴留。患者尿潴留的症状可时好时坏。部分患者可以是急性尿潴留为首发症状。

（4）其他症状：①血尿。前列腺黏膜上毛细血管充血及小血管扩张并受到增大腺体的牵拉或与膀胱摩擦，当膀胱收缩时可以引起镜下或肉眼血尿，是老年男性常见的血尿原因之一。膀胱镜检查、金属导尿管导尿、急性尿潴留导尿时膀胱突然减压，均易引起严重血尿。②泌尿系感染。尿潴留常导致泌尿系感染，可出现尿急、尿频、排尿困难等症状，且伴有尿痛。当继发上尿路感染时，会出现发热、腰痛及全身中毒症状。平时患者虽无尿路感染症状，但尿中可有较多白细胞，或尿培养有细菌生长，手术前应治疗。③膀胱结石。下尿路梗阻，特别在有残余尿时，尿液在膀胱内停留时间延长，可逐渐形成结石。伴发膀胱结石时，可出现尿线中断，排尿末疼痛，改变体位后方可排尿等表现。④肾功能损害多由于输尿管反流，肾积水导致肾功能破坏，患者就诊时的主诉常为食欲不振、贫血、血压升高，或嗜睡和意识迟钝。因此，对男性老年人出现不明原因的肾功能不全症状，应首先排除前列腺增生。⑤长期下尿路梗阻可出现因膀胱憩室充盈所致的下腹部包块或肾积水引起的上腹部包块。长期依靠增加腹压帮助排尿可引起疝、痔和脱肛。

知识点9：前列腺增生的直肠指诊　　副高：熟悉　正高：掌握

直肠指检时多数患者可触到增大的前列腺，表面光滑、质韧、有弹性、边缘清楚、中央沟变浅或消失，直肠指检结束时应注意肛门括约肌张力是否正常。

知识点10：前列腺增生的鉴别诊断 副高：熟悉 正高：掌握

良性前列腺增生需要和下述疾病鉴别。

（1）膀胱颈纤维化增生：慢性炎症所致，年龄较轻，男女均可发生，症状类似BPH，但前列腺并不增大。

（2）前列腺癌：直肠指诊前列腺坚硬如石，呈结节状，血清前列腺特异性抗原（PSA）升高，可行活组织病检或针吸细胞学检查可明确诊断。

（3）膀胱癌：膀胱颈附近的癌肿，临床亦表现为尿道口内梗阻，有血尿，膀胱镜检易于鉴别。

（4）神经源性膀胱功能：有排尿困难和尿潴留，亦可继发感染、结石、肾积水和肾功能损害，尿流动力学障碍检查可明确诊断。

（5）尿道狭窄：多有尿道损伤或感染等病史。

知识点11：前列腺增生的处理要点 副高：熟悉 正高：掌握

前列腺增生未引起梗阻者一般不需要处理。梗阻较轻或不能耐受手术者可采用药物治疗（包括α_1受体阻滞药、5α-还原酶抑制药以及两者联系治疗）或姑息性手术。膀胱残余尿量超过50ml或既往出现过急性尿潴留、全身状况能耐受手术者，应争取早日手术治疗。

知识点12：前列腺增生的转诊指征 副高：熟悉 正高：掌握

以下情况应转诊给专科医师。

（1）5α-还原酶抑制药治疗无效或拒绝接受药物治疗。

（2）BPH导致反复尿潴留、血尿、泌尿系感染、膀胱结石及继发性双肾积水等并发症。

（3）BPH患者合并膀胱大憩室、腹股沟疝、严重的痔疮或脱肛，临床判断不解除下尿路梗阻难以达到治疗效果者。

（4）急性尿潴留需手术行膀胱造瘘术时。

知识点13：前列腺增生的健康指导 副高：熟悉 正高：掌握

（1）冬季注意防寒保暖，预防感冒。

（2）少吃辛辣食物，戒酒，避免长时间憋尿，因膀胱越充盈在排尿时膀胱肌收缩越无力。

（3）定期到医院检查是防止膀胱过度充盈、肾积水造成肾功能损害的关键。

（4）老年男性出现尿频、夜尿次数增多、排尿不畅等症状，应及时到医院检查，尽早治疗。

（5）避免应用影响膀胱功能的药物，如阿托品、山莨菪碱等药物，以预防急性尿潴留发生。

第十二节 尿 石 症

一、肾结石

知识点1：肾结石的概念 副高：熟悉 正高：掌握

肾结石是指位于肾盏、肾盂的结石和肾盂结石被尿流冲向肾盂与输尿管连接部位的结石。多发生在中壮年，男性多于女性。左右侧发病相似，双侧结石占10%。

知识点2：肾结石的临床表现 副高：熟悉 正高：掌握

（1）疼痛：肾结石可能长期存在而无症状，特别是较大的鹿角状结石。肾结石引起的疼痛可分为钝痛和绞痛。疼痛常位于脊肋角、腰部和腹部，多数呈阵发性，亦可为持续性疼痛。肾结石绞痛呈严重刀割样痛，并向下腹部及会阴部放射，同时伴有恶心、呕吐。检查有脊肋角叩击痛。

（2）血尿：常在疼痛时出现肉眼血尿或镜下血尿，以后者居多。

（3）尿中排砂石：部分患者在绞痛发作后，尿内混有砂粒或小结石。结石通过尿道时有尿流堵塞及尿道内刺痛感，结石排出后尿流立即恢复通畅，患者顿感轻松舒适。

（4）脓尿：结石合并感染，可排出浑浊的脓尿。

（5）肿块：结石梗阻可引起肾积水，出现腹部或腰部肿块。

（6）无尿：孤立肾或双肾结石因梗阻而引起无尿。

知识点3：肾结石的诊断要点 副高：熟悉 正高：掌握

结石患者大多以疼痛就诊，须确认疼痛发作及放射的部位，以往有无结石史。排除其他可引起腹部疼痛的疾病如急性阑尾炎、异位妊娠、卵巢囊肿扭转、急性胆囊炎、胆石症、肾盂肾炎等。

知识点4：肾结石的处理要点 副高：熟悉 正高：掌握

肾结石治疗须根据结石的性质、形态、大小、部位、个体差异等因素，确定个体化治疗方案，有时则需要综合各种治疗方法。

（1）肾绞痛的镇痛治疗：给予解痉镇痛剂，绞痛较轻者可用硝苯地平（心痛定）10mg每日4次口服，或硝苯地平10mg舌下含服；疼痛严重者可用哌替啶50mg，或并用异丙嗪25mg，肌内注射，吗啡10mg并用阿托品0.5mg，肌内注射。症状无好转时，4小时后可重复注射1次。

（2）排石治疗：①指征：结石＜0.6cm，光滑；无肾盂、输尿管连接部及输尿管狭窄，无尿路梗阻，无感染；纯尿酸结石及胱氨酸结石。②方法：大量饮水，保持每日尿量在2000～3000ml；口服中西医结合排石药物；体位排石。

（3）体外冲击波碎石：损伤小、恢复快，是上尿路结石最常用的治疗方法。适合于肾功能良好且肾盏出口、肾盂输尿管连接部及输尿管无狭窄患者。

（4）输尿管镜取石或碎石术：在输尿管镜直视下采用套石或取石方法，结石较大时需结合气压弹道碎石、激光碎石等技术。

（5）经皮肾镜取石或碎石术：经腰背部细针穿刺直达肾盏或肾盂，扩张并建立皮肤至肾内的通道，插放肾镜，直视下取石或碎石。

（6）手术治疗：由于腔内泌尿外科及体外冲击波碎石技术的普遍开展，只有少数腔内治疗及体外冲击波治疗失败的患者采用传统方式的手术治疗。主要术式包括肾盂切开取石术、肾实质切开取石术、肾部分切除术及输尿管切开取石术。

知识点5：肾结石的健康指导　　副高：熟悉　正高：掌握

（1）平时养成多饮水习惯，可防止尿石的形成，尿液的冲刷作用有利排石。经常饮用中药金钱草冲泡的水（代茶饮），也有助于预防结石复发。

（2）肾绞痛发作时患者往往辗转不安，疼痛难忍，精神极度紧张。如确诊为肾绞痛，经检查结石直径小于0.6cm，可参照治疗肾绞痛方法进行处理。同时讲清只有在排石时，结石刺激输尿管才会引起绞痛，消除患者思想顾虑。一旦诊断为尿石症，应及时进行排石治疗，必要时到相关医院就诊，彻底治疗。

（3）依据患者年龄、体质等具体情况，可嘱患者做跳绳、跑步、上下楼梯等运动，靠重力作用有利排石。

（4）康复期应调节饮食。含钙结石者应限制摄入含钙、草酸丰富的食物和牛奶、奶制品等；尿酸结石者应少食动物内脏；磷酸盐结石者应少食蛋黄及肉类。

二、输尿管结石

知识点6：输尿管结石的概念　　副高：熟悉　正高：掌握

输尿管结石是最常见的上尿路结石，90%以上是在肾内形成而降入输尿管的，除非有输尿管梗阻病变，原发于输尿管的结石很少见。

知识点7：输尿管的狭窄处　　副高：熟悉　正高：掌握

输尿管在解剖上有5个狭窄处为结石容易停留的部位：①肾盂、输尿管连接处；②输尿管与髂血管交叉处；③输尿管与男性输精管或女性阔韧带底部交叉处；④输尿管与膀胱壁外侧缘交界处；⑤输尿管的膀胱壁内段。

知识点8：输尿管结石的临床表现 副高：熟悉 正高：掌握

（1）疼痛：可引起肾绞痛，典型的表现为疼痛剧烈难忍、阵发性发作、疼痛位于腰部或上腹部，并沿输尿管走行，放射至同侧腹股沟，还可累及同侧睾丸或阴唇。结石在中段输尿管，疼痛放射至中下腹部。结石处于输尿管膀胱壁段或输尿管口，可伴有膀胱刺激症状及疼痛向尿道和龟头部放射。检查腹部平软，无明显压痛及反跳痛，但肾区叩击痛明显。

（2）血尿：当结石造成黏膜损伤时，会表现为镜下或肉眼血尿，偶见小血块排出。

（3）由于输尿管与肠道有共同的神经支配，输尿管结石引起尿路完全性梗阻时可出现恶心、呕吐。结石伴感染或输尿管膀胱壁段结石时，可有尿频、尿急、尿痛。

（4）合并症：输尿管结石可合并上尿路急性或慢性感染，出现寒战、发热、腰痛等症状。

知识点9：输尿管结石的诊断要点 副高：熟悉 正高：掌握

（1）尿常规检查：尿中红细胞增多，常能见到肉眼或镜下血尿。合并感染时可见白细胞增多或脓尿。

（2）超声检查：输尿管结石常表现为肾集合系统扩张、积水。

（3）X线腹平片：90%以上结石可以显示。结石较小或怀疑阴性结石者可行B超检查、排泄性或逆行尿路造影。

知识点10：输尿管结石的处理要点 副高：熟悉 正高：掌握

输尿管结石的处理要点与肾结石相同。

知识点11：输尿管结石的健康指导 副高：熟悉 正高：掌握

输尿管结石的健康指导与肾结石相同。

第十三节 颈椎疾病

知识点1：颈椎病的概念 副高：熟悉 正高：掌握

颈椎病是指因颈椎间盘退变及其继发性改变，刺激或压迫相邻脊髓、神经、血管和颈椎周围的其他组织，并引起相应的症状或体征。颈椎病多发生在中年以上、长期伏案工作的人，其发病率逐年增加，发病主要原因是颈椎慢性损伤及自身结构的退行性变。

知识点2：颈椎病的分型　　副高：熟悉　正高：掌握

（1）颈型：最为常见，以颈部酸、痛、胀及不适感为主。常于晨起、过劳、姿势不正及寒冷刺激后突然加重。机体通过调整及代偿作用，并使颈部建立起新的平衡后，症状即消失。

（2）神经根型：主要是颈椎间盘及骨刺向颈椎后外方突出，刺激或压迫相应脊神经根的结果。表现为颈部疼痛和上肢放射性疼痛，患侧上肢沉重无力、麻木、肌力减退。头部或患肢特殊姿势或受到牵撞时可发生剧烈的闪电样锐痛。

（3）脊髓型：发病率较低，但症状严重，致残率高，并且多以隐性形式发展，易误诊为其他疾病而延误治疗。主要表现为：四肢麻木无力，双腿发紧，抬步沉重，步态笨拙，胸腹部束带感，双下肢灵活性差，腱反射活跃。严重者大小便障碍。

（4）椎动脉型：是椎动脉受压迫或受刺激而引起其供血不足所产生的一系列症状。主要表现为眩晕、偏头痛、耳鸣、记忆力减退、视觉障碍、猝倒。

（5）交感神经型：中年妇女为多，多与长期低头伏案工作的职业有关。症状多，体征少，表现为颈项痛、头痛、头晕、心悸、心动过速或过缓、心律不齐、耳鸣、听力减退、视力减退或眼部胀痛、干涩等。

（6）其他：多为上述两种类型同时出现而出现相应的症状。

知识点3：颈椎病的诊断标准　　副高：熟悉　正高：掌握

（1）临床表现和影像学所见若相符，则可以确诊。

（2）具有典型颈椎病临床表现，而影像学所见正常者，在排除其他疾患后方可诊断为颈椎病。

（3）仅有影像学表现异常，而无颈椎病临床症状者，不应诊断为颈椎病。

（4）通过经颅多普勒检查了解椎动脉供血情况，对椎动脉型颈椎病诊断有帮助。

知识点4：颈椎病的处理要点　　副高：熟悉　正高：掌握

（1）非手术治疗：颈椎病症状较轻者主要行非手术治疗，包括颈椎牵引、理疗、药物治疗、改善不良工作体位和睡眠姿势等。

（2）手术治疗：保守治疗无效或症状严重影响正常生活和工作者，应采取手术治疗。

知识点5：颈椎病的健康指导　　副高：熟悉　正高：掌握

（1）指导患者不要请非专业人员按摩，避免发生高位截瘫等严重并发症。

（2）保持良好的工作和睡眠姿势对改善和预防颈椎病非常重要，特别是长期低头伏案工作者，应指导患者定时休息、颈部活动。睡眠应枕低枕，枕头应达双肩，将头及颈部完全枕于枕头之上，这样能使颈部肌肉放松，缓解颈肌劳损，减轻症状。

（3）对椎动脉型颈椎病进行颈椎牵引应慎重，以免牵引导致椎动脉受压迫或受刺激引起脑供血不足而产生一系列症状及意外发生。

第十四节 腰椎疾病

知识点1：腰椎病的概念 副高：熟悉 正高：掌握

腰椎病是指由脊柱及脊柱周围软组织急慢性损伤或腰椎间盘退变、腰椎骨质增生等原因引起，在临床上以腰痛、腰部活动受限和腰腿痛为主要症状的疾病。腰椎病可包括腰部软组织劳损、腰部肌筋膜炎、腰椎退行性骨关节病、腰三横突综合征、腰椎间盘突出症、急性腰扭伤、梨状肌综合征、腰椎结核等疾患。

知识点2：腰椎间盘突出症 副高：熟悉 正高：掌握

腰椎间盘突出症是指椎间盘的纤维环和髓核组织膨出或纤维环破裂髓核组织脱出，压迫和刺激神经根、马尾所引起的一系列症状、体征。常见于20～50岁人群，男性患病是女性的4～6倍，老年人患病率最低，患者多有弯腰或久坐工作史。

知识点3：腰椎间盘突出症的诊断要点 副高：熟悉 正高：掌握

（1）症状：主要症状包括腰背痛、坐骨神经痛、下腹部痛或大腿前侧痛、麻木、间歇性跛行、马尾综合征、肌肉瘫痪以及患肢发凉等。

（2）体征：躯干前倾及臀部凸向一侧伴跛行；腰椎前凸减小、消失或后凸、侧凸；病变间隙椎旁压痛，并向同侧臀部、下肢放射；腰椎各方向活动范围减低；肌肉萎缩，肌力减弱；受累神经支配区感觉障碍；膝腱反射、跟腱反射减弱或消失；直腿抬高试验及直腿抬高加强试验阳性，股神经牵拉试验阳性。

知识点4：腰椎间盘突出症的鉴别诊断 副高：熟悉 正高：掌握

腰椎间盘突出症须与腰肌筋膜炎、梨状肌综合征、腰椎小关节紊乱、腰椎结核、脊柱肿瘤和椎管内肿瘤、椎弓根崩裂和腰椎滑脱、腰椎管狭窄症等相鉴别。

知识点5：腰椎间盘突出症的处理要点 副高：熟悉 正高：掌握

（1）保守治疗：适应证：①年轻、初次发病、病程较短者；②休息后症状可自行缓解者；③X线检查无椎管狭窄者。具体方法：卧床休息；消炎镇痛药物；神经营养药物；腰椎牵引；理疗；腰带保护。

（2）手术治疗：适应证：①症状较重经系统保守治疗（6周至3个月）无明显疗效者；

或保守治疗有效，但经常复发且疼痛较重者。②首次发作，疼痛剧烈，难以行动及影响睡眠，被迫屈髋、屈膝侧卧位，甚至跪位。③出现单根神经麻痹或马尾神经受压麻痹。④患者中年，病史较长，影响工作、生活。⑤症状不典型，影像学显示脊髓、马尾、神经根有明显压迫者；合并腰椎管狭窄者。

知识点6：腰椎间盘突出症的健康指导　　副高：熟悉　正高：掌握

（1）以预防为主，平时参加一些体育锻炼，不要久坐。搬重物时姿势要正确，防止腰扭伤。

（2）急性期患者应积极治疗，严格卧硬板床，争取最好的恢复结果。

（3）恢复期应加强背伸肌锻炼。

第十五节　骨关节炎

知识点1：骨关节炎的概念　　副高：熟悉　正高：掌握

骨关节炎（OA）的主要病变是关节软骨的退行性变和继发性骨质增生。多见于中老年人，女性多于男性。好发于负重较大的膝关节、髋关节、脊柱及手指关节等部位，骨关节炎又称骨关节病、退行性关节炎、增生性关节炎、老年关节炎和肥大性关节炎等。

知识点2：骨关节炎的分类方法　　副高：熟悉　正高：掌握

（1）按病因分类：OA分为原发性和继发性两类。原发性骨关节炎多见于中老年人，无明确的全身或局部诱因，发病与遗传、体质及退行性变等因素有关。

继发性OA常见因素有：①外伤性，如关节内骨折、脱位、半月板损伤；②先天性或遗传性，如膝关节骨发育不良，膝内、外翻畸形等；③炎症性关节疾患，如化脓性关节炎、结核等；④其他疾病，如内分泌病、血友病、神经源性关节病（Charcot关节）、痛风等。

（2）按病变范围分类：可分为局限性和全身性OA。OA累及的关节常是如下的一组或多组的组合：远端指间关节、近端指间关节和手指第一掌指关节；颈椎和腰椎的骨突关节；足的第一跖趾关节；膝关节及髋关节。这些关节组的受累通常是双侧，关节的数量也因人而异。有3个或3个以上的关节组受累为全身性OA，但几乎均累及小关节。

（3）按有无临床症状分类：分为症状性OA和放射学OA。

知识点3：骨关节炎的诊断要点　　副高：熟悉　正高：掌握

（1）主要症状是关节疼痛，初期轻微钝痛，并不严重，以后逐渐加剧。活动多时加剧，休息时减轻。有的患者会出现“休息痛”和“晨僵”。

（2）膝关节浮髌试验阳性。关节周围肌萎缩。严重者出现关节畸形，如膝内翻。髋关节

Thomas征阳性。手指远侧指间关节侧方增粗，形成Heberden结节。

（3）X线诊断：显示关节间隙狭窄，关节边缘有骨赘形成。后期骨端变形，关节表面不平整，边缘骨质增生明显。

（4）骨关节炎应与类风湿关节炎、强直性脊柱炎相鉴别。

知识点4：骨关节炎的处理要点　　副高：熟悉　正高：掌握

（1）一般治疗：注意保护关节，适当的康复治疗。严重者应卧床，支具固定，防止畸形。

（2）药物治疗：活血化瘀的中药、非甾体抗炎药。关节内注射透明质酸钠。

（3）手术治疗：早期患者，可行关节清理术。晚期患者出现畸形或持续疼痛，生活不能自理时，可行手术治疗，如膝内翻畸形可行胫骨上端高位截骨术，髋关节炎晚期可行截骨术。依年龄、职业及生活习惯等可选用人工关节置换术。

第二十六章　妇科疾病

第一节　月　经　病

一、月经失调

知识点1：月经失调的概念　　副高：了解　正高：熟悉

月经失调，又称月经不调，表现为月经周期或出血量的异常，可伴月经前、经期时的腹痛及全身症状。其病因可能是器质性病变或是功能失常。

知识点2：月经失调的临床表现　　副高：了解　正高：熟悉

月经失调表现为月经周期或出血量的紊乱，有下列几种情况：①不规则子宫出血，具体包括月经过多或持续时间过长或淋漓出血；②功能失调性子宫出血；③闭经，一般分为原发性和继发性两种；④绝经，即月经终止，指月经停止12个月以上。

知识点3：功能失调性子宫出血　　副高：了解　正高：熟悉

功能失调性子宫出血简称功血，是指调节生殖的神经内分泌机制失常引起的异常子宫出血。功血可发生于月经初潮至绝经期间的任何年龄。主要表现为月经周期不规律，经期延长，经量过多或不规则阴道出血，可导致贫血、继发生殖道感染、不孕及焦虑、抑郁等疾病。

知识点4：功能失调性子宫出血的分类　　副高：了解　正高：熟悉

功能失调性子宫出血可分为排卵性和无排卵性两类。前者主要发生在育龄期妇女，如产后或流产后内分泌变化较大的时期，包括黄体发育不全和黄体萎缩不全；后者占功血发生率的90%，主要见于青春期和更年期患者。

知识点5：功能失调性子宫出血的症状　　副高：了解　正高：熟悉

无排卵性功血主要表现为子宫不规则出血，尤其是月经周期紊乱，经期长短不一，出血量时多时少，甚至大量出血。有时先有数周或数月停经，然后发生阴道不规则出血，血量往往较多，持续2~3周或更长时间，不易自止；有时一开始即为不规则出血；也可表现为类似正常月经的周期性出血。出血期无下腹疼痛或其他不适，出血多或时间长者常伴贫血。黄体发育不全主要表现为月经周期缩短，经前淋漓出血或经血量过多。黄体萎缩不全主要表现为经期延长（7日以上）。异常子宫出血的几种类型：①月经过多，月经周期规则，但经量过多（>80ml）或经期延长（>7日）；②子宫不规则过多出血，月经周期不规则，经期延长，经量过多；③子宫不规则出血，月经周期不规则，经期可延长而经量不太多；④月经频发，周期缩短，小于21日。

知识点6：功能失调性子宫出血的诊断要点　　副高：了解　正高：熟悉

应详细询问病史，注意患者的年龄、月经史、婚育史及避孕措施，有无慢性病史，有无精神紧张、情绪打击等影响正常月经的因素。了解发病经过，如发病时间、目前流血情况、流血前有无停经史及以往治疗经过。

知识点7：功能失调性子宫出血的鉴别诊断　　副高：了解　正高：熟悉

（1）性激素类药物使用不当引起的子宫不规则出血。

（2）异常妊娠或妊娠并发症：如流产、异位妊娠、胎盘残留等。

（3）生殖道肿瘤：如子宫内膜癌、宫颈癌、滋养细胞肿瘤等。

（4）生殖道感染：如急慢性子宫内膜炎、子宫肌炎等。

（5）全身性疾病：如血液病、肝肾功能异常等。

知识点8：功能失调性子宫出血的处理要点　　副高：了解　正高：熟悉

（1）一般治疗：加强营养，改善全身情况，可补充铁剂、维生素C和蛋白质，贫血严重者需输血。流血时间长者给予抗菌药物预防感染，适当应用止血药物以减少出血量：如减少微血管通透性可用卡巴克络（安络血）5mg，每日3次或酚磺乙胺（止血敏）；抑制纤维蛋白溶酶可用6-氨基己酸或氨甲环酸等。

（2）激素类药物治疗：应用激素类药物止血、调整月经周期及促进排卵等，需转诊上级医院，在有经验的妇科专业医师的指导下进行。

（3）手术治疗：包括刮宫、子宫内膜切除术、子宫切除术等。

知识点9：功能失调性子宫出血的健康指导　　副高：了解　正高：熟悉

（1）避免精神过度紧张，出血期间避免过度疲劳和剧烈运动，保证充分的休息。

（2）提高患者对功血的认识，使其积极配合治疗。

二、痛经

知识点10：痛经的概念　　副高：了解　正高：熟悉

痛经是指在经期前后或行经期间出现下腹疼痛、坠胀，伴腰酸或其他不适，程度严重的可影响日常生活和工作。

知识点11：痛经的分类　　副高：了解　正高：熟悉

（1）原发性痛经：指生殖器官无器质性病变的痛经，占痛经90%以上，常发生在月经初潮、青春期及无孕产史的妇女，大多数人生育后可缓解。

（2）继发性痛经：指由生殖器官器质性病变，如子宫内膜异位症、盆腔炎等引起的月经疼痛。

知识点12：痛经的诊断要点　　副高：了解　正高：熟悉

（1）主要症状：痛经从经前1～2日开始，持续到月经来潮的第1～2日，疼痛常呈痉挛性，位于下腹部耻骨上，可放射至腰骶部和大腿内侧，可伴有恶心、呕吐、腹泻、头晕等症状。

（2）排除生殖器官器质性病变。

知识点13：痛经的处理要点　　副高：了解　正高：熟悉

（1）精神心理治疗，说明月经时轻度不适属于正常生理反应，消除紧张和顾虑有缓解效果。

（2）疼痛不能忍受时，适当给予镇痛、镇静、解痉药，如颠茄等。

（3）口服避孕药抑制排卵，减少月经血前列腺素含量，适用于要求避孕的痛经妇女。

（4）前列腺素合成酶抑制剂，如布洛芬400mg，每日3～4次，或氟芬那酸200mg，每日3次，或甲芬那酸500mg，每日3次，月经来潮即开始服药，连续2～3日。

知识点14：痛经的健康指导　　副高：了解　正高：熟悉

（1）普及有关月经的生理卫生知识，解除患者对月经的焦虑恐惧心理。

（2）月经期要避免剧烈的体育活动和游泳，并注意经期的卫生。

第二节　妇科炎症

一、阴道炎

知识点1：阴道炎的概念　　副高：了解　正高：熟悉

阴道炎即阴道炎症，是妇科最常见的疾病，主要包括滴虫阴道炎、念珠菌性外阴阴道炎、细菌性阴道炎。主要症状为阴道分泌物增多和外阴瘙痒，但因病原体不同，分泌物的特点、性质及瘙痒轻重也不同。外阴瘙痒以念珠菌性外阴阴道炎最重，分泌物为豆渣状。分泌物异常以细菌性阴道炎最重，特点为灰白色、均匀一致、稀薄状、黏度很低。滴虫阴道炎症状介于两者之间，分泌物特点为稀薄脓性、黄绿色、泡沫状。

知识点2：滴虫阴道炎的概念 副高：了解 正高：熟悉

滴虫阴道炎由阴道毛滴虫引起，经性交直接传播或经公共浴池、浴盆、浴巾、游泳池、坐式便器、衣物、污染的器械及敷料等间接传播。滴虫能消耗、吞噬阴道上皮细胞内的糖原，并可吞噬乳酸杆菌，阻碍乳酸生成，使阴道pH升高。

知识点3：滴虫阴道炎的诊断要点 副高：了解 正高：熟悉

（1）症状：主要是阴道分泌物增多及外阴瘙痒，分泌物特点为稀薄脓性、黄绿色、泡沫状、有臭味。瘙痒部位主要为阴道口及外阴，间或有灼热、疼痛、性交痛等。

（2）体征：妇科检查见阴道黏膜充血，严重者有散在出血斑点，甚至宫颈有出血点，形成“草莓样”宫颈，后穹隆有多量白带，呈灰黄色、黄白色稀薄液体或黄绿色脓性分泌物，常呈泡沫状。

知识点4：滴虫阴道炎的处理要点 副高：了解 正高：熟悉

（1）全身用药：甲硝唑400mg，每日2～3次，7日为1个疗程；对初患者单次口服甲硝唑2g，可收到同样效果。口服吸收好，疗效高，毒性小，应用方便。性伴侣应同时治疗。服药后偶见胃肠道反应，如食欲缺乏、恶心、呕吐。此外，偶见头痛、皮疹、白细胞减少等，一旦发现应停药。甲硝唑能通过乳汁排泄，若在哺乳期用药，用药期间及用药后24小时之内不哺乳为妥。

（2）局部用药：可以单独局部给药，也可全身及局部联合用药，以联合用药效果佳。甲硝唑200mg每晚塞入阴道1次，10次为1个疗程。局部用药前，可先用1%乳酸液或0.1%～0.5%醋酸液冲洗阴道，改善阴道内环境，以提高疗效。

知识点5：滴虫阴道炎的健康指导 副高：了解 正高：熟悉

（1）注重个人卫生，避免间接传播。

（2）内裤和清洗外阴的用具须用开水烫洗。

（3）治疗期间禁止性交，性伴侣需同时治疗。

知识点6：念珠菌性外阴阴道炎 副高：了解 正高：熟悉

念珠菌性外阴阴道炎又称外阴阴道假丝酵母菌病，是由念珠菌引起的一种常见外阴阴道炎。念珠菌为条件致病菌，只有在全身及阴道局部免疫能力下降时才出现阴道炎症状。

知识点7：念珠菌性外阴阴道炎的诊断要点　副高：了解　正高：熟悉

（1）症状：主要为外阴瘙痒、灼痛、性交痛及尿痛，外阴瘙痒程度居各种阴道炎症之首，严重时坐卧不宁，异常痛苦。部分患者阴道分泌物增多，白带特征是白色稠厚呈凝乳或豆腐渣样。

（2）体征：若为外阴炎，妇科检查外阴可见地图样红斑，即在界限清楚的大红斑周围有小的卫星病灶；另可见外阴水肿，常伴有抓痕。若为阴道炎，阴道黏膜可见水肿、红斑，小阴唇内侧及阴道黏膜上附有白色块状物，擦除后露出红肿黏膜面，少部分患者急性期可能见到糜烂及浅表溃疡。

知识点8：念珠菌性外阴阴道炎的处理要点　副高：了解　正高：熟悉

（1）消除诱因：若有糖尿病应积极治疗，及时停用广谱抗生素、雌激素及皮质激素。勤洗内裤，用过的内裤、盆、毛巾均用开水烫洗。

（2）单纯性外阴阴道假丝酵母菌病可局部用药，也可全身用药，主要以局部短疗程抗真菌药物为主。

（3）毋需对性伴侣进行常规治疗。对有症状的男性应进行假丝酵母菌检查及治疗，以预防女性重复感染。

知识点9：念珠菌性外阴阴道炎的健康指导　副高：了解　正高：熟悉

（1）不穿紧身尼龙裤。

（2）注意外阴皮肤清洁，保持干燥。

（3）内裤和清洗外阴的用具，须用开水烫洗，太阳下晾晒。

（4）合理应用抗菌药物和激素，积极治疗糖尿病。

知识点10：细菌性阴道炎的概念　副高：了解　正高：熟悉

细菌性阴道炎是由阴道内正常菌群失调所致的一种混合感染。该病不是单一致病菌所引起，而是多种致病菌共同作用的结果。主要有加德纳菌、动弯杆菌、类杆菌、消化链球菌等厌氧菌以及人型支原体，其中以厌氧菌居多。

知识点11：细菌性阴道炎的诊断要点　副高：了解　正高：熟悉

（1）症状：10%～40%患者临床无症状，有症状者的主要表现为阴道分泌物增多，有鱼腥臭味，性交后加重，可伴有轻度外阴瘙痒或烧灼感。

（2）体征：分泌物呈灰白色，均匀一致，稀薄，常黏附于阴道壁，但黏度很低，容易将分泌物从阴道壁拭去，阴道黏膜无充血表现。

知识点12：细菌性阴道炎的诊断标准　　副高：了解　正高：熟悉

细菌性阴道炎的临床诊断标准为下列4项中有3项阳性。

（1）匀质、稀薄、白色的阴道分泌物，常黏附于阴道壁。

（2）阴道pH＞4.5（pH通常为4.7～5.7，多为5.0～5.5）。

（3）胺臭味试验阳性：取阴道分泌物少许放在玻片上，加入10%氢氧化钾1～2滴，产生一种烂鱼肉样腥臭气味，这是由于胺遇碱释放氨所致。

（4）线索细胞阳性：取阴道分泌物少许放在玻片上，加一滴生理盐水，高倍显微镜下寻找线索细胞。线索细胞即阴道脱落的表层细胞，于细胞边缘贴附颗粒状物即各种厌氧菌，尤其是加德纳菌，细胞边缘不清。

知识点13：细菌性阴道炎的处理要点　　副高：了解　正高：熟悉

主要采用抗厌氧菌药物甲硝唑和克林霉素治疗。

（1）局部治疗：甲硝唑栓剂，每日1次，共7～10日。

（2）口服用药：甲硝唑400mg，每日2次，7日为一疗程；或甲硝唑2g顿服；或克林霉素300mg，每日2次，连服7日。

二、宫颈炎

知识点14：宫颈炎的概念　　副高：了解　正高：熟悉

宫颈炎是常见的女性下生殖道炎症。正常情况下，宫颈具有多种防御功能，包括黏膜免疫、体液免疫及细胞免疫，是阻止下生殖道病原体进入上生殖道的重要防线。但宫颈也容易受性交、分娩及宫腔操作的损伤，且宫颈管单层柱状上皮抗感染能力差，易发生感染。宫颈炎症包括宫颈阴道部及宫颈管黏膜炎症。临床多见的是宫颈管黏膜炎。

知识点15：宫颈炎的病原体　　副高：了解　正高：熟悉

（1）性传播疾病病原体：淋病奈瑟菌及沙眼衣原体，主要见于性传播疾病的高危人群。

（2）内源性病原体：葡萄球菌、链球菌、大肠杆菌以及滴虫、念珠菌、阿米巴原虫等。

知识点16：宫颈炎的诊断要点　　副高：了解　正高：熟悉

（1）症状：部分患者无症状。有症状者主要表现为阴道分泌物增多，呈黏液脓性，阴道分泌物的刺激可引起外阴瘙痒及灼热感。此外，可出现经间期出血、性交后出血，若合并尿路感染，可出现尿急、尿痛、尿频症状。

（2）妇科检查：可见宫颈充血、水肿、黏膜外翻，有黏膜脓性分泌物附着，甚至从宫颈管流出。

（3）体征：擦去宫颈表面分泌物后，用小棉拭子插入宫颈管内取出，肉眼看到白色棉拭子上有黄色或黄绿色黏液脓性分泌物。

（4）两个特征性体征：①子宫颈管或宫颈管棉拭子标本上，肉眼可见脓性分泌物；②用棉拭子擦拭宫颈管时，容易诱发宫颈管内出血。

（5）白细胞检查：宫颈管脓性分泌物涂片革兰染色，每高倍视野中性粒细胞>10个。

（6）病原体检查：检查淋病奈瑟菌及沙眼衣原体，其方法包括宫颈分泌物涂片行革兰染色、分泌物培养、酶联免疫吸附试验及核酸检测等。

知识点17：宫颈炎的处理要点　　副高：了解　正高：熟悉

宫颈炎的治疗主要针对病原体。对于单纯急性淋菌性宫颈炎主张大剂量、单次给药。常用的药物有第三代头孢菌素如头孢曲松钠、喹诺酮类抗菌药及大观霉素。治疗衣原体的药物有红霉素类及喹诺酮类抗菌药。合并细菌性阴道炎者，同时治疗细菌性阴道炎。

知识点18：宫颈炎的健康指导　　副高：了解　正高：熟悉

（1）治疗后症状持续存在者要告知患者随诊。

（2）避免分娩时或使用器械时损伤宫颈。

（3）产后发现宫颈裂伤应及时缝合。

三、外阴炎

知识点19：外阴炎的概念　　副高：了解　正高：熟悉

外阴炎是指外阴的皮肤与黏膜的炎症，可独立存在，更多时与阴道炎、泌尿系疾病、肛门直肠疾病或全身性疾病并发，或为某些外阴疾病病变过程中的表现之一。外阴暴露于外，并与尿道、阴道和肛门相邻，因此易发生感染。炎症多由阴道炎时的分泌物、不洁的月经垫、尿垫、尿瘘患者的尿液、肛瘘患者的粪便及糖尿病患者含糖尿液的刺激和外阴皮肤不洁引起。

知识点20：外阴炎的诊断要点　　副高：了解　正高：熟悉

（1）症状：外阴皮肤瘙痒、红肿、疼痛和烧灼感，于活动、性交、排尿时加重。

（2）体征：局部充血、肿胀，常有抓痕，有时形成溃疡或有成片的湿疹，如病程较长可见皮肤增厚甚至皲裂。

（3）需鉴别的外阴疾病：外阴湿疹、外阴神经性皮炎、外阴银屑病、慢性增生性外阴炎、性病及外阴癌。组织病理学检查对鉴别诊断有决定性意义。

知识点21：外阴炎的处理要点 副高：了解 正高：熟悉

（1）积极寻找病因，治疗糖尿病、尿瘘、肛瘘等疾病，消除刺激物的来源。

（2）检测阴道分泌物是否有病原体，如滴虫、念珠菌，对检测阳性者要给予相应治疗。

（3）可用1∶5000高锰酸钾液或0.1%聚维酮碘液坐浴，每日2次；若有破溃可用抗菌软膏。

（4）中药苦参、蛇床子、白鲜皮、土茯苓、黄柏各15g，川椒6g，水煎后熏洗外阴部，每日1～2次。

第三节 绝经期综合征

知识点1：绝经期综合征的概念 副高：了解 正高：熟悉

绝经期综合征又称更年期综合征，是指妇女在绝经前后出现性激素波动或减少所致的一系列躯体及精神心理症状。

知识点2：绝经期综合征的临床表现 副高：了解 正高：熟悉

（1）近期症状：①月经紊乱，由于无排卵，绝大多数妇女先出现月经周期紊乱，月经周期缩短或淋漓不止；小部分妇女出现不规则出血，量多，然后逐渐停止。②血管舒缩综合征，潮热、出汗、心悸与血压波动。③自主神经失调症状，常出现心悸、眩晕、头痛、失眠、耳鸣等自主神经失调症状。④精神神经症状，注意力不集中、记忆力减退、忧虑、抑郁、烦躁、易激动与失眠。

（2）远期症状：①泌尿生殖道症状，主要表现为泌尿生殖道萎缩症状，出现阴道干燥、性交困难及反复阴道感染，排尿困难、尿痛、尿急等反复发生的尿路感染。②骨质疏松，绝经后妇女雌激素缺乏使骨质吸收增加，导致骨量快速丢失而出现骨质疏松。50岁以上妇女半数以上会发生绝经后骨质疏松。一般发生在绝经后5～10年内，最常发生在椎体。③心血管病变，绝经后妇女动脉硬化、冠心病较绝经前明显增加，可能与雌激素低下和雄激素活性增强有关。

知识点3：绝经期综合征的诊断要点 副高：了解：正高：熟悉

根据病史及临床表现可以诊断。可以测定促卵泡激素（FSH）值，FSH＞10U/L，提示卵巢储备功能下降，FSH＞40U/L，提示卵巢功能衰竭。

知识点4：绝经期综合征的处理要点 副高：了解 正高：熟悉

绝经期综合征治疗目的是缓解近期症状，并能早期发现、有效预防骨质疏松症、动脉硬化等老年性疾病。

（1）一般治疗：绝经期精神神经症状可因神经类型不稳定或精神状态不健全而加剧，应进行心理治疗，必要时选用适量镇静药以助睡眠。老年妇女应坚持锻炼身体，增加日晒时间，摄入足量蛋白质及含钙丰富食物，预防骨质疏松。

（2）性激素治疗：如雌激素、组织选择性雌激素活性调节药、选择性雌激素受体调节药、孕激素类药等。

（3）非激素类药物：如选择性5-羟色胺再摄取抑制药、钙剂、维生素D等。

值得注意的是，性激素治疗的绝对禁忌证包括已有或怀疑乳腺癌、子宫内膜癌、生殖道异常出血、6个月内活动性血栓病、重症肝疾病等，脑膜瘤禁用孕激素。

知识点5：绝经期综合征的健康指导　　副高：了解；正高：熟悉

绝经期女性保持平和心态，做到自我保健：平衡心境；积极处理各种人际关系；处世乐观；适当参加体育锻炼和文娱活动；静心养心；定期进行体格检查；保持健康的心理行为方式；饮食合理，适当补钙。

第四节　常见肿瘤

一、宫颈癌

知识点1：宫颈癌的概念　　副高：了解　正高：熟悉

宫颈癌即为子宫颈癌，是最常见的妇科恶性肿瘤。原位癌高发年龄为30～35岁，浸润癌为45～55岁。近年来其发病有年轻化的趋势。

知识点2：宫颈癌的发病因素　　副高：了解　正高：熟悉

（1）性行为及分娩次数：早育、多产、性紊乱、性生活过早，子宫颈鳞状上皮癌几乎只发生在有过性生活的妇女。早育（18岁以下）及多产的妇女患病率高，性紊乱、妓女及多配偶的女子，宫颈癌发病率增高。在未婚及未产妇中，宫颈癌的发病率低。与有阴茎癌、前列腺癌或其性伴侣曾患宫颈癌的高危男子性接触的妇女易患宫颈癌。此外，男方包皮过长会有包皮垢存留，包皮垢中可能携带病毒及其他致癌物质。

（2）病毒感染：高危型人乳头瘤病毒（HPV）感染是宫颈癌的主要危险因素。90%以上宫颈癌伴有高危型HPV感染。宫颈癌主要与HPV16、HPV18和HPV33等亚型有关。此外，单纯疱疹病毒Ⅱ型及人巨细胞病毒等也可能与宫颈癌发生有一定关系。

（3）其他：宫颈癌的发生与社会经济条件差、公共卫生及个人卫生条件差、精神刺激、吸烟、性激素水平异常及肿瘤家族史等因素有关。

知识点3：宫颈癌的临床表现　　副高：了解　正高：熟悉

宫颈癌早期常无明显症状和体征，宫颈可光滑或难与宫颈柱状上皮异位区别。一旦出现症状可表现为接触性出血（性交后或阴道检查后），绝经后间断少量出血或血性白带。宫颈检查可表现为糜烂、溃疡或乳头状突起，触之易出血。病变发展到一定程度时症状明显，最常见的是阴道流血，量可多可少；阴道排液白色或血性，稀薄如水样或米泔样，有腥臭味。宫颈检查可见菜花样结节或溃疡、空洞，癌组织脆、硬、易脱落出血。有宫旁转移时，可触及宫旁增厚、变硬或肿物；有阴道转移时，可见阴道表面不平、硬、脆且弹性减退，触之易出血。癌细胞侵犯周围组织，如侵犯膀胱或直肠，可出现尿血、便血及大小便困难；如侵犯神经，可出现腰骶、腹部或下肢痛。晚期可出现继发感染、贫血及恶病质。常见类型有鳞癌、腺癌和腺鳞癌三种。

知识点4：宫颈癌的转移途径　　副高：了解　正高：熟悉

（1）直接蔓延：最常见，癌组织局部浸润，向邻近器官及组织扩散。常向下累及阴道壁，极少向上由宫颈管累及宫腔；癌灶向两侧扩散可累及主韧带及宫颈旁、阴道旁组织直至骨盆壁；癌灶压迫及侵犯输尿管时，可引起输尿管阻塞及肾积水。晚期可向前、后蔓延侵及膀胱或直肠，形成膀胱阴道瘘或直肠阴道瘘。

（2）淋巴转移：癌灶局部浸润后侵入淋巴管形成瘤栓，随淋巴液引流进入局部淋巴结，经淋巴管内扩散。

（3）血行转移：极少见，晚期可转移至肺、肝或骨骼等。

知识点5：宫颈癌的诊断方法　　副高：了解　正高：熟悉

（1）宫颈细胞学检查：普查中最常用、简便、有效的方法，准确率高，90%～95%的早期宫颈癌都能通过细胞学检查被发现，目前最常用的是细胞薄片技术。

（2）阴道镜：可提高宫颈细胞学和活检取材部位的准确性。

（3）活体组织病理学检查：宫颈癌的病理诊断是宫颈癌的确诊方法。

（4）宫颈锥切术：可提高病理诊断准确率和明确有无浸润及浸润范围。

（5）其他诊断方法：如荧光素检查法、细胞组织化学检查法等。

知识点6：宫颈癌的处理要点　　副高：了解　正高：熟悉

（1）癌前病变的治疗：对于宫颈上皮内瘤变Ⅰ（CIN Ⅰ），60%～85%会自然消退，可观察随访，如随访过程中病变发展或持续存在2年，应给予治疗。治疗方法有冷冻和激光治疗等。对CIN Ⅱ和CIN Ⅲ，可采用环形电切除术或宫颈锥切手术；经宫颈锥切确诊，对年龄较大、无生育要求的CIN Ⅲ患者也可行全子宫切除术。

（2）手术治疗：限于早期宫颈癌，即ⅠA期及ⅡA期以前的宫颈癌。对于ⅡB以上者不宜采用手术治疗，应给予放射治疗。

（3）放射治疗：可用于各期宫颈癌。对于早期宫颈癌，疗效与手术治疗相似。晚期患者不宜手术治疗，而更适合采用放射治疗。

（4）其他治疗方法：化学药物治疗及中医中药治疗，目前均为手术和放射治疗的辅助治疗方法。

知识点7：宫颈癌的转诊指征　　副高：了解　正高：熟悉

（1）疑似有宫颈癌应立即转诊至妇产科。

（2）新发现有宫颈上皮内瘤变，特别是CIN Ⅲ的患者，应转至上级医院进行诊断，必要时应做病理检查。

（3）既往有HPV感染病史，也需要定期到上级或专科医院检查及治疗。

知识点8：宫颈癌的健康指导　　副高：了解　正高：熟悉

（1）普及防癌知识，提倡晚婚、少育，开展性卫生教育，是降低宫颈癌发病率的有效措施。

（2）健全妇女防癌保健网，定期开展宫颈癌的普查普治，每1～2年普查一次，做到早期发现、早期诊断及早期治疗。对宫颈刮片有异常者应进一步检查。

（3）及时治疗慢性宫颈疾病，注意高危因素，重视高危患者；注意产期保健，预防宫颈裂伤，裂伤后及时修复。注意治疗男方疾患，如包皮过长等。

（4）重视宫颈癌的早期症状，如接触性出血、血性白带等，及时做宫颈细胞学检查。

（5）及时诊断、治疗并随访癌前病变，以阻断宫颈癌的发生。

二、子宫肌瘤

知识点9：子宫肌瘤的概念　　副高：了解　正高：熟悉

子宫肌瘤也称纤维肌瘤、子宫纤维瘤，是女性生殖器中最常见的良性肿瘤，由子宫平滑肌组织增生而成，其间有少量纤维结缔组织。多见于30～50岁的妇女，以40～50岁最多见，20岁以下少见。子宫肌瘤根据发生部位分为宫体肌瘤和宫颈肌瘤。宫体肌瘤又根据肌瘤发生与子宫肌壁的关系分为肌壁间肌瘤、浆膜下肌瘤和黏膜下肌瘤。

知识点10：子宫肌瘤的症状　　副高：了解　正高：熟悉

子宫肌瘤多数无明显症状，仅于盆腔检查时偶然发现。月经改变是最常见的症状，可出现周期缩短、经量增多、经期延长、不规则阴道出血等；长期出血或血量过多可导致贫血；患者可诉腹部胀大，下腹扪及块状物，质地坚硬，形态不规则；白带增多，腰酸，下腹坠胀，腹痛。根据肌瘤生长部位可出现压迫症状：肌瘤压迫膀胱出现尿频、排尿困难、尿潴留等；压迫输尿管可致肾盂积水；压迫直肠可致便秘、里急后重感、排便不畅等表现。

知识点11：子宫肌瘤的体征 副高：了解 正高：熟悉

肌壁间肌瘤子宫增大，表面不规则，可有单个或多个结节状突起，质硬；浆膜下肌瘤可扪及质硬的球状物与子宫相连；黏膜下肌瘤子宫多为均匀性增大，有时宫颈口扩张，肌瘤位于宫颈口内或脱出在阴道内，呈红色、实性、表面光滑，若伴有感染，表面有渗出液覆盖或溃疡形成，排液有臭味。

知识点12：子宫肌瘤的处理要点 副高：了解 正高：熟悉

（1）随访观察：如果肌瘤小且无症状，通常不需治疗，特别是近绝经年龄患者（绝经后雌激素水平低落，肌瘤可自然萎缩或消失）。可每3～6个月定期复查。随访期间若发现肌瘤增大或症状明显，再考虑进一步治疗。

（2）药物治疗：症状不明显或较轻，肌瘤在两个月妊娠子宫大小以内，近绝经年龄及全身情况不能手术者，可应用雄激素、抗雌激素制剂等药物治疗，用此类药物需有专科医师的指导。对出血多者注意给予铁剂等补血治疗。

（3）手术治疗：手术治疗的适应证包括：①经血量多，保守治疗无效，继发贫血；②有膀胱、直肠压迫症状；③能确定肌瘤是不孕或反复流产的唯一原因者；④肌瘤增长过快，可疑恶性；⑤严重腹痛、性交痛或慢性腹痛、有蒂肌瘤扭转引起的急性腹痛。手术可经腹、经阴道或宫腔镜及腹腔镜下手术。术式有肌瘤切除术和子宫切除术。

三、卵巢肿瘤

知识点13：卵巢肿瘤的概念 副高：了解 正高：熟悉

卵巢肿瘤是女性生殖器的常见肿瘤。卵巢虽小，但组织复杂，是全身各脏器肿瘤类型最多的部位。卵巢肿瘤组织学类型多且有良性、交界性及恶性之分。卵巢位于盆腔深部，不易扪及或查出。等到患者自己发觉就医，恶性肿瘤已不是早期，预后差，应提高警惕。

知识点14：卵巢良恶性肿瘤的鉴别诊断 副高：了解 正高：熟悉

（1）良性肿瘤：①病程长，逐渐增大；②单侧多见，活动，囊性，表面光滑，通常无腹水；③一般情况良好；④B超检查为液性暗区，可有间隔光带，边缘清晰。

（2）恶性肿瘤：①病程短，迅速增大；②双侧多见，固定，实性或半实半囊，表面结节状不平，常伴腹水，腹水多为血性，其中可能查到癌细胞；③逐渐出现恶病质；④B超检查液性暗区内有杂乱光团、光点，肿块界限不清。

知识点15：卵巢肿瘤的常见并发症　　副高：了解　正高：熟悉

（1）感染：较少见，多因肿瘤扭转或破裂后引起，也可来自邻近器官感染灶如阑尾脓肿扩散。临床表现为发热、腹痛、肿块及腹部压痛、腹肌紧张以及白细胞增多等。治疗应先用抗生素控制感染，然后手术切除肿瘤。若短期内感染不能控制，宜立即手术。

（2）蒂扭转：是常见的妇科急腹症。好发于瘤蒂长、中等大、活动度良、重心偏于一侧的肿瘤（如畸胎瘤）。其典型症状是突然发生一侧下腹剧痛，常伴恶心、呕吐甚至休克。妇科检查可扪及肿物张力较大，有压痛，以瘤蒂部最明显，并伴有肌紧张。有时扭转可自然复位，腹痛随之缓解。蒂扭转一经确诊，应尽快行剖腹手术。术时应在蒂根的下方钳夹，将肿瘤和扭转的瘤蒂一并切除，钳夹前不可回复扭转，以防栓塞脱落。

（3）破裂：症状轻重取决于破裂口的大小、流入腹腔囊液的性质和数量。妇科检查可发现腹部压痛、腹肌紧张或腹水征，而原有肿块摸不到或只能扪及缩小瘪塌的肿块。若疑有肿瘤破裂应立即剖腹探查。

（4）恶变：卵巢良性肿瘤可恶变，恶变早期无症状，不易被发现。若发现肿瘤生长迅速，尤其为双侧性，应疑恶变。确诊为卵巢肿瘤者应尽早手术。

知识点16：卵巢肿瘤的处理要点　　副高：了解　正高：熟悉

对卵巢肿瘤应首选手术治疗。根据患者年龄、对生育的要求、肿瘤的性质、临床分期以及患者全身情况等综合分析而确定手术方案。若为恶性肿瘤，根据术中冰冻检查确定的病理类型，决定手术范围及术后辅以相应的化学药物治疗或放射治疗。

知识点17：卵巢肿瘤的健康指导　　副高：了解　正高：熟悉

（1）高危因素的预防：开展宣教，加强高蛋白、富含维生素A的饮食，避免摄入高胆固醇食物。高危妇女宜用口服避孕药预防。

（2）普查普治：30岁以上女性每年应行妇科检查，高危人群最好每半年检查一次，以排除卵巢肿瘤。

（3）早期发现和处理：对卵巢实性肿瘤或囊肿直径＞5cm者，应及时手术切除。对青春期前、绝经后期或生育年龄口服避孕药的妇女，发现卵巢肿大应考虑为卵巢肿瘤。

第二十七章 儿科疾病

第一节 小儿呼吸道感染

知识点1：急性上呼吸道感染的概念 副高：了解 正高：熟悉

急性上呼吸道感染简称上感，俗称“感冒”，是小儿最常见的疾病，主要侵犯鼻、鼻咽和口咽部，常诊断为急性鼻咽炎、急性咽炎、急性扁桃体炎等。

知识点2：一般类型上感的诊断 副高：了解 正高：熟悉

婴幼儿局部症状不显著而全身症状重，可骤然起病，高热、咳嗽，食欲差，可伴有呕吐、腹泻、烦躁，甚至高热惊厥。年长儿症状较轻，常于受凉后1～3日出现鼻塞、打喷嚏、流涕、干咳、咽痛、发热等；有些在发病早期可有阵发性脐周疼痛，与发热所致阵发性肠痉挛或肠系膜淋巴结炎有关。

查体可见咽部充血，扁桃体肿大，颌下淋巴结肿大、触痛等；肺部呼吸音正常；肠病毒感染者可见不同形态的皮疹。

一般病程3～5日，如体温持续不退或病情加重，应考虑感染可能侵袭其他部位，同时需与其他发热性疾病相鉴别。

知识点3：特殊类型上感的诊断 副高：了解 正高：熟悉

（1）疱疹性咽峡炎：系柯萨奇A组病毒所致，好发于夏秋季。表现为急起高热、咽痛、流涎、厌食、呕吐等；咽部充血，咽腭弓、腭垂（悬雍垂）、软腭等处有2～4mm的疱疹，疱疹周围有红晕，疱疹破溃后形成小溃疡，病程1周左右。

（2）咽结合膜热：由腺病毒3型、7型所致，常发生于春夏季，可在儿童集体机构中流行。以发热、咽炎、结合膜炎为特征；多呈高热，咽痛，眼部刺痛，咽部充血，一侧或两侧滤泡性眼结合膜炎；颈部、耳后淋巴结肿大，有时伴胃肠道症状。病程1～2周。

（3）流行性感冒：系流感病毒所致，有明显流行病史。全身症状重，如发热、头痛、咽痛、肌肉酸痛等。上呼吸道卡他症状可不明显。

知识点4：急性上呼吸道感染的并发症 副高：了解 正高：熟悉

并发症多见于婴幼儿。上呼吸道感染可波及邻近器官或向下蔓延；可引起中耳炎、鼻窦炎、咽后壁脓肿、颈淋巴结炎、喉炎、气管炎、支气管肺炎等。年长儿若患链球菌性上感，可引起急性肾炎、风湿热等。

知识点5：急性上呼吸道感染的处理要点　　副高：了解　正高：熟悉

（1）一般治疗：注意休息，多饮水；呼吸道隔离；预防并发症。

（2）病因治疗：选用抗病毒药物。①利巴韦林（三氮唑核苷、病毒唑）具有广谱抗病毒作用，疗程为3～5日。②如病情重、有继发细菌感染，或有并发症者可选用抗生素。流行性感冒可用奥司他韦（达菲、特敏福）。

（3）对症治疗：①高热，退热措施包括药物和物理降温。可口服百服宁或布洛芬，亦可用冷敷、湿温敷或30%的酒精浴降温。②对发生高热惊厥者，可予镇静、止惊等处理。

（4）中成药治疗。

知识点6：急性上呼吸道感染的健康指导　　副高：了解；正高：熟悉

急性上呼吸道感染主要依靠加强体格锻炼、增强抵抗力；提倡母乳喂养，防治佝偻病及营养不良；多饮水，保证睡眠。避免去人多拥挤的公共场所。

第二节　小儿腹泻

知识点1：小儿腹泻的概念　　副高：了解　正高：熟悉

小儿腹泻是一组由多病原、多因素引起的以排便次数增多、性状改变为主要特点的病症。6个月至2岁的婴幼儿发病率高，是造成小儿营养不良、生长发育障碍和死亡的主要原因之一。

知识点2：小儿腹泻的分类　　副高：了解　正高：熟悉

（1）按病情可分为轻型腹泻和重型腹泻。①轻型：多为饮食因素或肠道外感染所致。主要表现为胃肠道症状（呕吐，排便次数增多，性状改变为稀便夹带不消化食物），无明显的全身症状，多在数日内痊愈。②重型：多由肠道内感染引起，也可由轻症加重而来。有较重的胃肠道症状（频繁呕吐、腹泻，粪便性状改变为稀水、黏液或脓血便），并有较明显的脱水、电解质紊乱、酸碱失衡和全身中毒症状（发热、烦躁、精神委靡、嗜睡、昏迷、休克等）。

（2）按病程可分为急性腹泻、迁延性腹泻、慢性腹泻。急性腹泻：病程不超过2周；迁延性腹泻：病程2周至2个月；慢性腹泻：病程超过2个月。

知识点3：小儿腹泻的病因 副高：了解 正高：熟悉

（1）易感因素：①小儿消化系统发育不成熟；②机体防御功能差。

（2）非感染因素：①饮食因素，喂养不当或过敏因素（如对牛奶或豆浆过敏的过敏性腹泻）；②气候因素，腹部受凉使肠蠕动增加；③其他，原发或继发性双糖酶缺乏或活性减低（主要是乳糖酶）、肠道吸收不良而使乳糖积滞引起腹泻。

（3）感染因素：①肠道内感染，可由病毒、细菌、真菌及寄生虫引起，以病毒感染最多见；②肠道外感染，如呼吸道、泌尿道及皮肤等的感染也可引起婴儿腹泻。其腹泻发生原因可以是感染源释放的毒素作用于肠道、抗生素药物的影响、局部刺激（膀胱感染刺激直肠），或病原体同时感染肠道。

知识点4：小儿非感染性腹泻的临床特点 副高：了解 正高：熟悉

（1）乳糖不耐受症：分为先天性和后天性。前者见于母乳或牛乳喂养儿，多在生后第1周内出现大量渗透性腹泻，部分迟发型于出生后几年才出现症状。后者多发生于各种肠炎、肠道寄生虫、胃肠道手术后，水样、泡沫状粪便，次数频繁、缺少粪质，可伴有呕吐、腹胀、脱水、酸中毒等。

（2）食物过敏症：多见于婴幼儿，主要为对乳蛋白和大豆蛋白过敏，呕吐、腹泻，常带黏液和血，通常在6个月时症状最显著。6个月至14岁患儿可出现湿疹、哮喘、过敏性鼻炎等全身症状。

（3）药物性腹泻：大多呈水样便，表现为急性、一过性腹泻，少数可呈慢性发作，与用药史有密切关系。服药史、药物剂量和疗程常可为确诊提供重要线索。

（4）肠易激综合征：有持续或间断反复发作达3个月以上的下述症状。①上腹痛或不适，排便后缓解；②表现不同的排便不规律（至少占25%的时间），有排便次数的改变、粪便性状的改变（硬、松散或水样）、排便感异常（紧迫感、排便不尽感）；③排便带黏液；④胀气或腹胀感。同时应排除各种器质性疾病的可能性。

知识点5：小儿腹泻的临床表现 副高：了解 正高：熟悉

（1）轻型：主要是胃肠道症状。如食欲不振，偶有溢乳或呕吐；排便次数每日数次至十余次，每次量不多；粪便黄色或黄绿色，带奶瓣、泡沫、少量黏液，镜检可见脂肪球。无明显的全身症状，偶有低热，无脱水症状，多在数日内痊愈。

（2）重型：除有较重的胃肠道症状外，还有较明显的脱水和电解质紊乱及全身中毒症状（发热、烦躁、精神委靡、嗜睡、昏迷、休克等）。①胃肠道症状：食欲低下、呕吐、腹泻频繁十至数十次，蛋花汤样或水样便，少量黏液，也可有少量血便。②水、电解质、酸碱平衡紊乱症状：呕吐、腹泻丢失和摄入不足等导致体液总量尤其是细胞外液量减少，可导致脱水。脱水程度据丢失体液量的多少而分为轻、中、重度脱水。脱水性质因丢失的水和电解质的比例不同而分为低渗、等渗、高渗脱水。临床以等渗脱水多见，表现为眼窝、囟门凹陷，尿少泪少，皮肤黏膜干燥，弹性下降，乃至血容量不足而致血液循环障碍。

知识点6：常见肠炎的临床特点　　副高：了解　正高：熟悉

（1）轮状病毒肠炎：轮状病毒是秋冬季小儿腹泻最常见的病原。多见于6～24个月小儿，潜伏期1～3日，常伴发热及上呼吸道感染症状。病初易吐，排便次数多、量多、水多，呈黄色水样或蛋花汤样，无腥臭味，镜检偶有少量白细胞。常并发脱水、酸中毒及电解质紊乱。一般病程3～8日，呈自限性过程。

（2）细菌性痢疾：常有痢疾接触史，急性起病，伴明显全身症状。排便频繁，每次量少，有里急后重症状，粪便多为黏液脓血便。粪便镜检有大量脓细胞、白细胞及吞噬细胞，大便培养有痢疾杆菌生长可确诊。

知识点7：常见几种抗生素诱发的肠炎特点　　副高：了解　正高：熟悉

（1）金黄色葡萄球菌肠炎：是细菌侵袭肠壁和产生肠毒素所致。粪便有腥臭味，海水样，黏液较多，少数为血粪。全身中毒症状重，甚至休克。粪便镜检有大量脓细胞和成簇的革兰阳性球菌，培养有金黄色葡萄球菌生长，凝固酶试验阳性。

（2）假膜性小肠结肠炎：由难辨梭状芽孢杆菌引起。除万古霉素和胃肠道外用氨基糖苷类外，其他抗生素均可诱发本病。可在用药1周内或迟至停药后4～6周发病。也可见于外科术后。大便水样，可有假膜排出，少数血粪。粪便厌氧菌培养分离出难辨梭状芽孢杆菌。

（3）白色念珠菌肠炎：常伴鹅口疮。粪便泡沫较多，有黏液，可见豆腐渣样细块（菌落），偶见血粪。粪便镜检可见真菌孢子和假菌丝。或做真菌培养。

知识点8：小儿腹泻的处理要点　　副高：了解　正高：熟悉

（1）治疗原则：调整饮食，预防和纠正脱水，合理用药，加强护理。

（2）纠正水、电解质紊乱及酸碱失衡：①口服补液；②静脉补液。

（3）继续饮食：原则上可继续饮食，严重呕吐时禁食4～6小时。病毒性肠炎多有乳糖酶缺乏，可用发酵奶或无糖奶喂养。

（4）药物治疗：①水样便多为病毒或非侵袭性细菌感染所致，故一般不用抗生素；②黏液脓血便多为侵袭性细菌感染所致，应根据临床特点、粪便培养和药敏试验选用抗生素；③微生态疗法，补充肠道正常菌群，重建天然生物屏障保护作用；④黏膜保护剂，增强肠黏膜屏障作用。

知识点9：小儿腹泻的健康指导　　副高：了解　正高：熟悉

（1）增强体质，及时治疗原发病。

（2）合理喂养，提倡母乳喂养，及时合理添加辅食。

（3）养成良好的卫生习惯，注意奶具、食具的消毒。

（4）在腹泻流行季节，应积极采取预防措施，并做到早期治疗，做好消毒隔离，防止交叉感染。

第三节 营养缺乏性疾病

知识点1：维生素D缺乏性佝偻病的概念 副高：了解 正高：熟悉

营养性维生素D缺乏性佝偻病也称骨软化症即骨矿化不足，是儿童体内维生素D不足致使钙、磷代谢失常，产生的一种以骨骼病变为特征的慢性营养性疾病；导致正在生长的骨骺端软骨板不能正常钙化，造成骨骺病变及畸形，甚至引起神经、肌肉、造血及免疫系统功能障碍。

知识点2：维生素D缺乏性佝偻病的诊断要点 副高：了解 正高：熟悉

（1）婴儿期有不在户外活动或晒太阳不足及未添加鱼肝油等病史。

（2）有易惊、夜啼、多汗等神经精神症状。

（3）可见颅骨软化、方颅、枕秃、囟门大或闭合迟、出牙晚、串珠肋、郝氏沟、鸡胸、手（足）镯样隆起、“X”形腿或“O”形腿、肌肉软弱、韧带松弛等。

（4）实验室检查：血清25-羟维生素D_3[25-(OH)D_3]下降，甲状旁腺素（PTH）升高，血钙正常或较低，血磷降低，碱性磷酸酶（AKP）升高。

（5）X线检查：骨骺端钙化带模糊或消失，干骺端膨大呈杯状，骨质脱钙，骨膜反应，骨骼变形或病理性骨折等。

（6）本病应与软骨营养不良、低血磷抗生素D佝偻病、维生素D依赖性佝偻病等相鉴别。

知识点3：维生素D缺乏性佝偻病的处理要点 副高：了解 正高：熟悉

预防和治疗均需补充维生素D并辅以钙剂，防止骨骼畸形和复发。①一般治疗：坚持母乳喂养，及时添加含维生素D较多的食品，多到户外活动增加日光直接照射的机会。②补充维生素D。③补充钙剂。④矫形疗虫，采取主动和被动运动，矫正骨骼畸形。

知识点4：维生素D缺乏性手足搐搦症 副高：了解 正高：熟悉

营养性维生素D缺乏性手足搐搦症是由于维生素D缺乏导致血钙减少，神经-肌肉兴奋性增强引起的疾病。大多发生在6个月以下血钙过低的佝偻病婴儿，因神经肌肉兴奋性增高，患儿可突然发生全身惊厥或突然面部或手足搐搦。

知识点5：维生素D缺乏性手足搐搦症的诊断要点 副高：了解 正高：熟悉

（1）突发无热惊厥，且反复发作，发作后神志清醒。

（2）无神经系统体征，同时有佝偻病存在。

（3）总血钙低于1.88mmol/L，钙离子低于1.0mmol/L。

知识点6：维生素D缺乏性手足搐搦症的处理要点 副高：了解 正高：熟悉

（1）10%水合氯醛每次0.5ml/kg，保留灌肠；或地西泮（安定）每次0.1～0.3mg/kg，肌内注射或静脉注射。

（2）惊厥期应立即吸氧，喉痉挛者须立即将舌头拉出口外，并进行口对口人工呼吸或加压给氧，必要时做气管插管以保证呼吸道通畅。

（3）可以口服钙剂治疗，如口服钙剂有困难，可静脉注射葡萄糖酸钙，但不可皮下注射或肌内注射以免造成局部坏死。

（4）急诊病情控制后，按维生素D缺乏性佝偻病补充维生素D。

知识点7：维生素C缺乏症的概念 副高：了解 正高：熟悉

维生素C缺乏症（又称坏血病）是人体长期缺乏维生素C所引起的全身性疾病，以成骨障碍和出血倾向为主要表现。

知识点8：维生素C缺乏症的诊断要点 副高：了解 正高：熟悉

（1）有维生素C摄入不足史。

（2）有出血、骨骼改变、龈炎等症状。

（3）毛细血管脆性试验阳性，空腹血浆维生素C含量降低（正常为5～14mg/L）。

（4）维生素C负荷试验：一次口服维生素C 500mg，然后收集4小时尿，维生素排出量＜5mg为维生素C缺乏，5～13mg为正常。

知识点9：维生素C缺乏症的处理要点 副高：了解 正高：熟悉

以2岁小儿为例：①维生素C 0.1g，口服，每日3次；②维生素C 0.5g，5%葡萄糖注射液50ml，静脉滴注，每日1次。

重症患儿应选用②方法，治疗3日后改为方法①；轻症患儿可应用方法①。

知识点10：维生素B_1缺乏症的概念 副高：了解 正高：熟悉

维生素B_1缺乏症（又称脚气病）是缺乏维生素B_1（又称硫胺素）所致，临床上以消化系统症状、神经系统症状和心血管系统的症状为主。

知识点11：维生素B_1缺乏症的诊断要点　　副高：了解　正高：熟悉

（1）消化道症状：食欲不振、呕吐、消化不良，排绿色便。

（2）神经系统症状：初期烦躁不安、夜啼；病情进一步发展则出现反应淡漠、呆滞、眼睑下垂、颈部和四肢非常柔软。婴儿常累及喉返神经，出现声音嘶哑、失音；后期出现颅内压增高，昏迷抽搐，可致死亡。

（3）循环系统症状：可出现急性心功能不全的症状，如心动过速或奔马律，呼吸困难伴有发绀；X线检查显示心脏扩大；心电图示T波低平倒置、QT间期延长。

（4）水肿及浆液漏出：常有下肢水肿并逐渐向上蔓延，可伴发心包积液、胸腔积液、腹水。

（5）硫胺素负荷试验：口服维生素B_1 5mg或肌内注射维生素1mg，然后收集4小时尿，测定其硫胺素的排出量，正常排出量应大于100μg，患者常小于50μg。

知识点12：维生素B_1缺乏症的处理要点　　副高：了解　正高：熟悉

维生素B_1缺乏症除改善饮食营养外，推荐口服维生素B_1。以2岁小儿为例：①维生素B_1 10mg，口服，每日3次；②维生素B_1 10～20mg，肌内注射，每日2～3次。

知识点13：维生素A缺乏症的概念　　副高：了解　正高：熟悉

维生素A缺乏症也称蟾皮病，是体内缺乏维生素A而引起的以眼和皮肤病变为主的全身性疾病，多见于1～4岁小儿。最早的症状是暗适应差，眼结合膜及角膜干燥，以后发展为角膜软化且有皮肤干燥和毛囊角化，故又称夜盲症、干眼病、角膜软化症。

知识点14：维生素A缺乏症的诊断要点　　副高：了解　正高：熟悉

根据维生素A摄入不足史和/或吸收障碍史，以及眼部和皮肤的表现，可做出诊断。

知识点15：维生素A缺乏症的处理要点　　副高：了解　正高：熟悉

（1）儿童用鱼肝油滴剂2.5ml，口服，每日1次。

（2）维生素AD注射剂0.5ml，肌内注射，每日1次。

第四节　出疹性传染病

知识点1：风疹的概念　　副高：了解　正高：熟悉

风疹是由风疹病毒（RV）引起的儿童时期常见的急性呼吸道传染病，包括先天性感染和后天获得性感染。可见于儿童期各个年龄段。以前驱期短，3日始出疹，耳后、枕后和颈部淋巴结肿大、触痛为临床特征。妊娠早期感染风疹病毒可引起严重的胎儿先天畸形。

知识点2：风疹的临床表现　　副高：了解　正高：熟悉

（1）前驱期：可有发热，轻微上呼吸道感染症状如咳嗽、流涕、结膜充血、咽痛，呕吐、腹泻等消化道症状。

（2）出疹期：皮疹多在发病1～2日出现，多在24小时内出齐；皮疹为浅红色斑丘疹，颜面和四肢多，躯干部少，手心和足底无皮疹；出疹2～3日，长则4～5日消退。一般无色素沉着，最具特征性的体征是耳后、枕后和颈部淋巴结肿大。

知识点3：风疹的流行病学诊断　　副高：了解　正高：熟悉

风疹多在冬春季发病，潜伏期1～12日；人是风疹病毒的唯一自然宿主，通过飞沫传播，经胎盘可引起先天性感染；皮疹出现5日后一般即无传染性。

知识点4：风疹的鉴别诊断　　副高：了解　正高：熟悉

幼儿急疹具有高热和高热骤退时出疹而高热时无症状和体征的特点，据此可与风疹相鉴别。传染性单核细胞增多症可见皮疹，淋巴结肿大，末梢血中有异常淋巴细胞可与风疹鉴别。药疹与风疹很难鉴别，特征性的淋巴结肿大支持风疹的诊断。

知识点5：风疹的处理要点　　副高：了解　正高：熟悉

风疹无特效药物治疗，只需对症治疗，症状较显著者，应卧床休息，流质或半流质饮食；对高热、头痛、咳嗽、结膜炎患者可予对症处理。无继发细菌感染则无需使用抗生素。

知识点6：风疹的健康指导　　副高：了解　正高：熟悉

患儿宜卧床休息，给予易消化富营养的饮食，多饮水；经常通风，保持室内空气新鲜。免疫接种是预防风疹的有效方法。

知识点7：幼儿急疹的概念　　副高：了解　正高：熟悉

幼儿急疹（ES）也称婴儿玫瑰疹（RI），是由人类疱疹病毒6型（HHV-6）所致，是婴幼儿常见的出疹性疾病。临床以高热持续3～4日，骤然热退疹出为特征。

知识点8：幼儿急疹的临床表现　　副高：了解　正高：熟悉

起病突然；发热以高热为主，体温持续在39～41℃，部分患儿可出现高热惊厥；发热持续3～4日，咽部轻度充血，颈部及耳后淋巴结轻度肿大；部分患者可有呕吐、腹泻；在持续高热3～4日后可骤然热退至正常，全身皮肤出现红色斑丘疹，由躯干向颈部、上肢、面部、下肢发展，皮疹多在24小时内出齐，3日内消退，无脱屑，无色素沉着。

知识点9：幼儿急疹的流行病学诊断　　副高：了解　正高：熟悉

幼儿急疹四季均可发病，以晚春初夏多见；常见于6～18个月的小儿，3岁后少见。感染后可获得持久免疫。本病应与肺炎球菌脓毒血症及麻疹、风疹和川崎病等进行鉴别。

知识点10：幼儿急疹的处理要点　　副高：了解　正高：熟悉

（1）该病为自限性疾病，目前尚无有效药物，无合并感染毋需使用抗生素。

（2）对症治疗：针对临床出现的症状给予降温、止惊治疗；呕吐、腹泻严重者可以给予静脉输液治疗，补充液体入量。

知识点11：幼儿急疹的健康指导　　副高：了解　正高：熟悉

患儿加强护理，保证水分和营养的供给。

知识点12：水痘的概念　　副高：了解　正高：熟悉

水痘是由水痘-带状疱疹病毒引起的出疹性传染病。水痘与带状疱疹为同一种病毒引起的两种不同的临床病症；水痘见于对该病毒完全没有免疫力的原发感染者。临床以皮肤出现丘疹、水疱疹和结痂同时存在为特征。

知识点13：水痘的临床表现　　副高：了解　正高：熟悉

出疹前可有前驱症状，发热，头痛，食欲差，全身不适，偶有轻度腹痛。1～2日出现皮疹，以躯干、头皮、面部及四肢多见，呈向心性分布。皮疹会经历初为红色斑丘疹后为水疱疹到结痂的过程。由于皮疹分批出现，同一患者可同时存在多种形态的皮疹是水痘的重要特征。

知识点14：水痘的流行病学诊断　　副高：了解　正高：熟悉

水痘主要通过空气飞沫经呼吸道传播，也可通过接触水痘患者疱疹内的疱液传染。潜伏期10～12日，发病前1～2日至疱疹结痂前都具有传染性。四季均可发病，但以冬季发病多，人群对水痘普遍易感。

知识点15：水痘的并发症　副高：了解　正高：熟悉

通常水痘并发症较少。但应注意继发皮肤细菌感染；水痘脑炎可出现在出疹后或出疹前，临床表现与一般脑炎相似；水痘肺炎多发生在免疫缺陷的患者，于正常小儿少见；其他少见的并发症还有肝炎、关节炎、血小板减少性紫癜等。

知识点16：水痘的鉴别诊断　副高：了解　正高：熟悉

脓疱病，皮疹为化脓性疱疹，尤其是水痘皮疹继发细菌感染时更要与此症鉴别。手足口病，为肠道病毒柯萨奇A型病毒所致，手、足、臀部及四肢可见比较坚实的丘疹和疱疹，口腔黏膜也可见疱疹和溃疡。丘疹样荨麻疹，皮疹呈红丘疹，无水疱和疱疹结痂过程。

知识点17：水痘的处理要点　副高：了解　正高：熟悉

注意皮肤清洁卫生，避免皮肤继发细菌感染。对重症水痘，或正在进行免疫抑制剂或糖皮质激素治疗者，或患有免疫缺陷病，或有并发症的患儿，可使用阿昔洛韦10mg/（kg·d），分次口服或静脉给药。继发细菌感染者可使用抗生素。

知识点18：水痘的健康指导　副高：了解　正高：熟悉

控制感染源，隔离患儿，直到皮疹结痂变干后，方可解除隔离；注意清洁卫生，勤换内衣，避免皮肤继发细菌感染。注意不要抓破面部的痘疹，以免疱疹被抓破引起化脓感染，若病变损伤较深，有可能留下瘢痕。因此要把孩子的指甲剪短，保持手的清洁。

知识点19：猩红热的概念　副高：了解　正高：熟悉

猩红热（中医称“烂喉痧”）是由A组乙型溶血型链球菌引起的急性呼吸道传染病。临床以发热、咽峡炎、全身红色皮疹，恢复期皮肤脱屑为特征。少数患儿于病后2～3周可发生急性肾小球肾炎、急性风湿热。

知识点20：猩红热的临床表现　副高：了解　正高：熟悉

（1）发热：体温在38～39℃，伴有咽痛、头痛、呕吐、腹痛、全身不适等症状。

（2）咽部和扁桃体充血水肿，有脓性分泌物，舌面鲜红，舌乳头红肿突起，称为“杨梅舌”。

（3）皮疹：多在发病后24小时出现，自耳后、颈部、腋下、腹股沟遍及全身。皮疹为红色“鸡皮样”细小丘疹，似有砂纸感，指压可色退变苍白，数秒后恢复原状；面色发红，口周苍白，形成环口苍白圈，腋窝、肘窝、腹股沟处皮疹密集，形成明显横纹线，称为“帕氏线”（Pastra线），1周后皮疹按出疹顺序消退，体温正常。皮疹消退后开始脱皮。

知识点21：猩红热的流行病学诊断　　副高：了解　正高：熟悉

猩红热通过飞沫直接传播，也可通过污染的玩具、日用品和食物等传播。人群对本病普遍易感。多见于年长儿，以冬春季为多，潜伏期1～7日。

知识点22：猩红热的并发症　　副高：了解　正高：熟悉

在猩红热急性期可并发心肌炎，在恢复期可并发急性肾小球肾炎。高度怀疑有并发症存在可做心电图或尿常规检查。

知识点23：猩红热的鉴别诊断　　副高：了解　正高：熟悉

猩红热要与麻疹、急性咽峡炎、药疹等出疹性传染病相鉴别。金黄色葡萄球菌引起的猩红热样皮疹，持续时间短，皮疹消退后无脱屑，全身症状无减轻，可找到感染病灶，细菌培养为金黄色葡萄球菌。

知识点24：猩红热的处理要点　　副高：了解　正高：熟悉

（1）抗生素药物治疗：首选青霉素类药物，疗程7～10日。青霉素过敏者可选用大环内酯类药物，重症患儿可静脉给予抗生素。

（2）对症治疗：高热可用较小剂量退热剂，或用物理降温等方法。若发生感染中毒性休克，应积极补充血容量，纠正酸中毒。对并发的中耳炎、心肌炎等并发症，给予积极治疗。

知识点25：猩红热的健康指导　　副高：了解　正高：熟悉

猩红热急性期应卧床休息，给予充足的营养，保证足够的入量；猩红热患儿应进行隔离至鼻咽分泌物培养连续3次均阴性为止。

第二十八章　眼耳鼻喉口腔疾病

第一节　感染性眼病

一、急性睑腺炎

知识点1：睑腺炎的概念　　副高：了解　正高：熟悉

眼睑位于眼球表面，构成眼球的天然保护屏障。眼睑内富含腺体，主要有睫毛汗腺（Moll腺）、睫毛毛囊的皮脂腺（Zeis腺）和深层的睑板腺。Moll腺和Zeis腺位于眼睑睫毛囊附近，开口于睑缘睫毛毛囊处，微生物通过开口处进入腺体，引起急性或慢性炎症，称为外睑腺炎，俗称麦粒肿。睑板腺位于睑板组织深处，开口于睑缘处，微生物感染后引起内睑腺炎。如果睑腺组织内分泌物潴留，引起腺体肿大，称为睑板腺囊肿，俗称霰粒肿。

知识点2：外睑腺炎　　副高：了解　正高：熟悉

外睑腺炎即俗称的“针眼”或“偷针眼”，多为葡萄球菌感染所致的急性化脓性炎症，发生机制和临床表现与身体其他部位的疖肿相同。早期表现为睑缘部局限性充血肿胀，2～3日后形成硬结，有明显触痛、胀痛和压痛，数日后硬结变软化脓，脓头位于睫毛根处形成黄色脓疱，溃破后脓液流出，红肿迅速消退，疼痛减轻。有时也可不形成脓液，而自行吸收消退。致病菌毒力较强，炎症反应剧烈时，可形成眼睑脓肿。若加上不适当的挤压病灶，有可能形成眼睑蜂窝织炎、海绵窦血栓或败血症，并危及生命。如果致病菌毒性强烈，可导致耳前淋巴结肿大压痛，重症病例可有畏寒、发热等全身症状。

知识点3：内睑腺炎　　副高：了解　正高：熟悉

内睑腺炎是眼睑深层睑板腺的急性化脓性炎症。化脓后可从充血的睑结膜表面透见灰黄色脓头，脓头从睑结膜面破溃后，脓液流入结膜囊内，红肿即可消退。由于发炎的睑板腺被牢固的睑板组织所包围，红肿程度较外睑腺炎轻，但疼痛症状较重。如果睑板未能穿破，同时致病菌的毒性又强烈，则炎症扩散到整个睑板组织，形成眼睑脓肿。

知识点4：睑板腺囊肿　　副高：了解　正高：熟悉

睑板腺囊肿是睑板腺的慢性非化脓性炎症，是睑板腺内的脂肪分泌物排出障碍，潴留后形成的慢性肉芽肿性炎症。

知识点5：睑腺炎的诊断要点 副高：了解 正高：熟悉

（1）眼睑皮肤局限性红、肿、热、痛，邻近球结膜水肿。

（2）3～5日后形成脓肿，出现黄色脓头。外睑腺炎的脓头出现在皮肤面，内睑腺炎出现在结膜面。破溃排脓后疼痛缓解，红肿消退。

（3）重者伴有耳前、颌下淋巴结大及压痛，全身畏寒、发热等。

（4）睑板腺囊肿常无自觉症状，可触及硬结，无压痛。眼睑闭合时可见局部皮肤隆起，表面皮肤颜色正常。

知识点6：睑腺炎的处理要点 副高：了解 正高：熟悉

（1）局部用抗生素滴眼液（10%磺胺醋酰钠或0.1%利福平），晚间涂0.3%氧氟沙星眼膏。

（2）每日3～4次热敷患眼，每次10～15分钟，可促进硬结吸收或软化。

（3）如局部炎症剧烈或伴有发热、耳前或颌下淋巴结肿大者，可口服抗菌药物。

（4）皮下或结膜下出现脓头时，可切开排脓。内睑腺炎切口应垂直于睑缘，外睑腺炎切口应与睑缘平行。

（5）睑板腺囊肿较小时，可用抗生素药物滴眼治疗，局部按摩可促进吸收。睑板腺囊肿较大时可手术切除，老年患者的切除标本应送病理检查，以排除睑板腺癌的可能。

知识点7：睑腺炎的健康指导 副高：了解 正高：熟悉

（1）切勿挤压硬结，避免炎症向眶内、颅内扩散，引起眶蜂窝织炎、海绵窦血栓、脑膜炎或脑脓肿等而危及生命。

（2）反复发作者，应注意保持眼部清洁，还应查找原因，如有无糖尿病。

二、急性流行性出血性结膜炎

知识点8：急性流行性出血性结膜炎的概念 副高：了解 正高：熟悉

急性流行性出血性结膜炎是一种呈暴发流行的传染性极强的结膜角膜炎症，即“红眼病”，病原体为肠道病毒70型或柯萨奇病毒A24型。多见于夏秋季节。特点是发病急、传染性强、刺激症状重，多伴有结膜下出血、角膜损害和耳前淋巴结肿大。传播方式为接触传染，主要通过“患眼→手→物品→手→健眼”或“患眼→水→健眼”的方式传播。前者多见于家庭、工作单位、学校等场所，后者多见于游泳池或家庭场所。

知识点9：急性流行性出血性结膜炎的诊断要点　　副高：了解　正高：熟悉

（1）起病急速，潜伏期短；接触传染源后，可在24～48小时内发病。常为双眼先后或同时发病。主诉有剧烈异物感、流泪、畏光和眼痛等症状。

（2）眼睑红肿，睑结膜和球结膜高度充血、水肿；球结膜下有细小点状或片状出血，分泌物为水样或黏液样。

（3）多伴有角膜上皮损伤。表现为多个点状浸润，重者表现为小片状或浅实质层浑浊，角膜知觉减退。严重者可伴有前葡萄膜炎改变。

（4）可伴有发热、乏力、咽痛等上呼吸道感染症状，多伴有耳前或颌下淋巴结肿大。个别患者可合并肢体瘫痪。

（5）轻者病程约为1周，重者在2周以上。

知识点10：急性流行性出血性结膜炎的处理要点　　副高：了解　正高：熟悉

（1）选用抗病毒眼药水滴眼，每1～2小时一次，如0.1%无环鸟苷、0.1%疱疹净或4%吗啉胍等；晚间用0.3%氧氟沙星眼膏涂眼。

（2）为避免混合感染，可加用抗生素眼药水滴眼，如10%磺胺醋酰钠（应无磺胺药过敏史）、0.3%氧氟沙星或0.1%利福平等。

（3）分泌物较多时，可用生理盐水冲洗结膜囊。眼部冷敷有助于缓解不适症状。

（4）除非合并有严重的前葡萄膜炎，否则一般不选用糖皮质激素滴眼。

知识点11：急性流行性出血性结膜炎的健康指导　　副高：了解　正高：熟悉

（1）注意个人卫生习惯，不要用手揉眼睛。

（2）严禁患者去公共浴池和游泳场活动。

（3）急性期患者应进行隔离治疗，对患者用过的脸盆和毛巾应消毒。

（4）炎症消退后，眼部应持续用药1周以上，以防变成慢性炎症。

（5）医务工作者接触患者后，应彻底消毒检查用具，以防扩散传染。

（6）流行期间，禁止用集体滴眼药的方式在学校、幼儿园或部队进行预防用药，避免造成交叉感染和暴发流行。

三、急性卡他性结膜炎

知识点12：急性卡他性结膜炎的概念　　副高：了解　正高：熟悉

急性卡他性结膜炎是常见的细菌感染性眼病，俗称“火眼”或“红眼”。主要特征是结膜明显充血、大量黏液或脓性分泌物、有自愈倾向。常见致病菌为Koch-Weeks杆菌、肺炎双球菌、葡萄球菌、淋球菌和流感杆菌。细菌可以通过多种媒介令人接触感染，手、毛巾、水为主要传播媒介。传染力极强，易造成广泛流行。多在春夏季节流行，由肺炎双球菌引起者多见于冬季。多为双眼同时或先后发病，潜伏期1～3日，3～4日病情达到高峰，随即逐渐减轻，10～14日痊愈。由Koch-Weeks杆菌和肺炎球菌感染者病情较重，有时伴有体温升高或全身不适症状。

知识点13：急性卡他性结膜炎的诊断要点 副高：了解 正高：熟悉

（1）两眼同时或先后急性发病。轻者有眼部不适或异物感，重者有畏光、流泪、眼部烧灼感；分泌物过多时可出现一过性视物不清。

（2）眼部检查可见眼睑轻微肿胀，睑结膜及穹隆部结膜充血明显，球结膜水肿，结膜下可见出血点，有黏液或黏液脓性分泌物。

（3）偶见有角膜合并症。表现为角膜周边部的灰白色小浑浊点，甚者出现边缘性角膜浸润或溃疡。

（4）少数患者可同时有上呼吸道感染症状。

（5）本病在大流行时期诊断不难，但在流行初期时或散发病例时，可能会与细菌或其他病毒引起的结膜炎相混淆。

知识点14：急性卡他性结膜炎的处理要点 副高：了解 正高：熟悉

（1）局部滴用抗生素滴眼液，主要有10%磺胺醋酰钠（注意过敏史）、0.3%氧氟沙星或环丙沙星、0.1%利福平等。睡前涂抗生素眼膏可延长药物作用时间，并避免次日上下眼睑被分泌物黏着。

（2）分泌物较多时可用生理盐水或3%硼酸液冲洗结膜囊，每日2～3次。

（3）局部冷敷可减轻眼部不适或刺激症状。

（4）并发角膜炎时，应按角膜炎处理。

（5）治疗要及时、彻底，在症状完全消失后应再坚持用药1～2周，以防复发或转成慢性炎症。

知识点15：急性卡他性结膜炎的健康指导 副高：了解 正高：熟悉

（1）要养成勤洗手的好习惯，不要用脏手揉眼睛，要勤剪指甲。

（2）热敷可促进病菌繁殖，因此忌热敷患眼。

（3）包扎患眼不利于分泌物排出，因此禁止包扎患眼。

（4）急性卡他性结膜炎传染性强，易造成广泛流行，应做好患者的消毒和隔离工作。

四、沙眼

知识点16：沙眼的概念 副高：了解 正高：熟悉

沙眼是由沙眼衣原体引起的一种慢性传染性结膜角膜炎症，因其在睑结膜表面形成粗糙不平的外观，故称为沙眼。特点是病变早期结膜组织弥漫性淋巴细胞浸润、乳头增生及滤泡形成，角膜出现血管翳；晚期由于受累的睑结膜发生瘢痕收缩，导致眼睑内翻畸形，加重角膜损害，严重影响视力甚至造成失明。男女老幼均可患病，以儿童多见。沙眼衣原体存在于患者的眼分泌物中，任何与此分泌物接触的情况，均可造成沙眼的传播感染。沙眼的传播方式多为“患眼→手（毛巾或水）→健眼”传染，其传播范围和严重程度与患者的卫生条件、居住环境、营养状况以及医疗条件密切相关。

知识点17：沙眼的诊断要点　　副高：了解　正高：熟悉

（1）轻度沙眼者自觉症状轻微，或无任何不适，仅在查体时被发现。

（2）少数患者出现痒感、异物感或烧灼感。当合并睑内翻、倒睫或角膜溃疡时，会出现明显的刺激症状。

（3）检查可见弥漫性睑结膜充血，睑结膜表面乳头肥大增生、滤泡形成、瘢痕形成或角膜血管翳。

（4）沙眼应与结膜滤泡症、慢性滤泡性结膜炎、春季结膜炎、包涵体结膜炎进行鉴别。

知识点18：沙眼的诊断依据　　副高：了解　正高：熟悉

（1）上穹隆部和上睑结膜血管模糊、充血，乳头增生，或滤泡形成。

（2）角膜可见血管翳。

（3）上穹隆部或上睑结膜出现瘢痕病变。

（4）结膜刮片查见沙眼包涵体。

在上述第一项的基础上兼有后三者之一即可确诊；疑似沙眼者，表现为上穹隆部及眦部结膜充血，有少量乳头增生或滤泡。

知识点19：沙眼的处理要点　　副高：了解　正高：熟悉

（1）一般不需口服抗生素，急性期或严重者口服四环素，儿童及孕妇忌用。

（2）药物治疗：常选药物有10%磺胺醋酰钠（注意磺胺过敏史）、0.1%利福平或0.3%氧氟沙星滴眼，每日4～6次。

（3）手术治疗：当滤泡较多时，采用滤泡挤压手术；乳头增生严重者，用棉签或海螵蛸棒蘸抗生素滴眼液摩擦睑结膜及穹隆结膜；有睑内翻或倒睫时可行手术矫正治疗。

知识点20：沙眼的健康指导　　副高：了解　正高：熟悉

（1）加强宣传教育，培养良好卫生习惯。

（2）注重个人卫生，不随意用手揉眼。

（3）加强公共卫生管理，旅馆和公共浴室内的毛巾或浴巾要严格消毒。

（4）讲究个人卫生，提倡个人专用洗脸用具；幼儿园、学校、工厂等集体单位应提倡用流动水洗脸。

第二节 外耳道炎和中耳炎

知识点1：外耳道炎的概念 副高：熟悉 正高：掌握

外耳道炎包括局限性和弥漫性两种。局限性外耳道炎又称外耳道疖，为外耳道软骨段的皮肤、皮脂腺、毛囊的局限性感染，常为单发，亦可多发，夏季较常见，常见于儿童和青少年，糖尿病患者发病率高。弥漫性外耳道炎是外耳道皮肤的非特异性炎症，多发于夏秋季节。

知识点2：外耳道炎的病因 副高：熟悉 正高：掌握

（1）外耳道疖为金黄色葡萄球菌感染所致；弥漫性外耳道炎的致病菌为金黄色葡萄球菌、溶血性链球菌、铜绿假单胞菌、变形杆菌以及病毒、真菌等。

（2）外伤或不良的挖耳习惯致外耳道皮肤损伤，细菌入侵感染。

（3）外耳道淋雨进水、游泳、洗澡进水、外耳道冲洗液、外耳道湿疹的渗液以及慢性中耳炎持续的脓液，长时间在外耳道滞留、浸泡。

（4）高温、潮湿、外耳道狭窄、皮脂腺分泌过少、耵聍缺乏等，降低了外耳道抗感染能力。

（5）糖尿病、慢性便秘、内分泌紊乱及身体衰弱者易患病。

知识点3：外耳道炎的诊断要点 副高：熟悉 正高：掌握

（1）诱发因素：挖耳、游泳、外耳道进水、冲洗液滞留等。

（2）局部症状及体征：①外耳道疖肿时，耳内跳痛，张口咀嚼时加重，并伴全身不适。检查可见外耳道红肿成疖，触痛，拉耳郭、压耳屏疼痛，耳周淋巴结肿大，疖肿成熟可变软、溃破、出脓。②弥漫性外耳道炎急性期，外耳道皮肤灼热、发痒、疼痛、弥漫性红肿或表皮糜烂，间或少量浆液性分泌物渗出，严重者外耳道狭窄或闭塞；慢性者耳内刺痒、少量流水、不适感，并有耳堵、耳鸣，外耳道皮肤增厚、结痂、狭窄、脱屑，少量污褐色分泌物。鼓膜浑浊增厚，标志不清，或有小肉芽形成。

知识点4：外耳道炎的处理要点 副高：熟悉 正高：掌握

（1）急性外耳道炎局部处理：①10%鱼石脂纱条或2%～5%酚甘油纱条敷患处。②局部热敷或红外线、氦氖激光照射理疗。③疖肿成熟化脓应顺外耳道长轴方向切开排脓或用棉签蘸30%～50%的硝酸银或石炭酸烧灼脓头使其溃破，以利脓液的引流。④疖肿破溃后，用

3%的过氧化氢溶液（双氧水）清洗耳道，并用抗菌药滴耳液（如0.3%氧氟沙星）滴耳。

（2）全身治疗：①口服头孢拉定，成人0.5g，每日4次，严重者可肌内注射或静脉滴注抗生素。②耳痛严重者加服镇痛或镇静剂。

知识点5：外耳道炎的健康指导　　副高：熟悉　正高：掌握

（1）保持外耳道干燥，避免污水进入耳内。

（2）放弃盲目挖耳习惯，避免外耳道皮肤损伤。

（3）对外耳道耵聍、异物，应及时到医院由医务人员检查处理，避免外耳道损伤。

知识点6：化脓性中耳炎的概念　　副高：熟悉　正高：掌握

化脓性中耳炎是中耳黏膜化脓性炎症。按其发病急缓和病程久暂等特点，可分为急性化脓性中耳炎和慢性化脓性中耳炎两种。

知识点7：化脓性中耳炎的病因　　副高：熟悉　正高：掌握

（1）急性化脓性中耳炎常是上呼吸道感染的并发症，可经鼓膜及血行感染致病，常见致病菌为链球菌、葡萄球菌、肺炎球菌等。

（2）慢性化脓性中耳炎多因急性化脓性中耳炎治疗不及时、不适当、不彻底，或鼻咽部邻近器官的炎症病灶反复发作而引发。其致病菌以变形杆菌、铜绿假单胞菌多见，其次为金黄色葡萄球菌、链球菌等。

知识点8：急性化脓性中耳炎的诊断要点　　副高：熟悉　正高：掌握

（1）近期感冒史，高热、寒战且有耳塞、头痛。

（2）鼓膜充血、肿胀，或膨隆，或穿孔流脓。如穿孔小可有闪光搏动性溢脓，即灯塔征。流脓后耳痛减轻。

（3）听力检查可发现传导性聋。

（4）伴急性乳突炎者，乳突区可有红肿压痛。

知识点9：慢性化脓性中耳炎的分类　　副高：熟悉　正高：掌握

（1）单纯型：①反复发作耳流脓，呈黏液性或黏脓性，无臭味；②鼓膜紧张部中央性穿孔、中耳黏膜充血、肿胀或苍白；③轻度传导性聋；④影像学检查乳突无骨质破坏。

（2）骨疡型：①持续性耳流脓，为脓性或血性，有臭味；②鼓膜松弛部穿孔或紧张部边缘性大穿孔，可见鼓室内肉芽或息肉突出；③听力下降明显，多为传导性聋，晚期可出现混合性聋；④影像学检查可见骨质破坏。

（3）胆脂瘤型：①持续性耳流臭脓、鼓膜松弛部边缘性穿孔、穿孔内可见白色鳞片状物，有的可见外耳道后上壁塌陷；②听力为传导性聋，晚期可为混合性聋；③可伴患侧头痛、头晕；④影像学检查示鼓窦及乳突区有边缘整齐锐利的透光区——胆脂瘤空洞；⑤胆脂瘤破坏邻近组织，可导致颅内外并发症。

知识点10：急、慢性中耳炎的并发症 副高：熟悉 正高：掌握

（1）耳后骨膜下脓肿：①长期耳流脓史，近期出现耳痛，耳流脓减少或增加；②乳突区皮肤软组织红肿，压痛，并有波动感。

（2）迷路炎：①慢性化脓性中耳乳突炎病史；②头晕、视物旋转、恶心、呕吐、平衡失调；③瘘管试验可为阳性；④听力下降明显，常为感音神经性聋。

（3）面神经麻痹：①慢性中耳乳突炎病史；②患侧面部运动功能障碍，患侧眼睑不能闭合且鼻唇沟消失，龇牙时口角偏向健侧，患侧无额纹；③影像学检查示乳突骨质破坏。

（4）耳源性脑膜炎：①急、慢性化脓性中耳乳突炎病史；②头痛、高热寒战、烦躁不安、恶心、呕吐、谵语、昏迷、抽搐；③颈强直，病理反射克氏征、巴氏征阳性；④腰穿脑脊液压力升高、浑浊，细胞数增多，以中性粒细胞为主；脑脊液生化检查，糖含量降低，蛋白含量增高，氯化物减少；细菌培养可为阳性。

（5）耳源性脑脓肿：①继发于胆脂瘤型中耳乳突炎；②患者畏寒、发热、头痛、恶心、呕吐、精神不振、表情淡漠，乃至昏迷；脉搏迟缓，与体温的升高不一致；③腰穿压力增高，视乳头水肿；④颞叶脓肿者可出现对侧偏瘫、感觉性失语症或命名性失语症；⑤小脑脓肿者可出现肌张力消失，共济失调，眩晕，恶心，呕吐，中枢性眼震；⑥头颅CT和MRI可明确脑脓肿的诊断和部位。

知识点11：急性化脓性中耳炎的处理要点 副高：熟悉 正高：掌握

（1）全身应用足量抗菌药物。

（2）局部先用3%过氧化氢溶液清洗净外耳道脓液，然后再应用抗菌药物消炎滴耳剂，如环丙沙星滴耳剂、氧氟沙星滴耳剂。

（3）1%麻黄碱生理盐水滴鼻，减轻咽鼓管咽口肿胀，以利于咽鼓管的通气引流。

知识点12：慢性化脓性中耳炎的处理要点 副高：熟悉 正高：掌握

（1）单纯型以保守治疗为主，用3%过氧化氢溶液清洁外耳道，氧氟沙星滴耳剂滴耳。干耳3个月到半年者可行鼓室成形术以提高听力。久治不愈者可行手术清除病灶，提高听力。

（2）对骨疡型、胆脂瘤型中耳炎行乳突根治术，以彻底清除病灶，防止并发症，并尽量达到提高听力的目的。

知识点13：急、慢性中耳炎并发症的处理要点　　副高：熟悉　正高：掌握

（1）颅内外并发症处理原则：手术清除病灶，通畅引流，抗菌消炎加对症治疗，二期再做乳突根治中耳成形术。

（2）耳源性化脓性脑膜炎的处理原则：在足量抗菌药物控制下，乳突探查术加支持治疗，注意水、电解质平衡。二期再行乳突根治中耳成形术。

（3）耳源性脑脓肿的处理原则：首先与颅脑外科合作处理脑脓肿，控制颅压高（降颅压），在大量抗菌药物控制下，再择期行乳突探查清除病灶，通畅引流，行乳突根治鼓室成形术。

知识点14：中耳炎的健康指导　　副高：熟悉　正高：掌握

（1）加强身体锻炼，增强体质，防止上呼吸道感染，及时治疗邻近器官病灶，鼓膜外伤穿孔时禁止耳内滴药或进水及污物是防止急性化脓性中耳炎的重要措施。

（2）慢性化脓性中耳炎可引发严重的颅内外并发症（如耳后骨膜下脓肿、迷路炎、脑膜炎、脑脓肿等），因此应及时适当的治疗。

第三节　鼻炎和鼻窦炎

知识点1：急性鼻炎的概念　　副高：熟悉　正高：掌握

急性鼻炎即普通感冒、伤风，由病毒感染所致。常见致病病毒有鼻病毒、腺病毒、流感病毒等，可继发细菌感染。其诱因为受凉、过劳、烟酒过度等致身体抵抗力下降的因素，局部病灶如鼻中隔偏曲、慢性鼻炎、慢性扁桃体炎、腺样体肥大等因素。

知识点2：急性鼻炎的诊断要点　　副高：熟悉　正高：掌握

（1）起病时鼻痒、打喷嚏，随即鼻塞逐渐加重，鼻涕增多，嗅觉减退，伴全身不适、低热及头痛等症状。

（2）局部检查可见鼻黏膜充血肿胀。总鼻道或鼻底有较多分泌物，早期如清水样，渐为黏液样，后期为黏稠状，继发感染时为脓性。

（3）需与流行性感冒（流感）、变应性鼻炎、血管运动性鼻炎、加重性传染病等鉴别。

知识点3：急性鼻炎的处理要点　　副高：熟悉　正高：掌握

（1）局部治疗：1%麻黄碱生理盐水滴鼻，以减轻鼻塞症状，改善鼻腔通气引流功能（用药一般不超过7日）。

（2）全身治疗：注意多饮水、休息。①早期对症治疗：解热镇痛用复方阿司匹林，必要时服用。②抗病毒中药应用：速效感冒胶囊1～2粒，每日3次；或板蓝根冲剂1包，每日3次。③合并细菌感染时，全身应用抗菌药物治疗。

知识点4：急性鼻炎的健康指导　　副高：熟悉　正高：掌握

坚持经常锻炼身体，提倡冷水洗澡，适应寒冷，以提高人体体质和抵抗能力是防止急性鼻炎的根本措施。

知识点5：慢性鼻炎的概念　　副高：熟悉　正高：掌握

慢性鼻炎是急性鼻炎未行适当治疗或治疗不彻底，以及反复发作的急性鼻炎发展迁延而来的慢性鼻腔炎症，临床上可分为慢性单纯性鼻炎和慢性肥厚性鼻炎两种。

知识点6：慢性鼻炎的致病因素　　副高：熟悉　正高：掌握

（1）局部因素：①鼻腔、鼻窦慢性疾病影响，如慢性化脓性鼻窦炎、鼻中隔偏曲等；②邻近器官的病灶，如慢性扁桃体炎、腺样体肥大影响鼻腔正常的通气引流功能；③长期应用萘甲唑啉（鼻眼净，滴鼻净）等血管收缩剂，引起血管后扩张作用明显，也损害鼻黏膜纤毛黏液输送功能。

（2）环境因素：空气污染、粉尘或有害的化学气体长期刺激。另外环境中温度和湿度的急剧变化也可导致本病。

（3）全身因素：贫血、结核等慢性疾病，营养不良，内分泌失调，吸烟饮酒过度、免疫功能障碍。

知识点7：慢性鼻炎的诊断要点　　副高：熟悉　正高：掌握

（1）慢性单纯性鼻炎：①间歇性、交替性鼻塞；②黏液性分泌物；③下鼻甲黏膜充血，光滑润泽柔软，有弹性；④对1%麻黄碱反应敏感。

（2）慢性肥厚性鼻炎：①持续性鼻塞；②黏脓性分泌物；③下鼻甲黏膜暗红、肥大、肥厚或表面不平滑，严重者呈桑椹样变，坚实感弹性差；④对1%麻黄碱反应不敏感。

知识点8：慢性鼻炎的处理要点　　副高：熟悉　正高：掌握

（1）病因治疗：去除环境、全身和局部等致病因素和疾病。加强锻炼身体，改善营养状况，治疗全身慢性疾病，提高机体免疫力。

（2）局部治疗：①慢性单纯性鼻炎使用1%麻黄碱生理盐水滴鼻以利于收敛鼻腔，通气引流，清除症状（用药一般不超过7日）。②慢性肥厚性鼻炎也可用1%麻黄碱生理盐水滴鼻以利于收敛鼻腔，通气引流。③手术，对局部用药效果不好者，可用激光、微波、电灼、冷冻等治疗，也可用下甲骨折移位术或下甲黏膜部分切除术治疗。

知识点9：过敏性鼻炎的概念　　副高：熟悉　正高：掌握

过敏性鼻炎是Ⅰ型以IgE为媒介的速发型变态反应，变态反应的分类主要有4型。

（1）Ⅰ型变态反应：以IgE为媒介的速发型变态反应又称为IgE媒介型变态反应。当初次暴露到变应原时，体内会产生IgE抗体对抗此抗原，之后IgE抗体和肥胖细胞结合，第2次再碰到此变应原时，此变应原会和肥胖细胞上的IgE结合活化肥胖细胞，被活化的肥胖细胞释放很多媒介物，包括组胺、血小板活化因子（PAF），还有一些新合成的发炎性介质，如白三烯素、前列腺素、缓动素等这些媒介物作用到各组织，造成临床症状。常见疾病有气喘、过敏性鼻炎、异位性皮肤炎、过敏性肠胃炎、全身性过敏性休克反应等。

（2）Ⅱ型变态反应：又称为抗体媒介细胞毒杀型变态反应，是利用IgM或IgG结合到标的物或标的细胞表面，直接造成细胞膜受损或被吞噬细胞吞噬。常见疾病有输错血、新生儿溶血性疾病、重症肌无力症等。

（3）Ⅲ型变态反应：因免疫复合体沉积所导致，又称为免疫复合体媒介型过敏反应，由于反复的免疫反应造成抗体和补体形成的免疫复合物沉积于体内，引起补体被活化，而造成组织的破坏。常见疾病有类风湿关节炎、肾小球肾炎、全身性红斑狼疮等。

（4）Ⅳ型变态反应：又称为迟发型变态反应。是唯一T细胞担任的变态反应，其机制为变应原引起体内CD4及T细胞被活化，因而释出细胞素导致组织和器官受损，常于暴露变态原24～72小时发生。常见疾病有接触性皮肤炎、移植排斥反应等。

知识点10：过敏性鼻炎的分类　　副高：熟悉　正高：掌握

世界卫生组织的分类方法，主要以生活质量为考虑，用症状持续时间及严重度来分类，以协助决定治疗策略。

（1）依据症状持续时间：间歇性，症状出现时间是每周＜4天或每次＜4周；持续性，症状出现时间是每周＞4天或每次＞4周。

（2）依据症状严重度：轻度，正常睡眠、正常日常活动、正常工作或课业表现、无令人困扰的症状；中度至重度，有出现一项以上的睡眠中断、日常功能受损、工作或课业表现变差或有令人困扰的症状。

因此过敏性鼻炎可分类为4个等级：轻度间歇性、中重度间歇性、轻度持续性、中重度持续性。

知识点11：过敏性鼻炎的诊断要点　　副高：熟悉　正高：掌握

（1）症状：是否有过敏性鼻炎典型的症状，如打喷嚏、易鼻痒、流鼻水、鼻水倒流、鼻塞、眼睛痒及易流眼泪等，同时应注意有无并发鼻窦炎、中耳炎、其他过敏性疾病如气喘、异位性皮肤炎等。加重因素（如吃下特定食物、接触特定物质）、发病季节、症状持续的时间、日常工作或课业表现、睡眠状况也须询问。

（2）家族史：由于家族遗传过敏体质是过敏性鼻炎的主要危险因子，因此查明目前患者本身及家族成员是否有过敏体质。有助过敏性鼻炎的正确诊断。

（3）社会史：收集居家环境数据、职业暴露数据、学校环境数据、宠物、药物史、过敏史有助于厘清造成过敏性鼻炎的原因。

（4）其他：引起鼻炎的原因，除了过敏外，还可能因病毒或细菌感染、怀孕引起的内分泌问题、药物引起或职业病造成鼻炎也需询问是否相关。

知识点12：过敏性鼻炎的鉴别诊断　　副高：熟悉　正高：掌握

（1）血管运动型性鼻炎：症状和过敏性鼻炎类似，造成原因是控制鼻腔黏膜血管之神经失调，致使鼻黏膜血管长期扩张，而有鼻塞、打喷嚏、流鼻水的症状，通常在气温降低或清晨起床时症状较严重，运动过后症状会改善，没有季节性。

（2）鼻腔结构异常：如鼻中隔偏曲、中隔穿孔、鼻息肉、鼻甲肥厚、鼻咽部肿瘤、异物组塞都会造成鼻塞、流鼻水、鼻水倒流等症状。

（3）职业性鼻炎：此类患者是由于工作环境中的空气污染或特殊暴露所造成，症状经常出现于工作期间，在下班或放假日其症状就会好转。

（4）萎缩性鼻炎：鼻黏膜会有萎缩、出现痂皮并细菌感染的现象，病患除鼻塞、流鼻水外，常会出现鼻腔恶臭的现象。

（5）药物：某些药物由于造成神经传导系统异常或局部发炎反应会导致鼻塞现象，但除了鼻塞外其他的过敏症状较不明显。常见的药物如下。①α受体阻滞剂：可乐定、甲基多巴、胍法辛、哌唑嗪、多沙唑嗪、酚妥拉明；②降压药：ACEI、β受体阻滞剂（口服或眼用制剂）、钙通道阻滞剂、利舍平、美卡拉明、阿米洛利、肼屈嗪、氯噻嗪、氢氯噻嗪；③勃起障碍药物：西地那非、他达拉非、伐地那非；④精神科药物：苯二氮䓬类、阿米替林（利眠宁）、氯丙嗪、利培酮、甲硫哒嗪、加巴喷丁；⑤长期使用镇痛药；⑥女性激素。

（6）其他：如妊娠、肉芽性疾病、甲状腺功能低下、类肉瘤疾病等也可能造成鼻塞、流鼻水症状。

一般来说过敏性鼻炎患者发病的年龄较轻、有特定变应原、会有季节性发病，除鼻塞、流鼻水外也会出现鼻痒、眼睛痒的症状。非过敏性鼻炎患者发病的年龄较大、找不到特定致病变应原、整年发病较无季节性，除鼻塞、流鼻水外较无鼻痒、眼睛痒的症状。

知识点13：过敏性鼻炎的治疗方式　　副高：熟悉　正高：掌握

（1）避免接触变应原：过敏性鼻炎发病的原因，除了患者本身具有过敏体质外，还须接触变应原才会诱发症状出现。所以治疗过敏性鼻炎的第一步就是避免接触变应原。常见的变应原是尘螨、蟑螂、真菌、狗、猫毛及花粉。

（2）药物治疗

1）抗组胺：组胺受体阻断药可以阻断组胺所造成的变态反应，对鼻痒、流鼻水、打喷嚏有显著的治疗效果，但是对鼻塞的改善效果不明显。可口服，也有局部鼻喷剂。

2）类固醇：类固醇可以抑制炎症反应，减少细胞激素及趋化激素的释放及减缓其化学反应，稳定血管壁，减少组织渗出液。对过敏性鼻炎的各种症状，如鼻痒、流鼻水、打喷嚏和鼻塞都有治疗效果。可口服使用，也有局部鼻喷剂。比起抗组胺，鼻内类固醇喷剂对过敏性鼻炎的症状控制有更好的效果，但其效果出现较慢达到最大效力约需2周，故初期须合并使用其他药物。口服的不良反应较大，临床上较少用于过敏性鼻炎的治疗。

3）去充血剂：主要作用在交感神经受体，可使鼻甲中的血管收缩，缓解鼻塞症状，常与其他类药物并用。可口服也有局部鼻喷剂制剂。局部鼻用去充血剂对解除鼻塞症状极为有效，可在使用类固醇鼻喷剂之前应用以疏通鼻道。但使用不得超过10天，否则会有反弹性鼻充血，甚至导致药物性鼻炎。口服去充血剂有时会产生全身性的不良反应，如血管收缩、外围阻力上升、血压升高、散瞳、增加膀胱括约肌的收缩等，所以患有高血压、心血管疾病、甲状腺功能亢进、青光眼、前列腺肥大的患者应小心使用。因口服去充血剂不良反应较多，故不建议使用于儿童。

4）抗白三烯素（LTRAs）：白三烯素都是变态反应中之重要介质，因此拮抗白三烯素可减少因其引起的黏膜肿胀、黏液滞留、发炎、细胞浸润的现象，进一步改善过敏性鼻炎的症状。

5）鼻用抗乙酰胆碱剂：副交感神经会刺激鼻部的腺体分泌鼻水，鼻用抗乙酰胆碱剂可阻断副交感神经的刺激，以减少分泌物。其在改善流鼻水的症状上很有效，作用时间很快，为15～30分钟，可用于需要迅速解除症状时。由于抗乙酰胆碱类的药物只能缓解流鼻水，对其他鼻炎症状无效。所以并不建议单独用于过敏性鼻炎的治疗。

6）肥大细胞稳定药：肥大细胞是产生变态反应过程中占有很重要角色的细胞，肥大细胞稳定药可减少肥大细胞释放出过敏介质。此药物临床上多用于过敏的预防，对于症状缓解的效果较差。

7）抗免疫球蛋白E：IgE是变态反应中最主要的抗体，此类药物是直接针对IgE上之Fc受体产生作用，它可减低IgE和肥大细胞及其他效应细胞的结合，避免IgE媒介的炎症反应。因此此类药物可同时治疗共存的过敏性疾病，如异位性皮炎、过敏性结膜炎、食物过敏等。

（3）免疫疗法：又称减敏疗法，此疗法主要是采用患者的特异性变应原，经由皮下注射，或是局部给予的方式逐渐增加剂量，让身体的免疫系统逐渐适应变应原，不会对变应原产生变态反应。它可减少药物需求量及改善症状，适用于确定变应原的患者，若药物治疗效果不佳且无法避免变应原者，可考虑此疗法。但缺点是费用高，且整个疗程需要持续3～5年之久。

（4）手术：只有少数过敏性鼻炎患者需要手术治疗，如鼻息肉、下鼻甲肥大、阻塞性鼻中隔偏曲等。针对药物治疗效果欠佳之下鼻甲肥大过敏性鼻炎患者，其手术方式有传统的下鼻甲切除术，但缺点是多半需住院，且术后鼻填塞造成患者严重不适。近来有其他手术方法如冷冻疗法、黏膜下电烧术、下鼻甲激光手术等。

知识点14：鼻窦炎的概念 副高：熟悉 正高：掌握

鼻窦炎是鼻窦黏膜的化脓性炎症，累及的鼻窦包括上颌窦、筛窦、额窦和蝶窦。按其发病急缓、病程长短等临床特征，可分为急性鼻窦炎和慢性鼻窦炎两种。

知识点15：急性鼻窦炎的概念　　副高：熟悉　正高：掌握

急性鼻窦炎是鼻窦黏膜的一种急性化脓性感染，多由上呼吸道感染引起，细菌与病毒感染可同时并发。

知识点16：急性鼻窦炎的病因　　副高：熟悉　正高：掌握

（1）全身因素：多由全身抵抗力降低所致，如过度疲劳、受寒、受湿、上呼吸道感染等。

（2）局部因素：①鼻腔疾病：急慢性鼻炎、鼻中隔偏曲、鼻息肉等妨碍了鼻窦通气引流。②邻近器官的感染病灶：扁桃体炎、腺样体肥大、牙源性感染等。③直接感染：鼻窦外伤、游泳时用力擤鼻致污水挤入鼻窦，鼻腔填塞物置留时间过长、高空飞行气压骤变等。

知识点17：急性鼻窦炎的诊断要点　　副高：熟悉　正高：掌握

（1）常有上呼吸道感染（上感）或急性鼻炎病史，近日原症状加重，畏寒发热等。

（2）患侧持续性鼻塞感，伴有大量脓性分泌物或黏液性鼻涕。

（3）头部压痛特点：通常前组鼻窦炎头痛部位在前额部和面颊部，后组鼻窦炎头痛多位于枕后部和头颅深部。局部常有压痛。头痛时间：额窦炎者，晨起重，午后轻，夜晚消失；上颌窦炎者，晨起轻，午后重。

（4）鼻腔检查：可见鼻黏膜充血，前组鼻窦炎在中鼻道、后组鼻窦炎在嗅裂有脓性或黏脓性分泌物。

（5）影像学检查：可见窦腔密度增高，积脓者可见液平面。

（6）急性鼻窦炎主要与引起头痛的其他疾病相鉴别，如偏头痛、颅内肿瘤；因有鼻塞，要与鼻腔鼻窦肿瘤相鉴别，如鼻腔内翻新乳头状瘤、鼻腔鳞癌等，病理诊断可以明确。

知识点18：急性鼻窦炎的处理要点　　副高：熟悉　正高：掌握

（1）一般治疗：1%麻黄碱滴鼻剂滴鼻以利鼻腔、鼻窦通气引流，注意休息。

（2）抗炎治疗：使用足量敏感的抗生素。

（3）上颌窦积脓：行上颌窦穿刺，生理盐水冲洗，窦内注入抗生素治疗。

（4）局部理疗：红外线或超短波理疗，促进炎症消退吸收。

（5）病因治疗：如牙源性上颌窦炎的病灶牙的处理等。

知识点19：急性鼻窦炎的健康指导　　副高：熟悉　正高：掌握

增强体质，改善生活工作环境，及时治疗急性鼻炎的上呼吸道感染，及时治疗鼻腔、咽部、牙齿的各种慢性疾病，保持鼻腔鼻窦的通气引流通畅。患急性鼻炎时，不宜乘坐飞机。

知识点20：慢性化脓性鼻窦炎的概念 副高：熟悉　正高：掌握

慢性化脓性鼻窦炎是因急性化脓性鼻窦炎反复发作未能彻底治愈，慢性迁延所致，是一种常见病，可单窦发病，也常见多窦受累。

知识点21：慢性化脓性鼻窦炎的诊断要点 副高：熟悉　正高：掌握

（1）脓涕、鼻塞、嗅觉减退或消失，并有急性鼻窦炎发作史。

（2）头痛，头晕，易疲倦，记忆力减退。

（3）鼻腔检查可见鼻黏膜慢性充血、肿胀、肥厚，中鼻甲肥大或息肉样变，中鼻道变窄或有鼻息肉，于嗅裂或中鼻道可见脓性分泌物。

（4）牙源性上颌窦炎者，可能于上列第2双尖牙或第1、2磨牙牙根处有病变。后组鼻窦炎者咽后壁可见脓液或结痂附着。

（5）影像学检查可见窦腔黏膜增厚，密度增高，液平面、息肉或囊肿阴影。

知识点22：慢性化脓性鼻窦炎的处理要点 副高：熟悉　正高：掌握

（1）内科治疗：①1%麻黄碱生理盐水滴鼻以收敛鼻腔，改善鼻腔鼻窦的通气引流功能。②丙酸倍氯米松鼻喷雾剂（伯克纳）或布地奈德鼻喷雾剂（雷诺考特）以抗炎消肿。吉诺通口服可促进鼻腔纤毛功能。③上颌窦穿刺，生理盐水冲洗，将上颌窦内脓汁冲洗出去，同时将抗菌药物注入窦内。④置换法：用负压吸引法将窦内积脓吸出排除，将抗菌药等消炎收敛的药物滴入鼻腔导入鼻窦。

（2）手术治疗：①传统手术：中鼻甲部分切除术、鼻中隔矫正术、改良鼻窦根治术等。②内镜鼻窦手术：解除鼻腔和鼻窦口的通气引流障碍，清除以中鼻道为中心的附近区域（窦口鼻道复合体，窦口通道区）的病变，毋需行广泛的鼻窦黏膜切除，即在清除病变的前提下，最大限度保留鼻腔、鼻窦黏膜，以恢复鼻腔、鼻窦的正常功能。

知识点23：慢性化脓性鼻窦炎的健康指导 副高：熟悉　正高：掌握

及时积极地治疗急性鼻窦炎对防止迁延成慢性鼻窦炎非常重要。慢性鼻窦炎可引起眶内和颅内并发症，因此临床应予以重视。

第四节　慢性咽炎和扁桃体炎

知识点1：慢性咽炎的概念 副高：熟悉　正高：掌握

慢性咽炎是咽部黏膜、黏膜下及淋巴组织的弥漫性炎症。有的病史较长，症状顽固。有时也将心理因素的咽异感症称为慢性咽炎。从病理学上，慢性咽炎可分为慢性单纯性咽炎、慢性肥厚性咽炎、萎缩性及干燥性咽炎、慢性过敏性咽炎、慢性反流性咽炎5类。

知识点2：慢性咽炎的致病因素 副高：熟悉 正高：掌握

（1）局部因素：①急性咽炎转成慢性。②周围器官病灶的刺激，如鼻炎、鼻窦炎、慢性扁桃体炎、龋齿等。

（2）全身因素：各种慢性疾病，如贫血、下呼吸道慢性炎症、心血管疾病，或受到心理因素（生气、着急、情绪激动）的刺激，可继发本病。

（3）环境及习惯影响：如空气污染、烟酒嗜好。

知识点3：慢性咽炎的诊断要点 副高：熟悉 正高：掌握

（1）咽部不适、干燥、发痒、咽堵、异物感、微痛。

（2）分泌物黏稠，附于咽后壁，刺激性干咳，严重时作呕。

（3）检查咽黏膜，弥漫性充血，咽后壁淋巴滤泡增生。

（4）应用内镜、影像学检查，排除下咽、喉部、食管和胃等上消化道及颈椎的病变。

（5）慢性咽炎应与慢性扁桃体炎、咽部或邻近部位的良恶性肿物、肺结核等疾病进行鉴别诊断。

知识点4：慢性咽炎的处理要点 副高：熟悉 正高：掌握

（1）消除各种病因，治疗局部和全身疾病，戒除烟酒等不良嗜好，改善心理状态，增强体质，提高心理素质。

（2）局部治疗：①复方硼砂溶液漱口，含服碘含片、华素片、六神丸、西瓜霜等药物。②用硝酸银或电凝固法烧灼增生的淋巴组织。

知识点5：急性扁桃体炎的概念 副高：熟悉 正高：掌握

急性扁桃体炎是扁桃体隐窝的急性化脓性炎症，以青少年发病最多，春秋两季最为多见。主要发病原因是机体抵抗力下降。致病因素为受凉、潮湿、过度疲劳、烟酒过度及存在上呼吸道慢性病灶。主要致病菌为乙型溶血性链球菌。

知识点6：急性扁桃体炎的并发症 副高：熟悉 正高：掌握

（1）局部并发症：较容易引起，为急性炎症直接侵犯邻近组织所致。常见的有扁桃体周围炎和扁桃体周围脓肿，急性中耳炎，咽旁间隙感染、脓肿，急性淋巴结炎等。

（2）全身并发症：其发生与各靶器官对链球菌所产生的Ⅲ型变态反应有关。常见的有风湿热、急性关节炎、心肌炎及急性肾炎等。

知识点7：急性扁桃体炎的诊断要点　　副高：熟悉　正高：掌握

（1）急性病容，高热寒战，咽痛剧烈，吞咽困难。

（2）扁桃体充血肿大，腺窝口有黄白色呈点状或片状脓性分泌物，易拭去，不出血。颌下淋巴结肿大压痛，时感转头不便。

（3）血常规检查：白细胞明显增多，中性粒细胞比例增高。

（4）本病一般须与上呼吸道感染、急性咽炎、急性喉炎、扁桃体周围脓肿、扁桃体肿瘤继发感染等鉴别。

知识点8：急性扁桃体炎的处理要点　　副高：熟悉　正高：掌握

（1）一般治疗：多饮水、进流食，注意休息。禁食辛辣、烧烤、油腻、戒烟戒酒。

（2）抗炎治疗：全身用药，首选青霉素类抗生素；局部用复方硼砂溶液漱口，碘含片含服。

（3）对症治疗：高热、咽痛剧烈者可用水杨酸类制剂解热止痛。

知识点9：急性扁桃体炎的健康指导　　副高：熟悉　正高：掌握

平时锻炼身体，增强体质，提高机体抵抗力；发病后注意及时防治并发症。值得注意的是，急性扁桃体炎有时为某些疾病尤其是某些传染病的前驱症状，如白喉、麻疹及猩红热等，应注意及早发现。

知识点10：慢性扁桃体炎的概念　　副高：熟悉　正高：掌握

慢性扁桃体炎是急性扁桃体炎反复发作，机体抵抗力减弱而形成的慢性扁桃体炎症。聚积在扁桃体隐窝内的病灶微生物与患者的自身变态反应如肾炎、风湿热、风湿性心脏病、风湿性关节炎等疾病有关。

知识点11：慢性扁桃体炎的诊断要点　　副高：熟悉　正高：掌握

（1）有反复发作急性扁桃体炎的病史。

（2）咽干、发痒、异物感、口臭等不适症状。

（3）扁桃体及舌腭弓充血，腺窝口黄，白色干酪样点状分泌物（检查挤压时出现）。

（4）扁桃体明显肥大者，可有呼吸、吞咽障碍，睡眠打鼾、憋气（儿童常伴腺样体肥大）。

（5）颌下淋巴结肿大。

（6）可有风湿性关节炎、风湿热、心脏病、肾炎、长期低热等并发症。

（7）慢性扁桃体炎应与扁桃体角化症、扁桃体肿瘤、扁桃体症状性肥大相鉴别。

知识点12：慢性扁桃体炎的处理要点　　　　副高：熟悉　正高：掌握

（1）保守治疗：①锻炼身体，增强体质，提高机体抵抗能力。②用复方硼砂溶液等漱口，给碘含片，应用大佛喉露等消炎镇痛剂。

（2）手术治疗：行扁桃体切除术。伴腺样体肥大、阻塞呼吸者，应同时行腺样体刮除。

知识点13：慢性扁桃体炎的健康指导　　　　副高：熟悉　正高：掌握

保持口腔清洁，每天睡前刷牙，饭后漱口，以减少口腔内细菌感染的机会。慢性扁桃体炎是常见的感染病灶之一，也是常见自身免疫性疾病的变应原，应及时根治。

第五节　睡眠呼吸暂停低通气综合征

知识点1：睡眠呼吸暂停低通气综合征的概念　　　　副高：熟悉　正高：掌握

睡眠呼吸暂停低通气综合征是指睡眠时反复出现打鼾、憋气、呼吸暂停和低通气并伴有醒后困倦、心肺功能紊乱等的一组症候群。呼吸暂停是指口鼻没有气流通过超过10秒的呼吸停顿现象；低通气是指呼吸气流降低，低于正常气流强度的50%以上并伴有血氧饱和度下降4%以上。

知识点2：睡眠呼吸暂停低通气综合征的类型　　　　副高：熟悉　正高：掌握

依病因可以分为3种类型。①阻塞型：睡眠期间上呼吸道完全阻塞或部分阻塞，导致短暂呼吸停止、呼吸变浅、气流减少的现象，造成睡眠干扰和缺氧现象；②中枢型：一般出现在神经系统有问题的患者，呼吸肌群缺乏来自大脑的控制信号，因此胸壁缺乏上下起伏的动作，气流无法进入肺部；③混合型：是指阻塞型、中枢型混合约睡眠呼吸中止情形。

知识点3：睡眠呼吸暂停低通气指数　　　　副高：熟悉　正高：掌握

（1）短暂呼吸暂停（apnea）：睡眠中呼吸停止＞10秒。

（2）浅呼吸（hypopnea）：睡眠时发生呼吸变浅、气体流量减少，同时有氧气饱和度下降或短暂睡眠中断的现象。其时间长达10秒或以上。

（3）呼吸中止-低通气指数（apnea-hypopnea index，AHI）：睡眠中每小时发生呼吸中止及浅呼吸的总和次数。

知识点4：睡眠呼吸暂停低通气综合征的诊断标准　　　　副高：熟悉　正高：掌握

一般来说，睡眠时AHI≥15次/时或AHI≥5次/时合并白天倦怠昏昏欲睡、打鼾、目击短暂噎住呼吸等症状，可以诊断阻塞型睡眠呼吸暂停症。

阻塞型睡眠呼吸暂停的严重度依照呼吸中止–低通气指数（AHI）可分为：①轻度：AHI≥5次/时合并白天倦怠昏昏欲睡、打鼾、目击短暂噎住呼吸等症状。②中度：每晚AHI为15～30次/小时。③重度：每晚AHI>30次/时或>20%以上的睡眠时间，其血氧饱和度低于90%。

知识点5：睡眠呼吸暂停低通气综合征的诊断要点　　副高：熟悉　正高：掌握

（1）高调鼾声，憋气，呼吸暂停。

（2）白天瞌睡，记忆力减退，工作效率下降；情绪和行为改变；可有梦游；严重者并发高血压、心律失常和心肺功能失常等。

（3）局部检查可见鼻息肉，鼻中隔偏曲，扁桃体和/或腺样体肥大，软腭松弛，咽腔狭窄和舌体肥厚，小下颌畸形等。

（4）多导睡眠呼吸监护仪测试可明确诊断，并可判定睡眠呼吸暂停的类型和程度。

（5）排除甲状腺功能减退、肢端肥大症、发作性睡病、喉痉挛、声带麻痹、癫痫、神经肌肉疾病等。

知识点6：睡眠呼吸暂停低通气综合征的处理要点　　副高：熟悉　正高：掌握

（1）非手术治疗：①侧卧睡眠；②减肥；③睡眠时佩戴正压通气机或口腔矫形器（阻鼾器）或舌保留装置。

（2）手术治疗：应消除致病因素，如摘除鼻息肉，矫正鼻中隔，切除肥大的扁桃体和腺样体。有软腭肥大延长，腭咽狭窄者可行悬雍垂腭咽成形术治疗。对舌体肥厚舌根后坠者，可行舌骨前下移位术、根中线部分切除成形术、颏舌骨肌前徙术或正颌外科手术治疗。

知识点7：睡眠呼吸暂停低通气综合征的健康指导　　副高：熟悉　正高：掌握

（1）减肥、锻炼、健身是防止阻塞型睡眠呼吸暂停低通气综合征的关键措施。

（2）发生阻塞型睡眠呼吸暂停低通气综合征的病理解剖部位与耳鼻咽喉科密切相关，因此发生临床症状者，应及时去耳鼻咽喉科就诊。

第六节　复发性口腔溃疡

知识点1：口腔溃疡的分类　　副高：了解　正高：熟悉

口腔溃疡按病程有无复发性分类如下：

（1）无周期性复发

1）急性疱疹性口炎：口腔黏膜簇集小疱，破溃后成小溃疡，表面有黄白色假膜，疼痛，触碰疼痛加重。6岁以下儿童常见。

2）念珠菌性口炎：充血发红的黏膜上散在分布白色的斑点，可融合成斑片，稍用力可揭去，全身反应轻微。

3）结核性口腔溃疡：病变可发生在口腔黏膜的任何部位，病损边缘微隆而不整齐，似鼠咬状，溃疡面密布粟粒状的紫红色小结节，溃疡表面有污秽假膜，基底无硬节，疼痛剧烈。口腔溃疡可持续数月，常伴全身其他部位的活动性结核或结核中毒症状。

4）创伤性溃疡：溃疡外形与刺激物形状相吻合。长期受刺激，形成深溃疡，溃疡边缘轻隆起，中央凹陷，表面有黄白色假膜。溃疡疼痛不明显。去除局部机械刺激，溃疡很快消失。

5）坏死性涎腺化生：多发生于腭部，也可见于唇、颊及磨牙后腺，腭部病多在硬软腭交界处，可单侧也可双侧。本病特征为黏膜表面形成火山口样溃疡，直径5～30mm，大多在20mm，呈圆形或不规则形，与周围组织分界清楚。溃疡可深达骨面，但不破坏骨组织，溃疡中心坏死，周围黏膜充血，亦有少数不出现溃疡，仅表面发红肿胀。溃疡面有肉芽组织，边缘隆起。X线片示骨质无破坏。一般无痛或偶有刺激痛。病程6～8周，可自愈。确诊依赖于病理，应与鳞状细胞癌、黏液表皮样癌相鉴别。

6）癌性溃疡：口腔鳞癌常发生溃疡，典型的表现为质硬、边缘隆起不规则、基底呈凹凸不平的浸润肿块，溃疡面波及整个肿瘤区。舌缘上的增生物，具有溃疡者，首先应想到癌肿的可能。

（2）周期性复发

1）轻型口疮（轻型阿弗他溃疡）：唇、颊、舌黏膜出现孤立溃疡，表面覆盖浅黄色假膜，周围红晕，触痛显著，有自限性。

2）口炎性口疮（疱疹样阿弗他溃疡）：口腔溃疡散在分布，疼痛剧烈，黏膜广泛充血，炎症反应重。

3）腺周口疮（重型阿弗他溃疡）：溃疡面积大，边缘不整齐，中间凹陷，基底稍硬，病期较长，愈合缓慢。

4）贝赫切特综合征（白塞病）：口－眼－生殖器3个部位同时或相继发病，周期性复发，病程较长。

5）口腔扁平苔藓：唇、颊黏膜上有白色网纹形成，浅表糜烂刺激疼痛并出血，可伴皮肤、指（趾）甲损害。

知识点2：复发性口腔溃疡的诊断要点　　副高：了解　正高：熟悉

复发性口腔溃疡的病因目前尚不明确。病毒及细菌感染、消化系统疾病、内分泌改变、免疫功能变化、精神因素等都可能与其发病有关。任何年龄都可发生，一般多为青壮年，女性多于男性。复发性口腔溃疡具有周期性、反复发作的特点，溃疡大小不等，数量一至数个，有剧烈疼痛和自限性。

知识点3：轻型口疮的诊断要点　　副高：了解　正高：熟悉

轻型口疮好发于黏膜无角化或角化较差的区域，如唇内侧、舌尖、舌缘、颊部、软腭等部位，较少发生在附着龈和硬腭等角化良好的黏膜。溃疡一般为一至数个，直径在2～3mm，发作时溃疡有"凹、红、黄、痛"特征。圆形或椭圆形浅表溃疡，中央凹陷，基底不硬，表面有黄白色假膜，边缘整齐，周围有红晕，剧烈烧灼痛，7～10日愈合，愈合后不留瘢痕。

知识点4：口炎型口疮的诊断要点　　副高：了解　正高：熟悉

口炎型口疮的好发部位、形态与病程与轻型口疮相似，只是溃疡数明显增加，可达十余个或更多，直径小于2mm，散在分布，不丛集成簇，疼痛更为明显，伴有淋巴结肿大、头痛、发热等症状。

知识点5：几种口炎的鉴别要点　　副高：了解　正高：熟悉

（1）疱疹样口疮：也称疱疹样阿弗他溃疡、口炎型口疮，特点：①无发疱期，无皮肤损害；②散在、小而多，可达数十个，可融合成片，疼痛较明显；③溃疡位于口腔无角化黏膜；④可伴头痛、低热、全身不适、局部淋巴结肿大等症状，但全身反应多较轻；⑤可反复发作，不留瘢痕。

（2）疱疹性口炎：为最常见的Ⅰ型单纯疱疹病毒引起的口腔病变，分为原发性疱疹性口炎与复发性疱疹性口炎。

1）原发性疱疹性口炎：6岁以下的儿童较多见，在成人中亦可出现。严重时可表现为急性疱疹性龈口炎，临床表现如下。①前驱期：原发性单纯疱疹病毒感染，发病前常有疱疹病损患者接触史，潜伏期为4～7天，临床表现为发热、头痛、乏力、全身肌肉酸痛、咽痛、颌下及颈部淋巴结肿大。1～2天后，口腔黏膜广泛充血水肿，牙龈也常出现急性炎症。②水疱期：可见于口腔黏膜任何部位，表现为成簇小水疱，壁薄、透明，不久破溃，形成浅表溃疡。③糜烂期：成簇的水疱破溃后可引起大面积糜烂，并能造成继发感染，上覆黄色假膜。除口腔内的损害外，唇和口周皮肤也有类似病损，疱破溃后形成痂壳。④愈合期：糜烂面逐渐缩小、愈合。整个病程7～10天。患病期间，血清抗病毒抗体出发，发病14～21天最高，之后抗体下降到较低水平，虽可保持终身，但不能防止复发。

2）复发性疱疹性口炎：原发性疱疹感染愈合后，30%～50%病例可能反复发作，称为复发性疱疹性口炎。复发性感染成年人多见。临床特点为：①皮肤损害突出，以疱疹起病。②临床表现为成簇小水疱，疱破后成为大片表浅溃疡。③疱疹多出现于唇部，位于原先发作过的位置或附近。口腔溃疡可遍及口腔黏膜各处，包括牙龈、上腭、舌、颊、唇黏膜。④复发的前驱期可伴发轻微的疲乏与不适，病损区有刺激、灼痛、痒、张力增加等症状。大约在10小时以内出现水疱，周围有轻微的红斑。一般情况下，疱可持续到24小时以内，随后破裂，接着出现糜烂、结痂。⑤每次病程1周到10天左右，具有自限性，若继发感染常延缓愈合的过程，并使病损处出现小脓疱，愈合后不留瘢痕，但可有色素沉着。⑥可以反复，诱因多样，包括上呼吸道感染、局部机械刺激、日晒、精神因素等。

知识点6：放射性口炎　　副高：了解　正高：熟悉

放射性口炎也称放射性黏膜炎，损害程度的轻重因射线源、辐射剂量、曝光时间、照射方法以及个体耐受差异不同。放射线照射后短时间内的黏膜变化称急性损伤，照射后两年以上出现的称慢性损伤。

（1）急性放射性口炎：一般在10Gy剂量照射后黏膜发红、水肿；20Gy照射后黏膜充血更加明显，并有黄白色假膜覆盖，易出血，触痛明显；30Gy照射后黏膜水肿减退，而被覆假膜更加明显，有灼热疼痛感；50～70Gy及以上剂量照射后，有舌乳头萎缩、涎腺萎缩、口腔干燥、黏膜疼痛、味觉障碍、舌灼痛，这些症状常不可逆转。软腭、口唇、颊黏膜对放射线比较敏感，故反应较重，常在口炎基础上并发溃疡。舌背和硬腭黏膜损害较轻，较少出现溃疡。全身症状包括乏力、头晕、恶心、失眠。可因血小板减少而引起牙龈出血、鼻出血、咯血，白细胞减少引起继发感染和出血坏死性口腔溃疡。

（2）慢性放射性口炎：以涎腺萎缩口腔干燥为主要症状。因舌乳头萎缩出现舌面光滑发红，牛肉舌，可伴味觉异常。某些病例可伴发白念珠菌感染，或出现牙龈出血、牙周炎。可出现食欲缺乏、疲倦、头痛、记忆力下降、失眠等全身症状。皮肤常有干燥、脱发、色素沉着、出血点等变化。

知识点7：球菌性口炎　　副高：了解　正高：熟悉

球菌性口炎主要是由细菌感染引起的急性口腔炎症，临床以形成假膜损害为特征，又称膜性口炎，主要致病菌为金黄色葡萄球菌、草绿色链球菌、溶血性链球菌、肺炎球菌等，往往是几种球菌同时致病。

多发生在体弱和抵抗力低下的患者，多见于婴幼儿，也可见于成年人。起病急，病损可累及口腔黏膜任何部位，为圆形或椭圆形糜烂或溃疡，周围充血，表面为致密光滑的灰白色或黄褐色假膜，疼痛明显，擦去假膜，可见溢血的糜烂面。周围黏膜充血水肿，无特异性口臭，可伴头痛、发热等全身表现。查体淋巴结肿大，有压痛。可伴血白细胞数目升高。涂片及细菌培养可明确诊断。

知识点8：腺周口疮的诊断要点　　副高：了解　正高：熟悉

腺周口疮好发于口角区黏膜，并可发生在舌腭弓、软腭和腭垂（悬雍垂）等部位。溃疡数一般1～2个，直径大，可达1～3cm，溃疡深及黏膜下层直至肌层，中央凹陷，边缘隆起，呈紫红或暗红色，扪之较硬，病程可达数月，愈合后留有瘢痕。

知识点9：贝赫切特综合征的概念　　副高：了解　正高：熟悉

贝赫切特综合征又称白塞病、口－眼－生殖器三联征。临床表现为口腔溃疡、外阴溃疡、眼科病变、皮肤病变，可累及全身多个系统。其中口腔溃疡为最基本病损，可反复发作。

知识点10：贝赫切特综合征的病因及发病机制　副高：了解　正高：熟悉

贝赫切特综合征的病因及发病机制至今不明，可能与以下几个方面有关。

（1）自身免疫：半数患者有血清抗人口腔黏膜细胞抗体及循环免疫复合物存在；血清补体升高；患者的淋巴细胞在体外对人口腔细胞有细胞毒作用；患者外周围淋巴细胞亚群比例失调。CD_4^+/CD_8^+比例倒置，$CD_{45}RA^+$细胞缺乏；患者淋巴细胞自发分泌TNF-α、IL-6及IL-8，血中IL-1β及可溶性IL-2受体增加。此外，本病组织学变化显示血管周围和皮损处有淋巴细胞浸润，针刺反应类似Ⅳ型超敏反应，也提示存在细胞免疫紊乱。白塞病患者同时存在体液免疫和细胞免疫异常，而细胞免疫紊乱与本病的关系更为密切。

（2）遗传因素：可能的机制是：①该分子成为某些病毒的受体；②分子模拟的交叉反应，该分子的某决定簇与某种入侵的病原体有某些分子结构相似。

（3）感染：我国学者认为结核感染可能与本病密切相关，因白塞病患者中相当数量既往史有结核病，或发现结核病灶，有些患者行PPD试验呈强阳性结果，且有些患者经抗结核治疗后贝赫切特综合征病情得到缓解。目前推想贝赫切特综合征可能是某些敏感的遗传素质的人对某些病原微生物的抗原发生过强反应导致。

知识点11：贝赫切特综合征的常见症状及体征　副高：了解　正高：熟悉

（1）口腔：口腔黏膜溃疡反复发作，与复发性阿弗他溃疡类似，多表现为轻型或疱疹样型，亦可出现重型阿弗他溃疡。溃疡始发于舌尖、舌缘、唇、颊、口底等角化较差区域，数目不等，大小不一，一般直径为2～3mm，呈圆或椭圆形，微凹，表面可有黄色假膜，周围有充血红晕，灼痛明显，7～14天可自愈，一般不留瘢痕。经长短不一的间歇期后可反复发作。口腔溃疡是贝赫切特综合征最常见的症状和必发症状，占首发症状的70%～99%，可累及咽喉、食管和鼻腔。

（2）生殖器：常反复发作生殖器溃疡，但间歇期远大于口腔溃疡。多见于大小阴唇、阴茎、龟头、阴囊，形态与口腔溃疡相似，大而深，直径可达5mm。溃疡数目虽少，但该处易受摩擦及感染，愈合常较慢，疼痛剧烈。溃疡有自愈倾向，可留有瘢痕。溃疡亦可发生于阴道、子宫颈，累及小动脉时可引起阴道出血，还可以发生在生殖器周围、肛门或直肠内，可引起男性附睾炎，伴局部淋巴结肿大。生殖器溃疡发生率约占75%。

（3）皮肤：发生率为56%～99.1%，发生率仅次于口腔损害。皮损形态多样，有结节红斑、毛囊炎（假性毛囊炎、痤疮样毛囊炎）及非特异性皮肤过敏（如针刺反应）等。结节红斑最常见，发生率约65%，下肢小腿部位好发，对称性，通常多发，呈圆形或椭圆形红色隆起的皮下结节，直径1～2cm，中等硬度，有触痛，同一患者可见大小、颜色和病期不同的损害，约30%的新发皮损周围有1cm宽的鲜红色晕围绕，这种红晕现象有较高的辅助诊断意义。结节红斑1～4周自愈，愈合后有色素沉着，无瘢痕，7～14天可再次出现。毛囊炎发生率约40%，主要分布于头面部和胸背上部，脓疮性结节损害常多发，其顶端有小脓疱，但无毛发通过，基底部为浸润性硬结，周围亦可出现红晕。针刺反应是白塞病的特征性表现，发生率约65%，是指患者接受肌内注射后，该处可出现红疹和小脓点，是末梢血管对非特异性刺激的超敏反应。做法：用20号无菌针头斜刺入前臂皮下，24～48小时针眼处出现红丘疹者为阳性，严重者有化脓倾向。应进行多部位穿刺判断。此外还有多形性红斑样损害、Sweet病样皮损、坏死性结核疹样皮损及浅表性游走性血栓性静脉炎等损害。

（4）眼：眼部病变一般出现较晚，发生率平均为66%，可分为前节病变和后节病变。常见眼部前节病变主要是虹膜睫状体炎、前房积脓、结膜炎和角膜炎，后节病变为脉络膜炎、视神经乳头炎、视神经萎缩、玻璃体病变、继发白内障、青光眼、视网膜剥离、黄斑变性及眼底出血等。后葡萄膜炎和视网膜血管炎是影响视力的主要原因，眼炎反复发作可造成严重的视物障碍甚至失明，是本病致残的最主要原因。主要临床表现为视物模糊、视力减退、眼球充血、眼痛、畏光流泪、异物感及飞蚊症等。眼部病变致盲率可高达33%～44%。

知识点12：贝赫切特综合征的少见症状　　副高：了解　正高：熟悉

（1）关节：见于30%～60%的患者，大小关节均可受累，大关节更常见，常为非对称性的单个或少数关节疼痛，关节红肿少见，极少引起关节变形，X线片一般无明显异常。

（2）消化系统：消化道任何部位均可受累，但回盲部多见，其次是升结肠、降结肠、胃等，为多发性溃疡，可有瘘管形成，甚至穿孔。临床症状有右下腹痛、恶心、呕吐、腹胀、消化道出血、急腹症等。

（3）心血管系统：发病率10%～37%，血管病变为主要特征，男性多发，大、小静脉及动脉均可受累，静脉受累较动脉多见。①静脉：主要表现为静脉炎、静脉血栓、闭塞。可出现下肢大隐静脉、腹壁静脉、上肢静脉的浅表静脉炎，也可出现深静脉炎和静脉血栓。②动脉：表现为动脉炎、动脉狭窄闭塞和动脉瘤。肢体动脉受累可导致无脉症，肾动脉狭窄可导致肾性高血压。可因动脉瘤破裂严重出血而导致死亡。③心脏：心脏的血管炎可影响心肌、冠状动脉、心脏瓣膜及传导系统，出现相应症状，如心悸、心绞痛、心律失常。

（4）神经系统：症状出现较晚，预后较差，男性神经系统多于女性，中枢神经系统较周围神经多见。根据症状可分为脑膜脑炎型、脑干性、器质性精神症状型、良性颅压升高、脊髓损害、周围神经病等，可出现头痛、头晕、意识障碍、精神异常、脑膜刺激征、癫痫、肌无力、麻木、感觉障碍、截瘫等。脑脊液压力升高，细胞数增多，部分患者蛋白升高。神经系统受累患者疗效差，复发率高，是本病死亡的主要原因。

（5）呼吸系统：肺部病变可表现为咳嗽、咯血、胸痛，咯血原因可能是肺内小动脉瘤破裂、形成支气管瘘或肺梗死所致，男性多见。肺受累时常伴全身活动性血管炎，是本病预后不佳的指征之一。

（6）泌尿系统：肾可以受累，表现为血尿、蛋白尿。不到10%的患者可发生附睾炎，表现为局部疼痛、肿胀，持续1～2周，可反复发作。

知识点13：贝赫切特综合征的诊断要点　　副高：了解　正高：熟悉

临床症状和体征为主要诊断依据。1990年国际白塞病研究小组制定的诊断标准为：以复发性口腔溃疡（每年至少发作3次肯定的阿弗他溃疡）为基础。加以下任意两项即可诊断：①复发性外阴溃疡；②眼病（葡萄膜炎、视网膜血管炎）；③皮肤损害（结节红斑、假性毛囊炎、脓疱性丘疹等）；④针刺反应阳性。

知识点14：贝赫切特综合征的鉴别诊断　　副高：了解　正高：熟悉

（1）局部口腔疾病的鉴别诊断：贝赫切特综合征与复发性阿弗他溃疡、疱疹性口炎均以反复发作的口腔溃疡为基本特征，其病损形态相似，但贝赫切特综合征为多系统受累，除口腔病变外，尚有口腔外其他病变。

（2）伴多系统损害的鉴别诊断：贝赫切特综合征与克罗恩病、斯－约综合征、Reiter综合征等均有口腔损害及多系统受累。

知识点15：贝赫切特综合征的治疗原则　　副高：了解　正高：熟悉

贝赫切特综合征治疗原则：①仅有口腔黏膜、皮肤受累，可局部用药及对症治疗；②眼部病变：除局部用药外，加用全身肾上腺皮质激素和/或免疫抑制剂治疗；③严重血管炎或内脏受累，中枢神经系统等重要脏器受累时应用肾上腺皮质激素和免疫抑制剂治疗。

知识点16：复发性口腔溃疡的鉴别诊断　　副高：了解　正高：熟悉

（1）伴有眼、生殖器与皮肤等部位损害的轻型口疮和口炎型口疮，应到有关专科会诊以与贝赫切特（白塞）病相鉴别。

（2）腺周口疮应与癌性溃疡、创伤性溃疡相鉴别。癌性溃疡周围浸润，质硬，边缘不整齐，底部呈菜花状。创伤性溃疡周围炎症不明显，边缘可隆起，底部平，或有肉芽组织，形态与损伤因素契合。

（3）对溃疡经久不愈者，应转到专科医院确诊治疗。

知识点17：复发性口腔溃疡的处理要点　　副高：了解　正高：熟悉

（1）局部治疗：以消炎、止痛、促进溃疡愈合为主要原则。

（2）全身治疗：以对因治疗、减少复发、促进愈合为主要原则。

知识点18：口腔溃疡社区转诊原则　　副高：了解　正高：熟悉

口腔溃疡社区转诊原则：①患者症状重，如溃疡面深大，疼痛剧烈；②口腔溃疡迁延不愈；③出现口腔以外其他部位、系统症状及体征，难以用口腔局部问题解释；④诊断不明确；⑤可能为系统性疾病的口腔表现；⑥有严重的伴随疾病；⑦常规治疗效果不佳。

知识点19：复发性口腔溃疡的健康指导　　副高：了解　正高：熟悉

全科医师应帮助患者寻找诱因，消除可能的致病因素。增强体质，调整情绪，均衡饮食，少吃刺激性食物，减轻局部症状，促进溃疡愈合，延长间隔周期。

第二十九章　皮肤与性传播疾病

第一节　真菌性皮肤病

知识点1：真菌性皮肤病的概念　　副高：熟悉　正高：掌握

真菌性皮肤病是由真菌引起的疾病，临床上一般分为浅部真菌病和深部真菌病，其中浅部真菌病基本是按照人体受累部位命名的，如头癣、体癣、股癣、手足癣、甲癣。花斑糠疹也叫花斑癣，是由糠秕马拉色菌感染（糠秕孢子菌属）引起的皮病。白色糠疹不属于真菌性皮肤病。

知识点2：真菌性皮肤病的主要病原菌　　副高：熟悉　正高：掌握

头癣的病原菌在我国主要是许兰毛癣菌、铁锈色小孢子菌、犬小孢子菌、紫色毛癣菌及断发毛癣菌；体癣的病原菌主要是红色毛癣菌、须癣毛癣菌、许兰毛癣菌、紫色毛癣菌、絮状表皮癣菌、铁锈色小孢子菌、犬小孢子菌等。股癣常由絮状表皮癣菌、须癣毛癣菌、红色毛癣菌等引起；足癣的常见致病真菌是红色毛癣菌、须癣毛癣菌、絮状表皮癣菌。手癣较足癣发病少，常见真菌为红色毛癣菌。

一、手足癣

知识点3：手足癣的概念　　副高：熟悉　正高：掌握

指（趾）间及掌（跖）皮肤的真菌感染称为手癣和足癣。手癣大多由足癣发展而来，症状与足癣相似。

知识点4：手足癣的分类　　副高：熟悉　正高：掌握

按皮肤损伤特点，临床上手足癣可分为3种类型。

（1）浸渍糜烂型：指（趾）间潮湿、发白，有湿润性脱屑、瘙痒，可继发糜烂及细菌感染致局部红、肿、痛。

（2）水疱型：掌（跖）出现粟粒大至绿豆大水疱，壁厚，瘙痒。继发细菌感染时，出现化脓、周围红肿。

（3）角化过度型：掌（跖）明显角化，皮肤增厚、粗糙，有脱屑、皲裂。冬季加重。

以上3种类型在同一患者可单独出现，也可合并存在。

知识点5：手足癣的临床表现 副高：熟悉 正高：掌握

足癣被认为是世界上最常见的一种真菌性皮肤病，男女老幼均可染病，以成年人多见，本病通过接触传染。手癣临床表现为一只手的皮肤脱皮、干裂及轻度瘙痒，病变范围逐渐扩大。足癣以趾缝间皲裂、脱皮和浸渍，或足底部及足外侧蜕皮为主要特征。足癣可分为以下3种类型。①浸渍糜烂型：是一类最典型的足癣，趾缝间皮肤浸渍及鳞屑斑处易继发感染引起皮肤蜂窝织炎，尤其是糖尿病。②"莫辛卡"型：也称角化过度型，皮损以足底和/或足外侧皮肤干燥，伴有鳞屑及红斑，皮损处有弥漫性角化过度为主要特征。③水疱型：水疱、脓疱或大疱常位于足跖部及足外侧缘，这类足癣可并发蜂窝织炎、淋巴管炎和淋巴结炎。手足癣的诊断主要根据典型的皮损特征，皮肤刮屑显微镜镜检可以检测出菌丝和孢子。需与湿疹、汗疱疹和银屑病相鉴别。

知识点6：手足癣的诊断要点 副高：熟悉 正高：掌握

（1）真菌直接镜检可见菌丝。

（2）应与湿疹鉴别：①湿疹多对称分布，手足癣多从单侧手、足发病。②湿疹多发生在手足背侧、踝部，指（趾）端及掌（跖）处；手足癣多在指（趾）间，真菌直接镜检阴性。

知识点7：手足癣的处理要点 副高：熟悉 正高：掌握

（1）浸渍糜烂型用粉剂、油剂及霜剂抗真菌外用药，糜烂时用1∶8000高锰酸钾溶液湿敷后用氧化锌油等药物。

（2）水疱型可外涂复方苯甲酸擦剂及其他抗真菌制剂。水疱破裂时应用油剂。

（3）角化过度型则用5%水杨酸软膏或30%～40%尿素软膏外涂或封包。

（4）严重时口服特比萘芬片剂（丁克）或伊曲康唑胶囊。

知识点8：手足癣的健康指导 副高：熟悉 正高：掌握

（1）足癣俗称"脚气"，但却与脚气病完全不同。

（2）手足癣只要认真治疗就可治愈，愈后不会引发其他疾病。而治好脚气可引发其他疾病的传言毫无根据，是不科学的。

（3）预防手足癣应注意个人卫生，每日洗脚、换袜子，不穿公共拖鞋，不用他人毛巾及洗脚盆。

二、体股癣

知识点9：体股癣的概念 副高：熟悉 正高：掌握

体癣是指除掌（跖）以外的光滑皮肤浅部真菌感染；在股部、臀部及外生殖器附近皮肤的体癣称为股癣。

知识点10：体股癣的临床表现　副高：熟悉　正高：掌握

体癣和股癣由致病真菌寄生在人体皮肤上（除手、足、头皮、毛发、甲）所引起的皮肤真菌感染。体癣和股癣临床特点类似，典型皮损为环状排列的丘疹、丘疱疹或小水疱，伴有鳞屑。体癣好发于面部、躯干及四肢近端。股癣好发于腹股沟、会阴和肛门周围。多夏季发病，主要见于青壮年及男性，肥胖、多汗、糖尿病或长期应用糖皮质激素者为易感人群。皮损初期为丘疹、丘疱疹、水疱等损害，皮疹常扩大呈环状，俗称圆癣或钱癣，可逐渐扩大发展为相互融合。环形损害中心可自愈脱屑，边缘高起呈圈状，也可有活动性红斑、丘疹及水疱或脱屑，中央则平坦脱屑或色素沉着。

知识点11：体股癣的诊断要点　副高：熟悉　正高：掌握

体股癣开始为红斑、红丘疹，逐渐向外扩展，形成半环形、弧形，边界清楚，边缘隆起；可见丘疹、丘疱疹、小水疱，中心变平或渐愈，边缘继续扩大，可有轻度色素沉着。好发于夏季，自觉瘙痒。真菌直接镜检可见菌丝。鉴别诊断主要与慢性湿疹、慢性单纯性苔藓及银屑病、玫瑰糠疹等相鉴别。

知识点12：体股癣的处理要点　副高：熟悉　正高：掌握

治疗原则以外用药物为主，包括复方水杨酸酊剂、复方苯甲酸软膏、复方间苯二酚涂剂、1%益康唑或克霉唑霜、2%咪康唑霜、酮康唑及特比萘芬等。对全身泛发性体癣尤其是红色毛癣菌所致者的治疗，除外用药外，可以适当口服短程灰黄霉素。剂量与头癣相同，必要时也可短程口服氟康唑、伊曲康唑、特比萘芬等。

预防的关键在于对患者原有的手癣、足癣、甲癣、头癣等进行积极的治疗，要尽量避免和其他患者，包括有癣病的动物密切接触，要避免接触患者用过的浴盆、毛巾等。

知识点13：体股癣的健康指导　副高：熟悉　正高：掌握

（1）注意个人卫生，常洗澡，勤换内衣内裤，不乱穿他人内衣内裤。

（2）单纯皮质固醇软膏如醋酸氟轻松软膏（肤轻松）、复方醋酸地塞米松乳膏（皮炎平）等不治疗体股癣。

三、头癣

知识点14：头癣的概念　副高：熟悉　正高：掌握

头癣是皮肤癣菌引起头皮和毛发的皮肤组织浅部真菌感染，根据其致病菌及临床表现的不同，可分为黄癣、白癣和黑点癣及脓癣，脓癣一般继发于白癣和黑点癣。

知识点15：不同类型的头癣临床表现 副高：熟悉 正高：掌握

（1）白癣：早期表现为白色鳞屑性斑片，圆形或椭圆形，脱屑斑一般无炎性反应。患区头发距头皮2～4mm处折断，外围有白色菌鞘。一般无自觉症状，偶有轻度痒感，本病可发展为脓癣，亦可自愈。愈后不留瘢痕。

（2）黑点癣：初期皮损以丘疹为主，逐渐向周围蔓延，形成钱币大小的环状损害，病发露出头皮即断，其残端留在毛囊口，呈黑点状。

（3）黄癣：表现为红色斑片，覆碟形黄痂，称黄癣痂。黄癣痂渐扩大融合，形成大片污秽色痂皮，伴有鼠臭味。病发枯黄无光泽，但很少折断，病久者可致毛囊萎缩，毛发脱落，形成大片永久性秃发，一般无自觉症状及轻度瘙痒。

（4）脓癣：初发时为密集毛囊性小脓疱，继而损害隆起，变成暗红色浸润斑块，表面毛囊孔呈蜂窝状。可有轻度压痛，愈后常有瘢痕形成，引起永久性脱发。

知识点16：黄癣的诊断要点 副高：熟悉 正高：掌握

黄癣多见于儿童和青少年，成人也可发生。头部皮肤损伤以有鼠臭味的碟形黄癣痂为特征，患处毛发色黯无光泽，日久毛囊萎缩，形成永久性脱发。真菌镜检可见发内菌丝和关节孢子，真菌培养为许兰毛癣菌。滤过紫外灯检查有暗绿色荧光。黄癣菌除了累及毛发、头皮外，还可波及皮肤、指（趾）甲及其他器官。

知识点17：白癣的诊断要点 副高：熟悉 正高：掌握

白癣多见于学龄前儿童。头部皮肤损伤呈圆形或不规则形灰白色鳞屑斑，边缘清楚，病发根部有白色菌鞘包绕，常在距头皮2～4mm处折断，青春期后可自愈，不留瘢痕。尤其是曾经接触过患病的猫、狗者，易形成脓癣，化脓，破溃，愈后形成瘢痕及秃发。真菌镜检可见排列紧密的发外小孢子，真菌培养多为铁锈色小孢子菌和犬小孢子菌。滤过紫外灯检查有亮绿色荧光。

知识点18：黑点癣的诊断要点 副高：熟悉 正高：掌握

黑点癣儿童和成人均可发病。开始头皮为点状炎性鳞屑性斑片，稍痒，病发在距头皮1～2mm处或出头皮即折断，留下黑色小点；部分患者愈后有小片状瘢痕，引起局灶性永久性脱发。真菌镜检病发内有大量小孢子呈链状排列，培养多为紫色毛癣菌或断发毛癣菌。滤过紫外灯检查无荧光。该菌可引起皮肤及甲病变。

知识点19：头癣的处理要点　　副高：熟悉　正高：掌握

（1）洗：每日用热水或硫磺皂洗头一次。

（2）剃：尽可能把头发全部剃除，每周一次。

（3）煮：定时对患者使用过的毛巾、枕套、帽子等物品煮沸消毒。

（4）擦：外用5%～10%硫磺软膏、酮康唑、特比萘芬或其他抗真菌外用制剂，每日2次。

（5）服：服用灰黄霉素、酮康唑、特比萘芬、伊曲康唑抗真菌药物中的一种。

知识点20：头癣的健康指导　　副高：熟悉　正高：掌握

（1）对与患者密切接触者，尤其是儿童，应进行检查。

（2）对家中患病动物应及时处理或治疗。

（3）注意个人卫生，经常洗头。对托儿所、幼儿园、学校、理发店等场所要加强卫生宣传和管理。

（4）对患者污染的帽、枕、被等，应采取晒、烫、煮等灭菌措施。

四、甲癣

知识点21：甲癣的概念　　副高：熟悉　正高：掌握

甲癣是皮肤癣菌引起甲板和/或甲床的感染，多由手足癣发展而来。最常见的致病真菌是红色毛癣菌、须癣毛癣菌等。在男女发病中无性别差异，但有明显的年龄分布，年龄越大，发病率越高。

知识点22：甲癣的临床表现　　副高：熟悉　正高：掌握

甲癣是各种真菌侵犯甲板或甲下所引起的疾病。根据临床特点分为以下4种类型。

（1）白色浅表型：甲板表面覆有一些白色斑块，边界清，表面平滑，甲面凹凸不平。

（2）远端侧位甲下型：最常见的一种类型，感染始于甲的远端侧缘，通常表现为甲板增厚、粗糙、灰黄、无光泽，被感染的甲很容易破损。

（3）近端侧位甲下型：不太常见，表现为甲半月和甲根部破损。

（4）全甲损毁型：全甲增厚、粗糙、变色，或全甲残缺不全。

知识点23：甲癣的诊断要点　　副高：熟悉　正高：掌握

（1）远端侧位甲下型甲癣：真菌从甲前缘及侧缘侵入，甲板增厚呈黄褐色，表面高低不平，失去光泽，甲下碎屑堆积，甲板与甲床分离。

（2）白色浅表型甲癣：真菌从根部侵入，甲板表面出现白斑，逐渐扩大、浑浊、变形。

（3）近端甲下型甲癣：感染始于甲近端，向甲根下及甲上皮发展。

（4）全甲营养不良型甲癣：是各种甲癣发展的最终结局、整个甲板受累，甲结构完全丧失。

（5）真菌镜检：甲屑中可见菌丝、孢子。

知识点24：甲癣的处理要点 副高：熟悉 正高：掌握

（1）局部治疗：治疗时间长，需要刮甲、包敷换药等手段，应在医疗单位进行。

（2）口服抗真菌药物：如特比萘芬、伊曲康唑、氟康唑等，服用比较方便，效果确切，但应在医师指导下进行。

知识点25：甲癣的健康指导 副高：熟悉 正高：掌握

积极治疗手足癣。甲癣治疗时间长，通常在3～6个月，应坚持治疗。

五、花斑癣

知识点26：花斑癣的概念 副高：熟悉 正高：掌握

花斑癣即俗称的汗斑，也叫花斑糠疹，由糠秕马拉色菌引起的皮肤表浅角质层的真菌感染。常发于多汗体质的青壮年，男性多于女性。

知识点27：花斑癣的诊断要点 副高：熟悉 正高：掌握

皮肤损伤常见于胸背、腋下、颈部等皮脂腺、汗腺丰富的部位。表现为大小不等的圆形或椭圆形淡褐色斑，边缘清楚，表面有细微脱屑。随病情进展可见色素减退性斑片。患者一般无自觉症状或有轻度瘙痒。夏季多汗时明显，冬季缓解。真菌镜检可见大量短粗的腊肠状菌丝和成堆的厚壁孢子。鉴别诊断主要与白癜风、白色糠疹和其他类型炎症后的色素脱落、脂溢性皮炎、玫瑰糠疹和二期梅毒等相鉴别。

知识点28：花斑癣的处理要点 副高：熟悉 正高：掌握

（1）以外用药物为主，如5%水杨酸酊剂、咪康唑、酮康唑、特比萘芬软膏或霜剂。

（2）皮肤损伤广泛者可口服抗真菌药物如酮康唑、伊曲康唑等。

知识点29：花斑癣的健康指导 副高：熟悉 正高：掌握

注意个人卫生，勤洗澡、勤换衣服，患者的衣服应煮沸消毒。

第二节　病毒性皮肤病

一、带状疱疹

知识点1：带状疱疹的概念　　副高：熟悉　正高：掌握

带状疱疹由水痘-带状疱疹病毒感染所致，即俗称的“缠腰龙”。皮疹一般有单侧性和按神经节段分布的特点，有集簇性的疱疹组成，并伴有疼痛。

知识点2：带状疱疹的诊断要点　　副高：熟悉　正高：掌握

（1）皮肤损伤：初为红斑，在红斑上出现群集分布的小水疱，粟粒至绿豆大小，疱壁厚。疱液由清亮渐变浑浊，偶为血疱。严重时可有大疱或局部坏死。皮肤损伤沿单侧神经走行呈带状分布。

（2）好发部位：胸背、腹腰、头面。

（3）自觉症状：伴有神经痛，疼痛性质常为阵发性，针刺样或烧灼样疼痛，阵发的频率与疱疹的部位及严重程度有关，疼痛程度也与年龄有关，年龄越大疼痛越重，个别老年患者疼痛难忍。疼痛可发生在皮肤损伤出现之前的1～2周，也可与皮肤损伤同时出现，皮肤损伤消退后部分老年患者留有后遗神经痛，持续数月甚至更长时间。

（4）病程与预后：病程有自限性，年轻人常2周左右消退，老年人可在3～4周内消退。

知识点3：特殊类型的带状疱疹　　副高：熟悉　正高：掌握

（1）眼带状疱疹：发生在三叉神经区分布的带状疱疹，可累及眼结膜、角膜，出现疱疹或角膜溃疡，严重者或处理不当者可形成角膜瘢痕，造成失明。偶尔可继发脑炎，甚至造成死亡。

（2）耳带状疱疹：又称Ramsey-Hunt综合征，除耳郭、外耳道出现带状疱疹外，还伴有外耳及乳突深部疼痛、面瘫、耳鸣、听力障碍等。

（3）带状疱疹后遗神经痛：带状疱疹常伴有神经痛，在发疹前、发疹时以及皮损痊愈后均可发生，但多在皮损完全消退后或者1个月内消失，少数患者神经痛可持续超过1个月以上，称为带状疱疹后遗神经痛。

知识点4：带状疱疹的处理要点　　副高：熟悉　正高：掌握

（1）抗病毒：阿昔洛韦口服，每次200mg，每日5次，连服5～7日。严重者可静脉滴注，也可服中药，如板蓝根冲剂。

（2）镇痛：可口服镇痛药。

（3）维生素口服或肌内注射：如维生素B_1、维生素B_{12}等。

（4）外用药：为保护局部，防止继发细菌感染。

知识点5：带状疱疹的健康指导　　副高：熟悉　正高：掌握

带状疱疹是单侧沿神经分布的皮肤病，不对称，而所谓“缠腰龙长对头，人有生命危险”的说法是不科学的。但是对某些肿瘤患者或免疫功能低下的患者，带状疱疹的皮疹可以出现在对侧，较泛发，应注意及时治疗。早期诊断，应用抗病毒药物，对预防疱疹后疼痛及皮疹扩散都有意义。

二、单纯疱疹

知识点6：单纯疱疹的概念　　副高：熟悉　正高：掌握

单纯疱疹是由人类单纯疱疹病毒（HSV）感染引起的病毒性皮肤病。多侵犯皮肤黏膜交界处，皮疹为局限性簇集性小水疱。

知识点7：单纯疱疹的诊断要点　　副高：熟悉　正高：掌握

（1）口唇疱疹：发生在口角、唇缘、鼻两侧、颊部、眼睑，开始出现红斑及小丘疹，之后迅速变成小水疱，针尖至米粒大小，一簇一簇地聚集在红斑的基底上。疱液开始为澄清，之后可能变为脓性，或破溃形成糜烂面，或破溃结痂，脱痂后不形成瘢痕。可以单侧也可以双侧。自觉灼热、烧灼、轻度瘙痒或疼痛。

（2）疱疹性龈口炎：好发于儿童，多在牙龈、硬腭、软腭、舌、咽等部位。开始常有红斑，之后出现群集性小水疱，很快破溃形成表浅溃疡面，影响进食，自觉疼痛。偶尔有发热及局部淋巴结肿大。

知识点8：单纯疱疹的处理要点　　副高：熟悉　正高：掌握

（1）阿昔洛韦口服，每次200mg，每日5次，连服5～7日。严重者可静脉滴注，也可服中药，如板蓝根冲剂等。对复发性单纯疱疹可减量至100mg，每日3次，连服2～3个月。

（2）口唇疱疹可外用1%喷昔洛韦软膏。疱疹性龈口炎可用0.1%新洁尔灭（苯扎溴铵）溶液或0.1%阿昔洛韦溶液漱口。

知识点9：单纯疱疹的健康指导　　副高：熟悉　正高：掌握

（1）注意口腔卫生，避免刺激性食物。

（2）均衡营养，避免过度疲劳和紧张。

（3）新生儿及免疫功能低下者，烫伤和湿疹患者，应尽可能避免接触HSV感染者。

三、疣

知识点10：疣的概念与分类 副高：熟悉 正高：掌握

疣是乳头瘤病毒（HPV）感染引起的表皮良性赘生物。常见的有寻常疣、扁平疣、跖疣、尖锐湿疣。扁平湿疣属于梅毒表现，因此不属于疣。

知识点11：寻常疣的临床表现 副高：熟悉 正高：掌握

寻常疣俗称“瘊子”“刺瘊子”，一般潜伏期6周至2年，多发于手背、足背和指（趾）、头面颈部、上肢等处，黄豆或豌豆大小，灰白色或乌褐色，表面角化粗糙呈乳头状，触之坚硬，数目不等，一个至数个。一般无自觉症状，偶有压痛，摩擦或撞击时容易出血，有自行消退倾向。疣体也可长期存在。

知识点12：寻常疣的特殊类型 副高：熟悉 正高：掌握

疣体长在指甲周围称为甲周疣，长在甲板下方为甲下疣；发生在颈部、额头和眼睑，疣的顶部呈细丝状突起称为丝状疣；发生于头皮和指间的，疣体表面呈参差不齐指状突起者称为指状疣。

知识点13：扁平疣的临床表现 副高：熟悉 正高：掌握

扁平疣又称静扁平疣，多见于青少年。好发于面部、手背及上肢，为米粒大至绿豆大的扁平淡褐色丘疹，圆形或椭圆形，表面光滑，搔抓后病变可沿抓痕呈串珠状排列，即自体接种反应。一般无自觉症状，或有轻度瘙痒。病程较长，有自行消退倾向，也可长期存在。

知识点14：跖疣的临床特点 副高：熟悉 正高：掌握

跖疣即发生在足跖部的寻常疣。临床特点为：通常发生在足底，初起为一帽针头大小的角质性丘疹，由于压迫逐渐形成大豆样圆形或椭圆形的淡黄色或褐色胼胝样斑块和扁平丘疹，境界清楚，表面粗糙不平，边缘绕以稍高的角质环，去除角质层后，可以看到疏松的角化软核，以及毛细血管出血形成的黑点，好发于足跟、跖骨头或跖间受压处。一般多单侧发生，数目多少不定。自觉有明显触压痛。有时可在一较大疣体周围出现数个小的卫星疣，亦可相互聚集或融合成一角质斑块，用力刮去角质斑块可见数个角质软芯，特称为镶嵌疣。

知识点15：跖疣的鉴别诊断 副高：熟悉 正高：掌握

跖疣应与鸡眼和胼胝相鉴别。

知识点16：尖锐湿疣的临床表现 副高：熟悉 正高：掌握

尖锐湿疣也称生殖器疣，临床表现为多种形态，典型的尖锐湿疣质地柔软，粉红色，丝状或蒂状，皮损大小不等，扁平或隆起，单发或者群集呈菜花状。依疣体形态可分为无柄型（即丘疹样皮损）和有柄型，后者可呈乳头状、菜花状、鸡冠状及蕈样状。

知识点17：尖锐湿疣的临床特点 副高：熟悉 正高：掌握

尖锐湿疣好发生于性活跃的中青年。潜伏期一般为1～8个月，平均为3个月。好发于外生殖器及肛门周围皮肤黏膜湿润区，男性多见于冠状沟、龟头、包皮系带、尿道口、阴茎部、会阴，女性多见于大小阴唇、阴道口、阴道、阴蒂、会阴、宫颈；同性恋者多见于肛门及直肠内，少数患者可见于肛门生殖器以外部位（如口腔、腋窝、乳房、趾间等）。皮损初起为单个或多个散在的小而柔软的淡红色疣状丘疹，逐渐增多增大，依疣体形态可分为无柄型和有柄型，后者可呈乳头状、菜花状、鸡冠状及蕈样状；疣体常呈灰白色或粉红色，表面粗糙，易发生糜烂、渗出、浸渍及出血，继发感染者脓性分泌物聚集，可有恶臭；多数患者无明显自觉症状，少数可有异物感、灼痛、刺痒或性交不适。

尖锐湿疣的发生和复发均与人乳头瘤病毒感染有关。

知识点18：尖锐湿疣的诊断及鉴别诊断 副高：熟悉 正高：掌握

尖锐湿疣的诊断主要靠临床检查，病理检查确诊。皮肤组织病理检查表现为乳头瘤样增生，伴棘层肥厚，角化不全和角化过度。

尖锐湿疣需与假性湿疣、阴茎珍珠状丘疹、扁平湿疣、鲍温样丘疹病、皮脂腺异位症相鉴别。鉴别的要点如下。

（1）假性湿疣：常发生在女性小阴唇内侧及阴道前庭，为白色或淡红色小丘疹，表面光滑，对称分布，无自觉症状；醋酸白试验阴性。

（2）扁平湿疣：为二期梅毒皮损，发生在肛门、生殖器等皮肤潮湿、皱褶的部位，成群分布的扁平丘疹，表面可糜烂并且有浆液性分泌物，皮损处取材在暗视野下可查到梅毒螺旋体，梅毒血清学反应强阳性。

（3）阴茎珍珠状丘疹：发生在男性龟头冠状沟边缘的细小圆锥状、排列成单行或多行的、白色或淡红色小丘疹，不融合，无自觉症状；醋酸白试验阴性。

（4）皮脂腺异位症：可见阴唇、龟头多发性浅黄色小丘疹，不增大，组织病理表现为成熟的皮脂腺组织。

（5）鲍温样丘疹病：表现为外阴生殖器皮肤黏膜部位多发性棕红色小丘疹，可融合成斑块，多见于青年男女，可自行消退。

知识点19：疣的处理要点 副高：熟悉 正高：掌握

疣的治疗方法包括局部治疗和全身治疗。

（1）局部治疗：包括外用药物治疗和物理治疗。①外用药：应根据不同情况选择药物及使用方法。常用药物包括：a. 0.05%～0.1%维A酸软膏或阿达帕林霜，每天1～2次外用，适用于扁平疣；b. 氟尿嘧啶软膏或3%酞丁安霜，每天1～2次外用，氟尿嘧啶软膏因可遗留色素沉着，故面部慎用；c. 博来霉素10mg，用1%普鲁卡因稀释至20ml，注射于疣体根部，每个疣注射0.2～0.5ml，每周1次，可治疗难治性寻常疣和跖疣。②物理治疗：包括液氮冷冻、电灼、刮疣及二氧化碳激光烧灼等治疗方法，适用于皮损数目较少者。

（2）全身治疗：对数目多或经久不愈者，可用全身药物治疗。目前尚无确切有效的抗HPV治疗药物，可试用以下药物治疗。聚肌苷酸-聚胞苷酸肌内注射液（每次2～4ml，每周2～3次，连续4周）、左旋咪唑口服（每次50mg，3次/日，服用3天停11天）、干扰素肌内注射（每日100万U，共10～14天）、转移因子皮下注射（每日2mg，3周为1个疗程），或内服中药治疗。

知识点20：疣的健康指导　　副高：熟悉　正高：掌握

（1）民间流传瘊有“公瘊”“母瘊”之分，必须去除母瘊才能治愈，这种说法是毫无道理的。

（2）不要用手搔抓或抠掉疣体，因为既能引起继发感染，又能造成病毒的自身接种，出现同形现象。

第三节　湿疹皮炎类皮肤病

一、湿疹

知识点1：湿疹的临床表现　　副高：熟悉　正高：掌握

湿疹是由多种内外因素引起的皮肤炎症。具有明显的渗出倾向，瘙痒显著，皮疹多形，反复发作，慢性期则呈苔藓化。

知识点2：湿疹的病因与发病机制　　副高：熟悉　正高：掌握

湿疹是由内、外多种因素造成的真皮浅层及表皮炎症，病因复杂，不易确定真正病因。外部因素，包括食物如鱼、虾等，吸入物如粉尘、尘螨；皮肤接触物如化妆品、皮毛、人造纤维等及生活环境；气候条件如日光、寒冷、湿热等。内部因素，则包括慢性感染如扁桃体炎、慢性胆囊炎；血液循环障碍如小腿静脉曲张；内分泌及代谢改变；精神神经因素如精神紧张、失眠、过度疲劳等。

知识点3：湿疹的分类及诊断要点　　副高：熟悉　正高：掌握

湿疹根据皮肤损伤可分为急性、亚急性和慢性湿疹。

（1）急性湿疹：发病迅速，皮疹发生于面、耳、手、足等全身各部分，多对称分布。皮疹呈多形性，初期多为红斑基础上有密集的粟粒大红丘疹、丘疱疹或小水疱。水疱破后形成点状或小片状的糜烂面及渗液，逐渐向周围蔓延。边界不清，常对称分布，自觉剧痒，但最常发于头面、耳后、四肢、手足、阴囊、女阴、肛门等部位。

（2）亚急性湿疹：急性发作后，红肿及渗出减轻，皮肤损伤迁延，形成亚急性湿疹。表现为暗红色丘疹、鳞屑、结痂，可有轻度浸润，间有少数丘疱疹、小水疱及轻度糜烂渗液。如经久不愈，可发展为慢性湿疹。

（3）慢性湿疹：可由急性、亚急性湿疹反复发作转变而来，也可以一开始即为慢性表现。其特征为皮肤浸润、肥厚，表面粗糙，常有鳞屑、抓痕与结痂，呈不同程度的苔藓样变，皮肤损伤边界清楚，慢性病程，痒感明显，受刺激后可变为急性，急性期过后又转变成亚急性或慢性，并可长期反复发作。

另外，湿疹分类方法很多，按发生部位分头皮湿疹、面部湿疹、耳部湿疹、乳房湿疹、脐部湿疹、阴囊湿疹、女阴湿疹、肛门湿疹、手部湿疹、小腿湿疹等，不同部位的湿疹在治疗方面稍有差异。

知识点4：特殊类型的湿疹　　副高：熟悉　正高：掌握

（1）手、足部湿疹：发病率较高，多数起病缓慢，手背、手指、足背、足趾等处出现暗红斑，皮肤肥厚，边缘清楚，表面皮肤干燥粗糙。手足部湿疹要与手足癣鉴别。

（2）乳房湿疹：多见于哺乳期的妇女。乳头、乳晕、乳房下有暗红斑、丘疹、丘疱疹，边界不清，可有糜烂、渗出，单侧或对称发病，瘙痒明显，停止哺乳后易痊愈。

（3）盘状湿疹：好发于四肢，典型皮损为直径5～50mm的钱币状斑块，为密集的小丘疹和丘疱疹、水疱，境界清楚，急性期潮红，渗出明显，随着新的皮损不断出现，陈旧性皮损逐渐扩大并在其边缘出现小的散在的丘疱疹，皮肤肥厚，表面覆有鳞屑，冬季皮损常加重并出现明显瘙痒。

知识点5：湿疹的实验室检查　　副高：熟悉　正高：掌握

（1）血常规：急性湿疹患者的血液中嗜酸性粒细胞可增加。

（2）斑贴试验：虽然在湿疹的诊断中价值不高，但对于湿疹患者仍应常规做斑贴试验。如果斑贴试验阳性，则可明确接触变应原，在可能的条件下尽量去除病因；其次可发现继发变应原，从而排除使湿疹加重的因素。

知识点6：湿疹的鉴别诊断　　副高：熟悉　正高：掌握

（1）急性湿疹与接触性皮炎鉴别：接触性皮炎有明确的接触史，局限于接触部位，单一形态，可有大疱及坏死，皮肤损伤边界清楚，瘙痒，灼热或疼痛，多为急性经过，除去病因后易治愈。

（2）慢性湿疹与神经性皮炎鉴别：神经性皮炎常发于颈后、两侧肘窝、膝关节伸侧及骶尾部，呈典型的苔藓样变，周围可有正常皮色的扁平丘疹，无渗出倾向，瘙痒呈阵发性。

知识点7：湿疹的全身治疗　　副高：熟悉　正高：掌握

全身治疗主要目的在于抗炎、止痒。可用药物包括以下几种。

（1）抗组胺药：尤其是有镇静作用的抗组胺药可用来控制瘙痒。常用的口服抗组胺药有：氯苯那敏（扑尔敏）4～8mg，3次/日；或去氯羟嗪25mg，3次/日；氯雷他定10mg，1次/日；或西替利嗪10mg，1次/日。

（2）糖皮质激素：一般不建议使用，因其停药后易复发，而且长期应用有较多不良反应。但对于急性泛发性湿疹，或病情严重，常规治疗无效的湿疹患者，可考虑短期使用。

（3）抗生素：继发感染者可使用抗生素。

（4）维生素：如维生素C或维生素B对本病有效，可考虑使用。

知识点8：湿疹的局部治疗　　副高：熟悉　正高：掌握

局部治疗可根据皮损形态特点，选用合适的剂型和药物，原则是选择温和、无刺激性的药物。①急性湿疹：皮肤有红斑水肿，无糜烂、渗出时，可用炉甘石洗剂外用，渗出明显者可用3%硼酸溶液冷敷，炎症控制后可用糖皮质激素霜剂。②亚急性湿疹：有少量渗出时，可用氧化锌油剂或糊剂，无渗出时可用糖皮质激素霜剂，对干性皮损，可用润肤剂（如尿素软膏）。③慢性湿疹：主要以糖皮质激素制剂为主，皮损局限时封包治疗效果较好。皮肤肥厚时可先用角质松解剂，皮肤变薄后用糖皮质激素霜剂。

继发感染者联合应用抗生素溶液或软膏如1%金霉素软膏，继发真菌感染时要用抗真菌制剂如硝酸咪唑乳膏、联苯苄唑乳膏、特比萘芬软膏等，无法确定细菌或真菌感染时，可选用复方制剂，如复方酮康唑等。

知识点9：湿疹的健康指导　　副高：熟悉　正高：掌握

（1）尽可能找出病因，然后去除病因。

（2）避免再次接触各种可疑的致病因素，如有鱼虾过敏史者，忌食鱼虾。必要时可做斑贴试验，尽可能发现变应原。

（3）戒除各种可能加重湿疹的生活行为，如进食辛辣食物及饮酒、饮咖啡、过度洗烫、搔抓等。

（4）治疗全身性疾病，消除体内的慢性病灶。

二、接触性皮炎

知识点10：接触性皮炎的概念与分类　　副高：熟悉　正高：掌握

接触性皮炎是皮肤或黏膜接触某些物质后，在接触部位发生的急性或慢性皮炎。可分为原发刺激性及变态反应性两种。某些人接触某些物质后，在光照下引起皮肤反应，这种光接触性皮炎也属于接触性皮炎。

知识点11：接触性皮炎的诊断要点 副高：熟悉 正高：掌握

（1）有接触史：如接触某些酸、碱，植物如漆树、荨麻，化学物如镍、铬、化妆品及药物等。

（2）皮肤损害：皮肤损伤的部位及范围与接触物的接触部位一致，呈红斑、丘疹、丘疱疹、肿胀、水疱、大疱，甚至坏死等。自觉症状可有瘙痒、烧灼或疼痛，少数有发热和全身不适等症状。

（3）通常除去病因后，经适当治疗1～2周，可痊愈。

（4）斑贴试验可证实致敏物或原发刺激物。

（5）要注意与湿疹、丹毒的鉴别。

知识点12：接触性皮炎的处理要点 副高：熟悉 正高：掌握

（1）停止接触致敏物或刺激物。

（2）抗组胺药治疗：如氯苯那敏（扑尔敏）4mg，每日3次；赛庚啶2mg，每日3次；氯雷他定（开瑞坦）10mg，每日1次；咪唑斯汀（皿治林）10mg，每日1次，选用其中一种。

（3）维生素C 100～200mg，每日3次。

（4）重症者可用泼尼松（强的松）5～10mg，每日3次；或地塞米松0.75～1.5mg，每日3次。

（5）必要时可加用龙胆泻肝汤加减。

（6）局部可用1∶8000高锰酸钾溶液冲洗或湿敷，外用保护剂氧化锌乳剂，严重时应用皮质激素乳剂或软膏。

（7）避免用热水或热花椒水烫洗。

知识点13：接触性皮炎的健康指导 副高：熟悉 正高：掌握

（1）尽量以斑贴试验方法了解清楚致敏物质及其结构。

（2）避免接触致敏物及类似结构的刺激物，以防复发。

三、神经性皮炎

知识点14：神经性皮炎的概念 副高：熟悉 正高：掌握

神经性皮炎也称慢性单纯性苔藓，是以阵发性剧痒和皮肤苔藓样改变为特征的慢性炎症性皮肤病。

知识点15：神经性皮炎的诊断要点　　副高：熟悉　正高：掌握

（1）局限性神经性皮炎：多见于中青年，常在颈侧、背部、骶部等处，皮肤先有瘙痒，经反复搔抓呈片状苔藓样变，皮肤肥厚伴剧痒。患处皮损周围常见抓痕，有血痂形成。

（2）播散性神经性皮炎：多见于中老年，皮肤苔藓样变散发全身多处，伴剧痒，尤以夜间为甚，影响睡眠。

知识点16：神经性皮炎的处理要点　　副高：熟悉　正高：掌握

（1）局部外用皮质激素及止痒剂；非皮质激素免疫抑制剂外用药他克莫司也可使用。

（2）物理疗法，如外涂液氮；放射治疗，如放射磷敷贴。

（3）中医治疗，如针灸治疗。

知识点17：神经性皮炎的健康指导　　副高：熟悉　正高：掌握

应注意解除紧张，避免搔抓等刺激因素。

四、药物性皮炎

知识点18：药物性皮炎的概念　　副高：熟悉　正高：掌握

药物性皮炎也称药疹，是指药物通过各种途径如口服、注射、吸入、栓剂等方式进入人体后引起的皮肤黏膜的炎症性反应，严重者可累及机体的其他系统，甚至危及生命。

知识点19：引起药物性皮炎的药物　　副高：熟悉　正高：掌握

临床上易引起药物性皮炎的药物包括：①抗生素，如青霉素类、头孢类等；②解热镇痛药：阿司匹林、对乙酰氨基酚、氨基比林等；③镇静催眠药及抗癫痫药，如苯巴比妥、苯妥英钠、卡马西平等；④抗痛风药，如别嘌醇；⑤异种血清制剂及疫苗，如破伤风抗毒素、狂犬病疫苗；⑥中药，不少临床中草药及制剂也引起药疹。

知识点20：药物性皮炎的临床特点　　副高：熟悉　正高：掌握

一般而言，变态反应性药疹具有如下特点：①只发生于少数过敏体质的服药者，大多数人则不发生反应；②皮疹的轻重与药物的药理性质及用药量无关；③有一定的潜伏期，多数患者初次用药4～20日才出现皮疹，已致敏者，再次用该药后数分钟或数小时内即发生；④皮疹形态各异，无特异性；⑤出现交叉过敏及多价过敏。交叉过敏是指药疹治愈后，如再用与致敏药化学结构相似或共有同一基因的药物可诱发药疹；多价过敏是指药疹发生的高敏状态下，用与致敏药化学结构不同且平时不过敏的药物也出现过敏；⑥糖皮质激素治疗有效。

知识点21：药物性皮炎的类型 副高：熟悉 正高：掌握

（1）麻疹样或猩红热样红斑型药疹：为最常见类型药疹，引发药物多为解热镇痛药、巴比妥、青霉素、磺胺等。临床表现：皮疹多在首次用药1周内发生，突然发疹，常同时伴有轻或中度发热，中或重度瘙痒。皮疹为散在或密集的红色帽针尖样红疹，以躯干为多，可泛发全身。初起为细小红斑，从面、颈、上肢、躯干顺序向下发展，于1～4天可遍布全身并相互融合，但缺乏猩红热和麻疹其他特有症状。面部四肢可出现肿胀，以皱褶处及四肢屈侧为明显。

（2）荨麻疹型药疹：引发药物多为青霉素、β内酰胺类抗生素、血清制品、呋喃唑酮（痢特灵）、阿司匹林和其他NSAID药物。临床表现与急性荨麻疹类似，表现瘙痒性风团，但潮红更为明显，持续时间也较长。

（3）剥脱性皮炎型药疹：常由抗生素、解热镇痛药引起。皮损初期呈麻疹样或猩红热样，亦可一开始即是泛发大片损害。皮疹以面部和手足为重，可伴水疱、糜烂和渗出，经2～3天皮肤红肿消退，全身出现大量鳞片状或落叶状脱屑，掌跖部呈手套或袜套样剥脱。

（4）痤疮型药疹：长期应用糖皮质激素、避孕药等引起。皮疹表现为毛囊性丘疹，丘疹脓疱等痤疮样皮疹，多见于面部、胸背部，一般无明显全身症状。

（5）固定型药疹：固定型红斑型药疹，常由磺胺类、解热镇痛类等引起。好发于口腔和生殖器皮肤黏膜交界处，亦可累及躯干四肢，每次发生几乎均在同一部位，成为固定型药疹。典型皮疹为圆形和类圆形境界清楚的水肿性暗紫红色斑疹，直径1～4cm，严重者红斑上可出现水疱和大疱，黏膜皱褶处易糜烂渗出，有轻度瘙痒。

知识点22：药物性皮炎的诊断要点 副高：熟悉 正高：掌握

（1）发病前有用药史。

（2）首次用药后，经一定的潜伏期，再次用药引起皮炎反应。

（3）皮疹呈多种类型，有固定红斑型药疹、荨麻疹型药疹、麻疹猩红热样药疹、多型红斑型药疹、紫癜型药疹、湿疹型药疹、大疱性表皮松解坏死型药疹和剥脱性皮炎等，甚至危及生命。

（4）少数严重药疹可以伴有发热等全身症状或伴有肝、肾、造血系统等重要脏器损害。

（5）自觉症状多有瘙痒或不痒。

知识点23：药物性皮炎的处理要点 副高：熟悉 正高：掌握

（1）立即停用一切可疑药物。

（2）多饮水，静脉输液，促使体内药物的排泄。

（3）轻症患者可给抗组胺药如氯苯那敏、赛庚啶、氯雷他定、咪唑斯汀等；也可加用维生素C口服或静脉滴注。

（4）重症患者除以上治疗外，可加用皮质激素如泼尼松口服、地塞米松肌内注射或静脉滴注等。

（5）有发热感染者加用抗生素。有肝肾损害者注意保肝和对症处理。

（6）局部治疗：根据皮肤损伤及外用药使用原则使用湿敷、保护剂、乳剂等；有黏膜损害者应注意保护黏膜及对症处理。

知识点24：药物性皮炎的健康指导　　副高：熟悉　正高：掌握

（1）患者要尽量了解清楚致敏药物名称及结构。

（2）禁止使用致敏药物，慎用类似结构药物。

（3）平常注意避免滥用复方药,因为抗菌消炎药物和解热镇痛类药物发生过敏的机会最为多见。

（4）使用青霉素、链霉素、普鲁卡因、破伤风抗毒血清等药物之前一定要做皮肤试验。

（5）在用药过程中一旦出现原因不明的红斑丘疹或者全身皮肤瘙痒时，这些有可能就是药疹的早期表现。如果情况允许，能及时停药并采取积极措施，多数患者预后良好，切忌出现了变态反应之后仍然继续用药。

第四节　荨　麻　疹

知识点1：荨麻疹的概念与分类　　副高：熟悉　正高：掌握

荨麻疹俗称风疹块，是由皮肤、黏膜小血管扩张及渗透压增高而出现的一种局限性、一过性的水肿反应。病因复杂，常见原因有食物、药物、感染、内脏疾病、动植物因素、物理因素及精神因素等。根据病程可分为急性荨麻疹和慢性荨麻疹，慢性荨麻疹病程常超过1个月。

知识点2：荨麻疹的诊断要点　　副高：熟悉　正高：掌握

（1）大多患者突然发病，开始皮肤发痒，很快出现大小不一、数目不定、形态各异的鲜红色或苍白色风团，散在或融合成片，此起彼伏，单个风团持续数分钟至几小时，一般很少超过24小时，消退后不留痕迹，反复复发，自觉剧烈瘙痒。

（2）部分患者累及消化道黏膜，可有腹痛、腹泻、里急后重及黏液样稀便；若累及喉部黏膜，有呼吸困难，甚至窒息；病情严重者可伴有心悸、烦躁、恶心、呕吐甚至血压下降等过敏性休克的症状；如伴有高热、寒战、脉速等全身中毒症状，应警惕是否有感染或有无败血症的可能。

知识点3：特殊类型的荨麻疹　　副高：熟悉　正高：掌握

（1）人工荨麻疹：又称皮肤划痕征，指用手搔抓或用钝器划过皮肤后，沿划痕发生条状风团，伴有瘙痒，不久后消退。多呈慢性反复发作。

（2）寒冷性荨麻疹：可分为两种。①遗传性，婴儿期发病，于受冷后数小时发生泛发性风团，同时可有发热、寒战、头痛、关节痛等症状，被动转移试验和冰块试验都为阴性；②获得性，发生在任何年龄，在接触冷风、冷水等后数分钟，于外露部位或接触冷物部位出现瘙痒性水肿或风团，被动转移试验和冰块试验均为阳性。

（3）胆碱能性荨麻疹：多见于青年，在遇热、出汗、情绪激动时，皮肤上出现1～3mm的小风团，周围有红晕，自觉剧痒。

知识点4：荨麻疹的处理要点 副高：熟悉 正高：掌握

（1）抗组胺药物可选用氯苯那敏、赛庚啶、氯雷他定、咪唑斯汀等；也可应用钙剂、维生素C等。

（2）若有高热、腹痛、憋气等全身症状者，可加用糖皮质激素如氢化可的松或地塞米松静脉滴注，待症状控制后改用泼尼松口服，逐渐减量至停药。

（3）若有感染必须应用有效的抗生素。

（4）当出现喉部水肿、呼吸困难及过敏性休克时，应立即皮下或肌内注射0.1%肾上腺素，同时静脉应用氢化可的松或地塞米松。

（5）长期反复的慢性荨麻疹可联合应用抗组胺药H_1、H_2受体阻断剂，H_2受体阻断剂可用西咪替丁或雷尼替丁。

知识点5：荨麻疹的健康指导 副高：熟悉 正高：掌握

积极寻找并清除发病因素，对物理因素引起的荨麻疹，应注意避免冷、热、光与机械刺激。对呼吸困难，剧烈腹痛，高热不退的荨麻疹应尽快治疗。

第五节 梅　毒

知识点1：梅毒的概念与临床表现 副高：熟悉 正高：掌握

梅毒是由梅毒螺旋体引起的一种慢性全身性性传播疾病。临床上可表现为一期梅毒、二期梅毒、三期梅毒、隐性梅毒和胎传梅毒等。

知识点2：早期梅毒 副高：熟悉 正高：掌握

早期梅毒可分为一期梅毒和二期梅毒，病期在2年以内。

知识点3：一期梅毒诊断要点 副高：熟悉 正高：掌握

一期梅毒潜伏期2～4周，平均3周。

（1）标志性临床特征为硬下疳，常单发，少数为两个或多发，直径1～2cm，圆形，边缘稍高，呈肉红色糜烂面或浅溃疡，上有少量渗出物，基底部呈软骨样硬度，无痒痛感。好发于外生殖器，也可见于唇、乳房、肛门等处，称生殖器外下疳。可伴有局部淋巴结无痛性肿大。不治疗3～8周内可自然消退，不留瘢痕或仅造成轻度萎缩性瘢痕。

（2）暗视野显微镜检查可检出梅毒螺旋体。

（3）梅毒血清试验，硬下疳早期可能呈阴性，以后渐成阳性。

知识点4：二期梅毒诊断要点　　副高：熟悉　正高：掌握

（1）以二期梅毒疹为特征，发生在感染后7～10周。

（2）发疹前可有发热等先驱症状。

（3）皮肤损害有多种，可呈斑疹、斑丘疹、丘疹、鳞屑性丘疹及脓疱疹，掌部和足底的棕红色斑疹具有特征性。黏膜可见黏膜斑，肛门、外生殖器可发生扁平湿疣，浅表淋巴结可肿大。

（4）二期梅毒疹常泛发全身，对称分布，自觉症状常不明显；二期复发梅毒，皮疹常较局限，不对称，群集而倾向融合。可见虫蚌样脱发。

（5）暗视野显微镜检查，扁平湿疣或黏膜斑处可查出梅毒螺旋体。

知识点5：晚期梅毒诊断要点　　副高：熟悉　正高：掌握

晚期梅毒（三期梅毒）发生在感染2年以上者。该期的皮肤黏膜损害如下。

（1）结节性梅毒疹：多为粟粒大至黄豆大的皮下小结节，铜红色，常排列成环形、弧形或肾形。可破溃形成浅溃疡，愈后留下萎缩斑。

（2）树胶样肿：初为皮下结节，渐发展与皮肤粘连成浸润性肿块，中心可破溃形成溃疡。

（3）心血管梅毒：感染后一般在10～20年发病，也可较早发病，特别是在伴有HIV感染者。主要表现为梅毒性主动脉炎、主动脉瓣闭锁不全及主动脉瘤等。

（4）神经梅毒：一般发生在感染后5～15年，可有梅毒性脑膜炎、脊髓痨、麻痹性痴呆等，也有无症状性神经梅毒（脑脊液梅毒血清反应阳性）。

（5）其他：如骨、眼、呼吸、消化、泌尿等各系统均可受累而发生病变。

（6）梅毒血清试验：非特异性试验（如VDRL、USR及RPR等）大部分为阳性，注意不少其他疾病也可引起梅毒血清非特异性试验阳性，所以非特异性反应阳性并非全部是梅毒。特异性试验（如FTA-ABS、TPHA等）为阳性诊断梅毒的可靠性大，一般临床上两种试验同时检测。

（7）脑脊液检查：神经梅毒白细胞增多及蛋白量增高，梅毒血清反应呈阳性。

知识点6：隐性梅毒（潜伏梅毒）　　副高：熟悉　正高：掌握

梅毒血清反应阳性但无临床症状和体征，称为隐性梅毒。为感染梅毒。感染在2年以内者为早期隐性梅毒，感染在2年以上者为晚期隐性梅毒。

知识点7：胎传梅毒（先天梅毒） 副高：熟悉 正高：掌握

胎传梅毒（先天梅毒）是指患早期梅毒或感染梅毒在5年以内未治愈的妇女妊娠时，经胎盘血液将病毒传给胎儿。包括早期胎传梅毒、晚期胎传梅毒及胎传隐性梅毒。

知识点8：早期胎传梅毒 副高：熟悉 正高：掌握

早期胎传梅毒即在2岁以内。

（1）多在生后3周发病，常发育不良、皮肤干皱如老人皮肤。

（2）常表现为鼻炎、吸乳困难，咽喉炎可引起声音嘶哑等。肝、脾、淋巴结肿大，也可发生骨炎、骨软骨炎及骨膜炎等。

（3）皮肤损害呈多种形态，肛周糜烂或扁平湿疣，口周、肛周浸润及放射状裂隙性损害，口腔黏膜可有黏膜斑。

（4）梅毒血清试验阳性，暗视野显微镜检查湿润性损害可检出梅毒螺旋体。

知识点9：晚期胎传梅毒 副高：熟悉 正高：掌握

晚期胎传梅毒发生在2岁以后。

（1）特征性的表现为额骨圆凸、鞍鼻、军刀胫、口周、肛周放射状瘢痕等。

（2）皮肤黏膜损害与后天性三期梅毒相似。

（3）哈钦森三联征：哈钦森牙、基质性角膜炎、神经性聋3种症状是晚期胎传梅毒的重要特征。

知识点10：胎传隐性梅毒 副高：熟悉 正高：掌握

胎传隐性梅毒时，婴幼儿未经彻底治疗，无临床症状，梅毒血清反应阳性。小于2岁者为早期胎传隐性梅毒，大于2岁者为晚期胎传隐性梅毒。

知识点11：梅毒的处理要点 副高：熟悉 正高：掌握

（1）治疗原则：早期、足量、规则用药，治疗后要定期随访。

（2）治疗方法：①早期梅毒（包括一期、二期及早期隐性梅毒）。苄星青霉素G（长效西林）240万U，分两侧臀部肌内注射，1次/周，共2～3次；或普鲁卡因青霉素G，80万U，1次/日，肌内注射，连续10～15日，总量800～1200万U。对青霉素过敏者可应用盐酸四环素，500mg，4次/日（2g/d），口服，连续15日，或多西环素100mg，2次/日，口服，连续15日；或红霉素，用法同盐酸四环素。②晚期梅毒（包括三期皮肤、黏膜、骨骼梅毒，晚期潜伏梅毒或不能确定病期的潜伏梅毒）及二期复发梅毒。苄星青霉素G 240万U，分两侧臀部肌内注射，1次/周，连续3周，共3次，总量720万U；或普鲁卡因青霉素G，80万U，1次/日，肌内注射，连续20日为1个疗程。也可根据情况休药，两周后进行第2疗程。对青霉素过敏者可应用盐酸四环素500mg，4次/日（2g/d），口服，连续30日，或多西环素100mg，2次/日，口服，连续30日；或红霉素，用法同盐酸四环素。参照卫生部性病治疗方案，应转卫生局批准的性病治疗医院治疗。

第六节　淋　　病

知识点1：淋病的概念　　副高：熟悉　正高：掌握

淋病是由淋病双球菌感染引起的，主要发生在泌尿生殖系统，也可引起多器官感染的传染病。多发生于性活跃的青年男女。

知识点2：淋病的临床表现　　副高：熟悉　正高：掌握

（1）淋病的潜伏期2～10日，一般3～5日。

（2）儿童淋病：尤其是女童可能接触被淋菌污染的物品而间接感染；但偶尔也有直接感染的可能。主要表现为外阴阴道炎，外阴皮肤、黏膜红肿，有脓性分泌物。

（3）男性淋病：急性期主要表现为尿道炎，尿道口红肿，尿痛，尿道口流脓，偶有尿频、尿急及全身不适。慢性淋病，可有终末血尿、尿痛等症状，尿中偶见淋丝，晨起排尿前常可见尿道口有糊口现象。男性淋病可合并前列腺炎、精囊腺炎、附睾炎等合并症。

（4）女性淋病：自觉症状多数轻微，可表现为白带增多、脓性白带或有轻度尿道炎等症状。女性淋病可发生前庭大腺炎、输卵管炎、盆腔炎等合并症，并可造成不育症。

（5）其他淋病：常见的有淋菌性结膜炎，主要表现为结膜充血、水肿，有大量脓性分泌物；重者可发生角膜炎，甚至角膜穿孔，导致失明。此外，口淫可引起咽喉淋病，肛交可引起直肠淋病，还有播散性淋病、淋菌性关节炎、淋病性败血症等。

（6）无症状淋病：感染淋病后，无临床症状，但有传染性，多见于女性，是造成淋病蔓延的重要原因之一。

知识点3：淋病的诊断要点　　副高：熟悉　正高：掌握

（1）病史：在成年人，淋病绝大多数是通过性接触传染的；儿童特别是女童，由于外阴发育不完全，可能通过间接传染如浴盆、毛巾、患病家属的接触等被感染淋病。

（2）实验室检查：①涂片，中性粒细胞内查到革兰阴性的淋病双球菌，则诊断成立。有条件者应做淋球菌培养。②培养，淋球菌培养为阳性，可以确诊。

知识点4：淋病的处理要点 副高：熟悉 正高：掌握

处理原则是及时、足量、规范用药，治疗后随访。淋菌性尿道炎、宫颈炎、直肠炎：头孢曲松500mg，每日2～3次，肌内注射；或大观霉素2g（宫颈炎4g），每日2～3次肌内注射；或环丙沙星250mg，口服，每日2次，7～10日；头孢噻肟1g，肌内注射每日1次，2～3次。或转卫生局批准的治疗性病医院治疗。

第三十章　神经精神疾病

第一节　帕金森病

知识点1：帕金森病的概念　　副高：了解　正高：熟悉

帕金森病（PD）又称震颤麻痹，是中老年人常见的锥体外系进行性变性疾病。PD病因及发病机制尚未明确，可能与社会因素、药物因素、患者因素等有关。

知识点2：帕金森病的临床表现　　副高：了解　正高：熟悉

帕金森病多在60岁以后发病，个别早到20多岁，隐匿起病，进展缓慢，多以震颤为初发症状，常自一侧上肢开始，逐渐波及其他肢体。但症状出现先后因人而异。

（1）静止性震颤：常为首发症状，多由一侧上肢远端开始，手指呈节律性伸展和拇指对掌运动，称“搓丸样”动作，频率4～6次/秒，静止时出现，睡眠时消失，精神紧张时加重，随意动作时减轻。可逐渐扩展到同侧及对侧上下肢，下颌、口唇、舌及头部较少受累。

（2）肌强直：表现为屈肌与伸肌张力同时增高，关节被动运动时始终保持阻力增高，称为“铅管样强直”；如肌强直与伴随的震颤叠加，检查时可感觉在均匀阻力重复出现、断续停顿，称为“齿轮样强直”。

（3）运动迟缓：表现为随意动作减少，主动运动缓慢；面部表情呆板，瞬目少，常双眼凝视，称“面具脸”；起床、翻身、步行及变换方向等运动缓慢；手指精细动作如系纽扣或鞋带困难；书写时字越写越小，称“小写征”。

（4）姿势步态异常：由于四肢躯干和颈部肌强直患者站立时呈特殊屈曲姿势，如头前倾，躯干俯屈，肘关节屈曲，腕关节伸直，髋和膝关节略弯曲。早期走路拖步，起步困难，迈步前身体前倾，随病情进展呈小步态，行走时自动摆臂动作消失，转弯时用连续小步；晚期坐位卧位起立困难，行走时呈慌张步态，迈步后以极小的步伐前冲，愈走愈快，不能立即停步。

（5）其他症状：口咽和腭肌运动障碍使讲话缓慢，音量低，流涎，严重时吞咽困难；常见皮脂腺、汗腺分泌亢进引起“脂颜”，多汗，消化道蠕动障碍引起顽固性便秘，交感神经功能障碍导致直立性低血压；部分患者晚期出现轻度认知功能减退，常见抑郁及视幻觉，通常不严重。

知识点3：帕金森病的诊断依据 副高：了解 正高：熟悉

帕金森病的主要诊断依据为：①中老年发病，缓慢进行性病程。②静止性震颤、肌强直、运动迟缓、步态姿势障碍四项主要症状及体征中至少具备两项，前两项至少具备其中之一；症状不对称。③左旋多巴治疗有效。④无眼外肌麻痹、小脑体征、直立性低血压、锥体系损害和肌萎缩等。

知识点4：帕金森病的鉴别诊断 副高：了解 正高：熟悉

（1）遗传性帕金森综合征：①肝豆状核变性，可引起帕金森综合征。青少年时期发病，震颤在随意运动时加重，静止时减轻。有肝损害和角膜K-F环，血清铜和铜蓝蛋白水平降低可帮助鉴别。②亨廷顿病，常染色体显性遗传病。少数患者可表现为肌强直和运动减少。根据家族史和进行性痴呆可鉴别，遗传学检查可确诊。

（2）特发性震颤：起病早，约1/3有家族史。震颤为姿势性或动作性，表现为点头或摇头，无肌强直和动作减少，饮酒或服用普萘洛尔（心得安）可使症状显著减轻。

（3）伴帕金森样表现的神经系统变性疾病：①弥散性路易体病，痴呆、幻觉、帕金森综合征运动障碍是其临床特征；有迅速进展的痴呆，对左旋多巴反应差。②Shy-Drager综合征，自主神经症状突出，表现为直立性低血压、无汗、排尿障碍和阳痿等，以及锥体束、下运动神经元和小脑功能缺陷体征等。③橄榄桥小脑萎缩，进行性核上性麻痹，皮质基底核变性，纹状体黑质变性等均很少见，左旋多巴疗效欠佳，神经专科鉴别也较困难。

知识点5：帕金森病的处理要点 副高：了解 正高：熟悉

（1）药物治疗：是帕金森病的主要治疗方法，需终生服药，可改善症状，但不能阻止其进展。常用药物包括：①抗胆碱药物；②金刚烷胺；③左旋多巴及复方左旋多巴；④多巴胺（DA）受体兴奋剂；⑤其他新药。

（2）外科治疗：①苍白球或丘脑底核损毁或切除术；②脑深部电刺激：适用于药物治疗失败、不耐受药物以及顽固异动症者，术后仍需服药；③干细胞移植结合基因治疗。

知识点6：帕金森病的健康指导 副高：了解 正高：熟悉

（1）首先应使患者和家属认识到，帕金森病是一种慢性进展性疾病，病因不明，目前尚无预防和根治方法。

（2）早期轻症患者，毋需服药，可鼓励患者适当活动和体育锻炼。

（3）进入药物治疗阶段，应遵医嘱，坚持按量服药；尽量使患者了解药物可能的不良反应，如有异常应及时就医。

（4）对中晚期患者，适时指导日常生活帮助，如设在房间、卫生间的扶手，防滑橡胶桌垫，大把手餐具等，并对患者语言、进食和行走等进行日常生活训练，改善患者的生活质量。

（5）加强晚期卧床患者的护理，减少肺炎、压疮及营养不良等并发症。

第二节　老年性痴呆

知识点1：老年性痴呆的概念　　副高：了解　正高：熟悉

痴呆是由于大脑多方面高级精神功能减退而产生的综合征。是一种获得性进行性认知功能障碍综合征，即在无意识障碍的情况下在认知、记忆、语言、视空间技能、情感或人格五项心理活动中有认知和记忆功能障碍，以及后三项中至少一项功能受损，且影响其社会、生活、职业功能。

知识点2：常见的痴呆类型　　副高：了解　正高：熟悉

在我国，阿尔茨海默病（AD）和血管性痴呆（VD）是最常见的两种痴呆。混合型痴呆多指AD和VD共存。

知识点3：老年性痴呆的临床表现　　副高：了解　正高：熟悉

（1）早期表现：记忆障碍是典型首发征象，先是近记忆障碍，当天的事、刚做的事或说的话不能记忆，常只被家人注意到；随后远记忆力也下降，由于记忆不清而捏造和虚构事物。认知障碍：表现为学习新知识及社交能力下降，口语量少，交谈能力下降；计算力减退，表现为算错账、付错钱；视空间障碍表现为穿衣手不能伸进袖子，迷路或不认家门；不能进行正常工作或家庭理财。

（2）晚期表现：精神症状突出，如抑郁、淡漠、焦躁、偏执狂等；也可有幻想或妄想，行为古怪，如怀疑子女偷自己的财物，怀疑自己年老的配偶有外遇；主动性减少，自言自语，害怕单独待在家里；忽略进食或贪食，常见失眠或夜间谵妄。部分病例出现癫痫发作，以后出现缄默症、尿便失禁和卧床状态等。典型者出现症状后5～10年死亡。

知识点4：老年性痴呆的鉴别诊断　　副高：了解　正高：熟悉

（1）额颞痴呆、路易体痴呆等神经变性痴呆。

（2）抑郁症：发病日期比较明显，常常伴随其他精神症状，认知功能衰退并不全面，尚能保持较好的注意力、记忆力和计算力，对检查有明显的不配合倾向，服用抗抑郁药症状可改善。

（3）轻度认知障碍：仅有记忆障碍，无其他认知障碍；部分患者症状可能是AD的早期表现。

（4）皮质下动脉硬化性脑病：影像学表现为大脑前部或脑室周围皮质下白质缺血性损

害，常首先表现为步态异常。特点是虽无肌无力或共济失调，但站立不稳，起步困难，行走缓慢。数周或数月内进展，逐渐出现痴呆症状。

（5）常染色体显性遗传脑动脉病合并皮质下梗死和白质脑病，多于35～45岁发病，多无高血压史，常有家族史，是由Notch 3基因突变所致。临床表现为反复出现短暂性脑缺血发作（TIA）、皮质下梗死及腔隙性梗死，可伴偏头痛、痴呆、假性球麻痹、抑郁及尿便失禁。基因检测可确诊。

知识点5：老年性痴呆的处理要点　　副高：了解　正高：熟悉

（1）药物治疗：①对于AD，目前尚无特效治疗可逆转脑功能缺损或阻止病情进展。临床可应用胆碱乙酰转移酶抑制剂、NMDA受体阻断剂。②VD的预后相对较好，应争取早期诊治。③控制精神症状：可给予抗抑郁药和抗精神病药。④神经保护剂：可用维生素C、维生素E，钙通道阻滞剂如尼莫地平、氟桂利嗪等也可使用。

（2）非药物治疗：①鼓励患者尽量维持生活能力和参与社会活动，加强家庭和社会对患者的照顾和帮助。②进行康复治疗和功能训练。③定向障碍和视空间障碍的患者应减少外出，以防意外。

知识点6：老年性痴呆的健康指导　　副高：了解　正高：熟悉

（1）注意营养，保证足够的维生素和蛋白质摄入。

（2）避免精神刺激，预防脑外伤、感染及中毒。

（3）注意智力训练，以延缓大脑老化。

（4）控制脑动脉硬化的危险因素，如防治高血压、糖尿病、高血脂以及戒烟、减肥等，可间接预防脑血管痴呆的发生；一旦发生缺血性脑梗死，要尽早治疗，最大限度地缩小梗死面积，并预防再梗死的发生。

第三节　精神分裂症

知识点1：精神分裂症的概念　　副高：了解　正高：熟悉

精神分裂症是一组常见的、原因未明的精神疾病。多见于青壮年，表现为感知、思维、情感、行为等多方面障碍和精神活动的不协调。病程进展缓慢多迁延，若不及时治疗有发展为衰退的可能。一般意识清晰，无智能缺损。

知识点2：精神分裂症的分型　　副高：了解　正高：熟悉

精神分裂症的症状极其复杂多样，国际疾病分类第11版（ICD-11）将其分为9个类型。

（1）偏执型：最常见，多起病于中青年，以明显的妄想或幻觉为主。有些患者在发病后相当长一段时间内仍可维持正常工作，一般疗效较好。

（2）青春型：多在青年期发病。起病较急，病情发展快，以思维、行为紊乱为主，间有片段的幻觉、妄想，常有不协调性精神运动性兴奋（称为青春性兴奋）。部分患者治疗效果较差。

（3）紧张型：较少见，多起病于青壮年，以紧张症状群为主，也可与不协调性精神运动性兴奋（称为紧张性兴奋）交替出现，一般效果较好。

（4）未分化型：符合精神分裂症的诊断标准；未满足偏执型、青春型或紧张型的亚型标准；未满足残留性精神分裂症或精神分裂症后抑郁的标准。包含非典型精神分裂症。

（5）精神分裂症后抑郁：这是一种发生在精神分裂性疾病的余波之中的抑郁发作，病程可迁延。仍须存在某些精神分裂症的症状，但它们已不构成主要临床相。

（6）残留型：为精神分裂症的慢性期，疾病明显地从早期进入晚期，以长期、但并非不可逆转的“阴性”症状为特征。

（7）单纯型：多发病于青少年，潜隐发病，早期常不易被发现，以思维贫乏、情感淡漠和意志缺乏为主，预后较差。

（8）其他。

（9）精神分裂症，未特定。

知识点3：精神分裂症的诊断标准　　副高：了解　正高：熟悉

国际疾病分类第11版（ICD-11）诊断标准如下。

（1）思维鸣响，思维插入或思维被撤走以及思维广播。

（2）明确涉及躯体或四肢运动，或特殊思维、行动或感觉的被影响、被控制或被动妄想；妄想性知觉。

（3）对于患者的行为进行跟踪性评论，或彼此对患者加以讨论的幻听，或来源于身体某一部分的其他类型的听幻觉。

（4）与文化不相称且根本不可能的其他类型的持续性妄想，如具有某种宗教或政治身份，或超人的力量和能力（例如能控制天气，或与另一世界的外来者进行交流）。

（5）伴有转瞬即逝的或未充分形成的无明显情感内容的妄想，或伴有持久超价观念，或连续数周或数月每日均出现的任何感官的幻觉。

（6）思潮断裂或无关的插入语，导致言语不连贯，或不中肯或词语新作。

（7）紧张性行为，如兴奋、摆姿势，或蜡样屈曲、违拗、缄默及木僵。

（8）“阴性”症状，如显著的情感淡漠、言语贫乏、情感反应迟钝或不协调，常导致社会功能的下降，但必须排除这些症状并非由抑郁症状或神经阻滞剂治疗所致。

（9）个人行为的某些方面发生显著持久的总体性质的改变，表现为丧失兴趣、缺乏目标、懒散、自我专注及社会退缩。

诊断精神分裂症通常要求在一个月或以上时期的大部分时间内确实存在属于上述（1）~（4）中至少一个（如不甚明确常需两个或多个症状）或（5）~（9）中来自至少两组症状群中的十分明确的症状。符合此症状要求但病程不足一个月的状况（无论是否经过治疗）应首先诊断为急性精神分裂症样精神病性障碍，如症状持续更长的时间再重新归类为精神分裂症。

知识点4：精神分裂症的处理要点	副高：了解 正高：熟悉

（1）对疑似或初步诊断为精神分裂症的患者，应向家属或陪诊者说明尽快转往精神专科医院诊治。

（2）对有明显的兴奋症状，冲动、自伤或自杀行为者，要采取措施，严加保护、看管，不可疏忽大意，以免出现危险。

（3）为控制兴奋躁动、冲动行为等，可注射镇静催眠剂如地西泮，或抗精神病药如氟哌啶醇5～10mg或奋乃静5～10mg肌内注射，并立即转精神病专科医院。

（4）症状不严重，危险性不大的患者也应在专科医师指导下予以足量、足疗程的抗精神病药治疗，如奋乃静、氯丙嗪、舒必利、利培酮、喹硫平、奥氮平、阿立哌唑等。

知识点5：精神分裂症的健康指导	副高：了解 正高：熟悉

（1）对疑似症状者，应教育患者和家属早期就诊、早期干预，不要讳疾忌医。对疑似或初步诊断为精神分裂症的患者，应向家属或陪诊者说明尽快转往精神专科医院诊治。

（2）对已婚生育期患者，在精神症状没有缓解前不宜生育，或向专科医师寻求遗传咨询。

（3）对经过专科医院住院或系统药物治疗后恢复的患者，要进行预防复发的宣传教育，要坚持服药以巩固疗效。一般初次发病者维持服药2年，再次复发者2～5年，复发3次以上者多需终身服药。

（4）维持服药的种类和剂量，应在专科医师指导下进行，尽量选择不良反应少的药物，以增强患者服药的依从性。

（5）对患者和家属进行心理干预，减少来自家庭环境中的不良应激，提高患者的应对能力，对减少复发、巩固疗效具有重要作用。

（6）对恢复期患者，要创造条件尽量参加一些力所能及的工作或劳动，以减少社会隔离，促进患者全面康复，回归社会。

（7）精神分裂症复发概率较高，其治疗效果与病程长短相关，病程越长、复发次数越多，疗效越差，因此早期发现、早期诊断和早期治疗是争取较好疗效的关键。病愈后，巩固所取得的疗效是预防复发的关键。如果按医嘱坚持服药，正确处理心理应激，完善家庭和社会支持系统，加强对患者的照管，包括对患者进行症状自我监控、药物自我处置、技能训练和生活、社交、职业技能训练，对于巩固疗效，防止复发，促进回归社会很有益处。

第四节　抑　郁　症

知识点1：抑郁发作的概念　　副高：了解　正高：熟悉

心境障碍是以显著而持久的情感高涨或低落为基本特征的一类精神疾病。伴有相应的思维和行为改变，有反复发作倾向，间歇期精神状态基本正常，预后一般较好，少数患者可有残留症状或转为慢性。其中情感低落者，即为抑郁发作。

知识点2：抑郁发作的症状　　副高：了解　正高：熟悉

抑郁发作的表现可分为核心症状、心理症状群与躯体症状群三个方面。

（1）核心症状：抑郁发作是以抑郁为特征的疾病状态。其特点为：情绪低落、思维缓慢、语言动作减少和迟缓。其发作形式：轻型抑郁症，无精神病症状抑郁症，有精神病症状抑郁症，复发性抑郁症。抑郁的核心症状包括心境或者情绪低落、兴趣缺乏及乐趣丧失，诊断抑郁状态时至少应该包括此3个症状之中的一个。

（2）心理症状群：抑郁发作包含许多心理学症状，可以分为心理学伴随症状（焦虑、自责自罪、精神病性症状、认知症状及自杀观念和行为，自知力等）和精神运动性症状（精神运动性兴奋与精神运动性激越等）。

（3）躯体症状群：睡眠紊乱，食欲紊乱，性功能减退，非特异性躯体症状如疼痛、周身不适、自主神经功能紊乱等。

知识点3：抑郁发作的分类　　副高：了解　正高：熟悉

（1）轻度抑郁发作：至少存在三大核心症状中的两条，再加上至少两条其他常见症状。所有症状都不应达到重度。轻度抑郁发作的患者通常为症状困扰，继续进行日常的工作和社交活动有一定困难，但对患者的社会功能影响不大。

（2）中度抑郁发作：至少存在三大核心症状中的两条，再加上至少三条（最好四条）其他症状。通常，中度抑郁患者继续进行工作、社交或家务活动有相当困难。

（3）重度抑郁发作，不伴有精神病性症状：重度抑郁发作患者常表现出明显的痛苦或激越。如迟滞为突出特征，上述表现可不明显。自尊丧失、无用感、自罪感可以很突出。在极严重的病例，自杀是显而易见的危险。重度抑郁发作中几乎总是存在躯体症状。

（4）重度抑郁发作，伴精神病性症状：符合重度抑郁发作，并且存在妄想、幻觉或抑郁性木僵。妄想一般涉及自罪、贫穷或灾难；听幻觉常为诋毁或指责的声音；嗅幻觉多为污物腐肉的气味。

以上4种不同严重程度抑郁的诊断均要求至少持续2周。

知识点4：抑郁症的处理要点 副高：了解 正高：熟悉

（1）加强安全护理。对抑郁发作者，防止其接触危险物品和环境，以免出现自伤和自杀行为。

（2）严重抑郁发作，或抑郁、躁狂发作频繁，或抑郁、躁狂症状混杂者，处理较为困难，应及时转往精神专科医院治疗。

（3）轻度抑郁发作，宜在专科医师指导下，抑郁时应用抗抑郁药，如氯米帕明（氯丙米嗪）、氟西汀、文拉法辛（万拉法新）、曲唑酮、米塔扎平（米氮平）、噻奈普汀、吗氯贝胺、贯叶连翘提取物（路优泰）等；伴焦虑者可配合应用某些抗焦虑药，如氯硝西泮、劳拉西泮、阿普唑仑、丁螺环酮等；伴精神病性症状可并用抗精神病药；伴失眠者应予对症处理。

（4）所有药物治疗宜在精神专科医师指导下从小剂量和单一用药开始，注意监测药物的不良反应并及时处理。

知识点5：抑郁症的健康指导 副高：了解 正高：熟悉

（1）加强对患者及家属的心理健康教育，尤其是要锻炼和提高对应激的承受能力，正确处理生活事件，以减少复发诱因。

（2）注意复发先兆，如出现情绪改变或睡眠障碍等，应及时求助专科医师。

（3）对单相抑郁发作者，为防止病情反复，在恢复期应坚持服药，巩固疗效。维持用药时间视发作次数而定，一般首次发作服药6～8个月，再次发作服药2～3年，如情况稳定良好可逐渐减量试行停药；多次发作需长期维持治疗。

（4）对兼有抑郁和躁狂发作者，恢复期内也应在专科医师指导下，调整用药种类和剂量，以防止发作类型的转化和复发。

（5）心理治疗要贯穿于整个治疗过程中。要将疾病知识教给患者，使其能正确对待所患疾病，告诉患者此症通过治疗是完全可以恢复的，使其对治疗充满信心；要让患者放下思想负担，转移其对疾病症状的过度关注。

（6）心境障碍也是具有高复发风险的疾病，多呈发作性病程，一些患者间歇期可以完全正常。根据诊断类型，按医嘱选用有效药物维持治疗，减少心理应激或生活事件对患者的困扰，可以在很大程度上减少复发，或者不复发。

第五节 癔　　症

知识点1：癔症的概念与特点 副高：了解 正高：熟悉

癔症又称分离（转换）性障碍或歇斯底里，其共同特点是部分或完全丧失了对过去的记忆、身份意识、即刻感觉以及身体运动控制四个方面的正常整合。它是在自身性格的基础上，由明显的心理社会因素如生活事件、内心冲突、强烈的情绪体验、暗示或自我暗示等引起的一组精神疾病。

知识点2：癔症的临床表现　　副高：了解　正高：熟悉

（1）分离性遗忘、分离性漫游、分离性木僵和出神与附体障碍：可以表现为情感暴发，意识范围缩小，无目的漫游，选择性遗忘，自我身份识别障碍，鬼神附体感，假性痴呆，或精神病样症状如行为幼稚、动作矫饰、哭笑无常、片断的幻觉或妄想等。

（2）分离性运动和感觉障碍：可为躯体运动不能，如肢体瘫痪、不能站立或行走、抽搐发作等；躯体感觉受损，如失明、失声、失聪或某种皮肤感觉部分或全部丧失；其他感觉异常，如咽部异物感等，但缺乏神经解剖基础。

（3）其他分离（转换）性障碍：包括甘瑟综合征（Ganser综合征），特征是"近似回答"，常伴有其他几种分离性症状，其发生背景提示有心理原因存在；多重人格障碍，基本特征是，同一个体具有两种或更多完全不同的人格，但在某一时间，只有其中之一明显。每种人格都是完整的，有自己的记忆、行为、偏好，可与单一的病前人格完全对立。

知识点3：癔症的诊断要点　　副高：了解　正高：熟悉

（1）在分离（转换）性障碍中分别标明的各种障碍的临床特征。

（2）没有可以解释症状的躯体障碍证据。

（3）有心理致病的证据，表现在时间上与应激性事件、问题或紊乱有明确的联系（即使患者否认这一点）。

知识点4：癔症的处理要点　　副高：了解　正高：熟悉

（1）分离（转换）性障碍发作时，如能确诊应尽量避免反复询问病史和反复检查，以免造成不良暗示。

（2）治疗中宜将家属撤离患者身旁，避免患者家属流露出紧张情绪和过分地给予患者照顾，但应注意护理以免发生意外。

（3）采用心理治疗，措施为：①让患者知道所患疾病是功能性的，而非器质性的，是可以治愈的。②引导患者认识病因，分析病因与症状的关系。③根据不同诱因和病情，采用支持性、解释性、分析性或暗示性心理治疗，增强患者的认知能力、面对现实和解决冲突的能力，改善个性和人际关系。

（4）配合药物治疗，以控制和缓解精神症状，改善情绪，以便有效地进行心理治疗，如口服或注射镇静催眠剂、抗精神病药或抗焦虑药等。对严重者或反复发作的患者，宜尽早转往精神专科医院治疗。

（5）针对躯体症状可给予针刺或电刺激等物理性治疗，配合言语暗示和功能训练，促进恢复。

知识点5：癔症的健康指导 副高：了解 正高：熟悉

（1）加强心理健康教育，正确认识自身个性缺陷，塑造健全性格。

（2）正确对待应激和所遇生活事件，学会心理防御，增强应对能力，以提高精神免疫功能，更好地适应社会。

（3）教育患者症状恢复后，应借助自己暗示性高的特点，主动克服自我消极性暗示即易助长症状复发的一面，努力增强自我积极性暗示即易抵抗症状复发的一面，以保持病情稳定，防止疾病复发。

第三十一章　急性中毒

第一节　细菌性食物中毒

知识点1：急性食物中毒的概念　　副高：熟悉　正高：熟练掌握

急性食物中毒是指健康人进食了含有致病菌、生物性或化学性毒物及动植物天然毒素的食物而引起的，以急性感染或中毒为主要临床特征的疾病。

知识点2：急性食物中毒的分类　　副高：熟悉　正高：熟练掌握

急性食物中毒根据病原物质可分为细菌性食物中毒、化学类食物中毒（砒霜、亚硝酸盐、灭鼠药、除草剂等中毒）、植物类食物中毒（毒蕈、发芽马铃薯等中毒）、动物类食物中毒（河豚、鱼胆等中毒）。其中细菌性食物中毒是食物中毒中最常见的。我国发生的细菌性食物中毒以沙门菌属、变形杆菌属、葡萄球菌肠毒素、副溶血性弧菌、肉毒梭状芽胞杆菌毒素、嗜盐杆菌食物中毒较常见。

知识点3：细菌性食物中毒的特点　　副高：熟悉　正高：熟练掌握

细菌性食物中毒的流行特点包括：①发病率高、病程短、病死率低；②夏秋季节发病率高；③动物性食品是引起细菌性食物中毒的主要食品。

知识点4：细菌性食物中毒的临床表现　　副高：熟悉　正高：熟练掌握

（1）胃肠型食物中毒：以急性胃肠炎为主要表现，夏秋季多见。起病急、病程短，恢复快。常见细菌有沙门菌、金黄色葡萄球菌、嗜盐杆菌、变形杆菌等。常表现为腹痛、腹泻，呕吐，严重者可有脱水、酸中毒、休克等。

（2）神经型食物中毒：多为进食肉毒杆菌外毒素污染的食物（如罐头、火腿、腌肉、腊肠或密封而发酵的食品等）。以神经系统症状（如眼肌、咽肌瘫痪）为主要特征，视物模糊、上睑下垂、复视，吞咽、咀嚼、发音困难，重者出现呼吸肌麻痹、呼吸困难、呼吸衰竭。病程长，病死率高达30%以上。

知识点5：细菌性食物中毒的诊断要点	副高：熟悉 正高：熟练掌握

（1）进食可疑被污染食物史，多有集体发病情况。

（2）实验室检查：多次细菌培养出同一种病原菌。

知识点6：细菌性食物中毒的处理要点	副高：熟悉 正高：熟练掌握

（1）清除毒物：对无恶心、呕吐、腹泻者立即予以催吐洗胃，用压舌板刺激咽后壁，或用吐根糖浆催吐，可用活性炭吸附有毒物质，并口服硫酸镁导泻，必要时插胃管彻底洗胃。

（2）维持水、电解质平衡：由于呕吐和腹泻丢失大量水及电解质，首先予以口服补液，鼓励患者多喝糖盐水或口服补液盐溶液，对不能口服者应予以静脉滴注等渗葡萄糖注射液或生理盐水，脱水严重者可快速滴注，收缩压恢复至90mmHg后，应减慢输液速度。如有酸中毒、低钾血症等应予以纠正。

（3）应用特异解毒剂：对诊断为肉毒杆菌毒素食物中毒者，应尽早给予多价肉毒抗毒素血清治疗，越早越好。注射前应做皮肤过敏试验（皮试），皮试阳性者需进行脱敏注射。

（4）对症支持治疗：腹痛明显者，可给予阿托品0.5mg肌内注射；高热患者，首选给予物理降温，必要时可加用糖皮质激素；烦躁不安、抽搐频繁者可肌内注射地西泮；感染严重者，予以抗生素治疗；呼吸困难者给氧；吞咽困难者鼻饲饮食。

知识点7：细菌性食物中毒的转诊事项	副高：熟悉 正高：熟练掌握

细菌性食物中毒一般都多人同时发病，应赴现场急救。一边抢救患者，一边协助查明引起中毒的细菌或毒素，并立即切断食物中毒途径，报告当地防疫部门。对轻患者就地治疗，对危重患者经现场急救后，需转送医院进一步治疗。如有大批患者中毒，应遵照先重后轻的原则，按病情轻重次序转送。

在转送过程中，患者取平卧位，应备有盛呕吐物的容器；昏迷者应使其头偏向一侧，保持呼吸道通畅；继续现场未完的治疗措施，并对症处理；途中严密观察患者的生命体征，并做好记录，送达医院时应向接诊医师认真交班。如收集了患者的可疑食物等标本，应同时移交接诊医师，以便必要时作为病因诊断或进行特殊检验的标本。

第二节 有机磷类农药中毒

知识点1：有机磷农药中毒的概念	副高：熟悉 正高：熟练掌握

有机磷类农药主要是用作杀虫剂，在其生产、包装、贮存、使用过程中易引起中毒。生活中可由于误服、自服而中毒。

知识点2：有机磷农药的作用机制　　副高：熟悉　正高：熟练掌握

有机磷农药可经胃肠道、呼吸道及完整的皮肤黏膜吸收，吸收后迅速随血液和淋巴循环分布到全身各组织器官。有机磷在体内可抑制许多酶的活性，但主要作用机制是抑制胆碱酯酶的活性。有机磷进入体内后，其磷酸根迅速与神经系统的胆碱酯酶结合，形成磷酸化胆碱酯酶，使之失去水解乙酰胆碱的作用，导致乙酰胆碱蓄积，使胆碱能神经系统功能亢进，临床出现"胆碱能危象"一系列表现。

知识点3：有机磷农药中毒的诊断要点　　副高：熟悉　正高：熟练掌握

（1）中毒史。

（2）实验室检查：全血胆碱酯酶活性减低。

知识点4：有机磷农药中毒的症状　　副高：熟悉　正高：熟练掌握

急性中毒发病时间与毒物品种、剂量和侵入途径密切相关。

（1）胆碱能危象：是急性有机磷农药中毒的典型表现。包括①毒蕈碱样症状；②烟碱样症状；③中枢神经系统症状。

（2）中间型综合征（IMS）：是指急性有机磷杀虫药中毒所引起的一组以肌无力为突出表现的综合征，因其发生时间介于胆碱能危象与迟发性神经病之间，故称为中间综合征。急性中毒后24～96小时呼吸肌麻痹、气促，呼吸浅速，常迅速发展为呼吸衰竭而突然发生死亡。

（3）症状复发（也叫反跳现象）：乐果和马拉硫磷口服中毒，可在数日至一周后突然再次昏迷，肺水肿或突然死亡。可能与残留有机磷杀虫药重新吸收或解毒药停用过早有关。

（4）局部损害：如过敏性皮炎，可出现水疱和剥脱性皮炎。结膜充血和瞳孔缩小；个别中毒者，在中毒症状消失后2～3周，引起感觉、运动神经多发病变，出现迟发性多发性神经炎。主要表现为肢体末端烧灼、疼痛、麻木，及下肢无力、瘫痪、四肢肌肉萎缩等异常。

知识点5：毒蕈碱样（M样）症状临床表现　　副高：熟悉　正高：熟练掌握

毒蕈碱样（M样）症状是胆碱能神经节后纤维与效应器的突触间隙乙酰胆碱蓄积所致。其表现如下。

（1）腺体分泌亢进：口、鼻、呼吸道、消化道等处腺体及汗腺分泌亢进，出现多汗、流涎、口鼻分泌物增多及肺水肿等。

（2）平滑肌痉挛：气管、支气管、消化道及膀胱逼尿肌痉挛，可出现呼吸困难、恶心呕吐、腹痛、腹泻及尿失禁等。

（3）瞳孔缩小：动眼神经末梢乙酰胆碱堆积引起的虹膜括约肌收缩，使瞳孔缩小，重者呈针尖样瞳孔。

（4）心血管功能抑制：心动过缓、血压下降和心律失常。

知识点6：烟碱样（N样）症状临床表现 副高：熟悉 正高：熟练掌握

烟碱样（N样）症状是乙酰胆碱作用于自主神经节、肾上腺髓质和运动神经所致。交感神经节和肾上腺髓质兴奋时，可出现血压升高及心动过速，常掩盖毒蕈碱样作用所致的血压降低和心动过缓。运动神经兴奋时，表现为肌束震颤、肌肉痉挛。转入抑制时出现肌无力、麻痹、呼吸肌麻痹，可危及生命。

知识点7：中枢神经系统症状临床表现 副高：熟悉 正高：熟练掌握

中枢神经系统症状是脑内乙酰胆碱的蓄积所致。早期出现头晕、头痛、倦怠乏力，后期出现烦躁不安、言语不清及不同程度的意识障碍。重者发生脑水肿，癫痫样抽搐，甚至呼吸中枢麻痹。

知识点8：有机磷中毒的分级 副高：熟悉 正高：熟练掌握

（1）轻度中毒：以M样症状为主，出现头晕、头痛、恶心呕吐、多汗、胸闷、视物模糊、无力等症状，瞳孔可能缩小。全血胆碱酯酶活性一般在50%～70%（正常人胆碱酯酶活力为100%）。

（2）中度中毒：除以上症状外，M样症状加重，出现N样症状，主要还出现肌束震颤、瞳孔缩小、轻度呼吸困难、流涎、腹痛、腹泻、步态蹒跚，意识清楚或模糊。全血胆碱酯酶活性一般在30%～50%。

（3）重度中毒：除以上M、N样症状外，出现肺水肿、昏迷、抽搐、呼吸麻痹或脑水肿。全血胆碱酯酶活性一般在30%以下。

知识点9：有机磷中毒的并发症 副高：熟悉 正高：熟练掌握

（1）肺部感染：呼吸道及肺泡腺体分泌增加引起肺水肿，或昏迷患者呕吐物吸入肺内，均易并发肺炎。

（2）脑水肿：以下情况应考虑脑水肿：①应用足量解毒剂后，其他症状已明显好转，而意识障碍仍不见好转；②球结膜充血、水肿，两侧瞳孔不等大或眼底视盘（视神经乳头）水肿；③有中枢性呼吸衰竭表现，如呼吸节律异常或暂停等；④相对的脉搏变慢，而血压升高；⑤频繁发生喷射性呕吐。

（3）中间综合征：一般出现在危象消失后1～4日内，出现以肢体近端肌肉、脑神经支配的肌肉以及呼吸肌无力为特征的临床表现，如肢体软弱无力、抬头困难，可因呼吸肌麻痹死亡。

（4）迟发性周围神经病：危象消失后2～3周出现肢体感觉异常、下肢痛、麻痹，再发展到上肢感觉障碍。

知识点10：有机磷农药中毒的处理要点　　副高：熟悉　正高：熟练掌握

（1）清除毒物和防止毒物继续吸收：立即使患者脱离中毒现场，脱去污染衣服，用肥皂水彻底清洗。经口服中毒者立即行催吐、洗胃、导泻、注入活性炭以吸附毒物。

（2）应用特效解毒剂：①阿托品；②胆碱酯酶复能剂。

（3）血浆置换、血液灌流。

（4）对症支持：呼吸肌麻痹者应立即行气管插管或气管切开，给予机械通气，维持呼吸功能，并防治呼吸道感染，积极防治脑水肿等并发症。

知识点11：特效解毒剂——阿托品　　副高：熟悉　正高：熟练掌握

阿托品能减轻乙酰胆碱蓄积所引起的毒蕈碱样症状和中枢神经系统症状，对呼吸中枢有兴奋作用，但对烟碱样症状和胆碱酯酶复能没有作用。应用注意事项如下。

（1）应用原则：遵循早期、足量、反复给药，快速达到阿托品化和维持足够时间的原则。

（2）用法：阿托品化所需剂量各个中毒患者相差很大，中毒严重者耐受量大。阿托品化的表现为皮肤干燥，面色潮红，口干，瞳孔散大，心率增快（达120～140次/分），腺体分泌减少，肺部啰音消失，意识障碍减轻。达到阿托品化后应减量维持并逐步减量、停药。

（3）防止阿托品中毒：阿托品中毒表现为瞳孔散大，过度兴奋或烦躁、谵妄、幻觉、双手抓空、乱喊乱叫，呼吸快而浅，心率增快，血压升高，高热，皮肤潮红干燥，腹胀、肠鸣音消失，尿潴留，严重者亦可发生肺水肿、呼吸中枢麻痹而死亡。阿托品中毒后，应立即停用阿托品，使用利尿剂促进排泄，或肌内注射毛果芸香碱5mg，必要时可重复。

知识点12：特效解毒剂——胆碱酯酶复能剂　　副高：熟悉　正高：熟练掌握

胆碱酯酶复能剂如碘解磷定、氯解磷定和双复磷，其作用是恢复被有机磷抑制的胆碱酯酶活性，从而减轻烟碱样症状，与阿托品合用有很好的互补增效作用。

知识点13：有机磷农药中毒的转诊事项　　副高：熟悉　正高：熟练掌握

对口服剂量大的中、重度中毒患者，初步处理后紧急转送上级医院，进行彻底洗胃和进一步处理。

转诊过程中，患者取平卧位，吸氧并保持呼吸道通畅，继续给予阿托品及胆碱酯酶复能剂治疗，严密观察生命体征，予以对症处理并做好记录，送达医院时，应与接诊医师认真交班，报告现场处理经过。

第三节 镇静催眠药物中毒

知识点1：镇静催眠药物中毒的概念 副高：熟悉 正高：熟练掌握

镇静催眠药物中毒是指一次性或短时间内服用大剂量具有镇静催眠作用的药物引起的以中枢神经系统抑制为主要症状的急性疾病。患者出现中枢神经系统广泛抑制，皮质下中枢（间脑、中脑、脑桥）的抑制顺序是自上而下，脊髓自上而下逐渐受到抑制。

知识点2：镇静催眠药物中毒的临床表现 副高：熟悉 正高：熟练掌握

镇静催眠药物中毒临床表现为意识丧失、反射消失、呼吸抑制、周围血管扩张引起休克，严重者可导致死亡。

知识点3：镇静催眠药物中毒的原因 副高：熟悉 正高：熟练掌握

中毒原因常为药物滥用、误服和自杀而服。中毒途径绝大多数为口服，少数为静脉或肌内注射。

知识点4：常用的镇静催眠药物 副高：熟悉 正高：熟练掌握

常用镇静催眠药物包括：①苯二氮䓬类（地西泮、硝西泮、艾司唑仑、氯氮䓬等）；②巴比妥类（苯巴比妥、异戊巴比妥、司可巴比妥、硫喷妥钠等）；③其他（水合氯醛、甲喹酮、眠尔通、苯妥英钠等）。

知识点5：镇静催眠药物中毒的诊断要点 副高：熟悉 正高：熟练掌握

（1）有服镇静催眠药病史。

（2）依中枢神经系统受抑制表现，可分为轻、中、重度。①轻度中毒：嗜睡、定向力障碍、步态不稳、言语不清，查体可无异常发现。②中度中毒：浅昏迷，不能回答问话。呼吸浅而慢，角膜反射、咽反射存在。③重度中毒：深昏迷、生理反射消失，病理反射阳性，呼吸慢、不规则，脉细，心律失常，血压下降，体温降低，休克，呼吸衰竭，严重者死亡。

（3）胃内容物、尿、血、呕吐物毒物分析可发现该类药物，并可测出血药浓度。

知识点6：镇静催眠药物中毒的处理要点 副高：熟悉 正高：熟练掌握

（1）维持有效气体交换和血容量。

（2）清除毒物：经口服中毒，清醒者给予催吐和洗胃，昏迷者宜插管洗胃。洗胃液宜选用温清水，洗胃后经胃管注入活性炭，并用硫酸钠导泻，以减少药物的吸收。忌用硫酸镁，因镁剂可加重对中枢神经系统的抑制作用。

（3）特效治疗：氟马西林（安易醒）为苯二氮䓬类阻断剂，能竞争性结合到苯二氮䓬类受体部位逆转或减轻中枢神经系统抑制。注意氟马西林剂量过大可发生抽搐。

（4）对症支持疗法：低体温者注意保温；心律失常者予以心电监护，必要时给予抗心律失常药物治疗；可适当选用呼吸兴奋剂，如贝美格、茚防己毒素、尼可刹米、戊四氮，具有促进清醒和兴奋中枢的作用；静脉注射纳洛酮有助于缩短昏迷时间；预防性应用抗生素，以防继发感染。

（5）促进已吸收药物的排出：①强力利尿，选用呋塞米或甘露醇。②碱化尿液，静脉注射5%碳酸氢钠，可促进巴比妥经肾脏排泄。③部分镇静催眠药物中毒可采用血液透析或血液灌流治疗。

（6）治疗并发症：并发肺炎者，应常翻身、拍背、排痰，针对性应用抗生素。急性肾衰竭者应及时纠正休克。进入无尿期者应注意水电解质平衡。

知识点7：镇静催眠药物中毒的转诊事项　　副高：熟悉　正高：熟练掌握

对中度和重度镇静催眠药物中毒患者，急救处理后应转送上级医院进一步治疗。

搬运和转送过程中，将中毒者保持仰卧位，头偏向一侧，保持呼吸道通畅，注意呼吸、血压、心率和神志等生命体征变化，并做好记录，送达医院时认真向接诊医师交班，如在现场收集到可能误服的毒物标本或其标签，应同时交给接诊医师。

第四节　急性酒精中毒

知识点1：急性酒精中毒的概念　　副高：熟悉　正高：熟练掌握

急性酒精中毒是指饮酒过量引起的以神经精神症状为主的中毒性疾病。严重时可累及呼吸和循环系统，导致意识障碍、呼吸和循环衰竭，甚至危及生命。

知识点2：酒精的作用机制　　副高：熟悉　正高：熟练掌握

酒精（乙醇）可经胃和小肠完全吸收，其中约2/3在十二指肠和空肠吸收，主要在肝内代谢。酒精具有脂溶性，易通过血脑屏障迅速作用于中枢神经系统，血中酒精浓度较低时，酒精作用于脑内突触后膜苯二氮䓬-γ-氨基丁酸受体，减弱了γ-氨基丁酸对中枢的抑制，从而表现为兴奋效应。随着血中酒精浓度的继续增加，兴奋转变成抑制作用，由大脑皮质向下，通过边缘系统、小脑、网状结构到达延髓，表现为共济失调、昏睡和昏迷，进一步发展则会由于抑制心血管运动中枢和呼吸中枢而出现休克和呼吸衰竭，呼吸麻痹是其主要死亡原因。

知识点3：急性酒精中毒的诊断要点　　副高：熟悉　正高：熟练掌握

（1）有饮入过量酒精或酒类饮料史，呼出气中有明显的酒味。

（2）临床表现大致可分为三期。①兴奋期：体内酒精量达20～40ml时，可感觉头痛、欣快、兴奋、语言增多、情绪不稳定，易感情用事或有攻击行为。②共济失调期：体内酒精量达50～100ml时，可出现共济失调，表现为动作笨拙、步态蹒跚、语无伦次、言语含糊不清。③昏睡期：体内酒精量达200ml以上时，即可转入此期，出现面色潮红或苍白，瞳孔散大，体温降低。严重者可出现深昏迷、休克，呼吸变慢，发出鼾声，甚至大小便失禁、抽搐，最后可发生呼吸麻痹甚至死亡。

（3）酒精定性检测：可用血、尿、唾液、呼出气、胃内容物作为标本进行检测。

知识点4：急性酒精中毒的处理要点　　副高：熟悉　正高：熟练掌握

（1）轻症患者不需要特殊处理，可饮热浓糖茶水或咖啡，避免活动以防外伤。中、重症者则应迅速催吐、洗胃，洗胃后注入牛奶、蛋清等保护胃黏膜。

（2）促进氧化代谢：可静脉滴注50%葡萄糖注射液加普通胰岛素，肌内注射维生素B_1、维生素B_6及烟酸。

（3）纳洛酮：可静脉注射纳洛酮0.4～0.8mg，以缩短昏迷时间。

（4）对症支持治疗：兴奋躁狂者可肌内注射地西泮；低血压者给予升压药物；脑水肿者应用脱水剂；呼吸衰竭者给予对症治疗；急性肾衰竭者可行透析治疗，同时要注意保暖，预防吸入性肺炎。

知识点5：急性酒精中毒的转诊事项　　副高：熟悉　正高：熟练掌握

重症酒精中毒患者急救处理后应转送上级医院。转诊过程中应保持呼吸道通畅，吸氧，继续静脉输液，密切观察生命体征。送达医院时，应认真向接诊医师交班。

第五节　急性一氧化碳中毒

知识点1：一氧化碳中毒的概念　　副高：熟悉　正高：熟练掌握

一氧化碳（CO）中毒（俗称煤气中毒）可分为工业生产性中毒和日常生活性中毒两大类。CO吸入呼吸道后，可通过肺泡和毛细血管壁迅速弥散入血，进入血液中的CO约90%与红细胞内血红蛋白可逆性结合，形成碳氧血红蛋白（COHb）。CO与血红蛋白结合的亲和力比氧与血红蛋白的亲和力大250～300倍，而COHb解离速度是氧合血红蛋白的1/3600，因此极易造成组织缺氧。中枢神经系统对缺氧最为敏感，临床上不仅出现严重的脑功能障碍，还可出现脑水肿和颅内压增高，甚至发生脑疝，危及生命。

知识点2：急性一氧化碳中毒的诊断要点　副高：熟悉　正高：熟练掌握

有发生一氧化碳中毒可能的病史，如冬日室内用煤炉取暖等。

知识点3：急性一氧化碳中毒的临床表现　副高：熟悉　正高：熟练掌握

短时间内吸入较低浓度CO后可出现头痛、头晕、心悸、恶心等，吸入新鲜空气后症状可迅速消失。中毒后所表现的急性脑缺氧症状和体征，根据病情轻重可分为三级。

（1）轻度中毒：剧烈头痛、头晕、四肢无力、恶心、呕吐、步态不稳，意识模糊，但无昏迷，当脱离中毒场所，吸入新鲜空气或氧气数小时后，症状可逐渐完全恢复，血中COHb可高于10%。

（2）中度中毒：除以上症状外，面色潮红，口唇呈樱桃红色、多汗、脉搏增快，浅至中度昏迷，血中COHb可高于30%。将患者及时移离中毒现场并急救处理后，可逐渐恢复，一般无明显并发症和后遗症。

（3）重度中毒：意识障碍严重呈深昏迷状态，瞳孔常缩小，四肢肌张力增高，牙关紧闭、腱反射减弱，大小便失禁，血中COHb可高于50%。随着脑水肿加重，昏迷持续或加重，可连续不断地发作去大脑强直，瞳孔对光反射迟钝或消失，高热，血压下降，面色苍白或发绀，四肢发凉，并出现潮式呼吸。

知识点4：迟发性脑病的概念　副高：熟悉　正高：熟练掌握

迟发性脑病是指急性一氧化碳中毒经治疗症状消失，但经过2～30日“假愈期”后，又出现以高位大脑皮质功能不全和运动功能不全为特征的进行性精神神经功能障碍，表现为痴呆木僵、震颤麻痹、偏瘫、癫痫、感觉运动障碍、周围神经病等。

知识点5：急性一氧化碳中毒的处理要点　副高：熟悉　正高：熟练掌握

（1）撤离污染现场：立即撤离污染现场，松开衣领，保持呼吸道通畅，呼吸新鲜空气，有条件时给予纯氧吸入。

（2）维持生命功能及氧气治疗：心脏、呼吸骤停者，应立即行心肺复苏术；轻度中毒者可给予吸氧、休息和对症处理。中度和重度患者，应立即给予高浓度氧气吸入。在无高压氧条件时，首选密闭式面罩给氧，氧流量6L/min时氧浓度可达60%～80%，方法简单快捷。但在有条件的情况下，特别是重度中毒患者应尽快进行高压氧治疗。在3个大气压下呼吸纯氧时，肺泡氧分压可由正常大气压下的100mmHg提高到2000mmHg，每100ml全血中物理溶解的氧可由0.31ml提高到6ml，同时还能加速COHb的解离，有效地纠正缺氧，缩短昏迷时间，减轻脑水肿，降低死亡率，并减少并发症和后遗症的发生。

（3）防治脑水肿：一般在中毒后2～4小时出现脑水肿，24～48小时达高峰，持续多日，可用高渗脱水剂、利尿剂、激素抢救。

（4）对症治疗：高热者给予头部物理降温为主的冬眠疗法；抽搐者可静脉注射地西泮，同时加强护理；给予能量合剂、胞二磷胆碱静脉滴注，以促进脑细胞代谢；应用纳洛酮，促进清醒。

知识点6：急性一氧化碳中毒的转诊事项 副高：熟悉 正高：熟练掌握

急性一氧化碳中毒发生时，应迅速给予现场急救。轻度中毒者可予以吸氧和对症处理。中度及重度中毒者，于现场急救后可直接转诊到有高压氧设施的医院，并立即予以高压氧治疗。高压氧治疗的绝对指征：①孕妇一氧化碳中毒；②一氧化碳中毒昏迷；③一氧化碳中毒有短暂意识丧失。

转诊途中应保持呼吸道通畅，继续高流量吸氧和对症处理，密切观察生命体征并做好记录，如发生呼吸、心脏骤停，应立即进行心肺复苏术。送达医院时，应与接诊医师认真交班。

第六节 蛇 咬 伤

知识点1：毒蛇的分类 副高：熟悉 正高：熟练掌握

毒蛇大致可分成三大类，其分类和致病机制如下：

（1）以神经毒为主的毒蛇：有金环蛇、银环蛇及海蛇等，毒液主要作用于神经系统引起肌肉麻痹和呼吸麻痹。

（2）以血液毒为主的毒蛇：有竹叶青、蝰蛇和龟壳花蛇等，毒液主要影响血液及循环系统，引起溶血、出血、凝血及心脏衰竭。

（3）兼有神经毒和血液毒的毒蛇：有蝮蛇、大眼镜蛇和眼镜蛇等，其毒液具有神经毒和血液毒的两种特性。

知识点2：蛇毒的毒理学分类 副高：熟悉 正高：熟练掌握

（1）神经毒：主要作用于神经系统，阻断神经肌肉结合点的介质传递，引起横纹肌瘫痪，呼吸肌麻痹。

（2）血液毒：主要包括心脏毒、溶细胞毒和凝血素等。①心脏毒：主要作用于心脏引起心力衰竭。②溶细胞毒：可使血细胞破坏，血管内皮细胞发生坏死。③凝血素：可引起血栓形成。最终导致心肌细胞坏死、心律失常、循环衰竭、溶血和DIC。

（3）酶类：有蛋白水解酶、脂肪水解酶等，使组织肿胀、出血、坏死。

知识点3：毒蛇咬伤的局部紧急处理 副高：熟悉 正高：熟练掌握

毒蛇咬伤紧急处理措施：镇静，辨明毒蛇种类。伤肢制动，放下垂位。护送，争取在

2小时内处理好伤口，及时转送。局部紧急处理目的为阻止蛇毒扩散吸收。

（1）缚扎：咬伤后应立即就地取材，在伤口以上5cm处结扎布带等阻断淋巴和浅静脉回流。结扎带每20分钟松开2分钟。在局部伤口采取有效排毒或全身应用抗蛇毒血清后可解除缚扎。咬伤超过12小时后则不需要缚扎。

（2）扩创排毒：毒蛇咬伤12小时内可用温、冷开水冲洗伤口，并用1%高锰酸钾、3%过氧化氢溶液等反复冲洗伤口及周围皮肤。若发现毒牙，应即用镊子取出。局部冲洗后，常规消毒，以0.5%普鲁卡因作局部封闭。以牙痕为中心作“X”形切口，深达真皮。若咬伤超过24小时或伤口已坏死，或被五步蛇和蝰蛇咬伤后伤口流血不止，则不作扩创术。

（3）早期用抗蛇毒血清：由一种毒蛇的蛇毒制成的抗蛇毒血清称为单价血清，只能中和同种蛇毒。若用数种毒蛇的蛇毒制成的抗蛇毒血清称为多价血清，能治疗其中任何一种毒蛇咬伤，但疗效不及单价血清。部分患者对抗蛇毒血清可发生过敏反应，应用前必须做过敏试验；以0.1ml抗蛇毒血清加1.9ml生理盐水，然后吸取0.1ml经稀释后的血清在前臂内侧作皮内注射，观察15～20分钟，注射部位无丘疹隆起，周围无红晕和蜘蛛足者为阴性，才可注射。有时为争取时间，亦可先静脉推注地塞米松20～30mg后，缓慢滴注稀释后的抗蛇毒血清，以15～20滴/分的速度滴注，观察15～20分钟，若无反应，即可按常规速度滴入。如在用药过程中发生过敏性休克反应，速用0.1%肾上腺素0.5ml皮下注射及地塞米松5～10mg静脉注射。

（4）胰蛋白酶或糜蛋白酶局部封闭：胰蛋白酶或糜蛋白酶能直接破坏蛇毒。常用胰蛋白酶2000U或糜蛋白酶5～10mg，加0.25%普鲁卡因5～20ml以牙痕为中心，局部浸润注射或伤肢近心端作套封，深至深筋膜。

知识点4：毒蛇咬伤的药物治疗　　副高：熟悉　正高：熟练掌握

（1）肾上腺皮质激素：它具有显著的抗炎症、抗过敏、抗毒血症、抗休克和稳定溶酶体膜的作用。一般用地塞米松0.5～1mg/（kg·d），分3次静脉注射。重症病例可用3～5日，逐渐减量至停药。

（2）抗组胺药：毒蛇咬伤后常使用抗组胺药物，如异丙嗪（非那根）、氯苯那敏（扑尔敏）4mg、夫酶尔。

（3）抗胆碱酯酶药：眼镜蛇毒、海蛇毒、银环蛇类神经毒能竞争性结合于运动终板（突触后）的乙酰胆碱受体，取代乙酰胆碱；海蛇毒及银环蛇类神经毒作用于突触前，即抑制运动神经末梢线粒体的氧化磷酸化，影响突触小泡释放胆碱。抗胆碱酯酶药能间接使胆碱能神经兴奋，常用药有新斯的明、安贝氯铵，肌内注射0.5～1mg/次，每4～6小时可重复一次。对眼镜蛇科的神经毒有逆转作用。

（4）中医辨证论治：常用中成药如南通蛇药、上海蛇药片、广州蛇伤解毒片等内服。

（5）对症及支持疗法

1）输液：可纠正水电解质平衡紊乱，促进毒液的排泄，增加必要的热量。但应适当控制液体量，以免输液过多，特别是生理盐水过多造成心脏负担过重，甚至导致心力衰竭、肺水肿。输液过多还会使血浆渗出增多、增快，加重组织水肿，甚至加重出血。一般每天限制在1500～2000ml。

2）输血：若有失血性休克，输血是必要的，但必须掌握输血时机。如五步蛇咬伤导致休克与急性弥散性血管内凝血（DIC）时，过早输血，会使休克患者更难复苏。因为，五步蛇凝血毒素具有选择性作用，它可直接使纤维蛋白凝固，故蛇伤休克与DIC时，宜在凝血机制恢复正常后，采取少量多次输新鲜血，才能达到治疗的效果。

3）抗感染：蛇伤伤口常易发生混合性感染，甚至特殊感染如破伤风及气性坏疽。

4）利尿脱水药的应用：20%甘露醇250ml静脉注射，1～2次/日。

5）保护肾脏，碱化尿液。

知识点5：毒蛇咬伤的健康指导　　副高：熟悉　正高：熟练掌握

毒蛇咬伤后，毒素进入血液循环，中毒者可在短时间内死亡。局部和全身症状决定于毒蛇种类和蛇毒的量。全身症状严重和有多器官衰竭者预后差。

住院标准：毒蛇咬伤者应住院观察和治疗。基层医院无治疗条件者，应及时转上级医院进一步治疗，以免延误治疗。

附录一　高级卫生专业技术资格考试大纲（全科医学专业——副高级）

一、专业知识

1．掌握全科医学（包括全科医学、全科医疗、全科医师、临床预防、以家庭为单位的健康照顾、居民健康档案和全科医疗管理等）基本理论知识。

2．掌握普通内科的基础理论以及常见病、多发病（包括心脑血管、呼吸、消化、泌尿、血液和造血系统、风湿性疾病、内分泌代谢疾病、常见传染病）的病因和发病机制等理论知识。

3．熟悉外科、妇产科、儿科、眼耳鼻喉口腔科、皮肤与性传播疾病科、神经精神科等临床学科常见疾病的基本理论知识。

4．掌握社区用药、常用临床检验、社区康复基本理论知识。熟悉影像诊断学（包括心电图、X线、超声、CT、MRI等）原理。

5．熟悉传统医学、医学伦理学、心理学、社区营养学基本理论知识。了解遗传学、行为科学以及卫生经济学的基本理论知识。

6．掌握初级卫生保健（包括城市社区卫生服务和新型农村合作医疗制度）基本理论知识。熟悉健康教育与健康促进、妇女保健、儿童保健、老年保健、流行病学、卫生统计、社区卫生诊断基本理论知识。

二、专业实践能力

1．掌握常见症状的鉴别诊断要点、处理原则与转诊。包括发热、咳嗽、咽痛、头痛、头晕、眩晕和晕厥、昏迷、抽搐、失眠、抑郁、焦虑、咯血和呕血、胸痛、呼吸困难、腹痛、腹泻、呕吐、黄疸、便秘、便血、水肿和腹水、血尿、尿失禁、贫血、淋巴结肿大、疲劳、消瘦、瘫痪、腰痛、关节痛、皮疹、紫癜、视力障碍、流涕和鼻塞、鼻出血、停经、月经失调、白带异常、听力下降、耳鸣和耳痛、压痛、牙龈出血等。

2．熟悉社区常见急症和危重病症的现场识别、紧急处理原则与转诊注意事项。掌握社区常见意外伤害的初期处理和抢救原则。了解常见重症病人在监护病房的处理原则。

3．掌握内科常见病、多发病的临床表现、诊断和鉴别诊断要点以及处理要点、转诊指征和健康指导。了解内科较疑难病症的诊断要点、处理原则以及导诊。

4．熟悉外科、耳鼻喉科、皮肤与性传播疾病科常见疾病的诊断与鉴别诊断要点、处理原则、转诊指征与健康指导。了解妇产科、儿科、眼科、口腔科和精神科常见疾病的诊断与鉴别诊断要点、处理原则、转诊指征与健康指导；常见疾病手术适应证与术后护理原则。

5．了解社区不能诊治的专科疑难疾病的确诊途径、鉴别诊断要点与治疗原则及其常见合并症。

6．熟悉社区康复工作内容；社区常见残疾的康复功能评定和一般治疗技术；熟悉社区常见病的中医辨证论治；社区常用中成药的功能主治、用法用量和应用注意事项。

7．掌握全科医疗临床常用技术，包括：正确的病史采集和物理学检查方法；消毒隔离与无菌操作技术；常用临床检验、心电图、胸部X线、腹部B超、脑电图、CT、MRI的检查指征。掌握眼底镜检查技术；心电图、胸部X线的常见异常图像和常用检验指标的临床意义。

8. 掌握社区常用药物的作用与副作用，在常见病、多发病的治疗中，合理用药；社区用药的静脉输液原则、适应证和禁忌证。

9. 熟悉社区健康教育方法与技术。熟悉社区健康促进计划的制定、实施与评价技术；熟悉老年保健管理、儿童计划免疫和系统保健管理以及孕产妇保健管理的程序、内容和方法；熟悉社区常用流行病研究方法、简单统计方法以及统计图表制作。

10. 熟悉全科医疗管理常用技术，包括全科医疗目标管理、质量管理和组织管理；社区卫生诊断流程与常用技术；家系图编制与家庭功能评估；老年人生活质量评估。了解卫生经济学常用方法。

11. 熟悉科研课题设计、实施、评价、分析和报告、论文的撰写技术；具有常见病、多发病的病例讨论与分析能力；具有社区全科医学教学及其组织管理能力。熟悉相关法律法规、专业技术规范和规章制度。

三、学科新进展

1. 熟悉国内、外全科医学发展现状、全科医学理论新进展和前沿知识。

2. 熟悉社区危害人群主要疾病（如：高血压、糖尿病、心血管病、脑血管病、恶性肿瘤、结核病等）有关治疗、预防的新理论、新知识和新技术。

3. 熟悉卫生部或国内权威学术部门推荐的社区卫生服务技术规范和重大疾病防治指南。

四、全科专业病种

1. 脑血管疾病：缺血性脑血管病（短暂性脑缺血发作、脑血栓形成、脑栓塞）、出血性脑血管病（脑出血、蛛网膜下腔出血）。

2. 心血管疾病：高血压病、冠状动脉粥样硬化性心脏病、心力衰竭（急性左心衰竭、慢性充血性心力衰竭）、心脏性猝死、心律失常（室上性心律失常、室性心律失常、房室传导阻滞、病态窦房结综合征）、心肌疾病、心脏瓣膜病、感染性心内膜炎。

3. 呼吸道疾病：急性上呼吸道感染、慢性支气管炎、慢性阻塞性肺病和慢性肺源性心脏病、支气管哮喘、支气管扩张症、各类肺炎、支气管肺癌、肺栓塞、胸膜腔积液、气胸、呼吸衰竭。

4. 消化系统疾病：胃炎、消化性溃疡、胰腺炎、炎性肠病（溃疡性结肠炎、克罗恩病）、常见恶性肿瘤（食管、胃癌、原发性肝癌、胰腺癌）。

5. 泌尿系统疾病：泌尿系感染、肾小球肾炎、肾病综合征、间质性肾炎、肾功能衰竭。

6. 血液造血系统疾病：缺铁性贫血、巨幼细胞贫血、溶血性贫血、再生障碍性贫血、白血病、淋巴瘤、特发性血小板减少性紫癜。

7. 内分泌代谢疾病：糖尿病、甲状腺功能亢进、痛风、骨质疏松症、甲状腺功能减退。

8. 风湿病：类风湿关节炎、风湿热、强直性脊柱炎、系统性红斑狼疮。

9. 传染病：病毒性肝炎、肺结核、细菌性痢疾、霍乱、肾综合征出血热、传染性非典型肺炎（SARS）、艾滋病、麻疹、血吸虫病。

10. 外科疾病：一般创伤、外科感染（疖、痈、脓肿、急性蜂窝织炎、丹毒、手化脓性感染、破伤风）、体表肿瘤与肿块、（皮脂腺囊肿、脂肪瘤、纤维瘤、血管瘤、色素痣和黑色素瘤）、颈部疾病（单纯性甲状腺肿、甲状腺瘤、甲状腺癌）乳房疾病（急性乳腺炎、乳房囊性增生病、乳腺癌）、阑尾炎、肠梗阻、胆石症与胆道感染、单纯性下肢静脉曲张、肛门直肠疾病（痔、肛裂、肛瘘、直肠周围脓肿、肛管直肠脱垂）、前列腺疾病（前列腺炎、前列腺增生）、尿石症（肾结石、输尿管结石）、颈椎病、腰椎病、骨关节炎。

11．妇科疾病：月经病（月经失调、痛经）、妇科炎症（阴道炎、宫颈炎、外阴炎）、更年期综合征、常见肿瘤（宫颈癌、子宫肌瘤、卵巢肿瘤）。

12．儿科疾病：小儿呼吸道感染、小儿腹泻、营养缺乏性疾病、出疹性传染病。

13．眼耳鼻喉及口腔疾病：感染性眼病（急性睑腺炎、急性流行性出血性结膜炎、急性卡他性结膜炎、沙眼）、外耳道炎和中耳炎、鼻炎和鼻窦炎、慢性咽炎和扁桃体炎、睡眠呼吸暂停综合征、复发性口腔溃疡。

14．皮肤疾病：真菌性皮肤病（手足癣、体股癣、头癣、甲癣与花斑癣）、病毒性皮肤病（带状疱疹、单纯疱疹、寻常疣、扁平疣）、湿疹皮炎类皮肤病（湿疹、接触性皮炎、神经性皮炎、药物性皮炎）、荨麻疹。

15．神经精神疾病：帕金森病、老年性痴呆、精神分裂症、抑郁症、癔症。

16．急性中毒：细菌性食物中毒、有机磷类农药中毒、镇静催眠药物中毒、急性酒精中毒、急性一氧化碳中毒。

附录二 高级卫生专业技术资格考试大纲（全科医学专业——正高级）

一、本专业知识

1. 熟练掌握全科医学（包括全科医学、全科医疗、全科医师、临床预防、以家庭为单位的健康照顾、居民健康档案和全科医疗管理等）基本理论知识。

2. 熟练掌握普通内科的基础理论以及常见病、多发病（包括心脑血管、呼吸、消化、泌尿、血液和造血系统、风湿性疾病、内分泌代谢疾病、常见传染病）的病因和发病机制等理论知识。

3. 掌握外科、妇产科、儿科、眼耳鼻喉口腔科、皮肤与性传播疾病科、神经、精神科等临床学科常见疾病的基本理论知识。

4. 熟练掌握社区用药、常用临床检验基本理论知识。掌握社区康复基本理论知识以及影像诊断学（包括心电图、X线、超声、CT、MRI等）原理。

5. 熟悉遗传学、心理学、行为科学、医学伦理学、社区营养学、卫生经济学以及传统医学的基本理论知识。

6. 掌握初级卫生保健（包括城市社区卫生服务和新型农村合作医疗制度）的基本理论知识；掌握健康教育与健康促进、妇女保健、儿童保健、老年保健基本理论知识。熟悉流行病学、卫生统计、社区卫生诊断基本理论知识。

二、专业实践能力

1. 熟练掌握常见症状的鉴别诊断要点、处理原则与转诊。包括发热、咳嗽、咽痛、头痛、头晕、眩晕和晕厥、昏迷、抽搐、失眠、抑郁、焦虑、咯血和呕血、胸痛、呼吸困难、腹痛、腹泻、呕吐、黄疸、便秘、便血、水肿和腹水、血尿、尿失禁、贫血、淋巴结肿大、疲劳、消瘦、瘫痪、腰痛、关节痛、皮疹、紫癜、视力障碍、流涕和鼻塞、鼻出血、停经、月经失调、白带异常、听力下降、耳鸣和耳痛、牙痛、牙龈出血等。

2. 熟练掌握社区常见急症和危重病症的现场识别、紧急处理原则与转诊注意事项。掌握社区常见意外伤害的初期处理和抢救原则。了解常见重症病人在监护病房的处理要点。

3. 熟练掌握内科常见病、多发病的临床表现、诊断和鉴别诊断要点以及处理要点、转诊指征和健康指导。熟悉内科较疑难病症的诊断要点、处理原则以及导诊。

4. 掌握外科、耳鼻喉科、皮肤与性传播疾病科常见疾病的诊断与鉴别诊断要点、处理原则、转诊指征与健康指导。熟悉妇产科、儿科、眼科、口腔科和精神科常见疾病的诊断与鉴别诊断要点、处理原则、转诊指征与健康指导；常见疾病手术适应证与术后护理原则。

5. 了解社区不能诊治的专科疑难疾病的确诊途径、鉴别诊断要点与治疗原则及其常见合并症。

6. 掌握社区康复工作内容；社区常见残疾的康复功能评定和一般治疗技术。熟悉社区常见病的中医辨证论治；社区常用中成药的功能主治、用法用量和应用注意事项。

7. 熟练掌握全科医疗临床常用技术，包括：正确的病史采集和物理学检查方法；消毒隔离与无菌操作技术；常用临床检验、心电图、胸部X线、腹部B超、脑电图、CT、MRI的检查指征。掌握眼底镜检查技术；心电图、胸部X线的常见异常图像和常用检验指标的临床意义。

8．熟练掌握社区常用药物的作用与副作用，在常见病、多发病的治疗中，合理用药；社区用药的静脉输液原则、适应证和禁忌证。

9．掌握社区健康教育方法与技术。熟悉社区健康促进计划的制定、实施与评价技术；熟悉老年保健管理、儿童计划免疫和系统保健管理以及孕产妇保健管理的程序、内容和方法：熟悉社区常用流行病研究方法、简单统计方法以及统计图表制作。

10．掌握全科医疗管理常用技术，包括全科医疗目标管理、质量管理和组织管理；社区卫生诊断流程与常用技术；家系图编制与家庭功能评估；老年人生活质量评估。熟悉卫生经济学常用方法。

11．掌握科研课题设计、实施、评价、分析和报告、论文的撰写技术；具有较疑难的常见病、多发病的病例讨论与分析能力；具有社区全科医学教学及其组织管理能力。掌握相关法律法规、专业技术规范和规章制度。

三、学科新进展

1．掌握全科医学和社区卫生服务的国内发展现状及发展趋势；熟悉国内、外关于全科医学理论、知识的新进展和前沿知识。

2．熟悉社区危害人群主要疾病（如高血压、糖尿病、心血管病、脑血管病、恶性肿瘤、结核病等）有关治疗、预防的新理论、新知识和新技术。

3．熟悉卫生部或国内权威学术部门推荐的社区卫生服务技术规范和重大疾病防治指南。

4．了解相关学科（包括临床专科、康复、药学、检验、影像与公共卫生）近年来新进展。

四、全科专业病种

1．脑血管疾病：缺血性脑血管病（短暂性脑缺血发作、脑血栓形成、脑栓塞）、出血性脑血管病（脑出血、蛛网膜下腔出血）。

2．心血管疾病：高血压、冠状动脉粥样硬化性心脏病、心力衰竭（急性左心衰竭、慢性充血性心力衰竭）、心脏性猝死、心律失常（室上性心律失常、室性心律失常、房室传导阻滞、病态窦房结综合征）、心肌疾病、心脏瓣膜病、感染性心内膜炎。

3．呼吸道疾病：急性上呼吸道感染、慢性支气管炎、慢性阻塞性肺疾病和慢性肺源性心脏病、支气管哮喘、支气管扩张症、各类肺炎、支气管肺癌、肺栓塞、胸腔积液、气胸、呼吸衰竭。

4．消化系统疾病：胃炎、消化性溃疡、胰腺炎、炎性肠病（溃疡性结肠炎、克罗恩病）、常见恶性肿瘤（食管癌、胃癌、原发性肝癌、胰腺癌）。

5．泌尿系统疾病：泌尿系感染、肾小球、肾炎、肾病综合征、间质性肾炎、肾衰竭。

6．血液造血系统疾病：缺铁性贫血、巨幼细胞贫血、溶血性贫血、再生障碍性贫血、白血病、淋巴瘤、特发性血小板减少性紫癜。

7．内分泌代谢疾病：糖尿病、甲状腺功能亢进、痛风、骨质疏松症、甲状腺功能减退。

8．风湿性疾病：类风湿关节炎、风湿热、强直性脊柱炎、系统性红斑狼疮。

9．传染病：病毒性肝炎、肺结核、细菌性痢疾、霍乱、肾综合征出血热、传染性非典型肺炎（SARS）、艾滋病、麻疹、血吸虫病。

10．外科疾病：一般创伤、外科感染（疖、痈、脓肿、急性蜂窝织炎、丹毒、手化脓性感染、破伤风）、体表肿瘤与肿块（皮脂腺囊肿、脂肪瘤、纤维瘤、血管瘤、色素痣和黑色素瘤）、颈部疾病（单纯性甲状腺肿、甲状腺瘤、甲状腺癌）乳房疾病（急性乳腺炎、乳房囊性增生病、乳腺癌）、阑尾炎、肠梗阻、胆石症与胆道感染、单纯性下肢静脉曲张、肛门直肠疾病（痔、肛裂、肛瘘、直肠周围脓肿、肛管直肠脱垂）、前列腺疾病（前列腺炎、前列腺增生）、尿石症（肾结石、输尿管结石）、颈椎病、腰椎病、骨关节炎。

11．妇科疾病：月经病（月经失调、痛经）、妇科炎症（阴道炎、宫颈炎、外阴炎）、更年期综合征、常见肿瘤（宫颈癌、子宫肌瘤、卵巢肿瘤）。

12．儿科疾病：小儿呼吸道感染、小儿腹泻、营养缺乏性疾病、出疹性传染病。

13．眼耳鼻喉口腔疾病：感染性眼病（急性睑腺炎、急性流行性出血性结膜炎、急性卡他性结膜炎、沙眼）、外耳道炎和中耳炎、鼻炎和鼻窦炎、慢性咽炎和扁桃体炎、睡眠呼吸暂停综合征、复发性口腔溃疡。

14．皮肤疾病：真菌性皮肤病（手足癣、体股癣、头癣、甲癣与花斑癣）、病毒性皮肤病（带状疱疹、单纯疱疹、寻常疣、扁平疣）、湿疹皮炎类皮肤病（湿疹、接触性皮炎、神经性皮炎、药物性皮炎）、荨麻疹。

15．神经精神疾病：帕金森病、老年性痴呆、精神分裂症、抑郁症、癔症。

16．急性中毒：细菌性食物中毒、有机磷类农药中毒、镇静催眠药物中毒、急性酒精中毒、急性一氧化碳中毒。

附录三　全国高级卫生专业技术资格考试介绍

为进一步深化卫生专业技术职称改革工作，不断完善卫生专业技术职务聘任制，根据中共中央组织部、人事部、卫生部《关于深化卫生事业单位人事制度改革的实施意见》（人发〔2000〕31号）文件精神和国家有关职称改革的规定，人事部下发《加强卫生专业技术职务评聘工作的通知》（人发〔2000〕114号），高级专业技术资格采取考试和评审结合的办法取得。

一、考试形式和题型

全部采用人机对话形式，考试时间为2个小时（卫生管理知识单独加试时间为1小时）。考试题型为单选题、多选题和案例分析题3种，试卷总分为100分。

二、考试总分数及分数线

总分数450～500分，没有合格分数线，排名前60%为合格。其中的40%为优秀。

三、考试效用

评审卫生高级专业技术资格的考试，是申报评审卫生高级专业技术资格的必经程序，作为评审卫生高级专业技术资格的重要参考依据之一，考试成绩当年有效。

四、人机对话考试题型说明

副高：单选题、多选题和案例分析题3种题型。
正高：多选题和案例分析题2种题型。
以实际考试题型为准。

五、考试报名条件

（一）正高申报条件

1. 取得大学本科以上学历后，受聘副高职务5年以上。
2. 大学普通班毕业以后，受聘副高职务7年以上。

（二）副高申报条件

1. 获得博士学位后，受聘中级技术职务2年以上。
2. 取得大学本科以上学历后，受聘中级职务5年以上。
3. 大学普通班毕业后，受聘中级职务5年以上。
4. 大学专科毕业后，取得本科以上学历（专业一致或接近专业），受聘中级职务7年以上。
5. 大专毕业，受聘中级职务5年以上。
6. 中专毕业，受聘中级职务7年以上。
7. 护理专业中专毕业，从事临床护理工作25年以上，取得护理专业的专科以上学历，受聘中级职务5年以上，可申报副主任护师任职资格。